CB019108

Instituto de Medicina Integral Professor Fernando Figueira – IMIP

CLÍNICA CIRÚRGICA

Instituto de Medicina Integral Professor Fernando Figueira – IMIP

CLÍNICA CIRÚRGICA

ORGANIZADORES

Euclides Dias Martins Filho

Doutor em Cirurgia pela Universidade Federal de Pernambuco (UFPE). Titular do Colégio Brasileiro de Cirurgiões (CBC), do Colégio Brasileiro de Cirurgia Digestiva (CBCD) e da Sociedade Brasileira de Cirurgia Bariátrica e Metabólica (SBCBM). Cirurgião do Serviço de Cirurgia Geral do Instituto de Medicina Integral Professor Fernando Figueira (IMIP). Tutor e Coordenador na Faculdade Pernambucana de Saúde (FPS)

Flávio Kreimer

Mestre e Doutorando em Cirurgia pela Universidade Federal de Pernambuco (UFPE). Titular do Colégio Brasileiro de Cirurgiões (CBC) e da Sociedade Brasileira de Cirurgia Bariátrica e Metabólica (SBCBM). Cirurgião do Serviço de Cirurgia Geral do Instituto de Medicina Integral Professor Fernando Figueira (IMIP). Tutor da Faculdade Pernambucana de Saúde (FPS). Preceptor do Serviço de Cirurgia Geral do Hospital das Clínicas (UFPE)

Antonio Cavalcanti de Albuquerque Martins

Doutor em Cirurgia pela Universidade Federal de Pernambuco (UFPE). Titular do Colégio Brasileiro de Cirurgiões (CBC). Cirurgião do Serviço de Cirurgia Geral do Instituto de Medicina Integral Professor Fernando Figueira (IMIP). Coordenador da Residência em Cirurgia do Instituto de Medicina Integral Professor Fernando Figueira (IMIP). Tutor da Faculdade Pernambucana de Saúde (FPS)

Cristiano de Souza Leão

Doutor em Cirurgia pela Universidade Federal de Pernambuco (UFPE). Coordenador do Serviço de Cirurgia Geral do Instituto de Medicina Integral Professor Fernando Figueira (IMIP). Cirurgião da Unidade de Transplantes do Instituto de Medicina Integral Professor Fernando Figueira (IMIP). Tutor da Faculdade Pernambucana de Saúde (FPS)

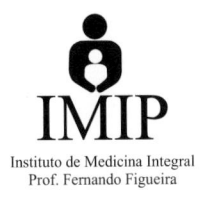

IMIP
Instituto de Medicina Integral
Prof. Fernando Figueira

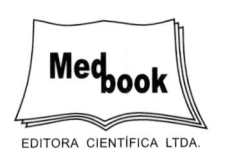

Med**book**
EDITORA CIENTÍFICA LTDA.

Clínica Cirúrgica
Direitos exclusivos para a língua portuguesa
Copyright © 2011 by
MEDBOOK – Editora Científica Ltda.

Editoração Eletrônica: REDB – Produções Gráficas e Editorial Ltda.

CIP-BRASIL. CATALOGAÇÃO-NA-FONTE
SINDICATO NACIONAL DOS EDITORES DE LIVROS, RJ

C572

Clínica cirúrgica: serviço de cirurgia geral do Instituto de Medicina Integral Professor Fernando Figueira / Euclides Dias Martins (org.)... [et al.]. - Rio de Janeiro: MedBook, 2011.
472p.

Inclui bibliografia
ISBN 978-85-99977-68-2

1. Cirurgia. I. Martins, Euclides Dias II. Título: Serviço de cirurgia geral do Instituto de Medicina Integral Professor Fernando Figueira

11-3840.   CDD: 617

                                   CDU: 617

27.06.11   29.06.11   027529

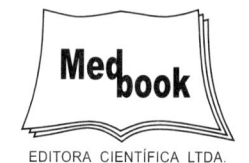

Rua Mariz e Barros 711 – Maracanã
20270-004 – Rio de Janeiro – RJ
Telefones: (21) 2502-4438 e 2502-2524
contato@medbookeditora.com.br – medbook@superig.com.br
www.medbookeditora.com.br

Agradecimentos

A Deus, pela bênção da vida.

Aos nossos familiares, pela paciência e compreensão diante da nossa ausência.

Aos colaboradores e amigos que possibilitaram a realização desse projeto.

Os organizadores

Colaboradores

ANDRÉ COSME DE OLIVEIRA

Cirurgião do Serviço de Transplante de Fígado do Hospital das Clínicas da Universidade de São Paulo (USP)

ANNA CHRISTINA CORDEIRO

Especialista em Coloproctologia pelo Hospital Barão de Lucena – PE e Sociedade Brasileira de Coloproctologia (SBC). Tutora da Faculdade Pernambucana de Saúde (FPS). Cirurgiã do Instituto de Medicina Integral Professor Fernando Figueira (IMIP)

CESAR HENRIQUE ALVES LYRA

Residência em Cirurgia Geral e Aparelho Digestivo pelo Hospital das Clínicas da Universidade Federal de Pernambuco (UFPE). Cirurgião do Serviço de Cirurgia Geral do Instituto de Medicina Integral Professor Fernando Figueira (IMIP). Tutor da Faculdade Pernambucana de Saúde (FPS)

CRISTINA VALENÇA AZEVEDO MOTA

Mestre em Cirurgia pela Universidade Federal de Pernambuco (UFPE). Residência em Cirurgia Geral e Aparelho Digestivo pelo Hospital das Clínicas da Universidade Federal de Pernambuco (UFPE). Cirurgiã do Hospital Metropolitano Governador Miguel Arraes de Alencar – PE. Diretora Médica do Hospital Metroplolitano Dom Hélder Câmara – PE

EDMILSON CARDOSO S. FILHO

Mestre em Cirurgia pela Universidade Federal de Pernambuco (UFPE). Cirurgião Cardiovascular do Hospital das Clínicas e Mestre em Cirurgia pela Universidade Federal de Pernambuco (UFPE). Cirurgião do Hospital Metropolitano Governador Miguel Arraes de Alencar – PE

ERNANDO FERRAZ

Membro Titular da Sociedade Brasileira de Cirurgia Plástica (SBCP). Preceptor da Residência de Cirurgia Plástica do Instituto de Medicina Integral Professor Fernando Figueira (IMIP)

ESDRAS MARQUES LINS

Professor Adjunto Doutor em Cirurgia Vascular do Centro de Ciências da Saúde da Universidade Federal de Pernambuco (UFPE). Cirurgião do Serviço de Cirurgia Vascular do Instituto de Medicina Integral Professor Fernando Figueira (IMIP). Tutor da Faculdade Pernambucana de Saúde (FPS)

FÁBIO MESQUITA MOURA

Residência em Transplante Hepático pela Universidade de São Paulo (USP). Cirurgião do Serviço de Cirurgia Geral do Instituto de Medicina Integral Professor Fernando Figueira (IMIP). Tutor da Faculdade Pernambucana de Saúde (FPS)

FELIPE LOPES

Titular do Colégio Brasileiro de Cirurgiões (CBC), com Título de Especialista em Cancerologia. Especialista em Cirurgia Oncológica Abdominopélvica pelo Hospital AC Camargo – SP. Cirurgião do Serviço de Cirurgia Geral do Instituto de Medicina Integral Professor Fernando Figueira (IMIP). Tutor da Faculdade Pernambucana de Saúde (FPS)

FERNANDA APPOLONIO

Pós-graduanda no Departamento de Cirurgia da Faculdade de Medicina da Universidade de São Paulo (USP). Cirurgiã Vascular pela SBACV. Cirurgiã do Serviço de Cirurgia Vascular do Instituto de Medicina Integral Prof. Fernando Figueira (IMIP). Tutora da Faculdade Pernambucana de Saúde (FPS)

FERNANDO SPENCER NETTO

Doutor em Cirurgia pela Universidade Federal de Pernambuco (UFPE). Fellow do Royal College of Physicians and Surgeons of Canada. Titular do Colégio Brasileiro de Cirurgiões (CBC) e do Colégio Brasileiro de Cirurgia Digestiva (CBCD)

GERALDO WANDERLEY

Mestre em Cirurgia pela Universidade Federal de Pernambuco (UFPE). Titular da Sociedade Brasileira de Cirurgia Bariátrica e Metabólica (SBCBM). Cirurgião do Serviço de Cirurgia Geral do Hospital das Clínicas da Universidade Federal de Pernambuco (UFPE)

GUSTAVO CARNEIRO LEÃO FILHO

Mestre em Medicina Interna pela Universidade Federal de Pernambuco (UFPE). Titular da Sociedade Brasileira de Endoscopia Digestiva (SOBED) e da Federação Brasileira de Gastroenterologia (FBG). Chefe do Serviço de Endoscopia do Instituto de Medicina Integral Professor Fernando Figueira (IMIP)

JOÃO PAULO MARTINS

Mestre em Cirurgia pela Universidade Federal de Pernambuco (UFPE). Residência em Cirurgia Geral e Aparelho Digestivo pelo Hospital das Clínicas da Universidade Federal de Pernambuco (UFPE)

JOÃO PAULO RIBEIRO NETO

Residência em Cirurgia Geral e Aparelho Digestivo pelo Hospital das Clínicas da Universidade Federal de Pernambuco (UFPE). Tutor da Faculdade Pernambucana de Saúde (FPS)

JOSÉ WELLINGTON BARROS

Cirurgião Vascular pela SBACV. Coordenador do Serviço de Cirurgia Vascular do Instituto de Medicina Integral Professor Fernando Figueira (IMIP)

JOSEMBERG MARINS CAMPOS

Doutor em Cirurgia pela Universidade Federal de Pernambuco (UFPE). Vice-presidente da Sociedade Brasileira de Cirurgia Bariátrica e Metabólica (SBCBM). Cirurgião do Serviço de Cirurgia Geral do Hospital das Clínicas da Universidade Federal de Pernambuco (UFPE)

LINCOLN RIBEIRO

Residência em Cirurgia Geral e Aparelho Digestivo pelo Hospital das Clínicas da Universidade Federal de Pernambuco (UFPE). Cirurgião do Serviço de Cirurgia Geral do Instituto de Medicina Integral Professor Fernando Figueira (IMIP). Tutor da Faculdade Pernambucana de Saúde (FPS)

LUCIANO GUERRA

Tutor da Faculdade Pernambucana de Saúde (FPS). Médico da Equipe Multidisciplinar de Terapia Nutricional (EMTN) do Instituto de Medicina Integral Professor Fernando Figueira (IMIP). Cirurgião do Hospital Getúlio Vargas – PE

LUÍS AUGUSTO CARNEIRO D'ALBUQUERQUE

Professor Titular da Disciplina de Cirurgia e Transplante de Fígado do Hospital das Clínicas da Universidade de São Paulo (USP)

LUIS CARLOS LEITÃO ADEODATO

Professor Adjunto do Departamento de Cirurgia da Universidade de Pernambuco (UPE). Doutor em Cirurgia pela Universidade Federal de Pernambuco (UFPE). Residência em Cirurgia Geral e Aparelho Digestivo pelo Hospital das Clínicas da Universidade Federal de Pernambuco (UFPE). Mestre e Doutorando em Cirurgia pela Universidade Federal de Pernambuco (UFPE). Professor Substituto de Cirurgia da Universidade Federal de Pernambuco (UFPE)

LUIS FERNANDO L. EVANGELISTA

Mestre em Cirurgia pela Universidade Federal de Pernambuco (UFPE). Titular da Sociedade Brasileira de Cirurgia Bariátrica e Metabólica. Titular do Colégio Brasileiro de Cirurgiões (CBC)

MANOEL GALVÃO NETO

Coordenador e Endoscopista do Gastro Obeso Center – SP

MARCEL AUTRAN MACHADO

Professor Associado do Departamento da Universidade de São Paulo (USP)

MARCELLO SILVEIRA

Doutor em Cirurgia pela Universidade Federal de Pernambuco (UFPE). Professor Adjunto do Departamento de Cirurgia do Centro de Ciências da Saúde da Universidade Federal de Pernambuco (UFPE)

MÁRCIO R. C. CARVALHO

Residência em Cirurgia Geral e Aparelho Digestivo pelo Hospital das Clínicas da Universidade Federal de Pernambuco (UFPE). Professor Substituto de Cirurgia da Universidade Federal de Pernambuco (UFPE). Cirurgião do Hospital Metropolitano Governador Miguel Arraes de Alencar – PE

MARCO KITAMURA

Membro Especialista da Sociedade Brasileira de Cirurgia Plástica (SBCP). Preceptor da Residência de Cirurgia Plástica do Instituto de Medicina Integral Professor Fernando Figueira (IMIP)

MARIA DE FÁTIMA SILVA DE LIMA

Mestrado em Medicina Tropical pela Universidade Federal de Pernambuco (UFPE). Médica Infectologista do Hospital Correia Picanço – PE. Médica Infectologista da Comissão de Controle de Infecção Hospitalar do Hospital da Aeronáutica de Recife e do Hospital Oscar Coutinho – PE

MARIO RINO MARTINS

Mestre em Cirurgia pela Universidade Federal de Pernambuco (UFPE). Titular do Colégio Brasileiro de Cirurgia Oncológica e Especialista em Cirurgia Oncológica Abdominopélvica. Tutor da Faculdade Pernambucana de Saúde (FPS)

MAURÍLIO TOSCANO DE LUCENA

Mestre em Cirurgia pela Universidade Federal de Pernambuco (UFPE). Titular da Sociedade Brasileira de Coloproctologia. Coordenador do Ambulatório de Doenças Inflamatórias Intestinais do Hospital Barão de Lucena – PE

MIGUEL ARCANJO DOS SANTOS JÚNIOR

Doutor em Cirurgia pela Universidade Federal de Pernambuco (UFPE). Professor Adjunto da Disciplina do Trauma da Universidade Federal de Pernambuco (UFPE). Cirurgião do Aparelho Digestivo

MISIA MARTINS

Pós-graduação *latu sensu* em Dermatologia pela Faculdade de Medicina do ABC – SP. Especialista em Dermatologia pela Sociedade Brasileira de Dermatologia. Residência médica em Cirurgia Geral pelo Hospital de Clínicas da Universidade Federal de Pernambuco (UFPE)

ORCINA FERNANDES DUARTE

Titular da Sociedade Brasileira de Coloproctologia. Mestre em Cirurgia pela Faculdade de Medicina de Ribeirão Preto da Universidade de São Paulo (USP)

OSCAR LUIZ BARRETO DA SILVA

Presidente da Associação de Coloproctologia de Pernambuco. Médico do Serviço de Coloproctologia do Hospital dos Servidores do Estado – PE. Coordenador do Internato do Hospital dos Servidores do Estado –PE

PETRUS MOURA DE ANDRADE LIMA

Mestre em Cirurgia pela Universidade Federal de Pernambuco (UFPE). Titular do Colégio Brasileiro de Cirurgiões (CBC). Cirurgião do Serviço de Cirurgia Geral do Instituto de Medicina Integral Professor Fernando Figueira (IMIP). Coordenador da Clínica Cirúrgica do Hospital Governador Miguel Arraes de Alencar – PE

RAQUEL KELNER DA SILVEIRA

Doutora em Cirurgia pela Universidade Federal de Pernambuco (UFPE) e Especialista pela Sociedade Brasileira de Coloproctologia. Tutora e Coordenadora na Faculdade Pernambucana de Saúde (FPS). Médica Coloproctologista do Serviço de Cirurgia do Instituto de Medicina Integral Professor Fernando Figueira (IMIP) e do Hospital Barão de Lucena – PE

RODRIGO QUINTAS

Membro Titular da Sociedade Brasileira de Cirurgia Plástica (SBCP). Preceptor da Residência de Cirurgia Plástica do Hospital Osvaldo Cruz (UPE)

ROBERTO J. C. LUSTOSA

Especialista em Cirurgia Geral e Videolaparoscópica. Cirurgião do Instituto de Medicina Integral Professor Fernando Figueira (IMIP) e do Hospital Governador Miguel Arraes de Alencar – PE. Tutor da Faculdade Pernambucana de Saúde (FPS)

ROBERTO FERREIRA MEIRELLES JR.

Cirurgião do Programa de Transplante de Fígado e Pâncreas do Hospital Israelita Albert Einstein, São Paulo, Brasil. Transplant Surgery and Immunology Fellowship pela Universidade de Minnesota, MN, EUA. Doutor em Clínica Cirúrgica pela Faculdade de Medicina de Ribeirão Preto da Universidade de São Paulo (USP)

SANDRO SCARPELINI

MD, PhD e Titular do Colégio Brasileiro de Cirurgiões (CBC)

SÉRVIO F. B. M. CORREIA

Residência em Cirurgia Geral e Aparelho Digestivo pelo Hospital das Clínicas da Universidade Federal de Pernambuco (UFPE). Cirurgião Geral do Hospital Metropolitano Governador Miguel Arraes de Alencar – PE. Cirurgião Geral do Hospital Agamenon Magalhães – PE

TARCÍSIO JOSÉ REIS

Doutor em Cirurgia pela Universidade Federal de Pernambuco (UFPE). Mestre do Capítulo Pernambucano do Colégio Brasileiro de Cirurgiões (CBC)

Apresentação

Um Cirurgião que não se Esquece

Seria difícil imaginar que, em algum momento da evolução da nossa espécie, um australopiteco, ao ver um companheiro do seu bando ou da sua família acidentado, ferido e sangrando, possivelmente tivesse apanhado um punhado de folhas ou ervas que encontrasse no local e colocado em cima do ferimento, comprimindo-o, na tentativa de parar aquilo que à época certamente levaria à morte, que representava um castigo dos deuses.

Tendo logrado êxito em alterar esse desfecho, antes inexorável, a partir de então passou a ter um respeito especial dos demais membros da horda e, pelo inusitado, continuou a ser solicitado a repetir o feito todas as vezes que o evento voltava a acontecer, numa cerimônia quase religiosa.

Na minha fantasia, poderia ter sido assim a origem dessa profissão tão importante para a humanidade. O cirurgião original não agiu no seu primeiro ato com conhecimento técnico, pois não dispunha nem da linguagem, nem da escrita, não sabia o que fazer nem muito menos alguém o havia ensinado. O primeiro cirurgião agiu por instinto de preservação, por altruísmo, por compaixão. Vendo alguém sofrer, prestes a morrer, decidiu fazer algo, desafiar os deuses e as crenças de então. Os deuses costumavam cobrar com a vida os atos de rebeldia dos seus fiéis. Enfim, a motivação desse ato fundador foi se arriscar, dar algo de si pelo seu semelhante. Depois veio a linguagem, os relatos orais, depois a escrita e com elas a história como hoje a conhecemos.

A cirurgia na nossa cultura judaico-cristã foi exercida por mestres artesãos, juntou-se aos que prescreviam ervas na Escola de Salerno pelo édito de Delfi, evoluiu na Escócia com os cirurgiões-barbeiros, e com Lister entrou na era científica. Ocupou um espaço bem definido na Medicina, principalmente no trauma e nas guerras, ou quando as terapêuticas farmacológicas não tinham sucesso.

Durante todos esses anos a Medicina e a cirurgia despenderam seus melhores esforços para curar, minorar o sofrimento, consolar familiares e pacientes necessitados.

A história registra, a prática médica demonstra e as evidências confirmam que o cirurgião é um médico diferente dos outros, como de resto todo ser humano. Este perfil próprio do cirurgião lhe confere qualidades e defeitos que aqui não iremos discutir.

A evolução nas práticas daqueles que escolheram essa maneira de exercer a Medicina tem sido notável: nas infecções, no trauma, nos transplantes, no uso das órteses e próteses, na cirurgia robótica, na cirurgia fetal e em quase todas as especialidades da medicina nas quais o tratamento cirúrgico se faz necessário.

Os cirurgiões são, entre os médicos, aqueles mais exigidos a evoluir no desempenho dos três domínios: o cognitivo, o afetivo ou emocional e, evidentemente, o psicomotor.

Embora a história nos tenha legado uma grande quantidade de relatos sobre grandes cirurgiões que contribuíram com importantes descobertas para a evolução da prática cirúrgica, e tenha enaltecido as suas prodigiosas habilidades no uso do "bisturi", esses grandes vultos da cirurgia só se imortalizaram, realmente, quando evoluíram de maneira admirável no domínio afetivo.

Quando puderam aliar seus conhecimentos e suas exímias habilidades a uma prática de virtudes como a justiça, a tolerância, a compaixão, o trabalho, o respeito, a honestidade etc. Quando se tornaram exemplos de conduta ética, acima da profissional.

Este livro é de grande valor para o estudo da cirurgia, está muito bem organizado e repleto de informações atualizadas e importantes que certamente vão contribuir para quem tiver o privilégio de as ler. Mas lembrem-se de que as "verdades científicas" caducam e os paradigmas caem; as nossas habilidades manuais diminuem ou mesmo se acabam com o tempo, mas as nossas condutas e exemplos serão transferidos de geração a geração se quisermos nos tornar cirurgiões realmente inesquecíveis.

Boa leitura.

Gilliatt Falbo
Cirurgião Pediátrico do IMIP

Prefácio

A história do Serviço de Cirurgia Geral do Instituto de Medicina Integral Professor Fernando Figueira (IMIP) é recente, no entanto intensa. O IMIP tem hoje 50 anos de serviços prestados ao nosso estado e à nossa região. Em 2002 iniciamos um sobreaviso na primeira UTI obstétrica do Nordeste. Posteriormente, em 2004, se iniciava o Serviço de Cirurgia Geral, no início com seis cirurgiões, hoje com 14. Colaboramos na implantação das cirurgias de alta complexidade, oncológica e bariátrica, e da unidade de transplante de órgãos, além do desenvolvimento da cirurgia minimamente invasiva. Estamos presentes na assistência, no ensino e na pesquisa. Temos residência em cirurgia geral e gastroenterológica. Estamos apenas começando.

Neste contexto surgiu a ideia deste livro, que foi organizado para você, estudante de Medicina ou residente de cirurgia, ou ainda para o médico que necessite rever tópicos importantes na especialidade. O objetivo principal foi reunir temas fundamentais em cirurgia em um formato de fácil acesso e entendimento. O leitor vai perceber que nosso livro é uma fusão de quatro áreas cirúrgicas. Temas nas bases da cirurgia, cirurgia geral, cirurgia digestiva e cirurgia oncológica foram selecionados e agrupados. Dessa maneira, o aprendiz pode adquirir conhecimentos distintos em única fonte. Não temos pretensão de esgotar nenhum conteúdo, pois sabemos que o conhecimeto médico é crescente e dinâmico.

O cirurgião competente precisa adquirir conhecimento, habilidade e atitude. A atitude se aprende com bons exemplos de retidão ética e moral. A habilidade se adquire com os cenários de prática ambulatorial, de enfermaria e no bloco cirúrgico, além da vivência nos plantões de emergência. Já o conhecimeto vem através do estudo, ou seja, do hábito de ler. Utilizem este livro na rotina diária, nas tutorias e nos seminários, ou apenas o consultem sempre que necessário.

Boa sorte em sua estrada.

Euclides Dias Martins Filho

Sumário

Instituto de Medicina Integral Professor Fernando Figueira – IMIP

CLÍNICA CIRÚRGICA

ENCARTE COLORIDO

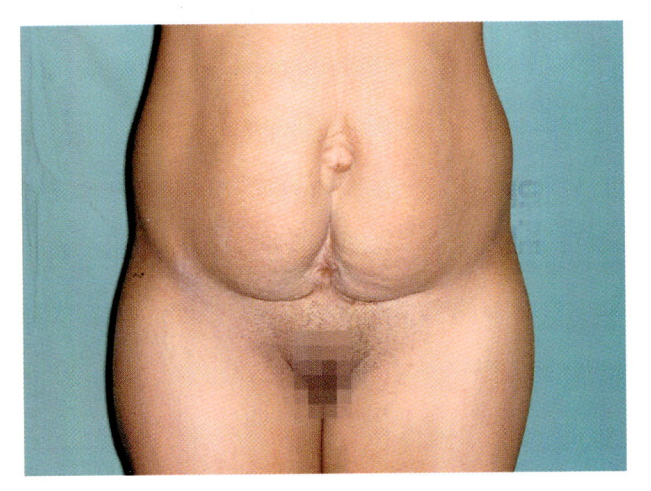

FIGURA 2.1 ▶ Cicatrização por segunda intenção. *Fonte:* Cirurgia geral – IMIP.

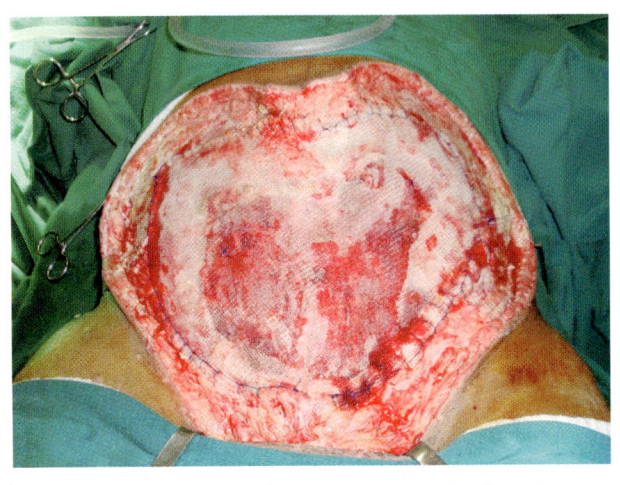

FIGURA 2.2 ▶ Fase proliferativa da cicatrização. *Fonte:* Cirurgia geral – IMIP.

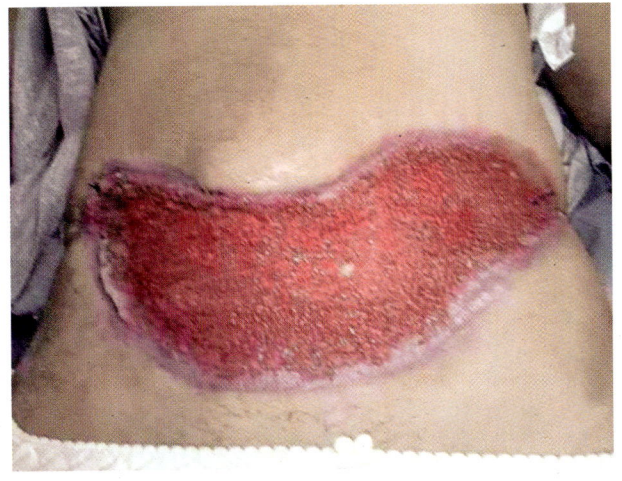

FIGURA 2.3 ▶ Fase de remodelação da cicatrização. *Fonte:* Cirurgia geral – IMIP.

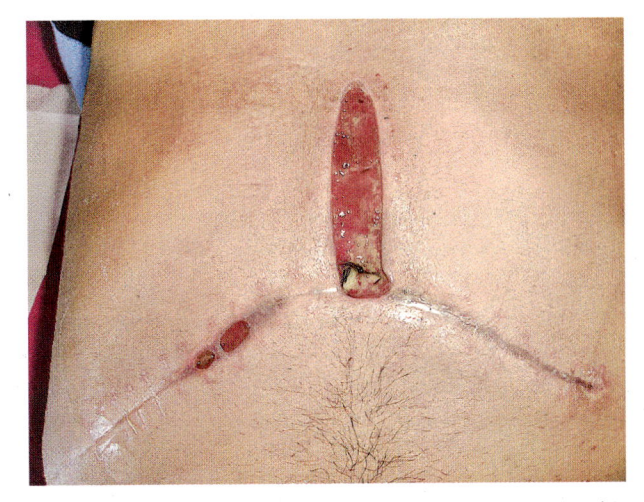

FIGURA 2.4 ▶ Cicatrização anormal. *Fonte:* Cirurgia geral – IMIP.

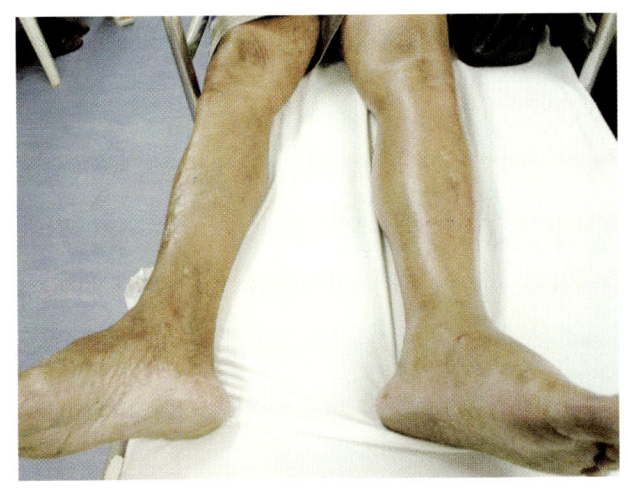

FIGURA 10.1 ▶ Edema no membro inferior esquerdo com TVP.

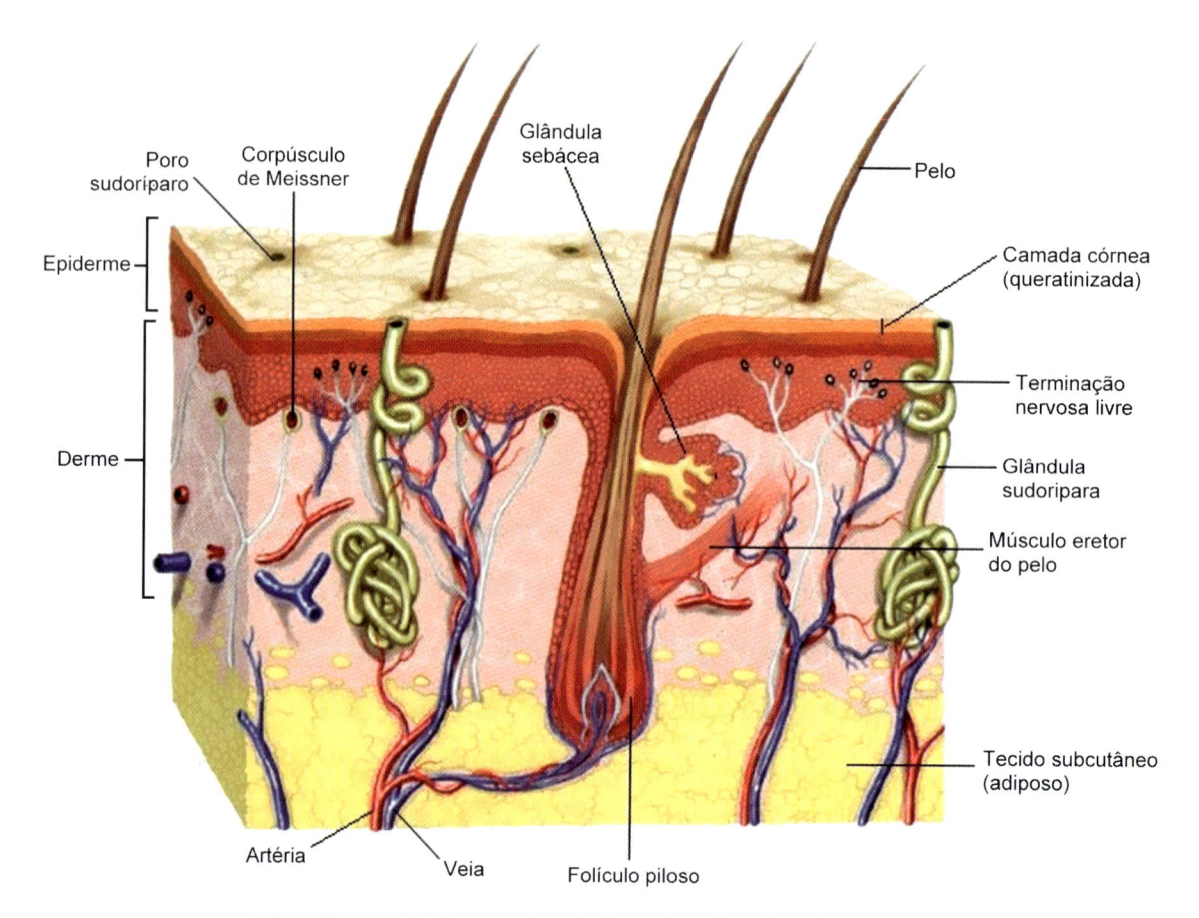

FIGURA 12.1 ▶ Estrutura da pele. Fonte: http://pt.wikipedia.org/wiki/Pele

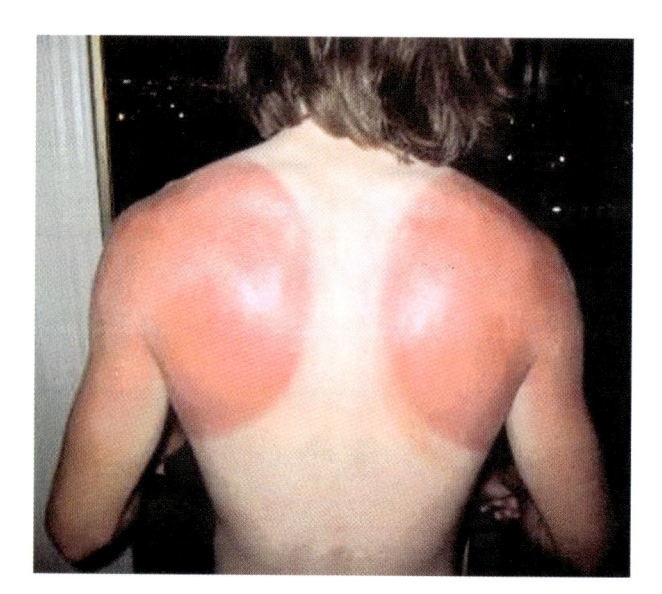

FIGURA 12.2 ▶ Queimadura de primeiro grau.

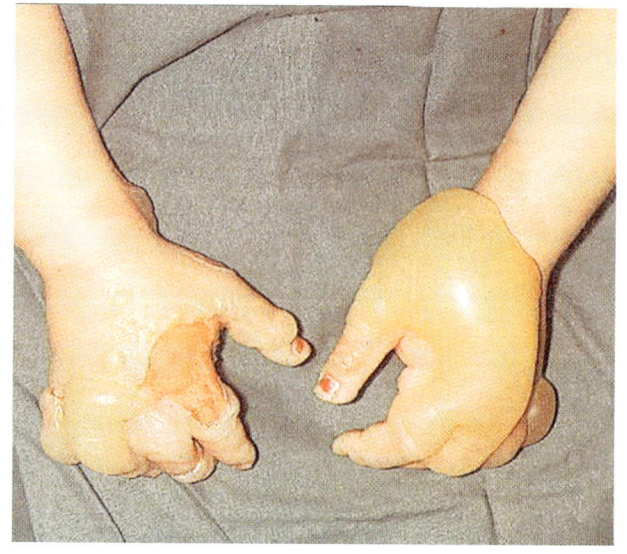

FIGURA 12.3 ▶ Queimadura de segundo grau.

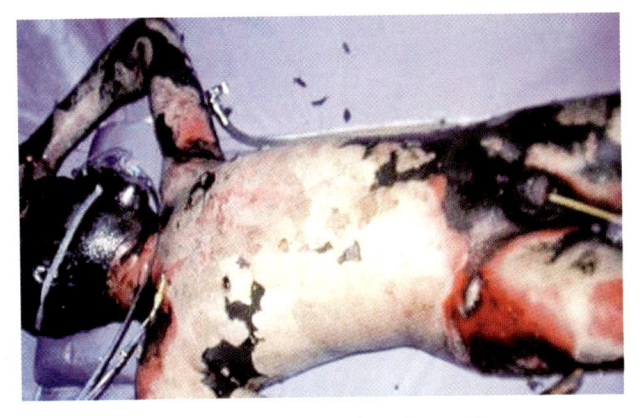

FIGURA 12.4 ▶ Queimadura de terceiro grau.

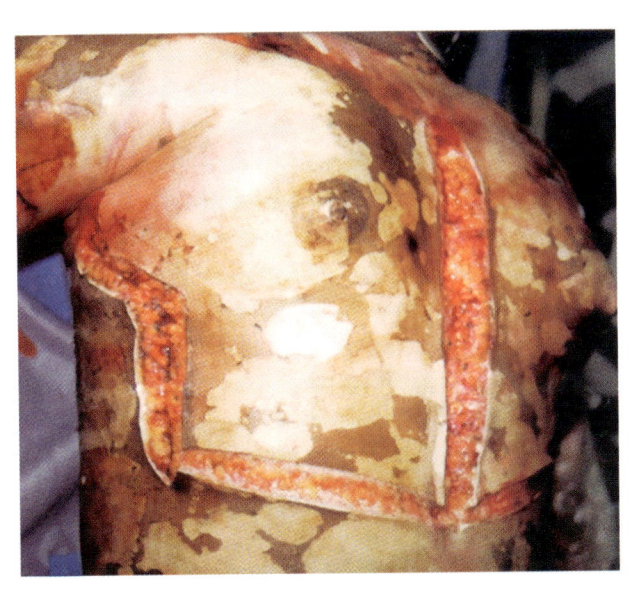

FIGURA 12.7 ▶ Escarotomia.

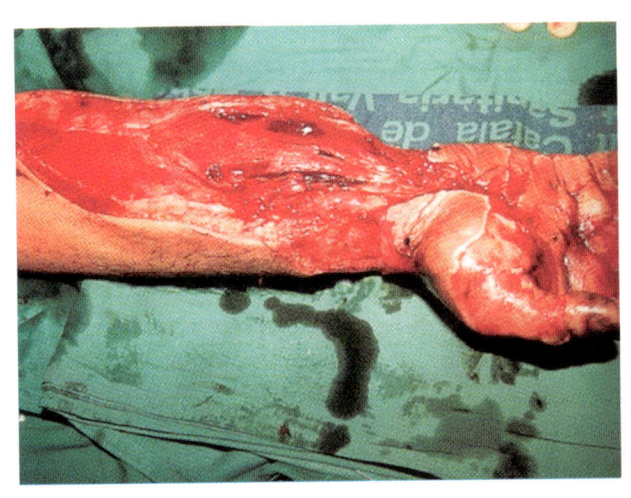

FIGURA 12.8 ▶ Fasciotomia.

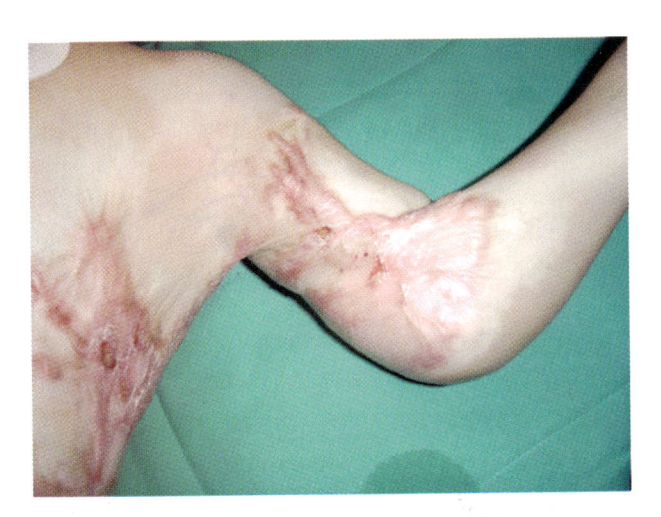

FIGURA 12.9 ▶ Retração cicatricial.

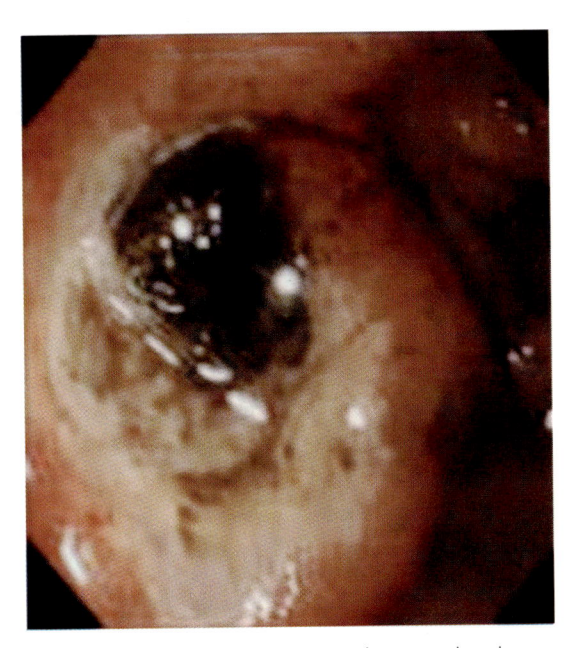

FIGURA 14.5 ▶ Sinal endoscópico de risco alto de sangramento: coágulo aderido ao fundo da úlcera.

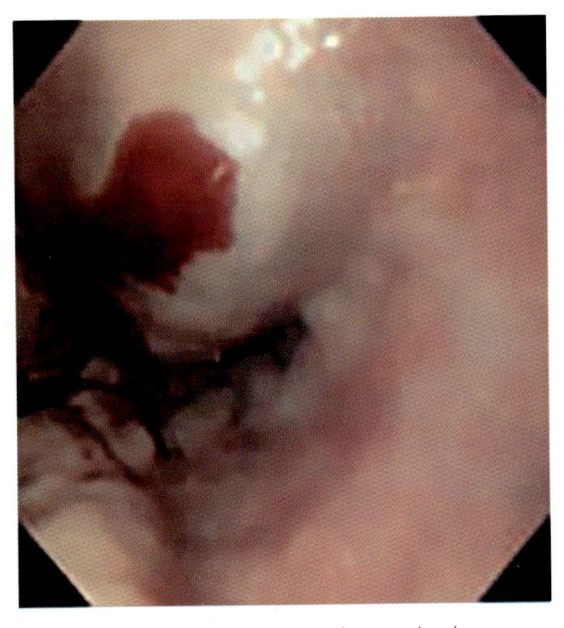

FIGURA 14.7 ▶ Sinal endoscópico de risco alto de sangramento: placa de pigmentos hemáticos sobre as varizes do esôfago.

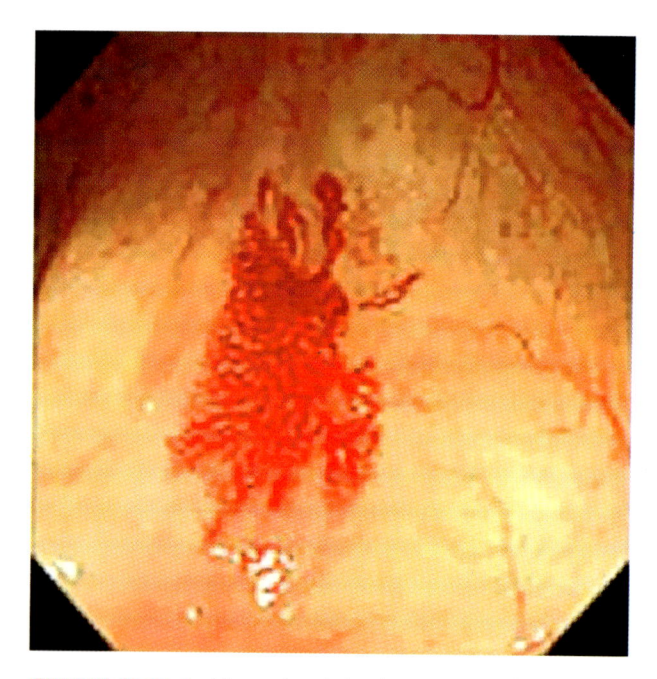

FIGURA 14.11 ▶ Vista esdoscópica de ectasia vascular no cólon.

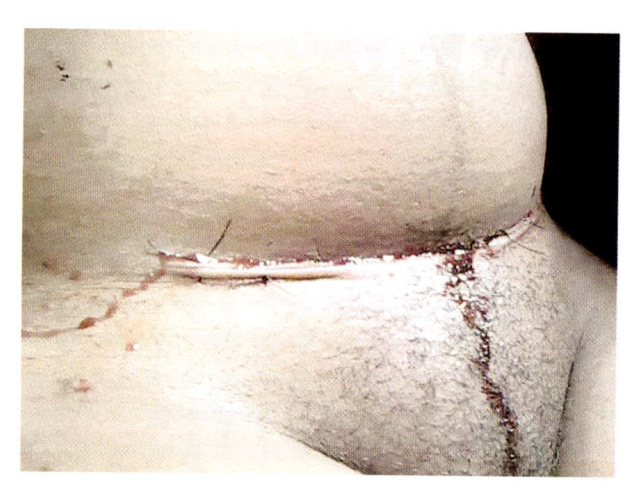

FIGURA 16.1 ▶ Infecção de partes moles, fasciite necrosante, em puérpera. Pós-cesariana. Ferida cirúrgica com sinais flogísticos, coloração violácea e saída de secreção hemática com odor intenso. *Fonte:* Maternidade IMIP.

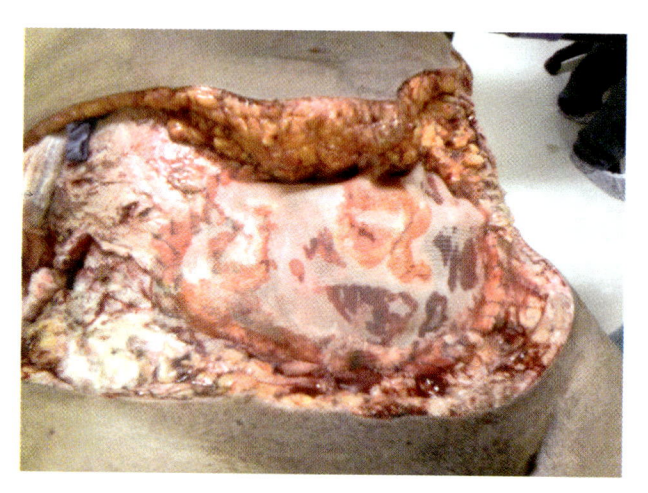

FIGURA 16.2 ▶ Desbridamento cirúrgico extenso de fasciite necrosante pós-cesariana. *Fonte:* Maternidade IMIP.

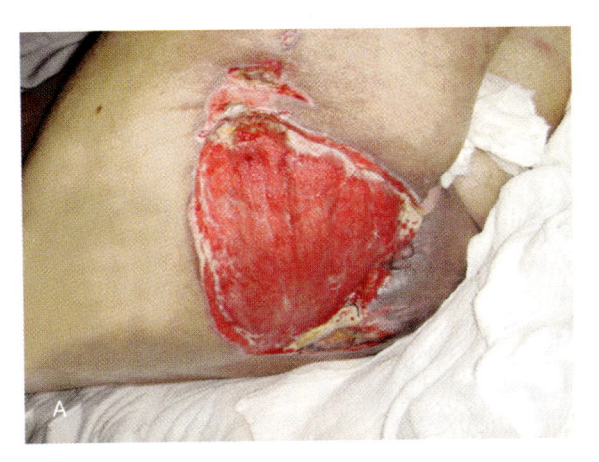
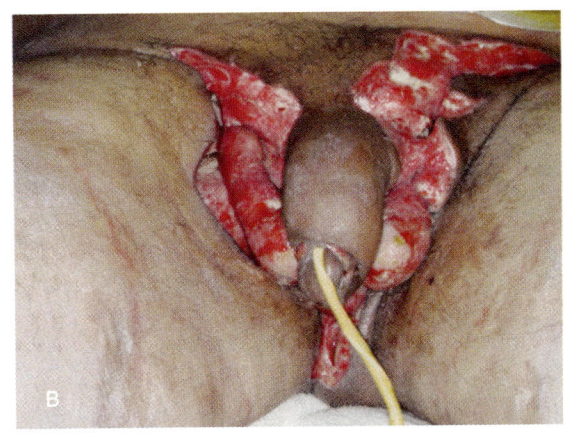
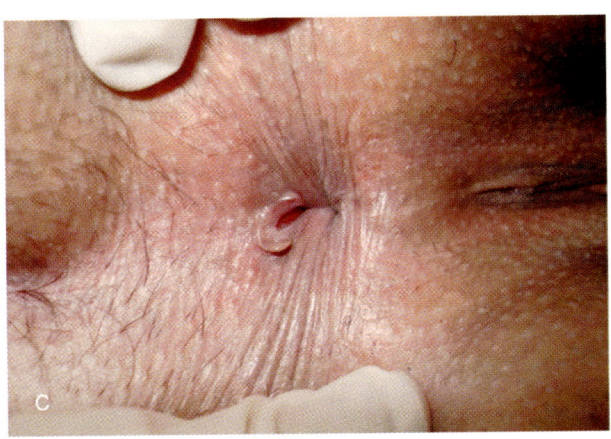
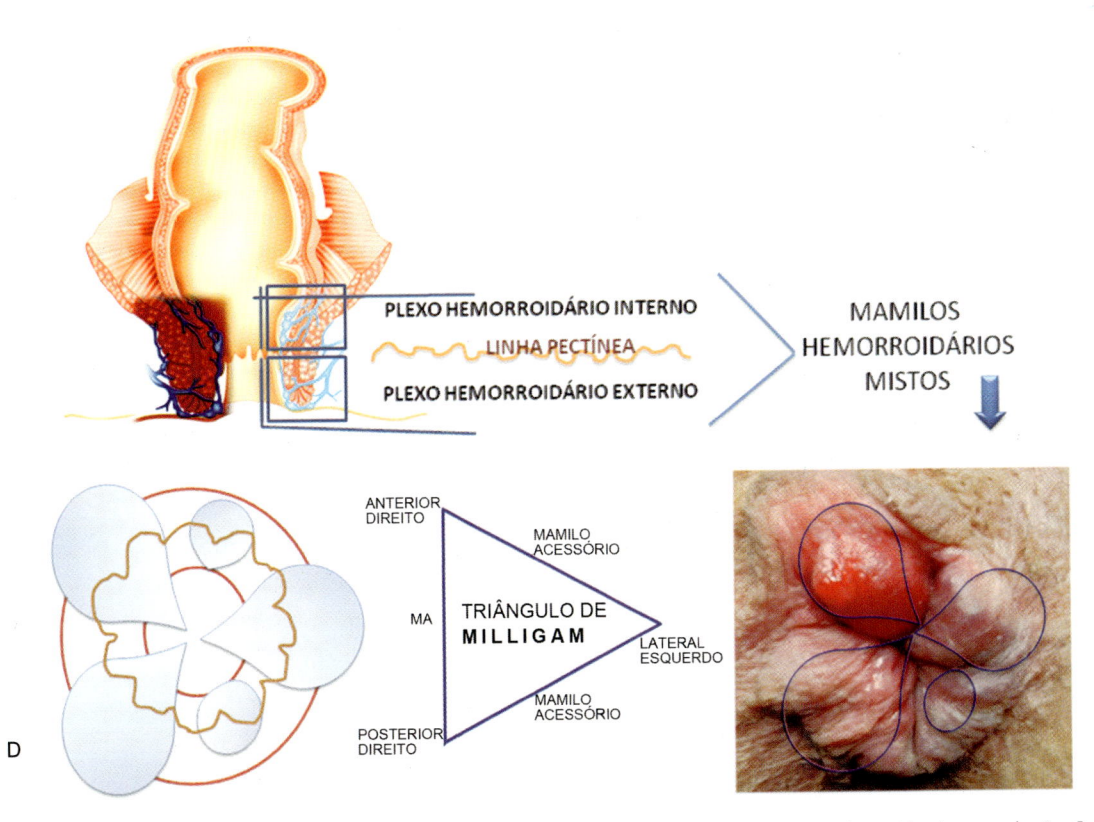

FIGURA 16.3 ▶ Gangrena de Fournier em paciente diabético pós-desbridamento, apresentando tecido de granulação. **A** e **B.** Genitália. **B** e **C.** Glúteo e margem anal. *Fonte:* Cirurgia Geral – IMIP. Cortesia de Drª Anna Christina Cordeiro.

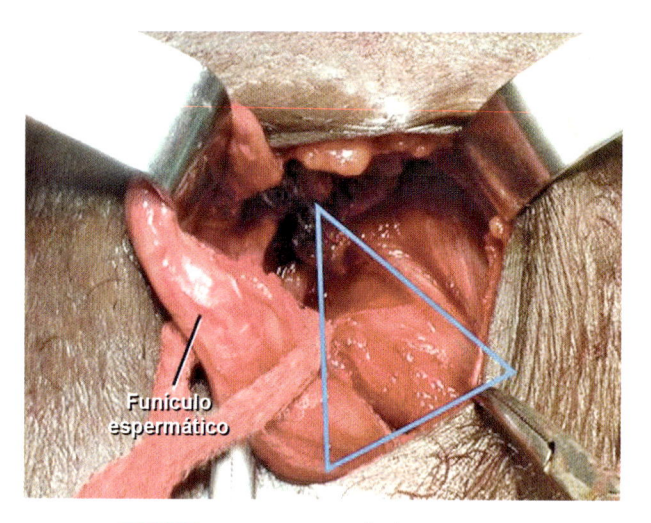

FIGURA 17.1 ▶ Triângulo de Hasselbach.

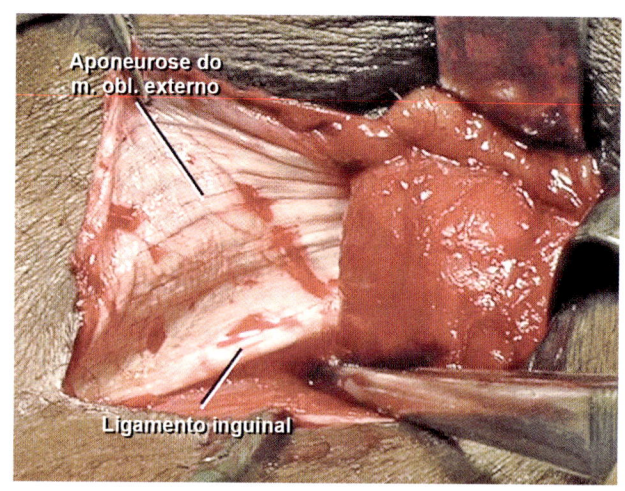

FIGURA 17.2 ▶ Abertura da aponeurose do músculo obliquo externo.

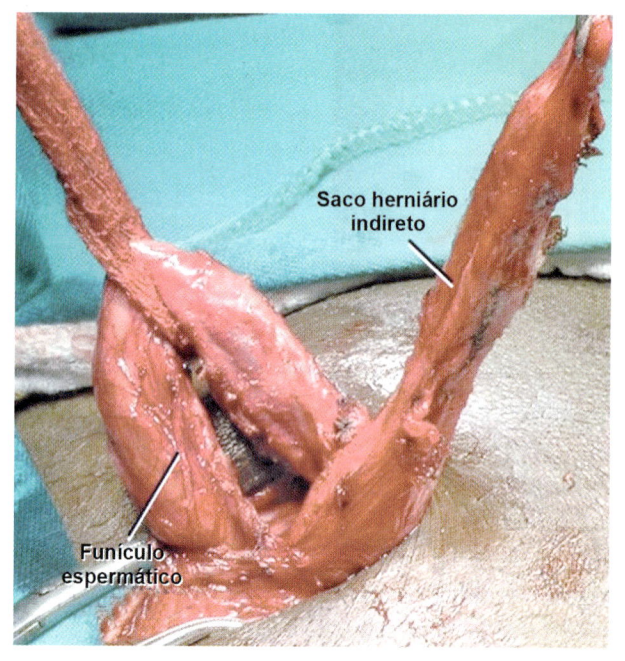

FIGURA 17.3 ▶ Isolamento de saco herniário indireto.

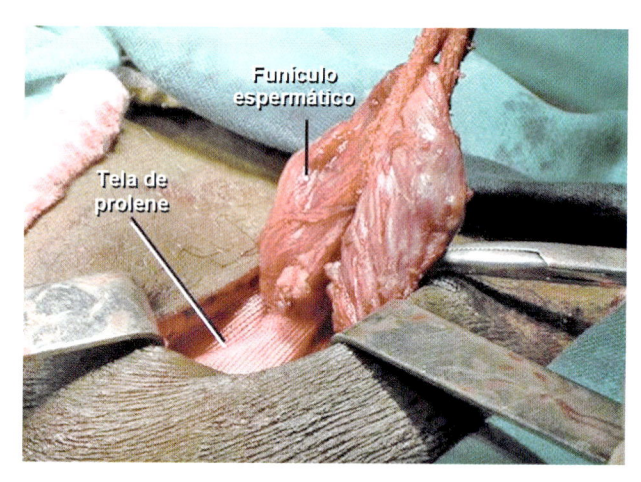

FIGURA 17.4 ▶ Correção de hérnia inguinal com uso de tela.

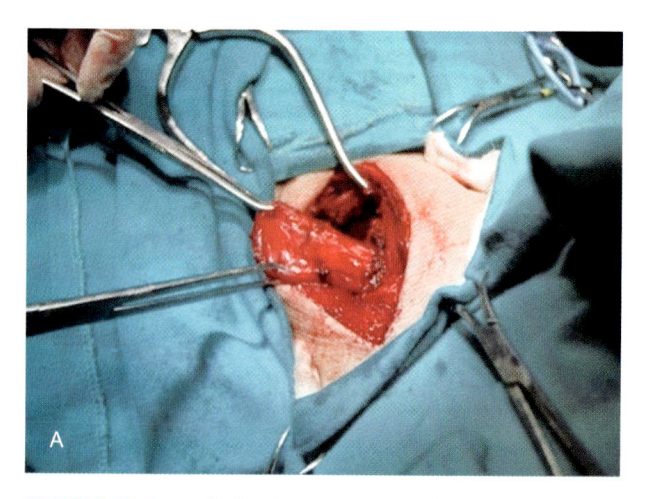

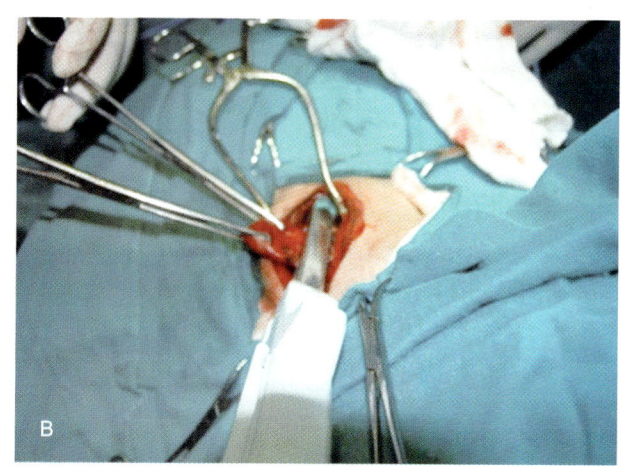

FIGURA 18.4 ▶ **A.** Cervicotomia esquerda com exposição de grande divertículo faringoesofágico. **B.** Diverticulectomia utilizando grampeador mecânico. *Fonte:* Serviço de Cirurgia Geral – IMIP.

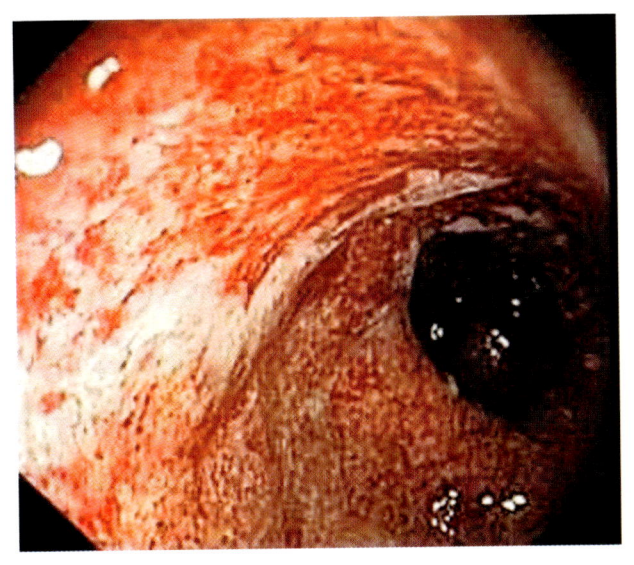

FIGURA 29.1 ▶ Aspecto endoscópico da RCUI.

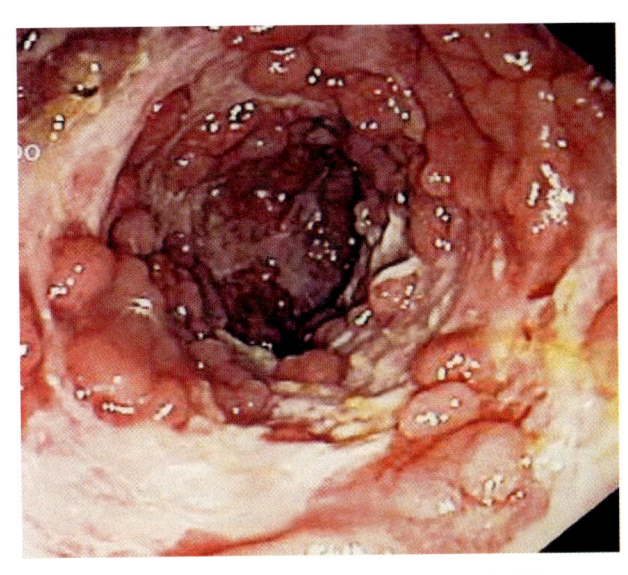

FIGURA 29.2 ▶ Aspecto endoscópico da DC.

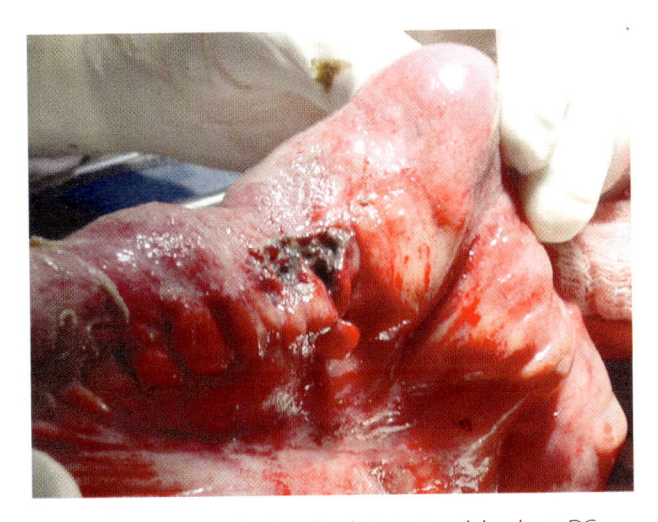

FIGURA 29.6 ▶ Perfuração de intestino delgado na DC.

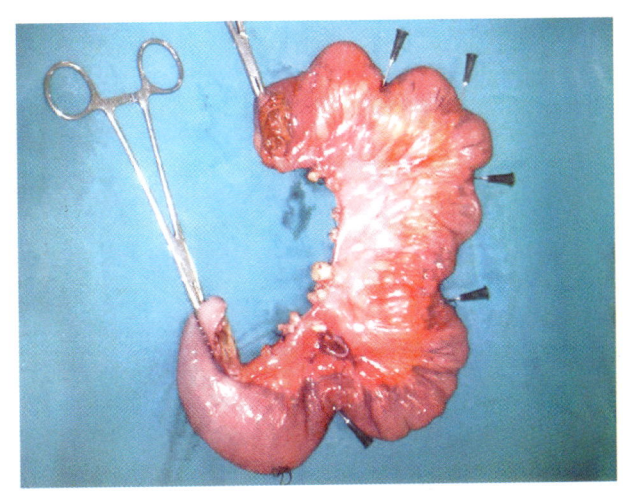

FIGURA 29.7 ▶ Lesões estenosantes do intestino delgado na DC.

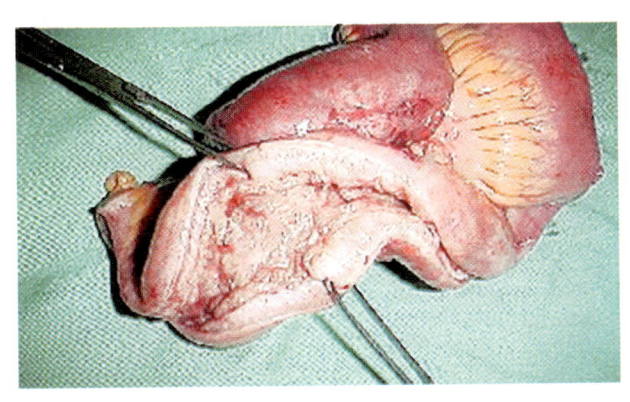

FIGURA 29.8 ▶ Estenose de delgado na DC com componente fibrótico importante.

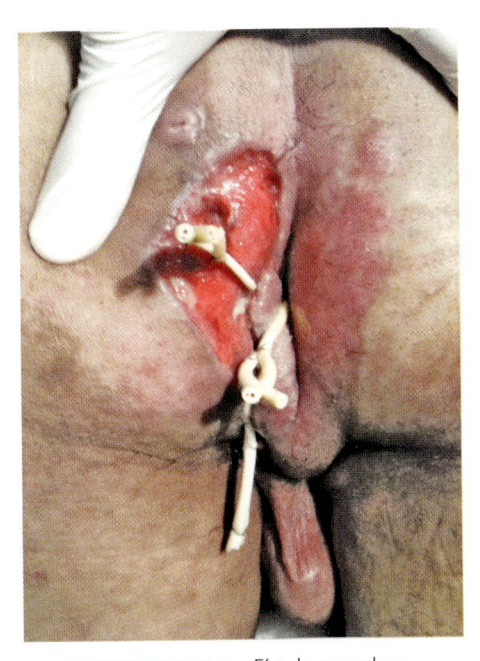

FIGURA 29.11 ▶ Fístula complexa.

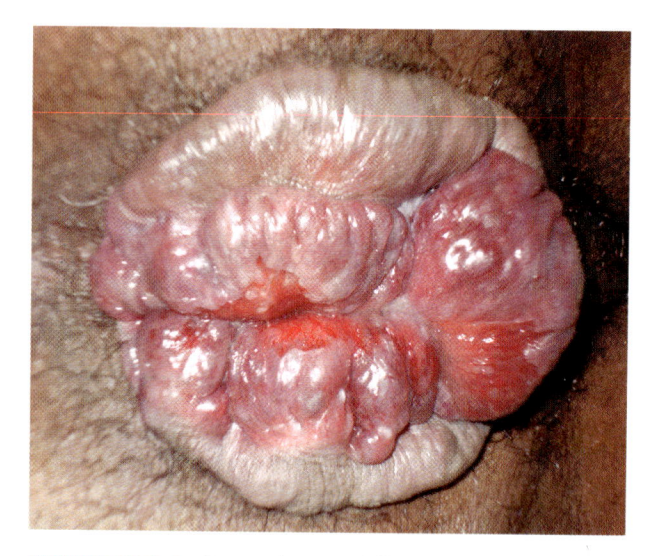

FIGURA 30.1 ▶ Doença hemorroidária mista – mamilos internos e externos identificados durante inspeção dinâmica.

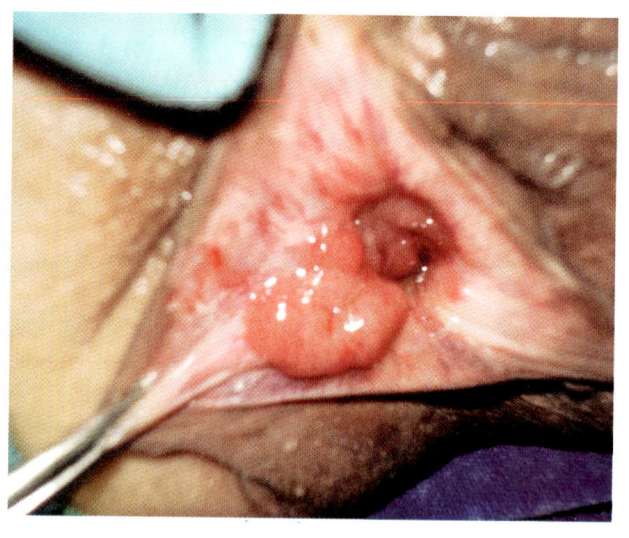

FIGURA 30.2 ▶ Adenoma viloso de reto inferior – diagnóstico diferencial de doença hemorroidária.

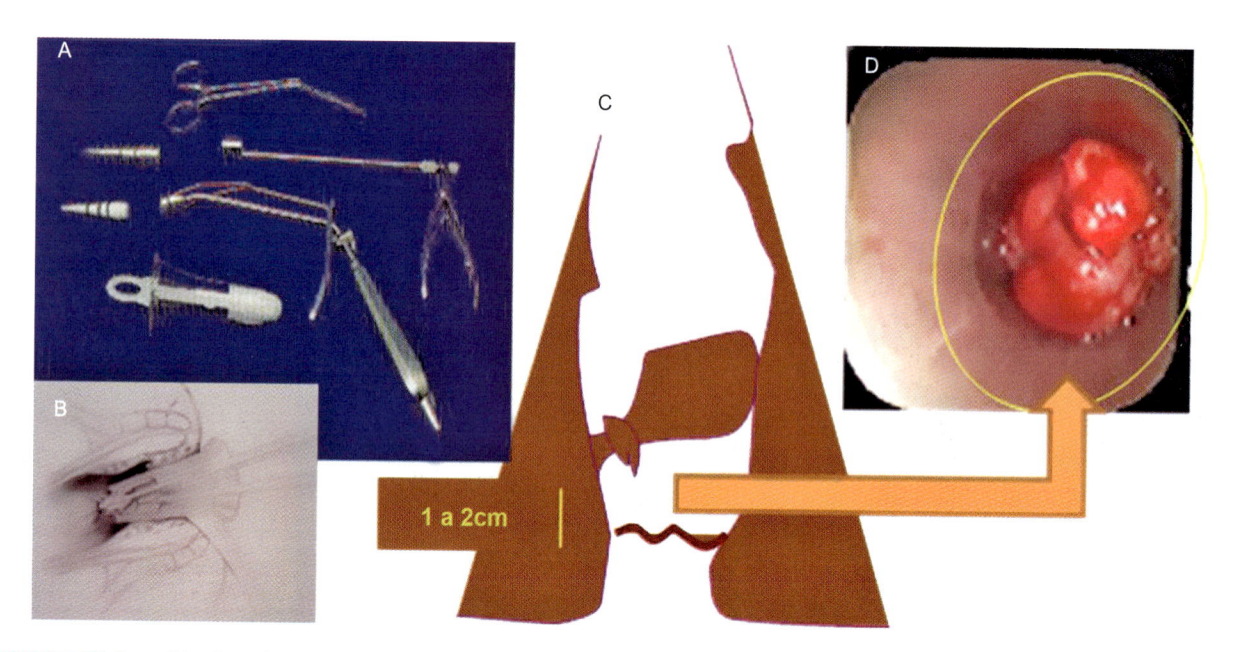

FIGURA 30.3 ▶ Ligadura elástica. **A.** Equipamento. **B** e **C.** Representação gráfica da técnica. **D.** Aspecto final do mamilo sob ligadura.

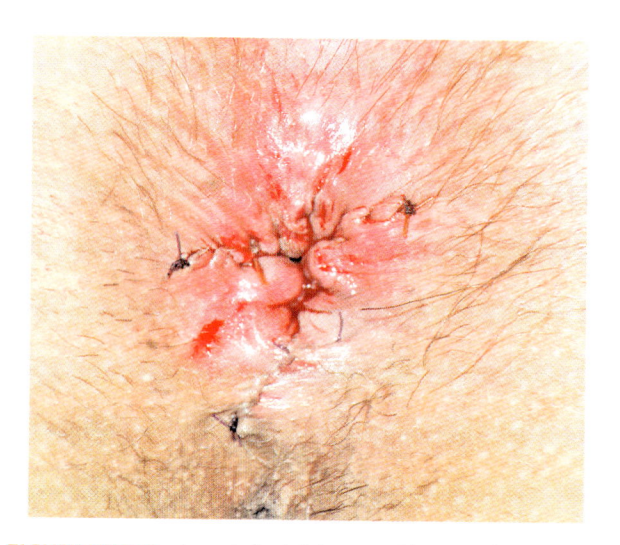

FIGURA 30.6 ▶ Aspecto final da hemorroidectomia à Fergusson.

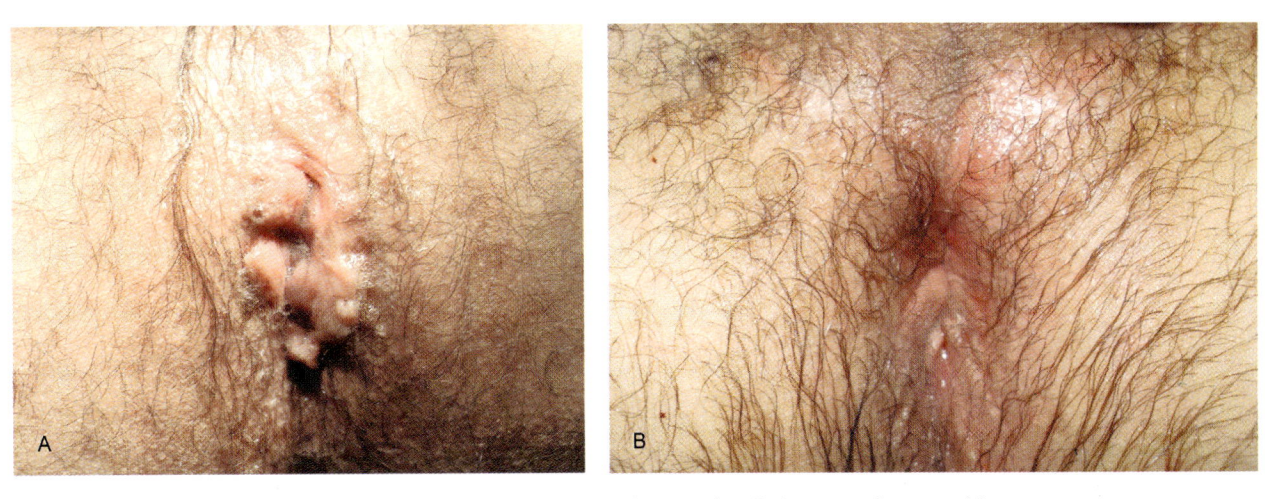

FIGURA 30.7 ▶ THD. **A.** Aspecto pré-operatório. **B.** Aspecto pós-operatório.

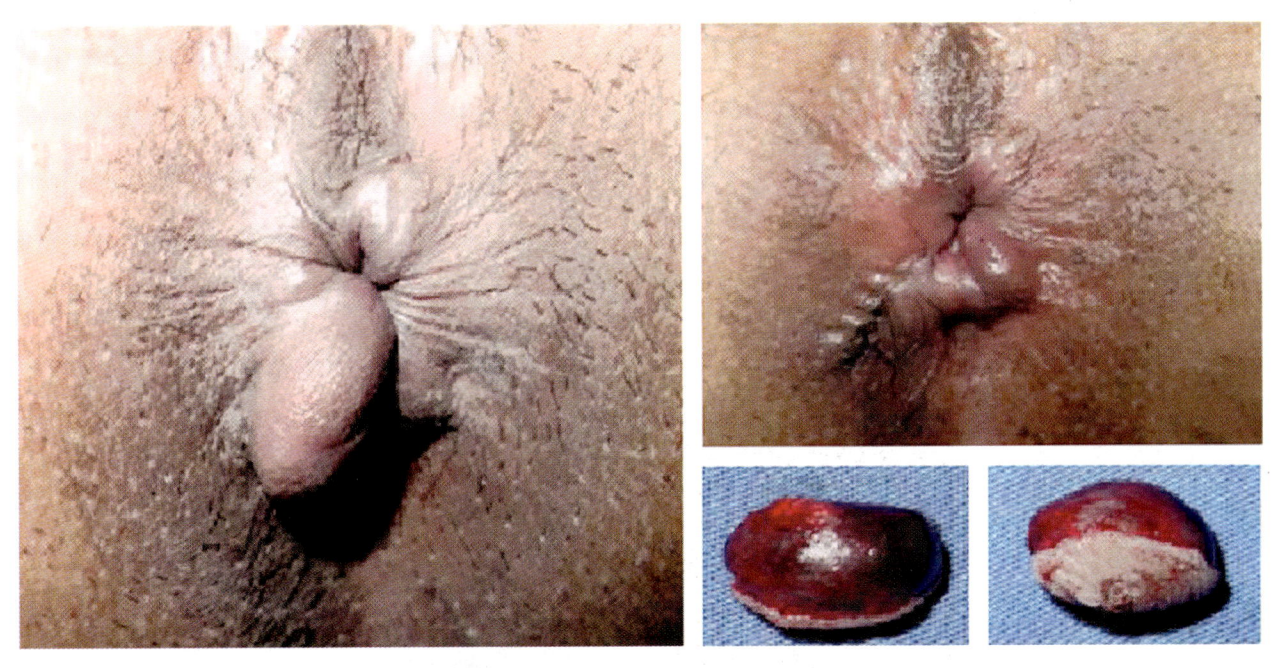

FIGURA 30.8 ▶ Trombose hemorroidária externa; *status* após excisão do mamilo; peça operatória.

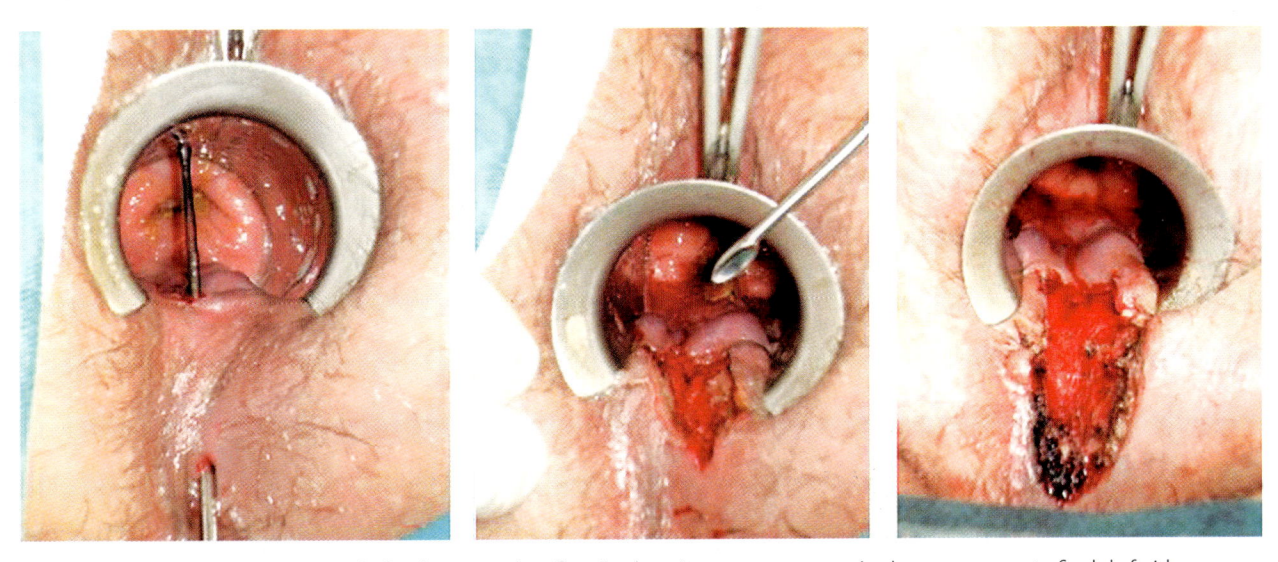

FIGURA 30.16 ▶ Etapas da fistulotomia: identificação do trajeto, curetagem após abertura e aspecto final da ferida.

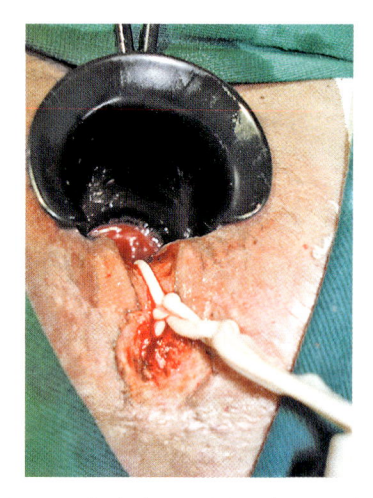

FIGURA 30.17 ▶ Sedenho posicionado em trajeto fistuloso.

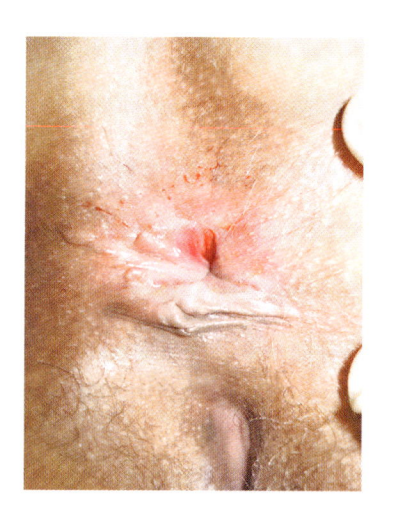

FIGURA 30.18 ▶ Fissura anal aguda em linha média superior.

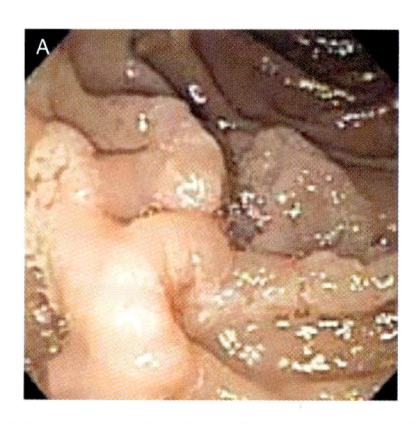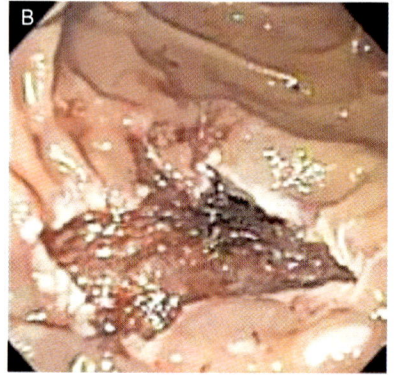

FIGURA 34.1 ▶ **A.** Imagem endoscópica de adenoma de cólon. **B.** Imagem endoscópica após mucosectomia endoscópica.

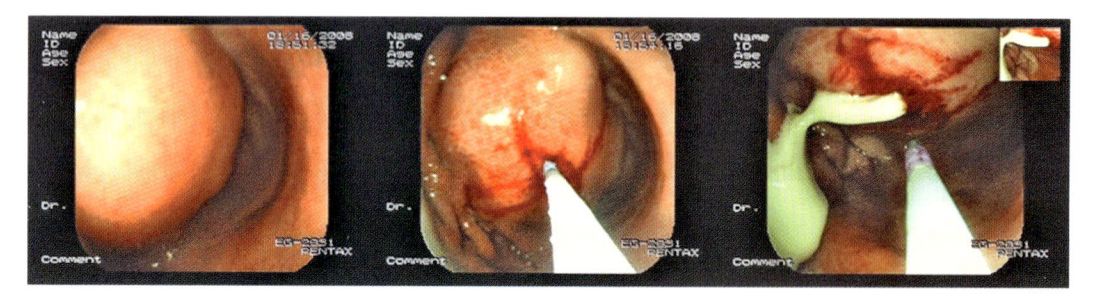

FIGURA 34.2 ▶ Imagem endoscópica de abscesso abdominal comprimindo a parede gástrica e sendo drenado para a luz do estômago por meio de método endoscópico.

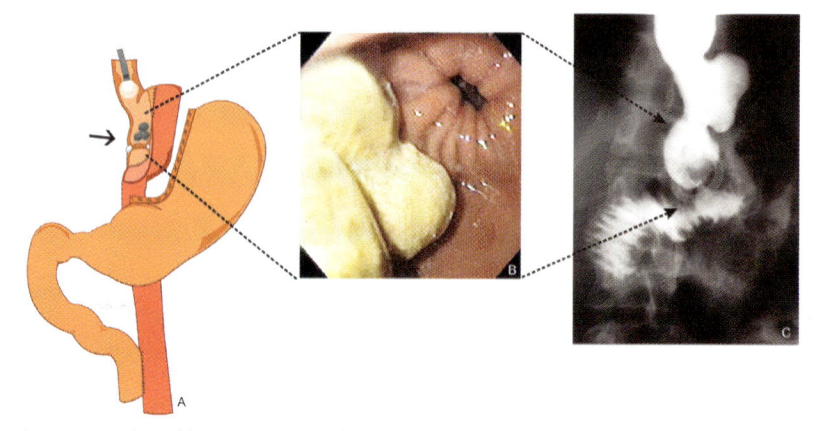

FIGURA 34.3 ▶ Desenho esquemático (**A**) e imagens endoscópica (**B**) e radiológica (**C**) de impactação alimentar após cirurgia bariátrica, situação facilmente tratada por endoscopia terapêutica.

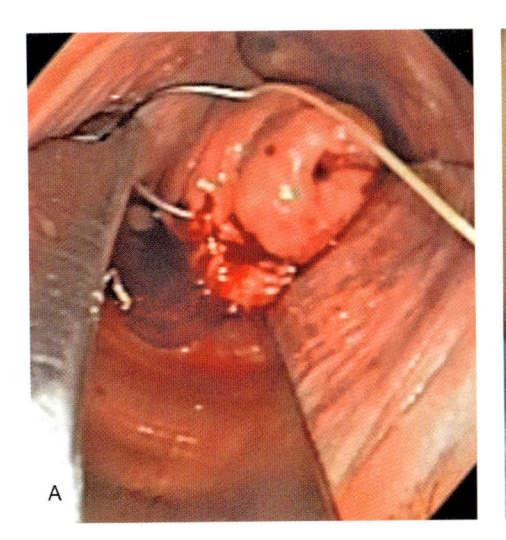
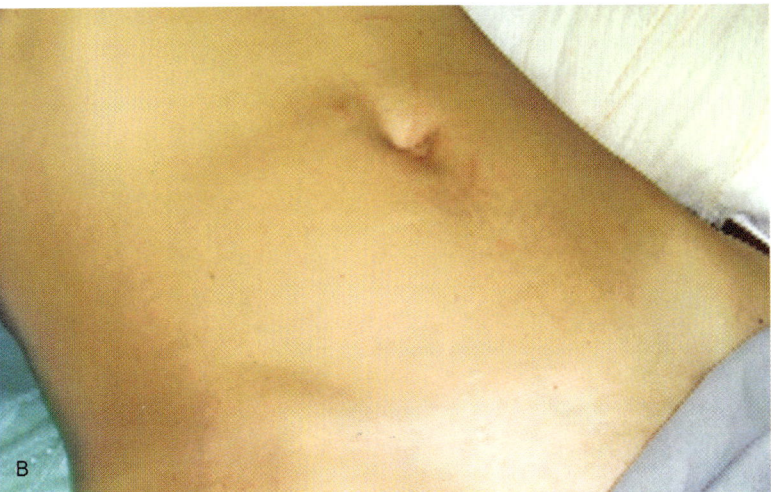

FIGURA 35.4 ▶ **A.** Imagem do interior da vagina evidenciando uma agulha com fio fechando a colpotomia. **B.** Imagem da parede abdominal da paciente, sem cicatrizes.

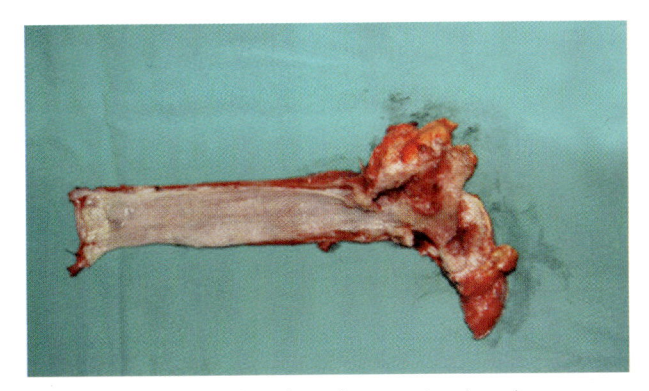

FIGURA 36.3 ▶ Produto de esofagectomia subtotal e gastrectomia proximal pela técnica de McKeown.

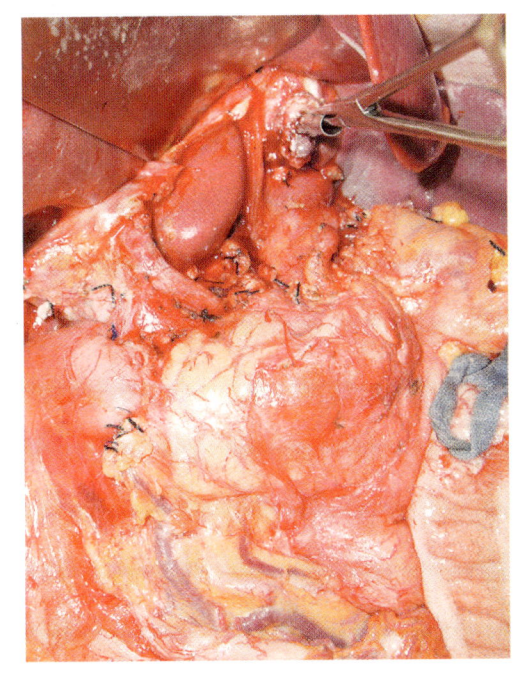

FIGURA 37.3 ▶ Leito cirúrgico após linfadenectomia D2, coto duodenal pronto e ogiva do grampeador no esôfago distal.

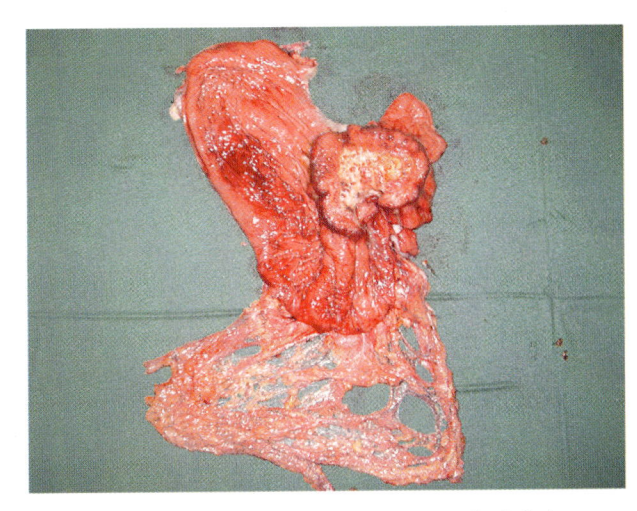

FIGURA 37.4 ▶ Produto de gastrectomia total e linfadenectomia D2 com preservação esplenopancreática (Maruyama).

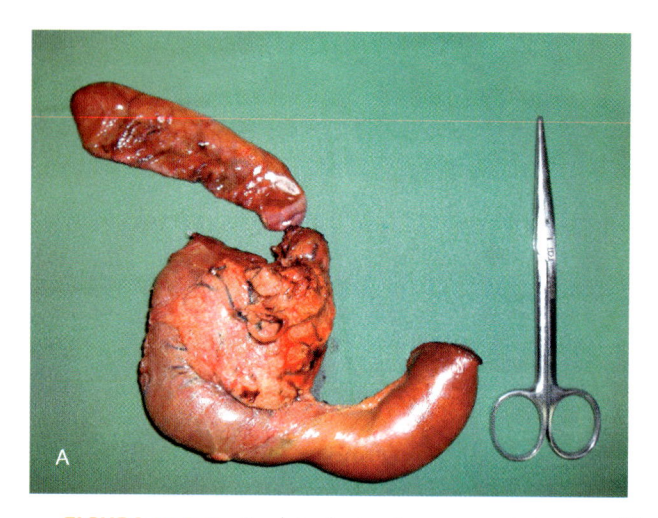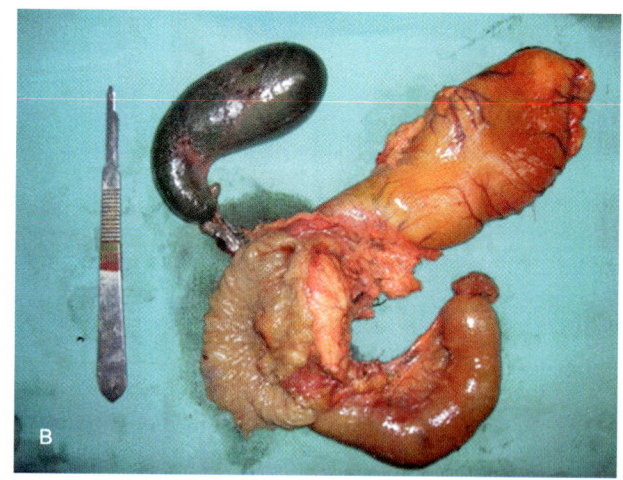

FIGURA 38.2 ▶ Produto de duodenopancreatectomia cefálica. **A.** Com preservação do piloro. **B.** Sem preservação do piloro.

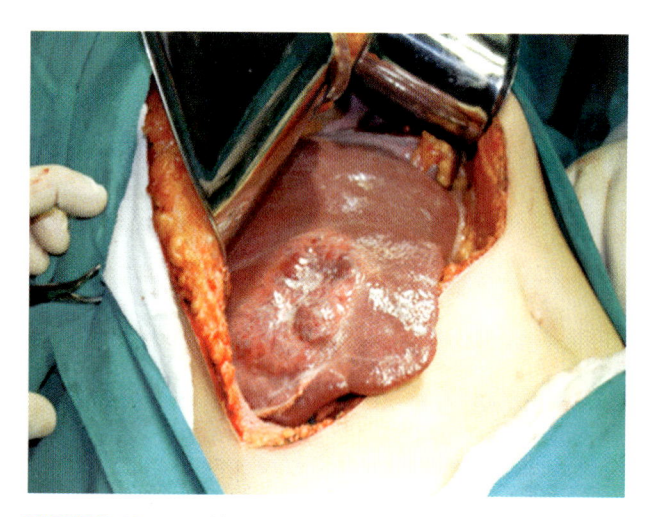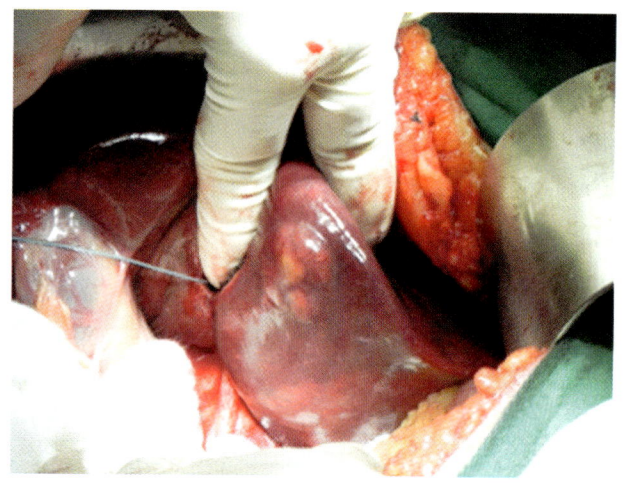

FIGURA 39.1 ▶ Hemangioma gigante sintomático nos segmentos 6 e 7.

FIGURA 39.2 ▶ Adenoma hepático de 3,5cm no segmento 3 delimitado por isquemia após ligadura de pedículo glissoniano.

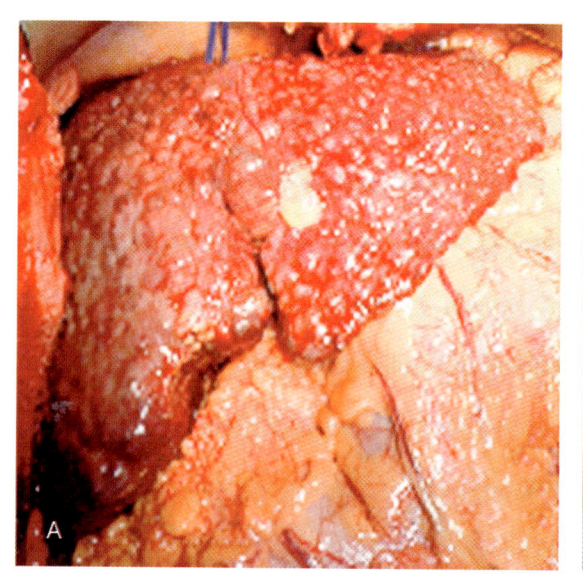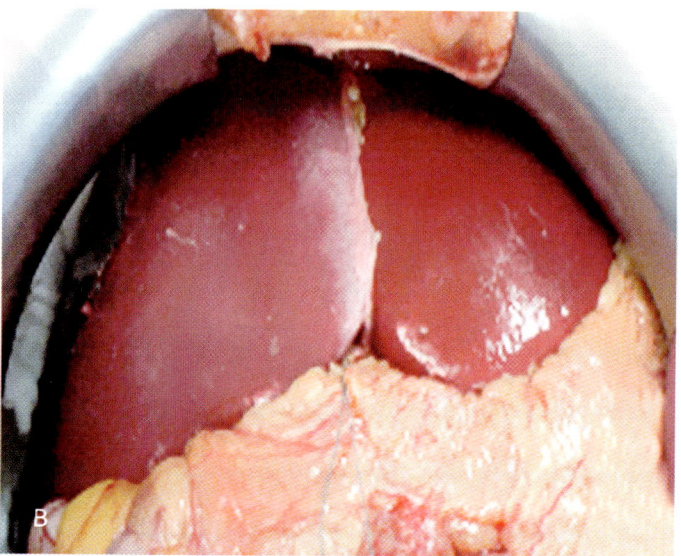

FIGURA 40.2 ▶ Fígado cirrótico (**A**) e fígado normal (**B**).

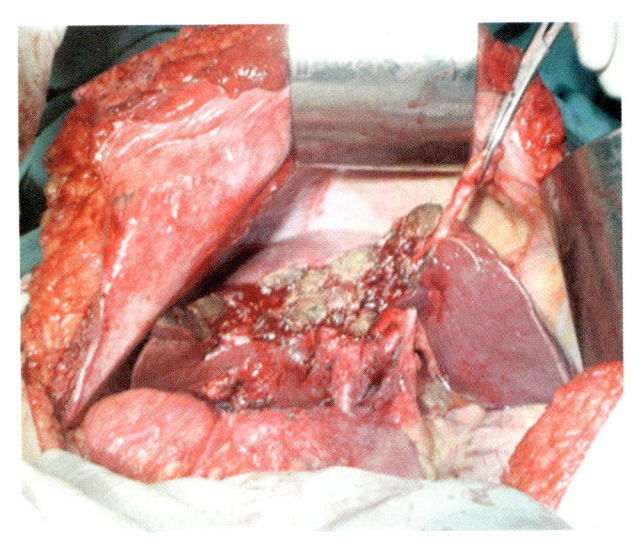

FIGURA 41.1 ▶ Aspecto cirúrgico final após ressecção dos segmentos 4b e 5 com linfadenectomia do pedículo hepático em paciente com lesão T1b.

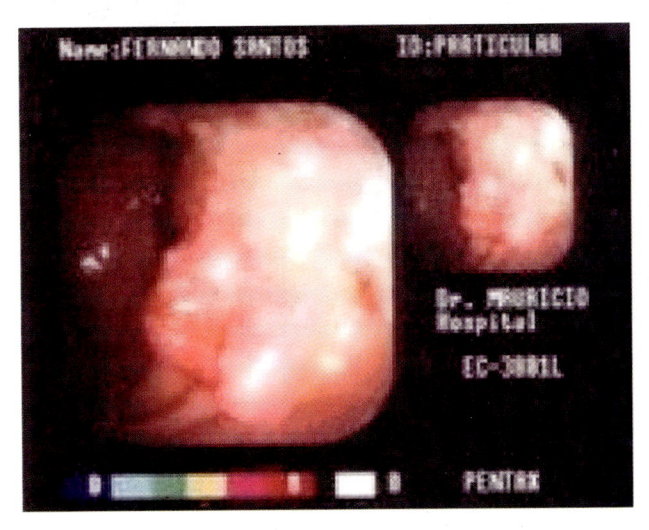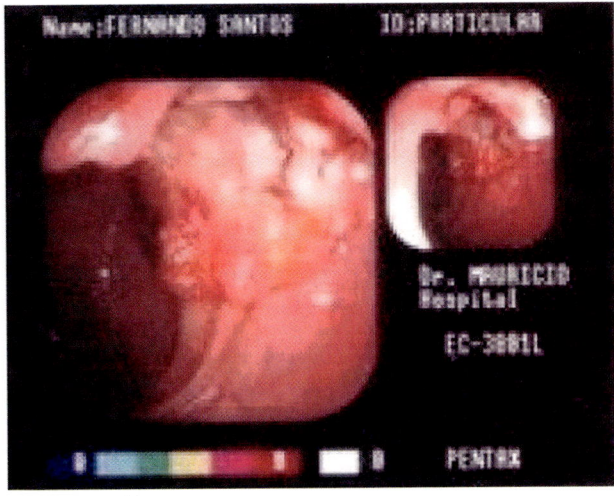

FIGURA 43.3 ▶ Lesão colônica visualizada pela endoscopia. Arquivo pessoal.

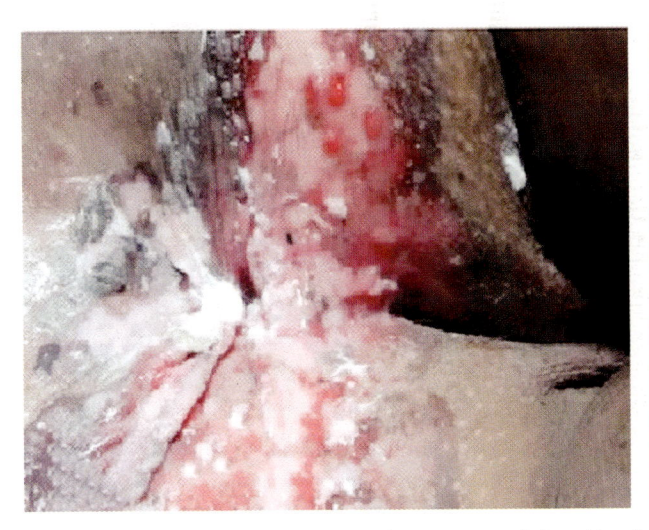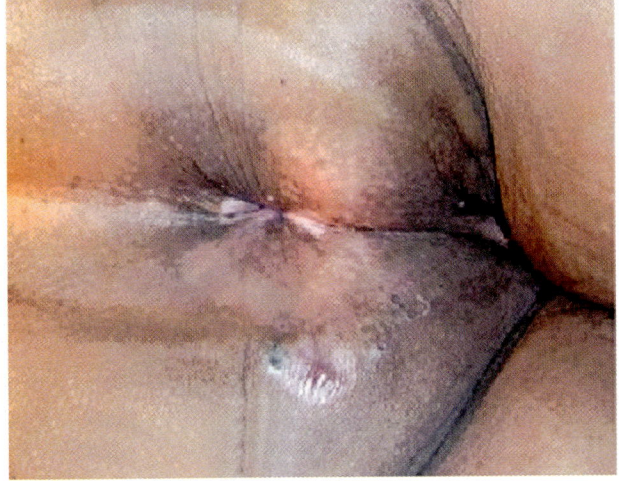

FIGURA 44.3 ▶ Neoplasia intraepitelial anal localizada na margem do ânus e tratada com radioterapia.

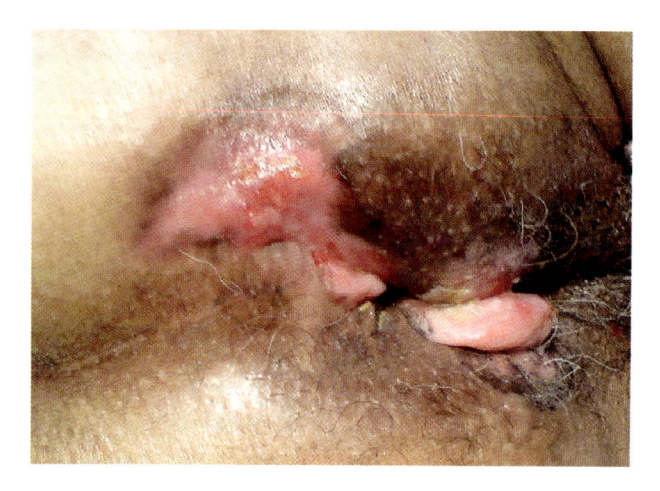

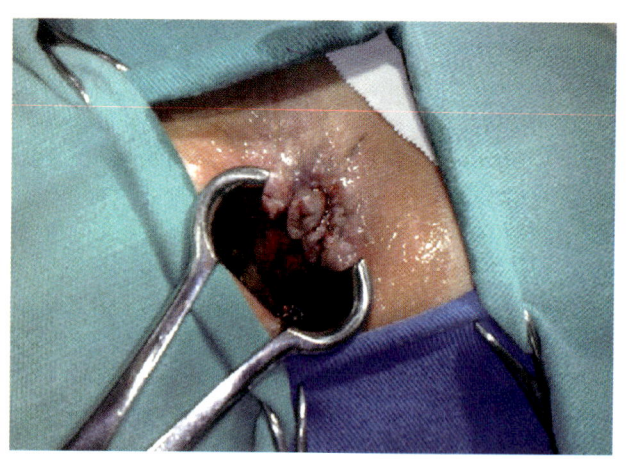

FIGURA 44.4 ▶ Carcinoma de células escamosas do canal anal com invasão para a margem do ânus.

FIGURA 44.5 ▶ Carcinoma de células escamosas de margem de ânus.

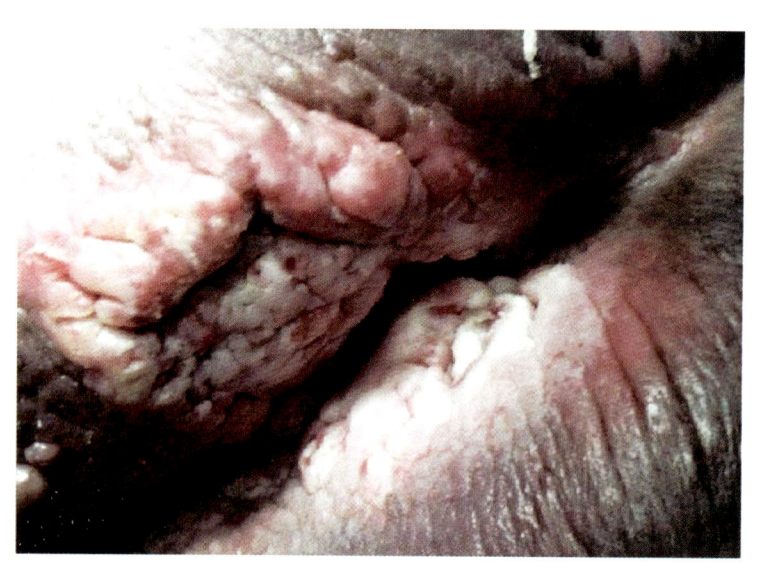

FIGURA 44.6 ▶ Carcinoma de células escamosas da margem do ânus.

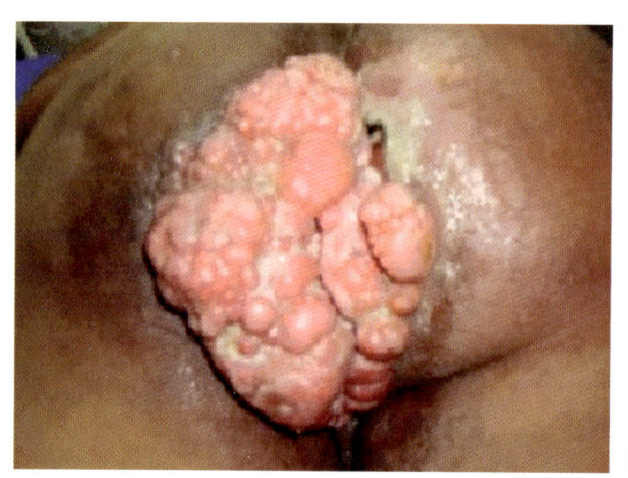

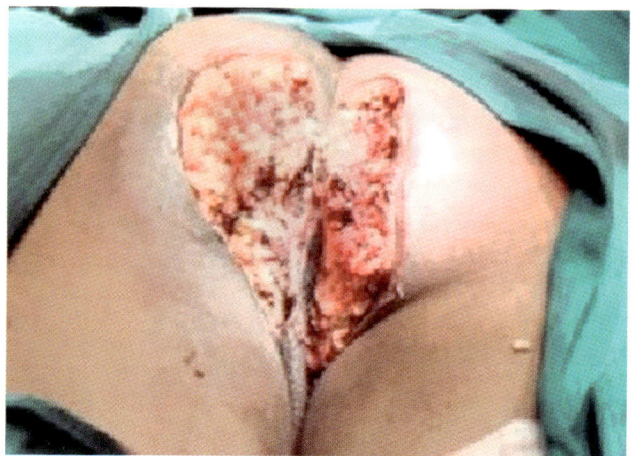

FIGURA 44.7 ▶ Carcinoma verrucoso de margem de ânus.

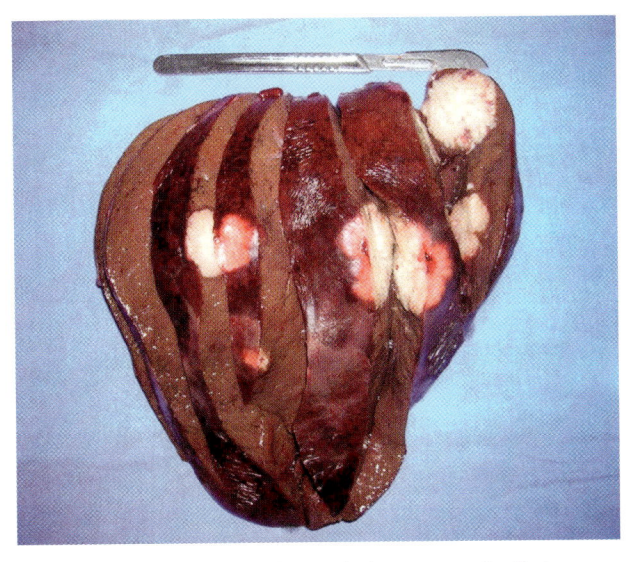

FIGURA 45.2 ▶ Peça cirúrgica de hepatectomia direita mostrando a retirada de mais de cinco lesões metastáticas de cólon.

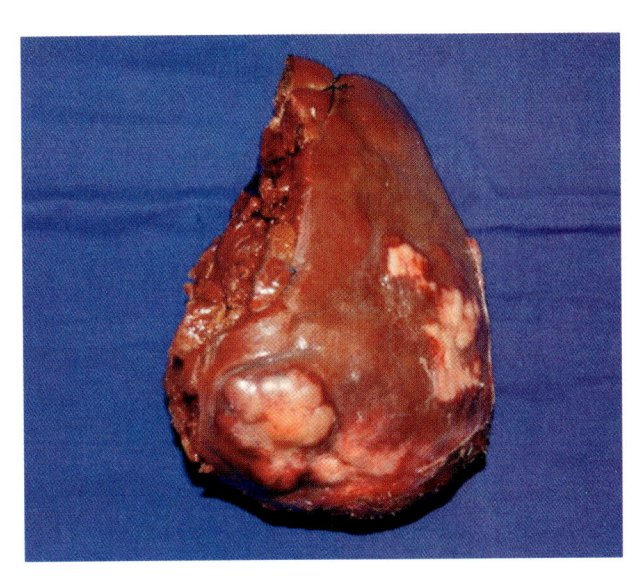

FIGURA 45.3 ▶ TC e peça cirúrgica de metástase hepática gigante, com mais de 10cm, ressecada com auxílio da embolização portal.

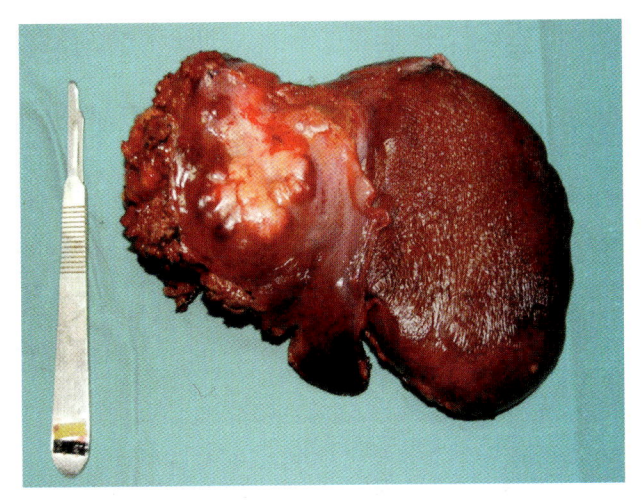

FIGURA 45.4 ▶ Peça cirúrgica de hepatectomia esquerda com margem cirúrgica com menos de 1cm (0,4cm).

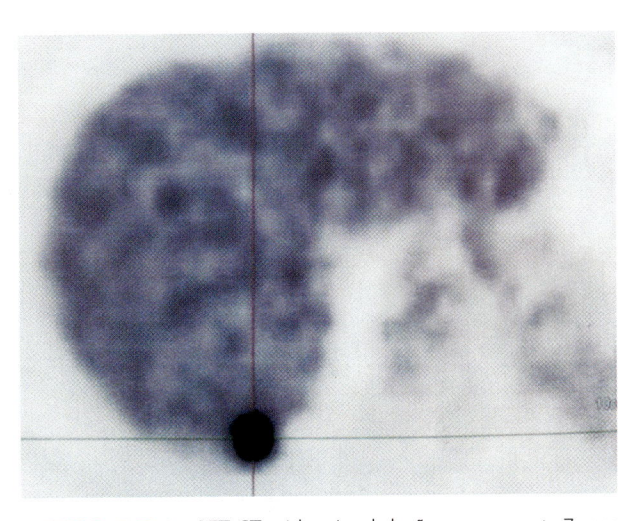

FIGURA 45.5 ▶ PET-CT evidenciando lesão no segmento 7 com *Standard Uptake Valve* (SUV) = 9,5 complicações perioperatórias.

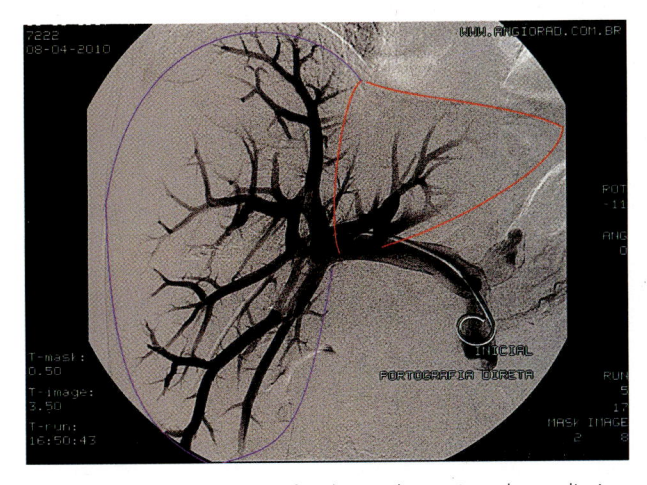

FIGURA 45.6 ▶ Portografia direta determinando os limites dos ramos portais dos lobos hepáticos em paciente que realizará uma embolização portal direita.

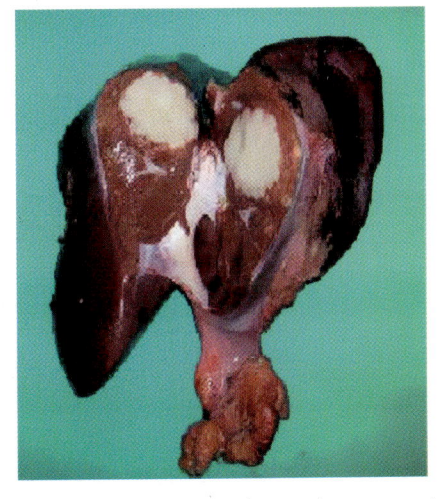

FIGURA 45.9 ▶ Peça cirúrgica de uma hepatectomia esquerda por metástase de tumor renal maligno.

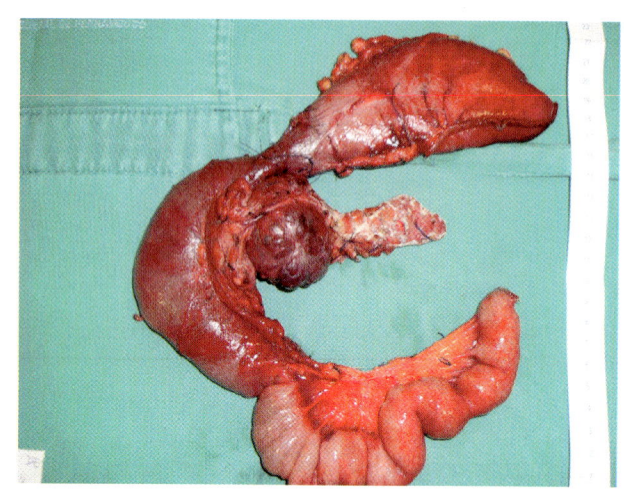

FIGURA 47.2 ▶ Peça cirúrgica – gastroduodenopancreatectomia total (insulinoma difuso – nesidioblastoma).

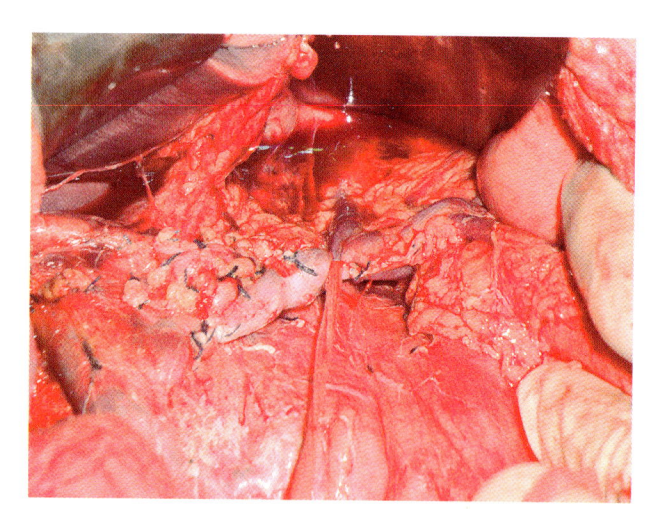

FIGURA 47.3 ▶ Sítio pós-ressecção.

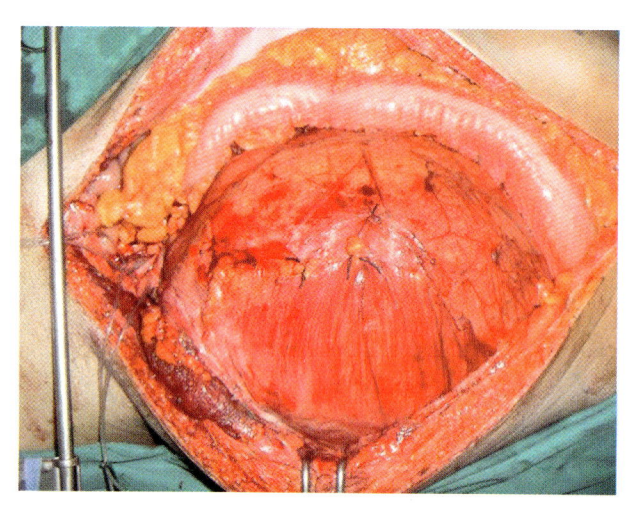

FIGURA 48.3 ▶ Incisão para abordagem da tumoração retroperitoneal. (*Fonte:* Serviço de Cirurgia Geral do IMIP.)

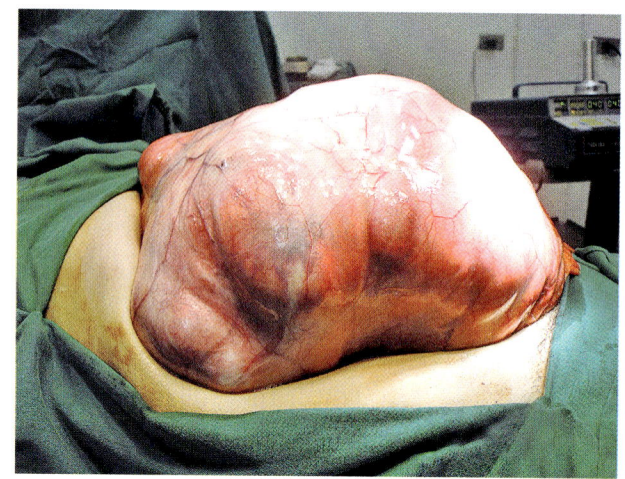

FIGURA 48.4 ▶ Volumosa tumoração ocupando todos os quadrantes do abdome. (*Fonte:* Serviço de Cirurgia Geral do Hospital Barão de Lucena – PE.)

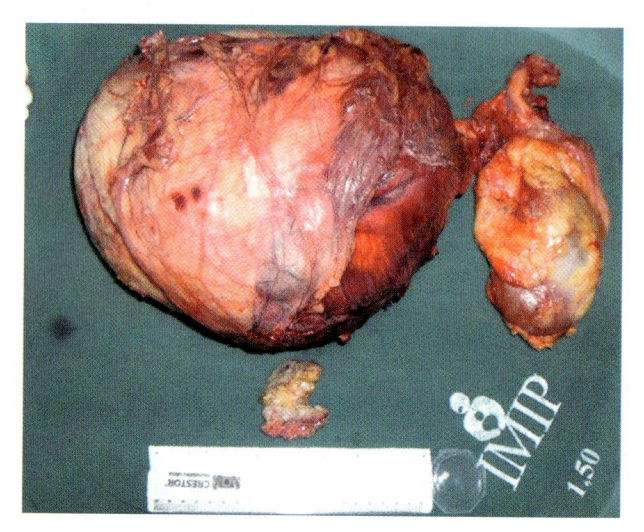

FIGURA 48.5 ▶ Produto da ressecção de tumor retroperitoneal, rim esquerdo, cólon e baço.

SEÇÃO I

BASES DA CIRURGIA

Fernando Spencer Netto
Sandro Scarpelini
Euclides Dias Martins Filho

CAPÍTULO 1

Desequilíbrios da Hemostasia

INTRODUÇÃO

Hemostasia é o conjunto de mecanismos usados pelo organismo para garantir a integridade do fluxo sanguíneo dentro do compartimento circulatório. Estes processos estão continuamente em atividade, evitando sangramento ou trombose espontâneos. Alterações nesses mecanismos, congênitas ou adquiridas, podem ter grande influência no manuseio do paciente cirúrgico, uma vez que sangramento ou trombose excessivos podem levar a graves complicações e até à morte. Dessa forma, o entendimento desses mecanismos por parte do cirurgião é crucial para a abordagem segura desses pacientes.

Este capítulo possibilita a pesquisa rápida e fácil por estudantes e residentes. Para atingir este objetivo apresentaremos uma revisão básica dos mecanismos de hemostasia, incluindo os exames laboratoriais usados para avaliar cada fase, e um sumário dos distúrbios mais comuns da hemostasia, divididos em trombóticos e hemorrágicos (incluindo o uso de medicações antitrombóticas) e seu tratamento.

MECANISMOS DA HEMOSTASIA

Há vários processos envolvidos na hemostasia que atuam em equilíbrio, evitando sangramento ou trombose excessivos. No primeiro momento de uma lesão vascular, há uma resposta local caracterizada por vasoconstrição e adesão plaquetária. Em seguida, o processo de coagulação é ativado. Para evitar a ação excessiva desses mecanismos, os processos de anticoagulação e fibrinólise também são ativados. Por questões didáticas, após apresentarmos cada passo dos mecanismos da hemostasia, analisaremos os testes comumente usados para sua avaliação clínica.

Papel da Resposta Vascular e das Plaquetas

A primeira resposta a uma lesão dos vasos consiste em vasoconstrição e formação de um tampão de plaquetas. Em resposta à lesão, ocorrem a liberação local de fatores vasoativos e de ativadores de plaquetas e a exposição de colágeno no endotélio vascular. As plaquetas envolvidas na formação do tampão, agora ativadas, secretam serotonina, prostaglandinas e tromboxano para manter a vasoconstrição local, ao mesmo tempo que a cascata da coagulação é iniciada. Os produtos finais das vias intrínseca, extrínseca e comum da coagulação são a deposição local de fibrina, o *cross-link* e a estabilização do tampão plaquetário.

As plaquetas têm meia-vida de 7 a 9 dias após serem lançadas na circulação pela medula óssea. A membrana plaquetária tem função importante na aderência e é o local de ação de várias substâncias antiplaquetárias.[1,2] Quando as plaquetas são ativadas pela lesão vascular, elas mudam de formato e seus receptores de membrana ficam expostos. Os receptores glicoproteicos ajudam a ligação com o fibrinogênio e a propagação da agregação plaquetária. O fator de von Willebrand (FVW) auxilia a agregação plaquetária. As plaquetas, então, secretam adenosina difosfato (ADP) e tromboxano A2 (TXA2). Estas substâncias ativam as plaquetas adjacentes, provocando aumento da ligação às primeiras plaquetas ativadas, o que amplia o tamanho do tampão plaquetário. A inibição do lançamento da ADP e do TXA2 na circulação é outro mecanismo de ação das substâncias antiplaquetárias.

A interação das plaquetas com a parede vascular é medida pelo tempo de sangramento (TS). O aumento do TS pode acontecer nas plaquetopenias ou nos distúrbios funcionais das plaquetas. Uma vez que podem ocorrer grandes variações entre diferentes centros e entre técnicos que executam o teste, o TS não é recomendado como teste de triagem pré-operatória. A contagem de plaquetas é um dos testes clínicos mais usados para avaliação plaquetária. Embora um número adequado de plaquetas seja importante para a formação do tampão, uma contagem normal não garante função plaquetária normal. Exames qualitativos das plaquetas (teste de função plaquetária – PFA 100) não são utilizados rotineiramente na prática clínica.[3]

Modelo Contemporâneo de Hemostasia

O modelo contemporâneo de coagulação *in vivo* enfatiza a importância do fator tecidual (FT) como principal indutor da coagulação, ao mesmo tempo que valoriza a rápida amplificação da trombina como passo essencial para a formação do coágulo estável, além da interdependência dos fatores de coagulação e de elementos celulares[4] (Figura 1.1). Este processo é dividido em três fases:

- *Fase de iniciação:* começa com a exposição do FT, por lesão ou ativação do endotélio. O FT funciona como receptor, levando à transdução de sinal que resulta em indução de genes envolvidos na inflamação, apoptose, desenvolvimento embrionário e migração celular, e como cofator para os fatores VII/VIIa. O complexo FT/FVIIa catalisa a ativação dos fatores IX e X. O complexo FT/FVIIa/FXa se liga ao fator V ativado (FVa) e converte protrombina em trombina. A geração de pequena quantidade de trombina acelera a ativação plaquetária e a resposta da coagulação.

- *Fase de amplificação:* nesta fase ocorre a conversão para a geração de trombina intrínseca, em vez de extrínseca. O fator IXa liga-se ao fator VIIIa, formando o complexo "tenase" intrínseco (FIXa:FVIIIa) encontrado na membrana celular de plaquetas ou outras micropartículas. Este processo amplifica a formação do coágulo que sustenta a hemostasia, aumentando a produção do fator Xa e de trombina, que atuam no *feedback* positivo para a formação do coágulo estável. As plaquetas, previamente ativadas pela exposição ao colágeno, são sinergisticamente ativadas pela trombina, liberando fator V, que é rapidamente convertido em fator Va. A trombina cliva o fator VIII do FVW, gerando ativação adicional das enzimas da via intrínseca.

- *Fase de propagação:* nesta fase ocorre a geração de trombina com deposição de fibrina. As plaquetas

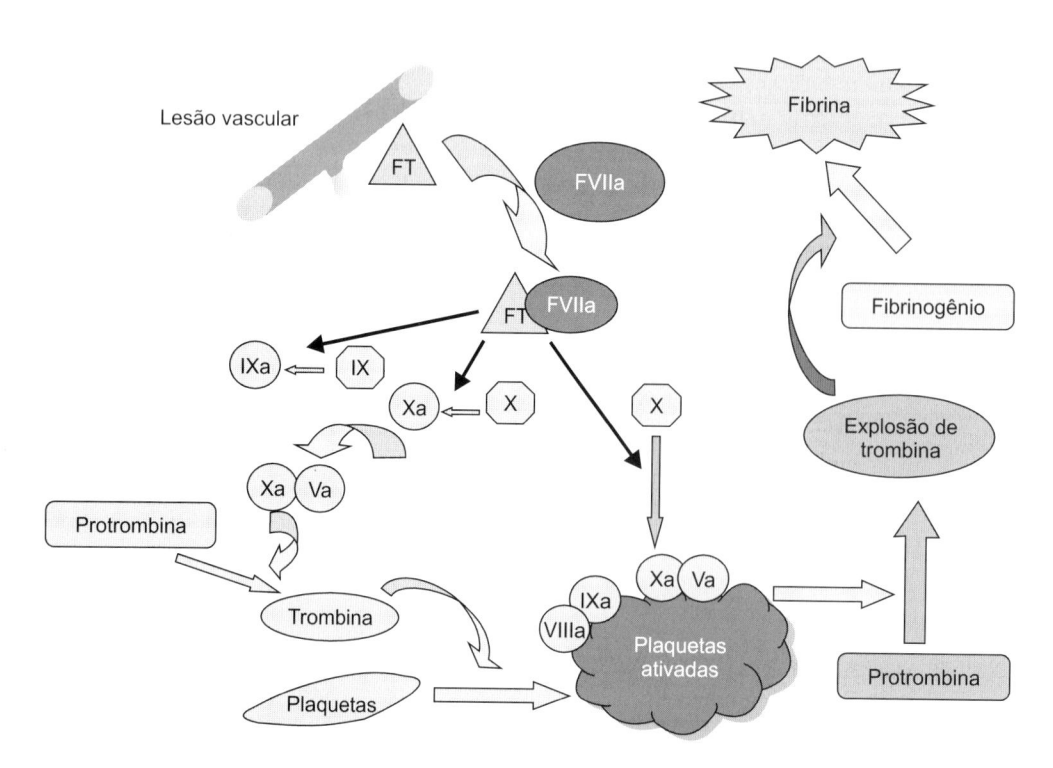

FIGURA 1.1 ▸ Descrição simplificada dos mecanismos básicos de coagulação em resposta ao trauma. O fator VII forma um complexo (FVIIa-FT) com o fator tecidual exposto na lesão vascular. Esse complexo ativa os fatores IX e X, resultando em uma "explosão" de trombina e formação rápida da rede de fibrina no local da lesão. (FT: fator tecidual; FVa: fator V ativado; FVIIa: fator VII ativado; VIIIa: fator VIII ativado; IX: fator IX; X: fator X; Xa: fator X ativado). *Fonte:* reproduzido com autorização da revista *Medicina* (Ribeirão Preto).

são continuamente recrutadas ao local da lesão para prover os componentes para geração de trombina, incluindo o complexo "tenase" intrínseco, complexo "protrombinase", cálcio e superfície fosfolipídica. Estas reações dependem do número e da funcionalidade das plaquetas. A produção de trombina leva à quebra do fibrinogênio em fibrina, produzindo um coágulo de fibrina estável. Isto ocorre porque os monômeros de fibrina solúvel coalescem em um polímero de fibrina por meio de ligações covalentes, formando uma rede de fibrina estável.

O modelo clássico de estudo da hemostasia secundária divide a fase de propagação em três partes: via intrínseca, via extrínseca e via comum (Figura 1.2). Atualmente, este modelo é questionado, uma vez que alguns defeitos na via intrínseca não são associados a sangramento significativo *in vivo*, mas podem levar a anormalidades em alguns testes de coagulação.[5] Apesar disso, ele será apresentado neste capítulo por simplificar a explicação dos testes de avaliação da coagulação atualmente usados.

O tempo de protrombina (TP) mede a produção de fibrina pelas vias extrínseca e final comum (FT, FVII, FX, FV, protrombina e fibrinogênio). Comumente o TP é representado pela razão entre o valor medido no paciente e um índice-padrão (*International Normalized Ratio* – INR). Os fatores VII, X e a protrombina são vitamina K-dependentes, portanto são alterados pelos dicumarínicos. O TP foi desenvolvido para monitorar a atividade deste tipo de anticoagulante oral.

O tempo de tromboplastina parcial ativado (TTPa) mede a função da via intrínseca e da via final comum. O TTPa é sensível à heparina e às deficiências dos fatores da coagulação, com exceção dos fatores VII, VIII, protrombina e fibrinogênio. Níveis elevados de um único fator (p. ex., FVIII) podem encurtar o TTPa. Há controvérsia quanto ao encurtamento do TTPa estar associado à hipercoagulabilidade.

Fibrinólise

Fibrinólise é o processo de dissolução do coágulo formado pela ativação dos mecanismos de hemostasia. O principal mediador da fibrinólise é a plasmina, que quebra a fibrina em produtos de degradação. A plasmina resulta da clivagem proteolítica do plasminogênio em dois efetores principais: a) ativador do plasminogênio tecidual (APT), liberado das células endoteliais em resposta à trombina e à oclusão venosa; b) ativador do plasminogênio uroquinase (PU), que é secretado como prouroquinase e ativado pela plasmina e por fatores de contato (cininogênio, pré-calicreína, fator XIII). Esses fatores

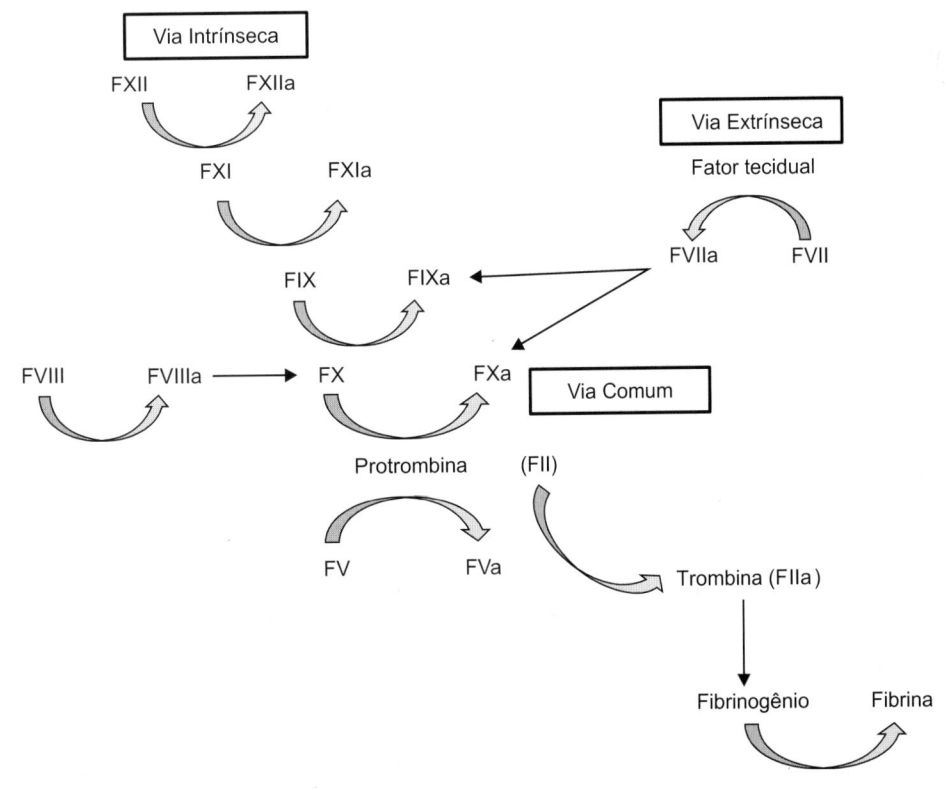

FIGURA 1.2 ▶ Vias da coagulação. F: fator.

ativadores da fibrinólise são regulados pelos inibidores de ativação do plasminogênio (IAP), presentes no sangue circulante e que formam complexos inativadores com APT e PU para prevenir a geração inapropriada de plasmina. Como o plasminogênio está presente na circulação em quantidade maior que seus ativadores, a concentração de APT e PU é fator limitante que determina a extensão da conversão para plasmina.[4]

Os produtos da degradação da fibrina (PDF) são fragmentos de proteína resultantes da ação da plasmina na fibrina ou no fibrinogênio, que aumentam quando há excessiva fibrinólise, sendo os marcadores laboratoriais mais sensíveis. O dímero D resulta da degradação das ligações cruzadas da fibrina, sendo usado como marcador laboratorial de trombose.

Anticoagulação

A regulação das vias da hemostasia ocorre em cada nível, com suas fases associadas a fatores de inibição, seja enzimática ou moduladora, de atividades de cofatores.

O fator tecidual é regulado por uma serina protease (inibidor da via do fator tecidual – TFPI), que neutraliza a atividade catalítica do fator Xa e inibe o complexo FT:FVIIa. Este, predominantemente produzido pelo endotélio, liga-se à heparina e a alguns tipos celulares, sendo encontrado na forma circulante ligado ao LDL. Quando em uso de heparina ou heparina de baixo peso molecular, a forma endotelial é lançada na circulação.

A antitrombina é um inibidor de serina protease. É o mais importante inibidor da coagulação, agindo preferencialmente em enzimas livres. Sua ação principal consiste em limitar o processo de coagulação no local da lesão, evitando a extensão patológica do coágulo. A ação da antitrombina é potencializada pelo uso de heparina.

A ligação da trombina à trombomodulina endotelial ativa a proteína C (PC), a qual, com a proteína S (PS) como cofator, inativa os fatores Va, VIII e VIIa. A proteína Z, outra proteína vitamina K-dependente, inibe o fator Xa. Outros inibidores inespecíficos incluem alfa-1 inibidor de protease, que atua no fator Xa, e alfa-2 macroglobulina, cujo alvo primário é a trombina. O fator VIIIa é uma molécula instável, e sua inativação ocorre espontaneamente.[4] Testes laboratoriais para a avaliação da anticoagulação não são usados rotineiramente na prática clínica.

AVALIAÇÃO PRÉ-OPERATÓRIA DOS MECANISMOS DA HEMOSTASIA

Nem sempre é necessária a avaliação laboratorial pré-operatória dos mecanismos da hemostasia. Para cirur-

gias eletivas de pequeno porte em pacientes saudáveis, a simples história clínica, descartando eventos de sangramento anormal ou fatores de risco, como episódios prévios de trombose, é suficiente.

Para cirurgias de médio e grande porte, ou quando a história clínica sugere distúrbios de hemostasia, exames laboratoriais deverão ser solicitados. Com exceção do tromboelastograma, que não é rotineiramente usado na prática clínica, nenhum outro exame fornece uma visão geral de todas as fases da coagulação. Contudo, mesmo uma avaliação pré-operatória normal não descarta a possibilidade de sangramento patológico no intraoperatório, uma vez que condições clínicas como hipotermia e acidose podem ocosionar funcionamento anormal de plaquetas e fatores de coagulação.

Se forem detectadas anormalidades nos exames laboratoriais, torna-se necessária a avaliação do paciente por um hematologista, especialmente para realizar o diagnóstico de distúrbios específicos e orientar durante o período perioperatório.

DISTÚRBIOS COMUNS DA HEMOSTASIA E ABORDAGEM NO PERIOPERATÓRIO

Distúrbios Trombóticos

Os fatores predisponentes para a trombose, descritos classicamente por Virchow, são lesão endotelial, hipercoagulabilidade e imobilização. Além desses fatores, outras condições, adquiridas ou congênitas, podem levar a distúrbios trombóticos em pacientes cirúrgicos.

Cirurgia

Por natureza, pacientes hospitalizados e submetidos a cirurgias de médio e grande porte se enquadram nos critérios de Virchow. Além disso, comumente pacientes que requerem intervenção cirúrgica apresentam associação de outros fatores de risco, como neoplasias, idade superior a 60 anos, admissão em unidade de terapia intensiva, desidratação, trombofilia, obesidade, comorbidades, história pessoal ou de parentes de primeiro grau com tromboembolismo venoso (TEV), uso de hormônios, varizes de membros inferiores,[6] tabagismo e trauma.

Desta forma, uma vez que o TEV apresenta morbidade e mortalidade consideráveis, as estratégias para prevenção dessa entidade são recomendadas para os pacientes que apresentam fatores de risco. A mobilização precoce, o uso de meias de compressão, dispositivos pneumáticos de compressão intermitente e a administração de heparinas são medidas comumente usadas.

Com exceção dos pacientes de baixo risco para TEV (idade inferior a 40 anos, ausência de fatores de risco e anestesia geral por menos de 30 minutos), a profilaxia farmacológica é indicada para casos de risco moderado, alto ou muito alto de tromboembolismo. A facilidade na administração e o menor risco de sangramento e de trombocitopenia induzida por heparina (TIH) têm ocasionado maior emprego de heparinas de baixo peso molecular e fondaparinux (agente antitrombótico, inibidor sintético e específico do fator X). Seja qual for o regime medicamentoso utilizado, ele deve ser instalado o mais rápido possível, antes, durante ou imediatamente após a cirurgia.[7,8,16] A profilaxia mecânica isolada somente é usada em casos de elevado risco de sangramento (p. ex., trauma grave ou pós-craniotomia) e durante o período em que o risco de sangramento exceda o benefício da profilaxia farmacológica. A associação da profilaxia farmacológica e mecânica aumenta a eficácia da prevenção da TEV.

Fator V de Leiden

É a causa mais comum de trombofilia congênita, sendo responsável por 40% a 50% dos casos diagnosticados.

Em virtude de uma mutação no fator V, ele não é clivado facilmente pela proteína C ativada (PCA). Com isso há aumento na coagulação e declínio da anticoagulação, uma vez que os produtos de sua clivagem agem como cofatores para a PCA.[14]

O tratamento é baseado no uso de heparinas (de baixo peso molecular e não fracionadas) e warfarina.

Hiper-homocisteinemia

Trata-se de erro inato do metabolismo da metionina que produz um excesso de homocisteína no sangue. As enzimas que atuam no metabolismo da homocisteína dependem de folato e de vitamina B_{12} como cofatores.

O tratamento da hiper-homocisteinemia baseia-se na reposição de folato associado ou não à administração de vitamina B_{12}. Em caso de desenvolvimento de tromboses, estas serão tratadas com heparinas e warfarina.

Outras Causas Hereditárias de Trombofilia

Pacientes com trombofilia hereditária têm uma incidência de trombose venosa profunda entre 24% e 37%, em comparação com 10% em controles. Depois das condições mais comuns previamente citadas, a mutação no gene da protrombina e as deficiências das proteínas S e C (antitrombina) são responsáveis pela maioria dos casos restantes.[3]

Medicações Antitrombóticas

O uso de medicações antitrombóticas é comum em pacientes que requerem intervenção cirúrgica. O Quadro 1.1 apresenta as substâncias mais comumente usadas e as medidas necessárias para reversão em situações eletivas e de urgência.

Distúrbios Hemorrágicos

Hemostasia Incompleta

Embora extensamente pesquisado, não se encontra disponível até o momento um medicamento capaz de subs-

QUADRO 1.1 ▶ Medicamentos antitrombóticos e sua reversão

Medicação antitrombótica	Reversão para cirurgia eletiva	Reversão para cirurgia de urgência
Ácido acetilsalicílico	Controverso: interromper uso 7 dias antes da cirurgia, se houver risco significativo	Transfusão de plaquetas, se necessário
Clopidogrel, prasugrel, ticlopidina	Interromper uso 7 dias antes da cirurgia	Transfusão de plaquetas, se necessário
Anti-inflamatórios não hormonais (inibidores da Cox-1)	Interromper 4 a 5 vezes o tempo de meia-vida	Transfusão de plaquetas, se necessário
Heparina não fracionada – dose terapêutica	Interromper uso 6 horas antes da cirurgia	Administração de protamina
Heparina de baixo peso molecular – dose terapêutica	Interromper uso 12 a 24 horas antes da cirurgia (de acordo com o tempo de meia-vida)	Administração de protamina (efeito parcial)
Dicumarínicos	Interromper uso 3 a 5 dias antes da cirurgia. Usar temporariamente heparina (não fracionada ou de baixo peso molecular) até a cirurgia	Vitamina K associada ou não a plasma fresco congelado ou complexo de protrombina

tituir a habilidade técnica e tática do cirurgião em promover hemostasia adequada. O manuseio e a técnica cirúrgica adequados são os fatores mais importantes para evitar sangramento. Entretanto, em casos como lesões traumáticas, muitas vezes o dano tecidual extenso com sangramento grave precede, em muito, a possibilidade da intervenção cirúrgica. Quando ocorre sangramento significativo trans ou pós-operatório, é importante caracterizar a condição hemodinâmica do paciente e as causas potenciais do sangramento, a fim de estabelecer a estratégia de intervenção. Se a causa provável da hemorragia for um vaso sanguíneo lacerado, a melhor intervenção será a abordagem direta do sangramento por cirurgia ou angiografia. Se, no entanto, o paciente apresenta sangramento difuso microvascular, num contexto de hipotermia, acidose e coagulopatia, a abordagem deve basear-se em compressão local dos tecidos com compressas cirúrgicas, associada à correção dos distúrbios hemostáticos descritos anteriormente, em ambiente de terapia intensiva.[9,10]

Doença de von Willebrand (DVW)

Distúrbio hemorrágico hereditário mais comum, afeta 1% da população, contudo menos de 5% dos pacientes são sintomáticos. Caracteriza-se por mutações que levam a deficiências do fator de von Willebrand (FVW): numérica (tipo 1), funcional (tipo 2) ou ambas (tipo 3). Afeta ambos os sexos igualmente. A DVW tipo 1 é a mais comum, ocorrendo em aproximadamente 75% dos pacientes. Os sintomas são geralmente leves ou moderados.

O FVW tem papel importante na hemostasia, uma vez que liga as plaquetas entre si e aos componentes endoteliais, além de formar um complexo com o fator VIII, aumentando significantemente sua meia-vida.

O sangramento em virtude de DVW ocorre quando a deficiência quantitativa ou qualitativa é suficiente para prejudicar sua função. Estas anormalidades são mais aparentes na formação do tampão plaquetário e resultam em frequentes equimoses, sangramento cutâneo e sangramento prolongado de mucosas (orofaríngea, gastrintestinal ou uterina).

Os testes para a triagem inicial são específicos e devem ser recomendados por hematologista. São necessários o correto diagnóstico e a tipagem da FVW para o tratamento adequado.

Para os pacientes de DWV tipo 1 e para a maioria dos pacientes com doença tipo 2, o teste terapêutico com DDAVP é recomendado. O uso de DDAVP intravenoso ou nasal é recomendado como tratamento inicial em sangramentos brandos ou cirurgias de pequeno porte, a cada

12 horas, 2 a 4 doses. Havendo persistência do sangramento, ou nos casos de sangramento maciço e cirurgia de grande porte, o uso de concentrado de FVW é recomendado. A terapia antifibrinolítica pode ser associada.[12]

Hemofilias A e B

As hemofilias formam um grupo de distúrbios hemorrágicos hereditários. Comumente, esta nomenclatura é usada para se referir a tipos específicos de doenças, como deficiência do fator VIII (hemofilia A) e deficiência do fator IX (hemofilia B).

Hemofilias A e B são de herança recessiva ligada ao sexo. Pode haver alguma variação da gravidade, que, em geral, se relaciona com os níveis circulantes dos fatores de coagulação. A doença grave é definida quando há menos de 1% de atividade do fator; doença moderada quando há de 1% a 5% de atividade e leve quando esta for superior a 5%. Em geral, homens da mesma família têm o mesmo nível de deficiência, uma vez que apresentam o mesmo defeito genético.

A incidência combinada de hemofilia A e B é de 1 para 5.000 nascimentos masculinos. A hemofilia A é mais comum (80%). Em geral, os sangramentos ocorrem nas articulações, músculos e trato gastrintestinal. A hemartrose espontânea sugere o diagnóstico. A história familiar é importante, levando à investigação em recém-nascidos, embora novas mutações possam estar presentes em 25% dos casos.

Inicialmente, os testes de coagulação demonstram contagem normal de plaquetas, TP normal e TTPa prolongado, o que indica investigação específica.

O princípio do tratamento baseia-se em prevenir e limitar sangramentos. A transfusão de concentrado de fator VIII e do fator IX é a reposição específica e preferencial para as hemofilias A e B, respectivamente. Estes fatores são produzidos a partir de purificação (monoclonal) ou cultura celular (recombinante), diminuindo o risco de contaminação. O nível desejado do fator de coagulação varia de acordo com o grau de sangramento ou trauma cirúrgico, e um hematologista deve fazer parte do planejamento da cirurgia desses pacientes. Outras terapias são sugeridas, como o uso de DDAVP nos pacientes com hemofilia A, com a finalidade de aumentar os níveis circulantes de fator VIII, liberados a partir do endotélio, e o uso de antifibrinolíticos, como os ácidos tranexâmico e épsilon aminocaproico, que inibem a fibrinólise.[13]

Deficiência de Fator VII

A deficiência congênita do fator VII é rara, porém sua forma adquirida é comumente encontrada na doença hepática crônica, na icterícia obstrutiva, em virtude do uso de dicumarínicos ou na deficiência de vitamina K. Na doença hepática crônica e na deficiência de vitamina K, há diminuição da síntese dos fatores II, VII, IX e X (vitamina K-dependentes). Como o fator VII tem meia-vida curta, sua baixa produção provoca alteração nos testes de coagulação (TP) e de sangramento clínico.

Para o diagnóstico, são importantes dados clínicos como estigmas de cirrose, icterícia obstrutiva, fístula digestiva de alto débito ou uso de dicumarínico. Com relação aos exames laboratoriais, o quadro característico é o prolongamento do TP (ou INR) com TTPa normal, sugerindo a deficiência do fator VII.

O tratamento depende da causa da deficiência e da rapidez da necessidade de reversão da coagulopatia. Pacientes ictéricos, com fístulas digestivas, em uso de anticoagulantes orais sem urgência de reversão do TP, e alguns pacientes cirróticos respondem ao uso de vitamina K injetável. A deficiência congênita de fator VII pode ser tratada com administração de fator VII ativado. Pacientes cirróticos que não respondem à vitamina K e pacientes em uso de anticoagulantes orais que precisam de reversão rápida podem receber complexo protrombínico (específico para reversão de dicumarínicos) ou plasma fresco.[3]

Trombocitopenia Induzida por Heparina (TIH)

Trombocitopenia é uma complicação do tratamento com heparina, ocorrendo mais comumente entre 5 e 10 dias após o início da terapia. A forma mais grave de TIH (tipo II) é uma desordem imunológica com presença de anticorpos contra o complexo heparina-fator IV plaquetário. A TIH tipo I não tem consequências clínicas, com leve a moderada queda do número de plaquetas 2 dias após o início do uso da heparina, que comumente retorna ao normal mesmo sem a interrupção da terapia.

O diagnóstico é feito quando trombocitopenia sem justificativa ocorre no cenário descrito anteriormente, podendo estar acompanhada de trombose arterial ou venosa, necrose da pele nos locais da injeção de heparina e reação anafilactoide depois do uso de heparina venosa. Os testes laboratoriais para confirmação (ELISA) demoram algum tempo, levando ao tratamento clínico empírico com a possibilidade do diagnóstico.

A terapia recomendada consiste no uso de um anticoagulante não heparínico. Para aqueles com exames de função hepática elevados, a sugestão é lepirudina, danaparoide ou fondaparinux. Se a função renal estiver anormal, argatroban ou lepirudina em doses reduzidas podem ser usados. Quando as funções renal e hepática estão alteradas, argatroban ou bivalirudina podem ser usados em doses reduzidas. Mesmo na ausência de trombose os pacientes devem ser mantidos em anticoagulação por 2 a 3 meses. Dicumarínicos podem ser iniciados em doses baixas quando o paciente está estável e a contagem de plaquetas encontra-se acima de $150.000/mm^3$.[15]

Coagulação Intravascular Disseminada (CID)

A CID consiste em um processo que produz simultaneamente trombose e hemorragia. Durante a CID, os seguintes componentes estão presentes: a) exposição do sangue a substâncias trombóticas; b) formação de fibrina na circulação; c) fibrinólise; d) depleção dos fatores de coagulação; e) dano em órgãos-alvo.

A CID é uma complicação de uma doença subjacente. O tratamento é, em geral, de suporte com reposição de elementos de coagulação. Entre as causas de CID estão sepse, meningites, traumas (particularmente cranianos) ou cirurgias extensas, neoplasias, complicações obstétricas, doença hepática, entre outras.

O diagnóstico de CID (aguda ou crônica) se baseia na história, apresentação clínica (sangramento e trombocitopenia) e presença de alterações microangiopáticas no esfregaço de sangue periférico. Na CID aguda, há formação aumentada de fibrina (baixos níveis de fibrinogênio) e aumento da fibrinólise (fatores de degradação do fibrinogênio e dímero D elevados). Na CID crônica, os valores laboratoriais variam em razão da baixa velocidade de consumo dos fatores de coagulação, mas há evidência de microangiopatia no esfregaço de sangue, com aumento dos fatores de degradação do fibrinogênio e dímero D.

O tratamento baseia-se no controle da condição subjacente e no suporte hemodinâmico. O uso de plaquetas e de fatores de coagulação é justificado nos pacientes com sangramento grave ou com alto risco para sangramento (cirurgia), na presença de plaquetopenia, TP elevado ou fibrinogênio < 50mg/dL. Heparina pode ser usada no grupo de pacientes com CID crônica e manifestações trombóticas.

Coagulopatia no Trauma

Na vítima de trauma, a hemostasia pode estar alterada pela grande perda de sangue total (células sanguíneas e fatores de coagulação), associada à reposição volêmica fundamentalmente baseada em soluções cristaloides, choque (acidose) e hipotermia. A coagulopatia se apresenta, mais frequentemente, nas volemias com perdas acima de 30% da volemia e, quando ocorre, a mortalidade dos pacientes pode atingir 50%. Embora ainda sem evidências científicas, tem sido sugerida rápida reposição de concentrados de hemácias, plasma e plaquetas, na proporção de 1:1:1, na tentativa de simular uma reposição de sangue total. Contudo, a principal abordagem desse sangramento consiste no controle cirúrgico precoce da fonte da hemorragia, permitindo que o organismo, por si só, seja capaz de corrigir a deficiência dos componentes.

REFERÊNCIAS

1. Kiefer TL, Becker RC. Inhibitors of platelet adhesion. Circulation 2009; 120:2488-95.

2. James SH. Anticoagulant, antiplatelet and procoagulant agents in practice. AACN Advanced Critical Care 2009; 20:177-92.

3. Drews RE. Approach to the adult patient with a bleeding diathesis. In: Basow DS (ed.). UpToDate. Waltham, MA, 2010.

4. Adams RLC, Bird RJ. Coagulation cascade and therapeutics update: relevance to nephrology. Part 1: overview of coagulation, trombophilias and history of anticoagulants. Nephrology 2009; 14:462-70.

5. Rutherford EJ, Brecher ME, Fakhry SM, Sheldon GF. Hematologic principles in surgery. In: Sabiston – textbook of surgery. Saunders Elsevier, 2008: 113-42.

6. Hill J, Treasure T. Reducing the risk of venous thromboembolism in patients admitted to hospital: summary of NICE guidance. BMJ 2010; 340:259-60.

7. Cohen AT. Prevention of postoperative thromboembolism. BMJ 2010; 340:2-3.

8. Pineo GF. Prevention of venous thromboembolic disease in surgical patients. In: Basow DS (ed.). UpToDate. Waltham, MA, 2010.

9. Boucher BA, Traub O. Achieving hemostasis in the surgical field. Pharmacotherapy 2009; 29:2S-7S.

10. Nascimento Jr. B, Scarpelini S, Rizoli S. Coagulopatia no trauma. Medicina (Ribeirão Preto) 2007; 40:509-17.

11. Bauer KA. Prothrombine gene mutation. In: Basow DS (ed.). UpToDate, Waltham, MA, 2010.

12. Rick ME. Clinical presentation and diagnosis of von Willebrand disease. In: Basow DS (ed.). UpToDate. Waltham, MA, 2010.

13. Hoots WK, Shapiro AD. Clinical manifestations and diagnosis of hemophilia. In: Basow DS (ed.). UpToDate. Waltham, MA, 2010.

14. Bauer KA. Activated protein C resistance and factor V Leiden. In: Basow DS (ed.). UpToDate. Waltham, MA, 2010.

15. Coutre S. Heparin induced thrombocytopenia. In: Basow DS (ed.). UpToDate. Waltham, MA, 2010.

16. Lip GYH. Management of anticoagulation before and after elective surgery. In: Basow DS (ed.). UpToDate. Waltham, MA, 2010.

Flávio Kreimer
Márcio R.C. Carvalho
João Paulo Martins

CAPÍTULO 2

Cicatrização de Feridas

INTRODUÇÃO

O conhecimento dos complexos eventos fisiológicos da cicatrização de feridas é de grande importância para o cirurgião.[1] O estudo das reações bioquímicas, metabólicas e hormonais, bem como a identificação de fatores adversos à cicatrização vão nortear os cuidados e o tratamento das feridas. Tal fenômeno é inerente à vida e permite ao cirurgião praticar seu trabalho.[2]

Embora se espere que a cicatrização das feridas aconteça de maneira ideal, problemas com feridas que não cicatrizam ou que o fazem de maneira exagerada ocorrem na prática clínica dos médicos, sobretudo daqueles que trabalham com a clínica cirúrgica.

A cicatrização tem como objetivo frear o dano tecidual, assim como restabelecer a integridade estrutural e a função dos tecidos lesados. Na maioria das vezes, no processo de cicatrização não há regeneração tecidual, que é a restauração da arquitetura original, semelhante àquela de antes da lesão. A restauração da função é prioritária em relação à da arquitetura.

Problemas como infecção, deiscência e retardo na cicatrização continuam a fazer parte da prática clínica. Entender o processo de cicatrização de feridas ajuda a melhorar este mecanismo que, quando falho, responde por elevada morbidade, além de custos expressivos.

TIPOS DE FERIDAS

- *Agudas:* são aquelas em que o processo de cicatrização ocorre de maneira organizada. Ao final, há bom resultado estético e funcional.
- *Crônicas:* caracterizam-se por um processo cicatricial que acontece de forma desordenada, estacionando na fase inflamatória. Dessa forma, não há restauração da integridade funcional.

TIPOS DE CICATRIZAÇÃO

- *Primário:* também chamado de primeira intenção, ocorre nas feridas que são primariamente fechadas, por meio de sutura cirúrgica ou colocação de enxertos ou de retalhos. Acontece nas feridas que são fechadas primariamente ao término dos procedimentos cirúrgicos.
- *Secundário:* também chamado de fechamento por segunda intenção. Neste tipo de cicatrização, não há fechamento ativo, geralmente em decorrência da infecção. Haverá um fechamento por epitelização e contração da ferida (Figura 2.1).
- *Terciário:* conhecido também como fechamento primário retardado, ocorre em ferida que foi inicialmente tratada apenas com cuidados locais para controle da

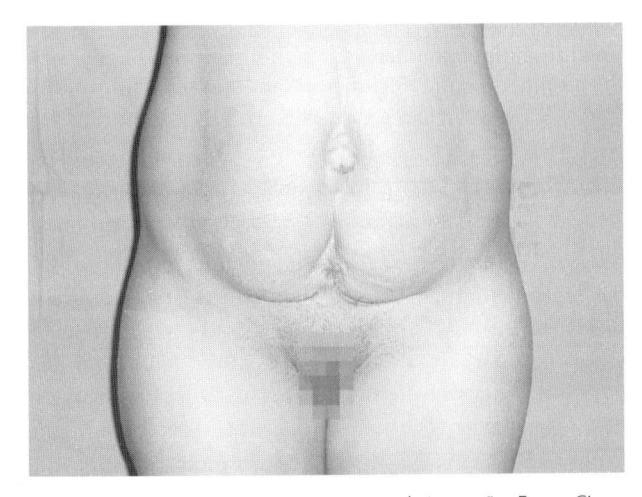

FIGURA 2.1 ▶ Cicatrização por segunda intenção. *Fonte:* Cirurgia geral – IMIP. (Ver encarte colorido.)

infecção e, após conseguido esse controle, decide-se fazer um fechamento ativo da ferida, com sutura ou colocação de retalhos e de enxertos de pele.

FASES DA CICATRIZAÇÃO

A cicatrização de feridas é classicamente dividida nas fases inflamatória, proliferativa e de remodelação. Esta divisão busca simplificar o entendimento do complexo processo da cicatrização.

Fase Inflamatória

Também conhecida como fase reativa, é a etapa inicial do processo de cicatrização em que ocorrem hemostasia e inflamação. Antes do início do processo cicatricial, a primeira resposta à lesão tecidual é a vasoconstrição, provocada pela liberação de tromboxanos e de prostaglandinas. Plaquetas aderem ao colágeno exposto e fatores teciduais ativam a agregação plaquetária e a cascata da coagulação. Esta ativação e seu complexo formado servirão como base para o processo cicatricial.

Após a vasoconstrição inicial, há liberação pelos mastócitos de prostaglandinas, histaminas, serotoninas e cininas que possuem atividade vasodilatadora, determinando aumento da permeabilidade vascular e formação de edema tecidual.

Citocinas, como o fator de necrose tumoral α (TNF-α), a fibronectina, a interleucina 1 e o fator de crescimento derivado de plaquetas ativam a diapedese dos neutrófilos para a ferida. Os neutrófilos deslocados para a ferida são responsáveis pela fagocitose de *debris* e bactérias. Ocorre também, de 24 a 48 horas, migração de monócitos para a ferida operatória, que posteriormente se transformam em macrófagos, desempenhando função de fagocitose, além de produzirem fatores de crescimento.

O macrófago é a célula inflamatória mais importante dessa fase. Permanece do terceiro ao décimo dia. Fagocita bactérias, desbrida corpos estranhos e direciona o desenvolvimento de tecido de granulação. Alta atividade fagocitária dos macrófagos é observada após o trauma. Eles produzem vários fatores de crescimento, como o fator de crescimento derivado de plaquetas (PDGF), o fator transformador de crescimento β (TGF-β), o fator de crescimento de fibroblastos (FGF) e o fator de crescimento de célula endotelial vascular (VEGF), que se destacam como as principais citocinas necessárias para estimular a formação do tecido de granulação.[3]

Os linfócitos aparecem na ferida aproximadamente após 1 semana. Seu papel não é bem definido, porém sabe-se que, com suas linfocinas, têm importante influência sobre os macrófagos.[4]

A vasodilatação e o aumento da permeabilidade vascular são responsáveis pelos sinais clínicos de inflamação evidenciados nessa fase, como vermelhidão, dor, calor e edema. Esta fase dura de 3 a 5 dias. Embora fundamental para o processo de cicatrização, se perdurar por muito tempo, pode ser maléfica ao tecido viável.

Fase Proliferativa

Esta fase dura de 4 a 14 dias e se inicia quando se resolvem a hemostasia e a inflamação. É a fase de reparo da ferida, através de angiogênese, fibroplasia e epitelização (Figura 2.2).

A baixa concentração de oxigênio e os elevados níveis de lactato na ferida, que caracterizam tecido mal perfundido, estimulam a produção de fatores angiogênicos, ou seja, de fatores que estimulam a formação de novos vasos sanguíneos. Acredita-se que a angiogênese seja estimulada por citocinas produzidas, sobretudo, por macrófagos e plaquetas como, por exemplo, o TNF-α.

Simultaneamente ocorrem a fibroplasia e a formação da matriz, que desempenha papel importante na formação do tecido de granulação (coleção de elementos celulares, incluindo fibroblastos, células inflamatórias, e componentes neovasculares, assim como a fibronectina, as glicosaminoglicanas e o colágeno). A formação do tecido de granulação depende do fibroblasto, célula crítica na formação da matriz. O fibroblasto produz elastina, fibronectina, glicosaminoglicana e proteases, estas responsáveis pelo desbridamento e remodelamento fisiológico. Com 2 a 3 dias, se dá a migração de fibroblastos ativados, os quais vão produzir os componentes

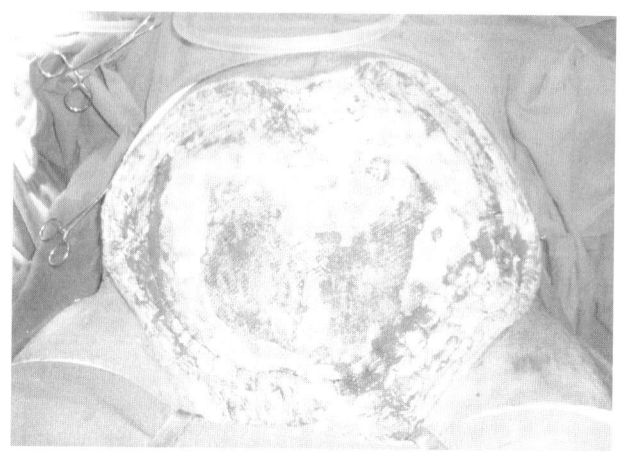

FIGURA 2.2 ▶ Fase proliferativa da cicatrização. *Fonte:* Cirurgia geral – IMIP. (Ver encarte colorido.)

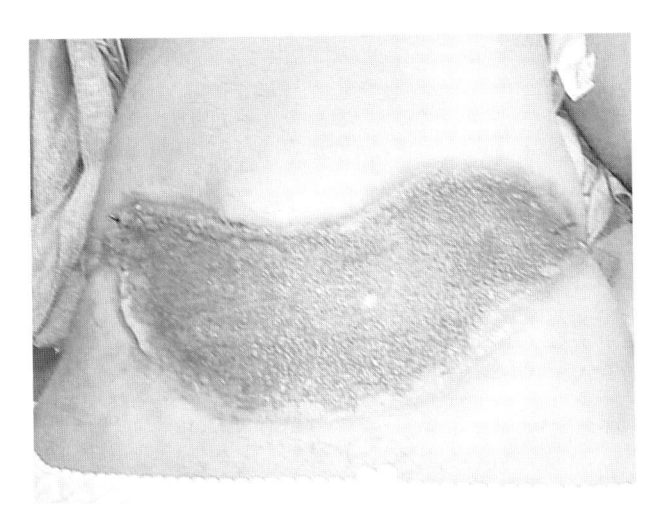

FIGURA 2.3 ▶ Fase de remodelação da cicatrização. *Fonte:* Cirurgia geral – IMIP. (Ver encarte colorido.)

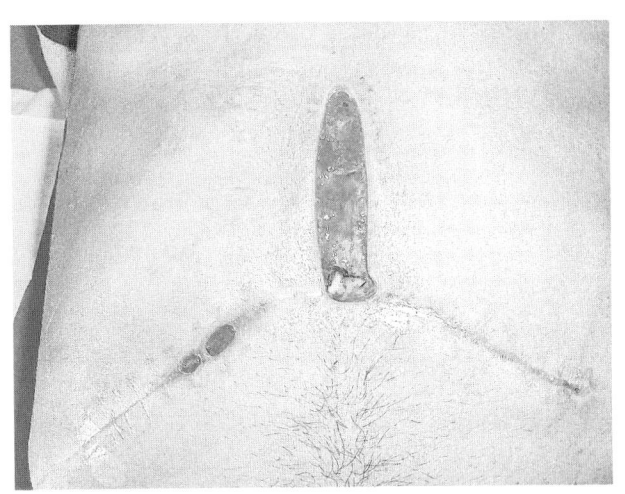

FIGURA 2.4 ▶ Cicatrização anormal. *Fonte:* Cirurgia geral – IMIP. (Ver encarte colorido.)

da matriz extracelular provisória, como o colágeno tipo III imaturo. Há também a produção de miofibroblastos, responsáveis pela contração da ferida.

Os queratinócitos são então ativados nas bordas da ferida e as células epiteliais migram para promover a reepitelização. Os queratinócitos não danificados migram das bordas da ferida e dos anexos epiteliais, quando a ferida é de espessura parcial, e apenas das margens, naquelas de espessura total. Sabe-se que o plano de movimento dos queratinócitos migrantes é determinado também pelo conteúdo de água no leito da ferida. Fatores de crescimento são os prováveis responsáveis pelo aumento das mitoses e da hiperplasia do epitélio.

Fase de Remodelação

Também conhecida como fase de maturação, nesta fase há contração da ferida e redução na cicatriz desorganizada. Os fibroblastos continuam a síntese de colágeno, durante 4 a 5 semanas. Entretanto, existe renovação de colágeno na ferida por um período de até 1 ano. Com o passar do tempo, o colágeno imaturo é substituído por colágeno tipo I, havendo rápido aumento da resistência da ferida (Figura 2.3).

CICATRIZAÇÃO ANORMAL DE FERIDAS

Alguns fatores podem ser responsáveis pela cicatrização inadequada. Extensa lesão tecidual e contaminação excessiva da ferida são fatores que influenciam diretamente o tempo de cicatrização (Figura 2.4). O Quadro 2.1 mostra os fatores que influenciam a cicatrização inadequada.

QUADRO 2.1 ▶ Fatores que influenciam a cicatrização inadequada

Deficiência de minerais
Deficiência de vitaminas (A e C)
Desnutrição
Diabetes melito
Idade avançada
Infecção
Isquemia
Radioterapia
Uso de corticoides

REFERÊNCIAS

1. Tazima MFGS, Vicente YAMVA, Moriya T. Biologia da ferida e cicatrização. Medicina (Ribeirão Preto) 2008; 41(3):259-64.

2. Adeodato LCL, Ferreira Filho HA. Cicatrização das feridas. In: Bandeira Ferraz et al. Bases da técnica cirúrgica e da anestesia. Recife: Ed. Universitária da UFPE, 2001: 105-22.

3. Mendonça RJ, Coutinho-Netto J. Aspectos celulares da cicatrização. An Bras Dermatol 2009; 84(3):257-62.

4. Mandelbaum SH, Di Santis ÉP, Mandelbaum MH Sant'Ana. Cicatrização: conceitos atuais e recursos auxiliares – Parte I. An Bras Dermatol [online] 2003; 78:393-408.

5. Detmar M, Brown LF, Berse B et al. Hypoxia regulates the expression of vascular permeability factor/vascular endothelial growth factor (VPF/VEGF) and its receptors in human skin. J Invest Dermatol 1997; 108:263-8.

6. Remensnyder JP, Majno G. Oxygen gradients in healing wounds. Am J Pathol 1968; 52:301-23.

7. Karukonda SR, Flynn TC, Boh EE et al. The effects of drugs on wound healing – part II. Specific classes of drugs and their effect on healing wounds. Internat J Dermatol 2000; 39:321-33.

8. Martin P, Leibovich SJ. Inflammatory cells during wound repair: the good, the badand the ugly. Trends Cell Biol 2005; 15:599-607.

CAPÍTULO 3

Mario Rino Martins

Resposta Sistêmica ao Trauma

INTRODUÇÃO

O objetivo deste capítulo é apresentar uma visão geral das reações fisiológicas ao trauma, as quais podem ser divididas, para efeitos práticos, em três origens: cardiovascular, imunológica e metabólica. Na década de 1970 e início de 1980, a morte por trauma ocorria imediatamente ou nas primeiras horas, ou ainda mais tarde (dias ou semanas após o acidente). Um melhor entendimento da fisiopatologia do trauma e o aprimoramento no manejo precoce de pacientes politraumatizados parecem ter resultado em redução na mortalidade. Contínuos avanços na conduta diante do trauma dependem de um bom entendimento das respostas sistêmicas.

RESPOSTA CARDIOVASCULAR

Em sentido fisiológico, trauma não é um insulto isolado. É uma combinação de hemorragia, lesão tecidual, dor e medo. Para entender a fisiologia do trauma esses componentes têm sido estudados isoladamente.

Resposta Cardiovascular à Hemorragia (Resposta Bifásica à Hemorragia)

A pesquisa sistemática das respostas cardiovasculares à hemorragia começou na Segunda Guerra Mundial, quando amplos programas de doadores de sangue foram estabelecidos. Apurou-se que uma pequena porcentagem de doadores de sangue perdeu a consciência mesmo após uma pequena hemorragia. Esta observação foi estudada em voluntários por meio de monitoração cardíaca, aferição da pressão arterial, débito cardíaco e pressão atrial direita. Inicialmente, a reação à hemorragia provocou aumento da frequência cardíaca e da resistência vascular periférica, de modo que, apesar de uma queda em débito cardíaco, a pressão arterial foi mantida. Entretanto, perda superior a 1.000mL de sangue leva à queda brusca da pressão arterial associada a bradicardia e síncope. Essas mudanças poderiam ser largamente revertidas pela reinfusão do sangue perdido.[1]

Reflexo Barorreceptor Arterial

A hemorragia relativamente pequena (de 10% a 15% do volume total de sangue) resulta em descarga dos barorreceptores arteriais localizados no arco aórtico e no seio carotídeo. O resultado é a redução da atividade vagal cardíaca e o aumento da estimulação simpática do coração, ao mesmo tempo que há aumento do tônus vasoconstritor simpático e da resistência vascular periférica, de modo que o suprimento de oxigênio é mantido apesar da redução do débito cardíaco.[2]

Reflexo Depressor

Quando a perda de sangue é superior a um volume crítico (geralmente em torno de 20%), observam-se hipotensão e bradicardia, em virtude da ativação de um reflexo denominado "depressor", que se supõe substituir o reflexo barorreceptor. O ramo eferente do reflexo depressor é estimulado pelo vago (levando à bradicardia), e a diminuição da ativação dos nervos simpáticos leva à vasodilatação. A natureza exata do estímulo aferente do reflexo é incerta.[2]

Resposta Trifásica da Hemorragia

Um estudo recente em animais mostrou que após a fase de bradicardia houve grande aumento da frequência cardíaca quando a perda de sangue atingiu 44% da volemia, o que foi associado à maior redução da pressão arterial média. Jacobsen e cols. observaram uma resposta similar trifásica em uma série de pacientes em choque hemorrágico.[3] Nenhum paciente na fase de bradicardia morreu, o que sugere que essa fase de choque hemorrágico é reversível com reposição volêmica imediata. No entanto, visto que os pacientes progridem para uma fase de taquicardia e hipotensão arterial, o choque pode tornar-se irreversível. Esta terceira fase (potencialmente irreversível) do choque hemorrágico é associada à maior atividade simpática. O mecanismo preciso do desenvolvimento da terceira fase ainda precisa ser claramente elucidado, mas supõe-se estar relacionado com o desenvolvimento de hipoperfusão e hipóxia cerebral.[2]

Resposta Cardiovascular à Lesão Tecidual

A resposta à lesão tecidual consiste principalmente em resposta pressórica mediada por atividade simpática, o que produz aumento da resistência vascular periférica.

Uma resposta semelhante ocorre quando a "área de defesa" do cérebro é estimulada eletricamente. A reação de defesa caracteriza-se por taquicardia, aumento da pressão arterial e aumento da atividade simpática eferente, porém com vasodilatação. Em contraste com a resposta à hemorragia, que preserva o fluxo sanguíneo para órgãos vitais, a resposta à lesão tecidual prepara o organismo para "lutar ou fugir", e assim desvia o sangue para fora dos órgãos viscerais. As semelhanças entre essas duas respostas resultaram na sugestão de que a resposta à lesão tecidual é mediada pelas mesmas vias da reação de defesa.[3,4]

Resposta Cardiovascular Combinada com Hemorragia e Lesão Tecidual

Alguns autores perceberam que um grau menor de hemorragia poderia ser fatal se associado ao dano tecidual. Esta interação foi estudada por Wang e cols. em um modelo canino de hemorragia *versus* hemorragia e lesão de tecidos moles.[5] Diante de maior mortalidade no grupo de hemorragias e lesões de partes moles, os autores deduziram que a estimulação do nervo aferente foi um fator importante no aumento da mortalidade por choque traumático em comparação com choque hemorrágico simples.

RESPOSTAS IMUNOLÓGICAS

Óbitos tardios secundários a um trauma continuam sendo um problema. A maioria desses óbitos resulta de insuficiência de múltiplos órgãos. O sistema imune está intimamente envolvido na resposta ao trauma. A produção de várias citocinas após trauma pode ilustrar esse fato (Figura 3.1).

A produção de citocinas inflamatórias tem sido descrita em modelos de choque hemorrágico e traumático.

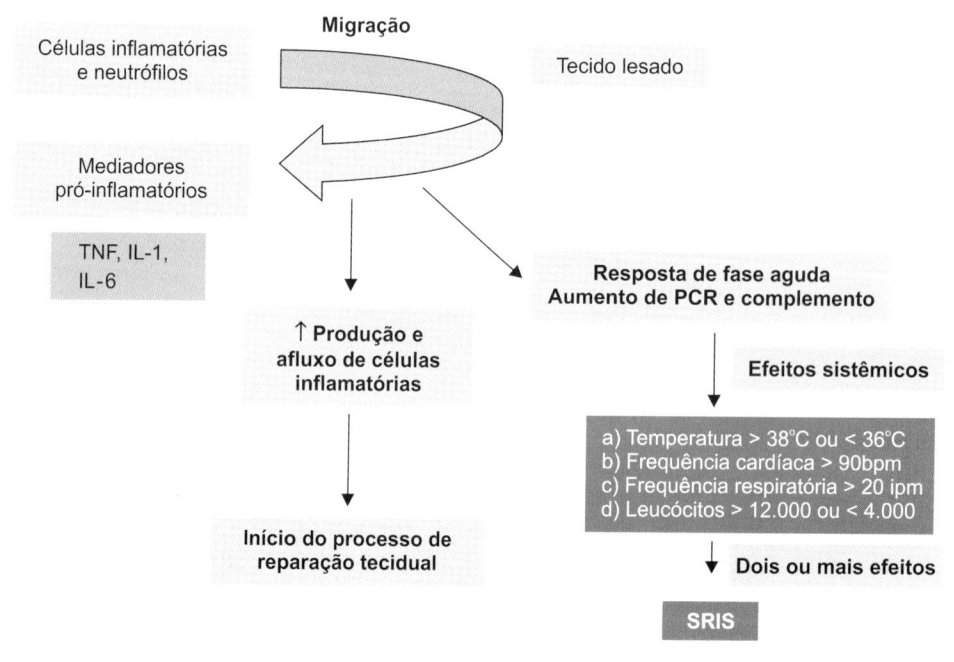

FIGURA 3.1 ▷ Interação imunológica pós-trauma. Consequências da hemorragia e lesão tecidual: a produção de citocinas e a resposta inflamatória. (TNF: fator de necrose tumoral; IL: interleucina; PCR: proteína C reativa; SRIS: síndrome de resposta inflamatória sistêmica.)

Em modelos animais, observou-se que a produção de diferentes tipos de citocinas depende do tipo de agressão ao organismo. O aumento nos níveis séricos do fator de necrose tumoral (TNF) foi associado à hemorragia, e a produção de interleucina 6 (IL-6) foi estimulada por lesões teciduais.[6]

Em cirurgias eletivas em seres humanos constatou-se aumento da produção de interleucina 1 (IL-1) e/ou IL-6. Na verdade, existem suposições no sentido de que a produção de IL-6 está ligada à gravidade da lesão tecidual. Nestes estudos, o aumento da produção de IL-6 foi detectado no período de 2 horas após a incisão inicial e o pico foi visto em algumas horas, diferentemente do pico de proteína C reativa, que tende a ocorrer no dia seguinte.[6]

Deitch e cols. sugeriram que o intestino funciona como um órgão de produção de citocinas.[7] Este autor detectou níveis de TNF-α e IL-6 mais elevados no sangue venoso portal do que na circulação periférica. Assim, parece que a resposta ao trauma pode resultar em reduções importantes no fluxo de sangue no intestino, causando alterações funcionais que possibilitam a ruptura da barreira mucosa do intestino. Em consequência, ocorrem a translocação bacteriana e a liberação de endotoxinas, que podem desencadear a produção de mediadores inflamatórios, como as citocinas. Disso pode resultar o início de uma cadeia de eventos, provocando um processo de inflamação sistêmica que pode resultar na falência de múltiplos órgãos.

Alternativamente, a produção de citocinas talvez seja acionada diretamente no local da ferida, o que é evidenciado pelos níveis elevados de IL-6 em feridas e no sangue de ratos submetidos a implante de esponja de polivinil alcoólico e na drenagem de fluido de cicatrizes de mastectomia. Isto sugeriu que citocinas encontradas na circulação sistêmica podem ter se originado no local da ferida.

Pode ser que dois mecanismos atuem em conjunto ou de forma independente em diferentes citocinas: IL-6 tem maior produção no local da ferida por causa do trauma aos tecidos, ao passo que o TNF-α e a IL-1 podem ser mais sensíveis às alterações na função de barreira intestinal.[4]

Concentrações de citocinas inflamatórias aumentadas gradualmente, encontradas no dia da admissão após o trauma, diminuíram ao longo das primeiras 48 horas. No entanto, estudos demonstraram que aumento médio tardio na produção de citocinas não foi preditor de complicações sépticas.[8-10]

RESPOSTA ENDOCRINOMETABÓLICA

Os tipos de trauma que desencadeiam a resposta endocrinometabólica (REMT) são: traumas acidentais e poli-traumatismo, queimaduras extensas, cirurgias grandes, infecções sistêmicas e hemorragias.

Os objetivos dessa resposta consistem em garantir a homeostase, manter a sobrevivência e promover a reabilitação funcional, por meio da restauração da estabilidade cardiovascular, da preservação de substratos calóricos, do aumento do suprimento de substratos fundamentais (principalmente glicose), para a cicatrização da ferida e a redução ao máximo da dor.[11]

Como em qualquer agressão, as lesões causadas durante os procedimentos cirúrgicos promovem múltiplas e variadas alterações no metabolismo orgânico. A normalidade das funções fisiológicas depende da manutenção do meio interno dentro de limites estreitos (físico-químicos) mediante mecanismos regulatórios homeostáticos, essenciais para a manutenção da vida. Conforme os graus de traumatismo, podem ocorrer desde pequenas variações do metabolismo interno até a morte.

A reação orgânica ao trauma objetiva manter a sobrevivência e promover a reabilitação funcional do paciente. As funções básicas da REMT incluem preservar órgãos nobres, corrigir distúrbio hidroeletrolítico, estabilizar funções hemodinâmicas, criar fontes alternativas de energia e garantir fornecimento de nutrientes ao cérebro e ao coração.

Principais Componentes Biológicos

Os componentes primários são fatores que decorrem diretamente da ação das forças físicas sobre os tecidos. Os principais estímulos à REMT são estímulos locais, como lesão tecidual, lesão vascular, edema traumático, estímulos nervosos aferentes a partir da região lesada, dor e infecção. Os estímulos sistêmicos são: alterações no volume efetivo, diminuição da perfusão tecidual, alterações na concentração de O_2, CO_2 ou pH dos tecidos ou do sangue, estímulos emocionais como ansiedade, alterações na disponibilidade de substratos (particularmente glicose), alterações na temperatura central ou ambiental e infecção.[12]

As lesões teciduais são inerentes ao trauma cirúrgico. As células, tecidos e órgãos sofrem impacto de agentes físicos (torção, corte, temperatura). Durante o procedimento, há redução do volume circulante por causa da ruptura de vasos e a consequente perda sanguínea. Há aumento da permeabilidade vascular no local traumatizado, o que provoca acúmulo de água, de eletrólitos e de proteínas plasmáticas e a formação do edema traumático. Cirurgias extensas chegam a sequestrar 15% da água corpórea em detrimento do compartimento extracelular.[13]

QUADRO 3.1 ▶ Fases das alterações endócrinas

- Fase de lesão ou catabolismo (adrenalina, noradrenalina, ACTH, cortisol, aldosterona, hormônio antidiurético, glucagon, hormônio do crescimento)

- Fase crítica (fase de transição ou de supressão da atividade adrenocortical)

- Fase de anabolismo proteico ou fase anabólica inicial

- Fase de anabolismo lipídico ou fase anabólica tardia

Os componentes secundários consistem em reações de adaptação ou complicações decorrentes das alterações causadas pelos fatores primários.

Aldosterona e Hormônio Antidiurético (ADH)

Nas fases iniciais, ocorre elevação da aldosterona após o traumatismo. Os estímulos que provocam a elevação são angiotensina II, hormônio adrenocorticotrófico (ACTH), elevação da concentração sérica de K^+ e diminuição do volume plasmático. A dopamina produz inibição da secreção de aldosterona.

A aldosterona aumenta a reabsorção de Na^+ e Cl^- nos túbulos contorcidos proximais renais. Promove reabsorção de Na^+ e secreção de K^+ e H^+ no final dos túbulos contorcidos distais e início dos túbulos coletores. Aumenta também a reabsorção de água e estimula a síntese de renina pelo aparelho justaglomerular.[14]

O ADH (vasopressina) encontra-se elevado 5 a 7 dias após o trauma. Os principais estímulos para sua elevação são: hipovolemia, dor, angiotensina II, alterações da osmolaridade plasmática e concentração sanguínea de glicose. A elevação inicia-se já na incisão da pele. Suas ações principais são: reabsorção de H_2O livre nos túbulos distais e ductos coletores (osmorregulação), vasoconstrição periférica, especialmente do leito esplâncnico para controlar a pressão arterial, e estimulação da gliconeogênese hepática.[14]

Cortisol

Estímulos nervosos aferentes provocam a liberação de ACTH pela hipófise, após estimularem o hipotálamo. O ACTH estimula a produção e a liberação de cortisol pelo córtex da suprarrenal.

O cortisol provoca os seguintes efeitos metabólicos: estimula a gliconeogênese no fígado, inibe a captação muscular de glicose mediada pela insulina, favorece a proteinólise, que consiste na liberação de aminoácidos do tecido muscular (os aminoácidos são substratos para a gliconeo-

gênese hepática), aumenta a lipólise diretamente e pela potencialização de outros hormônios lipolíticos, como adrenalina e hormônio do crescimento, elevando a concentração plasmática de ácidos graxos livres e glicerol, diminui a captação de glicose no tecido adiposo e potencializa as ações do glucagon e da adrenalina no fígado.[10,11,14]

Catecolaminas

Os principais estímulos à elevação das catecolaminas são hipovolemia, dor, medo e hipoglicemia. As alterações metabólicas decorrentes dessa elevação estimulam a glicogenólise, a lipólise e a cetogênese no fígado; a lipólise, no tecido adiposo; no músculo esquelético estimulam a glicogenólise e inibem a captação de glicose controlada pela insulina. As catecolaminas inibem também a secreção de insulina pelo pâncreas e bloqueiam a atividade periférica da insulina, como também estimulam a secreção de glucagon.[15]

As catecolaminas causam alterações cardiovasculares em virtude da vasoconstrição venosa e arterial periférica, elevando a resistência vascular periférica (estimulação alfa-1), a vasodilatação arterial central (estimulação alfa-2), a frequência cardíaca, a contratilidade e a condutividade do miocárdio (estimulação beta-1), o débito cardíaco, a pressão arterial sistólica e a pressão arterial diastólica. Essas alterações possibilitam o aumento do fluxo sanguíneo para "órgãos nobres" e o aumento do metabolismo celular. Ocorrem também aumento da frequência respiratória e broncodilatação, os quais vão provocar hiperventilação para suprir necessidades aumentadas de oxigenação tecidual. As catecolaminas estimulam a secreção das glândulas sudoríparas para que haja perda de calor e diminuem a secreção das glândulas salivares, tornando-a mais concentrada, objetivando a retenção de líquidos para recompor o volume plasmático.[6,15]

Glucagon

O principal estímulo para a secreção de glucagon é a elevação dos níveis de catecolaminas. O glucagon estimula a glicogenólise e a gliconeogênese no fígado, a lipólise no fígado e no tecido adiposo e a cetogênese no fígado.

Existe um sinergismo permissivo observado entre o cortisol, as catecolaminas e o glucagon na REMT. Estes três hormônios têm como objetivo comum a produção de substrato energético para o estado de hipermetabolismo da REMT, provocando hiperglicemia em virtude da estimulação de processos como glicogenólise e gliconeogênese. Também estimulam a lipólise e a cetogênese. Constituem os hormônios contrarreguladores, muito atuantes na fase catabólica. Apesar de suas ações metabólicas semelhantes e somatórias, a falta de um desses hormônios não é compensada pelos outros. Ressalta-se a estimulação da secreção de glucagon mediada pelas catecolaminas, juntamente com a inibição da secreção de insulina.[11]

Hormônio de Crescimento

Os estímulos à secreção de hormônio de crescimento (GH) são o fator liberador do GH, ADH, ACTH, estimulação alfa-adrenérgica, hipovolemia, hipoglicemia, concentrações decrescentes de ácidos graxos no plasma, aumento das concentrações de aminoácidos, exercício e estresse.[15]

Suas principais atuações metabólicas incluem aumento da glicemia (inibição da captação de glicose pelo fígado e músculos esqueléticos), aumento de ácidos graxos no plasma (estimulação de lipólise e potenciação das catecolaminas sobre o tecido adiposo), aumento dos corpos cetônicos (estimula a cetogênese no fígado) e acúmulo de nitrogênio pela síntese proteica em músculos e no fígado.[6]

Outras Alterações Metabólicas

Balanço Nitrogenado

Em condições normais, o balanço nitrogenado se encontra equilibrado, ou seja, o indivíduo ingere aproximadamente a mesma quantidade de nitrogênio que excreta. Após um trauma, a excreção de nitrogênio eleva-se de três a dez vezes (30 a 50g/dia). Como a ingestão será mínima ou inexistente, provoca catabolismo proteico, principalmente do músculo esquelético, poupando as vísceras com o intuito de suprir precursores da gliconeogênese hepática. O balanço nitrogenado negativo inicia-se logo após a lesão, com pico em 1 semana, podendo continuar por 3 a 7 semanas. O grau e a duração do balanço nitrogenado negativo estão relacionados com a gravidade da lesão, idade, sexo e condição física (homens jovens perdem mais proteínas que mulheres e idosos).

Balanço de Potássio (K^+)

Quantidades significativas de K^+ intracelular são liberadas no líquido extracelular após o trauma, acarretando aumento de concentração plasmática e maior excreção urinária (aumento da aldosterona na REMT também auxilia o aumento da excreção), ocorrendo, portanto, balanço de potássio negativo para excretar o excesso de potássio plasmático. A concentração sérica de K^+ depende da função renal, da aldosterona e das perdas

extrarrenais, mas enquanto permanecer a lesão está comumente aumentada (tendência à hipercalemia).

Glicemia

Ocorre hiperglicemia em virtude de aumento da produção hepática de glicose (gliconeogênese + glicogenólise) e do distúrbio da captação periférica de glicose, condições decorrentes do aumento de catecolaminas, cortisol, glucagon, hormônio do crescimento e vasopressina e da redução da insulina.

Há retenção de Na^+ e água após o trauma em razão da maior reabsorção renal, causada pelo aumento de corticosteroides e aldosterona, aumento na fração de filtração com aumento na reabsorção proximal de sódio e água e maior fluxo aos néfrons justamedulares. Há também retenção de água devido à maior permeabilidade dos ductos coletores à água, mediada principalmente pelo hormônio antidiurético (ADH).

O metabolismo dos lípídios é a principal fonte de calorias após um traumatismo. A lipólise está aumentada devido ao aumento dos hormônios contrarreguladores (cortisol, catecolaminas, glucagon, GH) e à diminuição da insulina, promovendo aumento de glicerol e de ácidos graxos livres no plasma.[11]

Cuidados na Fase de Lesão da REMT no Pós-operatório (Quadro 3.2)

A interrupção total ou parcial da alimentação promove maior metabolização de proteínas e de lipídios. As proteínas são retiradas da parte estrutural dos órgãos. Em 7 dias de jejum o fígado perde cerca de 40% do seu peso, os rins, 20%, e a próstata, 30%. As reservas de glicogênio hepático são limitadas e se esgotam em 24 horas de jejum. A glicose é o substrato energético utilizado pelo

---

Quadro 3.2 ▶ Condutas na fase de lesão no pós-operatório[13]

- Estimular a deambulação precoce para evitar catabolismo proteico

- Reiniciar alimentação assim que possível (presença de peristaltismo eficaz)

- Administrar líquidos de forma criteriosa (ocorre retenção de líquidos na fase de lesão)

- Não administrar K^+ no pós-operatório imediato (POI); só administrá-lo no primeiro dia pós-operatório (DPO) se o paciente tiver diurese satisfatória

- Administrar glicose no POI apenas para inibir cetose de jejum (100g de glicose no POI e 150g de glicose no primeiro DPO)

sistema nervoso, pela medula óssea, pelas hemácias, pelos rins e pela musculatura estriada. Muitos tecidos utilizam ácidos graxos como fonte calórica, entretanto o organismo em jejum não pode sobreviver somente do catabolismo das gorduras. Um adulto normal em jejum queima 87% de gorduras e 13% de proteínas, portanto 13% são o mínimo de proteínas que o organismo precisa para produção de glicose pela gliconeogênese. O jejum pode levar ao acúmulo de substâncias do metabolismo parcial das gorduras (cetose de jejum) e consequente acidose metabólica. A administração diária de glicose pode prevenir a cetose.[16,17]

A imobilização prolongada provoca catabolismo proteico com consumo de massa muscular. A falta de movimentação causa atrofia dos grupos musculares e diminuição da fixação de nitrogênio pelos músculos. As consequências clínicas da imobilização incluem acúmulo de secreções e risco de complicações respiratórias.

As perdas hidroeletrolíticas extrarrenais podem causar danos ao metabolismo da água, do sódio e do potássio. Vômitos, diarreias, sondas, drenos e fístulas podem causar perdas de até 3 litros de água por dia.[17]

Fase de Supressão da Atividade Endócrina

Nesta fase, que dura de 1 a 2 dias, o paciente readquire o apetite, o peristaltismo retorna e diminui a frequência de pulso. Os eosinófilos no hemograma retornam aos valores anteriores ao trauma (ocorre a fuga eosinofílica na fase de lesão por aumento do cortisol); a diurese aumenta e atinge níveis satisfatórios com eliminação da H_2O livre retida em excesso. O sódio urinário é baixo e o balanço nitrogenado é positivo, com queda do nitrogênio urinário, e ocorre rápido e progressivo ganho de peso e força muscular.[12]

Fase Anabólica

O anabolismo proteico se dá durante a fase anabólica inicial. Pode durar de 2 a 6 semanas, dependendo da nutrição adequada e do grau de erosão das reservas proteicas. O balanço nitrogenado é positivo e a quantidade de nitrogênio ganho é igual à quantidade perdida.[18]

O anabolismo lipídico se dá no período final de convalescença ou fase anabólica tardia, a qual pode durar algumas semanas ou vários meses após a lesão grave. Ocorre restauração gradual e lenta das reservas adiposas, devido ao maior conteúdo calórico das gorduras. O paciente retorna ao peso normal anterior.[19]

Os cuidados principais são: deambulação e atividade precoce no pós-operatório e garantia de alimentação adequada para prover fonte proteico-calórica suficiente para a restauração das reservas. Cuidados para evitar ganho de peso excessivo também devem ser tomados.[12]

REFERÊNCIAS

1. Abboud FM. Pathophysiology of hypotension and shock. In: Hurst JW (ed.). The heart. New York: McGraw-Hill, 1982: 452.

2. Foex BA. Systemic responses to trauma. British Medical Bulletin 1999; 55(4):726-43.

3. Jacobsen J, Sofelt S, Sheikh S et al. Cardiovascular and endocrine responses to haemorrhage in the pig. Ada Physiol Scand 1990; 138:167-73.

4. American College of Chest Physicians/Society of Critical Care Medicine. Consensus Conference: Definitions for sepsis and organ failure and guidelines for the use of innovative therapies in sepsis. Crit Care Med 1992; 20:864.

5. Wang P, Hauptman JG, Chaudry IH. Hemorrhage produces depression in microvascular blood flow which persists despite fluid resuscitation. Circ Shock 1990; 32:307-18.

6. Lenz A, Franklin GA. Systemic inflammation after trauma. Injury 2007; 38(12):1336-45.

7. Deitch EA, Bridges W et al. Hemorrhagic shock-induced bacterial translocation: the role of neutrophils and hydroxyl radicals. Trauma 1990; 30:942-51.

8. Balk RA. Severe sepsis and septic shock. Definitions, epidemiology, and clinical manifestations. Crit Care Clin 2000; 16:179.

9. Levy MM, Fink MP, Marshall JC et al. 2001 SCCM/ESICM/ACCP/ATS/SIS International Sepsis Definitions Conference. Crit Care Med 2003; 31:1250.

10. Annane D, Bellissant E, Cavaillon JM. Septic shock. Lancet 2005; 365:63.

11. AllgoWer M, Bevilacqua RG. Manual de Cirurgia. São Paulo: EPU, 1998.

12. Guyton AC. Tratado de fisiologia médica. 9. ed. Rio de Janeiro: Guanabara Koogan, 1997: 1013.

13. Lima F, Meira M. Condutas em trauma. Rio de Janeiro: Guanabara Koogan, 2004.

14. Vanhorebeek I, Van den Berghe G. The neuroendocrine response to critical illness is a dynamic process. Critical Care Clin 2006: 22(1):1-15.

15. Jakob SM, Stanga Z. Perioperative metabolic changes in patients undergoing cardiac surgery. Nutrition 2010; 26(4):346-53.

16. Stahel PF, Flierl MA, Moore EE. "Metabolic staging" after major trauma – a guide for clinical decision making? Scand J Trauma Ressuc Emerg Med 2010; 17:18-34.

17. Williams FN, Herndon DN. The hypermetabolic response to burn injury and interventions to modify this response. Clin Plast Surgery 2009; 36(4):583-96.

18. Demling RH. Nutrition, anabolism, and the wound healing process: an overview. Eplasty 2009:3.

19. Hadley JS, Hinds CJ. Anabolic strategies in critical illness. Curr Opinion Pharmacol 2002; 2(6):700-7.

4

Lincoln Ribeiro

Choque

INTRODUÇÃO

O choque é um estado de hipoperfusão tecidual. Independentemente da causa, condiciona desequilíbrio entre o transporte e as necessidades de oxigênio e de substratos energéticos, o que pode gerar sofrimento e morte celular. A própria lesão celular induz uma resposta inflamatória que, alterando as características funcionais e estruturais da microcirculação, agrava ainda mais a hipoperfusão. Gera-se assim um ciclo vicioso que, se não for interrompido, pode levar à falência de múltiplos órgãos e, eventualmente, à morte.[1-4]

Em 1743, o termo choque foi utilizado pela primeira vez na língua inglesa por Sparrow, na tradução da segunda edição francesa do livro *Tratado de reflexões provenientes da experiência por ferimento por arma de fogo*. Em seu livro *On gunshot wounds of the extremities*, Guthrie (1815) utilizou a palavra choque para caracterizar a instabilidade fisiológica. Nos últimos anos, a incidência elevada de trauma com perda sanguínea grave alcançou a primeira posição entre as causas de morte em jovens. O conhecimento das alterações fisiológicas que acontecem no choque hemorrágico é fundamental para a identificação de sua morbimortalidade e a escolha do tratamento adequado a fim de melhorar o prognóstico do paciente.[1,5]

A síndrome do choque tem sido definida como uma anormalidade no sistema circulatório que resulta em inadequadas perfusão orgânica e oxigenação tecidual. Outras definições mais recentes abordam a síndrome do choque como uma sequência de eventos iniciada por um fator agressor, seguida de respostas endocrinometabólicas e falência na manutenção dos mecanismos de homeostase, com decréscimo da perfusão tecidual. A monitoração dos estados de choque hemorrágico depende do local onde se encontra o paciente, do atendimento imediato e dos recursos disponíveis.

Vários esquemas de classificação de choque foram propostos com o intuito de sistematizar os processos fisiopatológicos subjacentes, no entanto se revelam aparentemente diferentes. Atualmente, o mais aceito é aquele que distingue quatro tipos de choque: hipovolêmico, cardiogênico, distributivo e obstrutivo. No entanto, convém lembrar que nenhum esquema de classificação é completamente satisfatório, uma vez que é frequente a combinação de duas ou mais causas de choque (choque combinado); além disso, mais importante do que classificar o choque é compreender a sua fisiopatologia. Para a caracterização e o diagnóstico do estado de choque circulatório é necessária a presença de hipotensão (absoluta ou relativa) e de sinais e/ou sintomas de inadequação da perfusão tecidual, explicitados e discutidos adiante.[3,4]

CLASSIFICAÇÃO

O choque circulatório é usualmente classificado em quatro grandes grupos, originalmente definidos por Weil:

1. *Hipovolêmico:*
   - Hemorrágico.
   - Traumático.
2. *Cardiogênico:*
   - Infarto agudo do miocárdio.
   - Arritmias.
   - Cardiomiopatias.
   - Doença valvular.
3. *Distributivo:*
   - Sepse.
   - Anafilaxia.

- Queimaduras.
- Neurogênico.
- SRIS (síndrome de resposta inflamatória sistêmica).

4. *Obstrutivo:*
- Tromboembolismo pulmonar.
- Tamponamento pericárdico.

Choque Hipovolêmico

O choque hipovolêmico é o tipo mais frequente de choque, podendo ser subsequente a hemorragia com perda da massa eritrocitária e de plasma ou com perda plasmática isolada, como acontece no sequestro de líquido extravascular, nas perdas pelos tratos gastrintestinal e urinário ou nas perdas insensíveis. A sintomatologia dessas duas situações clínicas se superpõe, embora no segundo caso o quadro possa instalar-se de forma mais insidiosa. Os sintomas variam de acordo com a magnitude da perda e, portanto, com a gravidade da situação (Quadro 4.1).

A resposta fisiológica compensadora à hipovolemia visa assegurar sobretudo a perfusão dos órgãos nobres: o sistema nervoso central e o coração. Sendo assim, ocorrem ativação do sistema adrenérgico, hiperventilação, ativação da suprarrenal com libertação de cortisol, redução do débito urinário pelo sistema renina-angiotensina-aldosterona (SRAA) e mobilização dos líquidos intersticiais e intracelulares. No que diz respeito aos parâmetros do hemograma é importante saber que após uma hemorragia aguda os valores da hemoglobina e do hematócrito podem não estar alterados até que ocorra retenção hídrica ou sejam perfundidos fluidos. Logo, mesmo diante de um valor de hematócrito de acordo com os limites da normalidade, não se pode excluir uma perda hemática significativa. Em contrapartida, se for uma situação de perda plasmática, pode até mesmo haver hemoconcentração.

O diagnóstico desse tipo de choque pode ser rápido e fácil se o doente apresentar sinais clínicos de instabilidade hemodinâmica e se a fonte da perda de volume for evidente. No entanto, há situações em que esta fonte de perda é oculta e o diagnóstico se torna mais difícil. O diagnóstico diferencial com o choque cardiogênico é outro aspecto importante, uma vez que ambos cursam com hiperatividade simpática, aumento da resistência vascular periférica (RVP) e diminuição do débito cardíaco (DC), mas têm abordagens terapêuticas diferentes.[6-11]

Choque Cardiogênico

O choque cardiogênico é um estado de baixo débito secundário a patologia cardíaca, condicionando uma inadequada perfusão tecidual. Pode ser secundário a patologias que provocam falência da bomba, como infarto agudo do miocárdio (IAM), miocardite aguda, descompensação de insuficiência cardíaca, doença valvular aguda e ruptura de cordas tendinosas ou do septo interventricular. A causa mais frequente é o IAM, e a mortalidade, apesar do tratamento adequado, é elevada.

Para classificar o choque como sendo cardiogênico devem estar reunidos critérios clínicos e hemodinâmicos que caracterizam essa etiologia. Para o diagnóstico clínico, além da hipotensão, devem estar presentes sinais de hipoperfusão tecidual como oligúria, extremidades frias, cianose e alterações da consciência. Estes sinais geralmente persistem apesar da tentativa da reversão de fatores como hipovolemia, arritmia, hipóxia e acidose.

Os critérios hemodinâmicos do choque cardiogênico incluem: hipotensão sustentada (PA sistólica < 90mm Hg por pelo menos 30 minutos) e índice cardíaco diminuído (< 1,8L/min/m²) na presença de pressão encravada capilar pulmonar (PCWP) elevada (> 18mmHg), medida com cateter de Swan-Ganz.

Fisiopatologia do Choque Cardiogênico Pós-infarto

No IAM, a redução da perfusão coronária e o aumento do consumo miocárdico de O_2 estão envolvidos num círculo vicioso que induz progressivamente mais isque-

QUADRO 4.1 ▶ Sintomas de hipovolemia

Leve (< 20% do volume circulante)	Moderada (20% a 40% do volume circulante)	Grave (> 40% do volume circulante)
Membros frios	Sintomas de hipovolemia leve, mais:	Sintomas de hipovolemia moderada, mais:
Tempo de preenchimento capilar aumentado	Taquicardia	
	Taquipneia	Instabilidade hemodinâmica (mesmo em decúbito)
Hipersudorese	Oligúria	Taquicardia acentuada
Colapso venoso	Alterações posturais (mas a PA pode ser normal em decúbito)	Hipotensão
Ansiedade		Deterioração do estado mental (coma)

mia e morte celular, amplificando a área de lesão inicial. Estudos de autópsia mostraram que para que ocorra choque cardiogênico geralmente são necessárias perdas por necrose de mais de 40% do miocárdio ventricular. No choque cardiogênico existe disfunção ventricular sistólica e diastólica.

A função diastólica fica comprometida pela redução da complacência ventricular induzida pela isquemia, o que se traduz por aumento das pressões de enchimento do ventrículo esquerdo (VE) com a possibilidade de edema pulmonar e hipóxia, agravando assim a isquemia em curso. A disfunção sistólica com diminuição do débito cardíaco é responsável por uma situação de hipoperfusão tecidual com hipóxia celular, a qual condiciona acidose intracelular por favorecer a glicólise anaeróbica. A menor produção de energia por estas vias metabólicas alternativas vai levar à falência dos sistemas de transporte contragradiente da membrana celular (p. ex., a bomba de Na^+) com diminuição do gradiente transmembrana. Assim, haverá acúmulo intracelular de íons Na^+ e Ca^{2+}, com o consequente edema celular.

Quando a isquemia é prolongada, essas alterações tornam-se irreversíveis, ocorrendo necrose celular por ação dos mediadores inflamatórios e estresse oxidativo, onda de apoptose e morte celular programada surge na área peri-infarto, aumentando a extensão da perda de miócitos. Há redução do DC com aumento do volume diastólico do VE, sendo ejetado menor volume em cada ciclo. Para compensar a redução do DC a curva pressão-volume diastólica também se desloca para a direita, com diminuição da complacência diastólica e aumento das pressões diastólicas. A tentativa de manter o DC por este mecanismo tem como consequência aumento das pressões de enchimento ventricular com aumento do consumo de O_2 e edema pulmonar. Existe, portanto, um ciclo vicioso em que a isquemia miocárdica é potencializada pela redução da perfusão miocárdica secundária à hipotensão e à taquicardia e pelas pressões maiores de enchimento com aumento do estresse da parede e elevação do consumo de O_2.

A redução do DC desencadeia também respostas compensatórias com repercussões no nível sistêmico. A ativação do sistema simpático, além de aumentar a frequência cardíaca e a contratilidade miocárdica com aumento do consumo de O_2, tem efeitos renais que promovem a retenção de água e sódio, aumentando a pré-carga e as pressões diastólicas do VE, o que favorece a congestão venosa pulmonar. Também as alterações metabólicas secundárias à hipoperfusão, particularmente a acidose, induzem maior depressão miocárdica e perpetuam a situação de choque.

Choque Distributivo

Este tipo de choque se caracteriza por inadequados fornecimento e extração de O_2 subsequentes à vasodilatação periférica, apesar de o DC se encontrar normal ou aumentado. Este aspecto tem particular interesse, uma vez que a saturação venosa mista de O_2 normal não indica necessariamente perfusão periférica adequada, e assim, apesar de o DC estar normal ou aumentado, pode ser insuficiente para satisfazer as necessidades metabólicas totais. Os pacientes apresentam-se hipotensos e taquicárdicos, entretanto apresentam as extremidades quentes devido à vasodilatação. Se o quadro se mostrar num contexto de choque séptico, pode haver febre, calafrios e o foco de infecção pode ser clinicamente evidente.

São várias as entidades englobadas sob a designação de choque distributivo: choque séptico, choque anafilático, choque neurogênico e insuficiência suprarrenal (síndrome de Addison).

Choque Séptico

O choque séptico resulta da resposta sistêmica a uma infecção grave. É uma situação mais frequente em idosos, imunodeprimidos ou nos doentes sujeitos a procedimentos invasivos. As infecções gastrintestinais, urinárias e pulmonares são as mais comuns e a resposta global do organismo, bem como o quadro sintomático independe do tipo de agente envolvido. As toxinas dos microrganismos conduzem à liberação de citocinas pelos macrófagos teciduais, incluindo a interleucina 1 (IL-1) e o fator de necrose tumoral alfa (TNF-α), além da síntese de óxido nítrico (NO) pela NO-sintetase. Há aumento da expressão do fator tecidual e deposição de fibrina, podendo desencadear coagulação intravascular disseminada. Pode haver também liberação endógena de um mediador chamado fator depressor do miocárdio (FDM), que deprime diretamente a atividade cardíaca. Em termos hemodinâmicos, ocorrem dois padrões típicos de alterações no choque séptico: a resposta hiperdinâmica ou precoce e a resposta hipodinâmica ou tardia.[12-14]

Resposta Hiperdinâmica ou Precoce

Caracteriza-se por taquicardia, DC normal ou elevado, vasodilatação periférica, diminuição das resistências vasculares pulmonares, diminuição do fluxo visceral por vasoconstrição esplâncnica e aumento da capacitância venosa, o que diminui o retorno venoso. Os mediadores inflamatórios vão condicionar, também, aumento da permeabilidade vascular com perda contínua do volume intravascular e comprometimento da contratilidade miocárdica.[15-17]

Resposta Hipodinâmica ou Tardia

À medida que a sepse evolui, instalam-se a vasocons-trição e diminuição do DC, apesar da taquicardia, por disfunção do VE. O doente torna-se taquipneico, febril, prostrado, com hipersudorese e os membros frios, cia-nóticos. A oligúria e a insuficiência renal, bem como a hipotermia, são outros eventos do quadro numa fase mais avançada.

Choque Anafilático

O choque anafilático ocorre quando o indivíduo entra em contato com um antígeno para o qual está sensibi-lizado, como microrganismo, alimento ou fármaco. A reação alérgica cursa com liberação maciça de histami-na, bradicinina, PGD2 e outros mediadores que condi-cionam intensa resposta vasodilatadora e perda da per-meabilidade vascular.

Choque Neurogênico

O choque neurogênico instala-se na sequência de de-pressão central medicamentosa ou por traumatismo medular/cranioencefálico. Um dos mecanismos fisiopa-tológicos que parecem estar implicados nessa situação é a lesão das fibras vasomotoras simpáticas. Ocorre na dilatação das arteríolas (com redução da pós-carga) e das vênulas (com diminuição do retorno venoso e, por conseguinte, da pré-carga) comprometendo, em última análise, o DC.

Choque por Insuficiência Suprarrenal

O choque que se instala na insuficiência suprarrenal relaciona-se com a incapacidade do doente de produzir hormônios de estresse, especialmente o cortisol. Carac-teriza-se pela redução da resistência vascular sistêmica, do volume circulante e do DC. O diagnóstico definitivo pode ser estabelecido com o teste de estimulação com o ACTH.

Choque Obstrutivo

Este tipo de choque consiste em uma série de situações que provocam compressão ou obstrução do coração ou dos grandes vasos, com redução do DC, na ausência de doença primária cardíaca. Qualquer causa de aumento da pressão intratorácica, como no pneumotórax hiper-tensivo, ou intrapericárdica, como no tamponamento cardíaco, pode levar à compressão das câmaras cardíacas e ao aumento das pressões diastólicas, com redução signi-ficativa do DC, ocasionando estado de choque.

A embolia pulmonar, por provocar obstrução aguda na câmara de saída do VD e diminuição do enchimento do VE, também pode apresentar insuficiência cardíaca direita aguda e diminuição do DC, com possibilidade de choque (Quadro 4.2).

PATOGÊNESE DO CHOQUE: CONSIDERAÇÕES HEMODINÂMICAS

São dois os mecanismos homeostáticos hemodinâmicos básicos:

1. Manutenção da pressão arterial e do fluxo sanguíneo de distribuição, determinados basicamente pelo tô-nus de artérias e arteríolas, ou seja, a resistência peri-férica, e pelo débito cardíaco, representado pela força de contração e frequência cardíaca.
2. Controle do armazenamento e distribuição do volu-me sanguíneo disponível para o retorno venoso e en-chimento atrial, sob domínio da microcirculação e do sistema venoso.

QUADRO 4.2 ▶ Parâmetros hemodinâmicos dos diferentes tipos de choque

Choque	PVC	PE	DC	RVP	PvO$_2$
Hipovolêmico *Hemorrágico*	↓	↓	↓	↓	↓
Cardiogênico	↑	↑	↓	↑	↓
Obstrutivo *TEP*	↑	↔	↓(VD)	↑	↓
Destrutivo *Séptico (hiper/hipo)* *Anafilático*	↓/↓ ↓	↓/↓ ↓	↑/↓ ↔↑	↓/↑ ↓	↑/↑ ↑

PVC: pressão venosa central; PE: pressão de encravamento; DC: débito cardíaco; RVP: resistência vascular periférica; PvO$_2$: pressão venosa O$_2$; TEP: trombo embolia pulmonar.

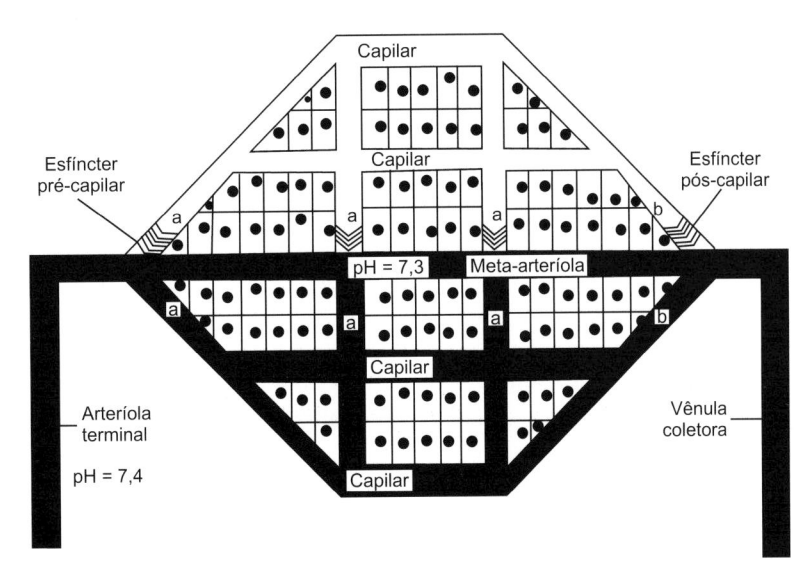

FIGURA 4.1 ▶ Microcirculação esquemática em condição de normovolemia. A porção escura (inferior) representa área vascularizada. A porção clara (superior) representa capilares isquêmicos. *Fonte:* Raiser, 1995.

A microcirculação é a maior unidade corporal, representando 90% de todos os vasos. Estrutura-se em arteríolas terminais, meta-arteríolas, capilares e vênulas coletoras, além de esfíncteres pré-capilares e anastomoses (*shunts*) arteriovenosos funcionalmente muito importantes (Figura 4.1).

Arteríolas e vênulas sofrem regulação autonômica simpática, enquanto as outras estruturas têm seu tônus fortemente influenciado por mecanismos de autorregulação controlados pela concentração de O_2 e pelo metabolismo celular. Os esfíncteres pré-capilares são extremamente sensíveis, sofrendo relaxamento em função do aumento nas concentrações locais de íons hidrogênio e potássio, CO_2, adenosina, histamina, óxido nítrico, bradicinina e outros fatores, e se contraindo quando há redução dessas substâncias e na presença de catecolaminas.

DINÂMICA DO CHOQUE

Sempre que uma agressão interfere no funcionamento adequado do sistema circulatório, mecanismos homeostáticos são mobilizados com o objetivo de restaurar a fisiologia do sistema. São ativados mecanismos reflexos mediados por via neural, mecanismos humorais e autorregulatórios. Estes mecanismos compensatórios consistem na fase I do choque. Ao baixar a pressão arterial, os barorreceptores ou pressorreceptores localizados nos seios carotídeos e no arco aórtico diminuem os estímulos aferentes ao sistema nervoso central. Em resposta, ocorre a redução da atividade vagal eferente com predomínio do tônus simpático, o qual induz taquicardia e vasoconstrição que se apresenta mais acentuada na pele, no músculo esquelético, nos rins e no leito vascular esplâncnico, que são ricos em receptores alfa. Deste modo o sangue é direcionado para a circulação central para manter os órgãos essenciais à sobrevivência imediata, como coração, sistema nervoso central e pulmões.

A pressão arteriolar muito baixa estimula os quimiorreceptores periféricos sensíveis à anoxia, que se instala pela perfusão diminuída nos tecidos. O estímulo desses receptores acentua a vasoconstrição periférica e produz taquipneia. Este estímulo respiratório melhora o retorno venoso devido à ação bombeadora auxiliar determinada pelo pulmão durante a inspiração. Pressão sanguínea abaixo de 40mmHg resulta em isquemia do sistema nervoso central devido ao fluxo inadequado de sangue, surgindo descarga simpática mais intensa, e aumenta a contratilidade do miocárdio.

Respondendo ao estímulo simpático, a medula libera catecolaminas em quantidades expressivas e a adrenalina aumenta 50 vezes além das condições fisiológicas, na tentativa de compensar a hipotensão persistente. As catecolaminas promovem contração esplênica e vasoconstrição periférica e exercem estímulo crono e inotrópico sobre o miocárdio.

A baixa perfusão renal em pressões abaixo de 60mmHg estimula a liberação de renina pelo aparelho justaglomerular, a qual transforma o angiotensinogênio do plasma em angiotensina, que tem potente ação vasoconstritora. A angiotensina estimula também a secreção da aldosterona, que promove reabsorção de sódio e água desde os túbulos renais.

A pressão baixa nos átrios e no nível dos pressorreceptores promove a liberação do hormônio antidiurético (ADH) ou vasopressina e do hormônio adrenocorticotrófico (ACTH) pelo lobo posterior da hipófise. A vasopressina é um dos mais potentes vasoconstritores liberados no organismo e atua controlando excreção renal de água. O ACTH estimula a secreção de corticosteroides, aldosterona e hidrocortisona. A aldosterona auxilia a estabilização do volume plasmático, aumentando a reabsorção de sódio pelos rins. Os glicocorticoides potencializam o efeito das catecolaminas e estimulam a gliconeogênese.

Quando a magnitude e a duração do insulto ultrapassam a capacidade de regulação homeostática, instala-se quadro de insuficiência circulatória aguda. A persistência da agressão pode permitir a evolução do processo para a fase seguinte, progressiva e descompensada. Ocorre falência cardíaca por hipofluxo coronariano e a hipotensão diminui o fluxo de sangue para as artérias coronárias, deprimindo a função cardíaca. Esta depressão do miocárdio agrava a pressão precariamente baixa, completando um ciclo que tende a tornar-se irreversível.

A insuficiência microcirculatória isquêmica (Figura 4.2) é estabelecida pela constrição desencadeada pelos mecanismos compensatórios do choque. Inicialmente o sangue flui apenas pelas meta-arteríolas devido ao fechamento dos esfíncteres pré-capilares. Nesta fase há passagem de líquido intersticial para a luz capilar, tentando repor a volemia. À medida que se acentua a constrição na arteríola terminal, o fluxo é desviado pelas comunicações arteriovenosas para as vênulas distais.

Com a persistência da constrição sistêmica, os tecidos entram em acidose devido à hipóxia tecidual. Este fenômeno intensifica a produção de fatores vasotrópicos locais que relaxam os esfíncteres pré-capilares. O sangue flui então para o leito capilar que, nesta fase, está bastante ampliado, o que causa dois efeitos: (1) a quantidade de sangue, que mesmo em condições de normovolemia seria insuficiente para irrigar todo o leito capilar distendido, é precariamente baixa e resulta em diminuição do retorno venoso, da pressão venosa central e do débito cardíaco; (2) o fluxo capilar sofre estase e não supre as necessidades da célula, que se torna anóxica. Esta fase agrava-se pela constrição das arteríolas proximais e vênulas distais que estão sob efeito dos fatores vasotrópicos sistêmicos. Em consequência, a pressão hidrostática sistêmica não é transmitida ao sangue estagnado e os catabólitos não retornam pela circulação venosa.[18-20]

A acentuada redução no fluxo periférico propicia o acúmulo de fatores vasotrópicos locais que diminuem o tônus vascular periférico, agravando ainda mais a hipotensão. Esta expansão do leito vascular caracteriza a fase II do choque (Figura 4.3). A acidose resultante da hipóxia celular deprime diretamente o miocárdio e diminui sua resposta à estimulação simpática das catecolaminas.

Este conjunto de eventos recrudesce a isquemia e favorece o aparecimento de lesões endoteliais, liberação de tromboplastina e a agregação de hemácias, tornando o sangue hipercoagulável e iniciando a fase de coagu-

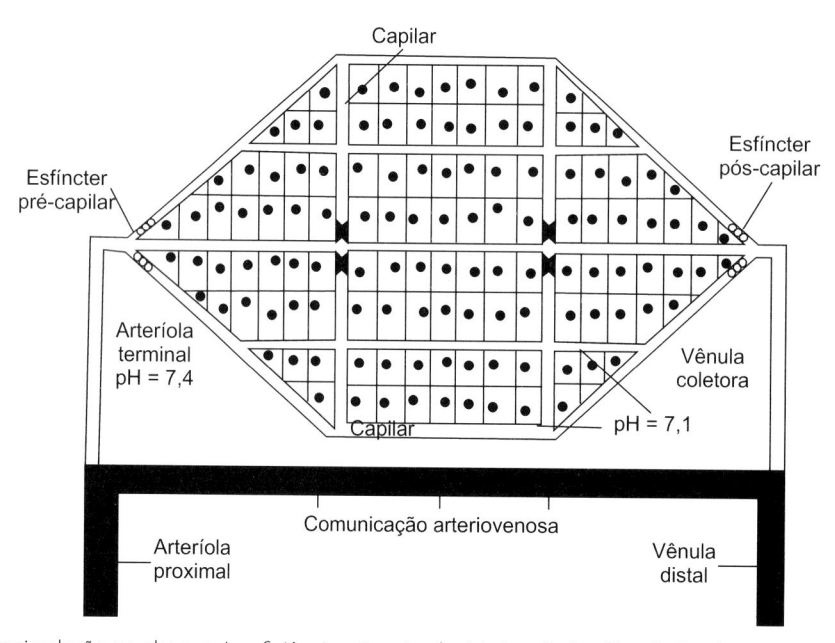

FIGURA 4.2 ▶ Microcirculação no choque. Insuficiência microcirculatória isquêmica (fase I). Capilares isquêmicos com sangue desviado pelas comunicações arteriovenosas.

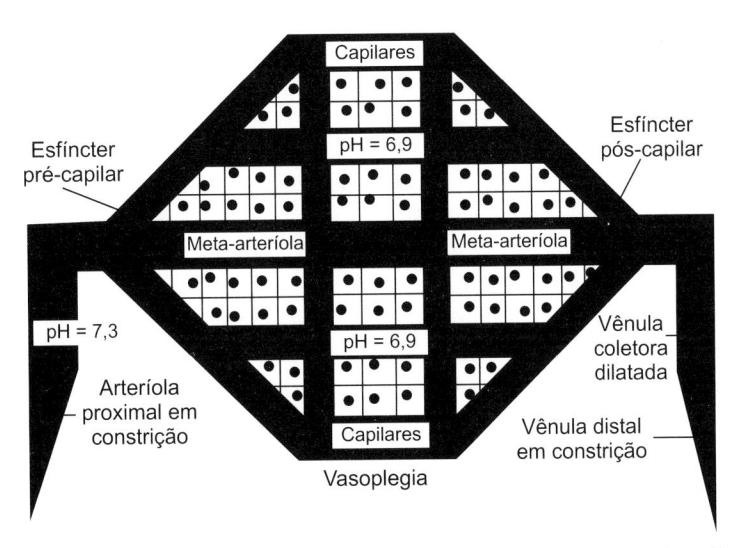

FIGURA 4.3 ▶ Esquema da microcirculação na fase II do choque. Sequestro de volume devido à dilatação da microcirculação e constrição sistêmica.

lação intravascular disseminada, que caracteriza a fase III do choque. A perda funcional da barreira epitelial do trato gastrintestinal permite a passagem de flora e de toxinas para o meio circulante.

Com a generalização e o agravamento da hipóxia tissular, as funções de órgãos vitais começam a deteriorar, ocorrendo hemorragias por coagulopatia de consumo, ativação generalizada de plasminogênio com fibrinólise sistêmica, microinfartos, vasoplegia, necrose tubular aguda e finalmente falência múltipla de órgãos, caracterizando a fase IV, ou de choque irreversível.[20,21]

ALTERAÇÕES NOS DIFERENTES ÓRGÃOS NO CHOQUE

Alterações Cerebrais

O cérebro é o órgão que menos sofre interferência das variações sistêmicas da volemia, pois seu fluxo sanguíneo tem regulação local. O tônus vascular local não é regulado pelo sistema nervoso simpático, mas por agentes da circulação. Os principais são o oxigênio, o dióxido de carbono e prótons de hidrogênio, cujas concentrações, ao serem alteradas, provocam vasodilatação nesta circulação regional durante o choque.

Recentemente foi demonstrado que há variações significativas no fluxo sanguíneo em diferentes regiões do cérebro, em resposta à hipovolemia, resultando em redistribuição do sangue. Esta redistribuição parece favorecer aquelas áreas onde se localizam os neurônios relacionados com o controle cardiovascular. Pressão sanguínea mantida ao redor de 35mmHg por mais de

2 horas produz lesão irreversível no sistema nervoso central.

Alterações Pulmonares

Os pulmões são bastante resistentes à isquemia, raramente sendo afetados no choque hipovolêmico puro, mas quando o colapso vascular é causado por sepse ou trauma, alterações importantes podem ocorrer. Insuficiência pulmonar progressiva, também conhecida como síndrome da angústia respiratória aguda do adulto (SARA), ou "pulmão de choque", surge após trauma grave, sepse, grande cirurgia, insuficiência renal aguda ou insuficiência cardíaca. Embora apareça como consequência da evolução de choque grave seguida de recuperação, pode ocorrer mesmo antes do estabelecimento do estado de choque.

Caracteriza-se por aumento do líquido extravascular pulmonar em consequência do incremento da permeabilidade endotelial, com edema intersticial, extravasamento de líquidos e proteínas plasmáticas para os alvéolos e redução de surfactante devido à hipofunção dos pneumócitos tipo II, culminando com colabamento progressivo dos alvéolos. Pode haver desenvolvimento de fibrose septal pulmonar. Apesar da estabilização hemodinâmica, o agravamento da dificuldade respiratória com hipercapnia e hipóxia pode evoluir para completa falência pulmonar e parada cardíaca. A sua causa não está bem definida, sendo apontados como fatores principais hiper-hidratação, microembolia e sepse.

Na fase final da evolução do choque podem ocorrer atelectasias, congestão alveolar, edema e hemorragia parenquimal. Diferentemente do que ocorre na insuficiência progressiva, essas alterações contribuem mas não são responsáveis pela evolução fatal.

Alterações Renais

Estes órgãos sofrem intensa isquemia durante o choque por serem ricos em receptores alfa. A vasoconstrição que se estabelece na fase adrenérgica é proporcional ao grau de hipotensão e diminui a filtração glomerular, agravando a acidose. A capacidade renal para utilização do lactato é pouco afetada pelo decréscimo gradual no fluxo renal; entretanto, a hipotensão aguda prejudica sua irrigação e diminui a metabolização do lactato.

Em pressões abaixo de 50mmHg há redistribuição do fluxo sanguíneo nos rins. A medula é perfundida adequadamente, porém não ocorre o mesmo com a cortical. A insuficiência renal no choque, no entanto, não é comum em cães. Para que ocorra há necessidade de lesão dos túbulos renais, o que acontece somente na hipoperfusão do órgão por muitas horas. Em 24 horas ocorre necrose tubular aguda. A vasoconstrição renal pode permanecer mesmo após o retorno da pressão arterial sistêmica aos níveis fisiológicos. Clinicamente podem ser observadas oligúria ou anúria, isostenúria, glicosúria e a presença de células renais na urina.

Os rins podem ser gravemente afetados pelo déficit de perfusão, levando à insuficiência renal aguda com oligúria/anúria e distúrbios eletrolíticos. O substrato morfológico básico é a necrose tubular aguda.

Alterações Cardíacas

A hipotensão aliada à taquicardia acima de 260 batimentos/minuto diminui a perfusão coronariana porque, nesse evento, o tempo de diástole é menor, propiciando, assim, menor afluxo de sangue nesses vasos. Morfologicamente aparecem hemorragias e necrose subendocárdicas, lesões zonais devido a uma aparente hipercontração do cardiomiócito, com encurtamento e deformação do sarcômero. Estas lesões não são exclusivas do choque.

Alterações Adrenais

Depleção focal de lipídios nas células corticais devido à hiperprodução de esteroides para atender à demanda em situações de estresse grave.[16,22]

Alterações no Trato Gastrintestinal

A isquemia intestinal pode determinar lesões do epitélio e vilosidades com extensas áreas de necrose, ulceração com hemorragia de mucosa em placa. No cão, as lesões intestinais de enteropatia hemorrágica são mais precoces e mais graves que as alterações hepáticas, ocorrendo o inverso no ser humano. Alterações isquêmicas em outros órgãos podem ocorrer, como encefalopatia, infiltração gordurosa e necrose hemorrágica central no fígado.

Alterações Celulares

Nos choques hipovolêmico e cardiogênico, o mecanismo básico e fundamental da sua gênese está associado à diminuição do débito cardíaco e à hipotensão, o que determina importante déficit de perfusão, com oferta insuficiente de oxigênio e de nutrientes às células, além de eliminação inadequada de metabólitos.

A hipóxia celular bloqueia a fosforilação oxidativa mitocondrial, determinando depleção de adenosina trifosfato (ATP) e deslocamento do metabolismo aeróbio para anaeróbio, resultando em maior produção de lactato e muitas vezes acidose láctica. O déficit de ATP reduz a atividade das bombas de membrana dependentes de energia, culminando com aumento da concentração intracelular de sódio e cálcio e consequente edema celular. O edemaciamento celular pode levar à destruição da matriz intracelular com ruptura de vesículas lisossomais. O acúmulo de cálcio, e a consequente alteração em seu ciclo intracelular, parece ser importante para a falência celular. A isquemia tissular leva à produção e ao acúmulo de hipoxantina e à conversão da xantina desidrogenase em xantina oxidase, uma enzima responsável pela produção de radicais livres de oxigênio histolesivos.

SINAIS CLÍNICOS NO CHOQUE

O primeiro exame físico deve ser rápido, avaliando basicamente a perfusão periférica, por meio da cor das mucosas e do tempo de enchimento capilar, o estado de hidratação, a frequência e qualidade de pulso, pressão arterial, funções renal, pulmonar e cardíaca, temperatura corporal e estado mental. Iniciam-se as medidas terapêuticas de emergência, avaliando distúrbios ácido-básicos e eletrolíticos e realizando gasometria sanguínea, coleta de hemograma e medida da pressão venosa central.

No choque hipovolêmico, os sinais clínicos dependem da velocidade e do volume da perda de sangue ou de fluidos, sendo a perda de cerca de 25% do volume circulante associada a sinais clínicos moderados. Ocorrem diminuição do débito cardíaco, da pressão arterial e da pressão venosa central, taquicardia com pulso rápido e fraco, déficit de perfusão periférica caracterizado por pele e mucosas frias, descoradas e úmidas, até cianose, além do tempo de enchimento capilar > 2 segundos. Há também redução da oferta efetiva de oxigênio, associada a uma tendência de maior consumo efetivo devido à hipertonia simpática. Há sede intensa e a produção urinária está diminuída. A hipotensão pode determinar desaparecimento de pulso observável em pequenas artérias periféricas, assim como colabamento vascular.

Baixo aporte de oxigênio para o cérebro pode determinar alterações variáveis no nível de consciência e, dependendo da gravidade, observam-se agitação, ansiedade, sonolência, torpor e coma. Inicialmente ocorrem hiperpneia devido a acidemia, dor, excitação, hipotensão e hipóxia, podendo aparecer depressão respiratória com o agravamento do quadro. A temperatura corporal apresenta comportamento variável, sendo a hipotermia indicador de choque grave.

No choque cardiogênico, o evento fundamental está representado pela diminuição do débito cardíaco e, consequentemente, da pressão arterial. Tais condições levam a déficit de perfusão, determinando sinais clínicos similares àqueles do choque hipovolêmico, apesar de a pressão venosa central se apresentar aumentada, ocorrendo pulso e aumento da turgidez nas jugulares. Pode haver congestão pulmonar.

TERAPÊUTICA DO CHOQUE

Procedimentos Básicos

A determinação e a correção dos fatores que ameaçam a vida são fundamentais para o sucesso da terapêutica. O paciente deve ser mantido em posição confortável e manuseado o mínimo possível, pois nessas circunstâncias os mecanismos homeostáticos estão comprometidos, podendo haver agravamento do quadro clínico.

Primeiro Atendimento

O paciente deve ser mantido aquecido, com membros inferiores ligeiramente elevados para melhorar o retorno venoso. A hemorragia deve ser interrompida; verificar vias aéreas e ventilação e administrar assistência respiratória, se necessário. Não permitir nenhuma ingestão oral; a cabeça do paciente deve ficar voltada para o lado para evitar aspiração, se ocorrer vômito. Evitar narcóticos, mas dor intensa pode ser tratada com morfina. A ansiedade pode ser causada por hipoperfusão cerebral e, por isso, sedativos ou tranquilizantes não devem ser administrados.

Terapia de Suporte

Pode ser necessário estabilizar as funções vitais antes de serem feitos procedimentos. Noradrenalina ou dopamina são indicadas para reverter hipotensão profunda, que pode resultar em depressão da função respiratória, hipoventilação, hipoxemia, piora da acidose e óbito. Instituir imediatamente ventilação assistida com altas concentrações de O_2. Obstruções de vias aéreas por secreções ou conteúdos gástricos precisam ser removidas. Se houver suspeita de hemorragia, inserir um cateter de grande calibre para infundir sangue e fluidos, além de administração de fármacos. A infusão direta de líquido intraósseo é uma alternativa muito útil de acesso de emergência para a circulação quando as veias estão rompidas; esta via é particularmente útil em crianças. Importante proceder à análise do pH e à gasometria. A administração de bicarbonato de sódio IV ajuda a reverter a acidose metabólica, mas é necessária cautela para evitar edema pulmonar por sobrecarga de sódio.

Monitoração

Pacientes nos quais o choque não é revertido imediatamente devem ser considerados em estado grave e mantidos em uma área de assistência especial (UTI) para tratamento. A monitoração cuidadosa inclui: 1) ECG; 2) pressão arterial invasiva – preferivelmente por cânula intra-arterial direta; 3) pressão venosa central (PVC); 4) frequência e profundidade respiratórias; 5) débito urinário (sonda vesical); 6) pH, PO_2 e PCO_2; 7) temperatura corporal; 8) estado clínico, incluindo sensório, volume de pulso, temperatura e coloração da pele. A medida do DC usando técnicas de termodiluição também é útil em pacientes que necessitam de tratamento prolongado. Proceder a medidas seriadas de volume sanguíneo, ácido láctico e pressão oncótica do plasma.

TRATAMENTO DO CHOQUE HIPOVOLÊMICO

O tratamento definitivo do choque hipovolêmico exige a restauração do volume intravascular e a eliminação da causa de base. A infusão rápida de fluidos em pacientes idosos pode desencadear edema pulmonar; portanto, a monitoração da PVC é útil durante a terapia. A PAM e o débito urinário devem também ser acompanhados. A monitoração da PVC pode ser enganosa em pacientes com doença vascular pulmonar ou cardíaca preexistente.[23,24]

É necessário cuidado ao interpretar pressões de enchimento em pacientes durante assistência ventilatória, particularmente quando estão sendo usados altos níveis de pressão expiratória final, acima de $10cmH_2O$. A forma e o tipo precisos de líquido a ser administrado são determinados pelas circunstâncias específicas e orientados por observação frequente de eletrólitos séricos. A solução de NaCl 0,9% é tão eficaz quanto qualquer outra solução, mas grandes quantidades podem provocar edema pulmonar. Após 40% a 50% do volume sanguíneo calculado ser reposto, deve ser administrado sangue total ou uma solução coloide. O sangue total deve ser submetido a prova cruzada, mas em uma situação urgente ou desesperadora a administração de duas unidades de sangue tipo O Rh-negativo é uma alternativa.[25,26]

Soluções coloides, como plasma ou albumina, não contêm hemácias. A albumina, a mais fisiológica e segura, é onerosa e pode não estar disponível. O plasma fresco congelado acarreta risco de transmissão infecciosa.

O choque pode não responder à reposição de volume por causa da administração insuficiente de líquido na vigência de sangramento ou perda do mesmo, ou pela presença de fatores complicantes, como lesão miocárdica ou choque séptico coexistente. Quando a hipovolemia não é a causa provável, ou quando a PAM não responde imediatamente à administração de volume, um agente pressor, como noradrenalina ou dopamina, pode ser considerado para aumentar a PAM até níveis entre 90 e 100mmHg.[24,27,28]

Agentes pressores devem ser usados primariamente na hipotensão profunda, com fluxo sanguíneo cerebral e/ou coronário inadequado. Uma vez estabilizada a pressão, devem ser feitos esforços para corrigir anormalidades associadas (hipoxemia, acidose, hipovolemia, sepse), de forma que a administração do agente pressor possa ser diminuída ou interrompida; a vasoconstrição prolongada devido à estimulação do receptor alfa pode prejudicar ainda mais a microcirculação visceral, bem como aumenta o trabalho miocárdico e a demanda de O_2. Além dos efeitos vasoconstritores, a noradrenalina, a dopamina e a dobutamina possuem efeitos inotrópicos e cronotrópicos que, na presença de insuficiência cardíaca congestiva (ICC) e/ou bradicardia, tenderão a melhorar o DC e a perfusão sistêmica. Em alguns pacientes, a adição de um vasodilatador, como nitroprussiato ou fenoxibenzamina, pode melhorar ainda mais a hemodinâmica. Bradicardia e outras arritmias, se decorrentes de hipoxemia, acidose ou hipotensão, frequentemente respondem às medidas anteriores, mas substâncias antiarrítmicas específicas, cardioversão ou marca-passo temporário podem ser necessários.

TRATAMENTO DO CHOQUE CARDIOGÊNICO

O choque cardiogênico é tratado mediante melhora do desempenho cardíaco. O choque que ocorre após um IAM deve ser tratado por inalação de O_2, estabilização da frequência e do ritmo cardíacos e expansão de volume, se indicada por PVC normal ou baixa. A morfina pode aliviar a dor torácica intensa e ajudar a restaurar a pressão sistólica (PS); a resposta precisa ser monitorada cuidadosamente, já que a morfina provoca depressão respiratória, é um venodilatador e pode provocar diminuição da pressão. Atropina é eficaz na reversão da bradicardia e da hipotensão que ocorrem muito precocemente após o início dos sintomas, particularmente no IAM inferoposterior. A atropina também irá ajudar a evitar efeitos vagais indesejáveis da morfina.

Noradrenalina ou dopamina são usadas para manter a pressão sistólica acima de 90mm Hg (mas não acima de 110mmHg). Como eleva acentuadamente a demanda de O_2, o isoproterenol está contraindicado para pacientes com choque após IAM. Quando o choque é complicado por bradicardia ou bloqueio atrioventricular (BAV) avançado, a restauração da pressão com noradrenalina ou dopamina e a correção da acidose resultam em uma frequência ventricular adequada. O marca-passo transvenoso temporário pode ser necessário em pacientes com evidência de BAV de alto grau persistente ou disfunção grave de nódulo sinusal. A administração em curto prazo de isoproterenol pode ocasionalmente ser necessária antes do implante do marca-passo em pacientes que apresentam períodos prolongados de assistolia, taquicardia ou fibrilação ventriculares recorrentes associadas a bradicardia grave.[29-32]

A digoxina não é usada rotineiramente no choque, mas pode ser valiosa em pacientes com taquicardia supraventricular ou sinais de congestão pulmonar. Na ausência de hipotensão grave, a infusão de dobutamina ou amrinona é indicada para melhorar o DC e diminuir a pressão de enchimento do VE. Taquicardia e arritmias podem ocasionalmente ocorrer durante a administração de dobutamina, particularmente em doses mais elevadas. Como a amrinona não é apenas inotrópica, mas também um vasodilatador, podem ocorrer arritmias e hipotensão durante a sua administração. Amrinona pode também provocar trombocitopenia, e a contagem de plaquetas deve ser monitorada. Vasodilatadores, como nitroprussiato e nitroglicerina, que agem elevando a capacitância venosa e/ou diminuindo a resistência vascular sistêmica, reduzindo a carga de trabalho imposta sobre o miocárdio lesado, podem também ter valor em pacientes sem hipotensão arterial intensa. Terapia combinada, dopamina ou dobutamina com nitroprussiato ou nitroglicerina, pode ser particularmente útil, mas necessita de monitoração de ECG e hemodinâmica cuidadosa.

O uso precoce de balão intra-aórtico parece extremamente valioso para reverter temporariamente o choque em pacientes com IAM e deve ser considerado naqueles que precisam de suporte pressórico com noradrenalina ou dopamina por mais de 30 minutos ou naqueles com IAM complicado por ruptura de septo ventricular ou insuficiência mitral grave aguda. O desenvolvimento de técnicas percutâneas para inserção à beira do leito torna o balão disponível em hospitais comunitários. Ainda não se sabe se o uso precoce do balão em pacientes que não estão em choque com grandes IAM complicados por dor persistente, insuficiência precoce do VE ou arritmias recorrentes irá reduzir a incidência de choque cardiogênico.

O *bypass* aortocoronário de emergência é eficaz e pode melhorar a sobrevida em pacientes selecionados com choque cardiogênico após IAM, especialmente se a cirurgia for feita nas primeiras 6 horas após o início dos sintomas. Estes pacientes frequentemente necessitam de suporte com balão antes da angiografia e cirurgia. A correção cirúrgica dos defeitos mecânicos, ruptura de septo intraventricular, pseudoaneurisma, insuficiência mitral grave ou grande segmento discinético pode também ser necessária.

Estudos recentes sugerem que, se a angioplastia coronária transluminal percutânea (ACTP) de emergência para abrir uma artéria coronária ocluída for realizada algumas horas após o início do IAM, pode reverter o choque cardiogênico. Continua controverso se esses pacientes devem receber agentes trombolíticos antes da ACTP de emergência. No entanto, se a ACTP de emergência ou a cirurgia cardíaca não forem realizadas, a terapia trombolítica deverá ser administrada logo que possível, a menos que seja contraindicada.

O tratamento do choque devido à vasodilatação é primariamente de suporte, enquanto se trata a causa de base. O isoproterenol é ocasionalmente valioso, mas a noradrenalina pode ser necessária. A dopamina é um agente inotrópico que em baixa dose é menos vasoconstritor do que o levarterenol e provoca menos vasodilatação que o isoproterenol, mas melhora seletivamente o fluxo sanguíneo mesentérico e renal; pode ter vantagens sobre outros vasopressores em pacientes selecionados. A dobutamina, um β-agonista mais seletivo, aumenta o DC sem vasoconstrição e, por isso, pode não ser tão útil nesses pacientes. Pouco pode ser feito quando o choque ocorre após uma lesão cerebral irreversível maciça.

OUTRAS CONSIDERAÇÕES

O tamponamento pericárdico exige pericardiocentese e, em situações potencialmente fatais, o fluido pericárdico pode ser removido à beira do leito. Em circunstâncias menos urgentes, a criação cirúrgica de uma janela pericárdica ou pericardiectomia pode ser aconselhável para evitar recorrência. Embolia pulmonar maciça que resulta em choque é tratada por medidas de suporte (noradrenalina, digoxina) para melhorar a função cardíaca e com heparina IV para evitar trombose recorrente. Em pacientes que não podem ser estabilizados com essas medidas, a angiografia pulmonar de emergência e a embolectomia cirúrgica devem ser consideradas. O uso de uroquinase ou estreptoquinase para lisar trombos já formados parece ser valioso e é preferível à tentativa de embolectomia.

REFERÊNCIAS

1. Anderson RW, Vaslef SN. Choque. In: Sabbiston Jr DC. Tratado de cirurgia: as bases biológicas da prática cirúrgica moderna. 15. Rio de Janeiro: Guanabara-Koogan, 1999: 63-85.

2. Velasco IT, Rocha e Silva M. Choque hipovolêmico – ressuscitação hipertônica. Rev Bras Terap Intens 1990; 2:16-21.

3. Rocha e Silva M, Braga GA, Prist R et al. Physical and physiological characteristics of pressure drisen hemorrhage. Am J Physiol 1992; 263:H1402-H1410.

4. Alexander RH, Proctor HJ. Advanced trauma life support instruction manual. 3. ed. Chicago: American College of Surgeons, 1996: 77.

5. Sparrow. Treatise of reflections drawn from experience with gunshot wounds (1743), *apud* Drummond JP, Silva E. Introdução. In: Choque. Porto Alegre: Artes Médicas, 1996: 19-20.

6. Gunthrie GJ. On gunshot wounds of the extremities. Londres, Longman (1815), *apud* Anderson RW, Vaslef, SN. Choque. In: Sabbiston Jr DC. Tratado de cirurgia: as bases biológicas da prática cirúrgica moderna. Rio de Janeiro: Guanabara-Koogan, 1999: 63-85.

7. Velasco IT. Clinical and therapeutic aspects of states of shock. Rev Paul Med 1997; 115:1329.

8. Schwartz S, Frantz RA, Shoemaker WC. Sequential hemodynamic and oxygen transport responses in hypovolemic, anemia and hypoxia. Am J Phisiol 1981; 241:864-871.

9. Sims C, Seigne P, Menconi M et al. Skeletal muscle acidosis correlates with the severity of blood volume loss during shock and resuscitation. J Trauma 2001; 51:1137-45.

10. Marshall HP, Capone A, Courcoulas AP et al. Effects of hemodilution on long-term survival in an uncontrolled hemorrhagic shock model in rats. J Trauma 1997; 43:673-9.

11. Waddel LS, Drobatz KJ, Oito CM. Corticosteroids in hypovolemic shoc Compond. Contin Educ Pract Vet 1998; 20:571-88.

12. Adams HR. Physiologic, pathologic, and therapeutic implication for endogenous nitric oxide. Journal Am Vet Med Assoc 1996; 209(7):1297-302.

13. Cotran RS, Kumar V, Robbins SL. Robbins – pathologic basis of disease. 5. ed. Philadephia: Saunders Company, 1994: 1400p.

14. DiBartola SP. Fluid therapy in small animal practice. 1. ed. Philadelphia: Saunders Company, 1992: 720p.

15. Haskins SC. Management of septic shock. Journal Am Vet Med Assoc 1992; 200(12):1915-24.

16. Hauptman J, Chaljdry IH. Shock: phathophysiology and management of hypovolemia and sepsis. In: Slatter D. Textbook of small animal surgery. 2. ed. Saunders Company: Philadelphia, 1993: 1-11.

17. Muir RWW. Shock Compend Contin Educ Pract Vet 1998; 20(5):549-66.

18. Davis JW, Shackford SR, Mackersie RC, Hoyt DB. Base deficit as a guide to volume resuscitation. J Trauma 1988; 28:1464-7.

19. Shires T, Canizaro PC. Fluid resuscitation in the severly injured. Surg Clin N Am 1973; 53:1341-66.

20. Shah NS, Kelly E, Billiar TR et al. Utility of clinical parametes of tissue oxygenation in a quantitative model of irreversible hemorrhagic shock. Shock 1998; 10:343-6.

21. McNamara JJ, Suehiro GT, Suehiro A, Jewett B. Resuscitation from hemorrhagic shock. J Trauma 1983; 23:552-8.

22. Howe LM. Treatment of endotoxic shock: glucocorticoids, lazaroids, nonsteroidals and others. Vet Clin North Am: Small Animal Practv 1998; 28(2):249-67.

23. Porter JM, Ivatury RR. In search of the optimal end points of resuscitation in trauma patients: a review. J Trauma 1998; 44:908-14.

24. Shoemaker WC. Circulatory mechanisms of shock and their medicators. Crit Care Med 1987; 15:787-94.

25. Raiser AG. Choque. In: Patologia cirúrgica veterinária. Santa Maria, 1995: 47-99.

26. Rudloff ER. Fluid therapy. Crystaloides and colloids. Vet Clin North Am: Small Ani Pract 1998; 22(2):297-328. 27. Nelson AW, Swan H. Hemorrhage: response determining survival. Arc Shock 1974; 4:273-85.

28. Schwartz S, Frantz RA, Shoemaker WC. Sequential hemodynamic and oxygen transport responses in hypovolemic, anemia and hypoxia. Am J Physiol 1981; 241:864-71.

29. Guyton AC. Tratado de fisiologia médica. 3. ed. Rio de Janeiro: Guanabara Koogan 1992: 230-8.

30. Joachim Boldt, MD. Editorial Overview. Current Opinion in Critical Care 2000; 6:345-6.

31. Weil MH. Proposed classification of shock states, with special references to distributive defects. In: Hinshaw LB, Cox BG (eds.). The fundamental mechanism of shock. New York: Plenum, 1972: 13.

32. Mark Astiz et al. Mechanisms and classification of shock. In: Alan MF et al. Sepsis and multiorgan failure. Williams & Wilkins, 1997: 11.

Cristiano de Souza Leão
Maria de Fátima Silva de Lima

CAPÍTULO 5

Infecção em Cirurgia

INFECÇÃO DO LOCAL CIRÚRGICO

Introdução

A infecção do local cirúrgico é a segunda causa de infecção nosocomial, sendo responsável por até 38% dos eventos infecciosos. Estima-se sua incidência em 1% a 5% para 30 milhões de procedimentos cirúrgicos nos EUA, com custo médio de US$ 5.155 por paciente infectado em comparação com US$ 1.773 quando não há infecção.[1,2]

O modo de apresentação comum é a infecção superficial do local cirúrgico, porém esta pode se estender a planos profundos ou a cavidades. A infecção de local cirúrgico pode surgir até 30 dias durante o pósoperatório ou em situações em que há prótese, caso em que pode se apresentar até 1 ano após a data do implante.[3,4]

A maioria das práticas visa reduzir a população bacteriana da pele do paciente no momento da incisão cirúrgica; no entanto, a maioria dos estudos não esclarece quanto à superioridade do uso de gorros, propés e máscaras, apesar de seu uso ainda ser obrigatório na maioria dos centros cirúrgicos no Brasil e nos EUA. Esta prática parece ter maior benefício como proteção individual do cirurgião. A participação do cirurgião na profilaxia da infecção de local cirúrgico envolve procedimentos como tração delicada, hemostasia adequada, remoção de tecido desvitalizado ou necrótico, ausência de espaço morto, uso de fio não absorvível monofilamentar e fechamento sem tensão, sendo esses fatores determinantes para a obtenção de baixos índices de infecção de ferida.[5-8]

Prevenir a infecção significa executar procedimentos invasivos com boa prática médica (Quadro 5.1).

QUADRO 5.1 ▶ Procedimentos que previnem infecção

É recomendável

- Técnica cirúrgica meticulosa
- Uso de antibiótico em tempo hábil para adequado nível tecidual no momento da incisão
- Pré-operatório meticuloso
- Uso de antissépticos
- Tricotomia no momento da cirurgia
- Uso de proteção individual
- Lavagem das mãos do cirurgião e uso de luvas[5]

Antibiótico e Profilaxia

Profilaxia consiste no uso de um antibiótico antes da presença de infecção, visando prevenir a infecção que ocorre na ferida cirúrgica, a qual pode ser superficial, profunda e de órgão ou cavidade. Em outras palavras, o objetivo do uso de antibiótico profilático seria a erradicação ou redução da infecção do local cirúrgico, a qual só é conseguida se várias medidas são seguidas pelas equipes de cirurgia.[3,7]

O momento para a aplicação do antibiótico foi bem estabelecido para os procedimentos limpos e potencialmente contaminados, devendo, nestas situações, ser aplicada 1 hora antes do procedimento. Esta recomendação tem como objetivo manter níveis elevados do antibiótico na circulação e concentração tecidual adequada para inibir a proliferação bacteriana. Na prática, na maioria dos serviços, o antibiótico é aplicado na indução anestésica, ou seja, entre 30 e 60 minutos antes da incisão cirúrgica.[4,9-11]

QUADRO 5.2 ▶ Recomendações para reduzir infecção de local cirúrgico

- Assepsia e antissepsia
- Tricotomia no momento da incisão
- Tração delicada, hemostasia adequada
- Remoção de tecido desvitalizado ou necrótico
- Ausência de espaço morto
- Uso de fio não absorvível monofilamentar
- Fechamento sem tensão
- Uso racional de antibióticos

Para manter um nível inibitório adequado é necessário que novas doses sejam aplicadas obedecendo sempre à meia-vida do agente selecionado (p. ex., para cefazolina, a cada 4 horas, para metronidazol, a cada 6 horas e para ampicilina-sulbactam, a cada 4 horas). Não há recomendação para a continuidade do uso do antibiótico profilático após o término do procedimento cirúrgico, ocorrendo aumento da resistência bacteriana com essa prática (Quadro 5.2).[4,7,11,12]

Seleção do Antimicrobiano

Recomenda-se para a maioria dos procedimentos eletivos a utilização de cefazolina 1 a 2g intravenosa (IV), nas cirurgias em que ocorre contaminação por germes anaeróbios, complementada com metronidazol 0,5g (IV). Uma alternativa aceitável consiste em realizar profilaxia com ampicilina-sulbactam 3g (IV). Para pacientes alérgicos à penicilina, substituir por vancomicina ou clindamicina com ciprofloxacino, caso seja necessário abranger bactérias gram-negativas (Quadro 5.3).[10,12-14]

Critérios para Escolha do Antimicrobiano[7,15]

- *Considerações farmacológicas:*
  a) conhecer a eficácia do agente selecionado e a flora envolvida.
  b) administrar a menor dose eficaz.
  c) fazê-la pelo menor tempo eficaz, de preferência dose única.
- *Considerações microbiológicas:*
  a) conhecer a flora envolvida, a microbiologia da ferida e do hospital.
  b) conhecer a sensibilidade dos microrganismos.
- *Considerações cirúrgicas:*
  a) reduzir o tempo de internação.
  b) limitar a tricotomia ao local operatório.
  c) diminuir o tempo e o trauma cirúrgico.
  d) uso de técnica cirúrgica correta.

Indicações para Uso de Antibiótico Profilático

- Risco de contaminação bacteriana elevada. *Exemplo:* cirurgia no trato gastrintestinal.
- Quando a contaminação não é frequente mas os riscos de infecção são muito altos. *Exemplos:* próteses, órteses e cirurgia cardíaca.[6]
- Quando a contaminação é rara, mas o hospedeiro não pode se defender. *Exemplo:* imunossuprimidos.

QUADRO 5.3 ▶ Seleção do antimicrobiano para uso profilático em cirurgia eletiva

Local cirúrgico	Patógeno comum	Antibiótico recomendado	Dose recomendada para adulto
Cardíaco	*Staphylococcus aureus, S. epidermidis*	Cefazolina ou vancomicina	1 a 2g IV 1g IV
Gastrintestinal			
Esôfago e estômago	Bacilos gram-negativos, cocos gram-positivos	Cefazolina	1 a 2g IV
Trato biliar	Bacilos gram-negativos, enterococos, *clostridium*	Cefazolina	1 a 2g IV
Colorretal	Bacilos gram-negativos, anaeróbios, enterococos	Cefazolina + metronidazol ou ampicilina-sulbactam	1 a 2g + 0,5g IV ou 3g IV
Apendicite sem peritonite	Bacilos gram-negativos, anaeróbios, enterococos	Cefazolina + metronidazol	1 a 2g + 0,5g IV
Hérnia com tela	Cocos gram-positivos	Cefazolina	1 a 2g IV

Quadro 5.4 ▶ Classificação das cirurgias quanto ao potencial de contaminação

- Limpa
- Potencialmente contaminada
- Contaminada
- Infectada

Princípios a Considerar

- O antimicrobiano deve ser ativo contra o microrganismo.
- O risco da infecção deve ser maior que o risco do uso do antibiótico.
- O antibiótico escolhido não deve estar entre os "mais potentes", devendo-se evitar antibióticos que sejam usados para tratamento.
- A vida média do medicamento deve ser adequada para propiciar cobertura durante a cirurgia.
- Deve ser administrado antes que ocorra a contaminação.
- Deve ser suspenso ao término da cirurgia.

Profilaxia e Tipo de Cirurgia

Na cirurgia classificada como limpa não se faz uso de antibiótico profilático, havendo, entretanto, exceções que devem ser consideradas: cirurgia complicada com prolongamento do tempo cirúrgico, contaminação durante o ato cirúrgico, paciente com três ou mais diagnósticos, idade superior a 65 anos, entre outras.

As esplenectomias, apesar de serem cirurgias limpas, apresentam comportamento de infecção de ferida semelhante ao das cirurgias potencialmente contaminadas, devendo ser administrado antibiótico profilático. Nas cirurgias potencialmente contaminadas sempre existe recomendação para o uso de antibiótico profilático, sendo a colecistectomia uma exceção à regra em razão do seu baixo índice de infecção (Quadro 5.4).[7]

INFECÇÕES INTRA-ABDOMINAIS

Introdução

As infecções intra-abdominais são importante causa de morbidade, geralmente resultado da invasão e multiplicação das bactérias entéricas na parede de vísceras. Quando a infecção se estende para a cavidade peritoneal ou outra região normalmente estéril da cavidade abdominal, esta infecção é descrita como infecção intra-abdominal complicada. As infecções intra-abdo-

minais são geralmente tratadas com um procedimento para o controle do foco, incluído como parte da definição operacional de infecção intra-abdominal complicada. O termo "não complicada" é menos definido e refere-se a um processo inflamatório ou infecção da parede de um órgão abdominal, que pode resultar no desenvolvimento de uma infecção intra-abdominal complicada se não tratada adequadamente.[16-18]

O prognóstico normalmente depende do grau de contaminação intra-abdominal, da gravidade da doença de base, da resposta imune do hospedeiro e da disfunção orgânica associada.

A infecção intra-abdominal difere das outras infecções por uma série de fatores que influenciam a mortalidade:

Primeiro, o espectro de infecções abdominais é muito amplo: uma apendicite aguda não complicada e uma peritonite difusa causada pela perfuração isquêmica de intestino são, ambas, infecções intra-abdominais, mas diferem em termos de diagnóstico, tratamento e desfecho.

Segundo, o papel da cirurgia no manejo dos pacientes é fundamental, sendo considerado fator decisivo para o desfecho desses pacientes.

Terceiro, a microbiologia e o diagnóstico microbiológico são diferentes em vários aspectos:

a) as infecções intra-abdominais são raramente monobacterianas e os microrganismos envolvidos podem não ser detectados em laboratórios nas culturas de rotina.

b) a microbiologia das infecções intra-abdominais pode ser facilmente prevista em pacientes com doença da comunidade que não tenham sido expostos recentemente a tratamentos antibacterianos.

c) a patogenicidade de certos microrganismos cultivados das infecções intra-abdominais não é a mesma para todos os pacientes.

d) o isolamento de fungo de trato gastrintestinal superior pode não ser tratado em um paciente imunocompetente, embora possa ser tratado quando isolado em um paciente com transplante de órgão sólido e doença diverticular com perfuração.[19-23]

Peritonite

Muitas das infecções intra-abdominais complicadas tratadas por cirurgiões envolvem peritonite ou abscesso intra-abdominal. A peritonite é classificada em primária, secundária e terciária.

- *Peritonite primária:* infecção monobacteriana na qual não se detecta o foco de infecção e a integridade do trato gastrintestinal não é violada. A manifestação mais comum, a peritonite bacteriana espontânea, acomete pacientes com cirrose e é causada por translocação através da parede do intestino. Também considera-se neste grupo a peritonite ambulatorial relacionada com o cateter de diálise, que acontece em pacientes com falência renal crônica nos quais foi implantado cateter de diálise intraperitoneal. Também participam desse grupo de peritonite condições raras como a peritonite estreptocócica, que ocorre em mulheres com perfuração de trato gastrintestinal durante paracentese abdominal e ascite neutrocítica com cultura negativa.[24,25]

- *Peritonite secundária:* a forma mais comum de peritonite, que ocorre em consequência de um processo infeccioso local na cavidade abdominal com ou sem perfuração de víscera oca e que pode levar à peritonite difusa.
- *Peritonite terciária:* entidade mal definida. É, no mínimo, uma infecção difusa desenvolvida após a falência no manejo inicial de uma peritonite secundária. Geralmente é reconhecida nos indivíduos que demonstram falha em tentativas prévias de controle de um foco de infecção intra-abdominal (Quadro 5.5).[24]

Do ponto de vista clínico, duas categorias principais podem ser identificadas dentro do grupo de infecção intra-abdominal: a complicada e a não complicada.

A infecção abdominal *não complicada* refere-se a um processo infeccioso contido num simples órgão, sem ruptura da integridade anatômica, e a maioria dos pacientes pode ser manejada com ressecção cirúrgica simples e não necessita de antibioticoprofilaxia pós-operatória.[26-28] A apendicite aguda e a colecistite são exemplos comuns desse tipo.

Na infecção abdominal complicada, o processo infeccioso se processa além do órgão-fonte da infecção, causando assim peritonite localizada com ou sem formação de abscesso, ou peritonite difusa, dependendo da capacidade de o hospedeiro conter o processo infeccioso dentro de parte da cavidade abdominal.[22]

Diagnóstico Clínico

O diagnóstico das infecções intra-abdominais baseia-se nos sintomas e achados clínicos da apresentação. Tipicamente, o paciente é admitido na emergência devido a quadro de dor abdominal e resposta inflamatória sistêmica, incluindo febre, taquicardia e taquipneia. No exame físico pode haver sensibilidade discreta à palpação abdominal ou sinais de irritação peritoneal, como descompressão dolorosa. O exame do abdome pode ser útil para determinar a fonte da infecção.

Dor abdominal difusa e generalizada e descompressão dolorosa frequentemente são sinais de peritonite complicada, e medidas adequadas devem ser tomadas. Técnicas adicionais de imagem geralmente não são indicadas nesses pacientes. Muitas vezes elas causam atraso no manejo definitivo e esse grupo de pacientes é candidato à cirurgia imediata quando estão adequadamente estáveis.

Quando a infecção intra-abdominal afeta o paciente hospitalizado, normalmente envolve complicação de doença preexistente ou intervenção cirúrgica. O problema mais comum desses pacientes é a deiscência de anastomose entérica.

O curso das infecções intra-abdominais nosocomiais é frequentemente atípico e pode ter o diagnóstico retardado, especialmente em pacientes sedados. O médico clínico pode suspeitar de infecção intra-abdominal complicada naqueles pacientes que desenvolveram sepse grave ou choque séptico após cirurgia abdominal.

QUADRO 5.5 ▷ Classificação das peritonites

Tipo	Definição	Microbiologia
Primária	Infecção desenvolvida na ausência de quebra de integridade do trato gastrintestinal como resultado de disseminação hematogênica linfática ou translocação bacteriana	Infecção monomicrobiana por gram-negativo por *Enterobacteriaceae* ou estreptococo
Secundária	Desenvolvimento de infecção peritoneal em conjunção com processo inflamatório de trato gastrintestinal ou sua extensão, usualmente associada a perfuração micro ou macroscópica	Polimicrobiana por bacilos gram-negativos e anaeróbios entéricos
Terciária	Infecção persistente ou recorrente desenvolvida após tratamento inicial de peritonite secundária	Organismos nosocomiais, incluindo bacilos gram-negativos resistentes, enterococos, estafilococos e leveduras

Diagnóstico Microbiológico

Contraditoriamente à diversidade da microbiologia do trato gastrintestinal, o espectro de bactérias isoladas durante um episódio de peritonite somente representa uma pequena parte da sua flora, sugerindo que apenas uns poucos patógenos estão realmente envolvidos com a peritonite infecciosa. A confirmação microbiológica da infecção intra-abdominal é consistente, mesmo em pacientes com contaminação óbvia.[15]

Na infecção intra-abdominal adquirida na comunidade, a identificação microbiológica tem valor limitado, uma vez que a flora geralmente é suscetível aos regimes recomendados, embora já sejam identificadas algumas infecções com organismos resistentes a antimicrobianos. Culturas intraoperatórias devem ser realizadas em caso de suspeita.

Nas infecções adquiridas em hospitais, as culturas intraoperatórias são recomendadas em virtude da possibilidade de existir microrganismo resistente envolvido no processo. O conhecimento dos padrões de suscetibilidade dos microrganismos envolvidos é útil para guiar a terapia apropriada. O esquema iniciado empiricamente deve ser reajustado com base na detecção de patógenos resistentes encontrados nas amostras microbiológicas.[5,7]

A *Escherichia coli* é o agente mais comumente isolado nos pacientes com infecção intra-abdominal, encontrando-se presente em quase 50% dos casos. Outros microrganismos gram-negativos entéricos, como *Klebsiella* sp., *Enterobacter* sp. e *Pseudomonas aeruginosa*, podem ser encontrados.

Os cocos gram-positivos são agentes frequentemente encontrados nas infecções intra-abdominais. Os mais comuns são os estreptococos, predominantemente o tipo *viridans*. O *Enterococcus* sp. é menos comum que o estreptococo, sendo reportado em 10% a 20% dos pacientes. Muitos dos enterococos isolados das infecções intra-abdominais adquiridas na comunidade são sensíveis à penicilina, principalmente o *Enterococcus faecalis*. O papel dos enterococos nas infecções intra-abdominais, principalmente naquelas adquiridas na comunidade, permanece controverso.

Os microrganismos anaeróbios são componentes importantes na maioria das infecções abdominais, sendo o *Bacteroides fragilis* o mais frequentemente isolado. Outros microrganismos anaeróbios que também contribuem para essas infecções são *Peptostreptococcus*, *Peptococcus*, *Eubacteria*, *Fusobacterium*, *Clostridia* sp., entre outros.

Em comparação com os pacientes que têm infecções intra-abdominais adquiridas na comunidade, as infecções intra-abdominais adquiridas no hospital apresentam alteração na frequência dos microrganismos isolados: *E. coli* é isolado menos frequentemente, e *Enterobacter* e *Pseudomonas*, mais frequentemente, sendo menos comum o isolamento estreptococos e enterococos. Microrganismos fúngicos, predominantemente *Candida albicans*, são encontrados com frequência nos pacientes hospitalizados com infecções intra-abdominais (Quadro 5.6).

Tratamento

Controle do Foco

Controle do foco é o termo geral usado para as intervenções e procedimentos utilizados para eliminar o foco das infecções intra-abdominais. Alguns autores definem este termo como "drenagem de abscessos ou de fluidos infectados de coleções, desbridamento de tecidos infectados necróticos e medidas definitivas para evitar contaminação microbiana, além de restaurar a anatomia e a função".

Drenagem de Abscesso

Consiste na evacuação do conteúdo dos abscessos, que pode ser cirúrgica ou percutânea, utilizando ultrassono-

QUADRO 5.6 ▶ Microbiologia das infecções intra-abdominais

Bactérias gram-negativas	Bactérias gram-positivas	Bactérias anaeróbias	Fungos
Escherichia coli	Estreptococo	*Bacteroides* spp.	*Candida albicans*
Enterobacter spp.	Enterococo	*Clostridium* spp.	
Klebsiella spp.	Estafilococo coagulase-negativo		
Proteus spp.	*Staphylococcus aureus*		
Pseudomonas aeruginosa			
Acinetobacter spp.			

grafia ou tomografia computadorizada. Se a drenagem do abscesso não for completa, o controle do foco pode falhar. O uso de drenos pode ser necessário em alguns casos, quando não é possível drenar o abscesso totalmente.

Desbridamento Cirúrgico

Consiste na remoção de tecidos necróticos e corpos estranhos do interior da cavidade abdominal. Alguns cirurgiões são favoráveis a uma abordagem menos invasiva, que consiste em remover tecidos mortos e retirar o pus presente; outros, no entanto, são mais agressivos, realizando lavagem peritoneal vigorosa e retirada meticulosa de toda a fibrina aderida ao intestino e à parede abdominal.

Restauração da Anatomia e da Função

Esta é etapa final do manejo das infecções intra-abdominais e na maioria das vezes o objetivo das intervenções cirúrgicas. Em muitos pacientes ela pode ser estabelecida na primeira cirurgia, porém em alguns deve ser retardada até que as condições clínicas do paciente permitam esta abordagem e o tecido saudável esteja adequado. Em muitos casos o retardo para a reconstrução final pode levar meses.

O controle do foco das infecções intra-abdominais não complicadas, como apendicite não perfurada ou colecistite, tem como objetivo a eliminação do foco infectado por completo, evitando a disseminação de microrganismos patogênicos para o interior da cavidade peritoneal. Nas infecções intra-abdominais complicadas, por outro lado, pode ser difícil eliminar todo o material infectado, e assim o objetivo consiste em reduzir o efetivo do inóculo infectado, de tal forma que o tratamento antibacteriano adjuvante consiga completar a resolução do quadro. Em virtude da importância do controle do foco adequado no manejo das infecções intra-abdominais, a inabilidade e a falência dessas medidas estão associadas a aumento de mortalidade.

Uso de Antimicrobianos

O principal objetivo do tratamento antibacteriano no tratamento das infecções intra-abdominais é prevenir a disseminação local e hematogênica dos microrganismos, além de reduzir as complicações tardias.

É importante que a decisão de iniciar a terapia antimicrobiana não seja retardada e que sua duração seja definida no início do tratamento. O princípio geral para o uso desses agentes é proporcionar efetividade contra microrganismos, como bacilos gram-negativos, cocos gram-positivos e anaeróbios, comumente encontrados nessas infecções.

Vários fatores devem ser levados em consideração quando são selecionados esquemas terapêuticos em pacientes com infecções intra-abdominais, incluindo eficácia, toxicidade, prevenção de efeitos colaterais e custo. O mais importante é a eficácia. Apesar dos vários estudos comparando diferentes esquemas de tratamento, não existe evidência de que um esquema em particular seja mais efetivo do que outro no tratamento das infecções intra-abdominais. Em caso de exposição prévia a antibióticos ou hospitalização prolongada, um esquema incluindo cobertura antipseudomonas é recomendado.

Pacientes com infecções intra-abdominais não complicadas que realizaram cirurgia não necessitam de terapia antimicrobiana, exceto na profilaxia pré-operatória, decisão que deve ser tomada no intraoperatório pelo cirurgião. Quando o foco da infecção é completamente resolvido e não há associação com peritonite, nenhum tratamento antimicrobiano é necessário.

Diversos esquemas para o tratamento das infecções intra-abdominais complicadas têm sido propostos e a escolha do regime antimicrobiano para o tratamento, especialmente das nosocomiais, deve levar em consideração o conhecimento dos perfis de sensibilidade e resistência do serviço hospitalar.

No manejo das infecções intra-abdominais que foram prontamente submetidas a procedimento cirúrgico e controle adequado do foco, a terapia antimicrobiana geralmente é recomendada por 5 a 7 dias, embora existam recomendações com esquemas de duração mais curta. Assim como nos *guidelines* de prática clínica, a terapia antimicrobiana pode ser seguramente interrompida após a resolução dos sinais clínicos de infecção. Uma vez que sintomas como febre e leucocitose tenham desaparecido, e o paciente está tolerando dieta enteral, a recorrência da infecção é improvável.

Para pacientes com sepse persistente após 1 semana de terapia antimicrobiana, pode ser necessário descontinuá-la, assim como investigar pontos de falha no controle do foco da infecção ou outros locais, como a ocorrência de pneumonia adquirida em hospital. Em pacientes selecionados, a duração da terapia prolongada é necessária, como acontece com a pancreatite necrosante.

Deve ser dada atenção especial às infecções com envolvimento de *Candida* spp. e *Staphylococcus aureus*, microrganismos que com frequência causam recorrência da infecção, especialmente quando acompanhada de infecção de corrente sanguínea, facilitando disseminação hematogênica e focos de metástases. Para essas indicações, a terapia deve ser continuada por no mínimo 2 a 3 semanas.

Um ponto de discussão importante refere-se à cobertura para enterococos. Nem todos os pacientes precisam dessa estratégia. Embora os *trials* não sejam concordantes neste aspecto, há recomendações para não utilizar cobertura para enterococo nos pacientes com infecção intra-abdominal adquirida em comunidade. Contudo, a chance de envolvimento de enterococo em infecções intra-abdominais complicadas é grande, assim como sua relevância clínica nesse tipo de infecção em particular. Desta forma, indicações razoáveis para a cobertura antienterococo incluem a presença de choque séptico nos pacientes que previamente receberam tratamento prolongado com cefalosporinas, pacientes imunossuprimidos com risco de bacteriemia, presença de válvulas protéticas cardíacas e infecção intra-abdominal recorrente acompanhada de sepse grave.

A incidência de envolvimento por *Candida* spp. nas infecções intra-abdominais depende de alguns fatores, como pacientes imunossuprimidos ou exposição prolongada a antimicrobianos. O risco de candidíase nos pacientes com contaminação intra-abdominal tem ampliado o uso de profilaxia antifúngica. Assim, apesar de não haver consenso sobre este assunto, parece ser utilizada a profilaxia antifúngica nos pacientes com perfuração gastrintestinal, deiscência de anastomoses e pancreatite necrosante aguda e grave. Vale lembrar que tais condições devem ser corrigidas cirurgicamente para a eliminação do fluido peritoneal contaminante ou da necrose infectada. As opções terapêuticas são o fluconazol ou a anfotericina B, dependendo da microbiota de cada hospital e da microbiologia do material isolado, se houver. A terapia para candidíase intra-abdominal deve ser continuada por 2 a 3 semanas (Quadro 5.7).

QUADRO 5.7 ▶ Recomendações para terapia antimicrobiana nas infecções intra-abdominais

Para pacientes de baixo risco com infecções intra-abdominais adquiridas em comunidade

Iniciar com cefazolina 1 a 2g a cada 8 horas ou cefuroxima 1,5g a cada 8 horas *mais* metronidazol 500mg a cada 8 horas; ampicilina-sulbactam[a,b]1,5 a 3g a cada 6 ou 8 horas;
moxifloxacino 400mg a cada 24 horas *ou* levofloxacino 500mg a cada 24 horas *ou* ciprofloxacino 400mg a cada 12 horas *mais* metronidazol 500mg a cada 8 horas

Para pacientes de alto risco, incluindo aqueles com infecções mais graves, infecções pós-operatórias ou exposição recente à terapia antimicrobiana

Iniciar com cefotaxima 1 a 2g a cada 8 horas, ceftriaxona 1 a 2g a cada 24 horas, ceftazidima 1 a 2g a cada 8 horas, cefepima 1 a 2g a cada 8 horas *ou* ciprofloxacino 400mg a cada 12 horas *ou* aztreonam 1 a 2g a cada 8 horas *mais* metronidazol 500 mg a cada 8 horas;
piperacilina-tazobactam 3,375 a 4,5g a cada 6 horas

Acrescentar ampicilina 1 a 2g a cada 4 ou 6 horas *ou* vancomicina 15mg/kg a cada 12 horas para cobertura de enterococo

Usar fluconazol 400mg a cada 24 horas em pacientes selecionados considerados de alto risco para *Candida* spp.

Desescalonamento quando os resultados de cultura forem avaliados

Para pacientes com peritonite terciária ou aqueles que necessitam de extensão de esquema terapêutico prévio

Iniciar com ceftazidima 1 a 2g a cada 8 horas, cefepima 1 a 2 g a cada 8 horas ou aztreonam 1 a 2g a cada 8 horas mais metronidazol 500mg a cada 8 horas;
piperacilina-tazobactam 3,375 a 4,5 g a cada 6 horas;
imipenem/cilastatina 500mg a 1g a cada 6 a 8 horas, meropenem 1g a cada 8 horas

Considerar adição de outro agente, como aminoglicosídeo[b] (amicacina, gentamicina), ciprofloxacino, tigeciclina (100mg, seguidos de 50mg a cada 12 horas) *ou* colistina para cobertura adicional de germes gram-negativos resistentes, dependendo dos padrões de resistência locais

Adicionar vancomicina para o tratamento de germes gram-positivos resistentes

Adicionar fluconazol 400mg a cada 24 horas em pacientes selecionados considerados de alto risco para *Candida* spp. Para pacientes com peritonite confirmada por *Candida* spp., considerar a terapia com caspofungina 70mg, seguidos de 50mg a cada 24 horas, ou anidulafungina 200mg, seguidos de 100mg a cada 24 horas

Desescalonamento quando os resultados de cultura forem avaliados

a: este agente pode não ser efetivo devido ao aumento da resistência de *E. coli* e do *Bacteroides fragilis* e outros anaeróbios; b: devido à toxicidade e à possibilidade de baixa efetividade, esses agentes não são mais considerados de primeira linha no tratamento de infecções intra-abdominais.

REFERÊNCIAS

1. Consensus paper on the surveillance of surgical wound infections. The Society for Hospital Epidemiology of America; The association for practitioners in infection control; the centers for disease control; The Surgical Infection Society. Infect Control Hosp Epidemiol 1992; 13:599.

2. Horan TC, Gaynes RP, Martone WJ et al. CDC definitions of nosocomial surgical site infections, 1992: A modification of CDC definitions of surgical wound infections. Infect Control Hosp Epidemiol 1992; 13(10):606-8.

3. Perencevich EN, Pittet D. Preventing catheter-related bloodstream infections. *JAMA* 2009; 301(12):1285-7.

4. Bratzler DW, Hunt DR. The surgical infection prevention and surgical care improvement projects: national initiatives to improve outcomes for patients having surgery. *Clin Infect Dis* 2006; 43:322-30.

5. Mangram AJ, Horan TC, Pearson ML et al. The hospital infection control practices advisory committee. Guideline for the prevention of surgical site infection, 1999. Infect Control Hosp Epidemiol 1999; 20:247-80.

6. Harbarth S, Samore MH, Lichtenberg D, Carmeli Y. Prolonged antibiotic prophylaxis after cardiovascular surgery and its effect on surgical site infections and antimicrobial resistance. Circulation 2000; 101(25):2916-21.

7. Ferraz EM, Ferraz AB, Bacelar TS ET al. Controle de infecção em cirurgia do aparelho digestivo: resultado de um estudo prospectivo de 23 anos em 42.274 cirurgias. Rev Col Bras Cirur 2001; 28:17-25.

8. Webster J, Osborne S. Preoperative bathing or showering with skin antiseptics to prevent surgical site infection. Cochrane Database Syst Rev 2007; 18(2).

9. White A, Schneider T. Improving compliance with prophylactic antibiotic administration guidelines. *AORN J* 2007; 85(1):173-80.

10. Van Kasteren ME, Mannien J, Ott A et al. Antibiotic prophylaxis and the risk of surgical site infections following total hip arthroplasty: timely administration is the most important factor. Clin Infect Dis 2007; 44(7):921-7.

11. Antimicrobial prophylaxis for surgery. Treat Guidel Med Lett 2009; 7(82):47-52.

12. II Diretriz Brasileira de Transplante Cardíaco. Arq Bras Cardiol 2010; 94(1Supl.1):e16-e73.

13. Mohri Y, Tonouchi H, Kobayashi M, Kusunoki M. Randomized Clinical Trial of single – versus multiple – dose antimicrobial prophylaxis. Br J Surg 2007; 94(6):683-8.

14. Gilbert DN, Moellering RC, Sande MA. The Sanford guide to antimicrobial therapy. 37. ed. Dallas: Editorial Office, 2010.

15. Towfigh S, Cheadle WG, Lowry SF et al. Significant reduction in incidence of wound contamination by skin flora through use of microbial sealant. Arch Surg 2008; 143(9):885-91.

16. Blot S, Waele JJD. Critical issues in the clinical management of complicated intra-abdominal infections. Drugs 2005; 6(12):1611-20.

17. Mazuski JE. Antimicrobial treatment for intra-abdominal infections. Expert Opnion Pharmacotherapy 2007; 8(17):2933-45.

18. Mazuski JE, Solomkin JS. Intra-abdominal infections. Surg Clin N Am 2009; 89:421-37.

19. Kioumis IP, Kuti LJ, Nicolau DP. Intra-abdominal infections: considerations for the use of the carbapenems. Expert Opnion Pharmacotherapy 2007; 8(2):167-82.

20. Dupont H. The empiric treatment of nosocomial intra-abdominal infections. Internacional Journal of Infections Diseases 2007; 11(51):51-6.

21. Brook I. Microbiology and management of abdominal infections. Digestive Diseases Sciences 2008; 53:2585-91.

22. Cainzos M. Rewiew of the guidelines for complicated skin and soft tissue infections and intra-abdominal infections – are they applicable today? Clin Microbiol Infect 2008; 14(Suppl. 6):9-18.

23. Chong HV. Microbiology of abdominal infections: differences between different parts of the world. Dig Dis Sci 2009; 54:420-1.

24. Seguin P, Laviolle B, Chanavaz C et al. Factors associated with multidrug-resistant bacteria in secondary peritonitis impact on antibiotic therapy. Clin Microbiol Infect 2006; 12:980-5.

25. Lata J, Stiburek O, Kopacova M. Spontaneous bacterial peritonitis: a severe complication of liver cirrhosis. World J Gastroenterol 2009; 15(44):5505-10.

26. Borbone S, Cascone C, Santagati M et al. Bacterial activity of ertapenem against major intra-abdominal pathogens. International Journal of Antimicrobial Agents 2006; 28:396-401.

27. Leclercq R, Goulenok C, Loncle-Provot V. Use of a program-specific website to disseminate data on antimicrobial susceptibility of clinical isolates from the Tigecycline Evaluation and Surveillance Trial (TEST). Médecine et maladies infectieuses 2008; 38:133-40.

28. Kujath P, Hoffman M, Rodloff A. Antibiotika-und Pilztherapie bei intra-abdominellen Infektionen. Chirurg 2008; 79:295-305.

Nutrição em Cirurgia

INTRODUÇÃO

A importância da nutrição para um bom êxito cirúrgico vem sendo aventada há muito tempo,[1] embora o clássico artigo *The skeleton in the hospital closet*[2] seja citado como um marco na luta contra a negligência com a desnutrição hospitalar.

Cerca de 30% dos pacientes hospitalizados têm algum grau de desnutrição e, embora grande parte dessa população já tenha desnutrição por ocasião da admissão, a maioria vem a desenvolvê-la durante o internamento.[3] É necessário, portanto, ter atenção não somente com a desnutrição franca, já instalada, mas também se antecipar ao seu desenvolvimento durante a internação.

TRIAGEM DE RISCO NUTRICIONAL

Existem vários instrumentos de avaliação nutricional que têm graus de complexidade variáveis e que nem sempre são aplicáveis na prática clínica a todos os pacientes. No entanto, independentemente das razões da procura a um serviço de saúde, todos os pacientes devem ser submetidos a uma triagem de risco nutricional (TRN).[4]

O objetivo da TRN é identificar um estado nutricional desfavorável, permitindo, dessa maneira, que se intervenha com a terapia nutricional. Em indivíduos sem risco nutricional, a TRN constitui um processo rápido e simples. Já naqueles que estão em risco nutricional, trata-se do instrumento inicial para avaliação de sua desnutrição.

A TRN deve ser realizada pelo médico que faz a admissão, auxiliado pelas mensurações de peso e altura aferidas pela enfermagem. Os possíveis resultados da triagem são basicamente três e remetem a ações específicas:

1. *O paciente não está em risco nutricional:* deve ser submetido a nova triagem, semanalmente, enquanto estiver internado.
2. *O paciente está em risco nutricional:* deve ser submetido a um planejamento nutricional, contando com a participação de nutricionista do Serviço e, se necessário, também da equipe multidisciplinar de terapia nutricional (EMTN) do hospital.
3. *Há dúvida se o paciente está em risco nutricional:* deve ser feita consulta à EMTN.

O planejamento nutricional que vier a ser instituído deve ter como finalidades: 1) melhorar ou, no mínimo, prevenir a deterioração das funções mentais e físicas; 2) reduzir o número ou a gravidade de complicações da doença e do tratamento; 3) acelerar a convalescença; 4) minorar custos.

A ferramenta aqui proposta para a TRN é o NRS-2002,[5] adotado pela European Society of Parenteral and Enteral Nutrition (ESPEN), cujo algoritmo de utilização está nos Quadros 6.1 e 6.2. Essa ferramenta é mais simples e eficaz que o *Subjective Global Assessment*[6] e já teve validação para pacientes eletivos de cirurgia geral.[7]

Em indivíduos idosos, vários fatores prevalentes nessa fase da vida favorecem a desnutrição, sobretudo quando estados mórbidos se instalam. O *Mini Nutritional Assessment* (MNA) tem sido recomendado como instrumento da triagem inicial para esse grupo etário,[8] substituindo, no idoso, a fase primária do NRS-2002, já descrita no Quadro 6.1. No Quadro 6.2, podemos observar como são simples as perguntas.

QUADRO 6.1 ▶ NRS-2002 – Triagem inicial

1. IMC < 20,5?
2. Perda ponderal nos últimos 3 meses?
3. Redução de ingestão na última semana?
4. Está grave (internado na UTI)?

– Resposta "não" a todas as perguntas → repetir triagem inicial, semanalmente
– Resposta "sim" a alguma dessas perguntas → triagem secundária (Quadro 6.2)
– Pré-operatório de cirurgia de grande porte → plano nutricional preventivo, mesmo com todas as respostas "não"

Fonte: Kondrup et al., 2003.[5]

QUADRO 6.2 ▶ *Mini Nutritional Assessment* (MNA) – Fase inicial em idosos

Redução de ingestão nos últimos 3 meses devido a perda de apetite, distúrbios digestivos, mastigação ou deglutição?	0 = intensa 1 = moderada 2 = nenhuma
Perda ponderal nos últimos meses?	0 = > 3kg 1 = não sabe 2 = 1 a 3kg 3 = nenhuma
Mobilidade?	0 = acamado ou em cadeira de rodas 1 = pode levantar-se mas não o faz 2 = deambula
Sofreu estresse físico ou doença aguda nos últimos 3 meses?	0 = sim 2 = não
Distúrbio neuropsiquiátrico?	0 = demência ou depressão grave 1 = demência leve 2 = nenhum
IMC	0 = < 19 1 = 19 - < 21 2 = 21 - < 23 3 = ≥ 23

≥ 12 pontos = normal – sem risco nutricional → reavaliar a cada 7 dias
≤ 11 pontos = provável desnutrição → continuar a avaliação

Fonte: Vellas et al., 1999.[8]

Como um número significativo da clientela da cirurgia geral apresenta hérnias e tumores cutâneos benignos, a TRN de grande parte será limitada à triagem inicial (Quadros 6.1 e 6.2). Por outro lado, é provável que a grande maioria dos pacientes que se submeterão a cirurgias gastrintestinais de médio e grande porte,

inclusive transplantes e cirurgias para tratamento de obesidade mórbida – dependendo da vocação do serviço –, necessitará da triagem secundária (Quadro 6.3).

Os componentes dessa ferramenta de triagem nutricional destinam-se a responder as quatro perguntas seguintes,[5] que estão acompanhadas de comentários:

1. *Quais são as condições atuais?* O peso e a altura possibilitam o cálculo do índice de massa corporal (IMC), que responderá a essa pergunta.
2. *É uma condição estável?* Informações sobre perda ponderal recente podem ser obtidas da história e, se disponíveis, de aferições prévias. Mais de 5% de perda ponderal involuntária nos últimos 3 meses geralmente é importante, podendo revelar desnutrição não evidenciada no item anterior, sobretudo em obesos, e pode ter papel preditivo de deterioração nutricional, dependendo dos itens a seguir.
3. *Essa condição tende a piorar?* Esta informação pode ser obtida perguntando se a ingestão foi reduzida até o momento da triagem. Em caso afirmativo, inquirir em quanto e desde quando. A confirmação desses dados pode ser feita pela observação da aceitação da ingestão durante o período de internamento. Se for menor que as necessidades do paciente, pode-se inferir que ele sofrerá piora do seu estado nutricional.
4. *A doença contribui para a deterioração nutricional?* Além de causar inapetência, a doença pode aumentar as necessidades nutricionais devido ao estresse metabólico. Em pacientes com condições que levam a hipercatabolismo, como, por exemplo, sepse, pancreatite aguda grave, politraumatismo e cirurgias de grande porte, bem como em portadores de doenças neoplásicas, a resposta a esta pergunta deve ser, como regra, positiva.

AVALIAÇÃO NUTRICIONAL

Os pacientes com risco nutricional confirmado pela avaliação secundária (Quadro 6.3) devem ser estudados melhor do ponto de vista nutricional. Essa avaliação deve incluir exames bioquímicos e funcionais e contar com a participação de nutricionista do serviço e, se necessário, da EMTN. Essa avaliação se baseia na história global do paciente, em mensurações funcionais das consequências da desnutrição, como fraqueza muscular e fadiga, devendo-se levar em consideração medicações em uso, bem como hábitos alimentares e ingestão de álcool, que podem contribuir para esses sintomas. Envolve também a avaliação da dentição, da deglutição e da motilidade gastrintestinal.

QUADRO 6.3 ▶ NRS-2002 – Triagem secundária

A	Comprometimento do estado nutricional		B	Gravidade da doença	
Escore 0	Condições nutricionais normais		Escore 0	Necessidades nutricionais normais	
Escore 1 (leve)	Perda ponderal > 5% em 3 meses *ou* Ingestão < 50% a 75% da semana anterior		Escore 1 (leve)	Fratura de bacia,* paciente crônico, particularmente com complicações agudas: cirrose,* DPOC,* *hemodiálise (crônico), diabetes, câncer*	
Escore 2 (moderado)	Perda ponderal > 5% em 2 meses *ou* IMC = 18,5 a 20,5 + Estado geral comprometido *ou* ingestão < 25% a 60% da semana anterior		Escore 2 (moderado)	Cirurgia abdominal de grande porte,* AVE,* *pneumonia grave, câncer hematológico*	
Escore 3 (grave)	Perda ponderal > 5% em 1 mês (> 15% em 3 meses) *ou* IMC < 18,5 + Estado geral comprometido		Escore 3 (grave)	TCE,* transplante de medula óssea,* *pacientes de UTI* (APACHE > 10)	

Escore A + Escore = Escore Total

Idade > 70 anos: acrescentar 1 ao escore total ajustado pela idade

Escore ≥ 3: paciente em risco nutricional → iniciar plano de cuidados nutricionais
Escore < 3: nova triagem a cada semana. Se vai se submeter a cirurgia de grande porte, considerar iniciar plano de cuidados nutricionais preventivo

– O NRS-2002 é baseado na interpretação de ensaios clínicos randomizados.
– * indica que o ensaio categoriza o paciente naquele diagnóstico.
– O risco nutricional é definido pelas **condições nutricionais** presentes e pelo risco de deterioração das condições presentes em virtude de maior **necessidade** causada pelo estresse metabólico induzido pelas condições clínicas.
– Um plano de cuidados nutricionais é indicado em todos os pacientes com escore acima de 3.
– Diagnósticos em itálico são baseados nos protótipos para gravidade da doença a seguir:
Escore = 1: paciente crônico, internado devido a complicações, debilitado, mas deambula regularmente. Maior necessidade de proteína que pode, geralmente, ser oferecida na dieta oral com suplementos
Escore = 2: paciente acamado devido a intervenção cirúrgica, como, por exemplo, em pós-operatório de cirurgia abdominal. Grande necessidade de proteína, exigindo, na maioria dos casos, nutrição artificial
Escore = 3: paciente na UTI, em ventilação assistida etc.

Fonte: Kondrup et al., 2003.[5]

Métodos Antropométricos

O peso e a altura são as mensurações mais fáceis e imprescindíveis na avaliação nutricional. O *peso atual* – aquele medido no momento da avaliação –, o *peso usual* – o referido pelo paciente como o que costumava ter antes de adoecer – e o *peso ideal* – obtido em tabelas, considerando-se idade, gênero e altura – são combinados para se avaliar perdas recentes e déficits ponderais crônicos. Há mais de sete décadas a relação *peso atual/peso usual* é o parâmetro individual mais empregado na triagem nutricional.[1]

A relação *peso/altura*, largamente empregada em adultos, representa o *índice de massa corporal* (IMC), expresso em kg/altura^2 (em metros). As aferições de *espessuras de pregas cutâneas* visam medir o reservatório de gordura do organismo, já que cerca de 50% desse componente se localiza no subcutâneo. Várias regiões do corpo podem ser aferidas, mas a mais comumente empregada na prática clínica é a *prega cutânea tricipital* (PCT). Nessa aferição, o braço não dominante é fletido a 90 graus e a prega cutânea do terço médio de sua face posterior é medida com um paquímetro específico (adipômetro).

Nesse mesmo local se mede a *circunferência do braço*, empregando-se uma fita métrica. Essa mensuração por si só não oferece grande informação, mas, em combinação com a *prega cutânea tricipital*, permite o cálculo da *circunferência muscular do braço* (CMB) e da *área muscular do braço* (AMB). Estes dois parâmetros, por sua vez, constituem informações importantes do compartimento proteico.

As fórmulas a seguir mostram os cálculos desses parâmetros:

$$CMB = CB - (3,14 \times PCT)$$
$$AMB = (CMB)2 / (4 \times 3,14)$$

O aumento de volume do membro por edema ou qualquer outra infiltração constitui fator de erro, devendo esse fato, portanto, ser levado em consideração na interpretação dessa avaliação.

Métodos Bioquímicos

A dosagem de albumina sérica constitui o parâmetro bioquímico mais utilizado na avaliação nutricional. Favorece, no entanto, interpretações falsas, se não são levados em consideração alguns fatores. Como a albumina é sintetizada no fígado, hepatopatas têm hipoalbuminemia sem que apresentem, necessariamente, desnutrição. Outro aspecto a ser considerado é o seu ciclo entre o extravascular e o intravascular, já que cerca de um terço dessa proteína está no intravascular e, em condições fisiológicas, a cada hora cerca de 5% circulam entre esses compartimentos. Na sepse, devido à permeabilidade capilar aumentada, essa passagem de albumina para o extravascular se intensifica, levando à hipoalbuminemia, sem que obrigatoriamente exista desnutrição. Indivíduos que tiverem grande perda sanguínea e reposição com soluções cristaloides deverão apresentar, durante algum tempo, concentração plasmática de albumina reduzida, sem que tenham, por este fato, desnutrição.

Dosagens de sódio, potássio, cálcio, magnésio e fósforo constituem parâmetros de monitoramento da terapia nutricional e devem ser realizadas a intervalos programados.

NECESSIDADES NUTRICIONAIS

As necessidades nutricionais variam em função de peso, altura e idade. O Quadro 6.4 mostra as necessidades basais de água e de eletrólitos por quilo de peso.

O *gasto energético basal* (GEB), que é o gasto energético do indivíduo em repouso, é classicamente medido pelas equações de Harris-Benedict.[10] As equações – uma

QUADRO 6.4 ▷ Necessidades basais diárias de água e de eletrólitos

Água	25 a 38mL/kg	
Sódio	70 a 105mEq (1,8 a 2,4mg)	
Potássio	50 a 100mEq (1,2 a 3,2mg)	
Cloro	50 a 100mEq (1,8 a 3,5mg)	
Cálcio	40 a 60mEq (800 a 1.200mg)	
Fósforo	25 a 40mmol (800 a 1.200mg)	
Magnésio	Homens	20 a 34mEq (270 a 400mg)
	Mulheres	20 a 25mEq (280 a 300mg)

Fonte: Guerra PP, 2002.[9]

para homens (H) e outra para mulheres (M) – consideram idade (I), peso (P) e altura (A):

$$H = (66,47 + 13,75) \times (P + 5) \times (A - 6,76) \times I$$
$$M = (665,1 + 9,56) \times (P + 1,85) \times (A - 4,68) \times I$$

Outra maneira aproximada de estimar o GEB é considerar como necessidades diárias 25kcal/kg de peso ideal. Em situações de estresse, essas necessidades sobem para 30 kcal/kg de peso ideal. As necessidades proteicas nessas mesmas condições de estresse são de 1,5kcal/kg do peso ideal, o que corresponde a 20% da cota energética. A relação proteína:lipídio:carboidrato deve corresponder a 20:30:50.[11]

SUPORTE NUTRICIONAL

Por que Nutrir o Paciente Cirúrgico?

Para se estabelecer um regime de suporte nutricional em pacientes que vão se submeter a cirurgia, deve-se conhecer as respostas metabólicas ao trauma. A cirurgia, como qualquer trauma, desencadeia uma série de reações, que incluem liberação de hormônios e mediadores inflamatórios. Essa descarga de mediadores na circulação tem impacto significativo no metabolismo, levando à degradação de glicogênio, gordura e proteína, com consequente produção de glicose, ácidos graxos livres e aminoácidos na circulação. O organismo – iniciando o processo de cicatrização mediante a mobilização de substratos, em sua maioria originados dos tecidos muscular e adiposo – necessita de um suporte nutricional que permita a síntese de proteínas de fase aguda – leucócitos, fibroblastos, colágeno e outros elementos – para as áreas lesadas.[11]

QUADRO 6.5 ▶ Pontos-chave para uma boa recuperação pós-operatória

- Evitar jejum pré-operatório longo
- Reintroduzir a dieta pós-operatória o mais precocemente possível
- Integrar a nutrição nos cuidados do paciente
- Atentar para o controle metabólico
- Reduzir fatores de catabolismo e de disfunção intestinal
- Estimular a mobilização precoce

Fonte: Fearon et al., 2005.[12]

Estudos recentes têm demonstrado que várias atitudes, além da mera oferta de nutrientes, influenciam positivamente a recuperação pós-operatória. Dessa maneira, um protocolo de cuidados – *Enhanced Recovery of patients After Surgery* (ERAS)[12] – tem sido apregoado como um dos pilares para uma boa recuperação pós-operatória. Os pontos-chave enfatizados nesse protocolo podem ser vistos no Quadro 6.5.

Via de Nutrição

A via ideal para a administração de nutrientes é a oral. Dessa maneira, há participação de todas as enzimas digestivas, o bolo alimentar é misturado de modo adequado, os alimentos são triturados pela mastigação e o indivíduo tem o prazer de comer. No entanto, nem sempre essa via é possível, conveniente ou suficiente.

Atualmente, a partir da dicotomia *nutrição enteral* × *nutrição parenteral*, existe uma grande gama de opções para a administração de nutrientes. A escolha entre essas alternativas depende das necessidades e das condições clínicas apresentadas, bem como da disponibilidade dos recursos. Discorreremos sobre alguns recursos existentes para o suporte nutricional.

Nutrição Enteral

A nutrição enteral (NE) – tanto sob a forma de suplementação nutricional oral como artificialmente, através de um tubo – permite um aporte através do trato gastrintestinal quando a ingestão natural de alimentos é inadequada. Está indicada no pré-operatório de pacientes em risco nutricional grave, que é definido por, pelo menos, um desses critérios:

1. Perda ponderal > 10% a 15% em 6 meses.
2. IMC < 18,5kg/m².
3. Albumina sérica < 3g% (sem evidência de fatores outros, como sepse, doença hepática ou renal).

Não obstante, mesmo no paciente sem desnutrição evidente, caso se anteveja um período de jejum acima de 7 dias durante o pré e o pós-operatório, bem como naqueles que não ingerem ao menos 60% de suas necessidades nutricionais por mais de 10 dias, o suporte nutricional deve ser iniciado de imediato.[13]

Recomenda-se enfaticamente não esperar o desenvolvimento de desnutrição grave, devendo-se iniciar o suporte nutricional já nos primeiros sinais de risco nutricional.

Constatada a necessidade de suporte nutricional enteral, deve-se definir qual a melhor via de administração. Muitos pacientes, mesmo com suplementação oral, não conseguem receber as cotas de nutrientes adequadamente devido a vários fatores, como anorexia, disfagia e distúrbios da consciência.

Pacientes que estão em jejum pré e pós-operatório ou apresentam distúrbios de motilidade, fístulas e desvios digestivos devem ser avaliados no sentido de se instituir alguma forma de suporte nutricional enteral. Esse suporte, se instituído, poderá satisfazer – mesmo que parcialmente – as necessidades nutricionais existentes. A complementação nutricional, se necessária, poderá ser ofertada sob a forma de nutrição parenteral.

Em pacientes submetidos a intervenção cirúrgica, algumas condições específicas, além dos aspectos puramente nutricionais, têm que ser levadas em consideração para se determinar se o suporte nutricional enteral pode ser benéfico. São elas: integridade anatômica e funcional do tubo digestivo, perspectiva de deterioração frente à doença e convalescença pós-operatória.[7]

Vias de Administração da Nutrição Enteral

Na nutrição enteral são utilizadas a *sonda nasogástrica* (SNG) e a *sonda enteral* (SE).

A SNG é um tubo de cloreto de polivinil (PVC) empregado, geralmente, para aspiração do conteúdo gástrico. Pode ser utilizada também para a infusão de alimentos liquefeitos. Tem como inconvenientes, sobretudo em uso prolongado, a ocorrência de complicações, como otite média, sinusite, refluxo gastroesofágico e úlceras de pressão na asa do nariz. Pode ser utilizada para a administração de dieta quando há indicação de suporte enteral gástrico por curto período, após drenagem gástrica pós-operatória.

A SE tem comprimento que permite sua colocação desde o nariz até além da flexura duodenojejunal. Pode ser de silicone ou de poliuretano. Como é mais maleável que o PVC, vem acompanhada de um guia para evitar que se acotovele e dobre durante a introdução. O mercado oferece algumas SE com um peso na ponta, para permitir a sua migração distal pelo peristaltismo.

A SNG, por ter calibre maior, tem menos tendência à obstrução. As diferenças de composição e dimensões entre a SNG e a SE devem ser levadas em conta na escolha, embora geralmente se opte pela SE quando se utiliza a sonda com o objetivo específico de administrar nutrientes.

A colocação da SE ou da SNG deve ser precedida pela explicação, ao paciente, da necessidade do procedimento e da técnica de inserção – uma vez que a introdução depende muito, como veremos adiante, de sua colaboração em virtude do desconforto causado pelo ato. Deve-se medir, com a própria sonda, as distâncias do lóbulo da orelha à ponta do nariz e deste ao apêndice xifoide. Essa distância corresponde ao trajeto a ser feito pela sonda desde a narina até a cárdia. Acrescentam-se a essa medida 30cm, 50cm ou 70cm, dependendo do posicionamento desejado: no estômago, no duodeno ou no jejuno, respectivamente. Se o paciente tiver condições de cooperar, utiliza-se um copo de água a ser ingerido durante a passagem. Deve-se retirar o guia da sonda, injetar um gel (pode ser lidocaína) no seu lúmen e, então, reintroduzi-lo. Essa lubrificação permite que se consiga retirar o guia após a introdução da sonda no paciente. O paciente pode se manter sentado ou em decúbito dorsal. Deve-se introduzir gel de lidocaína através da narina escolhida, enquanto o paciente, tapando a outra narina, aspira o gel, com o intuito de fazê-lo escoar através de toda a faringe. Ao sentir o gosto amargo do gel na orofaringe, o paciente deve, então, engoli-lo. Dessa maneira, o trajeto ficará previamente lubrificado e anestesiado e o operador não ficará com as luvas sujas de lubrificante, o que atrapalharia o seu trabalho. Após cerca de 1 minuto, a sonda deve ser introduzida de maneira delicada, mas firme, na narina anestesiada. Quando o paciente perceber que a sonda está na garganta, deve-se recuá-la um pouco e oferecer um gole de água. O paciente deve reter a água na boca e deglutí-la sob o comando do operador que, simultaneamente, progride com a sonda. Dessa maneira, a sonda tenderá a ser direcionada para a laringofaringe e não para a laringe.

Quando se trata de SE, após a passagem da sonda o guia é retirado. Se houver resistência à sua saída, deve-se fazer um movimento de torção axial durante a tração. Caso ainda não se consiga retirá-lo, deve-se recuar a SE progressivamente até o ponto em que se consiga retirar o guia. Nesse caso, a SE deverá ser reintroduzida depois até a posição em que se planejara deixá-la. Ao final, testa-se a permeabilidade da sonda injetando-se 20mL de ar. Nessa mesma oportunidade, ausculta-se o mesogástrio durante a injeção e aspiração de ar para se ter certeza da sua chegada aos segmentos abdominais do tubo digestivo. A sonda deve ser fixada com esparadrapo à face ou à testa do paciente. Para tanto, a pele local deve ser desengordurada com álcool ou éter. Se há interesse na progressão da SE distalmente ao piloro, além de se fazer a introdução suficiente da sonda, deve-se posicionar o paciente em decúbito lateral direito e administrar uma substância pró-cinética, como metoclopramida. Isso só será possível se a SE tiver um peso na ponta. Mesmo assim, nem sempre se consegue essa progressão além do piloro. Nesse caso, a colocação poderá ser feita por endoscopia.

A *gastrostomia* é um procedimento cirúrgico em que se insere um tubo, através de incisão na parede abdominal, diretamente no estômago. Em pacientes que recebem nutrição por SNG ou SE por mais de 4 a 6 semanas, recomenda-se a sua realização.[14] Essa indicação deve levar em consideração a doença de base do paciente. Alguns pacientes com doenças neurológicas de reversão improvável, como, por exemplo, esclerose amiotrófica lateral e paralisia de pares cranianos baixos por tumores, podem ter sua gastrostomia antecipada. Por outro lado, pacientes com fístulas digestivas e peritonite, com consequentes aderências viscerais no abdome, devem ter essa indicação bem ponderada. A assistência endoscópica para esse procedimento foi descrita há 30 anos.[15,16] Esse recurso, a *gastrostomia endoscópica percutânea*, atualmente com *kits* específicos disponíveis no mercado para esse fim, tem sido aplicado de maneira mais simples, até mesmo em leito de UTI.

A *jejunostomia* é um procedimento semelhante à *gastrostomia*, realizado na porção proximal do jejuno. Tem como vantagem maior evitar a regurgitação e consequente broncoaspiração.[17]

Em portadores de fístulas digestivas, a nutrição enteral pode ser feita, em alguns casos, através do próprio orifício fistuloso. Desse modo, uma sonda é introduzida e posicionada no tubo digestivo a jusante da fístula. Esse acesso é denominado *fistulóclise*.[18]

Nutrição Parenteral

A nutrição parenteral (NP) deve ser instituída sempre que, havendo indicação de suporte nutricional, as vias oral e enteral sejam insuficientes ou contraindicadas. As situações mais importantes relacionadas com a cirurgia em que a NP se impõe são obstrução intestinal, fístulas digestivas de alto débito e isquemia intestinal.[13] Entenda-se por obstrução intestinal também a sua forma funcional – o íleo paralítico (ou adinâmico) –, tão comum em pós-operatório de cirurgias abdominais e em peritonites.

A NP consiste na administração de nutrientes diretamente na corrente sanguínea através de um cateter. Atualmente, a maioria das formulações consiste em uma mistura única de aminoácidos, glicose, lipídios, sódio, potássio, cloro, fosfato de magnésio e cálcio, além de vitaminas e elementos-traços.

Vias de Administração da Nutrição Parenteral

A administração de nutrição parenteral pode ser feita através da veia central ou da veia periférica.

• Veia central

As soluções de NP, devido à sua alta osmolaridade e consequente efeito irritante sobre o endotélio venoso, são geralmente administradas numa veia central. A posição do cateter em "veia central" refere-se à localização de sua ponta na veia cava superior.[19] Não obstante, é aceita, embora com controvérsias, a localização da ponta do cateter no átrio direito.[20] Essa via vem sendo utilizada rotineiramente em nutrição parenteral com sucesso há mais de 4 décadas, com ganho ponderal e balanço nitrogenado positivo.[21] Desde então, vem sendo empregada em adultos de maneira rotineira.

O cateter utilizado para a infusão da NP deve ser exclusivo para esse fim. Em caso de cateteres com mais de um lúmen, um desses lúmens deve ser reservado exclusivamente para a NP. Essa exclusividade tem por finalidade evitar a manipulação e consequente contaminação do meio altamente nutritivo dessas soluções.

• Veia periférica

Soluções contendo até 10% de glicose, 3% de aminoácidos e com osmolaridade de até 900mOsm/L podem ser administradas em veia periférica.[19] À semelhança de outros acessos venosos periféricos, esses cateteres devem ser trocados a cada 72 horas[22] e, de modo análogo à NP em veia central, deve ser exclusivo para a administração dessa solução. O uso dessa via de administração de NP também deve ser limitado a, no máximo, 10 dias, em virtude de sua limitação na oferta de nutrientes. Outro aspecto a ser levado em consideração é o maior volume de água a ser administrado nes-

ses casos, que poderá ser contraindicado em algumas situações clínicas associadas, como insuficiência renal ou insuficiência cardíaca.[19]

Desse modo, a NP em veia periférica estará indicada nos casos em que a instalação do cateter venoso central for contraindicada ou quando a NP for necessária por curto período de tempo.

QUADRO 6.6 ▶ Necessidades diárias de vitaminas por via parenteral

Tiamina (B$_1$)	6mg
Riboflavina (B$_2$)	3,6mg
Niacina (B$_3$)	40mg
Ácido fólico	600mg
Ácido pantotênico	15mg
Piridoxina (B$_6$)	6mg
Cianocobalamina (B$_{12}$)	5mg
Biotina	60mg
Ácido ascórbico (C)	200mg
Vitamina A	3.300UI
Vitamina D	200UI
Vitamina E	10UI
Vitamina K	150mg

Fonte: Mirtallo et al., 2004.[23]

QUADRO 6.7 ▶ Necessidades diárias de elementos-traços em adultos em nutrição parenteral

Elemento-traço	Ingestão habitual
Crômio	10 a 15mg
Cobre	0,3 a 0,5mg
Ferro	1 a 1,2mg
Manganês	0,2 a 0,3mg
Selênio	20 a 60mg
Zinco	2,5 a 5mg
Molibdênio	20mg
Iodo	100mg
Flúor	1mg

Fonte: Mirtallo et al., 2004.[23]

Complicações da Nutrição Parenteral

As complicações da NP são divididas em mecânicas, infecciosas e metabólicas.

• Complicações mecânicas

Constituem as eventuais lesões causadas pelo cateter. Em sua maioria, ocorrem durante a inserção, como pneumotórax, hemotórax, lesão arterial, lesão de vaso linfático (fístula linfática e quilotórax), lesão de nervos (vago, frênico e gânglio simpático cervical), arritmia cardíaca e perfuração cardíaca. Algumas lesões ocorrem tardiamente com o uso prolongado do cateter e da infusão da NP, como trombose e estenose das grandes veias.

• Complicações infecciosas

A grande maioria tem como porta de entrada o cateter venoso. A contaminação do cateter pode se dar através do seu lúmen, pela pele ou a partir de outro foco séptico. Outra causa de sepse é a contaminação da solução durante sua manipulação farmacêutica.[22]

• Complicações metabólicas

As complicações metabólicas relacionadas com a NP são hiperglicemia, hipoglicemia, hiperlipidemia, hipercapnia, síndrome de realimentação, distúrbios ácido-básicos, complicações hepáticas, intoxicação por manganês e doença óssea metabólica.

A hiperglicemia é a mais frequente dessas complicações. Várias condições, como estresse, favorecem o seu surgimento. Os mecanismos, muito coexistentes nessas condições, incluem aumento da neoglicogênese, da glicogenólise e da resistência à insulina.

A manutenção da glicemia em até 110mg% nos pacientes críticos já se mostrou eficaz em reduzir a mortalidade, a necessidade de diálise e o tempo de ventilação mecânica.

A hiperglicemia em pacientes que recebem NP está associada a mau prognóstico, independentemente da gravidade e do fato de o paciente ser ou não diabético. A mortalidade é significativamente alta quando a glicemia supera 180mg%.[24] Não obstante, o controle da glicemia entre 110mg% e 150mg% em pacientes críticos não se mostrou benéfico, em outra revisão sistemática, por não influir na mortalidade e aumentar em seis vezes o risco de hipoglicemia.[25]

As complicações hepáticas podem ser atribuídas a fatores distintos, como falta de estímulo enteral para o fígado, componentes da própria NP ou ausência de alguns nutrientes. Não obstante, a própria doença de base pode contribuir para esse dano hepático.[26]

A síndrome de realimentação ocorre em indivíduos desnutridos submetidos a uma oferta nutricional (parenteral, enteral ou mesmo oral). Esse distúrbio manifesta-se principalmente pelo déficit de fosfato, potássio, magnésio e vitaminas, bem como por alterações do metabolismo dos carboidratos.[27] Com a reintrodução dos macronutrientes, as escassas reservas de alguns eletrólitos são mobilizadas para o anabolismo, desencadeando esse distúrbio. Embora tenha sido primeiramente descrita como entidade em 1981,[28] a hipofosfatemia já havia sido relatada em usuários de NP 10 anos antes.[29]

REFERÊNCIAS

1. Studley HO. Percentage of weight loss: a basic indicator of surgical risk in patients with chronic peptic ulcers. JAMA 1936; 106:458.

2. Butterworth Jr CE. The skeleton in the closet. Nutrition Today 1974; 9:4-8.

3. McWhirter JP, Pennington CR. Incidence and recognition of malnutrition in hospital. BMJ 1994; 308:945-8.

4. Elia M, Zellipour L, Stratton RJ. To screen or not to screen for adult malnutrition? Clinical Nutrition 2005; 24:867-84.

5. Kondrup J, Allison SP, Elia M et al. ESPEN Guidelines for Nutrition Screening 2002. Clinical Nutrition 2003; 22(4): 415-21.

6. Detsky AS, McLaughlin JR, Baker JP et al. What is subjective global assessment of nutritional status? JPEN 1987; 11(1):8-13.

7. Gur AS, Atahan K, Aladag I et al. The efficacy of nutriton risk screening – 2002 (NRS 2002) to decide on the nutritional support in general surgery patients. Bratisl Lek Listy 2009; 110(5):290-2.

8. Vellas B, Guigoz Y, Garry PJ et al. The Mini Nutritional Assessment (MNA) and its use in grading the nutritional state of elderly patients. Nutrition 1999; 15:116-22.

9. Guerra PP. Protocolos de suporte nutricional parenteral e enteral. 2. es. Rio de Janeiro: Editora Águia Dourada, 2002.

10. Frankenfield DC, Muth ER, Rowe WA. The Harris-Benedict studies of human basal metabolism: history and limitations. Journal of the American Dietetic Association 1998; 98(4):439-45.

11. Braga M, Ljungqvist O, Soeters P et al. ESPEN Guidelines on Parenteral Nutrition: Surgery. Clinical Nutrition 2009; 28:378-86.

12. Fearon KC, Ljungqvist O, von Meyenfeldt M et al. Enhanced recovery after surgery: a consensus review of clinical care for patients undergoing colonic resection. Clin Nutr 2005; 24:466-77.

13. Weimann A, Braga M, Harsanyi L et al. ESPEN Guidelines on Enteral Nutrition: Surgery including Organ Transplantation. Clinical Nutrition 2006; 25:224-44.

14. Stroud MA. Am J Nutr 2003; 78(3):376-82. PUBMED – MEDLINE PMID: 12936918.

15. Hashiba K. Técnica de abertura de gastrostomia sob controle e manipulação endoscópica. Rev Paul Med 1980; 95(1-2):37-8.

16. Gauderer MW, Ponsky JL, Izant RJ. Gastrostomy without laparotomy: a percutaneous endoscopic technique. J Pediatr Surg 1980; 15(6):872-5.

17. Waitzberg DL, Plopper C, Terra RM. Access routes for nutrition therapy. World J Surg 2000; 24:1468-76.

18. Teubner A, Farrer K, Ravishankar H, Anderson I, Scott N. Fistuloclysis can successfully replace parenteral feeding in thenutritional support of patients with enterocutaneous fistulas. Br J Surg 2004;31:625–631

19. Gura KM. Is there still a role for peripheral parenteral nutrition? Nutrition in Clinical Practice 2009; 24(6):709-17.

20. Vesely. Central venous catheter tip position: A continuing controversy. J Vasc Intern Radiol 2003 May:14(5):527-34.

21. Wilmore DW, Dudrick SJ. Growth and development of an infant receiving all nutrients by vein. JAMA 1968; 203(10):1860-4.

22. O'Grady NP, Alexander M, Dellinger EP. Guidelines for the prevention of intravascular catheter-related infections. August 9, 2002/51(RR10);1-26.

23. Mirtallo J, Johnson D, Kumpf V et al. Task Force for the Revision of Safe Practices for Parenteral Nutrition. JPEN 2004; 28(6):S39-S70.

24. Kumar PR, Crotty P, Raman M. Hyperglycemia in hospitalized patients receiving parenteral nutrition is associated with increased morbidity and mortality: a review. Gastroenterology Research and Practice Volume 2011, Article ID 760720, 7 pages DOI:10.1155/2011/760720.

25. Griesdale DEG, Souza de RJ, van Dam RM et al. Intensive insulin therapy and mortality among critically ill patients: a meta-analysis including NICE-SUGAR study data. Canadia Med Ass J 2008; 180(8):821-7.

26. Moreno Villares JM. Complicaciones hepáticas asociadas al uso de nutrición parenteral. Nutr Hosp 2008; 23(Supl. 2):25-33.

27. Fernández López MT, López Otero MJ, Álvarez Vázqueza P et al. Síndrome de realimentación. Farm Hosp 2009; 33(4):183-93.

28. Weinsier RL, Krumdieck CL. Death resulting from overzealous total parenteral nutrition: the refeeding syndrome revisited. The American Journal of Clinical Nutrition 1981; 34:393-9.

29. Travis SF, Sugerman HJ, Ruberg RL et al. Alterations of red-cell glycolytic intermediates and oxygen transport as a consequence of hypophosphatemia in patients receiving intravenous hyperalimentation. N Engl J Med 1971; 285:763-8.

Distúrbios Hidroeletrolítico e Ácido-Básico

INTRODUÇÃO

O corpo humano é constituído por cerca de 60% de água, distribuída em proporções diferentes nos espaços extracelular, intracelular e intersticial.[1] A água corporal tem grande relevância no organismo não só pela sua quantidade, mas também por ser responsável direta pelo equilíbrio hidroeletrolítico entre os compartimentos corporais e por servir de substrato para as reações químicas do organismo.

Do ponto de vista cirúrgico, a água corporal torna-se ainda mais importante, uma vez que suas perdas e ganhos durante o estresse cirúrgico devem ser medidos, analisados e corrigidos, quando necessário, durante o pré, per e pós-operatório, visando ao máximo a homeostase corporal.

DISTRIBUIÇÃO DA ÁGUA CORPORAL

A água corporal corresponde a 50% a 60% do peso corporal, estando em maior proporção em indivíduos magros e crianças (Figura 7.1). Desse total, 40% encontram-se no líquido intracelular (LIC) e 20% no líquido extracelular (LEC) (Figura 7.2). Desses, 5% encontram-se no meio intravascular e 15% no meio intersticial (Figura 7.3).[2,6,8]

Uma pequena porcentagem ainda é encontrada nos espaços transcelulares, como peritônio, pleura, articulações e liquor. Os dois últimos perfazem juntos cerca de 1% a 3% da água corporal total.[2] Em situações especiais (traumas e cirurgias) encontramos água no que denominamos "terceiro espaço"; nesses locais, em situações de equilíbrio, não se encontra excesso de líquido.

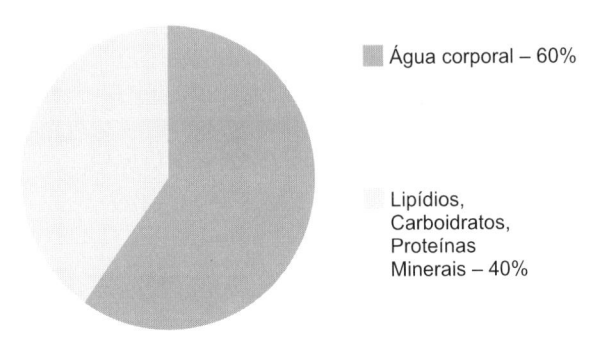

Água corporal – 60%

Lipídios, Carboidratos, Proteínas Minerais – 40%

FIGURA 7.1 ▶ Composição corporal.

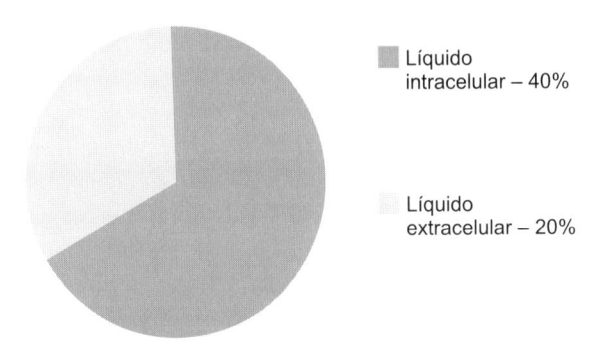

Líquido intracelular – 40%

Líquido extracelular – 20%

FIGURA 7.2 ▶ Distribuição de água corporal.

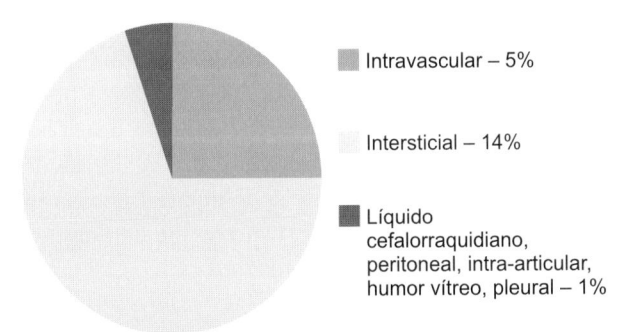

Intravascular – 5%

Intersticial – 14%

Líquido cefalorraquidiano, peritoneal, intra-articular, humor vítreo, pleural – 1%

FIGURA 7.3 ▶ Distribuição do líquido extracelular.

COMPOSIÇÃO ELETROLÍTICA DOS COMPARTIMENTOS CORPORAIS

O LIC tem em sua composição principalmente potássio (K), fosfato (PO_4^-) e proteínas, sendo esses dois íons, juntamente com as proteínas, os principais responsáveis pela osmolaridade desse meio.[1,3]

O LEC, por sua vez, é composto principalmente de sódio (Na^+), cloro (Cl^-) e bicarbonato (HCO_3^-). Desses, o sódio é o grande responsável pela manutenção do volume extracelular, uma vez que sua movimentação entre os espaços é acompanhada pela movimentação da água no mesmo sentido.[3]

A água transita livremente através das membranas que separam os espaços corporais, porém os solutos são impermeáveis. Esse trânsito da água é fundamental para manter a homeostase entre os compartimentos.

DISTÚRBIOS NA ÁGUA CORPORAL

Desidratação

Trata-se da diminuição da quantidade total de água do organismo. Analisando-se a tonicidade do LEC, a desidratação pode ser classificada como isotônica, hipotônica e hipertônica. Avaliando-se a perda de água e o quadro clínico do paciente, a desidratação também pode ser classificada em leve, moderada e grave, de acordo com a perda de peso equivalente a 5%, entre 5% e 10% e acima de 10%, respectivamente.[4]

A desidratação tem como principais causas diarreias, vômitos, sangramento, excesso de perdas insensíveis, poliúria e ingestão insuficiente de água, entre outras. Clinicamente, o paciente apresenta-se com sede, pele e mucosas ressecadas, oligúria, taquicardia, hipotensão postural, febre e até mesmo obnubilação. Laboratorialmente, ocorre aumento de hematócrito e de hemoglobina, das escórias nitrogenadas e de creatinina.

O tratamento da desidratação baseia-se na reposição adequada do líquido perdido, independentemente de se tratar de desidratação iso, hiper ou hipotônica. Nas desidratações leves, com o trato gastrintestinal (TGI) íntegro, deve-se fazer uso, preferencialmente, da via oral para a reposição de fluidos perdidos. Nas desidratações moderadas e graves a reposição de líquidos por via intravascular torna-se necessária. A escolha do fluido de reposição depende da tonicidade do LEC.

Nas desidratações isotônicas (retração isotônica do LEC), a reposição deve ser feita com líquidos isotônicos como solução fisiológica e soro lactato de Ringer.

Nas desidratações hipotônicas leves também são usadas soluções isotônicas, porém em caso de Na^+ plasmático abaixo de 120mEq/L deve-se fazer uso de soluções hipertônicas como NaCl a 3%. Nas desidratações hipertônicas a solução de escolha deve ser hipotônica, como NaCl a 0,45% e/ou glicose a 5%, com o cuidado de não corrigir demasiadamente rápido a hipernatremia nesses tipos de desidratação.

A reposição volêmica em pacientes desidratados deve ser acompanhada de monitoração rigorosa de eletrólitos e do volume de diurese. A reposição deve ser mantida até a estabilização clínica e após isso programada a fase de manutenção segundo as necessidades corporais, que deve ser mantida até a correção do quadro precipitante da desidratação.

Hiperidratação

A hiperidratação se dá ou por excesso na oferta de líquidos (oral e/ou venoso) ou por excreção ineficaz de líquido corporal. Em pacientes submetidos a procedimento cirúrgico essas duas condições acontecem com bastante frequência, isolada ou conjuntamente, agravando ainda mais os quadros congestivos.

A hiperidratação apresenta-se na prática clínica de três formas: isotônica, hipotônica ou na forma hipertônica, levando-se em consideração a tonicidade do líquido acumulado.[1]

Na *hiperidratação isotônica* há aumento do LEC, sendo mais comumente vista em pacientes portadores de doença hepática crônica, insuficiência cardíaca e insuficiência renal. Nesses casos, o líquido acumulado restringe-se ao espaço extracelular. Esses pacientes geralmente apresentam edema periférico, congestão pulmonar, ascite, diminuição do débito urinário, desconforto respiratório e aumento do peso corporal.

Laboratorialmente evidenciamos hemodiluição sanguínea com diminuição de hematócrito e hemoglobina, além da osmolaridade sanguínea. Evidencia-se também a hemodiluição do sódio, caracterizada por sódio sérico baixo, porém com sódio corporal total normal.

Para tratamento desses quadros a causa de base deve ser prontamente identificada e tratada. Além disso, a restrição da oferta hídrica, o uso criterioso de diurético e a restrição da ingestão de sal são os pilares do tratamento. Nos casos mais graves, com comprometimento cardíaco e/ou pulmonar, a necessidade de diálise deve ser avaliada.

Na *hiperidratação hipotônica*, causada normalmente pela infusão venosa de soluções hipotônicas em pacientes com função renal diminuída, verificamos não só a expansão do LEC, mas também acúmulo de líquido no espaço intracelular, o que não acontece nos casos de excesso de água isotônica.

Os pacientes portadores de comorbidades, como insuficiência cardíaca, insuficiência renal, doença hepática e neoplasia, que são submetidos a tratamentos cirúrgicos e recebem grande quantidade de solução hipotônica, apresentam com frequência esse tipo de hiperidratação.

O quadro clínico apresenta-se com ganho de peso, astenia, edema periférico e diminuição da diurese. Laboratorialmente, a queda do nível sérico de sódio é bastante acentuada, apesar de a quantidade de sódio corporal total permanecer inalterada.

O tratamento visa basicamente às medidas para excreção do excesso de líquido hipotônico e restrição da oferta. A correção do sódio deve ser criteriosa, uma vez que a subida rápida do sódio pode desencadear sua sobrecarga com consequências neurológicas.

A *hiperidratação hipertônica* acontece, na maioria das vezes, por administração excessiva de líquidos hipertônicos em procedimentos cirúrgicos e/ou realização de exames (preparo de cólon e cirurgia urológica), não sendo um distúrbio visto comumente na prática médica diária.

DISTÚRBIOS DO SÓDIO

O sódio é o cátion mais prevalente no LEC e o maior responsável pela osmolaridade desse meio. É muito importante para a manutenção do equilíbrio hidroeletrolítico e participa ativamente na transmissão de impulsos nervosos e na mecânica muscular.

A concentração sérica de sódio está em torno de 135 a 145mEq/L, tendo o organismo necessidades diárias de 1 a 2mEq por quilo de peso corporal para manutenção dessa concentração.[5,6] A ingestão insuficiente de sódio e a perda exagerada desse íon caracterizam, respectivamente, a hiponatremia (sódio abaixo de 135mEq/L) e a hipernatremia (sódio acima de 145mEq/L).[1,3,6]

Hiponatremia

A hiponatremia é um distúrbio eletrolítico comum em pacientes hospitalizados. Tem como causas principais a perda excessiva de sódio, a retenção hídrica ou a associação de ambas as condições. Entre elas, a sobrecarga hídrica apresenta-se como a principal causa (Quadro 7.1).

Apesar da frequência da hiponatremia laboratorial, a presença de sintomas clínicos ligados à hiponatremia geralmente aparece quando o nível sérico de sódio encontra-se abaixo de 120mEq/L.[3] A velocidade de instalação da hipo-

QUADRO 7.1 ▶ Principais causas de hiponatremia

Insuficiência cardíaca
Cirrose hepática
Síndrome nefrótica
Insuficiência renal
Hipotireoidismo
Deficiência de corticosteroides
Síndrome da secreção inapropriada de hormônio antidiurético (SIHAD)
Diuréticos
Vômitos/diarreia
Polidipsia primária
Pseudo-hiponatremia:
    Hipertrigliceridemia
    Hipercolesterolemia
    Hiperproteinemia (mieloma múltiplo)

natremia e a idade do paciente corroboram para o aparecimento dos sintomas. Assim, pacientes com hiponatremia de instalação rápida e pacientes idosos são propensos a apresentar mais rapidamente os sintomas dessa doença.

O quadro clínico é basicamente neurológico; o paciente apresenta desde leves alterações de comportamento até quadros de coma profundo. Nesse ínterim, náuseas, vômitos e convulsões podem ser diagnosticados.

A hiponatremia pode apresentar-se de três formas: com volume extracelular normal, com volume extracelular diminuído e com volume do líquido extracelular aumentado.[7]

Quando o volume extracelular encontra-se dentro da normalidade, sugere o diagnóstico de hipotireoidismo, deficiência de corticosteroides e síndrome da secreção inapropriada de hormônio antidiurético (SIHAD). Além disso, os níveis de glicose, triglicerídios e proteínas devem ser medidos, pois quando elevados são causas de hiponatremia que, na verdade, trata-se de pseudo-hiponatremia, uma vez que o excesso dessas partículas causa alteração na concentração da água plasmática.

A hiponatremia com LEC diminuído ocorre normalmente por perdas gastrintestinais, traumas e distúrbios renais. Diante de sódio urinário abaixo de 20mEq/L temos as perdas extrarrenais como a principal causa.[7]

A hiponatremia acompanhada de LEC aumentado é encontrada em estados hipervolêmicos e os pacientes normalmente estão edematosos. Esse tipo de hiponatremia é comumente visto em pacientes portadores de insuficiência cardíaca, cirróticos e em pacientes com doenças renais crônicas.

O tratamento da hiponatremia depende de sua gravidade e da presença de sintomas, levando-se em consideração ainda se a instalação da hiponatremia é aguda ou crônica. Em pacientes sintomáticos com hiponatremia de instalação aguda, a restrição hídrica associada ao uso de diuréticos, assim como a correção lenta do sódio, é o tratamento a ser instituído. Para a correção do sódio segue-se a seguinte fórmula:

$$Na^+ (mEq) = (Na^+ \text{ desejado} - Na^+ \text{ encontrado}) \times \text{peso (kg)} \times 0,6^4$$

Nos quadros agudos, o nível sérico de sódio deve ser elevado preferencialmente até 125mEq/L e nos casos crônicos apenas até 120mEq/L. A solução de escolha normalmente é a solução de NaCl$^-$ a 3%. Ressalta-se a importância de não elevar os níveis de sódio acima de 12mEq/L em 24 horas para minimizar os riscos de mielinólise pontina.[4]

Hipernatremia

A hipernatremia caracteriza-se por nível sérico de sódio acima de 145mEq/L.[4,7] É menos comum na prática médica se comparada à hiponatremia, acometendo apenas cerca de 1% dos pacientes internados.[9] Acompanha-se normalmente de hiperosmolariade e tem como principal causa a perda excessiva de água corporal (Quadro 7.2).

O quadro clínico apresenta-se normalmente com sintomatologia neurológica, assim como na hiponatremia. O paciente pode apresentar desde quadros de irritabilidade até torpor e coma. Podem acompanhar-se ainda de quadros de sangramento e/ou tromboembolismo.

Laboratorialmente temos um paciente com osmolaridade sanguínea elevada (Osm acima de 300mOsm/kg).[7] O nível de sódio na urina fornece informações importantes sobre a causa da hipernatremia. Diante de sódio urinário abaixo de 10mEq/L, a perda de líquido livre aparece como principal causa. Por outro lado, sódio urinário acima de 20mEq/L sugere que a perda renal de líquido corporal seja a causa da hipernatremia.[3]

QUADRO 7.2 ▶ Principais causas de hipernatremia

Diabetes insípido (central e nefrogênico)

Diuréticos de alça

Manitol/hiperglicemia

Vômitos/drenagem nasogástrica

Fístulas entéricas

Queimaduras

Excesso de bicarbonato de sódio/cloreto de sódio

Lítio

Afogamento em água salgada

Diálise hipertônica

Síndrome de Cushing

O tratamento baseia-se na correção da concentração do LEC com administração de soluções hipotônicas (soro glicosado a 5%) se o paciente encontra-se estável hemodinamicamente. Caso apresente instabilidade hemodinâmica, a expansão volêmica deve ser feita com solução fisiológica a 0,9%. O cálculo do volume de água necessária para a correção do déficit de sódio é estimada pela seguinte fórmula:

Déficit de água (L) = peso (kg) × 0,6 × (Na$^+$ − 140/140)[4]

Por esse cálculo estima-se a quantidade de água a ser ofertada por via venosa para correção do sódio até uma concentração sérica de 140mEq/L.

Na hipernatremia, assim como acontece em casos de hiponatremia, o sódio deve sofrer correção lenta para evitar distúrbios neurológicos. A correção de redução do sódio não deve ultrapassar 10mEq/L em 24 horas.[9]

Para casos de hipernatremia causados por distúrbios do hormônio antidiurético (ADH) (diabetes insípido) os análogos sintéticos do ADH (DDAVP) podem ser utilizados por via venosa, via subcutânea ou ainda na forma de *spray* nasal, com boa resposta clínica.

DISTÚRBIOS DO POTÁSSIO

O potássio (K$^+$) tem sua maior concentração no meio intracelular, sendo o principal cátion desse meio. Os distúrbios envolvendo o potássio são bastante frequentes na prática médica diária e os casos de hiper e hipopotassemia graves representam uma urgência médica.

Os níveis séricos normais de potássio encontram-se entre 3,5 e 5mEq/L.[1,8] Níveis abaixo de 3,5mEq/L caracterizam a hipopotassemia e acima de 5mEq/L, a hiperpotassemia. Entre as suas funções, a mais importante é participar do potencial de membrana.

Hipopotassemia

A hipopotassemia (K$^+$ abaixo de 3,5mEq/L) normalmente é assintomática.[4] Em casos graves (K$^+$ abaixo de 3mEq/L) o paciente queixa-se de astenia, parestesias e pode desenvolver arritmias cardíacas, e mesmo evoluir para parada cardíaca em fibrilação ventricular. Em pacientes cirúrgicos encontra-se entre as principais causas de íleo adinâmico prolongado (Quadro 7.3).

O tratamento deve ter como princípios a identificação e a correção da causa da hipopotassemia. Para pacientes assintomáticos com potássio acima de 3mEq/L a reposição oral é suficiente e deve ser feita com xarope de KCl a 6% (3 a 5mEq/kg/dia). Em casos de hipopotassemia grave, a reposição deve ser feita por via venosa.

QUADRO 7.3 ▶ Principais causas de hipopotassemia

Alcalose
Hiperinsulinemia
Vômitos/diarreia
Síndrome de Cushing
Hidroclorotiazida
Furosemida
Agonistas beta-2-adrenérgicos
Intoxicação por bário/tolueno
Paralisia periódica hipopotassêmica
Fístulas entéricas
Adenoma viloso
Hiperplasia suprarrenal
Cetoacidose diabética
Acetazolamida
Ureterossigmoidostomia
Síndrome de Bartter
Síndrome de Gitelman
Hipomagnesemia
Pseudo-hipopotassemia:
    Leucocitose acentuada
    Plaquetose acentuada

Empiricamente, as reposições de 40 a 60mEq são utilizadas por via venosa e podem ser repetidas conforme controle laboratorial do nível sérico de potássio. Essa reposição não deve exceder a 30 a 40mEq/hora.[3] O acompanhamento laboratorial rigoroso do potássio sérico se faz necessário.

Pacientes cirróticos e que usam digitálicos devem ser tratados mais rapidamente e de maneira eficaz, pois são mais suscetíveis a complicações causadas pela hipopotassemia.

Hiperpotassemia

A hiperpotassemia caracteriza-se pelo aumento do potássio extracelular (K^+ acima de 5mEq/L), visto que o potássio do LIC não pode ser mensurado. A hiperpotassemia pode ser classificada como leve, moderada ou grave com base no nível de potássio sérico, respectivamente, entre 5 e 5,5, 5,5 e 7, e acima de 7mEq/L.[1]

As complicações mais graves da hiperpotassemia são as arritmias cardíacas, que podem evoluir para parada cardíaca em assistolia. Os sintomas mais moderados incluem fadiga muscular, parestesias, íleo paralítico e até paralisia flácida.

Entre as causas frequentes de hiperpotassemia, tendo a insuficiência renal como a principal, consideram-se a acidose metabólica, o uso de substâncias ou medicamentos (espironolactona, aminoglicosídios, antibióticos), traumas graves, doença de Addison, queimaduras, esmagamentos e hemotransfusão (Quadro 7.4).

QUADRO 7.4 ▶ Causas mais comuns de hiperpotassemia

Acidose metabólica/respiratória
Hipoinsulinemia
Hiperglicemia
Lise celular (hemólise, esmagamento)
Intoxicação por digital
Exercício exaustivo
Insuficiência renal
Inibidores da enzima conversora da angiotensina (IECA)
Anti-inflamatórios não esteroides (AINE)
Heparina
Succinilcolina
Espironolactona/amilorida
Ureterojejunostomia
Hipocortisolismo

Ressalta-se ainda a possibilidade do diagnóstico de pseudo-hiperpotassemia em situações de leucocitose acentuada (leucemia), trombocitose e hemólise *in vitro* e em casos de coleta de amostra sanguínea de maneira inadequada.

O tratamento deve ser dirigido para pronta correção da causa da hiperpotassemia e condutas para prevenção de arritmias cardíacas. Para a normalização do nível sérico de potássio utilizam-se glicoinsulinoterapia, bicarbonato de sódio (acidose) e beta-2 agonista (fenoterol) e resina de troca iônica (poliestirenossulfonato de cálcio – Sorcal®). Para a proteção do músculo cardíaco utiliza-se o gluconato de cálcio. Nas hiperpotassemias não emergenciais, os diuréticos de alça e o uso de resina de troca iônica são as medidas de escolha, além do tratamento da causa da hiperpotassemia.

Em casos refratários ao tratamento medicamentoso a diálise se torna imperiosa diante de casos graves de hiperpotassemia.

DISTÚRBIOS DO CLORO

O cloro (Cl^-) encontra-se em maior concentração no LEC e é o íon que garante a neutralidade de cargas nesse meio. Suas variações normalmente acompanham as variações do sódio e seu nível sérico normal encontra-se entre 95 e 105mEq/L.[1]

Hipocloremia

A hipocloremia caracteriza-se por cloro sérico abaixo de 90 mEq/L e tem como principais causas as perdas para o meio externo na forma de vômitos ou aspiração gástrica prolongada; além disso, pacientes com dietas restritas em sal também podem desenvolver esse distúrbio.

O quadro clínico baseia-se principalmente em íleo paralítico e hipotensão arterial por adinamia de fibras musculares lisas. A hipocloremia geralmente acompanha os casos de hiponatremia e, em casos de perdas gástricas (vômitos, SNG), acompanha-se de alcalose metabólica (perda concomitante de H$^+$). A correção da volemia com solução fisiológica a 0,9% nesses casos restaura o nível sérico de cloro.

A hipocloremia dilucional é tratada com restrição de líquidos e, em casos mais acentuados (Cl$^-$ abaixo de 80mEq/L), o uso de diuréticos está bem indicado.

Hipercloremia

A hipercloremia normalmente acompanha a hipernatremia. Suas causas são basicamente as mesmas do excesso de sódio, como desidratação e excesso de infusão de soluções contendo cloro em pacientes com insuficiência renal. Deve haver tratamento específico em casos de Cl$^-$ sérico com níveis acima de 125mEq/L.[1]

O tratamento mediante a correção da hipernatremia traz os níveis séricos de cloro para os valores normais e em casos graves o uso de glicose a 5% para diluição do espaço extracelular geralmente corrige a hipercloremia.

DISTÚRBIOS DO CÁLCIO

O cálcio (Ca^{++}) é encontrado principalmente na composição óssea (99% de seu total corporal), restando apenas uma pequena parte livre ou ligada à albumina.[3] Dessa pequena parte (1%) aproximadamente 40% encontram-se ligados à albumina e apenas 10% estão ligados a ânions. Esses 10% são chamados de cálcio ionizado e representam o cálcio biologicamente ativo do organismo.[3,10]

O cálcio não ionizado encontra-se normalmente na concentração de 8 a 10mg/dL, ao passo que o cálcio ionizado está na faixa de 4,5 a 5mg/dL.[3] A manutenção desses níveis plasmáticos de cálcio é regulada basicamente pelos hormônios das paratireoides (PTH) e da tireoide (tireocalcitonina).

O PTH regula basicamente o cálcio dos ossos, a absorção de cálcio no intestino e a eliminação renal de cálcio, enquanto a tireocalcitonina inibe a reabsorção do cálcio ósseo.

Hipocalcemia

A hipocalcemia caracteriza-se por cálcio plasmático abaixo de 7mg/dL e apresenta-se clinicamente na forma de parestesias, cãibras, miastenias, distúrbios de condução cardíaca e até broncoespasmos.[4] Sinais clássicos,

QUADRO 7.5 ▶ Causas mais frequentes de hipocalcemia

Pancreatite aguda
Rabdomiólise
Hipoparatireoidismo
Hipomagnesemia
Diuréticos de alça
Hiperfosfatemia
Deficiência de vitamina D
Heparina
Aminoglicosídios
Hiperparatireoidismo materno
Sepse
Esteatorreia
Déficit de absorção
Insuficiência renal crônica
Hemotransfusão maciça
Alcoolismo
Carcinoma medular de tireoide

como de Chvostek e Trousseau, devem ser pesquisados diante da suspeita de hipocalcemia (Quadro 7.5).

O tratamento da hipocalcemia baseia-se na reposição de cálcio via venosa na forma de cloreto ou gluconato de cálcio. A reposição é empírica e deve ser feita de forma lenta, acompanhando os níveis plasmáticos de cálcio.

Os níveis séricos de magnésio e fósforo devem ser medidos em pacientes hipocalcêmicos, uma vez que hipomagnesemia pode ser causa de hipocalcemia, devendo ser corrigida prontamente. A hipofosfatemia associada à hipocalcemia, por sua vez, pode gerar deposição de cristais de fosfato de cálcio durante a reposição do cálcio em pacientes com hipocalcemia sintomática.

Hipercalcemia

A hipercalcemia caracteriza-se por cálcio sérico acima de 10,5mg/dL.[7] Normalmente é assintomática ou oligossintomática, porém níveis altos com alteração do nível de consciência necessitam de tratamento de urgência.

A sintomatologia clínica apresenta-se basicamente sob a forma de distúrbios do sistema nervoso central e/ou periférico. Varia de alterações leves do estado mental até casos de coma. Notam-se ainda hiporreflexia e fadiga muscular, constipação, alterações eletrocardiográficas e até mesmo desencadeamento de quadro de pancreatite aguda (Quadro 7.6).

O tratamento da hipercalcemia baseia-se na reposição volêmica com solução fisiológica a 0,9% e na utilização de diuréticos de alça. Atenção especial deve ser dada aos pacientes sintomáticos e com nível sérico de cálcio acima de 13mg/dL.[7]

QUADRO 7.6 ▶ Principais causas de hipercalcemia

Antiácidos com cálcio
Síndrome leite-álcali
Lítio
Diurético tiazídico
Doença óssea de Paget
Hipercalcemia hipercalciúrica familiar
Sarcoidose/tuberculose/beriliose
Intoxicação por vitamina D
Destruição óssea
Hiperparatireoidismo (primário/secundário)
Hipoparatireoidismo materno
Hipofosfatemia
Tireotoxicose
Imobilização
Neoplasia (ovário, rim, pulmão)

QUADRO 7.7 ▶ Principais causas de hipomagnesemia

Baixa ingestão alimentar
Diarreia
Desnutrição
Síndrome do intestino curto
Alcoolismo
Aminoglicosídios
Diabetes melito
Ciclosporina
Pancreatite
Grande queimado
Hipercalcemia/hipofosfatemia
Transplante renal
Bypass intestinal
Fístulas biliares
Doença inflamatória intestinal
Insuficiência renal crônica
Aspiração gástrica prolongada
Pós-operatório de cirurgia cardíaca
Alcalose respiratória
Anfotericina B
Digoxina
Excesso de vitamina D
Diuréticos
Síndrome de Bartter
Hipertireoidismo

Para redução do nível plasmático de cálcio temos como opções medicamentos como os bifosfatos (alendronato e pamidronato), que diminuem a atividade dos osteoclastos. Pode-se usar também o sulfato de sódio para hidratação em substituição à solução fisiológica. A calcitonina intramuscular é outra opção, porém com efeito menor e mais curto na redução do nível plasmático de cálcio. Os glicocorticoides são indicados diante de desordens granulomatosas e/ou linfomas associados à hipercalcemia.

A causa da hipercalcemia deve ser identificada e o seu tratamento deve ser instalado para que haja controle efetivo dos níveis séricos de cálcio.

DISTÚRBIOS DO MAGNÉSIO

O magnésio é o quarto cátion mais abundante no organismo, sendo que 95% do seu total encontram-se nos ossos. Dos 5% restantes, 99% encontram-se no meio intracelular.[3] É um importante cofator em centenas de enzimas e participa, juntamente com o cálcio, na excitabilidade muscular. Participa ativamente na produção de ATP e na conformação das membranas celulares.[11] Seu nível plasmático encontra-se, normalmente, entre 1,5 e 2,5mEq/L.[8,10]

Hipomagnesemia

O magnésio sérico abaixo de 1,4mEq/L caracteriza a hipomagnesemia e está normalmente associado a hipotassemia e hipocalcemia.[4,10]

Os pacientes com hipomagnesemia apresentam-se, em geral, com hiperexcitabilidade neuromuscular, distúrbios neurológicos, hipertensão arterial e distúrbios da condução cardíaca (arritmias) (Quadro 7.7).

O tratamento da hipomagnesemia baseia-se na reposição venosa de magnésio, podendo também ser utilizada a via intramuscular em situações emergenciais.

Inicialmente uma dose de ataque de 1 a 2g de sulfato de magnésio deve ser feita e em seguida a mesma dose deve ser mantida por 8 horas e repetida caso necessário.[3] Os níveis de potássio e cálcio, assim como o de magnésio, devem ser monitorados laboratorialmente. Os reflexos tendinosos, que normalmente estão hiperexcitados em casos de hipomagnesemia, devem ser monitorados para avaliar a resposta clínica ao tratamento. O fator desencadeante da hipomagnesemia deve ser identificado e tratado para evitar episódios recorrentes.

Hipermagnesemia

A hipermagnesemia acontece quando os níveis séricos de magnésio encontram-se acima de 2,5mEq/L.[4] Este aumento está, quase sempre, associado à insuficiência renal, sendo esta a principal causa de hipermagnesemia. O excesso de ingesta de magnésio também é uma das principais causas de hipermagnesemia (Quadro 7.8).

Os sintomas desencadeados pela hipermagnesemia estão ligados geralmente à disfunção muscular (fadiga) e a distúrbios neurológicos, além de arritmias cardíacas.

QUADRO 7.8 ▷ Causas mais comuns de hipermagnesemia

Aumento da ingestão (raro)
Antiácidos com magnésio
Laxantes com magnésio
Diálise
Insuficiência renal aguda
Hipotireoidismo
Doença de Addison

A hiporreflexia tendinosa é um sinal clínico bastante frequente, assim como podemos encontrar pacientes com hipotensão arterial.

O tratamento dos pacientes sintomáticos deve ser instituído emergencialmente, diante do risco de morte, com infusão venosa de cálcio (gluconato e/ou cloreto de cálcio), diminuição da administração exógena de magnésio e, dos quadros refratários de hipermagnesemia, a diálise pode ser instalada.

A insuficiência renal deve ter sua causa definida e tratada, pois as medidas tomadas de urgência tratam temporariamente os quadros de hipermagnesemia, porém não tratam de sua causa.

DISTÚRBIOS DO FÓSFORO

O fósforo, assim como o potássio e o magnésio, é encontrado em maior abundância no líquido intracelular (80% do seu total) e, assim como o cálcio, tem como principal local de depósito os ossos. Seu nível sérico basal encontra-se entre 2,5 e 4,5mg/dL.[7,10] A sua principal função está na síntese de energia (ATP).

Hipofosfatemia

O fósforo sérico abaixo de 2,5mg/dL caracteriza a hipofosfatemia, que normalmente é assintomática.[4,7] Entretanto, o nível de fósforo abaixo de 1,5mg/dL causa fraqueza muscular importante, principalmente na musculatura respiratória. Os pacientes portadores de hipofosfatemia passam mais tempo atrelados à assistência ventilatória mecânica e apresentam maior propensão para adquirir infecções (Quadro 7.9).

O tratamento da hipofosfatemia grave é feito mediante infusão venosa de fósforo (fosfato de sódio ou fosfato de potássio), lentamente. É aconselhável repor o fósforo por 12 a 24 horas, com monitoração laboratorial rigorosa em virtude da redistribuição do fósforo.

A hipofosfatemia assintomática deve ser corrigida preferencialmente por reposição oral e ter a causa identificada e corrigida. A prevenção da hipofosfatemia deve

QUADRO 7.9 ▷ Principais causas de hipofosfatemia

Má nutrição
Deficiência de vitamina D
Cetoacidose diabética
Alcalose respiratória
Alcoolismo
Sepse
Encefalopatia hepática
Glicoinsulinoterapia
Hiperalimentação
Tratamento da hipercalcemia

ser lembrada e criteriosamente feita em pacientes que estejam com reposição de glicose venosa e pacientes em tratamento de cetoacidose diabética (infusão de insulina).

Em pacientes com insuficiência renal, a reposição de fósforo, seja por via oral ou intravenosa, deve ser monitorada cuidadosamente para a prevenção de quadros de hiperfosfatemia grave.

Hiperfosfatemia

O nível sérico de fósforo acima de 5mg/dL caracteriza os quadros de hiperfosfatemia.[4] Os pacientes normalmente são assintomáticos, porém os níveis bastante elevado dos fósforo podem causar precipitação de sais de cálcio e desenvolvimento de arritmias cardíacas. A lise celular acompanhada de disfunção renal está entre as principais causas de hiperfosfatemia.

A hiperfosfatemia geralmente se acompanha de hipocalcemia. Diante desse quadro, o tratamento deve ser voltado para a correção da hiperfosfatemia para evitar a precipitação de sais de fosfato de cálcio.[7]

Os sintomas associados a quadros de hiperfosfatemia normalmente estão ligados a distúrbios da condução cardíaca, associados ou não a sintomas clínicos de hipocalcemia (Quadro 7.10).

O tratamento dos casos sintomáticos baseia-se em hidratação vigorosa e os casos graves com repercussão

QUADRO 7.10 ▷ Principais causas de hiperfosfatemia

Insuficiência renal aguda/crônica
Rabdomiólise
Síndrome de lise tumoral
Dieta rica em fósforo (enteral/parenteral)
Hipoparatireoidismo
Destruição tecidual
Hemólise
Fosfato de sódio (enema)

cardíaca necessitam de hemodiálise para controle do nível sérico de fósforo. A oferta exógena de fósforo deve ser prontamente corrigida.

EQUILÍBRIO ÁCIDO-BÁSICO

O controle rigoroso da concentração de íons H^+ no organismo é de fundamental importância para o equilíbrio da homeostase corporal e para a manutenção das reações biológicas e físico-químicas do corpo humano. Para tal controle, a função pulmonar, eliminando ou retendo CO_2, e a função renal, controlando a perda e a reabsorção de íons, têm papel fundamental.

Além das adaptações pulmonar e renal, o corpo humano ainda conta com a participação de um sistema de tampões altamente eficiente. Entre esses, as proteínas intracelulares e os fosfatos orgânicos e inorgânicos atuam no meio intracelular, e o bicarbonato, a hemoglobina e as proteínas plasmáticas são os principais tampões do meio extracelular. Entre os tampões citados, o sistema bicarbonato é o de maior relevância para controle da concentração de íons H^+.

$$CO_2 + H_2O \leftrightarrow H_2CO_3^- \leftrightarrow HCO_3^- + H^+ [8]$$

Alguns conceitos devem ser considerados para o bom entendimento dos distúrbios ácido-básicos, como, por exemplo, a acidemia, que representa a diminuição do pH do organismo, e a alcalemia, que representa o aumento do pH. Os distúrbios causados por essas variações do pH são chamados, respectivamente, de acidose e alcalose.

O pH corporal é mantido entre os valores de 7,35 a 7,45 pelos sistemas já citados.[8] Esses valores são representados pela equação de Henderson-Hesselbach:

$$pH = 6,1 + \log [HCO_3^-]/0,03 \times PaCO_2 \ [7]$$

Percebe-se assim que a concentração plasmática de H^+ é mantida pela relação entre a concentração de bicarbonato e a pressão parcial de CO_2. Desta forma podemos inferir que o aumento na concentração de bicarbonato aumenta o pH sanguíneo, causando alcalemia, e a diminuição causa acidemia. Da mesma forma concluímos que o aumento da $PaCO_2$ diminui o pH, causando acidemia, e sua diminuição causa alcalemia.

Analisando esses dois efeitos, observamos basicamente quatro distúrbios primários: acidose metabólica (diminuição do bicarbonato), alcalose metabólica (aumento do bicarbonato), acidose respiratória (aumento da $PaCO_2$) e alcalose respiratória (diminuição da $PaCO_2$). Podemos observar também associação desses distúrbios causando acidose ou alcalose mista ou ainda a tentativa de compensação entre os distúrbios, alcalose compensando acidose e vice-versa.

Acidose Metabólica

Acidose metabólica é um distúrbio bastante frequente em pacientes cirúrgicos. Caracteriza-se pela diminuição da concentração plasmática de bicarbonato, causando acidemia. Nesses casos normalmente observa-se diminuição da pressão parcial de CO_2 concomitantemente.

Laboratorialmente, o pH encontra-se abaixo de 7,2 e a quantidade de bicarbonato e a $PaCO_2$ estão abaixo de seus valores normais.[13]

Dois mecanismos de acidemia no organismo são conhecidos: a perda excessiva de íons bicarbonato e a incapacidade de excreção de ácidos endógenos pelos rins. A definição de ânion-gap (AG) nos dá uma ideia de qual dos mecanismos é a causa do aumento do ácido corporal.

$$AG = [Na^+ + K^+] - [Cl^- + HCO_3^-] [12,14]$$

Seus valores normais encontram-se em torno de 12mEq/L. Acidose com ânion-gap aumentado geralmente está associada à falha na excreção de ácidos, fonte exógena de ácido ou ainda produção interna aumentada (Quadro 7.11).

Acidose com ânion-gap normal ou diminuída resulta de perda de bicarbonato, causando consequentemente acidose hiperclorêmica (Quadro 7.12).

O quadro clínico da acidose metabólica geralmente é inespecífico, tendo a taquipneia como principal sinal clínico, a qual é acompanhada de fadiga, náuseas e vômitos.

QUADRO 7.11 ▶ Principais causas de acidose metabólica com AG aumentado

Infusão de cloreto de amônio
Acidose láctica
Cetoacidose diabética/alcoólica
Uremia
Jejum (cetose)
Ácido salicílico
Sepse/infecção
Convulsões
Hipoperfusão tecidual
Insuficiência renal
Doença hepática
Exercício intenso
Politransfusão sanguínea
Circulação extracorpórea
Nutrição parenteral
Etanol/metanol

QUADRO 7.12 ▸ Principais causas de acidose metabólica com AG normal ou baixo

Acidose tubulorrenal
Hiperparatireoidismo
Diarreia
Fístula pancreática
Uretrossigmoidostomia

Acidose metabólica grave (pH abaixo de 7,1) é bastante deletéria para a função miocárdica, podendo o paciente desenvolver disfunção sistólica e hipoperfusão periférica.

O tratamento baseia-se na correção imediata da causa da acidose metabólica, ficando a reposição do bicarbonato reservada para acidoses graves com repercussão cardiovascular.

O cálculo para infusão de bicarbonato necessário para a correção de determinado pH é obtido pela seguinte fórmula:

$$[HCO_3^-] = BE \text{ (déficit de base)} \times 0,4 \times$$
$$\text{peso do paciente em kg}[7]$$

Calculada a quantidade de bicarbonato a ser infundida, metade do total deve ser feita em 1 hora e o restante deve ser administrado nas próximas 23 horas. Na prática, 1 a 2mEq de bicarbonato de sódio por quilo de peso do paciente devem ser ministrados por via venosa em 1 hora para correção do déficit de bicarbonato.

A monitoração cardiológica e o controle rigoroso do pH por gasometrias são necessários durante a correção da acidose. Idealmente, o paciente com acidose metabólica grave que necessita de correção deve ser mantido sob cuidados intensivos (UTI).

Reposição volêmica adequada, controle de foco infeccioso, controle de hemorragias, correção dos distúrbios eletrolíticos e administração criteriosa de antibióticos são pontos fundamentais para a correção da acidose metabólica. Em caso de acidose persistente, apesar de tratamento adequado, a hemodiálise deve ser utilizada.

Alcalose Metabólica

A alcalose metabólica se dá quando há aumento na concentração do bicarbonato plasmático. Laboratorialmente, o pH encontra-se acima de 7,45 e normalmente acompanha-se de aumento na $PaCO_2$. Na prática cirúrgica é um dos distúrbios mais frequentes no pós-operatório imediato, normalmente associado a vômitos e/ou aspiração gástrica contínua (Quadro 7.13).

A sintomatologia é bastante inespecífica. Distúrbios neurológicos, como letargia e confusão mental, são co-

QUADRO 7.13 ▸ Principais causas de alcalose metabólica

Vômitos
Reposição exagerada de bicarbonato
Hipovolemia
Diarreia crônica
Corticosteroides
Diuréticos
Hipertensão maligna
Hiperaldosteronismo primário
Doença de Cushing
Adenoma viloso
Hipopotassemia

muns e alcaloses graves podem evoluir para arritmias cardíacas. Associadas à acidose metabólica, é possível encontrar hipopotassemia e/ou hipocalcemia, desenvolvendo sintomas clínicos relacionados com esses distúrbios.

O tratamento, assim como na acidose metabólica, visa principalmente à correção da causa do fator desencadeante. A correção dos níveis de potássio e de cálcio é necessária. HCl 0,1 ou 0,2N, acetazolamida e cloreto de amônio (NH_4Cl) são utilizados em alcalose metabólica grave, assim como a pronta suspensão de medicações que porventura estejam causando a alcalose (diuréticos).

Acidose Respiratória

A acidose respiratória acontece devido à retenção aguda ou crônica de CO_2. Uma vez instalada a acidose respiratória, há a tentativa de adaptação do organismo, representada pela retenção renal de bicarbonato, o que acontece de forma lenta, em aproximadamente 48 horas. Portanto, quando a acidose respiratória é aguda (aumento da $PaCO_2$) temos elevação discreta nos níveis de bicarbonato e, quando crônica, a compensação acontece com aumento gradativo no nível sérico de bicarbonato.

QUADRO 7.14 ▸ Principais causas de acidose respiratória agudas e crônicas

Obstrução de vias aéreas
Broncoespasmo
Doença pulmonar obstrutiva crônica (DPOC)
Intoxicação exógena
Traumas
Síndrome da angústia respiratória do adulto (SARA)
Overdoses
Traumatismo cranioencefálico (TCE)
Hemo/pneumotórax
Tórax instável
Síndrome de Pickwick (obesidade)
Ascite

Entre as principais causas de acidose respiratória estão a insuficiência respiratória aguda em suas mais variadas causas e as doenças pulmonares obstrutivas crônicas (Quadro 7.14).

O quadro clínico é inespecífico e relacionado com a causa da acidose respiratória. Desconforto respiratório e até apneia podem ser vistos em pacientes com acidose respiratória. Quando o quadro é grave, o paciente apresenta sintomas neurológicos como confusão mental, cefaleia e até mesmo coma.

Disfunção cardíaca relacionada com acidose pode ser identificada, assim como quadros semelhantes à síndrome de hipertensão intracraniana por aumento da $PaCO_2$ no líquido celaforraquidiano.

O tratamento baseia-se na correção da causa, seja ela aguda ou crônica. Intubação orotraqueal e assistência ventilatória mecânica podem ser necessárias. A acidose respiratória aguda deve ser corrigida rapidamente com manobras para eliminação pulmonar de CO_2 e suporte adequado de oxigênio. A acidose respiratória crônica deve ser corrigida lentamente para evitar alcalemia grave (aumento de bicarbonato). Deve-se ter cuidado especial com o uso de oxigênio em pacientes crônicos, uma vez que nesses pacientes o nível de oxigenação sanguínea regula o *drive* respiratório.

Alcalose Respiratória

A alcalose do tipo respiratória é representada por diminuição dos níveis plasmáticos de CO_2 e geralmente é consequência de quadros hiperventilatórios. É bastante frequente em pacientes em pós-operatório imediato (dor, ansiedade). Assim como acontece na acidose respiratória, a compensação desse distúrbio é feita mediante a eliminação de bicarbonato pelos rins. Esse mecanismo de compensação também deve ser corrigido de forma lenta.

Laboratorialmente, observamos pH acima de 7,45, diminuição dos níveis de CO_2, e o bicarbonato pode estar normal ou baixo. Os sinais clínicos são basicamente neurológicos, variando desde tonturas e irritabilidade até tetania. Entre as principais causas estão os quadros hiperventilatórios (ansiedade, dor, intoxicação exógena, distúrbios neurológicos) e hiperventilação mecânica iatrogênica (Quadro 7.15).

O tratamento baseia-se na identificação e no pronto tratamento da causa da hiperventilação. Tratamentos específicos são pouco necessários, uma vez que os quadros de alcalose respiratória, em sua grande maioria, são oligossintomáticos e não apresentam gravidade. Em quadros leves, com pacientes colaborativos, o ato de res-

QUADRO 7.15 ▶ Principais causas de alcalose respiratória

Hiperventilação
Encefalites
Emoções
Febre
Intoxicação por salicilatos
Pneumopatias
Insuficiência hepática
Hipoxemia
Hipertireoidismo

pirar em recipiente fechado ou a sedação medicamentosa podem ser eficazes por curtos períodos. Quando a alcalose respiratória está associada à hiperventilação mecânica, os parâmetros ventilatórios devem ser avaliados e corrigidos e em pacientes hipoxêmicos a oferta de oxigênio é suficiente para a correção do quadro clínico.

INTERPRETAÇÃO GASOMÉTRICA

Diante de pH normal com valores de CO_2 e de bicarbonato dentro da normalidade, provavelmente estamos diante de um paciente sem distúrbios metabólicos e/ou respiratórios. Quando o pH se apresenta normal ou levemente alterado, porém com CO_2 ou bicarbonato alterados, representa distúrbios em fase de compensação.

Gasometrias com diminuição do pH e redução conjunta de bicarbonato e CO_2 normal ou baixo apontam para acidose metabólica. Caso o bicarbonato esteja normal ou alto e o CO_2 elevado, estamos diante de um caso de acidose respiratória.

Em gasometrias com aumento dos valores de pH com bicarbonato e CO_2 aumentados há o que chamamos de alcalose metabólica. Caso contrário, se o bicarbonato e o CO_2 estiverem diminuídos, estamos diante de alcalose respiratória (Quadro 7.16).

QUADRO 7.16 ▶ Valores gasométricos normais (dados do autor)

Valores metabólicos normais	
pH	7,35 a 7,45
$PaCO_2$	35 a 45mmHg
pO_2	70 a 90mmHg
CO_2	22 a 25
HCO_3^-	22 a 26
Base excess	−3,5 a +3,5
Ânion-gap	12 a 15
$SatO_2$	> 95%

Na prática clínica, podemos identificar ainda a associação desses distúrbios agindo conjuntamente e agravando o distúrbio metabólico inicial.

REFERÊNCIAS

1. Ceneviva R, Vicente YAMVA. Equilíbrio hidroeletrolítico e hidratação no paciente cirúrgico. Medicina (Ribeirão Preto) 2008; 41(3):287-300.

2. Vieira Neto OM, Moysés Neto M. Distúrbios do equilíbrio hidroeletrolítico. Medicina (Ribeirão Preto) 2003; 36:325-37.

3. Watanabe LM, Watanabe ALC. Equilíbrio de líquidos e eletrólitos I: Alterações de líquidos e eletrólitos corporais. In: Mendelson P. Controle clínico do paciente cirúrgico. 7. ed. São Paulo: Atheneu, 2009: 43-74.

4. Barbosa AP, Sztajnbok J. Distúrbios hidroeletrolíticos. J Pediatr (Rio de Janeiro) 1999; 75(supl. 2):S223-33.

5. Watanabe LM, Watanabe ALC. Manuseio de líquidos e eletrólitos em pacientes cirúrgicos. In: Mendelson P. Controle clínico do paciente cirúrgico. 7. ed. São Paulo: Atheneu, 2009: 75-88.

6. Bianchetti MG, Simonetti GD, Bettinelli A. Body fluid end salt metabolism – Part I. Ital J Pediatr 2009; 35:36.

7. Bongard ES, Sue DY. Fluidos, eletrólitos e equilíbrio ácido-base. In: Bongard FS, Sue DY. Trad. Glauce Lippi de Oliveira, Gustavo Luiz Büchele, Octávio Augusto Michels e Vilto Michels Jr. 2. ed. Porto Alegre: Artmed, 2005: 30-88.

8. Evora PRB, Reis CL, Ferez MA, Conte DA, Garcia LV. Distúrbios do equilíbrio ácido-básico – Uma revisão prática. Medicina (Ribeirão Preto) 1999; 32:451-69.

9. Tisdall M, Crocker M, Watkiss J, Smith M. Disturbances of sodium in critically ill adult neurologic patients: aclinical review. J Neurosurg Anesthesiol 2006; 18(1):57-63.

10. Sharon M. Moe. Disorders involving calcium, phosphorus and magnesium. Prim Care 2008; 35(2):215-vi.

11. De Feo ML. Magnesium disorders: Clinical experience and review of the literature. Clin Cases Miner Bone Metab 2009; 6(3):220-2.

12. Kellum John A. Clinical review: reunification of acid-base physiology. Crit Care, 2005; 9(5):500-7.

13. Watanabe LM, Watanabe ALC. Equilíbrio ácido-base. In: Mendelson P. Controle clínico do paciente cirúrgico. 7. ed. São Paulo: Atheneu, 2009: 89-102.

14. Gunnerson KJ. Clinical review: the meaning of acid-base abnormalities in the intensive care unit – Part I – Epidemiology. Crit Care 2005; 9(5):508-16.

15. Kaplan LJ, Frangos S. Clinical review: acid-base abnormalities in the intensive care unit – Part II. Crit Care 2005; 9(2):198-203.

16. Eisenaut M. Causes and efects of hypercloremic acidoses. Crit Care 2006; 10(3):413.

Cuidados Pré-operatórios

INTRODUÇÃO

A avaliação clínica dos pacientes e os cuidados no pré-operatório têm como objetivo reduzir a morbimortalidade no trans e pós-operatório. Deve-se estabelecer uma relação entre o cirurgião e o paciente para que, em conjunto, de forma livre e esclarecida, decidam sobre o ato cirúrgico. Essa avaliação deve se basear na história, no gênero, na idade, em comorbidades, no uso de fármacos, em doenças anteriores e em cirurgias prévias, identificando eventos que elevam o risco cirúrgico, e intervir nessas situações, melhorando a condição clínica do paciente antes da realização da cirurgia. Os exames pré-operatórios devem ser solicitados de forma a minimizar o impacto da cirurgia e não como uma "rotina".[1-3]

Menores de idade, pessoas com retardo mental grave e procedimentos em caráter de emergência são situações que demandam cuidados especiais. O paciente ou responsável legal deve, sempre que possível, assinar termo de consentimento livre e esclarecido (Quadro 8.1).

TOMANDO DECISÃO

A visita do paciente ao consultório ou a entrevista do cirurgião na sala de emergência deve trazer confiança e segurança ao paciente e aos familiares de modo a estabelecer vínculo entre o cirurgião e o paciente. Uma abordagem séria e profissional, utilizando-se de conhecimento técnico-científico, porém procurando fazer-se entender, facilita a comunicação e aumenta a confiança. Importante não esquecer que a autonomia na escolha do tratamento é do paciente.

A insegurança do paciente ou familiar em decidir por uma cirurgia pode ser minimizada pelos resultados dos exames laboratoriais, quando eles confirmam a hipótese diagnóstica. O cirurgião deve traçar uma linha de conduta e planejamento terapêutico antecipando-se às possíveis complicações, aumentando assim a adesão ao tratamento, além de facilitar a aceitação de nova intervenção cirúrgica quando esta se faz necessária. É importante manter-se sempre aberto ao diálogo e demonstrar que a melhor opção para o caso é o tratamento cirúrgico, o que, na maioria das vezes, é bem entendido e aceito pelos pacientes e familiares.

INVESTIGANDO OS SISTEMAS

Sistema Cardiovascular

Como a doença coronariana é a principal causa de óbito nos países industrializados, a grande maioria dos profissionais de saúde realiza um pré-operatório centrado no risco cardiovascular. Diversos modelos foram criados na tentativa de prever o risco estimado de um evento cardíaco no trans ou pós-operatório. A classificação de Goldman, por sua simplicidade e reprodutibilidade, é utilizada até os dias de hoje. A pontuação obtida está associada ao risco de complicação cardíaca (Quadro 8.2).[4] Outra avaliação simples e com boa correlação com o risco cirúrgico é a proposta pela American Society of Anesthesiologists (ASA) (Quadro 8.3).[1]

A maioria dos serviços de cirurgia coloca a idade de 50 anos como ponto de corte, para o sexo masculino e o feminino, para a solicitação do parecer cardiológico em pacientes sem doença cardiovascular. Nos pacientes mais jovens precisamos avaliar sua capacidade funcional sem a solicitação de parecer do cardiologista. Podemos de modo simples realizar esta avaliação questionando qual a sua resposta aos esforços de modo a selecionar

QUADRO 8.1 ▸ Exames e pareceres utilizados na enfermaria de Cirurgia Geral do IMIP

Avaliação/Exame	Idade	Tipo de procedimento	Doença associada
Cardiologia	+ 50 anos	Gastroplastia, transplantes	Cardiopatia, HAS, neoplasia, IRC
Pneumologia		Gastroplastia, toracotomias	Tabagismo (+ 20 cigarros/dia), neoplasia no esôfago
Endocrinologia		Gastroplastia	Tireoideopatias, feocromocitoma, diabetes descompensado
Psicologia		Gastroplastia	Neoplasia, ansiedade, depressão
Hemograma com TPAE	+ 50 anos	Estimativa de perda de mais de 500mL	Neoplasia, IRC, anticoagulação, esquistossomose, doença hematológica
Glicemia	+ 40 anos		Diabetes, uso de esteroide, neoplasia.
Creatinina	+ 50 anos	Estimativa de perda de mais de 500mL	HAS, IRC, diabetes, AINE, neoplasia
Fosfatase alcalina e/ou gamaglutamiltransferase		Vesícula e via biliar	Icterícia
Sumário de urina	+ 50 anos		Diabetes, HAS e nefropatia
Teste de gravidez	Emergência		História incerta de gestação em idade reprodutiva
Coagulograma		Estimativa de perda de sangue maior que 1.000mL ou cirurgia com ressecção hepática em mais de dois segmentos	

QUADRO 8.2 ▸ Índice de risco cardíaco segundo os critérios de Goldman

Critérios	Escore
História	
Idade acima de 70 anos	05
Infarto do miocárdio ou AVE nos 6 meses anteriores	10
Exame físico	
Galope de B3 ou distensão das veias jugulares	11
Estenose valvar aórtica importante	03
Eletrocardiograma	
Ritmo que não o sinusal ou ESV no último ECG	07
Mais de 5 ESV/min comprovadas em qualquer momento	07
Estado geral	
$pO_2 < 60$; $pCO_2 > 50$; $HCO_3 < 20mEq/L$; creatinina > 3,0	
TGO anormal; sinais de doença hepática crônica, ou pacientes acamados por causas não cardíacas	03
Operação	
Intraperitoneal, intratorácica ou operação aórtica	03
Operação de emergência	04

Total de pontos possíveis

QUADRO 8.3 ▸ Índice de risco cardíaco proposto pela ASA

Classe	Estado físico
1	Paciente sadio, sem outras afecções além da que motivou a indicação da cirurgia (p. ex., hérnia inguinal)
2	Paciente portador de doença sistêmica leve a moderada (p. ex., hipertensão essencial, diabetes)
3	Paciente portador de doença sistêmica grave sem risco de vida constante (p. ex., cardiopatia limitando a atividade, hipertensão essencial mal controlada)
4	Paciente portador de doença sistêmica grave com risco de vida constante (p. ex., cardiopatia limitando atividade, hipertensão essencial mal controlada)
5	Paciente moribundo sem expectativa de vida superior a 24 horas com ou sem cirurgia, mas a cirurgia deve ser realizada como último recurso (p. ex., hemorragia não controlada pela ruptura de aneurisma abdominal)
E	Paciente necessita de uma operação de emergência

entre os mais jovens os que precisam de avaliação do especialista.

Sempre é solicitada avaliação em situações de doença cardíaca prévia, cirurgia oncológica, obesidade, insuficiência renal crônica e diabetes com mais de 10 anos de evolução. Pacientes que sofreram infarto agudo do miocárdio (IAM) apresentam alto risco para isquemia. O tempo após o evento anginoso para que estes pacientes possam ser preparados para uma cirurgia varia de 4 a 6 semanas.[3]

Sistema Pulmonar

As cirurgias no andar superior do abdome, como as gastrectomias e as hepatectomias, provocam, especialmente quando realizadas com grandes incisões, repercussão na função pulmonar e limitam os movimentos respiratórios. Para minimizar esses efeitos uma boa analgesia se faz necessária, além de suporte com fisioterapia. A utilização de anestesia peridural com a colocação de cateter é rotina no Serviço de Cirurgia Geral do IMIP, com bons resultados.

A avaliação funcional pré-operatória deve incluir os pacientes com programação para cirurgias de esôfago, grandes incisões do andar superior do abdome, em pacientes com mais de 60 anos, fumantes e pacientes com sintomas respiratórios. Tratar infecção respiratória e episódios asmáticos e suspender o tabaco são recomendações antes de qualquer procedimento cirúrgico.[6]

Sistema Renal

O paciente renal crônico, especialmente aquele em tratamento dialítico, deve passar por investigação detalhada sobre evento cardíaco e avaliação de sua capacidade funcional. A presença de anemia é frequente nesses pacientes e, apesar de haver boa tolerância, é preciso avaliar a necessidade de correção. Uremia pode alterar qualitativamente a função plaquetária. Cuidados adicionais devem estar voltados para distúrbios de potássio, cálcio e fósforo. A acidose presente nos pacientes em diálise deve ser corrigida com terapia dialítica, instituída no pré e mantida no pós-operatório sempre que necessário, evitando-se assim hiperpotassemia, acidose e edema agudo de pulmão; sempre que possível, as transfusões devem ocorrer no momento da diálise.[7]

Nos pacientes que não são renais crônicos, a profilaxia da agressão renal deve ser lembrada sempre nos eventos cirúrgico-anestésicos. Nos pacientes de risco, com quadro de sepse, pancreatite, obstrução intestinal, ou submetidos a grandes ressecções cirúrgicas, além dos idosos, devemos ter cuidado com o uso de substâncias nefrotóxicas e com a manutenção do volume intravascular.[8]

Sistema Hepatobiliar

Um exame físico detalhado pode identificar várias alterações presentes nos pacientes com disfunção hepática. Na inspeção, observar: icterícia pela impregnação das escleras ou do freio da língua; mudanças na pele, como telangiectasia e circulação colateral na parede abdominal e no tórax; cabeça de medusa (circulação colateral periumbilical); eritema palmar e baqueteamento digital. Na palpação do abdome, identificar ascite (sinal de piparote positivo), palpar a borda do fígado, geralmente irregular e de tamanho diminuído, além de observar se há aumento do baço (esplenomegalia). Podemos encontrar ainda ginecomastia, tremores e *flapping*.

Os pacientes com disfunção hepática devem ser avaliados para quantificar o grau de perda dessa função e para identificar a causa da agressão ao fígado. Exames da coagulação (protrombina e fibrinogênio) e dosagem de albumina sérica devem ser solicitados, assim como enzimas hepáticas (aspartato e alanina aminotransferase) e canaliculares (gamaglutamil-transferase e fosfatase alcalina). Avaliar a presença de infecção viral pelos marcadores de hepatite A, B e C.[9]

Podemos avaliar os pacientes cirróticos quanto ao risco cirúrgico pela classificação de Child-Pugh em três níveis – A, B e C – com risco progressivo de mortalidade, quando submetidos a procedimento cirúrgico, de 10%, 31% e 76%, respectivamente.[10] A cirurgia laparoscópica tem apresentado resultados benéficos para esses pacientes, no sentido de redução da morbimortalidade daqueles submetidos à colecistectomia laparoscópica.[11]

Sistema Endócrino

A situação mais frequente para o cirurgião geral é o diabetes, e tais pacientes devem ser avaliados para identificação de possíveis lesões em órgão-alvo, especialmente cardiovascular e renal. Um controle por período prolongado da glicemia é preferível no pré-operatório, podendo ser identificado pela hemoglobina glicada.[12]

O uso de hipoglicemiantes orais, como sulfonilureias, deve ser suspenso no dia da cirurgia e o controle realizado por insulina. O uso de metformina deve ser suspenso no pré-operatório em virtude da possibilidade de acidose láctea nos pacientes com insuficiência renal.[13] Níveis pré-operatórios entre 100 e 200mg/dL e de 120 a 180mg/dL no transoperatório são aceitáveis e permitem uma boa condução no pós-operatório. Controles mais rígidos devem ser evitados para não ocorrer hipoglicemia.[14]

Sistema Hematológico

A avaliação do sistema hematológico exige investigação de três pontos fundamentais: anemia, hipercoagulabilidade e coagulopatia.

Podemos afirmar que a solicitação indiscriminada de testes de coagulação com o objetivo de prevenir sangramento pós-operatório não é recomendada. História detalhada sobre a família e relatos de procedimento cirúrgico prévio ou de uso de medicação antitrombótica devem ser investigados detalhadamente. Na ausência de história de sangramento, com relato de procedimento prévio executado sem acidentes hemorrágicos, a solicitação de exame no pré-operatório é desnecessária. Caso exista clara história de doença hepática ou hematológica, provas laboratoriais devem ser seletivamente solicitadas.[15]

Anemias são hoje bem mais toleradas que no passado em virtude dos riscos das doenças e complicações que podem ser adquiridas com uma transfusão de sangue desnecessária. Alguns parâmetros devem ser avaliados quando da possibilidade de transfusão de concentrado de hemácias: a existência do risco de isquemia miocárdica e se as perdas resultam em repercussão hemodinâmica. Para valores de hemoglobina abaixo de 6g/dL é recomendável transfusão imediata; entre 6 e 10g/dL, é necessária avaliação criteriosa, e acima de 10g/dL raramente é necessária. A realização de hemotransfusão deve obedecer a alguns cuidados (Quadro 8.4).

A trombose venosa profunda (TVP) é uma doença multifatorial em que fatores genéticos interagem com fatores ambientais, levando ao desenvolvimento da trombose. Isto explica a ocorrência de trombose venosa profunda em pacientes aparentemente sem nenhum fator de risco evidente. Existem fatores adquiridos que resultam em hipercoagulabilidade, sendo os mais frequentes os anticorpos anticardiolipina e antilúpicos. Os fatores de risco para tromboembolismo venoso são situações clínicas que propiciam o desencadeamento e a manutenção da tríade de Virchow, ou seja, hiperviscosidade, lesão endotelial e estase, com consequente formação de trombos no sistema venoso profundo.[16]

Sistema Imunológico

A investigação do paciente com imunossupressão deve incluir a causa e todas as medicações em uso pelo paciente. Pesquisar sítios de infecção ocultos é fundamental para reduzir complicações no pós-operatório, como infecção causada por uso de cateter e infecção urinária, entre outras. Avaliar perda de peso recente e realizar suporte nutricional no pré-operatório, quando necessário. Os exames laboratoriais de rotina podem evidenciar sinais de imunossupressão, como leucopenia, anemia e plaquetopenia, alertando o médico assistente para a correção no pré-operatório. A busca por deficiências específicas pode ser necessária, sendo então indicada a solicitação de exames específicos. Sabe-se que pacientes com comprometimento da imunidade estão expostos a maior risco de infecção e deiscência da ferida cirúrgica.[17]

SITUAÇÕES ESPECIAIS

Cirurgia de Emergência

Nesta situação, o cirurgião muitas vezes não é capaz de colher informações que permitam conhecer em detalhes a história clínica do paciente e muito menos realizar exames complementares complexos. Alguns dados são fundamentais: hora da última refeição, história de alergias, uso de substâncias ilícitas e medicamentos, possibilidade de gestação nas mulheres em idade fértil, caso necessário confirmar com beta-HCG, e cirurgia prévia.[18]

Menor de Idade

A história clínica das crianças, sempre que possível, deve ser investigada com o menor; quando este não apresenta discernimento, é preferível buscar informações com os familiares, de preferência com a pessoa que fica a maior parte do tempo com ele. Como lactentes e recém-nascidos são muito sensíveis à hipotermia, o uso de mantas térmicas promove melhor controle térmico. No IMIP, a Cirurgia Geral atende pacientes a partir de 13 anos, ficando os menores aos cuidados da Cirurgia Pediátrica.

QUADRO 8.4 ▶ Recomendações para utilização de hemoderivados

1	A unidade de sangue, após ser removida da geladeira, deve ser transfundida em até 6 horas
2	A unidade, após 2 horas em temperatura ambiente, deve ser descartada
3	Sempre antes de iniciar uma transfusão, avaliar sinais vitais
4	Utilizar filtro para a realização de transfusão de hemoderivados
5	A transfusão deve ter início lento, enquanto se avaliam as reações transfusionais
6	O equipo de transfusão pode ser usado mais de uma vez, porém não deve ser utilizado por mais de 6 horas, evitando-se uma reação transfusional
7	Plaquetas devem ter sistema específico

Idoso

A idade avançada, quando associada a uma reserva cardiorrespiratória adequada, não representa uma contraindicação ao ato cirúrgico. Devemos lembrar que esses pacientes precisam de cuidados e atenção redobrada em consequência da pobreza de reserva funcional em vários sistemas: renal, imunológico, cardíaco, coagulação, entre outros. A principal causa de óbito neste grupo de paciente é o IAM.[19]

Nutrição

A avaliação nutricional no pré-operatório deve ser realizada com base no exame físico, nos exames laboratoriais e na estimativa da perda de peso. O paciente com perda de peso estimada em mais de 10% do peso histórico é um paciente de risco para complicações no pós-operatório e se beneficiaria de um suporte nutricional por 7 a 10 dias no pré-operatório. A redução das complicações pós-operatórias em desnutridos graves com preparo nutricional pode ser de até 40%, quando comparados com o grupo sem nutrição pré-operatória. Por outro lado, pacientes bem-nutridos não se beneficiam dessa conduta.[20]

Uso de Antibiótico Profilático

As infecções do local cirúrgico são a segunda causa de infecção nosocomial, sendo responsáveis por até 38% dos casos. Estima-se que possam acometer de 2% a 3% dos pacientes operados. É recomendável o uso racional de antibióticos, evitando-se a resistência bacteriana. Em cirurgia, a seleção do antimicrobiano deve obedecer a critérios rigorosos e o fármaco deve ser utilizado de preferência em dose única. Caso o procedimento se prolongue, uma nova dose deve ser administrada, obedecendo-se à meia-vida do fármaco.[21] A infusão da medicação deve permitir nível tissular no momento da incisão cirúrgica.[22] É importante a seleção do antibiótico adequado à flora bacteriana (Quadro 8.5).

Jejum

O objetivo do jejum pré-operatório é diminuir o risco e o grau de regurgitação do conteúdo gástrico, prevenindo assim a aspiração pulmonar e suas consequências. A antiga orientação "nada pela boca após meia-noite" tem sido substituída por períodos menores de jejum no pré-operatório.

Existem vários benefícios quando os pacientes, principalmente as crianças, ingerem líquidos antes da anestesia, incluindo aumento da satisfação e diminuição da irritabilidade, aumento do pH gástrico e diminuição do risco de hipoglicemia, lipólise e desidratação.[23]

Apesar do conhecimento acumulado, não é possível predizer com certeza o volume do conteúdo gástrico. Pacientes saudáveis com jejum prolongado podem, no dia da cirurgia, apresentar vômito com conteúdo da refeição do dia anterior. Outros podem apresentar hipoglicemia, desidratação e irritabilidade. Parece razoável, porém, concluir que a ingestão irrestrita de líquidos claros, para pacientes saudáveis, 2 horas ou mais antes da cirurgia tem relação risco-benefício mais do que aceitável.[23,24]

A American Society of Anesthesiologists, por meio da ASA Task Force on Preoperative Fasting, desenvolveu um guia prático para o jejum pré-operatório e para o uso de fármacos envolvidos na diminuição do volume e da acidez gástrica. Baseado em extensa revisão da literatura, o guia se refere a pacientes saudáveis, de todas as idades, submetidos a procedimentos eletivos, sem incluir pacientes sob risco maior de aspiração. Tais recomendações podem ser adotadas, modificadas ou rejeitadas de acordo com as necessidades clínicas individuais.

QUADRO 8.5 ▶ Escolha do antibiótico profilático conforme o local cirúrgico

Natureza da cirurgia	Patógeno mais comum	Substância recomendada	Dose
Esôfago/gastroduodenal	Bacilo gram-negativo, coco gram-positivo	Cefazolina	1 a 2g, IV
Trato biliar	Bacilo gram-negativo, enterococo	Cefazolina	1 a 2g, IV
Colorretal	Bacilo gram-negativo, anaeróbio, enterococo	Cefazolina + metronidazol ou ampicilina e sulbactam	1 a 2g/0,5g, IV ou 3g, IV
Apendicectomia sem perfuração	Bacilo gram-negativo, anaeróbios, enterococo	Cefazolina + metronidazol	1 a 2g/0,5g
Hérnia com tela	Coco gram-positivo	Cefazolina	1 a 2g, IV

As recomendações estão resumidas a seguir:

- *Líquidos sem resíduos (água, chá, café, suco de fruta sem polpa, todos sem álcool e com pouco açúcar)*: jejum de 2 horas para todas as idades.
- *Leite materno*: jejum de 4 horas para recém-nascidos e lactentes.
- *Dieta leve (chá e torradas) e leite não materno*: são aceitas até 6 horas de jejum para crianças e adultos.
- *Fórmula infantil*: jejum de 6 horas para recém-nascidos e lactentes.
- *Sólidos*: jejum de 8 horas para crianças e adultos.

Alergias

Normalmente, os pacientes sabem referir quando são alérgicos a alguma medicação. Em casos de reação grave é preciso identificar o fármaco para não mais usá-lo, principalmente analgésicos e anti-inflamatórios. Caso não seja identificada a substância que causou a reação, é prudente investigação com alergologista. A presença de reação ao látex tem sido relatada, especialmente quando são notificados casos inexplicáveis de parada cardiorrespiratória. Profissionais que manipulam diariamente o látex estão mais suscetíveis a apresentar reação grave durante o ato cirúrgico.[25]

Cuidados com a Pele

A realização de tricotomia deve ser restrita ao campo operatório e sempre com a utilização de tricótomo elétrico com pente descartável, evitando-se lesões da pele provocadas por lâminas.[26]

REFERÊNCIAS

1. American Society of Anesthesiologists. Task force on preanesthesia evaluation. Practice advisory for preanesthesia evaluation. Anesthesiology 2002; 96(1):485-96.

2. American Heart Association Statistics Committee and Stroke Statistics Subcommittee. Circulation 2010; 121(7):948-54.

3. Kertai MD, Pal N, Palanca BJ et al. Association of perioperative risk factors and cumulative duration of low bispectral index with intermediate-term mortality after cardiac surgery in the B-Unaware Trial. Anesthesiology 2010; 112(5):1116-27.

4. Goldman L, Caldera DL, Nussbaum SR et al. Multifactorial index of cardiac risk in noncardiac surgical procedures. N Engl J Med 1977; 297(1):845-50.

5. Froehlich JB, Eagle KA. Anaesthesia and the cardiac patient: the patient versus the procedure. Heart 2002; 87(1):91-6.

6. American Society of Anesthesiologists (ASA) – A physical status classification system 2005 (Disponível em:www.asahq.org/clinical/physicalstatus.htm).

7. Vieira Neto OM, Moysés Neto M. Distúrbios do equilíbrio hidroeletrolítico. Medicina 2003; 36(1):325-37.

8. Wasmuth HE, Kunz D, Yagmur E et al. Patients with acute on chronic liver failure display "sepsis-like" immune paralysis. J Hepatol 2005; 42(2):195-201.

9. Patel T. Surger in paciente with liver disease. Mayo Clinic Proc 1999; 74:593-9.

10. Mansour A, Watson W, Shayani V et al. Abdominal operation in pacients with cirrhosis: Still a major surgical challenge. Surgery 1997; 122:730-6.

11. Rodrigues MA, Oliveira VFF, Poveda VB. Vantagens e desvantagens da colecistectomia por videolaparoscopia. Janus 2008; 5(7):119-28.

12. Decode Study group, on behalf of European Diabetes Epidemiology Group: Is the current definition for diabetes relevant to mortality risk from all causes and cardiovascular and non cardiovascular disease? Diabetes Care 2003; 26:688-96.

13. Van den Berghe G, Wouters P, Weekers F et al. Intensive insuline therapy in critically ill pacient. N Eng J Med 2001; 345:1359-67.

14. Dierdof SF. Anesthesia for patients with diabetes mellitus. Curr Opin Anesthesiology 2002; 15:351-7.

15. Chee YL, Crawford JC, Watson HG, Greaves M. Guidelines on the assessment of bleeding risk prior to surgery or invasive procedures. London (UK): British Committee for Standards in Haematology, 2007: 25.

16. Baruzzi ACA, Knobel E, Campos PCGD. Estratificação de risco e tratamento da embolia pulmonar. RSCESP 2009; 19(2):249-59.

17. Silva RF. Chapter 8 – Fungal infections in immunocompromised patients. J Bras Pneumol 2010; 36(1):142-7.

18. Cunha GEB. A responsabilidade do cirurgião geral nas equipes que atendem emergência. Rev Col Bras Cir 2005; 32:225.

19. Del Guercio LR, Cohn JD. Monitoring operative risk in the olderly. JAMA 1980; 243:1350-5.

20. Klein S, Kinney J, Jeejeebhoy K et al. Nutricional support in clinical practice: Published data and recommendacion for future research diderctions. National Institute of Helth, American Society for Cinical Nutricion. JPEN J Parenter Enteral Nutr 1997; 21:133-56.

21. Perencevich EN, Sands KE, Cosgrove SE et al. Health and economic impact of surgical site infeccion diagnosed after hospital discharge. Emerg Infect Dis 2003; 9:196.

22. Antimicrobial prophylaxis for surgery. Treat Guidel Med Lett 2009; 7: 47.

23. Moro ET. Prevenção da aspiração pulmonar do conteúdo gástrico. Rev Bras Anestesiol 2004; 54(2):261-75.

24. Moro ET, Módolo NSP. Intubação traqueal e paciente com estômago cheio. Rev Assoc Med Bras 2009; 55(2):201-6.

25. Mathias LAST, Botelho MPF, Oliveira LM et al. Prevalência de sinais/sintomas sugestivos de sensibilização ao látex em profissionais de saúde. Rev Bras Anestesiol 2006; 56:137-46.

26. Tanner J, Wooing D, Moncaster K. Preoperative hair remover to reduce surgical site infeccion. Cochrane Database Systen Rev 2006.

Fábio Mesquita Moura

CAPÍTULO 9

Avaliação do Risco Cirúrgico

INTRODUÇÃO

A avaliação pré-operatória enfoca basicamente três objetivos: prever riscos cirúrgicos, mudar condutas referentes à cirurgia e ao procedimento anestésico e melhorar desfechos. O período considerado de impacto para os desfechos incluem os 2 dias anteriores e os 30 dias após o procedimento cirúrgico, durante os quais os eventos relacionados com a cirurgia podem ter impacto na sobrevida do paciente.[1]

Existe grande questionamento sobre o perfil do paciente e quais exames solicitar. Não existe mais espaço para exames de rotina. Vários trabalhos já demonstraram que eles não trazem benefícios para o paciente e em alguns casos podem ocasionar iatrogenias na investigação de problemas que não existem.[2]

Neste capítulo vamos discorrer sobre as indicações de exames pré-operatórios com base em evidências, ressaltando que a experiência clínica e os protocolos desenvolvidos em cada local determinam diretrizes específicas.[3]

ESTRATIFICAÇÃO DO RISCO CIRÚRGICO

Como já mencionado, a utilização de exames de rotina não mais se justifica por diversos motivos. Primeiro, os valores de referência utilizados para considerar um exame "normal" incluem uma faixa de normalidade considerada entre os percentis 5% e 95%. Com isso, aproximadamente 5% a 10% dos pacientes terão exames "alterados", mesmo sem queixas, em uma dosagem.[4] Outro argumento é que a probabilidade de se encontrar algum exame alterado cresce à medida que aumenta o número de exames solicitados. E, por último, devemos nos ater ao impacto que o resultado desses exames terá em relação ao procedimento a ser realizado, ou seja, o fato de um exame estar fora dos valores normais implica alguma conduta prévia que alteraria o desfecho do procedimento? Kaplan, em estudo com 2.000 pacientes nos quais foram realizados exames de rotina, verificou que 60% foram desnecessários e, dos que estavam alterados, em apenas 0,22% houve mudança da conduta em relação ao procedimento proposto.[5]

O grande consenso em todos os trabalhos sobre avaliação pré-operatória incide sobre o exame clínico. Uma anamnese prévia com enfoque sobre queixas gerais, medicamentos em uso, alergias, entre outras, associada a exame físico adequado, ajuda a elucidar problemas ainda não diagnosticados ou que possam trazer impacto no ato cirúrgico.[5]

Hilditch e cols. analisaram a validade de um questionário simples, composto de 17 perguntas, para estratificação de risco cirúrgico, que se mostrou de rápido e fácil emprego, com boa sensibilidade para análise de comorbidades que alteram o desfecho cirúrgico (Quadro 9.1).[6] Dessas perguntas, a de maior impacto refere-se ao questionamento sobre o desempenho físico. A incapacidade de realizar pequenos esforços – a presença de fadiga ou de dor torácica com atividades equivalentes a dois lances de escada (equivalente a 4 MET) – mostrou ser um preditor fidedigno de baixa reserva funcional ou presença de descompensação cardíaca, com aumento de morbimortalidade perioperatória.[7]

Porém, durante a avaliação pré-operatória, alguns fatores devem ser levados em consideração: o risco cirúrgico do procedimento, a técnica anestésica, a reserva funcional do paciente e suas comorbidades. A seguir discutiremos tais fatores e suas implicações.

QUADRO 9.1 ▶ Itens investigados no questionário para estratificação de risco

Dor no peito ou cansaço ao subir dois lances de escada
Doença renal
Problemas com uso de anestésicos na família
Infarto do miocárdio
Arritmia
Isquemia cerebral
Problemas com anestesia (anteriores)
Epilepsia ou convulsão
Problemas no pescoço ou mandíbula (dor, artrite)
Distúrbios de tireoide
Angina de peito
Doença hepática
Insuficiência cardíaca
Asma
Diabéticos em uso de insulina
Diabéticos em uso de hipoglicemiante
Bronquite

Fonte: Hilditch et al., 2003.[6]

IDADE

A idade é um fator a mais de risco cirúrgico, especialmente após os 60 anos, que aumenta com a progressão da idade. Porém, a avaliação e os exames pré-operatórios, apesar de considerarem esse risco, não conseguem evitar as complicações relacionadas com a idade.[8] Mais importante que a idade isoladamente é o estado funcional do paciente idoso. Pacientes ativos, com comorbidades compensadas, têm menor risco de complicações que pessoas da mesma idade, porém com ineficaz reserva funcional.

RISCO CIRÚRGICO

Relaciona-se com o estresse fisiológico a que o paciente será submetido. Geralmente é classificado em baixo, médio e alto:

- *Baixo risco:* apresenta mínimo estresse fisiológico e risco ao paciente; raramente necessita de transfusão sanguínea, de monitoração invasiva ou de cuidados de UTI. Por exemplo, cirurgias orificiais, correção de catarata, artroscopia diagnóstica.
- *Médio risco:* estresse fisiológico moderado, com infusão de líquidos, geralmente com perda sanguínea mínima, mas com potencial para perdas maiores. Por exemplo, colecistectomia laparoscópica e histerectomia abdominal, entre outros.
- *Alto risco:* estresse fisiológico intenso. Geralmente necessita de transfusão sanguínea e/ou grande quantida-

de de fluidos, monitoração invasiva e pós-operatório em UTI. Por exemplo, ressecção de aneurisma de aorta e troca de valva cardíaca, entre outros procedimentos.

No caso de pacientes que serão submetidos a cirurgias de grande porte com grandes alterações metabólicas devem ser solicitados: hemograma, ureia, creatinina, eletrólitos e glicemia, independente do *status* prévio, basicamente como "ponto zero" antes do procedimento.

O tipo de cirurgia também influencia os exames a serem solicitados. Pacientes submetidos a cirurgia no terço superior do abdome ou torácica têm maior risco de complicações cirúrgicas respiratórias; portanto, em pacientes com histórico de tabagismo, o estudo da função pulmonar está indicado.

COMORBIDADES

Avaliar a presença de comorbidades e, mais importante, a intensidade e o quanto as mesmas estão compensadas é fundamental para o sucesso cirúrgico. Nos próximos itens discutimos as abordagens de acordo com as principais comorbidades por sistemas.

Sistema Cardiovascular

As complicações cardiológicas são os principais preditores de mortalidade perioperatória (até 30 dias após o procedimento), sendo justificada a avaliação quanto a esse sistema. Porém, devido ao grande número de variáveis, como tipo de cirurgia e comorbidades de maior importância, entre outras, não existe consenso sobre qual a melhor metodologia para avaliação de risco cardiológico. O primeiro modelo utilizado foi o de Goldman,[9] porém, apesar de sua simplicidade, é considerado ultrapassado devido à melhor monitoração hemodinâmica per e pós-operatória. Outros modelos utilizados incluem os de Eagle[10] e Detsky.[11] Este último é o modelo utilizado pela Sociedade Brasileira de Cardiologia para avaliação de risco cirúrgico, porém com menor estratificação que o modelo utilizado pela American Heart Association (AHA), que, apesar de complexo, consegue estratificar o maior número de variáveis.

Os detalhes de cada modelo fogem ao objetivo deste capítulo; portanto, enfocamos somente as situações de alerta, ou seja, aquelas que apresentam impacto no desfecho cardiológico perioperatório e que indicam a avaliação de um cardiologista para melhores manejo e compensação do ato cirúrgico.

O primeiro item a ser levado em conta é: a cirurgia é de *urgência*? Pacientes que serão submetidos a cirurgia de urgência e emergência não podem esperar uma estratificação de risco e, embora este seja maior se comparado ao de pacientes submetidos a procedimentos eletivos, a única avaliação permitida é a da presença de comorbidades e se elas estavam compensadas ou não antes do procedimento indicado.

Se a cirurgia for *eletiva*, deve-se avaliar condições clínicas de risco *extremo* de eventos cardiovasculares, quais sejam:

- Síndromes coronarianas instáveis: angina do peito grave ou infarto agudo do miocárdio (até 30 dias antes da cirurgia).
- Insuficiência cardíaca congestiva (ICC).
- Arritmias importantes.
- Doença valvular grave.

Na presença dessas comorbidades, a cirurgia deve ser adiada até que o paciente possa ser compensado, uma vez que o risco cardíaco é extremo, superando as vantagens de uma possível cirurgia.

Outro fator a ser considerado é o *porte cirúrgico*. Cirurgias de pequeno porte prescindem de maiores avaliações na ausência das situações citadas. Para as de médio/grande porte, outros fatores devem ser levados em conta, e incluem:

- História de doença coronariana.
- História de ICC.
- História de doença cerebrovascular.
- Diabetes melito.
- Insufiência renal.
- Histórico de edema agudo de pulmão.
- Hipertensão arterial sistêmico (HAS).
- Idade acima de 70 anos.
- Capacidade funcional abaixo de 4 MET.

Nestas situações está indicada a opinião de um cardiologista para melhor avaliação do paciente e, se possível, avaliação pré-anestésica. Não há *nenhuma* evidência de que a avaliação rotineira de pacientes com mais de 40 anos produza algum impacto no desfecho de eventos cardiológicos, somente sobrecarrega os sistemas de saúde.[12]

Sistema Respiratório

As complicações do sistema respiratório ocorrem com a mesma frequência, ou maior, que as do sistema cardiovascular, porém com menor mortalidade, mas com alta morbidade, aumentando o período de internação e os custos envolvidos. As complicações pulmonares podem ser leves, sem repercussões clínicas, porém neste capítulo são consideradas as complicações que possam ter impacto adverso no desfecho do procedimento cirúrgico envolvido. Estas complicações são:

- Broncoespasmo.
- Atelectasias.
- Infecção respiratória, incluindo bronquite e pneumonia.
- Ventilação mecânica prolongada e falência respiratória.
- Exacerbação de doença pulmonar crônica.

Os fatores relacionados com maior risco de complicações pulmonares podem ser divididos em:

- Fatores de risco do paciente.
- Fatores de risco da cirurgia.

Fatores de Risco do Paciente

- *Idade*: diferente da avaliação cardiológica, em que a idade isoladamente não representa um fator de risco isolado, o risco de complicações pulmonares aumenta progressivamente com a idade, a partir dos 50 anos.[8]
- *Doença pulmonar obstrutiva crônica (DPOC)*: tem impacto importante no surgimento de complicações, no entanto não torna proibitivo o procedimento cirúrgico. As únicas exceções são as cirurgias cardíacas nas quais o resultado foi pior em pacientes de alto risco,[13] caracterizados por volume expiratório final em 1 minuto < 50% do estimado.
- *Asma*: houve aumento no número de complicações, quando comparado com controles, porém complicações menores, não estatisticamente significantes, quando o paciente apresenta doença bem controlada. Na presença de asma mal controlada deve ser considerado adiamento da cirurgia para melhor controle.
- *Tabagismo*: pacientes tabagistas têm maior índice de complicações respiratórias, assim como de infecção no local cirúrgico, sendo definidos como fator de complicação pacientes com histórico de 20 maços-ano ou mais. Porém, quando se consegue a abstenção do fumo pelo período de 6 a 8 semanas antes da cirurgia, há importante redução nos índices de complicações. Pacientes que pararam de fumar há mais de 6 meses têm índices de complicações similares aos de quem não fuma.[14]
- *Obesidade:* os dados são conflitantes em relação ao risco de complicações respiratórias, com alguns tra-

balhos referindo IMC > 27 como fator de risco individual[15] e outros trabalhos que não apresentaram obesidade como fator de risco.[16,17]

- *Apneia do sono:* o distúrbio de apneia do sono é considerado fator de aumento de intercorrências no pós-operatório imediato, como hipoxemia precoce e reintubação. Também está associado a aumento do índice de pneumonias no pós-operatório.
- *Hipertensão pulmonar:* independente da etiologia, a hipertensão pulmonar aumenta a mortalidade pós-operatória (10% no grupo-caso × 0% no grupo-controle), assim como a morbidade (24% × 3%, respectivamente). Nesses pacientes, os riscos e benefícios do procedimento devem ser pesados caso a caso, de preferência com avaliação prévia de especialista.
- *Insuficiência cardíaca congestiva (ICC):* em pacientes com ICC, o índice de risco de complicações pulmonares aumenta em até 2,93 vezes, quando comparados com pacientes sem ICC. Tem impacto maior que a presença de DPOC no desfecho do procedimento cirúrgico.
- *Estado geral:* como relatado no início do capítulo, o melhor preditor de complicações cirúrgicas ainda é a classificação da ASA. Quanto às complicações respiratórias, foram fatores de risco de impacto tanto em análise univariada como multivariada. Pacientes ASA 2 ou mais apresentam progressivamente maior risco de complicações.

Outros fatores que comprovam que um estado geral ruim é fator de mau prognóstico são albumina < 3mg/dL e ureia > 30mg/dL. Tais valores são fatores independentes de maior risco de complicações.

- *Infecção de vias aéreas superiores (IVAS):* há dados limitados indicando que a presença de IVAS acrescenta maior risco de complicações respiratórias, porém é prudente adiar a cirurgia até a recuperação do quadro.

Fatores de Risco da Cirurgia

- *Local da cirurgia:* o sítio cirúrgico é o principal entre todos os fatores citados aqui. Quanto mais próximo do diafragma, maior o risco de complicações pulmonares. Assim, cirurgias torácicas e do abdome superior são de maior risco. Acrescentem-se a estas as cirurgias de cabeça e pescoço, neurocirurgia e correção de aneurisma de aorta abdominal.
- *Tipo de anestesia:* a utilização de anestesia geral, quando comparada aos bloqueios, apresenta maior risco de complicações pulmonares, assim como a utilização de relaxantes musculares de longa ação (p. ex., pancurônio).[17]

- *Duração da cirurgia:* cirurgias com mais de 3 a 4 horas de duração têm maior índice de complicações, quando comparadas às de menor tempo, devendo este fator ser levado em conta quando for realizado o planejamento cirúrgico.

Estratégias para Prevenção das Complicações Respiratórias

- *Fisioterapia respiratória:* deve ser orientada para o paciente de risco, preferencialmente no pré-operatório. É mais difícil orientar o paciente no pós-operatório quando ele está com dor e, em alguns casos, sedado. Apresenta grande impacto na prevenção das complicações respiratórias, com baixo custo.
- *Controle das comorbidades de base:* a presença de doenças pulmonares crônicas não impede os procedimentos, mas elas devem estar bem controladas. Cabe ao cirurgião uma boa interação com o especialista para estabelecer o melhor momento para o procedimento cirúrgico.
- *Estímulo à suspensão do tabagismo:* como já salientado, deve-se estimular o paciente a parar de fumar por, no mínimo, 6 a 8 semanas antes do procedimento cirúrgico.
- *Controle da dor:* é fundamental para a adequada expansão pulmonar no pós-operatório, diminuindo o índice de atelectasias, facilitando a extubação e possibilitando trabalho fisioterápico adequado.
- *Evitar o uso de sonda nasogástrica:* uma metanálise de 2005 comprovou que o uso rotineiro de sonda nasogástrica (SNG) está associado a maior complicação respiratória, sem grande benefício para o procedimento realizado, devendo ser avaliado caso a caso.[18]

APARELHO DIGESTIVO

Em relação ao aparelho digestivo, as principais comorbidades de impacto estão relacionadas com a função hepática. Entre elas estão as hepatites agudas, especialmente a hepatite aguda alcoólica, e a cirrose.

O rastreamento de hepatopatias no pré-operatório baseia-se principalmente na história e no exame clínico. As alterações laboratoriais que aparecem na evolução de uma doença hepática geralmente ocorrem após o surgimento de sintomas clínicos, como quadro de inapetência, astenia e icterícia leve/moderada, nos casos agudos, e sinais de doença hepática crônica descompensada nos cirróticos (p. ex., ascite, encefalopatia, icterícia etc.). Portanto, não se justifica o rastreamento de função hepática rotineiro no pré-operatório, exceto com exame clínico positivo.

Existem poucos trabalhos relacionados com a função hepática e pré-operatório; no entanto, o melhor conhecimento da fisiopatologia das doenças hepáticas e da hipertensão portal e o melhor acompanhamento pós-operatório desses pacientes nos permitem dizer que condutas mais agressivas têm sido tomadas em relação ao planejamento cirúrgico neste caso.

Com relação às hepatites virais, o diagnóstico rápido e fidedigno nos dias de hoje evita a necessidade de abordagens invasivas diagnósticas ou terapêuticas. Nas hepatites alcoólicas, é recomendável que a cirurgia seja adiada por 3 meses no mínimo ou após a comprovação de total recuperação da função hepática.[19]

Os doentes com cirrose, em sua avaliação de função hepática, são submetidos a duas classificações: a de Child-Turcotte-Pugh (CTP) e a da escala MELD. A classificação de Child foi pioneira na avaliação de morbimortalidade hepática, porém a escala MELD, que se baseia em uma fórmula matemática utilizando os valores de bilirrubinas séricas, *International Normalized Ratio* (INR) e creatinina, sem valores subjetivos, como ocorre na classificação de Child, passou a ser mais utilizada, com estudos comprovando sua acurácia.[20]

As exceções em relação à estratificação cirúrgica dos pacientes com doença hepática crônica dizem respeito a hepatectomias e cirurgias cardíacas. As hepatectomias em pacientes com função hepática debilitada acarretam, além da agressão hepática direta, a diminuição da massa hepatocitária, podendo ser o fator descompensador de uma doença hepática quiescente. As cirurgias cardíacas comprovadamente apresentam piores resultados em cirróticos, em comparação com outras comorbidades. As hipóteses levantadas incluem o uso de circulação extracorpórea, levando à piora da coagulopatia desses pacientes, com fibrinólise, hipocalcemia e disfunção plaquetária. A maioria das complicações nessas cirurgias referia-se à piora da função hepática a despeito do bom resultado cardíaco.[21]

Em resumo, são considerados os seguintes parâmetros na avaliação pré-operatória do paciente hepatopata:

- Em pacientes Child A (5 a 6 pontos.) ou MELD < 10 podem ser realizados ous procedimentos cirúrgicos com monitoração da função hepática.
- Em pacientes Child B (7 a 9 pontos.) ou MELD de 10 a 15 podem ser realizados os procedimentos, *exceto* cirurgias cardíacas ou hepatectomias.
- Em pacientes Child C (10 a 15 pontos.) ou MELD > 15, hepatites agudas ou Child A-B associado a outras comorbidades devem ser evitados procedimentos cirúrgicos, se possível.

SISTEMA URINÁRIO

As alterações da função renal têm impacto direto na recuperação pós-operatória dos pacientes cirúrgicos. Acredita-se que 15% da população tenha algum grau de doença renal crônica. Associado a isso, o trauma cirúrgico e outras comorbidades, como diabetes, cardiopatias e outras, podem ser fatores que exacerbem o surgimento de insuficiência renal aguda ou a agudização de quadro crônico. Chertow e cols., em estudo sobre impacto da piora da função renal na sobrevida dos pacientes cirúrgicos, mostraram que aumento da creatinina sérica na ordem de 0,3 a 0,4mg/dL provoca aumento de 70% do risco de óbito numa mesma população.

Rastreamento Laboratorial

Novamente o exame clínico é imperativo na identificação de comorbidades renais; contudo, a presença de alterações da função renal tende a aumentar com a idade, chegando a 10% na população de 50 a 60 anos.[22] Portanto, deve-se solicitar dosagem de ureia e creatinina séricas em todos os pacientes com histórico de comorbidades renais, assim como em pacientes sem histórico mas com idade acima de 50 anos. Nestes casos, indica-se a solicitação de dosagem de sódio e potássio séricos.

Avaliação no Paciente com Doença Renal

As estratégias associadas à prevenção das alterações renais devem levar em conta tipo de cirurgia, tipo de anestesia, presença de lesão renal prévia à cirurgia e comorbidades. Discutiremos os fatores de risco e as estratégias para proteção renal.

Os fatores associados à lesão renal aguda incluem:[23]

- Idade.
- Histórico de doença renal.
- Fração de ejeção do ventrículo esquerdo < 35%.
- Índice cardíaco < 1,7L/min/m².
- Hipertensão.
- Doença vascular periférica.
- Diabetes melito.
- Cirurgia de urgência.
- Tipo de cirurgia:
  - Cirurgias cardíacas.
  - Correção de aneurisma de aorta.
  - Transplante de fígado.

As estratégias para prevenção das alterações renais visam evitar ou minimizar as lesões durante o perioperatório e o pós-operatório e incluem:

- Controle pré-operatório da pressão arterial (PA), tentando atingir valores em torno de 130/80mmHg.
- Diálise nas 24 horas antes ou após a cirurgia.
- Evitar inibidores de ECA e antagonistas de angiotensina II, 10 horas antes do início da cirurgia, quando for utilizada anestesia geral.
- Não suspender a administração de ácido acetilsalicílico (AAS) no pré-operatório, exceto em casos específicos.
- Adequar as dosagens das medicações de acordo com a função renal.
- Evitar hiperpotassemia > 6,5mmol/L.
- Evitar contrastes iodados.
- Em cirurgias laparoscópicas, evitar pneumoperitônio > 15mmHg.
- Evitar uso de anti-inflamatórios não esteroides (AINE), preferindo uso de cateteres de bloqueio peridural intermitente ou uso de opioides.

AVALIAÇÃO HEMATOLÓGICA

A avaliação hematológica considera duas análises distintas: a avaliação de anemia e a avaliação dos distúrbios de coagulação. Analisaremos as duas situações em separado.

Anemia

A avaliação quanto à presença de anemia no pré-operatório é objetivo de estudo até os dias de hoje e a principal pergunta é: quando o paciente deve receber transfusão de hemácias para correção de anemia?

Novamente o exame clínico torna-se fundamental, questionando-se o doente sobre sinais de sangramento recente ou fadiga (avaliação de reserva funcional). Caso não haja nenhuma evidência de anemia, não há indicação inicial de solicitar hemograma. A segunda questão é: qual o porte cirúrgico? Pacientes submetidos a cirurgias de pequeno porte com sangramento mínimo não têm necessidade de avaliação da anemia. Cirurgias de médio porte ou de grande porte, em que a perda sanguínea estimada seja superior ao equivalente a dois concentrados de hemácias, devem ter um hemograma prévio e reserva sanguínea.

Nos casos em que foi indicado o hemograma, a conduta em relação à transfusão é:

- Hb < 6mg/dL: transfusão obrigatória.
- Hb > 10mg/dL: não há indicação de transfusão.
- Hb entre 6 e 10mg/dL: deve-se avaliar a reserva clínica do paciente em cada caso. Se ele apresenta sinais de

descompensação hemodinâmica, como aumento da frequência cardíaca, queda de PA, aumento da SvO_2, sem resposta ao volume, indica-se transfusão.[24]

As exceções aos casos relatados incluem pacientes portadores de doenças cardiovasculares e de anemia falciforme. Os pacientes com doença cardiovascular toleram mal o aumento do trabalho cardíaco, podendo exacerbar uma condição clínica prévia, e a presença de anemia falciforme exige boa oxigenação tecidual para prevenção de quadros de falcilização.[25]

Não existe consenso sobre a partir de que patamar deve-se transfundir os pacientes, e qual o alvo a se atingir. O estabelecido é que se transfunda até que os sinais de descompensação clínica desapareçam, com reavaliação a cada unidade transfundida.[26,27]

Distúrbios da Coagulação

Os distúrbios de coagulação são extremamente polêmicos no meio cirúrgico, seja pela dificuldade de diagnóstico, seja pelo receio do cirurgião de que haja sangramento no pós-operatório e pelo risco de fenômenos embólicos que, embora silenciosos, podem ser devastadores. Ainda neste capítulo vamos discutir a avaliação do paciente em pré-operatório e as condutas a serem tomadas em pacientes que sabidamente apresentam algum distúrbio de coagulação.

A avaliação inicial de um paciente sem histórico de distúrbio de coagulação envolve os mesmos critérios das outras avaliações, baseando-se principalmente no exame clínico. Na anamnese deve-se questionar sobre históricos de sangramentos anteriores e que podem se resumir em algumas questões:

- Você já teve algum sangramento espontâneo oral ou nasal?
- Já teve algum sangramento em articulação ou muscular? Já perdeu sangue nas fezes?
- Possui sangramento menstrual importante?
- Desenvolve hematomas mesmo sem traumas evidentes? Sangra excessivamente de pequenos cortes?
- Já passou por alguma cirurgia (incluindo extração dentária)? Apresentou algum sangramento excessivo no procedimento ou depois?
- Já precisou de transfusão sanguínea? Por quê?
- Está fazendo uso de alguma medicação? Qual?
- Algum parente possui histórico de sangramento?

A resposta positiva a algum desses itens deve levar à investigação especializada.

No exame físico, petéquias, equimoses, hematomas e deformidades nas articulações podem sugerir a existência de discrasias sanguíneas, assim como defeitos do colágeno, os quais estão associados a maior risco de sangramento. Nesses caso, também devem ser avaliados distúrbios da coagulação.

Quanto aos testes de coagulação, os mais comuns, como tempo de protrombina (TP) e tempo de tromboplastina parcial ativada (TTPa), não possuem fidedignidade em relação à presença de discrasia sanguínea, sendo mais sensíveis a algum dos fatores do exame clínico citados, não havendo justificativa de solicitação de rotina e sim a consulta a especialista.

Outra situação com a qual o cirurgião pode deparar-se consiste em pacientes em uso de antiagregantes e anticoagulantes.

O uso de antiagregantes plaquetários, como ácido acetilsalicílico (AAS) e tienopiridinas (clopidogrel), é cada vez mais frequente, à medida que o número de pacientes com doença ateromatosa aumenta. O uso mais comum dessas substâncias ocorre em pacientes submetidos à passagem de *stents* coronarianos. Nestes casos, a retirada desses medicamentos pode ser desastrosa, levando à obstrução do *stent*. Nessas situações, deve-se prorrogar o procedimento cirúrgico até que o prazo mínimo de uso de tais medicamentos esteja expirado. Caso a cirurgia não possa ser adiada, deve ser realizada em centro que possua atendimento de hemodinâmica cardíaca 24 horas com monitoração em UTI.

Pacientes em uso de anticoagulantes têm se tornado um cenário cada dia mais frequente em razão do envelhecimento da população. Os principais anticoagulantes utilizados são warfarina e heparinas, sendo a warfarina, devido a sua administração oral, mais utilizada de forma crônica. Contudo, o uso de anticoagulantes pode resultar em sangramentos desnecessários durante procedimentos cirúrgicos. Em algumas situações, o risco de sangramento se sobrepõe ao de um evento tromboembólico, como em neurocirurgias, o que justificaria uma transição temporária para heparina durante o peroperatório, já que esta permite mais fácil reversão.

A seguir discutimos as situações em que a transição está indicada e como fazê-la. Inicialmente, deve-se considerar o tipo de cirurgia a ser realizada. As cirurgias mencionadas a seguir *não* necessitam de conversão, pois apresentam baixo risco de sangramento:

- Cirurgias de catarata e trabeculectomias.
- Procedimentos endoscópicos.
- Procedimentos dentários.
- Cirurgias dermatológicas.

- Aspirações e infiltrações em partes moles e articulações.

Nos outros casos, deve-se estratificar o risco de acordo com a cirurgia e a indicação da anticoagulação. O uso de anticoagulantes tem três indicações mais frequentes:

- Pacientes em uso de próteses valvares cardíacas.
- Pacientes portadores de fibrilação atrial (FA) crônica.
- Pacientes em tratamento de tromboembolismo venoso ou pulmonar (TEP/TEV).

Pacientes portadores de FA apresentam risco aumentado de acidentes vasculares encefálicos (AVE), os quais alcançam a incidência de 23,5% nos pacientes de 80 a 89 anos. Tais pacientes têm risco de eventos embólicos estratificados pela classificação CHADS2. Pacientes com pontuação maior ou igual a 5 devem ser submetidos a conversão. Nos outros, deve-se suspender a warfarina e administrar heparina profilática até a estabilização da condição. Situações que se sobrepõem a essas indicações incluem pacientes com FA reumática, FA com histórico de AVE prévio e FA associada a prótese valvar.[27]

Pacientes em uso de próteses valvares, principalmente próteses mecânicas, devem manter o uso de anticoagulantes em virtude do alto risco de fenômenos embólicos devido ao risco aumentado do surgimento de coágulos como consequência ao turbilhonamento sanguíneo. A presença de próteses biológicas prescinde do uso de anticoagulantes no peroperatório e possibilita a suspensão com administração de heparina profilática.[27]

Pacientes com histórico de TEP/TEV são os que apresentam maior risco de novos eventos tromboembólicos. Nesse caso, a incidência chega a ser alta a ponto de se recomendar esperar 4 semanas após o quadro de TEV para que seja realizado o procedimento. Pacientes no período de 1 a 3 meses devem passar por transição para heparina plena e, no período de 4 a 6 meses, recomenda-se que haja a transição, porém pode-se optar por heparinização profilática, dependendo do procedimento cirúrgico. Pacientes com mais de 6 meses do evento podem suspender a warfarina, com aplicação de heparinização profilática. Pacientes com diagnóstico de trombofilia comprovado ou suspeito devem submeter-se à conversão com heparinização plena. A transição do cumarínico para heparina deve ser realizada como parte do planejamento pré-operatório.[28]

Outro fator importante a ser avaliado é a profilaxia para TEV/TEP em pacientes sem eventos embólicos. O trauma cirúrgico *per se* já é um fator de risco para

TEP/TEV, porém algumas cirurgias apresentam risco maior, como cirurgias oncológicas e cirurgias pélvicas, com incidência de até 60% de tromboembolismo venoso em cirurgias do trauma. Outros fatores associados ao aumento do risco de TEV/TEP incluem idade avançada, trauma, malignidade, doença aguda, obesidade e imobilidade. A estratificação do risco de TEV/TEP baseia-se na cirurgia a ser realizada associada, a fatores de riscos.

As estratégias mais utilizadas para prevenção do TEV/TEP são:

- Deambulação precoce.
- Profilaxia mecânica.
- Heparinas não fracionadas (HNF).
- Heparinas de baixo peso molecular (HBPM).
- Warfarina (menos comum).
- Fondaparinux.

A medida mais prática e simples é a deambulação precoce, porém não deve ser considerada a única. A profilaxia mecânica pode ser utilizada isoladamente em pacientes cujo risco de sangramento possa ser devastador, como algumas neurocirurgias, porém não apresenta a mesma eficácia da profilaxia medicamentosa, recomendando-se o uso simultâneo das duas técnicas. A profilaxia mecânica pode ser realizada mediante a aplicação de meias compressivas ou de aparelhos de compressão pneumática intermitente.

As heparinas não fracionadas têm como inconvenientes a necessidade de aplicação fracionada em duas a três doses e o risco de trombocitopenia associado à heparina. As vantagens são a rápida correção de sangramento com uso de reversores (protamina), o custo menor e o melhor uso em pacientes nefropatas.

As heparinas de baixo peso molecular são as mais estudadas na prevenção do TEP/TEV, porém não evidenciam superioridade sobre a profilaxia com HNF. A seu favor contam a necessidade de aplicação única diária e o menor risco de trombocitopenia associado à heparina, e contra estão o custo mais elevado e a difícil reversão em caso de sangramentos.

A duração da profilaxia varia de acordo com a cirurgia e o tempo de imobilização do paciente, podendo variar de 21 dias para cirurgias oncológicas abdominais até 4 a 5 semanas para cirurgias de quadril.

SISTEMA ENDÓCRINO

As alterações metabólicas associadas a distúrbios endócrinos geralmente são negligenciadas e têm sua importância diminuída no cenário cirúrgico; no entanto, podem ser devastadoras e levar a julgamentos diagnósticos errôneos e decisões equivocadas. Descrevemos a seguir a abordagem das principais endocrinopatias e seu impacto no ato cirúrgico.

Diabetes Melito

É a endocrinopatia mais comum, atingindo cerca de 11% dos brasileiros. Desses, aproximadamente 90% têm o tipo 2. Estima-se que 50% da população com o tipo 2 venha a passar por alguma intervenção cirúrgica ao longo da vida. Segundo dados das empresas de seguros norte-americanas, um paciente diabético tem um custo pós-operatório 50% maior em relação a um não diabético para o mesmo procedimento. Pacientes diabéticos têm maior risco de acidentes cerebrovasculares, infartos, insuficiência renal aguda e infecções de sítio cirúrgico.

Portanto, uma boa compensação do diabetes melito (DM) tem impacto nos resultados finais pós-operatórios. Um dos parâmetros instituídos pela Sociedade Americana de Diabetes para avaliação do grau de hiperglicemia é a hemoglobina glicosilada (HbA_{1c}), que mostra a exposição à glicose por período mais prolongado. Atualmente devem ser mantidos valores abaixo de 7%.

Contudo, o estresse cirúrgico provoca quadro de hiperglicemia *per se*, devido à resposta a hormônios que aumentam a resistência à insulina (glucagon, cortisol, noradrenalina etc.), o que torna o controle glicêmico um desafio. Recente trabalho publicado em 2009 por Finfer e cols. mostrou que pacientes em UTI com controle glicêmico estrito (entre 80 e 110mg/dL) tiveram maior mortalidade que pacientes cujo alvo era 180mg/dL.[29] Atualmente, a abordagem ideal procura manter o paciente com glicemia em torno de 200mg/dL no intraoperatório e abaixo de 150mg/dL no pós-operatório, evitando níveis inferiores a 80mg/dL.

Nos pacientes não insulino-dependentes (DM-NID) é importante saber qual a dose e o tipo de hipoglicemiante e quanto tempo o paciente permanecerá em jejum, porque, devido à meia-vida desse medicamento, pode ocorrer hipoglicemia causada pelo jejum cirúrgico.

As estratégias em relação ao paciente diabético podem ser didaticamente relacionadas da seguinte maneira, dando-se preferência, sempre, que seja a primeira cirurgia do dia para evitar jejum prolongado:

Pacientes com controle exclusivo com dieta:
- Controle de HGT com escala de insulina (ver escala).

Pacientes em uso de hipoglicemiantes orais:
- Suspender medicações no dia da cirurgia.
- Controle de HGT com escala de insulina (ver escala).
- Retornar aos medicamentos após início da dieta. Atenção às restrições específicas de cada medicação!

Pacientes em uso de insulina:
- Cirurgias de pequeno e médio porte com jejum restrito à primeira refeição:
  - Manter esquema de insulina normal do paciente. A suspensão por completo da insulina pode levar à cetose, uma vez que 50% da insulina uitlizada diariamente destina-se ao metabolismo basal.
  - Controle de HGT com escala de insulina (ver escala).
- Cirurgias de pequeno e médio porte com jejum de duas ou mais refeições:
  - Trocar insulina de ação curta (R) da manhã por insulina de ação intermediária (NPH); dosagem: metade do habitual.
  - Infusão intravenosa de glicose na velocidade média de 5g/h (p. ex., SG a 5% – 100mL/h).
  - Controle de HGT com escala de insulina (ver escala).
- Cirurgias maiores:
  - Nesses casos, as variações de insulina são importantes e exigem controle intensivo de glicemia, sendo indicada insulina intravenosa.
- Pós-operatório:
  - Nos pacientes com uso de insulina no intraoperatório deve-se manter o controle de HGT com retorno às dosagens habituais à medida que a dieta seja plenamente estabelecida.
- Controle de HGT:
  - Deve ser realizado para evitar hiperglicemias, com alvo em glicemias abaixo de 150mg/dL. Para tal, o esquema mais preconizado baseia-se na infusão de insulina de ação rápida (regular) de acordo com a escala de insulina:

    HGT < 150: 0U
    HGT de 151 a 200: 2U
    HGT de 201 a 250: 4U
    HGT de 251 a 300: 6U
    HGT de 301 a 350: 8U
    HGT de 351 a 400: 10U
    HGT >400: 12U

Ressalte-se que este não deve ser o único esquema do paciente, pois leva a picos e vales de glicemia, o que se torna deletério.

Hipertireoidismo

Existem várias causas de hipertireoidismo, sendo a mais comum a doença de Graves. As alterações do hipertireoidismo podem ter impacto no pós-operatório devido à hiperatividade da célula muscular lisa, a qual provoca a diminuição da resistência arterial periférica e consequente estímulo do sistema renina-angiotensina-aldosterona, que resulta em retenção de sódio e água e aumento do esforço cardíaco.

O paciente hipertireóideo compensado deve tomar suas medicações na manhã da cirurgia. Pacientes com hipertireoidismo descompensado devem ter a cirurgia adiada até a compensação clínica, diminuindo o risco de crise tireotóxica. A crise tireotóxica pode ocorrer em qualquer momento do pós-operatório, porém geralmente isso se dá nas primeiras 48 horas. Caracteriza-se por hipertermia, taquicardia e delírios. Uma vez confirmada a hipótese diagnóstica, deve-se instituir o tratamento em virtude da sua alta mortalidade (10% a 75%). O tratamento consiste no uso de tionamidas, betabloqueadores e antitérmicos.

Hipotireoidismo

As causas mais comuns de hipotireoidismo são tireoidite autoimune (Hashimoto) e iatrogenias. O hipotireoidismo leva à depressão dos receptores beta-adrenérgicos, com aumento da resposta alfa-adrenérgica, que se traduz em diminuição da função cardíaca (inotrópica e cronotrópica) e aumento da resistência vascular sistêmica. Há também hipercarbia e hipoxemia. O sistema renina-angiotensina-aldosterona responde com excreção aumentada de sódio e perda de água com diminuição do componente intravascular.

O tratamento do hipotireoidismo consiste em reposição hormonal, preferencialmente com levotiroxina (T_4). Pacientes compensados em uso de T_4 podem suspender o medicamento na véspera devido à longa meia-vida da substância. Pacientes com hipotireoidismo descompensado leve/moderado podem submeter-se a cirurgia sem aumento do risco cirúrgico. Pacientes com hipotireoidismo descompensado grave devem ter seu quadro compensado antes do procedimento. Nesse caso, é comum o surgimento de coma mixedematoso, que se caracteriza por diminuição do nível de consciência, hipotermia, bradicardia, hiponatremia, insuficiência cardíaca e bradipneia. O tratamento envolve cuidados intensivos, com reposição de hormônio tireoideano, hidratação e, caso necessário, corticosteroides.

CONSIDERAÇÕES FINAIS

A análise cirúrgica do paciente não se limita à patologia que está levando ao procedimento cirúrgico, mas sim à interação dos diversos sistemas. Esta análise torna-se fundamental para o paciente e permite ao médico melhor conhecimento das possíveis complicações, podendo então antecipar-se às mesmas e ao sistema de saúde, evitando exames e avaliações dispendiosos e sem necessidade.

REFERÊNCIAS

1. Richman DC. Ambulatory surgery: how much testing do we need? Anesthesiol Clin 2010; 28(2):185-97.

2. Turnbull, JM, Buck, C. The value of preoperative screening investigations in otherwise healthy individuals. Arch Intern Med 1987; 147:1101.

3. Hlatky MA, Boineau RE, Higginbotham MB et al. A brief self-administered questionnaire to determine functional capacity (the Duke Activity Status Index). Am J Cardiol 1989; 64:651.

4. Kaplan EB, Sheiner LB, Boeckmann AJ et al. The usefulness of preoperative laboratory screening. JAMA 1985; 253(24):3576-81.

5. Fleisher LA, Beckman JA, Brown KA et al. 2009 ACCF/AHA focused update on perioperative beta blockade incorporated into the ACC/AHA 2007 guidelines on perioperative cardiovascular evaluation and care for noncardiac surgery: a report of the American College of Cardiology Foundation/American Heart Association Task Force on Practice Guidelines. Circulation 2009; 120:e169.

6. Hilditch WG, Asbury AJ, Jack E et al. Validation of a pre-anaesthetic screening questionnaire. Anaesthesia 2003; 58:874.

7. Reilly DF, McNeely MJ, Doerner D et al. Self-reported exercise tolerance and the risk of serious perioperative complications. Arch Intern Med 1999; 159(18):2185-92.

8. Smetana GW, Lawrence VA, Cornell JE. Preoperative pulmonary risk stratification for noncardiothoracic surgery: systematic review for the American College of Physicians. Ann Intern Med 2006; 144(8):581-95.

9. Goldman L, Caldera D, Nussbaum S et al. Multifactorial index of cardiac risk in noncardiac surgical procedures. N Engl J Med 1977; 297:845.

10. Eagle KA, Coley CM, Newell JB et al. Combining clinical and thallium data optimizes preoperative assessment of cardiac risk before major vascular surgery. Ann Intern Med 1989; 110:859.

11. Detsky AS, Abrams HB, Forbath N et al. Cardiac assessment for patients undergoing noncardiac surgery. Arch Intern Med 1986; 146:2131.

12. Arq Bras Cardiol 2007; 88(5):e139-e178

13. Kroenke K, Lawrence VA, Theroux JF et al. Operative risk in patients with severe obstructive pulmonary disease. Arch Intern Med 1992; 152:967.

14. Warner MA, Offord KP, Warner ME et al. Role of preoperative cessation of smoking and other factors in postoperative pulmonary complications: A blinded prospective study of coronary artery bypass patients. Mayo Clin Proc 1989; 64:609.

15. Brooks-Brunn JA. Predictors of postoperative complications following abdominal surgery. Chest 1997; 111:564.

16. Pasulka PS, Bistian BR, Benotti PN et al. The risks of surgery in obese patients. Ann Intern Med 1986; 104:540.

17. Rodgers A, Walker N, Schug S et al. Reduction of postoperative mortality and morbidity with epidural or spinal anesthesia: results from overview of randomised trials. BMJ 2000; 321:1493.

18. Nelson R, Edwards S, Tse B. Prophylactic nasogastric decompression after abdominal surgery. Cochrane Database Syst Rev 2005; :CD004929.

19. Powell-Jackson P, Greenway B, Williams R. Adverse effects of exploratory laparotomy in patients with unsuspected liver disease. Br J Surg 1982; 69:449.

20. Befeler AS, Palmer DE, Hoffman M et al. The safety of intra-abdominal surgery in patients with cirrhosis: model for end-stage liver disease score is superior to Child-Turcotte-Pugh classification in predicting outcome. Arch Surg 2005; 140:650.

21. Klemperer JD, Ko W, Connolly M et al. Cardiac operations in patients with cirrhosis. Ann Thorac Surg 1998; 65:85.

22. Velanovich V. The value of routine preoperative laboratory testing in predicting postoperative complications: a multivariate analysis. Surgery 1991; 109:236.

23. Jones DR, Lee HT. Surgery in the patient with renal dysfunction. Med Clin North Am 2009; 93(5):1083-9.

24. Practice guidelines for perioperative blood transfusion and adjuvant therapies: an updated report by the American Society of Anesthesiologists Task Force on perioperative blood transfusion and adjuvant therapies. Anesthesiology 2006; 105:198-208.

25. Vichinsky EP, Haberkern CM, Neumayr L et al. A comparison of conservative and aggressive transfusion regimens in the perioperative management of sickle cell disease. The Preoperative Transfusion in Sickle Cell Disease Study Group. N Engl J Med 1995; 333:206-13.

26. Patel MS, Carson JL. Anemia in the preoperative patient. Med Clin North Am 2009; 93(5):1095-104.

27. Douketis JD, Berger PB, Dunn AS et al. The perioperative management of antithrombotic therapy: American College of Chest Physicians Evidence-Based Clinical Practice Guidelines (8. ed.). Chest 2008; 133:299S-339S.

28. Grant PJ, Brotman DJ, Jaffer AK. Perioperative anticoagulant management. Med Clin North Am 2009; 93(5):1105-21.

Esdras Marques Lins
Fernanda Appolonio
José Wellington Barros

CAPÍTULO 10

Diagnóstico e Profilaxia do Tromboembolismo Venoso em Pacientes Cirúrgicos

INTRODUÇÃO

O tromboembolismo venoso (TEV) apresenta alta prevalência e é uma das principais causas de morte em pacientes hospitalizados para tratamento cirúrgico, podendo ocorrer tanto no período pré-operatório quanto no pós-operatório. Sua incidência no Brasil foi estimada em 0,6 casos/mil habitantes/ano e mundialmente em 0,5 casos/mil habitantes/ano.[1,2]

Os pacientes cirúrgicos são especialmente suscetíveis ao TEV pois, além dos fatores de risco relacionados com doenças de base (como neoplasias malignas, trombofilias, história prévia de TEV), apresentam outros, determinados pelo trauma cirúrgico, tempo de cirurgia, tipo de anestesia, além do tempo de imobilização no pós-operatório.[3]

O TEV, porém, pode ser evitado mediante o emprego da profilaxia adequada por meios mecânicos ou com o uso de medicamentos anticoagulantes, e suas complicações podem ser minimizadas quando o diagnóstico é estabelecido precocemente, por meio de exame clínico apurado e de métodos complementares laboratoriais e de imagem.[4,5]

DIAGNÓSTICO DO TROMBOEMBOLISMO VENOSO

Diagnóstico Clínico

O TEV em pacientes cirúrgicos, na maioria dos casos, apresenta como manifestação inicial a trombose venosa profunda (TVP) dos membros inferiores. O diagnóstico clínico da TVP é o primeiro passo na tomada de decisões antes de iniciadas as medidas terapêuticas.

Este diagnóstico inicial deve, sempre que possível, ser confirmado por métodos complementares, porém estes podem não estar disponíveis para a avaliação imediata e, neste caso, o diagnóstico clínico positivo é suficiente para o início do tratamento, uma vez que são graves as consequências que podem decorrer do retardo do seu início. Apesar de a TVP dos membros inferiores ser a manifestação clínica inicial mais comum do TEV, em grande parte dos pacientes a embolia pulmonar pode já estar presente mesmo na ausência de sintomas respiratórios.[1,5]

A correta avaliação clínica pode selecionar também os pacientes que necessitam continuar a investigação diagnóstica por meio de métodos complementares e desta forma diminuir os custos com exames desnecessários. Como em qualquer outra enfermidade, o diagnóstico clínico da TVP dos membros inferiores envolve uma anamnese detalhada. Devem ser sempre avaliados todos os antecedentes pessoais e familiares, além de identificados os fatores predisponentes para o seu desenvolvimento.[1,5]

A maioria desses pacientes queixa-se de edema em perna e pé, de início súbito, associado frequentemente a dor localizada na panturrilha, na coxa ou em ambas. A dor é de intensidade variável e piora com a movimentação passiva ou ativa do membro. A febre, apesar de não muito comum, pode estar presente. Muitos pacientes apresentam poucos sintomas e relatam apenas dor e edema leves na panturrilha, os quais são geralmente associados apenas a lesões musculares.[1,5,6]

A avaliação dos antecedentes pode ser fundamental para estabelecer o diagnóstico da TVP. A história familiar de tromboembolismo venoso, principalmente em parentes de primeiro grau, deve sempre ser avaliada e pode sugerir a presença de trombofilia hereditaria. O antecedente pessoal de TVP também deve ser sempre pesquisado e valorizado, já que é considerado o principal fator de risco para a ocorrência de nova trombose.[1,5,6]

As trombofilias hereditárias ou adquiridas, a gravidez e o período puerperal, além da estrogenoterapia (anticoncepcionais orais e a terapia de reposição hormonal), são fatores de risco importantes. Várias enfermidades também estão associadas a maior risco de TVP dos membros inferiores, como hepatopatia crônica, síndrome nefrótica, cardiopatia congestiva, doenças que provocam aumento da viscosidade sanguínea e especialmente, as neoplasias malignas.[5-8]

O risco de TVP também deve ser considerado em pacientes submetidos a imobilização prolongada, naqueles submetidos a grandes cirurgias, especialmente cirurgias ortopédicas (bacia, fêmur e joelho), cirurgias pélvicas extensas, cirurgias neurológicas, cirurgias sob anestesia geral, nos pacientes com infecção grave, além dos politraumatizados e naqueles que utilizam cateteres intravenosos, como, por exemplo, para hemodiálise ou quimioterapia.[5,6]

A idade é outro fator a ser considerado, pois, apesar de a TVP dos membros inferiores também ser observada na infância e no período neonatal, ocorre mais comumente na vida adulta, principalmente a partir da quarta década de vida[9] (Quadro 10.1).

Após o exame físico geral do paciente, deve ser iniciada a avaliação cuidadosa dos membros inferiores. O paciente, sempre que possível, deve ser examinado de pé, pois a gravidade dificulta o retorno sanguíneo venoso e, assim, acentua os sinais clínicos da TVP. Muitas vezes o exame físico só pode ser realizado com o paciente deitado, já que a dor ou as enfermidades associadas não permitem ao paciente outra posição.[5,6]

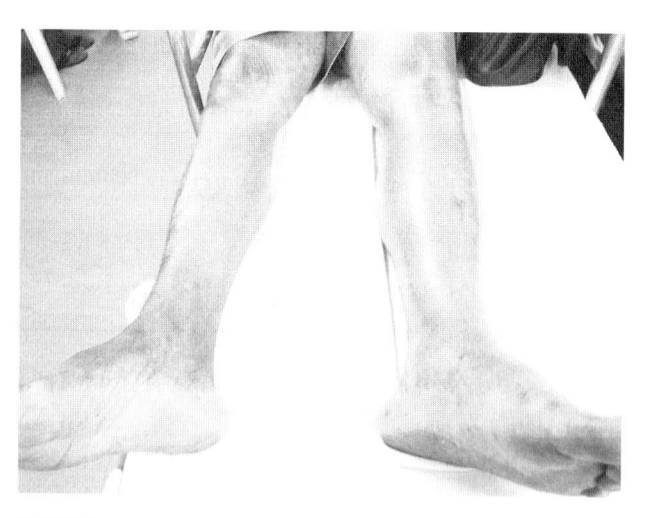

FIGURA 10.1 ▶ Edema no membro inferior esquerdo com TVP. (Ver encarte colorido.)

Os sinais mais comuns observados no paciente com TVP dos membros inferiores são edema em toda a extremidade ou na panturrilha, dilatação do sistema venoso superficial e dor à palpação da panturrilha ou da face medial da coxa. O edema pode ser frio, porém, principalmente nos casos em que há tromboflebite superficial associada, podem ocorrer rubor e calor. A presença de trombos palpáveis no trajeto venoso pode ser detectada durante o exame físico. Nos pacientes obesos, estes sinais e sintomas são menos evidentes, o que exige do examinador maiores cuidado e atenção[1,5,6] (Figura 10.1).

Existem algumas provas clínicas (provas onomásticas venosas) que são úteis para o diagnóstico da TVP e que podem aumentar, assim, a sensibilidade do exame físico. As mais importantes são a prova de Homans (dorsiflexão forçada do pé) e a prova de Olow (compressão, com as duas mãos, dos músculos da panturrilha contra o plano ósseo e tendinoso). O resultado é positivo, em ambos os casos, quando o paciente refere dor (Quadro 10.2).[10]

O dianóstico da TVP dos membros inferiores baseado exclusivamente na avaliação dos sinais e sintomas clínicos tem baixas sensibilidade e especificidade, porém é possível aumentar a eficácia do diagnóstico clínico através da associação desses elementos com a presença ou a ausência dos diversos fatores de risco. Dessa forma vários modelos diagnósticos clínicos foram propostos, sendo o mais difundido o modelo de Wells e cols., que foi estabelecido em 1995 e modificado em 1997. Com o uso desse modelo é possível classificar os pacientes em três categorias: baixa, moderada e alta probabilidade de TVP dos membros inferiores. O teste de Wells pode ser empregado para selecionar os pacientes que necessitarão de métodos complementares diagnósticos mais complexos[5,11] (Quadro 10.3).

QUADRO 10.1 ▶ Principais fatores de risco para trombose venosa profunda dos membros inferiores[6]

Passado de TVP	Grandes cirurgias
Uso de anticoncepcionais orais	Anestesia geral
	Hiperviscosidade sanguínea
Terapia de reposição hormonal	Cardiopatia congestiva
Imobilização	Síndrome nefrótica
Idade > 40 anos	Hepatopatia crônica
Infecção/sepse	Politraumatismo/grandes queimados
Neoplasias malignas	Puerpério
Gravidez	

QUADRO 10.2 ▸ Sensibilidade e especificidade dos sinais e sintomas da trombose venosa profunda em relação à flebografia[5]

Sinais e sintomas	Sensibilidade %	Especificidade %
Dor na panturrilha	31	79
Edema da panturrilha	52	71
Edema de todo o membro inferior	88	6
Rubor	90	18
Calor	90	30
Dilatação das veias superficiais	80	30
Trombo palpável	98	10
Sinal de Homans	75	39

QUADRO 10.3 ▸ Modelo simplificado de predição clínica da trombose venosa profunda (teste de Wells simplificado)[5]

	Pontos
Câncer em atividade	1
Paralisia, paresia ou recente imobilização dos membros inferiores	1
Paciente acamado por período > 3 dias ou grande cirurgia recente (< 4 semanas)	1
Hipersensibilidade localizada na distribuição das veias profundas dos membros inferiores	1
Edema de todo o membro inferior	1
Edema da panturrilha (> 3cm em relação à perna assintomática)	1
Dilatação do sistema venoso superficial	1
Diagnóstico alternativo verossímil	−2
Alta probabilidade: ≥ 3; moderada: 1 a 2; baixa: ≤ 0	

Exames Complementares

Os métodos complementares atualmente mais empregados para o diagnóstico da TVP dos membros inferiores são: dosagem de D-dímero plasmático, ecodoppler venoso, flebografia e angiorressonância magnética.[2,6]

A dosagem do D-dímero é um teste laboratorial que avalia a presença de produtos de degradação da fibrina no plasma sanguíneo. Estes produtos apresentam seus níveis elevados na TVP. Este teste tem alta sensibilidade e baixa especificidade, apresentando assim alto valor preditivo negativo. Em virtude de sua baixa especificidade, a dosagem do D-dímero é um teste complementar e pode ser associada à avaliação clínica para selecionar que pacientes necessitarão de estudo com outros métodos complementares.[2,6]

O ecodoppler venoso (ultrassonografia Doppler) atualmente é o método complementar mais empregado para o diagnóstico da TVP dos membros inferiores. Este exame apresenta altas sensibilidade e especificidade, não é invasivo e seu custo é baixo; deve sempre ser realizado quando há suspeita clínica de TVP dos membros inferiores[2,6] (Figura 10.2).

A angiorressonância magnética é um método não invasivo que utiliza o gadolínio, contraste paramagnético e não iodado, para a visualização das veias. Este método apresenta altas sensibilidade e especificidade, porém, devido ao seu alto custo, é usado apenas para o diagnóstico da TVP localizada em sítios de difícil acesso para o ecodoppler, como as veias cavas inferior e superior, veias ilíacas internas e seio cavernoso. Também pode ser utilizada nos portadores de doença renal, nos pacientes com alergia ao iodo e em crianças.[2]

A flebografia ascendente ainda é considerada o exame padrão para o diagnóstico da TVP, porém atualmen-

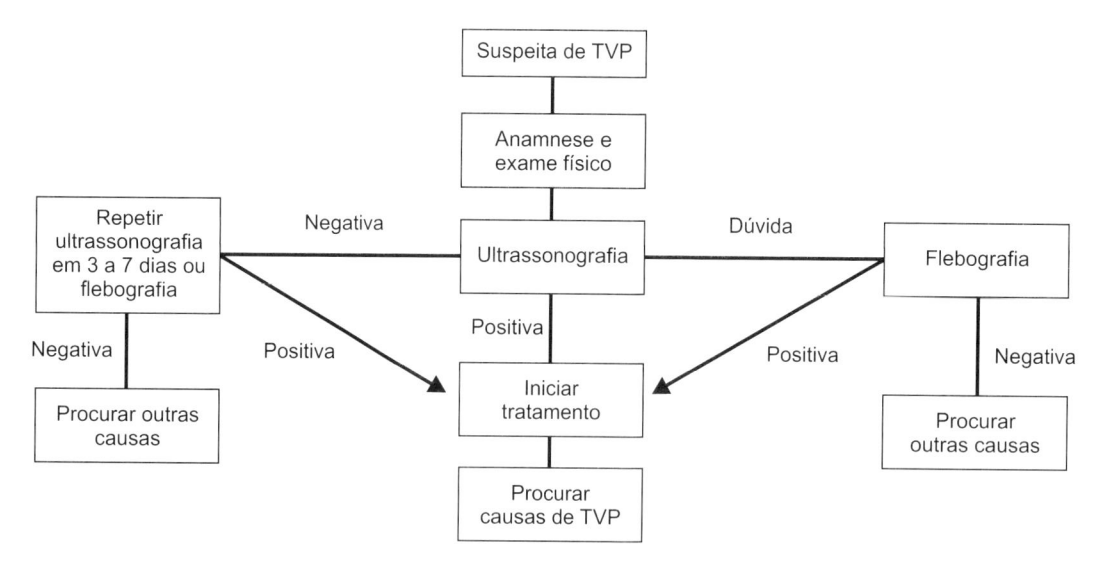

FIGURA 10.2 ▶ Algoritmo para o diagnóstico da TVP de membros inferiores.
Observações: pode ser utilizado o questionário (Wells, 1997) como auxílio na anamnese e no exame físico; a ultrassonografia para o diagnóstico nas veias femorais e poplíteas pode ser utilizada em modo cinzento; para as veias distais e ilíacas, usar o color-Doppler; na impossibilidade de realizar exames confirmatórios (ultrassonografia ou flebografia), o tratamento deve ser iniciado diante da suspeita clínica.

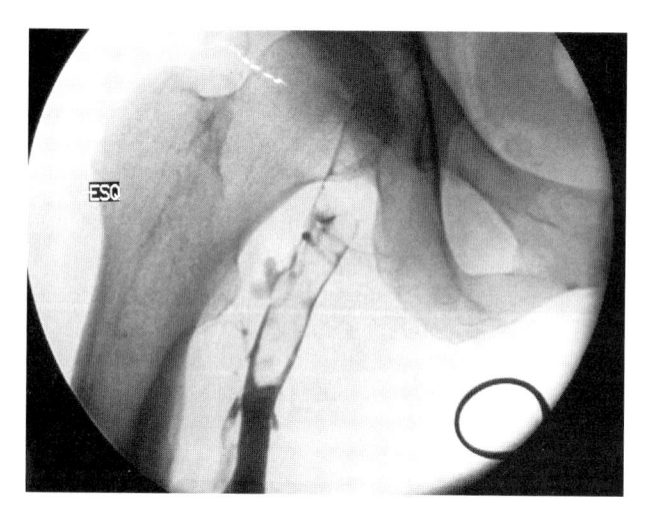

FIGURA 10.3 ▶ Flebografia evidenciando trombo na veia ilíaca comum.

te é pouco utilizada por ser invasiva e utilizar contraste iodado, não podendo ser usada nos doentes renais e nos alérgicos a iodo, além de apresentar uso restrito em crianças. A flebografia é hoje indicada nos casos em que o ecodoppler não é conclusivo[2,6] (Figura 10.3).

Diagnóstico Diferencial

Diversas enfermidades capazes de provocar edema nos membros inferiores fazem parte do diagnóstico diferencial da TVP. As mais comuns em nosso meio são a linfangite aguda e o linfedema, porém outras enfermidades, como as cardiopatias, as nefropatias, a síndrome compar-

timental e os hematomas (situações comuns no trauma), as síndromes compressivas (observadas especialmente nas neoplasias malignas pélvicas e nos cistos de Baker volumosos) e as causas de edema localizado (como a celulite infecciosa e as alergias) devem ser lembradas.[1,5,6]

A síndrome pós-trombótica também é um importante diagnóstico diferencial e pode tornar tanto o paciente quanto o seu médico inclinados a atribuir o edema ou a sua piora a uma nova TVP. As tromboflebites superficiais, particularmente aquelas que envolvem as veias safenas e causam edema em todo o membro, são outro motivo comum de erro diagnóstico[5,6,12] (Quadro 10.4).

QUADRO 10.4 ▶ Diagnóstico diferencial da TVP dos membros inferiores[5]

Tromboflebite superficial
Síndrome pós-trombótica
Cisto de Baker
Hematoma muscular (síndrome da pedrada)
Linfedema
Linfangites agudas
Síndrome compartimental
Edemas sistêmicos: ICC, nefropatias, hipoproteinemias
Compressão extrínseca por tumores
Fístulas arteriovenosas
Edemas localizados: traumáticos, infecciosos ou alérgicos
Neurose trombótica

ICC: insuficiência cardíaca congestiva.

PROFILAXIA DO TROMBOEMBOLISMO VENOSO

A profilaxia do TEV é muito enfatizada e importante, pois se trata de complicação séria e potencialmente fatal em pacientes hospitalizados, sejam eles cirúrgicos ou não.[3]

A embolia pulmonar tem repercussões variadas de acordo com o tamanho e a localização do êmbolo, o número de trombos que embolizaram e as condições pulmonares prévias do paciente. A apresentação clínica varia de um quadro silencioso, passando por sintomas discretos, hipertensão pulmonar e *cor pulmonale*, até o óbito. Embolias pulmonares extensas ou recorrentes podem levar à hipertensão pulmonar crônica.[13]

Com relação à TVP dos membros inferiores, pode haver recuperação total do membro, mas também resultar na chamada síndrome pós-trombótica, que consiste em edema crônico, alterações de cor e textura da pele, varizes secundárias e até ulcerações.[14]

Pacientes submetidos a cirurgias de grande porte sem medidas profiláticas para TEV têm risco aproximado de 10% a 30% de desenvolverem TVP proximal (ilíaca e/ou femoral), 40% a 80% de TVP na panturrilha e 1% de embolia pulmonar fatal.[15,16]

A profilaxia do TEV pode ser feita por métodos físicos, químicos (medicamentoso) ou ambos. Seu emprego varia de acordo com os fatores de risco do paciente e o tipo de cirurgia à qual será submetido, bem como o tempo de cirurgia e o tempo de sua recuperação[4,6] (Quadro 10.5).

A manutenção das medidas profiláticas depende do tempo da permanência dos fatores de risco para o TEV. Enquanto os fatores de risco existirem, elas deverão ser mantidas, muitas vezes continuando após a alta hospitalar.[17,18]

Nos pacientes cirúrgicos, a deambulação precoce é muito importante e deve ser estimulada assim que o paciente apresente condições clínicas. O paciente também deve receber orientações no sentido de movimentar os membros inferiores enquanto estiver acamado.[6]

As meias de compressão graduada são um método simples, seguro e relativamente efetivo na prevenção da TVP. Seu mecanismo de ação não é muito claro, mas acredita-se que pela compressão da panturrilha haja aumento na velocidade do fluxo sanguíneo, com redução da distensão venosa e melhora da função valvular.[19]

Os aparelhos de compressão pneumática intermitente previnem a trombose venosa pelo aumento do fluxo sanguíneo nas veias profundas das pernas, evitando assim a estase venosa. Ocorre também aumento da atividade fibrinolítica do sangue, o que pode contribuir com suas propriedades antitrombóticas.[20,21]

Nos pacientes com risco moderado e alto de desenvolvimento de TEV, além das medidas físicas, há indicação do uso de medicamentos anticoagulantes na tromboprofilaxia. Os mais comumente usados são heparina não fracionada (HNF), heparina de baixo peso molecular e os anticoagulantes orais (derivados cumarínicos). Pode também ser utilizado o fondaparinux, heparinoide inibidor sintético e específico do fator Xa.[18]

QUADRO 10.5 ▶ Classificação de risco de TEV e profilaxia recomendada[18]

Classificação do risco	Risco aproximado de TVP sem profilaxia (%)	Medidas de profilaxia
Baixo Cirurgias menores em pacientes sem limitações	< 10	Sem medidas específicas Estimular mobilização e deambulação precoces
Moderado Maioria das cirurgias abdominais, cirurgias ginecológicas abertas e urológicas Pacientes de risco moderado para TEV + alto risco de sangramento	10 a 40	Heparina não fracionada, heparina de baixo peso molecular, fondaparinux Profilaxia mecânica (meias de compressão elástica, compressão pneumática intermitente)*
Alto Artroplastia de quadril ou joelho, cirurgia de fratura de quadril Trauma maior, trauma de coluna espinhal Pacientes de alto risco para TEV + alto risco de sangramento	40 a 80	Heparina de baixo peso molecular, fondaparinux, antagonistas da vitamina K (INR 2-3) Profilaxia mecânica (meias de compressão elástica, compressão pneumática intermitente)*

*Considerar trocar para profilaxia medicamentosa quando o risco de sangramento diminuir. Adaptado de Geerts WH, Bergqvist D, Pineo GF et al.[18]

A principal ação anticoagulante da heparina consiste em ativar a antitrombina III, que inibe a conversão da protrombina em trombina. Quando não há trombose ativa no organismo, baixas doses de heparina já são suficientes para essa ação, podendo então inibir a formação de um trombo.[22-24]

A HNF é utilizada em doses de 5.000UI, via subcutânea, a cada 8 ou 12 horas (dependendo do risco de cada paciente). Nos pacientes cirúrgicos, a dose inicial deve ser aplicada 2 horas antes da cirurgia e a terapia deve continuar até que o paciente esteja deambulando e não apresente mais fatores de risco para TEV. A contagem de plaquetas deve ser monitorada em todos os pacientes que fazem uso de HNF, para a detecção de uma complicação rara, porém grave: a trombocitopenia induzida por heparina.[22-24]

As heparinas de baixo peso molecular (HBPM) oferecem vantagens sobre as HNF porque são utilizadas em dosagens menores e apresentam menor risco de sangramento e de hematomas pós-operatórios, além de menor incidência de trombocitopenia induzida por heparina. Em virtude do tempo de ação prolongado, as HBPM podem ser administradas profilaticamente, apenas uma vez ao dia. Não há necessidade de monitoração laboratorial durante seu uso.[22-24]

Entre as HBPM disponíveis no mercado encontramos nadroparina, enoxaparina e dalteparina. Suas doses profiláticas estão listadas no Quadro 10.6.

As antivitaminas K (derivados cumarínicos orais) também podem ser usadas como preventivos de TEV. Contudo, a profilaxia com esse tipo de medicamento é mais problemática que com a HBPM, pois exige o ajuste da dose (INR 2-3) e a monitoração das provas laboratoriais de coagulação. Sendo assim, são pouco utilizadas na profilaxia e têm maior uso no tratamento de doenças que necessitam de anticoagulação prolongada, como TVP, TEP e fibrilação atrial crônica.[25,26]

O fondaparinux é um inibidor altamente seletivo do fator X, com alta afinidade pela antitrombina. Tem meia-vida longa, o que permite que seja administrado apenas uma vez ao dia. Diferente das heparinas, que têm origem animal (costumam ser extraídas da mucosa intestinal suína e do pulmão bovino), o fondaparinux é sintético e tem a vantagem de ter composição definida, assegurando uma potência anticoagulante previsível e ausência de impurezas alergênicas. A dose habitual diária dessa medicação é de 2,5mg por via subcutânea.[25,26]

Existem casos em que os pacientes apresentam contraindicação ao uso de fármacos anticoagulantes, como grandes politraumatizados, traumatismos cranianos graves, pós-operatórios de neurocirurgias, pacientes em recuperação de acidentes vasculares hemorrágicos, com hemorragias ativas, entre outros. Nesses casos, quando as medidas mecânicas não são capazes de prevenir a TVP, para se evitar a embolia pulmonar indica-se o implante de um filtro de veia cava inferior.[27]

Além das situações descritas, outras indicações para o filtro de veia cava são ocorrência de embolia pulmonar na vigência de anticoagulação adequada, complicações da anticoagulação (plaquetopenia induzida pela heparina, sangramentos) e pacientes que já apresentaram embolia pulmonar e estão novamente em risco (como na presença de trombos flutuantes na veia cava).[27]

A inserção do filtro de veia cava é feita através de cateterismo venoso, via femoral ou jugular, sob controle radioscópico, e tem baixo índice de complicações. É válido ressaltar que esse dispositivo previne embolias maciças, mas é ineficaz em embolizações menores.[27]

O etexilato de dabigatrana, recentemente lançado no mercado, é um inibidor direto da trombina (DIT). Trata-se de um novo anticoagulante oral, que age de forma específica e reversível na trombina, com efeito previsível e com início de ação rápido. Diferentemente dos cumarínicos, é administrado por dose oral fixa e não necessita de monitoração da coagulação. Atualmente seu uso é indicado na prevenção de TEV em pacientes submetidos a artroplastias de quadril e joelho. A eficácia e a segurança do etexilato de dabigatrana ainda estão sendo avaliadas para a prevenção e o tratamento de TVP e outras doenças que necessitam de anticoagulação plena.[28-30]

As consequências e sequelas de um episódio de TEV podem ser sérias e até fatais. Dessa forma, deve-se usar rotineiramente todas as medidas profiláticas disponíveis e cabíveis a cada paciente.

QUADRO 10.6 ▶ Posologia profilática das HBPM

Classificação do risco	Dose diária		
	Nadroparina	Enoxaparina	Dalteparina
Moderado	2.850UI	20mg	2.500UI
Alto	38UI/kg 3 dias 57UI/kg a partir do 4º dia	40mg	5.000UI

REFERÊNCIAS

1. Maffei FHA. Trombose venosa profunda dos membros inferiores: incidência, patologia, fisiopatologia e diagnóstico. In: Maffei FHA, Lastoria S, Yoshida WB, Rollo HA. Doenças vasculares periféricas. 3. ed. São Paulo: Medsi; 2002: 1363-86.

2. Fowkes FJ, Price JF, Fowkes FG. Incidence of diagnosed deep vein thrombosis in the general population: systematic review. Eur J Vasc Endovasc Surg 2003; 25:1-5.

3. Cohen TA, Tapson VF, Bergmann JF et al, for the ENDORSE Investigators. Venous thromboembolism risk and prophylaxis in the acute hospital care setting (ENDORSE study): a multinational cross-sectional study. Lancet 2008; 371:359-446.

4. Pereira CA, Brito SS, Martins AS, Almeida CM. Profilaxia da trombose venosa profunda: aplicação prática e conhecimento teórico em um hospital geral. J Vasc Bras 2008; 7:18-27.

5. Lozano F. Actualizacíon en trombosis venosa profunda que afecta a las extremidades inferiores: diagnóstico. Angiologia 2003; 55:476-87.

6. Maffei FHA, Caiafa JS, Ramacciotti E, Castro AA para o Grupo de Elaboração de Normas de Orientação Clínica em Trombose Venosa Profunda da SBACV. Normas de orientação clínica para prevenção, diagnóstico e tratamento da trombose venosa profunda. J Vasc Bras 2005; 4(Supl. 3):1-14.

7. Silveira PRM. Trombose venosa profunda e gestação: aspectos etiopatogênicos e terapêuticos. J Vasc Bras 2002; 1:65-70.

8. Marques MA, Silveira PRM, von Ristow A et al. Pesquisa de marcadores de trombofilia em eventos arteriais e venosos: registro de 6 anos de investigação. J Vasc Bras 2009; 8:225-31.

9. Maffei FHA, Yoshida WB, Lastória S. Tromboembolismo venoso em crianças e adolescentes. J Vasc Bras 2002; 1:121-8.

10. Moraes IN. Tipologia das provas onomásticas venosas. In: Moraes IN. Propedêutica vascular. 2. ed. São Paulo: Sarvier, 1998: 139-44.

11. Fortes VB, Rollo HA, Fortes Jr. AT et al. Avaliação do modelo de predição clínica de Wells et al. no diagnóstico da trombose venosa profunda dos membros inferiores. J Vasc Bras 2007; 6:7-16.

12. Sobreira ML, Yoshida WB, Lastória S. Tromboflebite superficial: epidemiologia, fisiopatologia, diagnóstico e tratamento. J Vasc Bras 2008; 7:131-43.

13. Reibscheid SM. Tromboembolia pulmonar: incidência, etiopatogenia e fisiopatologia. In: Maffei FHA, Lastoria S, Yoshida WB, Rollo HA. Doenças vasculares periféricas. 3. ed. São Paulo: Medsi, 2002: 1441-52.

14. Aguiar ET. Síndrome pós-trombótica. In: Melo I, Parente JB, Komlós PP. Varizes e teleangiectasias – diagnóstico e tratamento. 1. ed. Rio de Janeiro: Revinter, 2006: 307-12.

15. Turpie AG, Levine MN, Hirsh J et al. A randomized xontrolled trial of a low-molecular-weight heparin (enoxaparin) to prevent deep-vein thrombosis in patients undergoing elective hip surgery. N Engl J Med 1986; 315:925-9.

16. Clagett GP, Anderson FA, Heit J et al. Prevention of venous thromboembolism. Chest 1995; 108(Suppl.):312S-334S.

17. Scurr JH. How long after surgery does the risk of thromboembolism persist? Acta Chir scand 1990; 556(Suppl.):22-4.

18. Geerts WH, Bergqvist D, Pineo GF et al. Prevention of venous thromboembolism – American College of Chest Physicians Evidence-Based Clinical Practice Guidelines (8. ed.). Chest 2008; 133(Suppl.):381S- 453S.

19. Agu O, Hamilton G, Baker D. Graduated compression satockings in the prevention of venous thromboembolism. Br J Surg 1999; 86:992-1004.

20. Guyton DP, Khayat A, Schereiber H. Pneumatic compression stockings and prostaglandin synthesis: a pathway of fibrinolysis? Crit Care Med 1985; 13:266-70.

21. Hull RD, Graham F. Intermittent pneumatic compression for the prevention of venous thromboembolism. Chest 1996; 109:6-9.

22. Hirsh J, Raschke R. Heparin and low-molecular-weight heparin. In: The Seventh ACCP Conference on Antithrombotic and Thrombolytic Therapy. Chest 2004; 126(Suppl.):188S-203S.

23. Kakkar VV, Cohen AT, Edmonson RA et al. Low molecular weight versus standard heparin for prevention of venous thromboembolism after major abdominal surgery. Lancet 1993; 341:259-65.

24. Kakkar VV, Boeckl O, Boneau B et al. Efficacy and safety of a low molecular weight heparine and standard unfractionated heparin for prophylaxis of postoperative venous thromboembolism: European Multicenter Trial. World J Surg 1997; 21:2-9.

25. Hull RD, Pineo GF. A Sunthetic pentasaccharide for the prevention of deep-vein thrombosis. N Engl J Med 2001; 345:2911.

26. Bounameaux H, Perneger T. Fondaparinux: A new synthetic pentasaccharide for thrombosis prevention. Lancet 2002; 359:1710-1.

27. Marques SRB, Lins EM, Dias MH, Aguiar JN. Filtro de veia cava inferior: Análise das complicações relacionadas à colocação do filtro em 161 pacientes. Rev Angiol Cir Vasc 2002; 11:85-8.

28. Wolfgang GE, Hauel N, Stangier J et al. Dabigatran: na oral novel potent reversible nonpeptide inhibitor of thrombin. Arterioscler Thromb Vasc Biol 2010; 30:1-5.

29. Connolly SJ, Ezekowitz MD, Yusuf S. Dabigatran versus warfarin in patients with atrial fibrilation. N Engl J Med 2009; 361:1139-51.

30. Schulman S, Kearon C, Kakkar A et al. Dabigatran versus warfarin in the treatment of acute venous thromboembolism. N Engl J Med 2009; 361:2342-52.

Procedimentos Cirúrgicos

INTRODUÇÃO

Este capítulo foi elaborado com o objetivo de fornecer uma visão atual e objetiva em relação aos principais procedimentos cirúrgicos básicos relacionados com a prática médica diária. Expomos cada procedimento, abordando as suas indicações, os reparos anatômicos, a técnica cirúrgica e as principais complicações associadas ao método.

ACESSO VENOSO CENTRAL

Na prática médica moderna, mais de 80% dos pacientes internados necessitam de terapia intravenosa em algum momento.[1] A infusão de fluidos, produtos derivados de sangue, nutrição e medicamentos podem ser administrados por via intravenosa periférica ou central.[1] A escolha da via de acesso deve considerar o tipo de substância a ser infundida, a necessidade de obtenção de parâmetros hemodinâmicos, a duração da terapêutica e a disponibilidade de acessos.

Embora essas ações sejam corriqueiras em nosso dia a dia, não são desprovidas de complicações que podem levar à morbimortalidade, com aumento significativo do tempo de internamento e dos custos hospitalares.

Define-se como canulação venosa central o posicionamento de um dispositivo apropriado (cateter venoso central), cuja extremidade atinja a veia cava superior ou inferior, independente do local da inserção periférica.

O primeiro relato em literatura médica sobre a cateterização intravascular data de 1733, e consistiu na medida direta das pressões arterial e venosa em animais utilizando cânulas de latão, antes, durante e após a indução de choque hemorrágico, realizada pelo reverendo Stephen Hales.[2] Meyers, em 1945, com a utilização de cateteres plásticos de polietileno, popularizou a cateterização venosa prolongada, mantendo-os em posição por até 5 dias para a administração de penicilina e heparina.[3]

Aubaniac, em 1952, descreveu a punção percutânea da veia subclávia, utilizando uma agulha de grosso calibre para reanimação volêmica rápida em soldados feridos no campo de batalha.[4] Em 1962, Wilson e cols. divulgaram e difundiram o uso da monitoração da pressão venosa central para a reposição volêmica em pacientes cirúrgicos.[5]

O acesso venoso central geralmente era obtido pela dissecação de veias do antebraço até que, em 1968, Wilmore e Dudrick popularizaram o uso da punção venosa central percutânea da veia subclávia, inicialmente indicada para uso na nutrição parenteral prolongada, tornando-se, posteriormente, a metodologia de escolha para infusões de líquidos e de medicamentos, além da monitoração da pressão venosa central em pacientes críticos.[6]

Indicações

As principais indicações para a cateterização venosa central são:[7]

- Monitoração hemodinâmica invasiva (medida da pressão venosa central, pressão de artéria pulmonar e débito cardíaco por termodiluição).
- Acesso vascular para a infusão de soluções cáusticas, irritantes ou hiperosmóticas.
- Terapêutica substitutiva renal de urgência (hemofiltração e hemodiálise).

- Acesso vascular de longo prazo para nutrição parenteral prolongada ou quimioterapia.
- Reposição rápida de fluidos ou sangue no trauma ou cirurgia.
- Estimulação cardíaca artificial temporária.
- Acesso venoso em pacientes com veias periféricas ruins.

Locais de Inserção

A escolha do vaso a ser puncionado e da técnica a ser utilizada deve ser baseada na experiência do médico, no quadro clínico do paciente e no motivo da indicação do procedimento. Geralmente nas punções da veia jugular interna e da veia subclávia dá-se preferência à punção no lado direito, pois a cúpula pleural é mais baixa (diminuindo o risco de intercorrências pleurais), o que proporciona melhor posicionamento do cateter por apresentar um trajeto mais retilíneo até o átrio direito e menor risco de lesão do ducto torácico, uma vez que ele desemboca na veia subclávia à esquerda.[7]

As seguintes veias podem ser utilizadas como locais de punção para a inserção de cateteres centrais:

- Veia jugular interna (VJI).
- Veia subclávia (VSC).
- Veia femoral (VF).
- Veia jugular externa (VJE).
- Veia antecubital (VAC).

Técnica Cirúrgica

Em pacientes conscientes é importante explicar a eles todos os passos do procedimento a ser adotado para se tentar obter o máximo de colaboração e atender aos preceitos éticos e de boa prática clínica.

Como todo procedimento invasivo, a punção intravascular deve ser considerada um ato cirúrgico, no sentido de assegurar todos os cuidados de assepsia e de antissepsia.

As complicações associadas às punções venosas centrais estão relacionadas principalmente com erros técnicos, como o mau posicionamento do paciente, múltiplas tentativas de punção e as punções em situação de emergência.

A técnica de Seldinger é a mais segura e por isso a mais preconizada na maioria dos serviços. Para a punção das veias subclávia e jugular interna, o paciente é posicionado de modo semelhante, ou seja, em decúbito dorsal horizontal, com rotação lateral da cabeça para o lado oposto ao do procedimento. Se a condição clínica permitir, um discreto Trendelenburg ajuda a aumentar o retorno venoso, facilitando a punção.

Punção da Veia Jugular Interna

Referências Anatômicas

- Identificar o músculo esternocleidomastóideo (SCM) e o ângulo formado pelos ramos esternal e clavicular.
- Palpar a artéria carótida (encontra-se medial à borda interna do SCM).
- Identificar visualmente ou por palpação a posição da veia jugular externa, para evitar sua punção acidental.

A veia jugular interna corre ao longo da linha que vai do processo mastoide até a inserção esternal do SCM, a partir do ápice do triângulo formado pelas duas bordas do SCM, lateral à artéria carótida.

Procedimento

- Fazer assepsia e antissepsia e a aposição dos campos cirúrgicos estéreis com exposição dos pontos de referência para visualização e palpação (mastoide, carótida, clavícula, fúrcula esternal e borda lateral do SCM).
- Infiltrar na pele e no subcutâneo solução anestésica (geralmente lidocaína a 2% sem vasoconstritor).
- Com o auxílio da agulha utilizada para infiltração anestésica (22G), procurar a localização da VJI, aplicando leve força de aspiração, avançando a agulha em ângulo inclinado de 30 graus em relação à pele, apontando para o mamilo ipsilateral. A VJI é relativamente superficial em relação à pele (2 a 3cm de profundidade). Para a prevenção da punção acidental da artéria carótida, deve-se localizá-la por palpação e introduzir a agulha sempre lateralmente à carótida.
- Uma vez localizada a VJI, remover a agulha fina e, com uma agulha de 18G adaptada à seringa (geralmente fazem parte do *kit* do cateter utilizado para punção), fazer a punção da veia obedecendo aos mesmos ângulo e direção utilizados para localizá-la. A aspiração do sangue deve ser fácil e sem resistências.
- Diminuir o ângulo de inclinação da agulha para permitir melhor alinhamento com a veia. Desconectar a seringa para observar se não há fluxo pulsátil (arterial) pela agulha. Confirmado o fluxo venoso, o orifício externo da agulha deve permanecer ocluído para se evitar o risco potencial de embolia aérea (principalmente nos pacientes em ventilação espontânea, hiperpneicos, que podem gerar grandes pressões negativas intrapleurais).
- Introduzir o fio-guia dentro da agulha, de forma suave, para o interior do vaso; não deve haver nenhuma resistência para a progressão do fio-guia. Retirar a agulha.
- Passar o dilatador sobre o fio-guia; em geral é feita uma pequena incisão na pele com uma lâmina de bisturi nº 11 no local da punção para facilitar sua passagem.

- Remover o dilatador, mantendo o fio-guia em posição. Comprimir o orifício de entrada na pele para evitar sangramentos desnecessários. Avançar o cateter sobre o fio-guia, e este é introduzido no vaso. Em seguida, o fio-guia é retirado.
- Após o teste de refluxo de sangue através do lúmen do cateter, que deve ser livre e sem resistências, o conjunto é fixado à pele com pontos de náilon 3-0 e o curativo apropriado é aplicado.

Punção da Veia Subclávia

Referências Anatômicas

A veia subclávia corre por baixo da clavícula, medial ao ponto hemiclavicular, sendo anterior à artéria e ao plexo braquial.

- Identificar a linha que vai da borda superior da cabeça medial da clavícula à borda inferior do processo coracoide (linha coracoclavicular).
- Demarcar a linha infraclavicular.
- Identificar o ponto de cruzamento da linha coracoclavicular com a linha infraclavicular (habitualmente na região medioclavicular) e marcar um ponto 1,5cm (uma polpa digital) lateralmente em relação ao cruzamento das duas linhas (local ideal para a punção). A veia subclávia corre paralela à linha coracoclavicular por baixo da clavícula, medial ao ponto hemiclavicular.[8]
- Pode-se também utilizar o triângulo deltopeitoral como local apropriado para punção da VSC; ele é identificado pela palpação, com o dedo, do sulco subclávio.[9]

Procedimento

- Fazer assepsia e antissepsia e a aposição dos campos cirúrgicos estéreis com exposição dos pontos de referência para visualização e palpação (terços médio e interno da clavícula e a fúrcula esternal); ocasionalmente, um coxim interescapular pode ser colocado sob o paciente para melhor evidenciar a região infraclavicular.
- Infiltrar na pele e no subcutâneo solução anestésica (geralmente lidocaína a 2% sem vasoconstritor), no local identificado para a punção.
- Com o auxílio de uma seringa e uma agulha 18G (*kit* do cateter de punção venosa central), fazer a introdução desta rente à borda inferior da clavícula, em direção à fúrcula esternal. A VSC é relativamente profunda e, uma vez puncionada, a aspiração de sangue deve ser fácil e sem resistências.
- Desconectar a seringa da agulha e observar ausência de fluxo pulsátil (arterial). Manter o orifício ocluído para evitar o risco potencial de embolia aérea.

- Introdução do fio-guia dentro da agulha, de forma suave para o interior do vaso. Não deve haver nenhuma resistência para a progressão do fio-guia. Retira-se a agulha.
- Passar o dilatador sobre o fio-guia; geralmente é feita uma pequena incisão na pele com uma lâmina de bisturi nº 11 no local da punção para facilitar sua passagem.
- Remover o dilatador, mantendo o fio-guia em posição. Comprimir o orifício de entrada na pele para evitar sangramentos desnecessários. Avançar o cateter sobre o fio-guia, e este é introduzido no vaso. Em seguida o fio-guia é retirado.
- Após o teste de refluxo de sangue através dos lúmens do cateter, o conjunto é fixado à pele com pontos de náilon 3-0 e o curativo apropriado é aplicado.

Outra forma de punção da VSC é pela via supraclavicular.[10] A agulha é introduzida rente à borda superior interna da clavícula, na bissetriz do ângulo formado por esta e a borda medial do músculo esternocleidomastóideo, direcionando-se para um ponto entre o mamilo contralateral e o terço médio do manúbrio esternal. Esta opção técnica apresenta mais riscos de acidentes, não sendo, portanto, de uso rotineiro.

Punção da Veia Femoral

Referências Anatômicas

- Localizar o ligamento inguinal e palpar a artéria femoral logo abaixo dele.
- A veia femoral corre justa e medialmente à artéria.

A localização da veia é relativamente constante, permitindo alto grau de sucesso na sua punção.

Procedimento

- Utilizar a técnica de Seldinger como descrita para as punções anteriores.
- O local da punção pode ser até 5cm abaixo do ligamento inguinal; não há diferença em relação ao lado a ser puncionado. O membro inferior deve ser ligeiramente abduzido e a agulha é introduzida no sentido cranial em um ângulo de 45 graus em relação à pele, cerca de 0,5cm medial à artéria femoral. Uma vez aspirado o sangue, o grau de inclinação da agulha deve ser diminuído e é introduzido o fio-guia, seguindo o restante do procedimento como descrito anteriormente.

QUADRO 11.1 ▶ Principais vantagens associadas a cada via de acesso

Via de acesso	Vantagens
Veia jugular interna (VJI)	Menor risco de complicações graves em relação à VSC Posição relativamente superficial, permitindo fácil acesso cirúrgico caso seja necessário Possibilidade de compressão manual se houver sangramento Pode ser canulada em situações de reanimação por pessoas habilitadas
Veia subclávia (VSC)	Anatomia relativamente fixa Não colaba, mesmo no choque hipovolêmico Menor risco de perda acidental do cateter por mobilização do local
Veia femoral (VF)	Posição relativamente superficial e de fácil acesso cirúrgico Possibilidade de compressão manual se houver sangramento Permite, com baixo risco, a passagem de cateteres calibrosos, o que é útil na reanimação de politraumatizados Pode ser puncionada durante as manobras de reanimação cardiopulmonar

Fonte: Araújo S. Acessos venosos centrais e periféricos – Aspectos técnicos e práticos. Rev Bras Ter Intensiva 2003; 15(2):70-82.

QUADRO 11.2 ▶ Desvantagens associadas a cada via de acesso

Via de acesso	Desvantagens
Veia jugular interna (VJI)	Punção difícil em pessoas obesas e de pescoço curto Localização anatômica mais variável em relação a outros sítios de punção A VJI colaba na hipovolemia, dificultando sua punção nesta situação
Veia subclávia (VSC)	Maior risco de complicações graves e potencialmente fatais (hemopneumotórax) Impossibilidade de compressão manual do vaso Difícil acesso cirúrgico para controle de complicações
Veia femoral (VF)	Dificuldade de manutenção de um curativo fixo e estéril devido a mobilidade e umidade locais Maior risco potencial de complicações infecciosas e trombóticas Necessidade de cateteres longos para se atingir a circulação central

Fonte: Araújo S. Acessos venosos centrais e periféricos – Aspectos técnicos e práticos. Rev Bras Ter Intensiva 2003; 15(2):70-82.

Contraindicações

Veia Jugular Interna

- Alterações graves da coagulação.
- Endarterectomia de carótida ipsilateral.
- Tumores cervicais ou aqueles com extensão intravascular para o átrio direito.

Veia Subclávia

- Uso de anticoagulantes e discrasias sanguíneas de qualquer gravidade.
- Pacientes portadores de doença pulmonar obstrutiva crônica.
- Alterações anatômicas na região clavicular, como nas deformidades torácicas, fraturas ou cirurgias prévias na clavícula.
- Durante a realização de manobras de reanimação cardiorrespiratórias.

Veia Femoral

- Infecções locais.
- Discrasias sanguíneas graves e uso de anticoagulantes.

Complicações

Como todo procedimento cirúrgico, existe um risco inerente ao se realizar uma punção venosa central. Ocorrem complicações específicas associadas ao local escolhido para punção e complicações que são comuns e estão relacionadas com o procedimento em si.

Complicações Relacionadas com o Procedimento

- Embolia aérea.
- Trombose.
- Flebite.
- Sepse.

- Má posição, perda e embolia do cateter.
- Lesão de câmara cardíaca.

Complicações Associadas ao Local de Punção Escolhido

Veia Jugular Interna

- Punção acidental da carótida com formação de hematomas.
- Punção acidental da traqueia.
- Lesão acidental do nervo recorrente laríngeo.
- Pneumotórax.

Veia Subclávia

- Punção acidental da artéria subclávia com formação de hematoma e/ou sangramentos.
- Pneumotórax/hemotórax.
- Lesão do ducto torácico (quilotórax).

Veia Femoral

- Punção acidental da artéria femoral com formação de hematoma.

DRENAGEM TORÁCICA

A inserção de um dreno no espaço pleural é um dos procedimentos cirúrgicos mais realizados em todo o mundo, especialmente em salas de emergência. Vale salientar que cerca de 70% dos casos de traumatismo torácico que necessitam de tratamento são adequadamente resolvidos com realização de drenagem pleural.

É fundamental que todo médico esteja familiarizado com a técnica cirúrgica, os sistemas de drenagem e os cuidados relacionados com o paciente enquanto este permanecer com a cavidade pleural drenada.

Hipócrates foi o primeiro a utilizar os princípios que guiam a drenagem torácica, ao preconizar a incisão cutânea, a cauterização da ferida e a utilização de tubos de metal ou bambu para a drenagem de empiemas pleurais.

Em razão da elevada morbimortalidade, esta prática foi abandonada, só ressurgindo em meados do século XIX, em virtude do desenvolvimento de uma agulha hipodérmica pelo cirurgião inglês Charles Hunter, em 1859, que era utilizada para a punção do espaço pleural, com o objetivo de drenar coleções. Playfair utilizou a drenagem sob selo de água em 1872 e em 1876 o também inglês Hewett descreveu a utilização da drenagem fechada de um empiema pleural. A utilização da drenagem fechada após a realização de toracotomias foi relatada por Lilienthal em 1922. Apesar de a drenagem torácica após a realização de toracotomias ter sido amplamente utilizada durante a Segunda Guerra Mundial, o uso da drenagem torácica como procedimento de emergência tornou-se rotina somente após a Guerra da Coreia.[11]

Indicações

A drenagem pleural tem como objetivo a manutenção ou o restabelecimento da pressão negativa no espaço pleural, bem como permitir a eliminação de secreções, sangue e ar do espaço pleural, o que permite adequada expansão pulmonar com manutenção da capacidade ventilatória.

As principais indicações de drenagem pleural estão relacionadas no Quadro 11.3.

Contraindicações

Não existem contraindicações absolutas em relação à inserção de um dreno na cavidade pleural. No entanto, algumas situações clínicas requerem maior atenção no procedimento, como, por exemplo, os portadores de distúrbios de coagulação ou aqueles sabidamente portadores de aderências pleuropulmonares. Já as contraindicações relativas se referem àquelas patologias que podem ser abordadas de forma mais conservadora e menos agressiva.

Os casos de pneumotórax de pequena monta (limite aproximado de um terço da cavidade pleural) e de hemotórax com menos de 350mL, de etiologia traumática

---

QUADRO 11.3 ▶ Indicações de drenagem pleural[12,13]

Pneumotórax
Espontâneo
Primário
Secundário
Hipertensivo
Traumático
Iatrogênico

Hemotórax
Traumático
Residual

Derrame pleural
Exsudato
Empiema
Quilotórax

Drenagem profilática
Fraturas de arcos costais e/ou enfisema subcutâneo com necessidade de ventilação mecânica

ou não, podem ser conduzidos de forma expectante ou esvaziados por punção,[14] desde que o paciente permaneça assintomático e não haja evolução de tais condições. Derrames pleurais inflamatórios (parapneumônicos, reumáticos e tuberculosos), assim como o hidrotórax secundário a ascite, devem ser tratados por toracocentese e medidas específicas. As coleções multisseptadas na maioria das vezes não são adequadamente tratadas quando é colocado um único dreno na cavidade pleural, e com frequência é necessária a realização de toracotomia ou toracoscopia.

Sistemas de Drenagem

Drenos Torácicos

Atualmente, os drenos torácicos utilizados na prática cirúrgica diária são de formato tubular, multiperfurados, fabricados de material plástico siliconizado, transparentes (facilitam a avaliação do conteúdo drenado e eventualmente a presença de obstruções) e com uma linha radiopaca para facilitar a visibilização de seu posicionamento nos exames radiológicos. São fabricados em diversos calibres, de 6 a 40 French (F) (1F = 0,33mm), com incrementos de 2 em 2F, porém os mais utilizados são os de 16, 20 e 24F para crianças de 28, 32 e 36F para adultos.[15] A escolha do calibre de dreno a ser utilizado deve basear-se na natureza da intercorrência pleural a ser tratada. Em um pneumotórax simples, sem evidências de derrame pleural, pode ser usado um dreno de fino calibre, ao passo que nos hemotórax, especialmente os de natureza traumática, devem ser utilizados drenos de grosso calibre para permitir o adequado esvaziamento de coágulos.

Conector

O conector é uma peça que une o dreno ao sistema coletor; geralmente é feito de plástico, de preferência transparente para permitir a visibilização do seu conteúdo, com diâmetro interno compatível com o restante do sistema de drenagem.

Frasco Coletor

Atualmente, a maioria dos frascos de coleta é fabricada de material plástico e transparente. Os frascos são graduados para permitir a avaliação do aspecto do material drenado e sua quantificação. Possuem um tubo que serve como selo de água e que deve ficar imerso no mínimo em 2cm de água para manutenção da pressão negativa intrapleural, servindo de válvula e impedindo o refluxo do conteúdo do frasco para o interior da cavidade pleural, desde que o frasco coletor se situe abaixo do nível do tórax do paciente. O frasco coletor possui de um a

dois orifícios laterais na tampa que o comunicam com o ar ambiente.

Em alguns casos, apenas a drenagem do espaço pleural não é suficiente para a adequada expansão pulmonar, e pode ser de grande ajuda a instalação de um sistema de aspiração contínua do espaço pleural, mantendo assim pressão negativa no espaço pleural e favorecendo a expansão pulmonar. A pressão negativa no sistema deve se manter entre 15 e 20cmH$_2$O.

Técnica Operatória

O local escolhido para a inserção do dreno deve ser guiado pela natureza do material a ser drenado (ar e/ou líquido) e seu estado dentro da cavidade pleural (livre ou septado). Por exemplo, o pneumotórax puro, sem evidências de coleções líquidas, pode ser drenado no segundo espaço intercostal (EIC) na linha hemiclavicular com um dreno de pequeno calibre.

Na expiração profunda, o diafragma pode elevar-se até a altura do quarto espaço intercostal, e por isto recomenda-se que a drenagem torácica seja realizada, aproximadamente, na altura do mamilo, na linha axilar anterior, que em geral corresponde ao quinto ou ao sexto espaço intercostal. Esta localização apresenta a musculatura menos desenvolvida, uma vez que anteriormente encontra-se o peitoral maior e posteriormente o grande dorsal.

O paciente é colocado em posição sentada ou, dependendo da condição clínica, em decúbito lateral, expondo o hemitórax doente. É realizada a infiltração anestésica no local de inserção do dreno, com o cuidado de infiltrar também um espaço acima e um espaço abaixo, para melhor conforto do paciente durante o procedimento. Uma incisão paralela aos arcos costais é feita no nível da borda superior da costela inferior do espaço intercostal selecionado para a drenagem. A incisão deve ter cerca de 2 a 2,5cm para permitir a exploração digital da cavidade. Em seguida, por meio de dissecção romba, um túnel é criado através dos planos subcutâneo e muscular até a pleura parietal, que é então perfurada e aberta. Neste momento faz-se a exploração digital do interior do tórax, com o objetivo de se certificar da correta penetração na cavidade e também verificar a presença de aderências pleuropulmonares e desfazê-las, se possível.

O dreno é então introduzido na cavidade torácica, com o auxílio de uma pinça hemostática, e direcionado para o ápice e para trás, para que assuma a posição posterossuperior, o que facilita a drenagem tanto de líquido como de ar. O dreno é conectado ao sistema coletor e observa-se a oscilação da coluna líquida no interior da extensão do frasco coletor. A ausência de oscilação deve chamar a atenção para a possibilidade de o dreno encontrar-se dobrado ou fora da cavidade pleural. Deve ser salientado que mesmo que o dreno se apresente angulado ao exame radiológico, isto não implica necessariamente sua troca, desde que o mesmo se encontre funcionando.

Finalmente, o dreno é fixado à pele. Classicamente, os serviços de cirurgia torácica recomendam a fixação com um ponto em "U" com fio inabsorvível (náilon ou na prolene 2-0), na pele e no subcutâneo, em torno do dreno, sem transfixá-lo. É dado um nó frouxo e o fio é trançado ao redor do dreno como "sapatilha de bailarina", terminando com um nó em sua extremidade. Outro fio pode ser atado ao dreno transversalmente, para maior segurança. É realizado o curativo e com o auxílio de faixas de esparadrapo o dreno é novamente fixado à pele.[12]

Retirada do Dreno

A retirada do dreno torácico deve ser aventada sempre que ele não estiver mais cumprindo o papel para o qual foi inserido, o que pode ocorrer tanto por obstrução da luz do dreno, que não é passível de desobstrução (neste caso o dreno é retirado e, se necessário, o paciente é redrenado), como por ter cumprido a sua função inicial, ou seja, ausência de borbulhamento, com baixo débito (< 100mL/24 horas) e com radiografia mostrando boa expansão pulmonar.

Alguns princípios técnicos devem ser observados para se proceder à retirada dos drenos torácicos. Após a liberação do curativo e a fixação do dreno, o nó previamente confeccionado é afrouxado e se solicita ao paciente que inspire profundamente e pare de respirar, o que proporciona a "manobra de Valsava", aumentando a pressão intrapleural, o que impede a entrada de ar na cavidade durante a retirada do dreno. Após a retirada do dreno, o nó é novamente apertado, ocluindo o orifício cutâneo, e é realizado o curativo oclusivo.[13]

A oclusão do dreno em qualquer período antes da sua retirada não é necessária se não houver borbulhamento no frasco coletor ao tossir e se o débito for inferior a 100mL/24 horas, se ocorrer resolução do processo que indicou a drenagem torácica ou o dreno encontrar-se obstruído, tornando necessária uma nova drenagem. Se ao exame clínico o pulmão encontra-se expandido, o dreno pode ser retirado sem problemas; caso haja dúvida, a radiografia de tórax esclarece se há ou não boa expansão pulmonar.

Cuidados com os Pacientes Drenados

Os seguintes cuidados devem ser observados na manipulação de pacientes com drenos torácicos:

- Atenção na passagem do paciente de um leito para outro, pois o dreno pode se prender em alguma saliência e ser inadvertidamente arrancado do paciente.
- Cuidado para que a extremidade do sistema de drenagem não fique fora da água. Isto pode ocorrer quando o frasco se inclina, tomba ou quebra. Portanto, o frasco deve ser adequadamente fixado à cama e à maca.
- Manter o nível do frasco coletor abaixo do nível do tórax do paciente para que não ocorra o refluxo do material coletado para o interior da cavidade torácica.
- Jamais ocluir o dreno durante o transporte, especialmente quando o paciente apresenta algum grau de escape aéreo, pois pode haver, após o clampeamento do dreno, a formação de pneumotórax hipertensivo, colocando em risco a vida do paciente. Quando o clampeamento é indispensável (p. ex., o frasco passar por cima do paciente ou em caso de quebra acidental), deve durar o menor tempo possível, devendo ser desfeito ao menor sinal de dificuldade respiratória, cianose, enfisema subcutâneo ou arritmias.

Complicações

Várias complicações associadas à drenagem de tórax já foram descritas. A maioria delas concorre para aumento do tempo de internação e do custo hospitalar, porém apresentam evolução favorável, apesar de algumas complicações serem fatais.

Uma complicação rara, mas que deve ser sempre lembrada, é o edema pulmonar, que ocorre após o esvaziamento rápido de coleções que produziam colapso do pulmão ipsilateral por um período prolongado. Uma vez drenado e especialmente se for colocado sob aspiração, há rápida expansão pulmonar com extravasamento de líquido para o interstício pulmonar, resultando em edema pulmonar. Esta complicação pode ser evitada não se utilizando o sistema de aspiração do dreno e proporcionando o esvaziamento gradual do líquido coletado no tórax.[16]

TRAQUEOSTOMIA E CRICOTIREOIDOSTOMIA

O conhecimento dos meios cirúrgicos para obtenção de uma via área segura, especialmente nas situações de emergência, é imprescindível para todos os médicos.

Existem evidências históricas que colocam a traqueostomia como um dos mais antigos procedimentos cirúrgicos, praticada quase que exclusivamente em situações de emergência. Achados arqueológicos relatam a

QUADRO 11.4 ▶ Complicações associadas à drenagem torácica

Situação	Causas	Tratamento
Dreno não oscila logo após a sua colocação	• Dreno acotovelado • Dreno obstruído (coágulos, fibrina) • Dreno no subcutâneo • Dreno no abdome • Sistema fechado (clampeado)	• Verificar o sistema • Aspirar o dreno (remoção de coágulo/fibrina) • Redrenar, se necessário
Débito gradualmente diminui, mas imagem radiológica persiste	• Dreno obstruído • Frasco coletor na mesma altura do tórax • Frasco coletor cheio (coluna de líquido > 2cm de água) • Erro diagnóstico (hemotórax coagulado, derrame septado, bolha enfisematosa, espessamento pleural, hérnia diafragmática)	• Verificar sistema • Aspirar o dreno • Investigação complementar (ultrassonografia, tomografia, broncoscopia, radiografia etc.) • Redrenar, se necessário • Videotoracoscopia • Toracotomia
Borbulhamento persistente	• Orifício na pele grande em relação ao dreno • Orifício do dreno no subcutâneo ou fora do tórax • Conexões mal-adaptadas • Defeito no frasco coletor • Fístula aérea	• Verificar sistema • Videotoracoscopia • Toracotomia

Fonte: Saad Júnior R e Botter M, 1997.[12]

sua prática entre os egípcios cerca de 3500 a.C. Segundo relatos históricos, Alexandre, o Grande, em torno de 1000 a.C., salvou um soldado de sufocação, fazendo uma abertura na traqueia com a ponta de sua espada. Em 460 a.C., Hipócrates discriminava a traqueostomia, por temer lesões acidentais da carótida. Antillus, no século II, foi o primeiro a descrever a técnica cirúrgica. Chevalier Jackson, no início do século XX, sistematizou a técnica, ressaltando a importância dos cuidados pós-operatórios e reduzindo de forma acentuada a mortalidade.[17] Mais recentemente, Ciaglia introduziu na prática clínica a traqueostomia percutânea, realizada através da punção da traqueia e passagem do traqueóstomo através de um fio-guia.[18]

A cricotireoidostomia foi inicialmente proposta por John B. Grow, aluno de Chevalier.[19] Este procedimento consiste na abertura do espaço cricotireóideo para a inserção da cânula para ventilação; por ser esta região mais superficial, é o procedimento mais realizado em situações de emergência.

Indicações e Contraindicações

Em 1989, a revista *Chest* publicou um consenso da National Association of Medical Directors of Respiratory Care, em que se recomendava a manutenção da intubação orotraqueal enquanto a expectativa de suporte ventilatório fosse menor que 10 dias e sugeria a realiza-ção da traqueostomia quando se antecipava assistência ventilatória por mais de 21 dias.[20]

Griffiths e cols.[21] realizaram uma revisão sistemática e uma metanálise de cinco estudos randomizados que comparavam a realização precoce *versus* tardia da traqueostomia no paciente de terapia intensiva. Eles não acharam diferenças significativas na taxa de mortalidade ou de pneumonia nosocomial. Entretanto, a traqueostomia precoce estava associada à diminuição na duração da ventilação mecânica e da permanência na UTI. A maioria dos serviços recomenda a manutenção da intubação orotraqueal para aqueles pacientes que necessitam de ventilação assistida por um período de até 7 dias; após este período, o paciente é reavaliado. Quando se espera que a extubação seja realizada nos próximos 3 a 4 dias, mantém-se o paciente intubado; caso contrário, é indicada a traqueostomia em caráter eletivo. Atualmente, as principais indicações para a realização da traqueostomia/cricotireoidostomia são:[22]

Traqueostomia
Indicações

• Obstrução das vias aéreas superiores (não emergencial).
• Higiene pulmonar inadequada.
• Ventilação mecânica por período prolongado.
• Dificuldade no desmame do ventilador.

QUADRO 11.5 ▶ Vantagens e desvantagens associadas à realização das estomias respiratórias

Vantagens	Desvantagens
• Diminuição no espaço morto ventilatório • Diminuição da resistência das vias aéreas • Facilidade de aspiração das vias aéreas • Redução do trauma orolabial e laríngeo • Melhor conforto do paciente • Diminuição da necessidade de sedação • Melhor mobilidade do paciente • Menor duração da ventilação mecânica (devido, em parte, à menor necessidade de sedação) • Facilidade de troca do tubo (uma vez maturado o estoma) • Melhora na capacidade de comunicação do paciente (verbal e não verbal) • Possibilidade da via oral para alimentação e administração de medicamentos	• Complicações no local do *cuff* • Necessidade de equipamentos, ambiente e pessoal especializado • Sangramentos • Infecção • Fístula tráqueo-inominada • Cicatriz no local da estomia • Complicações associadas ao procedimento cirúrgico

Fonte: Heffner JE, Miller KS, Sahn AS, 1986.[22]

Contraindicação

• Esternotomia recente.

Cricotireoidostomia

Indicações

• Obstrução das vias aéreas superiores (incluindo emergência).
• Higiene pulmonar inadequada.
• Ventilação mecânica prolongada.
• Dificuldade no desmame do ventilador.
• Esternotomia recente com as indicações citadas.

Contraindicação

• Infecção laríngea ou trauma laríngeo por intubação (geralmente duração da intubação > 72 horas), salvo se a mesma estiver normal ao exame endoscópico.

Técnica Operatória

Traqueostomia

O paciente deve ser colocado em posição supina com um coxim sobre os ombros, o que possibilita moderada extensão da região cervical.

A maioria dos cirurgiões prefere a incisão, de cerca de 3 a 4cm, horizontal, um dedo abaixo da cartilagem cricoide, ao passo que alguns advogam a incisão vertical, na pele, o que permitiria o movimento vertical do tubo durante a deglutição.

Após a incisão do subcutâneo, abre-se longitudinalmente a aponeurose cervical superficial e a linha entre os músculos esterno-hióideos e esternotireóideo, afastando-os lateralmente.

Abre-se a aponeurose profunda e rebate-se ou secciona-se, se houver necessidade, o istmo da glândula tireoide.

Após visibilização da traqueia, a incisão é feita no nível do 2º ou 3º anel traqueal.[23] A colocação da cânula muito próxima do 1º anel proporciona maior risco de lesão da cartilagem cricoide e subsequente estenose subglótica da laringe. Preferimos a incisão transversal, porém incisões em U ou longitudinais também são descritas. Pouco antes da abertura da traqueia solicita-se a liberação da fixação do tubo orotraqueal (TOT). Após a abertura, sob visibilização direta, procede-se à retirada do TOT até que este esteja completamente fora do local de inserção do traqueóstomo. É importante lembrar que não se deve utilizar o bisturi elétrico para abertura da traqueia, especialmente quando se está ventilando com 100% de FiO_2 e utilizando-se anestésicos inalatórios.

Após a abertura, a cânula é introduzida gentilmente na traqueia. O diâmetro ideal da cânula deve ocupar de dois terços a três quartos do diâmetro traqueal. Alguns cirurgiões utilizam pontos de reparo inabsorvíveis que, colocados lateralmente à abertura traqueal, poderiam ser utilizados para recolocação do traqueóstomo no caso de decanulação acidental.

Cricotireoidostomia

O posicionamento do paciente segue o mesmo padrão adotado para a realização da traqueostomia.

A cricotireoidostomia torna-se tecnicamente mais simples graças à posição anatômica da membrana cricotireóidea, que se situa em posição mais superficial, portanto com menor risco de lesões vasculares, pneumotórax e enfisema subcutâneo.

Uma incisão de cerca de 2cm é feita na pele e a seguir disseca-se com o auxílio de uma pinça hemostática até a visibilização da membrana cricotireóidea. Uma incisão é feita, na membrana, com uma lâmina de bisturi nº 11; a abertura é aumentada com o cabo do bisturi ou com uma pinça hemostática e é introduzida a cânula.

Em situações de emergência, utiliza-se a mão não dominante para manter fixas as cartilagens cricoide e tireoide, e com a mão dominante realizam-se os procedimentos descritos.

Cuidados após o Procedimento

As cânulas de traqueostomias/cricotireoidostomias são fixadas em torno da região cervical, usando-se fitas passadas pelas abas laterais do traqueóstomo. Deve-se ter o cuidado de proteger a pele com a interposição de gazes estéreis, as quais devem ser trocadas diariamente.

Exame radiológico de rotina do tórax deve ser realizado para se avaliar a correta posição do tubo.

Nos primeiros dias após o procedimento, a mucosa traqueal tende a produzir secreções espessas que podem secar, levando à obstrução do traqueóstomo e tornando necessária, nos 2 ou 3 primeiros dias, a umidificação do ar, além da limpeza regular das vias aéreas, com a instilação de solução salina antes das aspirações, para tentar fluidificar as secreções e tornar mais efetiva a aspiração. Podem ser úteis agentes umidificadores ou mucolíticos.

Complicações

Como todo procedimento cirúrgico, a cricotireoidostomia e a traqueostomia não são isentas de riscos. Alguns autores relatam uma incidência variando entre 13% e 33%. Os riscos podem ser classificados com relação ao momento de ocorrência: durante o procedimento, precocemente após e tardiamente após o procedimento. Estas complicações estão listadas no Quadro 11.6.

Decanulação

Assim como na extubação da intubação orotraqueal, a principal indicação para a decanulação é a não necessidade de suporte ventilatório e de proteção das vias aéreas.

As estratégias para realização de desmame e decanulação frequentemente dependem da instituição.

O desmame deve ser realizado após obtidas as seguintes condições:

- Vias aéreas pérvias.
- Capacidade de ventilação espontânea.

QUADRO 11.6 ▷ Complicações pós-traqueostomia/cricotireoidostomia

Durante o procedimento ou imediatamente após:
- Múltiplas tentativas de inserção da cânula
- Inserção paratraqueal da cânula
- Lesão da parede posterior da traqueia
- Lesão vascular
- Pneumotórax
- Enfisema subcutâneo
- Fogo em vias aéreas (utilização do eletrocautério)

Precoces (antes da maturação do estoma – < 7 dias):
- Infecção no sítio do estoma
- Decanulação acidental
- Broncoaspiração

Tardias (> 7 dias):
- Estenose traqueal
- Traqueomalacia
- Fístula traqueoesofágica
- Fístula traqueoarterial
- Paralisia de cordas vocais
- Cicatriz esteticamente comprometida
- Sintomas respiratórios (rouquidão, tosse, dispneia, queixas subjetivas)

Fonte: Heffner JE, Miller KS, Sahn SA, 1986.[22]

- Eliminação de secreções de forma satisfatória.
- Avaliar risco de aspiração depois da retirada da cânula.

A retirada da cânula deve ser evitada antes do período de maturação do trajeto, geralmente entre o 7º e o 10º dia pós-procedimento, tendo em vista o risco de se produzir um falso trajeto, caso em que é necessária a reinserção da cânula, o que geralmente acontece em situação de emergência.

PARACENTESE

A paracentese abdominal consiste na punção da cavidade abdominal com a finalidade de retirada de líquido ascítico (para estudo ou alívio de ascite volumosa).

A ascite é um sintoma frequente que está relacionado com uma infinidade de situações clínicas, e o seu diagnóstico diferencial constitui um desafio ao médico.

As principais patologias associadas ao acúmulo de líquido na cavidade abdominal são:

- Hepatopatia crônica.
- Carcinomatose.
- Tuberculose peritoneal.
- Insuficiência cardíaca congestiva.
- Pancreatite crônica.

Entre estas, a mais frequente é a cirrose hepática, com a ascite se desenvolvendo em aproximadamente 50% dos pacientes portadores de cirrose compensada em um período de 10 anos.[24]

Tendo em vista a necessidade de se estabelecer um diagnóstico diferencial na ascite de início recente e a relativa segurança associada à paracentese, foi sugerido na Practice Guideline of the American Association for the Study of Liver Diseases que a paracentese deva ser realizada em todo paciente com ascite de início recente.[25]

Técnica Cirúrgica

A paracentese pode ser realizada à beira do leito, preferencialmente com o paciente em jejum e após o esvaziamento da bexiga.

Com o paciente em decúbito dorsal, após assepsia do local e aposição dos campos estéreis, é realizada a infiltração anestésica com xilocaína a 2% no local de punção.

Dois locais são habitualmente aceitos: na linha mediana, em um ponto equidistante entre a sínfise púbica e a cicatriz umbilical, e no quadrante inferior esquerdo, em um ponto localizado à meia-distância da linha que une a cicatriz umbilical à crista ilíaca.

A punção é realizada com a introdução de cateter sobre agulha (Jelco®) de forma perpendicular à parede até se obter a saída do líquido ascítico, quando se progride com o cateter, retira-se a agulha e conecta-se um equipo ao coletor.

Nos casos de ascite de pequeno volume, com cicatriz cirúrgica em baixo ventre (aderências e derrames septados) e em portadores de grande visceromegalia ou massas abdominais, recomenda-se a utilização da ultrassonografia para guiar a punção.

Complicações

- Perfuração intestinal e de órgãos intraperitoneais.
- Hemorragia.
- Hematoma de parede abdominal.
- Perda contínua de líquido ascítico pelo local da punção.
- Peritonite.
- Infecção no local da punção.[26]

REFERÊNCIAS

1. Tager IB, Ginsberg MB, Ellis SE et al. An epidemiologic study of the risks associated with peripheral intravenous catheters. Am J Epidemiol 1983; 118:839-51.

2. Major RH. The history of physical diagnosis. In: Delp MH, Manning RT (eds.). Major's physical diagnosis. Philadelphia: WB Saunders, 1968: 1-12.

3. Meyers L. Intravenous catheterization. Am J Nurs 1945; 49:930.

4. Aubaniac R. L'injection intraveineuse sous claviculaire: avantages et technique. Presse Med 1952; 60:1456.

5. Wilson JN, Grow JB, Demongi CV et al. Central venous pressure in optimal blood volume. Arch Surg 1962; 85:563-78.

6. Wilmore DW, Dudrick SJ. Safe long term venous catheterization. Arch Surg 1969; 98:256-8.

7. Okutubo FA. Central venous cannulation: how to do it. Brit J Hosp Med 1997; 57:368-70.

8. Tripathi M, Tripathi M. Subclavian vein cannulation: an approach with definitive landmarks. Ann Thorac Surg 1996; 16:238-40.

9. Moran SG, Peoples JB. The deltopectoral triangle as a landmark for percutaneous infraclavicular cannulation of the subclavian vein. Angiology 1993; 44:683-6.

10. Yoffa D. Supraclavicular subclavian venipuncture and catheterization. Lancet 1965; 2:614-7.

11. Miller KS, Sahn AS. Chest tubes. Indications, technique, management and complications. Chest 1987; 91:258-64.

12. Saad Júnior R, Botter M. Drenagem da cavidade pleural. In: Ximenes Neto M, Saad Júnior R. Cirugia torácica. Clínica Brasileira de Cirurgia – Colégio Brasileiro de Cirurgiões. Ano III. Vol II. Ed. Atheneu, 1997: 55-68.

13. Davis JW, Mackersie RC, Hoyt DB et al. Randomized study of algorithms for discontinuing tube thoracostomy drainage. J Am Coll Surg 1994; 179(5):553-7.

14. Andrievet P, Djedaini K, Teboul JL et al. Spontaneous pneumothorax. Comparison of thoracic drainage vs. immediate or delayed needle aspiration. Chest 1995; 108(2):335-9.

15. Munnel ER. Thoracic Drainage. Ann Thorac Surg 1997; 63:1497-502.

16. Trapnell DH, Thurston JGB. Unilateral pulmonary edema after pleural aspiration. Lancet 1970; 1:1367.

17. Pratt Loring W, Ferlito Alfio, Rinaldo Alessandra. Tracheotomy: Historical review. The Laryngoscope 2008; 118(9):1597-606.

18. Ciaglia P, Firsching R, Syniec C. Elective percutaneous dilational tracheostomy. A new simple bedside procedure; preliminary report. Chest 1985; 87:715-9.

19. Hardy KL. Tracheostomy: indications, techniques and tubes. Amer J Surg 1973; 126:300.

20. Plummer AL, Gracey DR. Consensus conference on artificial airways in patients receiving ventilation. Chest 1989; 96:178-80.

21. Griffiths J, Barber VS, Morgan L et al. Systematic review and meta-analysis of studies of the timing of tracheostomy in adult patients undergoing artificial ventilation. BMJ 2005; 330:1243.

22. Heffner JE, Miller KS, Sahn AS. Tracheostomy in the intensive care unit. Part 1: Indications, technique, management. Chest 1986; 90:269-74.

23. Kirchner JA. Tracheostomy and its problems. Surg Clin North Am 1980; 60:1093-104.

24. Runyon BA. Management of adult patients with ascites caused by cirrhosis. Hepatology 1998; 27:264-72.

25. Runyon BA. Management of adult patients with ascites due to cirrhosis. Hepatology 2004; 39:841-56.

26. Mallory A, Schaefer JW. Complications of diagnostic paracentesis in patients with liver disease. JAMA 1978; 239:628.

Marco Kitamura
Rodrigo Quintas
Ernando Ferraz
Cesar Lyra

CAPÍTULO

12

Queimados

INTRODUÇÃO

A história das queimaduras acompanha a humanidade desde o início de sua existência. Com o uso disseminado do fogo pelos povos primitivos em todas as culturas, os acidentes daí decorrentes passaram a ser mais numerosos.

À medida que as civilizações evoluíram, a incidência e a gravidade das queimaduras aumentaram. Assim, as queimaduras produzidas pelo fogo e pelo frio somaram-se às causadas por substâncias químicas ou por radiações ionizantes.

O conhecimento das alterações que as queimaduras provocam na pele e de suas repercussões sistêmicas foi se modificando substancialmente através do tempo, com a introdução de novas abordagens terapêuticas.

Há descrições datando de até 1500 a.C. sobre uso de infusões, tinturas e extratos de plantas para tratamento das queimaduras. Celsus, Galeno, Aristóteles, Parré e Hipócrates descreveram seus métodos. H. Earle, na virada do século XVIII, preconizava o uso de água gelada para diminuir a dor e o edema.[1]

Dupuytren classificou as queimaduras em seis graus, introduziu o uso de banhos no tratamento e fez os primeiros estudos estatísticos sobre as lesões.[1]

Os olhos da medicina se voltaram para as áreas não queimadas, observando o potencial de repercussão em outros órgãos apenas na segunda metade do século XIX, reconhecendo a hemoconcentração e preconizando o uso de soluções salinas em pacientes queimados.

No início do século XX, pacientes com 30% a 50% de superfície corporal queimada (SCQ) raramente sobreviviam. Manuais de exércitos de países envolvidos em guerra consideravam como "perdidos" os soldados com mais de 40% de SCQ.[1]

Apenas na segunda metade do século XIX houve o entendimento real da fisiopatologia da queimadura, passando-se a usar um tipo de reposição que só continha cristaloides na solução de Ringer. Nascia a fórmula de Parkland.

A utilização de antibióticos tópicos para o controle com êxito da infecção começou na década de 1960, principalmente com a sulfadiazina de prata. Enxertos de pele vêm sendo usados há mais de um século, e o uso de expansores de pele deu um novo alento para a cobertura de grandes áreas cruentas.

Somente em 1970 foi preconizado o uso da excisão precoce e enxertia de queimaduras de segundo grau profundo. Atualmente, passou-se a adotar uma conduta mais agressiva no tratamento cirúrgico e a compreender a imunologia do paciente queimado, como veremos neste capítulo.

EPIDEMIOLOGIA

Nos EUA há uma estimativa de 500 mil casos de lesões por ano recebendo tratamento médico, sendo 40 mil internações com mortalidade aproximada de 4 mil pacientes, em sua maioria vítimas de acidentes domésticos.[2]

No Brasil, estima-se que 2 milhões de pessoas ao ano sofrem queimaduras. Existe predominância de acometimento do sexo masculino, numa proporção de 1,9:1 em relação ao feminino, com idade média de 28 anos.[3]

O tratamento desses pacientes sempre foi um grande desafio para os cirurgiões plásticos em todo o mundo, tanto pela complexidade das lesões quanto pela necessidade de cuidados intensivos e multidisciplinares, envolvendo os mais diversos profissionais de saúde, como clínicos, intensivistas, psicólogos, nutricionistas, fisioterapeutas, enfermeiros e auxiliares com especialização nessa área. Partindo desse entendimento e dos conhecimentos acumulados nas últimas décadas em relação ao atendimento inicial ao queimado e ao manejo cirúrgico de suas feridas, desenvolveu-se o conceito dos Centros de Tratamento de Queimados (CTQ), que são unidades fechadas, com equipe multidisciplinar, especializadas no tratamento de pacientes vítimas de queimaduras.

ESTRUTURA DA PELE

A pele desempenha múltiplas funções essenciais para a sobrevivência do organismo.[4] São funções importantes:

- *Proteção física:* contra parasitas, lesão mecânica e radiação (principalmente ultravioleta).
- *Proteção contra desidratação:* evita a evaporação excessiva de compostos hídricos.
- *Regulação da temperatura corporal:* ocorre por meio de vários componentes (microvascularização periférica, folículos pilosos, glândulas sudoríparas e tecido adiposo subcutâneo).
- *Como órgão imunológico:* alberga diversas células que participam da resposta imunológica contra agentes externos.

- *Funções metabólicas:* por exemplo, produção da vitamina D, essencial para o metabolismo do cálcio.
- *Como órgão dos sentidos:* possui diversas terminações nervosas que promovem a percepção de temperatura, movimento, pressão e dor.

A estrutura da pele (Figura 12.1) é composta por três camadas superpostas:[5]

- A *epiderme* é a parte mais externa e a única em contato com o meio ambiente. É composta por tecido epitelial (carente de vascularização) e cinco camadas: basal, espinhosa, granulosa, lúcida e córnea. Sua formação se dá através das células epidérmicas (queratinócitos, melanócitos, células de Langerhans e células de Merkel). Contudo, excetuando-se a camada basal (única em contato com a derme), a epiderme é quase que completamente formada por queratinócitos.
- A *derme* é formada por tecido conjuntivo que, diferentemente do tecido epitelial, é ricamente vascularizado. Nela se encontram as fibras colágenas, elásticas e reticulares, além das células formadoras de sua composição (fibroblastos, linfócitos, mastócitos). Ainda na derme estão presentes algumas glândulas (sudoríparas, sebáceas), terminações nervosas e folículos pilosos.

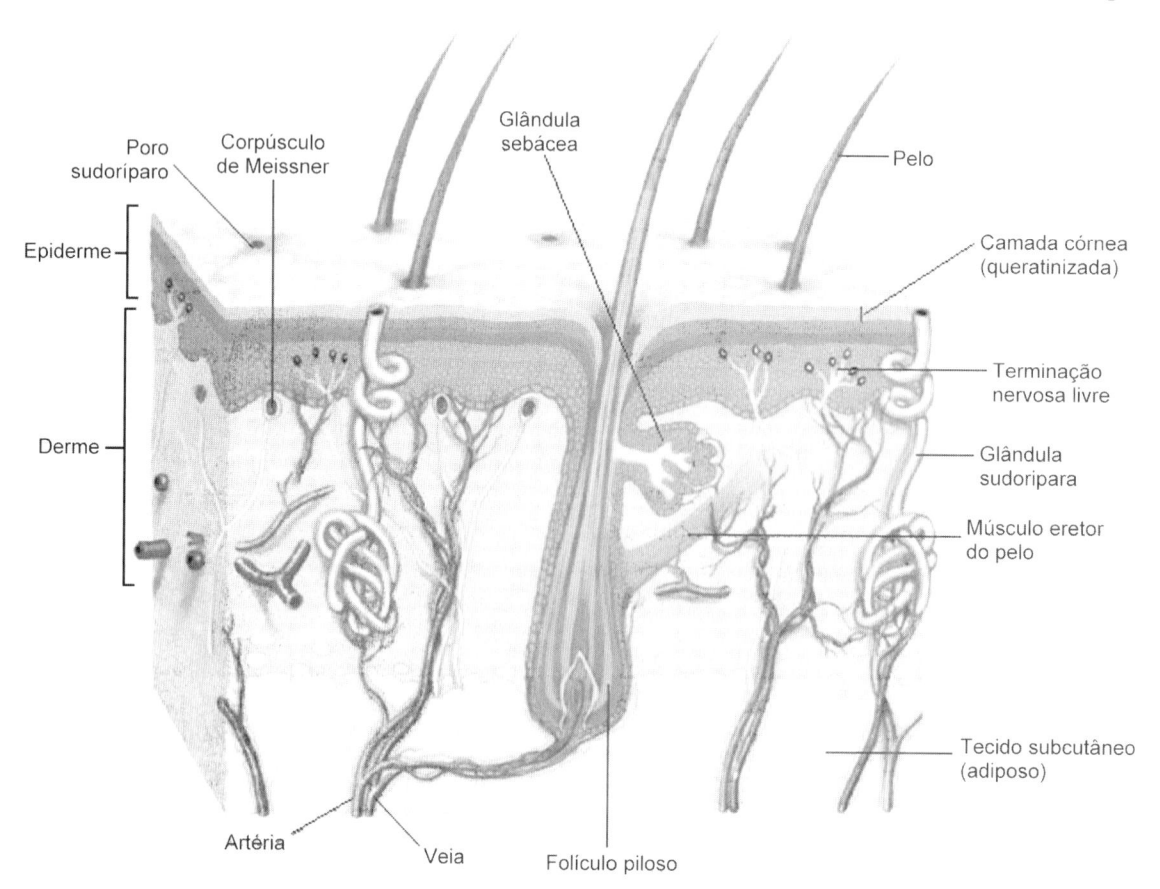

FIGURA 12.1 ▶ Estrutura da pele. Fonte: http://pt.wikipedia.org/wiki/Pele. (Ver encarte colorido.)

- Por último, vem a tela subcutânea, também conhecida como *hipoderme*, que é composta por células adiposas. Ela é responsável pela reserva de nutrientes e pela proteção dos vasos e nervos localizados nos níveis mais profundos.

A pele é o maior órgão do corpo humano e, por ser o mais externo, é o primeiro e mais afetado pelas queimaduras. O conhecimento da sua estrutura, bem como das funções que desempenha, é de fundamental importância para o entendimento de toda a fisiopatologia desencadeada por esse tipo de agressão.

FISIOPATOLOGIA DAS QUEIMADURAS

O tipo mais comum de queimadura é a térmica, que provoca destruição local do tecido e resposta sistêmica. A maior parte do tratamento das queimaduras depende da profundidade e extensão da lesão inicial. Portanto, é fundamental entender as implicações clínicas de uma avaliação inicial com precisão para que uma terapia rápida e consistente seja instituída.[6]

Temperaturas excessivas causam lesão gradual que se irradia a partir do ponto de contato. Se fizermos um corte em um tecido queimado observaremos três zonas distintas. O contato com o agente térmico promove a morte celular imediata na área inicial e desnatura as proteínas da matriz extracelular dos tecidos circunvizinhos (*zona de necrose*). A irrigação para essa área cessa imediatamente. O tecido ao redor continua a ser metabolicamente ativo por horas após a agressão, mas eventualmente se observam depósitos nas paredes dos vasos e a irrigação também fica comprometida (*zona de estase*). Na região mais distal ao agente térmico, forma-se uma *zona de hiperemia*, onde se observa uma área de vasodilatação. A restauração e a sobrevivência das células atingidas e o restabelecimento da função do órgão dependem da reposição imediata e adequada para corrigir a hipovolemia e restaurar a circulação sanguínea.

Esse evento inicial, além do efeito local, promove uma resposta orgânica, cuja magnitude e duração são proporcionais à extensão da queimadura. Se pudéssemos resumir toda a fisiopatologia das queimaduras em poucas palavras, estas palavras, sem dúvida, seriam *aumento da permeabilidade capilar e edema*.[6,7]

Com o trauma térmico há exposição do colágeno no tecido afetado e, consequentemente, ativação e liberação de histamina pelos mastócitos, ativação do sistema cinina-calicreína, ativação do sistema fosfolipase-ácido araquidônico, liberando prostaglandinas que provocam danos à integridade do endotélio capilar pela separação das junções entre suas células, levando ao aumento da permeabilidade capilar. Isso permite a passagem de filtrado plasmático rico em proteínas, sódio e cloreto através dos poros capilares aumentados para o interstício dos tecidos afetados, provocando, por um lado, importante edema tecidual e, por outro, significativa hipovolemia, culminando com choque hipovolêmico do queimado.

Outra via ativada é a do tromboxano, que, assim como a plasmina e a trombina circulantes, provoca um depósito nas paredes desses capilares, o que causa aumento da pressão hidrostática de até 250%, condição que contribui ainda mais para o edema tecidual. Este aumento é passageiro, durando em média de 18 a 24 horas. Tem início alguns minutos após a queimadura, atingindo o pico máximo em 6 a 8 horas e regredindo progressivamente entre 24 e 36 horas. Pode levar à diminuição de 50% a 70% do volume plasmático nas primeiras 5 horas em paciente com 40% ou mais de superfície corporal queimada.[7]

Todos esses eventos levam a importantes alterações hemodinâmicas. No tecido normal, os poros capilares possibilitam a passagem das soluções cristaloides em ambos os sentidos, contribuindo para o perfeito equilíbrio com o interstício tecidual. Estes poros impedem a passagem das soluções coloides, cujo peso molecular ultrapassa seu diâmetro. Mas na queimadura, com o aumento da permeabilidade capilar resultante, se dá a passagem não só das soluções cristaloides, como também das soluções coloides, agravando o edema nos tecidos afetados. Após a metabolização das substâncias desencadeadoras do aumento da permeabilidade capilar, o poro capilar retorna ao seu diâmetro original, aprisionando todo o coloide na área queimada e perpetuando o edema tecidual.[7]

O conhecimento de sua fisiopatologia teve impacto direto no aporte terapêutico de reanimação do paciente queimado, em que são preconizadas soluções cristaloides, evitando-se coloides nas fases iniciais do choque, na tentativa de minimizar a perda de líquidos e o agravamento do quadro.

CLASSIFICAÇÃO

Quanto à Profundidade

A temperatura da fonte de calor e a duração da exposição determinam a extensão da destruição tecidual. Pacientes queimados por temperaturas mais altas (metal derretido, óleo quente, roupas em chamas) apresentam queimaduras mais profundas que aqueles queimados com água quente. O efeito também varia em diferentes partes do corpo. O resultado da lesão é afetado por diversas variáveis, como a espessura da pele. Peles mais espessas, como a sola dos pés e as palmas das mãos, são mais resistentes a queimaduras de espessura total do que as pálpebras e o dorso das mãos, por exemplo. Peles de crianças são mais finas que de adultos, tornando as crianças mais suscetíveis a lesões mais graves.[6]

A profundidade da destruição tecidual determina o grau da queimadura (Quadro 12.1). Queimaduras de *primeiro grau* são queimaduras superficiais que envolvem somente a epiderme (Figura 12.2). A pele apresenta-se vermelha e supersensível. Essas queimaduras não provocam alterações hemodinâmicas nem clínicas significativas, por isso não entram no cálculo das necessidades hídricas dos pacientes.[8]

Queimaduras de *segundo grau* envolvem a epiderme e a derme, parcial ou totalmente, sem comprometimento dos folículos pilosos nem das glândulas anexas (Figura 12.3). Podem ainda ser categorizadas em superficiais (tecido vital) e profundas (tecido parcialmente destruído). As lesões têm aspecto avermelhado (segundo grau superficial) ou mosqueado e esbranquiçado (segundo grau profundo). As superficiais apresentam-se com formação de bolhas (ou flictenas) e têm superfície úmida, transudação e sensibilidade à exposição. O paciente pode queixar-se de dor intensa, porque os nervos sensoriais são parcialmente danificados.[8,9]

Queimaduras de *terceiro grau* são queimaduras de espessura total que destroem a epiderme e toda a derme e seus anexos (folículos pilosos e glândulas sebáceas e sudoríparas), envolvendo também o tecido celular subcutâneo em quantidade variada (Figura 12.3). Ocorrem coagulação dos vasos e destruição do tecido nervoso com subsequente anestesia nas áreas queimadas. A pele apresenta-se esbranquiçada ou marmórea, mas também pode ter aparência carbonizada, em couraça. Há redução da elasticidade tecidual e aumento de consistência, tornando-se uma superfície rígida, coriácea, geralmente com vascularização do tecido subcutâneo visível por transparência.[8,9]

Quando existe comprometimento de estruturas profundas, como músculos, tendões e ossos, ou áreas carbonizadas, são classificadas por muitos autores como *queimaduras de quarto grau*, o que não reflete o pensamento da maioria, uma vez que em grande parte das discussões a respeito do seu manejo essas lesões são agrupadas como queimaduras de terceiro grau.[8]

QUADRO 12.1 ▷ Classificação das queimaduras quanto à profundidade

	Queimaduras de primeiro grau	Queimaduras de segundo grau		Queimaduras de terceiro grau
		Superficiais	**Profundas**	
Causa	Sol Labareda menor	Líquidos quentes Labareda ou chamas Exposição breve a substâncias químicas diluídas	Líquidos quentes Labareda ou chamas Exposição prolongada a substâncias químicas diluídas	Chamas Escaldadura por imersão Eletricidade de alta voltagem Exposição a substâncias químicas concentradas Objetos quentes
Coloração	Rósea	Rósea ou vermelho brilhante	Vermelho-escuro ou branco-amarelado mosqueado	Branco-perolado ou carbonizado Transparente ou como emplastro
Superfície	Seca ou com pequenas vesículas	Bolhas grandes Exsudato abundante	Bolhas menores, às vezes rotas Ligeiramente úmida	Seca com epiderme não viável aderente Vasos trombosados
Sensibilidade	Dolorosa	Dolorosa	Diminuição da sensação de agulhamento Sensação de pressão profunda intacta	Anestesia Sensação de pressão profunda diminuída
Textura	Suave, com edema mínimo e posterior esfoliação superficial	Espessada por edema, mas flexível	Edema moderado com menor elasticidade	Inelástica e coriácea
Cicatrização	2 a 3 dias	5 a 21 dias	> 3 semanas	Nenhuma

Fonte: CNNAQ – Curso Nacional de Normatização de Atendimento ao Queimado (SBQ).

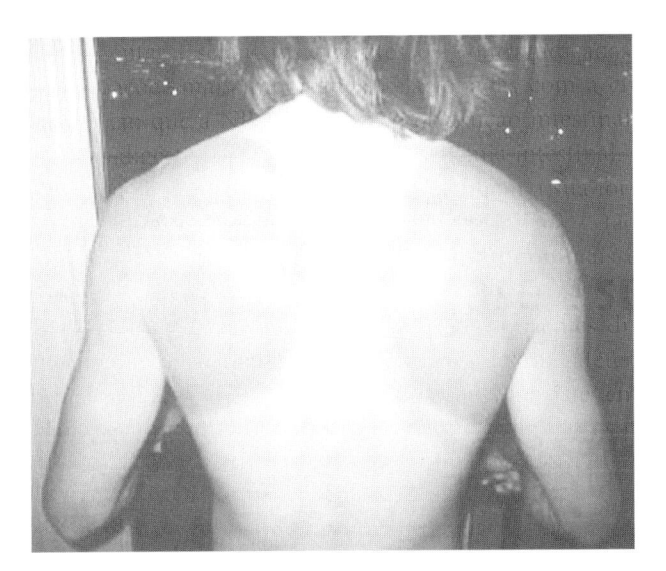

FIGURA 12.2 ▶ Queimadura de primeiro grau. (Ver encarte colorido.)

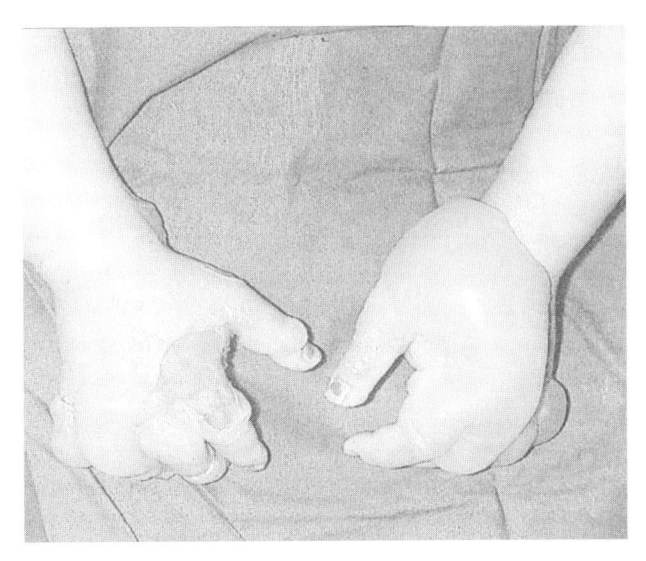

FIGURA 12.3 ▶ Queimadura de segundo grau. (Ver encarte colorido.)

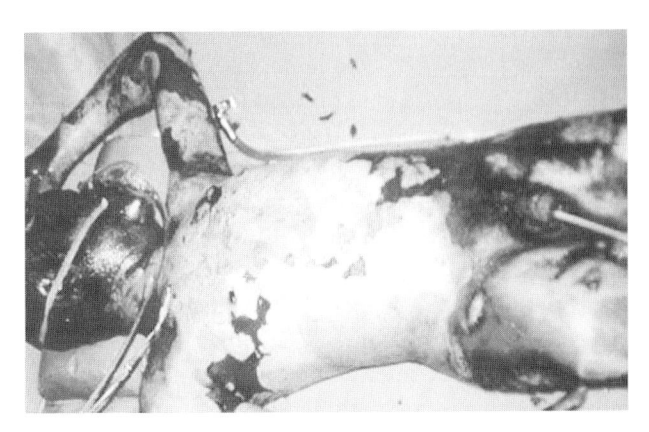

FIGURA 12.4 ▶ Queimadura de terceiro grau. (Ver encarte colorido.)

Quanto à Extensão da Área Queimada

Existem vários métodos para o cálculo da superfície corporal queimada (SCQ) e sua avaliação aprofundada torna-se necessária para determinar hospitalização, recuperação hídrica, suporte nutricional e prognóstico do paciente queimado. É importante destacar que, por não causarem repercussões hemodinâmicas importantes, as queimaduras de primeiro grau não são computadas no cálculo da SCQ. Quanto às queimaduras de terceiro grau, que demoram a definir-se, recomendam-se avaliações até 48 horas após trauma inicial para determinação final da SCQ.

Tabela de Lund e Browder

Instituída em 1944 e de uso internacional, a tabela de Lund e Browder leva em consideração as diferenças de proporção entre as várias regiões do corpo e a idade, permitindo a estimativa da área queimada. É uma medida fidedigna e bastante utilizada em centros especializados.[8,10]

Regra dos Nove

A regra dos nove é o método mais universal para determinação inicial da SCQ, por ser rápido, prático e de fácil memorização. A regra é baseada no fato de que, nos adultos, várias regiões anatômicas representam 9% ou um múltiplo deste de superfície corporal: 9% para a cabeça; 9% para cada membro superior; 18% para cada membro inferior; 18% para cada face do tronco, exceto a genitália, que corresponde a 1% (Figura 12.5). Na criança há alteração da regra, devido à maior superfície de área da cabeça e à menor dos membros inferiores. Considera-se o cálculo da cabeça da criança igual a 19% menos a idade e, nos membros inferiores, adiciona-se a idade a 13%.[8,10] Para simplificar, a grande maioria dos autores considera o cálculo da cabeça como 18% e cada um dos membros inferiores como 14% (Figura 12.6).

Mão Espalmada

Esse método utiliza a mão espalmada do paciente como unidade para medir a SCQ, já que a mão corresponde praticamente a 1% da superfície corporal em pacientes de todas as idades.

Quanto à gravidade da queimadura, ela é determinada principalmente pela extensão e pelo grau de profundidade das lesões cutâneas,[7] conforme descrito no Quadro 12.2.

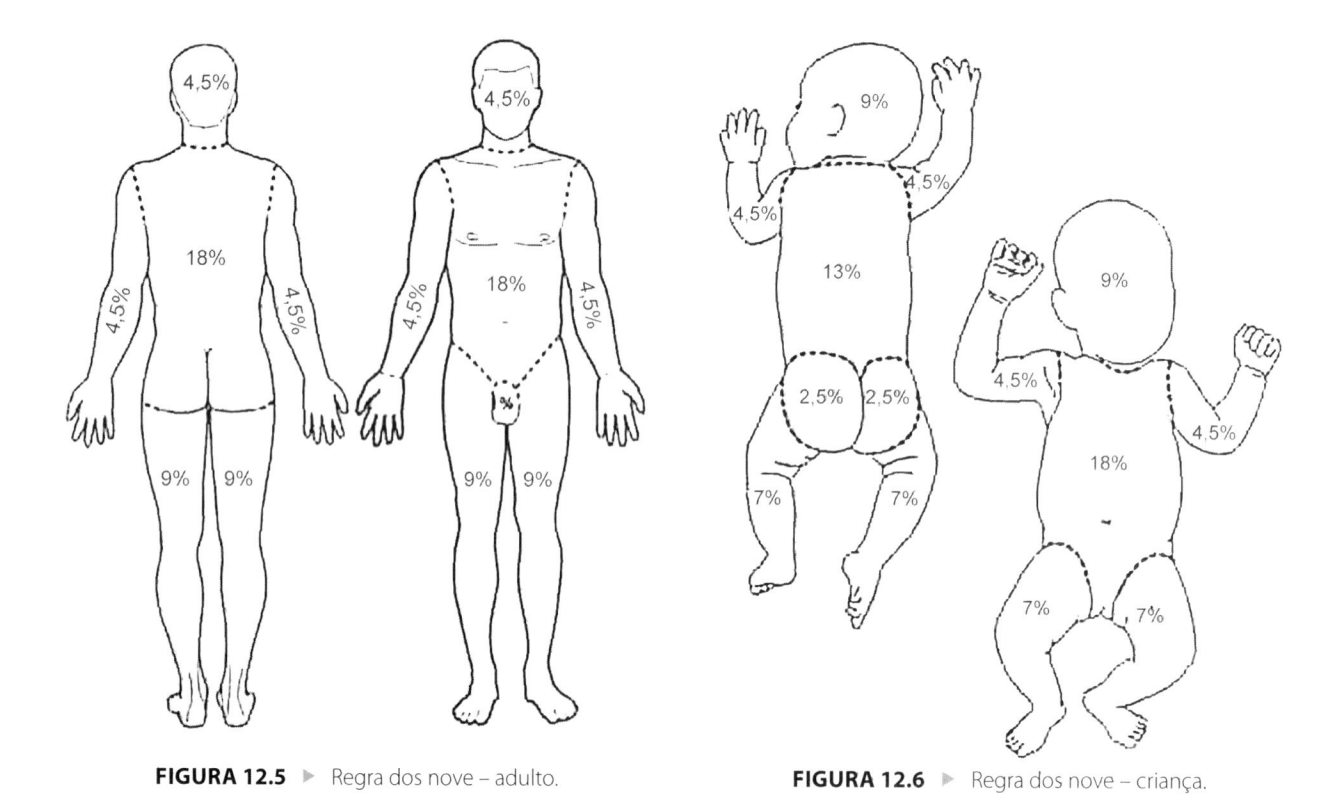

FIGURA 12.5 ▶ Regra dos nove – adulto.   **FIGURA 12.6** ▶ Regra dos nove – criança.

QUADRO 12.2 ▶ Gravidade das queimaduras segundo sua extensão e profundidade

Gravidade	Superfície corporal queimada	Repercussão hemodinâmica	Tratamento
Leve	1º grau: qualquer extensão 2º grau: < 10% 3º grau: < 2%	Inexistente	Ambulatorial
Moderada	2º grau: entre 10% e 20% 3º grau: entre 3% e 5%	Leve ou risco potencial	Ambulatorial com acompanhamento diário
Grave	2º grau: > 20% 3º grau: > 5%	Grave	Internamento em centro especializado

TRATAMENTO

O tratamento do queimado será dividido didaticamente em:

1. Avaliação inicial.
2. Avaliação secundária.
3. Medidas de suporte.
4. Indicações de transferência para a UTQ (Unidade de Tratamento de Queimados).
5. Tratamento local da queimadura.

Avaliação Inicial

Assim como em qualquer paciente que chegue a uma unidade de trauma, a avaliação preconizada pelo ATLS (*Advanced Trauma Life Support*) é a primeira conduta a ser realizada em uma vítima de queimadura. Independentemente da extensão do comprometimento cutâneo ou do agente agressor da queimadura,[7] a sequência de avaliação, que consta dos consagrados itens do ABCDE (*A – airway*; *B – breath*; *C – circulation*; *D – disease*; *E – exposition*). Isso porque em segundos ou minutos uma vida pode deixar de ser salva ou complicações deixarem de ser evitadas.

Queimaduras circunferenciais do tórax ou inalatórias podem comprometer as vias aéreas ou a respiração e devem ser prontamente identificadas e tratadas. Queimaduras circunferenciais de membros podem causar síndromes compartimentais e comprometimento vascular. A avaliação neurológica muitas vezes alerta para uma lesão combinada, como abuso de substâncias de qualquer origem ou hipóxia por lesão inalatória. A exposição do paciente é outro item importante a ser considerado, pois, apesar de a lesão da queimadura ser normalmente a mais evidente, lesões mais sérias podem passar despercebidas.[7]

Avaliação Secundária

Na avaliação secundária, após a estabilização e a reanimação inicial do paciente, alguns itens devem ser investigados para que haja completa elucidação das condições do dano físico ocorrido:

- *Circunstâncias da lesão*: causa da queimadura, ambiente onde ocorreu, possibilidade de inalação de fumaça ou uso de substâncias e trauma associado.
- *História clínica ou anamnese*: doenças de base associadas, uso de medicamentos, alergias, condições sociais e de trabalho, calendário vacinal.

Um método mnemônico utilizado de modo eficiente e rápido consiste na utilização do termo ARDEU, ou seja:

A – alergias.
R – remédios.
D – doenças.
E – eventos ocorridos.
U – última refeição e bebida.

Medidas de Suporte

As medidas de suporte são condutas que devem ser realizadas de acordo com a identificação de cada problema e, na verdade, estão inseridas nas avaliações inicial e secundária, devendo seguir as prioridades já citadas. Essas medidas envolvem:

Controle das Vias Aéreas e Respiratória

A permeabilidade aérea e a função ventilatória devem estar preservadas para adequada oxigenação tecidual, mediante condutas como aspiração de secreções, retirada de corpos estranhos, oferta suplementar de oxigênio a 100%, intubação endotraqueal e traqueostomia. Importante ressaltar que ao se instituir essas manobras a estabilidade da coluna cervical deve ser preservada.

Controle Hemodinâmico e Circulatório

A permeabilidade capilar alterada pela lesão da queimadura acarreta distúrbio hidroeletrolítico, com redução da volemia e aumento da viscosidade vascular por extravasamento de plasma, com perda proteica, hídrica e

de eletrólitos para o terceiro espaço (edema), podendo levar ao choque do queimado (*burn shock*).[11] Neste item devem ser valorizados:

Acesso Venoso

Preferencialmente periférico em pele não queimada, com jelcos de maiores calibres (18 a 14G). O acesso central deve ser reservado para situações que não sejam de urgência. O acesso intraósseo pode ser considerado em crianças com menos de 6 anos.

Tratamento do Choque

A chamada reanimação volêmica: em caso de instabilidade hemodinâmica, iniciar com 2.000mL de Ringer com lactato (solução isotônica) aberto. Como ponto de partida, o cálculo de reposição inicial segue a fórmula de consenso de Parkland: 2 a 4 (mL) × peso corporal (kg) × superfície corporal queimada (SCQ) (%). O cálculo do volume é para 24 horas e é dividido da seguinte forma: 50% devem ser infundidos nas primeiras 8 horas do momento inicial da queimadura e 50% nas próximas 16 horas. A solução padrão é a de Ringer com lactato. Pacientes em choque e com queimaduras mais graves podem ser beneficiados com o uso de soluções hipertônicas.[11]

Manutenção Volêmica e Eletrolítica

É a fase de controle volêmico e de monitoração renal após a estabilização da volemia, principalmente após as primeiras 24 horas. Devem ser realizados novos cálculos de reposição hídrica, agora baseados na volemia e na diurese do paciente. A passagem de sonda vesical de demora é mandatória em lesões que afetam a região perineal, pacientes mais graves (> 20% SCQ) e lesões por descarga elétrica. Débito urinário de 30 a 50mL/hora é considerado satisfatório em adultos e de 1mL/kg/hora em crianças.[7]

As alterações de eletrólitos mais encontradas são:

- *Hipernatremia*: indica reposição insuficiente e desidratação; é a mais comum das alterações.
- *Hiponatremia*: indica reposição excessiva de líquido com reposição insuficiente de sódio.
- *Hiperpotassemia*: por lesão tecidual e hemólise; observar se há acidose associada.
- *Hipocalcemia*: é relativa, causada pela perda proteica (albumina); sua fração ionizável está normal.

Coloides como a albumina podem ser utilizados nesta fase (após as 24 horas) na tentativa de melhorar o intenso edema ocasionado pelo extravasamento de líquidos para o terceiro espaço nas horas iniciais.[11]

Reanimação ideal é aquela em que há manutenção da volemia e da função renal sem haver, em contrapartida, sobrecarga hídrica e de sal, edema e comprometimento pulmonar intersticial.

Controle do Dano Cutâneo

A pele é responsável por diversas funções, como proteção, hemostasia, controle térmico e sensorial, e, portanto o controle do dano tecidual é importante para evitar que a agressão deletéria orgânica evolua, trazendo maiores complicações no tratamento do queimado mesmo após a exposição do agente agressor. São exemplos de condutas que podem ajudar ou prevenir maiores danos: remoção de vestimentas, anéis, relógios ou de produtos químicos e lavagem da área exposta, diminuindo a temperatura da área lesada e minimizando a extensão da lesão.

Prevenção de Infecção

A perda da barreira cutânea por lesão tecidual e a queda de imunidade secundária deixam o paciente queimado mais propenso à instalação de processos infecciosos. O aumento de permeabilidade da pele e o surgimento de soluções de continuidade, associados à diminuição da atividade fagocítica, linfocítica (linfócitos T) e das imunoglobulinas, favorecem a invasão de bactérias e/ou de fungos. Balneoterapia com utilização de antibióticos tópicos, desbridamentos precoces e retirada de tecidos desvitalizados são procedimentos que reduzem a população bacteriana nas lesões, aumentando a higiene e melhorando a imunossupressão ocasionada pela presença do tecido queimado. Antibióticos sistêmicos com cobertura ampla devem ser instituídos somente na vigência de infecção ou após procedimentos cirúrgicos.

Proteção Gastroenteral

Pacientes com queimaduras de maior gravidade (> 20% SCQ) estão mais sujeitos à ocorrência de gastroparesia, distensão gasosa e estase intestinal, além de gastrite e úlcera gástrica por estresse. A inserção de sonda nasogástrica (SNG) ou sonda nasoenteral (SNE) para suporte nutricional precoce pode ser necessária, além da utilização de medicamentos protetores gástricos, como cimetidina e omeprazol, e também antieméticos.

Controle da Dor

As lesões decorrentes de queimaduras, desde as mais simples, em geral causam bastante dor. Analgésicos simples muitas vezes não são suficientes, e uma gama de substâncias analgésicas e sedativas poderá ser utilizada. Mais comumente, em pacientes graves, utilizam-se derivados da morfina por via intravenosa.

Prevenção de Síndrome Compartimental

O tecido queimado tem a característica de pouca elasticidade e de intensa retração. A associação com o intenso edema pode causar aumento da pressão nas partes moles, diminuição do retorno venoso distal ou restrição da complacência pulmonar. Queimaduras circunferenciais de membros e em região da caixa torácica podem causar sérios danos ao paciente, com perda de membros e insuficiência respiratória. É fundamental, portanto, constante monitoração dos pulsos periféricos, com avaliação de perfusão tecidual nos membros e do padrão respiratório, para lesões em tronco. O procedimento mandatório nessas situações é a escarotomia. Em tronco, são realizadas incisões no tecido cutâneo e subcutâneo no nível das linhas axilares anteriores, podendo se estender ao abdome e ao rebordo costal. Em lesões de extremidades, após a identificação de sinais sugestivos de má perfusão, como cianose, frio, parestesias e ausência de pulso, incisões nas faces laterais e mediais dos membros são realizadas em toda a extensão da área queimada, evitando o trajeto de nervos, tendões ou vasos. A ultrassonografia com Doppler é o método mais confiável para avaliação da circulação.

Indicações de Transferência para a UTQ

A Sociedade Brasileira de Queimaduras orienta, após avaliação e estabilização inicial em um serviço de emergência, a transferência para uma unidade de queimados (UTQ) dos pacientes que apresentarem:[7]

- Queimaduras de espessura parcial maiores que 10% da SCQ.
- Queimaduras que atingem a face, as mãos, os pés, a genitália, o períneo e grandes articulações.
- Queimaduras de terceiro grau em qualquer idade, acima de 2% na criança e acima de 5% no adulto.
- Queimaduras por descarga elétrica, inclusive queimaduras por raio.
- Queimaduras por substâncias químicas.
- Lesões por inalação.
- Queimaduras em pacientes com doenças preexistentes, as quais poderiam complicar o tratamento, prolongar a recuperação ou afetar a mortalidade.
- Qualquer paciente com queimaduras e trauma concomitante (como fraturas etc.), no qual a queimadura apresenta maior risco de morbidade ou mortalidade.
- Hospitais sem pessoal qualificado e/ou equipamento para atendimento de crianças queimadas.

- Pacientes queimados que necessitem de atenção especial, tanto social como emocional, e/ou período de reabilitação prolongado, como os casos envolvendo suspeita de abuso contra criança, agressões com substâncias, entre outros.

Tratamento Local da Queimadura

O tratamento das lesões decorrentes de queimaduras pode ser dividido em medidas gerais iniciais e medidas em UTQ, dependendo do tipo e extensão da lesão, da área afetada e da idade do paciente.

Medidas Gerais Iniciais

São os cuidados locais recomendados para qualquer tecido queimado. O resfriamento da lesão neutraliza o calor residual após o contato com o agente agressor e limita a progressão da extensão, além de promover analgesia. Em um primeiro momento após a queimadura, são medidas essenciais:

- Retirada de vestimentas ou panos queimados.
- Retirada de produtos químicos em contato com o corpo.
- Lavagem abundante da área queimada em água corrente fria.
- Cobertura das lesões com panos limpos e úmidos.
- Retirada de objetos do tipo anéis e relógios.

Essas condutas devem ser iniciadas imediatamente após o acidente, não sendo necessário aguardar o atendimento médico-hospitalar. Lesões de primeiro e segundo graus muitas vezes são tratadas somente com essas medidas.

Medidas em UTQ

O tratamento eficaz e precoce do paciente queimado traz inúmeros benefícios, incluindo prevenção de infecção, alívio da dor, prevenção de sequelas, sejam elas físicas ou psíquicas, abreviação do internamento hospitalar e retorno mais precoce às atividades. Algumas medidas gerais são realizadas de rotina em grandes centros:

Balneoterapia

É a terapia de banhos, bastante indicada em lesões extensas de segundo e terceiro graus. Realizadas em sala adequada e geralmente com assistência anestesiológica, inicia-se com o desbridamento de flictenas, limpeza de impurezas e tricotomias. São utilizadas soluções para degermação à base de clorexidina ou povidina, enxaguando e secando com compressas estéreis as áreas afetadas. Por fim, aplica-se uma camada genero-

sa de pomada com sulfadiazina de prata simples ou associada ao nitrato de cério, seguida de cobertura com compressas estéreis e atadura de crepe. Esse banho deve ser realizado uma a duas vezes ao dia, devido ao tempo de meia-vida de 12 horas da pomada. Lesões em face, períneo e de pequena extensão não precisam nem devem ser cobertas. Lesões em orelhas exigem curativos mais intensos pelo risco de condrites.

Escarotomia e Fasciotomia

Indicadas em lesões de extremidades circulares ou em tronco, de terceiro grau, a fim de evitar o sofrimento vascular distal e a ocorrência de complicações mais graves. A fasciotomia é realizada na urgência em casos de queimaduras por descarga elétrica com síndrome compartimental profunda dos membros.

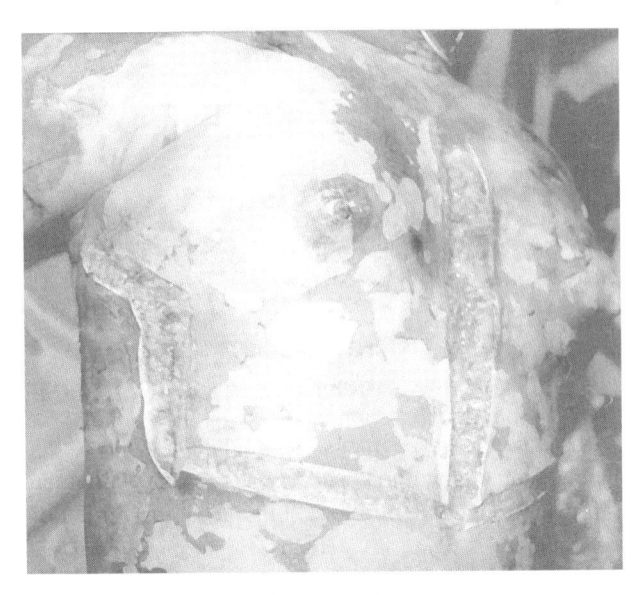

FIGURA 12.7 ▶ Escarotomia. (Ver encarte colorido.)

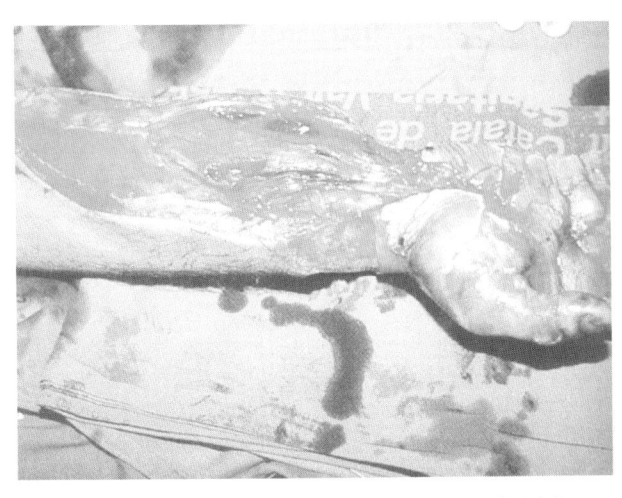

FIGURA 12.8 ▶ Fasciotomia. (Ver encarte colorido.)

Excisão Tangencial e Enxertia Precoce

Realizada nos primeiros dias da queimadura, é um método moderno e eficaz no combate ao tecido queimado imunossupressor, prevenindo infecção e perdas hidroeletrolíticas, por meio de precoce desbridamento e cobertura biológica, oferecendo recuperação mais rápida. A retirada dos tecidos necróticos é feita em sala cirúrgica, cerca de 1 a 5 dias após, seguida de enxertia imediata com pele autógena (do próprio paciente), homógena (banco de pele humana) ou heterógena (pele de rã ou porco), dependendo da extensão da lesão e da disponibilidade na unidade de atendimento. O tratamento do queimado vem ganhando bastante impulso com as tecnologias empregadas em curativos sintéticos e em bancos de pele, como a utilização de queratinócitos cultivados, porém ainda são restritas a alguns centros devido ao seu alto custo. Além disso, algumas dessas tecnologias se encontram em fase experimental.[11]

Cuidados Especiais

Cuidados especiais devem ser tomados de acordo com a área afetada e a idade do paciente:

- *Lesões em face e olhos:* intensos cuidados devem ser tomados no sentido de diminuir a formação de edema de face, periorbitária e palpebral, prevenir conjuntivite e lesões de córnea e prevenir a ocorrência de insuficiência respiratória aguda. Algumas medidas são: vigilância, elevação de cabeceira em 30 graus, curativos abertos, lavagem dos olhos de forma abundante e frequente, bem como uso de pomadas oftálmicas com antibióticos.
- *Lesões em orelhas:* o exame do canal auditivo antes da formação do edema pode flagrar otite externa ou média em crianças. Os curativos devem ser frequentes e é importante evitar a compressão e traumas locais.
- *Lesões em extremidades:* vigilância contínua da perfusão com exame físico e ultrassom com Doppler, elevação do membro, curativos abertos e fisioterapia motora precoce são algumas medidas eficazes na prevenção de complicações.
- *Lesões em genitálias e períneo:* a manutenção da patência da via urinária é primordial nesses casos. Deve-se realizar a passagem de sonda vesical de demora a fim de evitar obstrução uretral, maiores traumas e contaminação da ferida queimada.

QUEIMADURAS POR DESCARGA ELÉTRICA

Lesões por descargas elétricas geralmente são profundas, comprometendo outras estruturas além da pele.

São arbitrariamente divididas em de alta tensão, quando causadas por correntes a partir de 1.000 volts, e baixa tensão, quando a voltagem é inferior a 1.000 volts. Aproximadamente 80% de todos os acidentes por descarga elétrica são causados por correntes de baixa voltagem. Em geral, são causados por voltagens entre 110 e 220 volts, ocorrem em ambiente doméstico e afetam fundamentalmente a população infantil. As lesões produzidas são pequenas queimaduras em zonas distais (dedos, boca), mas podem também desencadear arritmias graves, levando a óbito.[7,12]

A síndrome do choque elétrico por alta voltagem é constituída por queimaduras cutâneas em graus variados, combinadas com destruição intensa dos tecidos profundos e comprometimento de múltiplos órgãos, podendo levar à amputação de extremidades e à morte.

O mecanismo fisiopatológico mais importante em um trauma de causa elétrica é a produção de calor. Mas também se combinam efeitos eletromagnéticos, de eletrólise, rotura de membranas biológicas e desnaturação de macromoléculas, somados a fenômenos de excitação nervosa, muscular e cardíaca.[7]

A produção de calor depende diretamente da intensidade da corrente e da resistência de cada tecido, ou seja, quanto maiores a intensidade e a resistência, maior a produção de calor. De menor para maior resistência estão: nervo, vaso, músculo, tendão, gordura e osso. A pele também é um órgão com grande resistência à eletricidade e em que são provocadas as lesões de entrada e saída, sendo as últimas geralmente maiores que as primeiras. Embora diversos tecidos tenham resistências diferentes à corrente elétrica, todos são condutores e, com a alta voltagem, o corpo atua como um condutor de volume.[7]

Após o fluxo da corrente cessar, o tecido aquecido atua como um radiador de volume, com o tecido superficial esfriando mais rápido do que o tecido mais profundo. Pode haver sérios danos musculares e dos tecidos ao redor dos ossos em um membro cuja pele está intacta e não lesionada, tornando essas lesões difíceis de serem avaliadas clinicamente.

Manifestações Clínicas

A apresentação clínica do dano causado por eletricidade é muito variável, englobando desde pequenas lesões cutâneas até grandes lesões tissulares com comprometimento sistêmico importante.

As *lesões cutâneas* geralmente ocorrem nos pontos de entrada e saída da descarga elétrica. São comumente denominadas lesões "em *iceberg*" em razão do grande traumatismo distal observado. É comum também observarmos áreas de carbonização ao redor dos locais de contato e também em superfícies flexoras das articulações, produzidas pelo arco da corrente elétrica.[7]

O *dano muscular* e sua consequência sistêmica domina o quadro clínico imediatamente após o choque elétrico por alta voltagem. Mioglobinúria pode estar presente em traumas em agressões mais graves. O edema muscular resultante pode levar à síndrome compartimental que, se não tratada precocemente com fasciotomias, pode ocasionar isquemia e necrose de extremidades.

Outras manifestações clínicas importantes são:

- *Lesões vasculares:* formação de trombos intravasculares, podendo levar à coagulação intravascular disseminada.
- *Lesões cardíacas:* arritmias.
- *Lesões neurológicas:* dano medular e neuropatia periférica.
- *Lesões ósseas:* fraturas (por intensa tetania muscular) e sequestro ósseo.

Tratamento

A avaliação inicial começa com o ABCDE como em qualquer queimadura. As funções vitais do paciente são avaliadas e o tratamento emergencial é iniciado conforme necessário.

Avaliação da Lesão

No tratamento específico do choque elétrico, são importantes a obtenção da história do trauma e traumas associados ao evento e a investigação de perda da consciência ou parada cardíaca. No exame físico, identificar todos os locais de contato, remover roupas e jóias, examinando cuidadosamente mãos e pés e estimando a superfície corporal queimada.

Reanimação Volêmica

O Ringer lactato é o líquido de reposição de preferência. Diferentemente de uma lesão puramente cutânea, as fórmulas para queimadura são as menos indicadas para pacientes com lesões por eletricidade, em razão da avaria no tecido profundo subjacente. Como as lesões por eletricidade estão frequentemente associadas a danos ao músculo adjacente, uma quantidade indeterminada de líquido (além dos usualmente estimados 2 a 4mL/kg/% de queimadura) será necessária para adequar a reposição durante as primeiras 24 horas após a lesão.

A monitoração urinária é de fundamental importância. Se pigmentos estiverem presentes (urina de coloração avermelhada é indicativo de hemoglobinúria ou mioglobinúria), o débito urinário deve ser mantido entre 75 e 100mL/h, até o seu clareamento. A mioglobina ou a hemoglobina são expelidas mais rapidamente na urina se seu pH for alcalino. É indicada a administração do bicarbonato de sódio (50mEq por litro de Ringer lactato) intravenoso para manter o pH sanguíneo levemente alcalino, assegurando o mesmo para o pH urinário. Se a produção de urina e a presença de pigmento não reagirem à reposição volêmica, a infusão de manitol deve ser considerada. Uma vez que a urina esteja totalmente livre de pigmento, a velocidade de infusão intravenosa pode ser ajustada para manter uma produção urinária de 30 a 50mL/h.[7]

Monitoração Eletrocardiográfica

O registro eletrocardiográfico deve ser feito na admissão. Arritmias graves podem aparecer mesmo depois que se alcançou ritmo cardíaco estável. Monitoração cardíaca contínua, portanto, deve ser realizada durante as primeiras 24 horas após a lesão.

Manutenção da Circulação Periférica

A cor da pele, a sensibilidade, o preenchimento capilar e os pulsos periféricos devem ser avaliados de hora em hora em qualquer extremidade que apresente queimadura cutânea circunferencial ou um local de contato elétrico. Anéis, relógios e outras joias devem ser removidos dos membros atingidos, prevenindo um efeito "torniquete" que pode causar isquemia vascular distal.

Se sinais e/ou sintomas clínicos de comprometimento vascular estiverem presentes, descompressão imediata da escara constritiva ou da fáscia, ou de ambas, é necessária. Procedimentos de *escarotomia*, como os descritos anteriormente, podem ser suficientes se o comprometimento vascular for devido a um edema acima da fáscia como consequência de queimaduras cutâneas causadas por combustão de roupas. Para lesões de acometimento mais profundo, com edema muscular e síndrome compartimental, a *fasciotomia* deve ser realizada rapidamente sob pena de perda da viabilidade do membro acometido.

Manejo após Tratamento Inicial

Após a estabilização dos sinais vitais, impõe-se o internamento em unidade especializada. Entre os próximos passos do tratamento estão desbridamentos cirúrgicos sequenciais para eliminar todo tecido necrótico, antibioticoterapia de amplo espectro, tratamento da ferida com enxertos ou retalhos e início da reabilitação física, psicológica e ocupacional.

QUADRO 12.3 ▸ Agentes químicos causadores de queimaduras

Ácidos	Álcalis	Orgânicos
Ácido sulfúrico	Cimento	Petróleo
Ácido hidrofluorídrico	Soda cáustica	Gasolina
Ácido muriático	Amônia	Fenol

QUEIMADURAS POR SUBSTÂNCIAS QUÍMICAS

Ocorrem mais comumente nos membros superiores e nas mãos. O dano ocorre por tempo indeterminado, até a retirada do agente causador, e pode levar à toxicidade sistêmica.[7] A gravidade depende do agente agressor (concentração, volume, poder de penetração, mecanismo de ação) e da forma e duração do contato.

Os três grupos principais são os ácidos, os álcalis e os compostos orgânicos, sendo os mais conhecidos os apresentados no Quadro 12.3.[13]

As queimaduras ácidas diferem das básicas (por álcalis) nos seguintes aspectos:[13]

- *Mecanismo de lesão:* coagulação proteica (ácidos) e saponificação adiposa com desidratação e penetração iônica (álcalis).
- *Penetração:* os ácidos chamados dissecantes podem causar dano térmico associado; os álcalis penetram mais profundamente e há maior risco de toxicidade; lesões por álcalis devem ser lavadas por no mínimo 1 hora.

Independente do agente agressor, a principal medida a ser tomada em casos de queimaduras por produtos químicos é a retirada de vestimentas e lavagem abundante com água corrente logo nos primeiros minutos. Além disso, em um primeiro momento, agentes neutralizantes são contraindicados. Medidas específicas são adotadas de forma secundária, após a exata determinação do produto, e sob cuidados em centro especializado.[11]

Queimaduras por agentes químicos podem ser tão graves quanto as causadas por outros agentes, e a indicação de internamento segue a recomendação geral, como: verificar outras patologias associadas, queimaduras de mãos, face, pés, olhos e períneo, queimaduras de maior extensão (de 15% a 20%) e queimaduras de segundo e terceiro graus.[11]

TRATAMENTO DAS SEQUELAS

A queimadura grave, não fatal, é considerada a lesão mais grave que o corpo humano pode sofrer. Exige longo pe-

ríodo de internação, além de múltiplos procedimentos cirúrgicos e reinternações hospitalares. Frequentemente cirurgias reconstrutoras diversas são necessárias.[14,15] Há estimativa de que US$ 4 bilhões sejam gastos ao ano nos EUA com cicatrizes resultantes de queimaduras.[16]

As queimaduras podem causar lesões significativas com complicações físicas, psíquicas, além de incapacitação importante de produtividade, gerando perda econômica,[17] as quais exigem tratamento global de reabilitação, em coordenação com a equipe de cuidados agudos do queimado. Este tratamento interdisciplinar está focado na prevenção em longo prazo de sequelas que limitam a função física,[18] com o objetivo de se atingir o melhor resultado funcional e cosmético almejado para a reabilitação do paciente.[19,20]

Com grande frequência, essas sequelas envolvem principalmente a pele. Portanto, o planejamento da reconstrução está voltado, geralmente, para o uso da melhor técnica para a substituição da pele danificada por uma que permita restaurar a função daquele segmento corporal acometido e, se possível, com a aparência a mais semelhante ao tecido local.

As principais sequelas morfofuncionais podem ser divididas, apenas para fins didáticos, em cicatrizes hipertróficas e queloidianas, retrações cicatriciais, úlceras crônicas, degeneração maligna da cicatriz ou úlcera de Marjolin, lesões neurológicas, destruições parciais de tendões e sequelas estéticas.[21]

A contratura é considerada a sequela mais comum, atingindo 65% de todas as cicatrizes patológicas pós-queimadura.[22] Trata-se de um encurtamento patológico do tecido cicatricial. Ainda que toda cicatriz apresente grau variável de retração temporária, quando localizadas em áreas limítrofes ou próximo às zonas articulares, podem resultar em deformidades, perda da

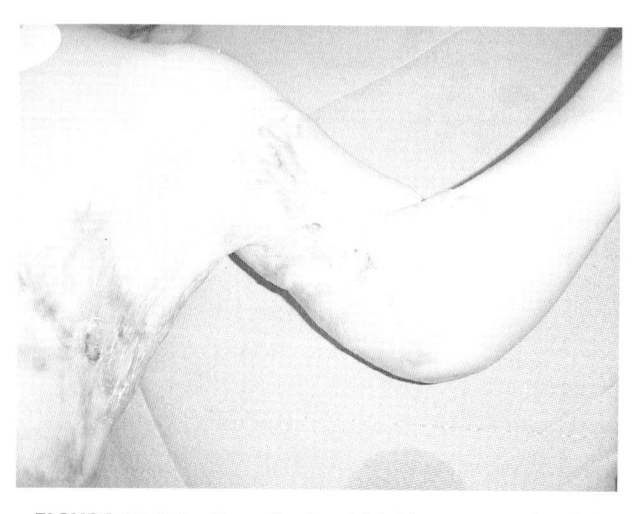

FIGURA 12.9 ▸ Retração cicatricial. (Ver encarte colorido.)

função e limitação dos movimentos das articulações, constituindo-se as chamadas bridas cicatriciais.[18]

O tratamento dessas bridas cicatriciais depende do tempo de evolução, do local de acometimento e do grau do prejuízo funcional de uma determinada zona articular. Retrações cicatriciais recentes e com pouco prejuízo funcional podem ser tratadas com fisioterapia motora. Retalhos cutâneos locais de vizinhança, como as zetaplastias, podem corrigir bridas cicatriciais menores, enquanto as maiores podem necessitar de uso de retalhos cutâneos expandidos, com posterior liberação da retração.[21]

CONSIDERAÇÕES FINAIS E PREVENÇÃO

É fundamental saber que o tratamento do paciente queimado deve ser realizado de forma multiprofissional e na íntegra. Em razão do impacto social e físico que um queimado sofre, é imprescindível a existência de grandes centros especializados para ofertar um aprimoramento no tratamento e em sua reabilitação. O tratamento instituído deve ser rápido, eficaz e realizado em ambiente e com profissionais adequados, a fim de promover rápida recuperação e prevenir importantes sequelas. As condutas devem sempre seguir a prioridade da manutenção da vida. A alta hospitalar precoce depende de tratamento eficiente. O acompanhamento ambulatorial com diversos profissionais (assistência social, psicólogo, fisioterapeuta, cirurgião, psiquiatra) complementa o tratamento de uma vítima de queimadura e é importante para a sua reestruturação física, mental e social.[7]

Dados estatísticos mostram que a grande maioria das queimaduras é perfeitamente evitável.[11] As maiores vítimas são as crianças, em acidentes domésticos causados principalmente por lesão térmica. Assim, é extremamente importante que as medidas educacionais de prevenção atinjam a sociedade a fim de minimizar tais ocorrências. Campanhas públicas abrangentes, elaboração de informativos ou manuais de prevenção em escolas e cuidados básicos no convívio domiciliar são formas eficientes e devem compor o que se chama de educação continuada.[7]

REFERÊNCIAS

1. Bastos JAV, Figueroa GEG, Pereira WJB. Introdução às queimaduras. Cirurgia plástica – Fundamentos e arte. Princípios gerais. Medsi, 2002: 389-91.

2. www.ameriburn.org/resources_factsheet.php. Acesso em 3/5/2010.

3. Greco Júnior JB, Moscozo MVA, Lopes Filho AL et al. Tratamento de pacientes queimados internados em hospital geral. Rev Soc Bras Cir Plástica 2007; 22(4):228-32.

4. Goodis J, Schraga ED. Burns, Thermal. http://emedicine.medscape.com/article/769193-overview. Atualizado em 15 de dezembro de 2009.

5. Pele. Disponível em: http://pt.wikipedia.org/wiki/Pele. Acesso em 20/4/2010.

6. Young DM. Burn and electrical injury. In: Mathes SJ. Plastic surgery. Vol. 1. 2. ed. Philadelfia: Saunders, 2006: 811-33.

7. Brasil. Sociedade Brasileira de Queimaduras. Curso Nacional de Normatização de Atendimento ao Queimado. Mídia em CD fornecido no curso. www.sbqueimaduras.org.br. Fortaleza (CE): 2005.

8. Lima Junior EM, Barreto MGP. Classificação e fisiopatologia das Queimaduras. In: Sociedade Brasileira de Cirurgia Plástica. Cirurgia Plástica. São Paulo: Atheneu, 2005: 835-42.

9. Bastos JAV, Figueroa GEG, Pereira WJB. Introdução. In: Mélega JM. Cirurgia plástica – Fundamentos e arte. Vol. 1. São Paulo: Medsi, 2002: 389-91.

10. Bastos JAV, Freitas AG, Figueroa GEG. Atendimento primário ao paciente queimado. In: Mélega JM. Cirurgia plástica – Fundamentos e arte. Vol. 1. São Paulo: Medsi, 2002: 399-408.

11. Leão CEG. Tratamento das queimaduras – Fase inicial. In: Carreirão S, Cardim V, Goldemberg D. Cirurgia plástica. São Paulo: Atheneu, 2005: 843-9.

12. Piccolo MS, Jaimovich CA, Piccolo NS. Queimaduras elétricas, químicas e radiodermite. In: Sociedade Brasileira de Cirurgia Plástica. Cirurgia plástica. São Paulo: Atheneu, 2005: 875-82.

13. Gupta S. Queimaduras – lesões químicas. In: Weinzweig J. Segredos em cirurgia plástica: respostas necessárias ao dia-a-dia em *rounds*, na clínica, em exames orais e escritos. Trad. Débora Lessa Nora. Porto Alegre: Artmed Editora, 2001.

14. Suchánek I, Ríhová H, Kaloudová Y, Mager R. Reconstructive surgeries after extensive burns in children. Acta Chir Plast 2003; 45(4):139-43.

15. Tenenhaus M, Rennekampff HO. Burn surgery. Clin Plast Surg 2007; 34(4):697-715.

16. WHO (2002) Global Burden of Disease Project. Disponível em: http://www.who.int/healthinfo/bodproject/en/index.html. Acesso em: 3/5/2010.

17. Rogge FJ, Cambier B. Safe and effective treatment of problem scars with the purely thermal non-ablative Er: YAG laser scar mode. J Cosmet Laser Ther 2008; 10(3):143-7.

18. Herson MR, Teixeira Neto N, Paggiaro AO et al. Estudo epidemiológico das sequelas de queimaduras: 12 anos de experiência da Unidade de Queimaduras da Divisão de Cirurgia Plástica do Hospital das Clínicas da Faculdade de Medicina da USP. Rev Bras Queimaduras 2009; 8(3):82-6.

19. Esselman PC. Burn rehabilitation: an overview. Arch Phys Med Rehabil. 2007; 88(Suppl. 2):3-6.

20. Spires MC, Kelly BM, Pangilinan PH Jr. Rehabilitation methods for the burn injured individual. Phys Med Rehabil Clin N Am 2007; 18(4):925-48.

21. Mélega JM. Cirurgia plástica – Fundamentos e arte. Princípios gerais. São Paulo: Medsi, 2002.

22. Gangemi EN, Gregori D, Berchialla P et al. Epidemiology and risk factors for pathologic scarring after burn wounds. Arch Facial Plast Surg 2008; 10(2):93-102.

Atendimento Inicial ao Politraumatizado

INTRODUÇÃO

Atualmente, verifica-se aumento da incidência de casos de traumatismo no Brasil e no mundo, com maior número de atendimentos nas emergências hospitalares, justificando a necessidade de estudos a respeito dessa temática. Devemos tratar o trauma como uma doença que exige equipe multidisciplinar capacitada para a assistência ao paciente, assim como serviço adequadamente projetado e equipado com o objetivo de redução de mortes e de sequelas.

O termo politraumatismo refere-se a lesões concomitantes que atingem duas ou mais regiões do corpo, podendo ter caráter intencional ou acidental.[1]

EPIDEMIOLOGIA

Mundialmente, os acidentes estão entre as cinco principais causas de mortalidade, ocupando em quase todos os países a segunda ou terceira colocação.[2] De acordo com o Datasus, 133.644 pessoas morreram por causas externas em 2008 no Brasil; apenas no mês de abril de 2010, houve 73.448 internamentos hospitalares por causas externas no Sistema Único de Saúde.

FISIOPATOLOGIA DA MORTE NO TRAUMA

A morte em função do trauma apresenta distribuição trimodal.[3] No primeiro momento, a morte ocorre em segundos a minutos, pois a lesão secundária ao trauma é de tal gravidade que inviabiliza qualquer esforço de tratamento, como, por exemplo, lacerações de vasos da base e lesões cardíacas ou cerebrais complexas. A única forma de reduzir essas mortes é a prevenção, por meio

da educação e do respeito às regras, da boa engenharia e da fiscalização eficiente.

No momento seguinte, os óbitos ocorrem entre minutos e horas após o trauma, em razão de lesões que provocam insuficiência cardiorrespiratória ou lesões neurológicas cerebrais, como hemopneumotórax, lesões hepáticas e esplênicas, além de hematomas extradurais e subdurais. Esse momento é a chamada hora de ouro, na qual o adequado treinamento da equipe de saúde pode salvar vidas.

No último momento, a morte é secundária, em geral, a sepse e insuficiência de múltiplos órgãos e sistemas e ocorre após dias ou semanas do trauma.

ATENDIMENTO AO POLITRAUMATIZADO

O atendimento ao politraumatizado, preconizado na maior parte dos serviços, segue as orientações do Colégio Americano de Cirurgiões, as quais foram amplamente difundidas pelo curso de Suporte Avançado à Vida no Trauma (ATLS – *Advanced Trauma Life Support*), e pode ser resumido em exame primário e reanimação, exame secundário, reavaliação e tratamento definitivo.

No paciente traumatizado grave, o exame físico deve seguir uma sequência de prioridades, com o objetivo de identificar lesões que ameaçam a vida. Durante o exame físico, ao ser identificada uma lesão potencialmente fatal, ela deve ser tratada de imediato, antes de prosseguir. O exame físico primário segue uma sequência, denominada ABC do trauma, que deve ser realizada simultaneamente quando há mais de um médico envolvido no atendimento:

A – *Airway*: manter vias aéreas permeáveis com controle da coluna cervical.

B – *Breathing*: avaliar a respiração e a ventilação.

C – *Circulation*: acessar a circulação com controle das hemorragias.

D – *Disability*: avaliar a incapacidade neurológica.

E – *Exposure/environmental control*: exposição do paciente, mas protegendo-o da hipotermia.

Fazem parte do exame primário medidas que auxiliam as tomadas de decisões quanto às intervenções necessárias para tratamento das lesões que ameaçam a vida, como monitoração cardíaca, oximetria de pulso, cateterização vesical, cateterização gástrica, radiografia de tórax, de pelve e de coluna cervical, além de lavado peritoneal diagnóstico e FAST (*focused abdominal sonography on trauma*), discutido mais adiante.

Vias Aéreas com Controle da Coluna Cervical

O objetivo principal nesse momento é desobstruir e assegurar a permeabilidade das vias aéreas superiores. Deve-se verificar as várias causas de obstrução das vias aéreas superiores. Entre essas, a queda da língua é a mais frequente, principalmente em pacientes com redução do nível de consciência. Outras causas frequentes de obstrução são presença de sangue, vômito, fragmentos de ossos ou dentes na orofaringe, além de próteses deslocadas.

O controle definitivo das vias aéreas deve sempre ser realizado nos pacientes que apresentam fatores obstrutivos mecânicos, problemas ventilatórios ou estão inconscientes.[3] Controle definitivo é conseguido por meio de intubação endotraqueal, seja por via nasal ou oral. Quando falham as tentativas de intubação naso ou oro-traqueal, na vigência de edema de glote, lesão da faringe ou hemorragia profusa da cavidade oral, indica-se a cricotireoidostomia.[1]

Durante toda a avaliação da via aérea, a coluna deve ser protegida de forma a evitar movimentos excessivos de hiperextensão, hiperflexão ou rotação. A ausência de repercussão neurológica na admissão não é motivo para não realizar a proteção cervical no exame físico primário.

Entretanto, apenas 0,3% dos pacientes politraumatizados podem apresentar fratura de coluna cervical.[4] Nesse sentido, vale ressaltar que a realização rotineira de imobilização cervical e de radiografias cervicais implica alto custo financeiro ao sistema de saúde, bem como desgaste físico e psicológico dos pacientes, que ficam imobilizados. Argumenta-se ainda quanto ao tempo desperdiçado nas emergências para realização e interpretação das imagens cervicais. Assim, foram criados critérios de baixo risco para análise da lesão cervical que permitem a retirada do colar, mesmo na ausência de radiografia cervical com alta sensibilidade. Os critérios NEXUS têm sensibilidade de 99,6% e especificidade de 12,9% e já foram estudados nas populações pediátrica e senil com resultados semelhantes[4] (Quadro 13.1).

Respiração e Ventilação

A ventilação é consequência do funcionamento normal dos pulmões, do diafragma e da parede torácica; assim, uma via aérea permeável não é garantia de ventilação adequada. O objetivo nessa etapa é avaliar cada um dos itens necessários à ventilação por meio de inspeção, pal-

QUADRO 13.1 ▶ Critérios NEXUS de baixo risco para lesões de coluna cervical

Exame de imagem cervical não é necessário para os pacientes traumatizados que preencherem todos os critérios abaixo
Ausência de dor à palpação da coluna cervical Deve-se palpar as proeminências ósseas da linha média posterior cervical desde o occipital até a primeira vértebra torácica e avaliar a presença de dor referida espontaneamente ou questionada
Sem evidências de intoxicação Paciente deve ser considerado intoxicado se houver história de consumo de substâncias ilícitas ou álcool, ou se esse consumo for percebido por meio de exames laboratoriais ou físico, como odor de álcool, fala arrastada, ataxia ou comportamento sugestivo
Alerta e com nível de consciência normal (estado mental basal) Sinais de alteração do estado de alerta incluem ECG < 14, desorientação no tempo e no espaço, resposta inapropriada ou lentificada a estímulos e impossibilidade de repetir o nome de três objetos em 5 minutos
Ausência de déficit neurológico focal Déficit motor ou sensitivo encontrado ao exame físico
Ausência de lesões que distraiam a percepção de dor Lesões que a julgamento do examinador podem desviar a atenção para uma possível lesão cervical, como fraturas de ossos longos, lesões de partes moles, lesões viscerais e queimaduras

Fonte: American Journal of Clinical Medicine 2006; 3(4).[4]

pação e ausculta. Podem ser utilizados exames auxiliares ao diagnóstico nesse momento, como a oximetria de pulso e a radiografia de tórax, na sala de atendimento a traumatizados.

As lesões que ameaçam a vida nessa etapa são pneumotórax hipertensivo, contusão pulmonar maciça e pneumotórax aberto; entretanto, hemotórax, pneumotórax simples, fratura de arcos costais e contusão pulmonar simples também comprometem a ventilação em menor grau.[3]

A contusão pulmonar é a principal causa de óbito no trauma torácico contuso.[5] A contusão pulmonar normalmente está associada a lesões da parede torácica, como fraturas de arcos costais; entretanto, em pacientes jovens que possuem costelas mais elásticas, as lesões de parede podem estar ausentes. O tratamento baseia-se em antibioticoterapia profilática e fisioterapia respiratória. O uso de corticosteroide é controverso.[5]

As fraturas de arcos costais comprometem a ventilação em virtude de dor, alteração da estrutura torácica e movimento paradoxal. Fraturas de arcos costais altos (primeiro e segundo) são incomuns, pois demandam muita energia; entretanto, estão associadas a pior prognóstico uma vez que estão relacionadas com outras lesões graves, como, por exemplo, ruptura da árvore brônquica, lesão da aorta torácica e das estruturas neurovasculares das extremidades superiores. Lesões de mais de dois arcos costais contíguos em mais de um ponto geram tórax instável e ventilação paradoxal, fator de aumento da mortalidade em pacientes traumatizados.[5]

O tratamento do tórax instável fundamenta-se em limpeza pulmonar agressiva, em virtude da associação com contusão pulmonar e tendência à retenção de secreções. Assim, o tratamento da dor é de fundamental importância em pacientes com tórax instável e pode ser realizado por bloqueios anestésicos intercostais de repetição ou bloqueio peridural contínuo com morfina. A ventilação mecânica com pressão positiva gera estabilização pneumática, sendo utilizada para que ocorra estabilização aparente da parede torácica, mas não deve ser empregada de rotina em todos os pacientes.

Circulação e Controle de Hemorragias

O objetivo dessa etapa é avaliar a presença de má perfusão tecidual (choque), que no trauma é, em sua grande maioria, secundária à hipovolemia. Faz parte ainda dessa etapa avaliar o grau de choque e controlar as hemorragias externas.

A avaliação é realizada por meio de frequência cardíaca, nível de consciência e perfusão tissular periférica,

podendo-se utilizar exames complementares subsidiários para aumentar a sensibilidade[6] (Quadro 13.2). Esses parâmetros, apesar de simples, podem ser avaliados em segundos e inferem sobre a presença e o grau do choque hipovolêmico (Quadro 13.3).

As hemorragias externas ativas devem ser controladas apenas com compressão, manual ou digital. Não se deve utilizar torniquetes ou tentar realizar ligaduras vasculares na sala de atendimento a traumatizados. O médico que atende pacientes traumatizados deve estar sempre atento para a possibilidade de hemorragias ocultas, como nas cavidades intraperitoneal e torácica, no espaço retroperitoneal (sobretudo na presença de fraturas de bacia) e nas fraturas de ossos longos),[7] pois o controle dessas hemorragias pode ser cirúrgico.

Nos pacientes traumatizados, devem ser providenciados dois ou mais acessos venosos calibrosos, de preferência nos membros superiores, para a reposição volêmica. No momento da punção faz-se coleta de amostra sanguínea para classificação sanguínea e estudos laboratoriais, inclusive teste de gravidez para mulheres em idade fértil. A reposição volêmica deve ser realizada com soluções cristaloides, sendo o Ringer lactato a solução de escolha.

Soluções cristaloides podem restabelecer rápida e temporariamente a pressão sanguínea e a perfusão,

QUADRO 13.2 ▶ Indicadores de hipoperfusão em pacientes traumatizados

Método de monitoração	Indicadores de hipoperfusão
Exame físico	Pele fria e úmida Alteração do estado mental (ansiedade, letargia, obnubilação, coma) Redução do débito urinário Aumento do tempo de enchimento capilar
Sinais vitais	Inicialmente podem estar normais Taquicardia, bradicardia Hipotensão Taquipneia Hipotermia Índice de choque (FC/PAS > 0,9)
Marcadores metabólicos	Acidose metabólica Aumento do lactato Aumento do déficit de base

Fonte: Emerg Med Clin N Am, 2007; 25:623-42.[6]

QUADRO 13.3 ▶ Classificação do choque hemorrágico

	Classe I	Classe II	Classe III	Classe IV
Perda sanguínea (mL)	Até 750	750 a 1.500	1.500 a 2.000	> 2.000
Perda sanguínea (% vol. sanguíneo)	Até 15%	15% a 30%	30% a 40%	> 40%
Frequência de pulso	< 100	> 100	> 120	> 140
PA	Normal	Normal	Diminuída	Diminuída
Pressão de pulso	Normal ou aumentada	Diminuída	Diminuída	Diminuída
FR	14 a 20	20 a 30	30 a 40	> 35
Diurese (mL/h)	> 30	20 a 30	5 a 15	Desprezível
Estado mental	Levemente ansioso	Moderadamente ansioso	Ansioso, confuso	Confuso, letárgico
Reposição volêmica (regra 3:1)	Cristaloide	Cristaloide	Cristaloide e sangue	Cristaloide e sangue

Fonte: Advanced Trauma Life Suport.

mas têm seu efeito limitado em virtude da incapacidade de permanecerem no espaço intravascular. Diferenças entre o Ringer lactato e a solução fisiológica são mínimas e sem significado clínico, particularmente no período de reanimação.[6] A solução fisiológica em grandes quantidades pode induzir a acidose metabólica hiperclorêmica.

Na ausência da resposta do paciente à infusão de cristaloides, devem ser infundidos hemocomponentes. Derivados de sangue, assim como coloides procoagulantes, são ideais para pacientes com hemorragia grave, com a vantagem de restabelecer a hemoglobina e reverter a coagulopatia.[6] Entretanto, pacientes com hemorragias menores, expostos a hemocomponentes, podem apresentar efeitos indesejáveis no sistema imune e na lesão pulmonar aguda. O uso de coloide, quando comparado ao de cristaloides,[8] também já foi implicado em maior mortalidade em pacientes com politraumatismo.[8]

Nos pacientes que mantêm instabilidade hemodinâmica mesmo após agressiva reposição de fluidos, o lavado peritoneal diagnóstico ou a ultrassonografia de abdome (FAST) devem ser utilizados, já que o exame físico abdominal, apesar de importante, não é confiável.[7] O FAST identifica sangue ou líquido livre em região peri-hepática, periesplênica e suprapúbica e pericárdica com sensibilidade de 87% a 100%, dependendo da experiência do examinador.[6]

Avaliação Neurológica

Nessa avaliação, o objetivo é realizar um exame neurológico rápido, visando detectar uma lesão cerebral grave que pode necessitar de tratamento cirúrgico. A melhor maneira de realizar esse exame é pela escala de coma de Glasgow (Quadro 13.4), que consiste em uma avaliação

QUADRO 13.4 ▶ Escala de coma de Glasgow

Abertura ocular	4
Espontânea	3
À voz	2
À dor	1
Nenhuma	

Resposta verbal	5
Orientada	4
Confusa	3
Palavras inapropriadas	2
Palavras incompreensíveis	1
Nenhuma	

Resposta motora	6
Obedece a comandos	5
Localiza dor	4
Movimento de retirada	3
Flexão anormal	2
Extensão anormal	1
Nenhuma	

Fonte: Rev Esc Enf USP 1997; 31(2):287-303.

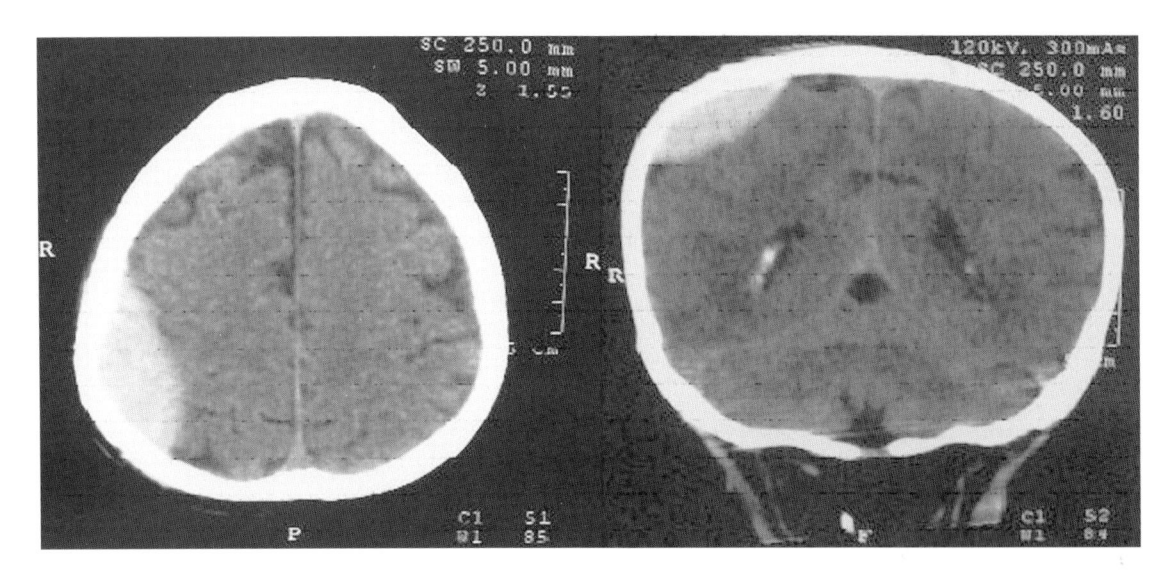

FIGURA 13.1 ▶ Hematoma extradural. *Fonte:* Arquivo pessoal do autor – Hospital da Restauração.

neurológica com valor prognóstico e de seguimento nas reavaliações, podendo ser feita tanto no exame primário quanto no secundário.[3]

Deve-se realizar ainda o exame das pupilas e a avaliação grosseira da capacidade motora dos membros. A alteração pupilar é um sinal importante da herniação, sendo um localizador fiel em 95% dos casos – a dilatação pupilar ocorre ipsilateral à lesão expansiva, como, por exemplo, um hematoma extradural[3] (Figura 13.1).

Nos pacientes traumatizados, a redução do nível de consciência deve ser sempre atribuída à má perfusão tecidual. Somente após exclusão de hipovolemia e hipoxemia é que se deve pensar em traumatismos cranioencefálicos.

Exposição com Prevenção de Hipotermia

Deve-se retirar toda a roupa do paciente e virar o paciente de forma a avaliar o dorso e o reto. Tal medida visa reduzir a incidência de diagnósticos tardios de lesões não percebidas.

É fundamental aquecer o paciente com cobertores e realizar infusão de cristaloides aquecidos a fim de evitar a hipotermia.

Exame Físico Secundário

O exame físico secundário deve ser iniciado ao término da revisão do exame físico primário e no início das medidas de reanimação. A história clínica prévia do paciente deve ser colhida com o próprio paciente ou com familiares, assim como a história do trauma pode ser fornecida pela equipe de atendimento pré-hospitalar que efetuou o resgate. Uma forma simples é pelo método mnemônico, que orienta os pontos-chave a serem pesquisados na história:

A – Alergias.

M – Medicamentos de uso habitual.

P – Passado médico (doenças prévias) e prenhez, se for mulher.

L – Líquidos e alimentos ingeridos recentemente.

A – Ambiente no local do trauma e mecanismos relacionados.

Após a história clínica, o paciente deve ser submetido a exame clínico minucioso de todo o corpo. O exame deve começar pela cabeça e seguir até os pés. Devem ser procurados lacerações na pele, sinais de fraturas, hematomas e enfisema subcutâneo, avaliadas todas as cavidades do corpo, como boca, ouvidos, reto e vagina, e palpados os pulsos periféricos, os quais devem ser comparados com o lado contralateral.[9]

O exame físico secundário vai orientar a necessidade de medidas especiais, como tomografias, ultrassonografias, radiografias, exames laboratoriais, além de definir qual será o tratamento definitivo ou a necessidade de transferência do paciente para outra unidade hospitalar. Há grande chance de mortalidade caso o tratamento definitivo não seja instituído nas primeiras 24 horas.[10,11]

PROGNÓSTICO

A mortalidade de pacientes com trauma contuso de tórax é de cerca de 1%; em pacientes com mais de duas fraturas de costela, a mortalidade chega a 4,7%.[12] Pacientes com múltiplas lesões combinadas de pelve, abdome e sistema vascular respondem por uma taxa de mortalidade de quase 100%.[11]

REFERÊNCIAS

1. Aguiar ASW, Pereira APPV, Mendes DF et al. Atendimento emergencial do paciente portador de traumatismos de face. RBPS 2004; 17(1):37-43.

2. Martins CBG, Andrade SM. Epidemiologia dos acidentes e violências entre menores de 15 anos em município da Região Sul do Brasil. Rev Latino-Am Enfermagem 2005; 13(4).

3. Albino RM, Riggenbach V. Atendimento hospitalar inicial ao politraumatizado. Arquivos Catarinenses de Medicina 2004; 33(3).

4. Eyre A. Overview and comparison of NEXUS and Canadian C-Spine rules. American Journal of Clinical Medicine 2006; 3(4):12-5.

5. Felini R, Alcacer JAM, Cardona MC. Traumatismo torácico – Uma breve revisão. Arquivos Catarinenses de Medicina 2002; 31(1-2).

6. Cocchi MN, Kimlin E, Walsh M, Donnino MWC. Resuscitation of the trauma patient in shock. Emerg Med Clin N Am 2007; 25:623-42.

7. Pereira Júnior GA, Lovato WJ, Carvalho JB, Horta MFV. Abordagem geral do trauma abdominal. Medicina (Ribeirão Preto) 2007; 40(4):518-30.

8. Choi PTL, Yip G, Quinonez LG, Cook DJ. Crystalloids vs. colloids in fluid resuscitation: a systematic review. Crit Care Med 1999; 27:200-10.

9. Soler I, Graells X, Zaninelli EM, Collaço IA et al. Lesões torácicas e traumatismo da coluna: uma complexa associação. Coluna 2008; 7(1):8-13.

10. Lucchesi FR, Laguna CB, Monteiro CR et al. Diagnóstico por imagem no trauma abdominal. Medicina (Ribeirão Preto) 1999; 32:401-18.

11. McArthur BJ. Damage control surgery for the patient who has experienced multiple traumatic injuries. AORN Journal 2006; 84:992-1000.

12. Liman ST et al. Chest injury due to blunt trauma. European Journal of Cardiothoracic Surgery 2002; 23(3):374-8.

Raquel Kelner da Silveira
Marcello Silveira

CAPÍTULO 14

Hemorragia Digestiva

INTRODUÇÃO

O sangramento do trato gastrintestinal pode se manifestar clinicamente de cinco maneiras: *hematêmese*, vômito de sangue vermelho ou material hemático coagulado e escuro; *melena*, material hemático fétido e preto eliminado com as fezes; *hematoquezia*, material hemático vermelho ou marrom, liquefeito, eliminado com as fezes; *sangramento gastrintestinal oculto*, não visível nas fezes, mas identificado pelos testes de pesquisa de sangue oculto nas fezes ou por comprovação de deficiência de ferro; e *sintomas de perda de sangue ou anemia*, cefaleia, síncope, angina ou dispneia.

O local de origem do sangramento no trato digestivo divide as hemorragias digestivas em dois grandes grupos, sendo o ângulo de Treitz a referência anatômica para essa conceituação. Na hemorragia digestiva alta (HDA), o sangramento tem origem no segmento gastrintestinal situado acima do ângulo de Treitz, ao passo que nas hemorragias digestivas baixas (HDB) os locais de origem da perda de sangue estão no segmento distal ao referido ângulo (Figura 14.1).[1-4]

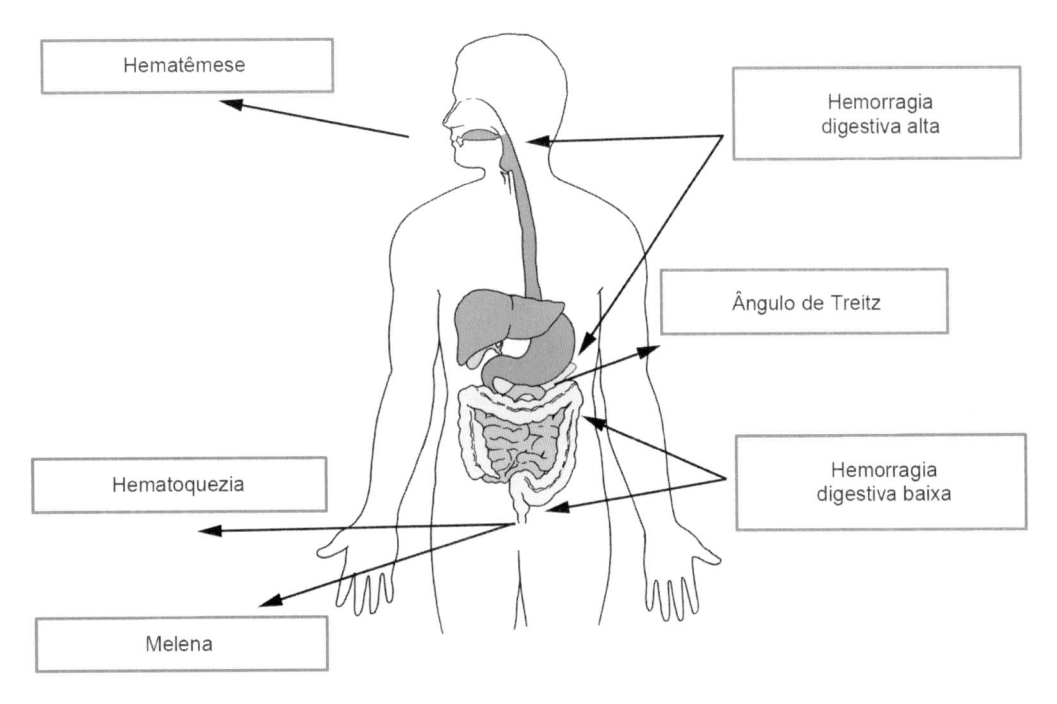

FIGURA 14.1 ▸ Manifestações clínicas do sangramento gastrintestinal e classificação segundo o local da hemorragia. *Fonte:* M. Van Leerdam et al. Am J Gastroenterol 2003;98:1494; DM Jensen et al. Gastrointest Endosc 2003;57:AB147; KC Thomopoulos et al. Eur J Gastroenterol Hepatol 2004;16:177. F Di Fione et al. Eur J Gastroenterol Hepatol 2005;17:641.

Entretanto, há quem conteste a referência anatômica do ângulo de Treitz para conceituar as hemorragias em altas e baixas e, com base em argumentos anatomofisiológicos, excluem o intestino delgado do grupo de sangramento digestivo baixo. Esses autores,[4] embora em minoria, sustentam a opinião de que a hemorragia digestiva baixa (HDB) seria apenas aquela proveniente das enfermidades coloproctológicas.

O aspecto do sangue eliminado pelo ânus (coágulos formados, coágulos semilíquidos, sangue vivo) foi evocado também para classificar as hemorragias digestivas em alta e baixa.[4] No entanto, isso não parece ter qualquer significado conceitual consistente, uma vez que tanto a velocidade do trânsito intestinal quanto a da perda sanguínea, em um curto período, determinam as características do sangue eliminado. Sabe-se, por exemplo, que sangramentos de úlceras gastroduodenais ou de tumores do sigmoide podem exteriorizar-se sob diferentes formas de sangue vivo ou de coágulos (hematoquezia ou melena), na dependência da atividade do trânsito intestinal.

AVALIAÇÃO DO VOLUME DO SANGUE PERDIDO

As hemorragias digestivas podem ser classificadas de acordo com a intensidade do sangramento existente. A intensidade da perda repercute sobre o paciente e pode alterar os parâmetros de referência hemodinâmica avaliados pelas análises dos resultados hematológicos, pela condição funcional dos sistemas (hemodinâmico, respiratório, urinário, nervoso central) e pelo estado geral do paciente. Os escores obtidos com esses dados possibilitam classificar as hemorragias nas seguintes categorias: HD leve, HD moderada, HD intensa e HD oculta (Figura 14.2).

A prática clínica tem evidenciado que os pacientes com hemorragia digestiva baixa (HDB) parecem desenvolver menos alterações dos escores que sinalizam a instabilidade hemodinâmica, quando comparados com os portadores de hemorragia digestiva alta (HDA).[5]

Além disso, a HDB se autolimita em cerca de 80% dos casos,[4,5] não sendo raro, mesmo na categoria de sangramento intenso, ocorrer a interrupção espontânea da enterorragia, dificultando a definição do local do sangramento (8% a 12%), ainda que se utilizem os mais sofisticados métodos de diagnóstico.[1,4] Não obstante essas vantagens observadas na HDB, a mortalidade varia entre 2% e 3%, principalmente entre os idosos, nos quais são observados significativos índices de comorbidades e altas taxas do uso de medicamentos que interferem na coagulação do sangue.[1]

A importância propedêutica dessa classificação está em orientar a conduta da equipe médica, objetivando racionalizar as medidas terapêuticas empregadas, o uso

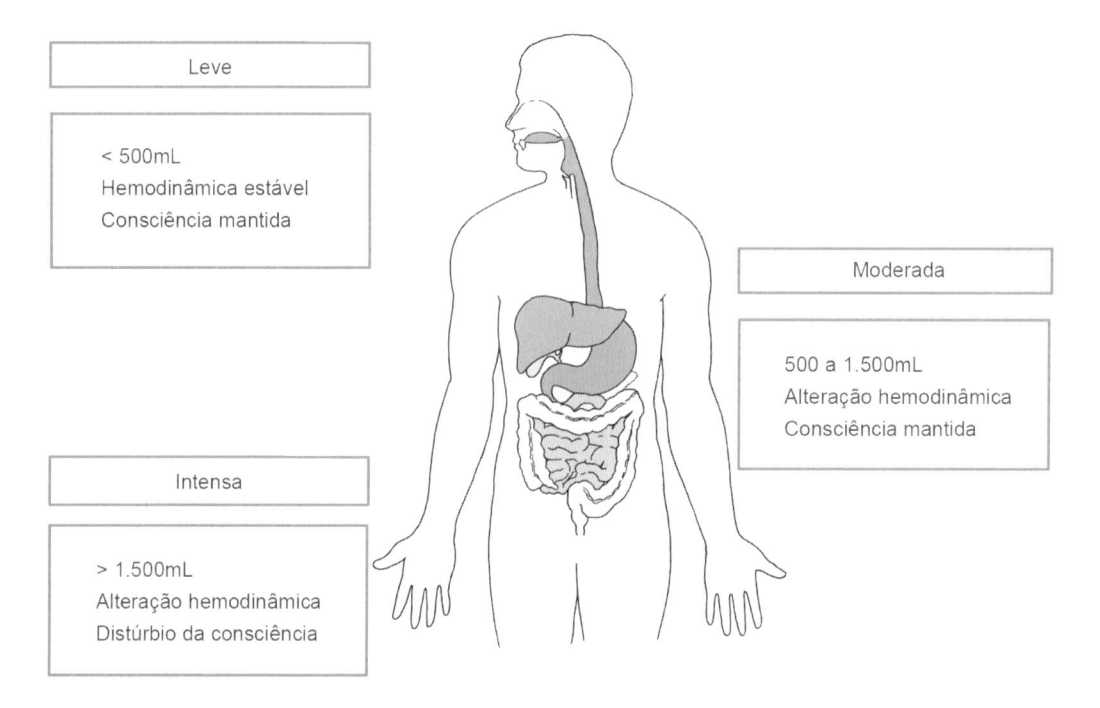

FIGURA 14.2 ▶ Classificação das hemorragias digestivas segundo a intensidade do sangramento. *Fonte:* M. Van Leerdam et al. Am J Gastroenterol 2003;98:1494; DM Jensen et al. Gastrointest Endosc 2003;57:AB147; KC Thomopoulos et al. Eur J Gastroenterol Hepatol 2004;16:177. F Di Fione et al. Eur J Gastroenterol Hepatol 2005;17:641.

de exames complementares e a utilização de ambientes excepcionais, como as unidades de terapia intensiva (UTI). Nesse sentido, têm-se tentado definir critérios para predizer os riscos dos episódios hemorrágicos, procurando relacioná-los com complicações como recidiva da hemorragia, necessidade de procedimento invasivo para controle do sangramento e mortalidade.

Entre os parâmetros utilizados para a avaliação prognóstica dos portadores de hemorragia digestiva, os mais estudados são: sangramento persistente, pressão sistólica baixa, elevação do *International Normalized Ratio* (INR), confusão mental positiva e doenças coexistentes instáveis.

Hemorragia Digestiva de Leve Intensidade

Na hemorragia digestiva de leve intensidade, o sangramento é percebido pelo paciente e, mesmo provocando alterações hematológicas e hemodinâmicas discretas, não repercute, clinicamente sobre os sistemas nervoso central, urinário e respiratório. Ocorre mais frequentemente em adultos, na terceira década, causando diminuta queda do número de hemácias, do hematócrito e da hemoglobina, o que reflete uma perda de sangue estimada em valores inferiores a 500mL. Pode estar acompanhada de alterações leves da frequência cardíaca e da pressão arterial.

Hemorragia Digestiva de Moderada Intensidade

Na hemorragia digestiva de moderada intensidade, o volume do sangramento é maior e, além das alterações hematológicas e hemodinâmicas, há comprometimento dos sistemas respiratório (taquipneia), renal (oligúria e aumento da concentração urinária) e nervoso central (sonolência, confusão mental, lipotimia). As perdas sanguíneas são significativas, sendo geralmente estimadas em valores entre 500 e 2.000mL.

Hemorragia Digestiva de Grande Intensidade

Na hemorragia digestiva de grande intensidade, o sangramento provoca grandes alterações hematológicas e hemodinâmicas, determinando sério risco à vida dos pacientes. Habitualmente, evolui para o estado de choque hipovolêmico grave. Nesses casos, as perdas sanguíneas são estimadas em valores acima de 2.000mL.

Nessa situação, é necessário adotar medidas imediatas de reanimação, que abrangem as seguintes recomendações: classificação e prova cruzada do sangue visando

reservar algumas unidades, potencialmente necessárias, colocação de sonda nasogástrica e sonda vesical, testes laboratoriais (hemograma, eletrólitos no soro, creatinina e ureia, glicose, gasometria arterial, tempo de protrombina e atividade enzimática, tempo de tromboplastina parcial, plaquetas) e internamento em UTI.

Hemorragia Digestiva Oculta ou de Origem Desconhecida

Caracteriza-se por sangramentos intermitentes e imperceptíveis ao paciente, não promovendo alterações hemodinâmicas agudas.[6,7] Os achados clinicolaboratoriais mais frequentes são presença de anemia hipocrômica e microcítica (deficiência de ferro) e detecção de sangue oculto nas fezes.

Aceita-se, também, como hemorragia digestiva oculta aquela em que o sangramento é recorrente, evidenciado por melena ou hematoquezia, embora não haja definição de fonte do sangramento, independente de exaustivas tentativas para esclarecê-la utilizando-se de modernos métodos de diagnóstico.[7]

As causas mais frequentes de sangramento oculto na HDA são ectasia vascular nos idosos, lesão de Cameron, lesão de Dieulafoy e varizes gástricas ou duodenais; na HDB encontram-se lesões proctológicas benignas (hemorroidárias, fissuras, papilites), tumores silenciosos do colo direito, ectasia vascular nos idosos e tumores do delgado em adultos com idade inferior a 50 anos.[2,4,8]

LOCALIZAÇÃO DO SANGRAMENTO DIGESTIVO

Diagnóstico: História Clínica e Exame Físico

Nesta avaliação, a equipe médica deve valorizar os antecedentes mórbidos do paciente e a situação clínica no momento da emergência. É possível identificar entre os antecedentes doenças relacionadas com a síndrome hemorrágica que possam contribuir direta ou indiretamente para o sangramento (insuficiência hepática ou renal, má formação vascular), assim como identificar o uso crônico de medicamentos (anticoagulantes, antiinflamatórios não esteroides, ácido acetilsalicílico, entre outros) que possam desencadear ou perpetuar o sangramento. Não menos importante é a documentação dos sintomas gastrintestinais concomitantes ao episódio de sangramento, no sentido de nortear o diagnóstico, indicando as prováveis causas e a topografia da lesão.

O exame clínico geral oferece subsídios para identificar a intensidade da hemorragia, por meio da aferição dos parâmetros clínicos hemodinâmicos (frequência cardíaca, pressão arterial, pressão venosa central), de forma sistematizada, a fim de comparar os resultados obtidos em diferentes momentos ou em situações relacionadas com a mudança postural do paciente.

A inspeção da região perianal, o exame digital do canal anal e a anuscopia podem identificar doenças proctológicas (fissuras anais, condilomas, carcinomas, hemorroidas, prolapso de mucosa, inflamação e pólipos) que devem ser avaliadas para excluir ou justificar a hemorragia presente. A avaliação deve ser completada com a retossigmoidoscopia rígida (até 25cm) ou flexível (até 60cm), permitindo visibilizar a presença de divertículos, pólipos e carcinomas no segmento retossigmoideano ou do colo esquerdo, respectivamente.

Diagnóstico: Exames Complementares

Hematologia

A avaliação dos níveis de hemoglobina e hematócrito só terá significado se realizada de forma seriada. Logo após o início de um sangramento agudo, os níveis de hemoglobina e hematócrito não se alteram prontamente, uma vez que há proporcionalidade nas perdas de plasma e hemoglobina. Com a evolução do processo, haverá passagem do líquido extravascular para o espaço intravascular na tentativa de restaurar o volume de líquido circulante nos vasos e, em consequência, a hemoglobina e o hematócrito caem. Nos sangramentos gastrintestinais crônicos, mesmo com pressão arterial e frequência cardíaca normais, os valores de hemoglobina estão reduzidos e se detecta o aparecimento de anemia por deficiência de ferro, associado à queda do volume corpuscular médio das hemácias.

Coagulograma

A síndrome hemorrágica, em algumas situações, pode ser precipitada ou perpetuada pelas alterações dos fatores da coagulação sanguínea. Neste sentido, é fundamental contar com o diagnóstico dessas desconformidades a fim de corrigi-las, contribuindo para o êxito do tratamento específico.

Endoscopia Digestiva Alta

A endoscopia digestiva alta é o exame de escolha nos sangramentos gastrintestinais altos e deve ser realizada em todos os pacientes com instabilidade hemodinâmica. A identificação de sinais endoscópicos, atestando risco elevado de sangramento, implica a terapêutica imediata, visando à hemostasia no local hemorrágico.

Endoscopia Digestiva Baixa

Os pacientes com melena e hematoquezia associadas à instabilidade hemodinâmica controlada também devem ser submetidos à endoscopia digestiva alta, com o objetivo de excluir HDA, antes de se iniciar a avaliação das fontes de sangramento dos segmentos abaixo do ângulo de Treitz.

Os sangramentos coloproctológicos são preferencialmente avaliados pela colonoscopia.[9,10] Este exame, além de definir o local da hemorragia, permite, em 80% dos casos, medidas terapêuticas endoscópicas, evitando a indicação de procedimentos cirúrgicos de maior risco. A indicação de colonoscopia durante os sangramentos agudos tem sido contestada, uma vez que as pequenas lesões podem ser mascaradas pela presença de sangue e de fezes (intestino não preparado). No entanto, principalmente depois da disponibilidade de preparações orais, visando à limpeza rápida do colo,[1] a colonoscopia vem sendo utilizada com sucesso. Não obstante essa polêmica, existem especialistas que não valorizam o estado de limpeza do colo como fator limitante da qualidade do exame, considerando que o sangue teria uma função de catarse.

A colonoscopia deve ser abortada sempre que o paciente estiver hemodinamicamente instável ou se o achado endoscópico revelar doença inflamatória colônica ativa e intensa com risco de perfuração, como, por exemplo, uma colite tóxica.[4]

Arteriografia

A arteriografia seletiva pode detectar a hemorragia gastrintestinal sempre que a velocidade do sangramento for igual ou maior que 0,5 a 1mL/min.[11] O acesso aos troncos arteriais pode ser realizado pela artéria femoral. A metodologia exige prioridade na sequência de cateterização, iniciada pela mesentérica superior, seguida da mesentérica inferior. O tronco celíaco será abordado se nenhum sangramento for observado nos estudos anteriores. O objetivo do exame é definir a passagem de contraste para a luz do intestino, o que representa a existência de sangramento ativo. A sensibilidade da angiografia varia entre 40% e 86%, com taxa de complicação de aproximadamente 2%.[1,4] Resultados falso-negativos estão associados a hemorragias intermitentes provenientes de espasmo arterial ou bloqueio por coágulos.

A arteriografia, além do grande papel no diagnóstico, oferece oportunidade de tratamento por meio da infusão seletiva de substâncias vasoativas ou da embolização dos ramos arteriais terminais na zona de sangramento.

A vasopressina, usada no tratamento da HD desde a década de 1970, deve ser infundida na dose de 0,2 a 0,4 unidades por minuto, por um período de 20 a 30 minutos. O sangramento deve ser monitorado com auxílio de uma nova angiografia. Se a hemorragia for interrompida, a infusão de vasopressina deve continuar por cerca de 6 a 12 horas, quando então se realiza uma terceira angiografia. Se a hemorragia ainda permanecer controlada, a infusão é mantida, numa dose de 50% da inicial, por mais 6 a 12 horas. Não havendo indícios de novo sangramento, substitui-se a infusão de vasopressina por solução salina, por mais 6 a 12 horas antes da retirada do cateter.[1,4]

Os riscos de complicações graves (15%) ou leves (40%) com o uso da vasopressina estão relacionados com processos isquêmicos como infarto do miocárdio, trombose mesentérica, isquemia periférica, hipertensão, arritmias e morte. Dados sobre a vasopressina indicam que essa substância controla o sangramento em taxas que variam de 47% a 92%, com recidiva na ordem de 22% a 71% dos pacientes tratados.[1,4,10]

Os resultados positivos alcançados com a embolização via arteriografia superseletiva são surpreendentemente elevados e atingem taxas de 70%.[4] As recidivas são muitos menos frequentes do que as observadas com o uso da vasopressina e as complicações (infarto intestinal) não são significativas.

Cintilografia

O resultado da cintilografia é positivo quando o sangramento gastrintestinal é superior a 0,1mL/min.[12,13] O método pode utilizar hemácias marcadas com tecnécio-99m ou o tecnécio-99m "enxofre-coloidal". A diferença básica entre os dois processos está no tempo de meia-vida do agente radioativo. As hemácias marcadas com Tc^{99m} têm vida média maior, o que permite a repetição do exame por períodos de até 24 horas, podendo interceptar sangramentos intermitentes. O marcador enxofre-coloidal Tc^{99m}, de vida média inferior a 3 minutos, é rapidamente clareado da circulação pelo sistema reticuloendotelial, concentrando-se no fígado e no baço, o que pode obscurecer o local de sangramento ativo. Por isso, a hemácia marcada com Tc^{99m} tem preferência na avaliação diagnóstica. A sensibilidade varia entre 80% e 98%, mas os resultados falso-positivos observados, quando se tentou localizar o local de sangramento, foi de 22%.[4] O papel da cintilografia tem sido discutido, havendo atualmente uma tendência a indicá-la como um teste para confirmar o sangramento ativo antes de um procedimento invasivo, como a angiografia seletiva ou a cirurgia.[7]

Endoscopia por Videocápsula

É utilizada nas hemorragias de origem oculta, quando a endoscopia convencional não foi capaz de elucidar a origem do sangramento, mesmo com o auxílio de endoscópio infantil mediante exploração do delgado por inteiro. Estudos sistematizados, comparando os resultados da enteroscopia e da cápsula endoscópica, evidenciaram resultados positivos em favor da cápsula.[14] Não obstante esses dados, a cápsula traz algumas dificuldades técnicas relacionadas com seu manuseio e com a visibilização completa do intestino. Somam-se a isso a impossibilidade de se realizarem procedimentos terapêuticos ou a coleta de amostra para estudo histológico e o risco de impactação da cápsula naqueles pacientes com estenose intestinal. Espera-se para breve a introdução de novas técnicas endoscópicas envolvendo a enteroscopia com duplo balão.

A Figura 14.3 relaciona os principais exames complementares utilizados no diagnóstico do local e da etiologia das hemorragias digestivas.

CUIDADOS INICIAIS COM O PORTADOR DE HEMORRAGIA AGUDA

A unidade de emergência que recebe pacientes com hemorragia digestiva deve estar aparelhada para lidar com sangramentos de grande intensidade e apta a administrar os primeiros socorros, reanimando os pacientes gravemente enfermos. A equipe especializada deve trabalhar em consonância com objetivos definidos, procurando desenvolver, simultaneamente, uma série de procedimentos diagnósticos e terapêuticos, que podem ser resumidos nos seguintes itens: avaliar as vias aéreas, avaliar a situação hemodinâmica e o nível de consciência, determinar a intensidade e a frequência do sangramento, restaurar a volemia, reduzir ou interromper o sangramento, diagnosticar e tratar a lesão responsável pelo episódio e prevenir o agravamento das doenças associadas.

Independentemente da gravidade do caso, a primeira decisão é manter o paciente em ambiente de cuidados intensivos. Ainda na fase dos primeiros socorros, deve-se procurar obter dados sobre a forma de apresentação do episódio (agudo ou insidioso), a existência de doenças que possam ocasionar hemorragia digestiva, além de informações de ordem epidemiológica que tenham relevância no diagnóstico.

Na etapa seguinte, procede-se à avaliação clínica objetiva do grau de intensidade do comprometimento da função de órgãos vitais e verificam-se a presença de distúrbios da atividade cerebral e o estado nutricional do paciente. Deve ser ressaltado que algumas patologias trazem estigmas específicos, que denunciam o diagnóstico da doença de base.

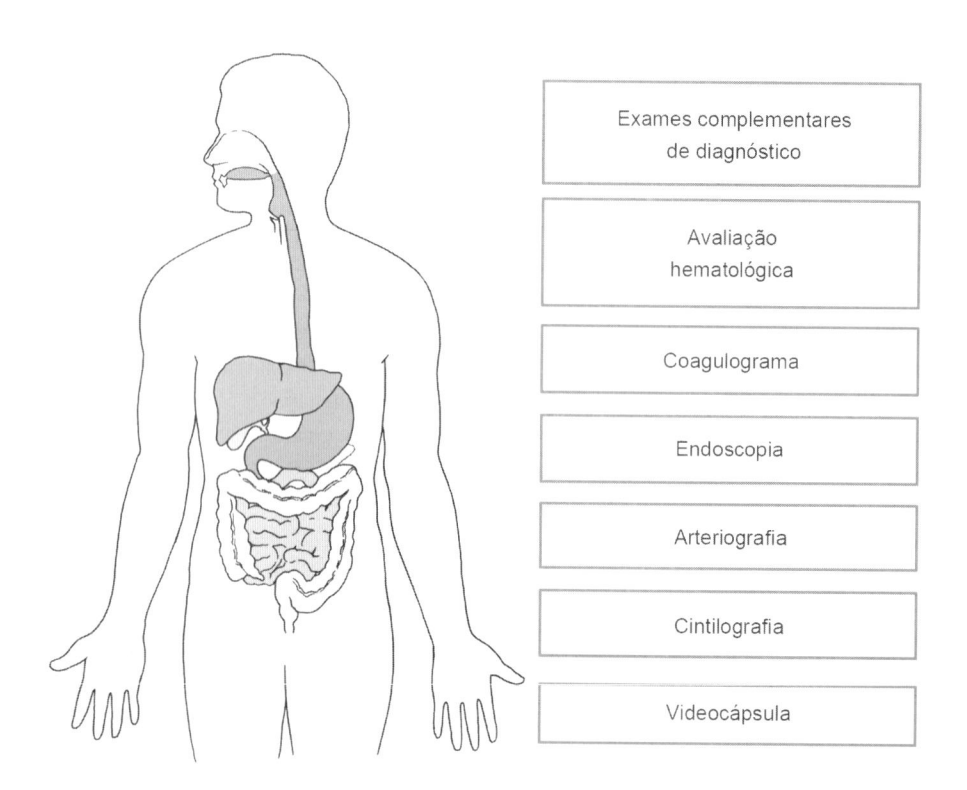

FIGURA 14.3 ▶ Exames complementares de diagnóstico do local e da etiologia das hemorragias digestivas. *Fonte:* M. Van Leerdam et al. Am J Gastroenterol 2003;98:1494; DM Jensen et al. Gastrointest Endosc 2003;57:AB147; KC Thomopoulos et al. Eur J Gastroenterol Hepatol 2004;16:177. F Di Fione et al. Eur J Gastroenterol Hepatol 2005;17:641.

Alcançadas as condições essenciais de funcionamento do sistema respiratório, deve-se proceder à punção de uma ou duas veias periféricas para a reposição da volemia e a obtenção de amostra de sangue para determinação de grupo sanguíneo, bem como dos níveis de hemoglobina, hematócrito, ionograma, gasometria arterial, creatinina sérica e coagulograma. A reposição do volume, iniciada com solução salina, deve obedecer ao princípio básico do restabelecimento da perfusão tecidual, sem contudo induzir sobrecarga ao sistema venoso.

Nas HDA, o uso de sonda nasogástrica e o procedimento de irrigação do estômago com solução salina, embora contestado por alguns, podem ser úteis para monitorar a persistência de sangramento. Além disso, promovem a descompressão da cavidade gástrica, melhoram a respiração do paciente e evitam refluxos gastroesofágicos, com eventual aspiração de secreção hemática para os pulmões. Outra vantagem da irrigação do estômago é a remoção dos resíduos para uma visibilização adequada das lesões pelo endoscopista.

No caso específico dos portadores de hepatopatias, esse procedimento pode reduzir a migração de sangue para os intestinos, contribuindo, assim, para a diminuição da incidência de encefalopatias.

Obtido êxito com a lavagem gástrica, a sonda deve ser conservada aberta ou submetida à aspiração intermitente, sob baixa pressão, visando detectar novos sangramentos por um período máximo de 48 horas.

A evidência de sangramento ativo e de desequilíbrio hemodinâmico faz o diagnóstico de choque hemorrágico. Essa circunstância (10%) exige uma atitude mais vigorosa, por parte da equipe, para estabilizar as alterações presentes e inibir a progressão do sangramento.

FONTES DO SANGRAMENTO GASTRINTESTINAL

Hemorragia Digestiva Alta

A incidência anual da HDA nos EUA e na Europa aproxima-se de 0,1%. Nesse casos, a mortalidade, que varia entre 5% e 10%, não decorre exclusivamente da intensidade da perda total de sangue pelos pacientes acometidos. A mortalidade está relacionada também com a descompensação das doenças subjacentes e os fatores predisponentes inerentes ao paciente, como idade, gravidade das morbidades já instaladas e comprometimento hemodinâmico.

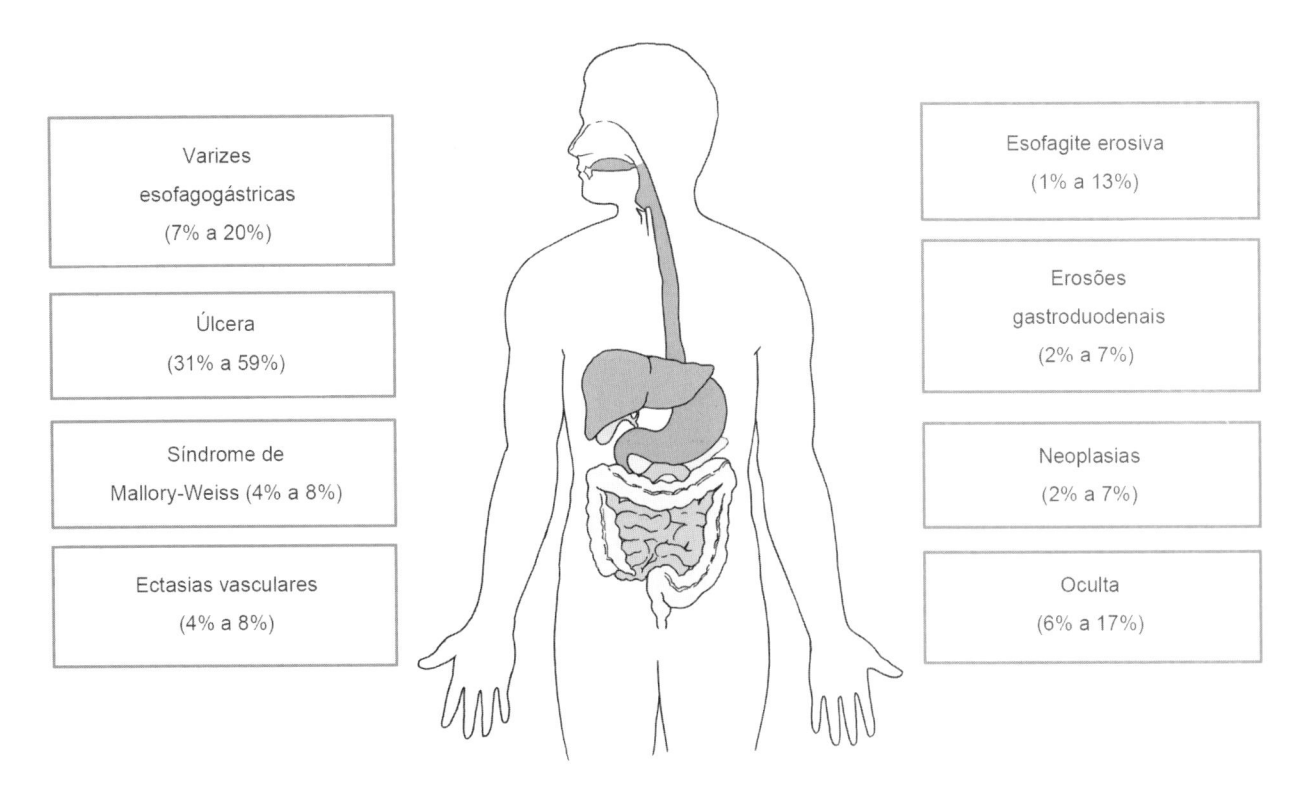

FIGURA 14.4 ▶ Causas de hemorragia digestiva alta em pacientes internados. *Fonte:* M. Van Leerdam et al. Am J Gastroenterol 2003;98:1494; DM Jensen et al. Gastrointest Endosc 2003;57:AB147; KC Thomopoulos et al. Eur J Gastroenterol Hepatol 2004;16:177. F Di Fione et al. Eur J Gastroenterol Hepatol 2005;17:641.

A Figura 14.4 relaciona as principais fontes de sangramento digestivo alto em pacientes hospitalizados. Os valores prevalentes em cada tipo de lesão variam largamente, uma vez que eles dependem de características das populações e das divergências entre os fatores causadores, relacionados com as condições geográficas.

Sangramento Digestivo por Úlcera Péptica

A despeito da importância das observações clínicas, as características endoscópicas das lesões somam significativas informações na elaboração do prognóstico dos pacientes. Cerca de um terço dos indivíduos portadores de hemorragia digestiva por úlcera, tratados conservadoramente, voltam a sangrar se apresentarem um dos seguintes sinais endoscópicos: sangramento ativo, presença de vaso visível sem sangramento ativo e coágulos aderidos ao fundo da úlcera (Figura 14.5).

Esses pacientes devem ser mantidos internados e submetidos a procedimentos terapêuticos mais agressivos, como o uso de eletrocoagulação bipolar, terminais indutores de calor, escleroterapia (álcool absoluto ou adunalina – 1:10.000) ou fixação de clipes no local em que há lesão.[15]

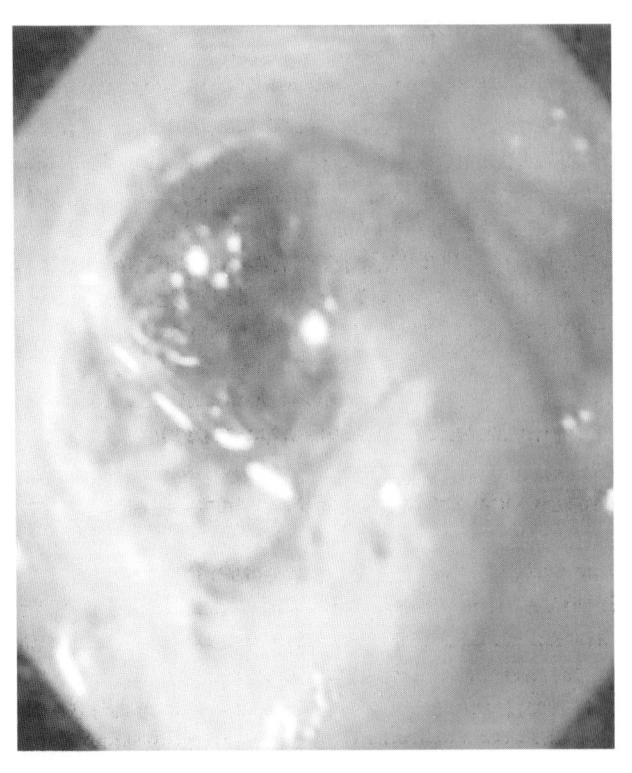

FIGURA 14.5 ▶ Sinal endoscópico de risco alto de sangramento: coágulo aderido ao fundo da úlcera. (Ver encarte colorido.)

No entanto, a ausência de sinais de sangramento ativo ou a base da lesão ulcerosa limpa reduzem significativamente a possibilidade de recidiva do sangramento.

A experiência clínica tem revelado que a infusão constante e de altas doses de um inibidor da bomba de prótons (omeprazol: bolos de 80mg e infusão de 8mg/hora), com o objetivo de manter o pH da secreção gástrica acima de 6, ajuda na estabilidade dos coágulos, bem como reduz a taxa de recidiva de sangramento, embora não altere significativamente a incidência da mortalidade.[16]

Considerando que um terço dos portadores de úlceras hemorrágicas volta a sangrar no período de 1 a 2 anos, esses pacientes devem ser mantidos em tratamento cujo objetivo é combater os três principais fatores relacionados com a patogênese das úlceras, que são erradicar o *Helicobacter pilory*, retirar da prescrição médica os anti-inflamatórios não esteroides e reduzir a acidez gástrica com os inibidores de bomba de prótons.

A Figura 14.6 relaciona a conduta indicada nos casos de hemorragia digestiva por úlcera péptica.

Síndrome de Mallory-Weiss

O sangramento digestivo provocado pela síndrome de Mallory-Weiss decorre de lesões superficiais da mucosa da junção esofagogástrica ou do próprio fundo gástrico, provocado por esforço continuado para vômito ou tosse, especialmente em pacientes etilistas crônicos.[17] Em cerca de 80% a 90% dos casos o sangramento estanca espontaneamente, sendo rara a necessidade de intervenção por via endoscópica ou embolização pela arteriografia.

Varizes Esofagogástricas

As varizes esofagogástricas (VEG) representam a manifestação clínica mais frequente entre os pacientes com cirrose hepática e esquistossomose mansônica na forma hepatoesplênica. O comportamento clínico nessas duas entidades clínicas é bastante diverso, notificando-se um prognóstico mais reservado para a cirrose do que para a esquistossomose. No primeiro caso, a mortalidade após a primeira hemorragia atinge a taxa de até 50%. Na esquistossomose, a mortalidade após o primeiro episódio é bem inferior e não chega a 10%, embora nas duas entidades as taxas de recidiva, no decurso de 1 ano, sejam muito elevadas (80%).

Apesar de a hipertensão portal (HP), presente nesses pacientes, ser o principal motivo das roturas das varizes do esôfago, avaliações clínicas obtidas durante os episódios hemorrágicos alertaram alguns autores para a necessidade de explorar a existência de fatores locais que poderiam atuar como coadjuvantes do desencadeamento do processo hemorrágico.

Em 1963, Kelner e cols.[18] observaram durante as esofagotomias, realizadas em 133 portadores de esquistossomose hepatoesplênica, que o local preferencial dessas roturas era a porção distal do esôfago e a região do fundo gástrico, adjacente à cárdia. Naquela ocasião, designou-se essa região, de maior prevalência da lesão da variz, de *zona vulnerável*.

Esse segmento do esôfago parece hospedar estruturas anatômicas peculiares que estariam relacionadas com essa suscetibilidade. Os principais argumentos estão apoiados em estudos de anatomia da junção esofagogástrica, tais como a análise da disposição das pregas da mucosa e a distribuição do sistema venoso na junção esofagogástrica.[19-24]

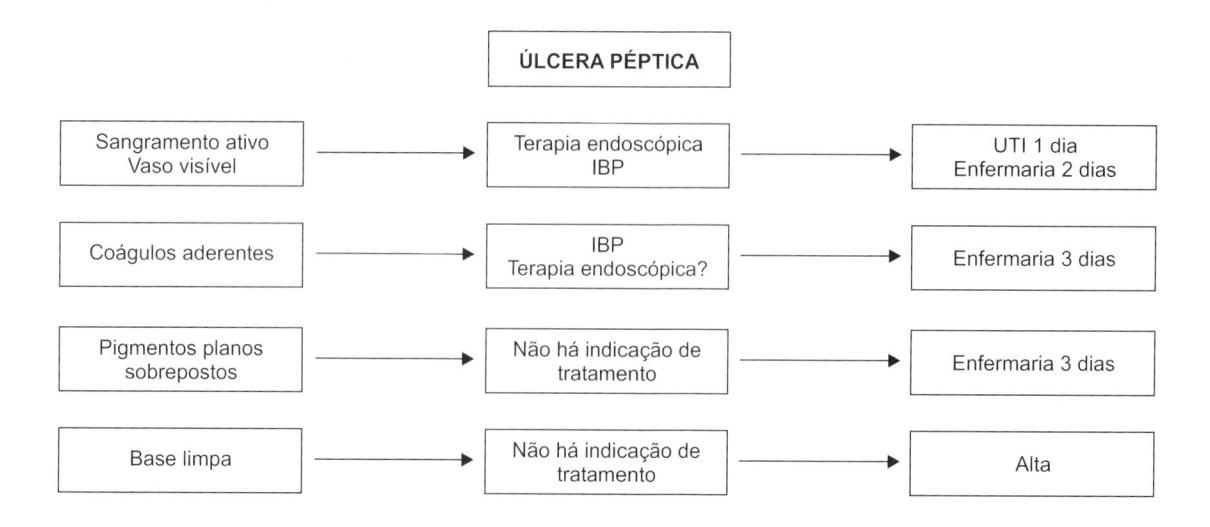

ÚLCERA PÉPTICA

Sangramento ativo Vaso visível	→	Terapia endoscópica IBP	→	UTI 1 dia Enfermaria 2 dias
Coágulos aderentes	→	IBP Terapia endoscópica?	→	Enfermaria 3 dias
Pigmentos planos sobrepostos	→	Não há indicação de tratamento	→	Enfermaria 3 dias
Base limpa	→	Não há indicação de tratamento	→	Alta

FIGURA 14.6 ▶ Conduta terapêutica na hemorragia digestiva por úlcera péptica. (IBP: infusão com bomba de prótons.)

O mecanismo de oclusão da cárdia parece estar relacionado com o conjunto de pregas da mucosa do esôfago terminal que, ao invaginar para a cavidade gástrica, forma uma espécie de roseta, objetivando cumprir essa função.[25] O número dessas pregas pode variar entre cinco e sete, e o processo de vedação é ajudado pela dilatação observada na extremidade gástrica dessas veias.[19] A protrusão da mucosa para o estômago deve contribuir para impedir o fluxo retrógrado da secreção gástrica, protegendo a *zona vulnerável*. O substrato anatômico para explicar o comportamento da mucosa esofágica procedeu de pesquisas desenvolvidas em cadáver,[22] que descreveram o trajeto das vênulas oriundas do sistema portal, em um segmento de 3 a 5cm do esôfago distal, e a ampla comunicação que essas veias mantinham com o sistema ázigo, estabelecendo uma rede venosa que permeia a *muscularis mucosae*.

Foi também identificado um conjunto de veias (*rete mirabile*)[20,21] ocupando a zona de transição esofagogástrica, em íntima relação com a túnica mucosa, a *muscularis mucosae* e a tela submucosa. Nesses estudos, observou-se que as veias da submucosa gástrica ascendiam para o esôfago e, ao atingirem a junção esofagogástrica, atravessavam a *muscularis mucosae,* passando para a intimidade da camada da mucosa do esôfago. Após um trajeto de 1,5 a 3cm, no sentido proximal, as veias voltavam a perfurar a *muscularis mucosae* e retornavam para a submucosa, onde permaneciam enquanto ascendiam pelo esôfago.

O segmento do esôfago correspondente à transposição das veias da submucosa para a mucosa foi designado por Carvallho,[20] em 1965, de *zona três* e coincide com a área que Kelner e cols.[18] haviam chamado de *zona vulnerável* em 1963.

Mecanismos Envolvidos na Rotura das Varizes Esofagogástricas

Como já foi assinalado, a HP predispõe o sistema portal a alterações anatômicas, morfológicas e hemodinâmicas, criando condições para o desenvolvimento das varizes esofagogástricas. A pressão portal elevada promove deformidades vasculares, caracterizadas por alongamento, dilatação e espessamento das veias do referido sistema, que são facilmente observadas no decurso de uma laparotomia realizada num portador de HP. Nesses casos, o plexo periesofágico, além de se apresentar hipertrofiado, mostra uma visível fragilidade em suas paredes, denotando alteração estrutural, o que o torna suscetível ao traumatismo.

As alterações anatômicas funcionais do sistema portal se estendem para toda a área de interligação, repercutindo, como foi ilustrado por Saad Jr.,[26] nas conexões com o plexo retal interno. As pressões das veias do plexo retal interno de portadores de esquistossomose mansônica, forma HE, mostraram níveis comparáveis com a pressão portal obtida durante o ato cirúrgico pela cateterização da veia gastroepiploica. Não obstante esses registros de mudanças estruturais e hemodinâmicas, não tem sido frequente a descrição de rotura espontânea de uma dessas veias do sistema portal.[23,27]

Assim, torna-se possível especular sobre a existência de outros fatores implicados no desencadeamento da rotura das varizes esofagogástricas e o consequente sangramento. A *zona vulnerável* parece ser uma área crítica, suscetível ao trauma, uma vez que reúne as condições anatomofuncionais necessárias para, juntamente com a HP, disparar o processo de rotura das paredes das varizes.

Nessa lista de prováveis fatores causais, devem ser incluídos o trauma pela passagem dos alimentos pelo esôfago, o refluxo gastroesofágico e a ação local de determinadas substâncias, como o ácido acetilsalicílico ou os anti-inflamatórios não esteroides.[28] Esses fatores exercem uma ação direta sobre a zona vulnerável, provocando a solução de continuidade da parede já comprometida.

Conduta Específica na Hemorragia Digestiva por Rotura de Varizes do Esôfago

O sangramento de varizes esofagogástricas está associado a diferentes variáveis clínicas e endoscópicas, utilizadas na prática médica para classificar os pacientes de acordo com o risco de sangramento. Entre essas variáveis, três constituem referências marcantes para definir o escore de risco.[17] São elas: tamanho das varizes, presença de coágulos vermelhos e consumo de álcool (Figura 14.7).

Nesse sentido, é fundamental selecionar os pacientes antes de definir a conduta a ser tomada. Nos casos de sangramento ativo ou na presença de sinais de elevado risco de sangramento, impõem-se o internamento do paciente e a adoção de medidas que visem atuar direta ou indiretamente sobre a zona vulnerável. Entre elas estão as escleroses das varizes, as ligaduras elásticas e a ligadura cirúrgica das varizes via esofagotomia (procedimentos de ação direta). O uso de octreotídeo (bolos de 50µg + infusão de 50µg/hora durante 2 a 5 dias) ou outros agentes vasoativos (somatostatina e terlipressina) tem contribuído para controlar os episódios hemorrágicos agudos, quando em combinação com a terapia endoscópica (procedimentos de ação indireta). Nos casos em que não há registro de sangramento ativo e com

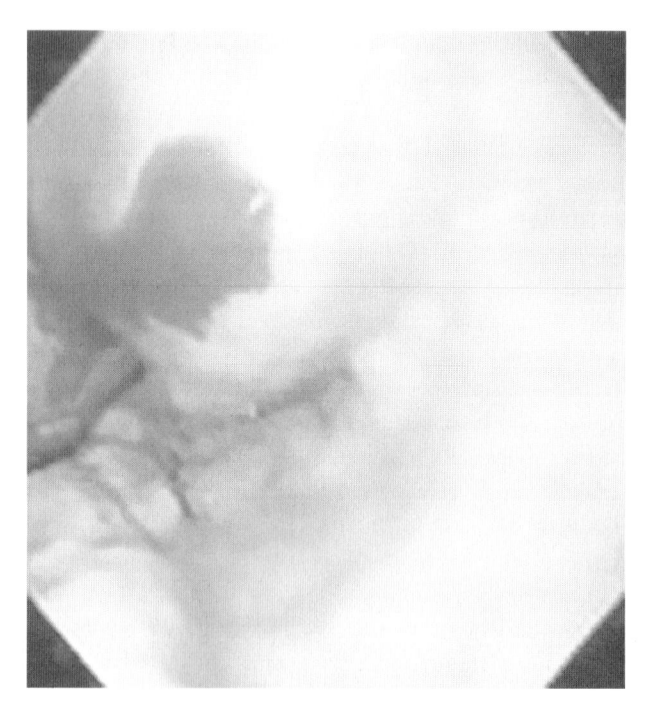

FIGURA 14.7 ▶ Sinal endoscópico de risco alto de sangramento: placa de pigmentos hemáticos sobre as varizes do esôfago. (Ver encarte colorido.)

baixo risco desse evento, indicam-se medidas profiláticas, como betabloqueadores ou o *shunt* portossistêmico transjugular intra-hepático (TIPS).

Analisando o grupo de portadores de hipertensão portal de origem esquistossomótica, além dos procedimentos já referidos, pode-se realizar a esplenectomia, que reduzirá os níveis de HP, tratando o hiperesplenismo eventualmente presente.

Outros procedimentos cirúrgicos, tais como derivações portocava ou esplenorrenal distal, podem ser utilizados para reduzir as alterações hemodinâmicas observadas na hipertensão portal. No entanto, diante dos efeitos deletérios sobre o fígado provocados por esses métodos, eles estão sendo progressivamente abandonados.

A Figura 14.8 relaciona os procedimentos indicados nos casos de hemorragia digestiva por rotura de varizes esofagogástricas.

Gastropatia Porto-hipertensiva Hemorrágica

A gastropatia porto-hipertensiva hemorrágica (GPHH) é outra condição clínica decorrente da síndrome de hipertensão portal caracterizada por alterações macroscópicas da mucosa gástrica, associada à ectasia vascular da mucosa e da submucosa gástrica, na ausência de evidência histológica de processo inflamatório.[29] O significado clínico dessa condição é o aparecimento de hemorragia crônica ou aguda nos portadores de doença hepática grave que promova hipertensão portal. O conhecimento dos mecanismos fisiopatológicos dessa entidade clínica é ainda desconhecido, embora exista a menção de que, nesse processo, estariam envolvidos a elevação da pressão do sistema venoso portal, o aumento do fluxo sanguíneo esplâncnico e a alteração dos mecanismos regulatórios do tônus vascular local (liberação de substâncias vasoativas). Como parte das alterações hemodinâmicas presentes, o fluxo sanguíneo do estômago se eleva, sugerindo uma correlação entre a gravidade da GPHH e a elevação da perfusão da mucosa gástrica.

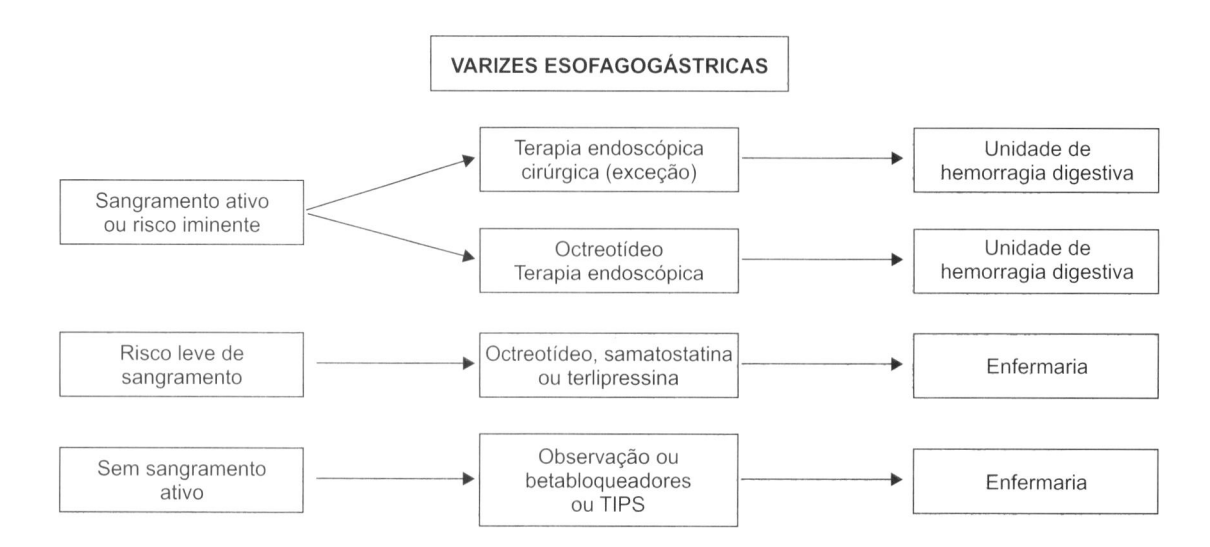

FIGURA 14.8 ▶ Conduta terapêutica na hemorragia digestiva por varizes esofagogástricas.

Gastropatia Erosiva Hemorrágica

A gastropatia erosiva hemorrágica é uma condição clínica provocada por lesões superficiais da mucosa que acarretam sangramento discreto, visibilizado pela endoscopia. Entre as várias causas do aparecimento da gastropatia erosiva, citam-se o uso de anti-inflamatórios não esteroides (15% a 30%), a ingestão de álcool (até 20%) e o estresse (traumas, grandes cirurgias, queimaduras, doenças intracranianas graves, pacientes graves).[17]

A incidência das gastropatias relacionadas com o estresse tem sido reduzida, nos últimos tempos, em função da melhor assistência ofertada aos pacientes graves e da profilaxia pelo uso da terapia com os antagonistas dos receptores H_2 e os inibidores da bomba de prótons.

Hemorragia Digestiva Baixa

A incidência de hospitalização nas HDB corresponde a cerca de um quinto da registrada entre os portadores de HDA. O delgado contribui com um pequeno percentual de casos de HDB e a inacessibilidade desse segmento pela endoscopia padrão torna o diagnóstico do sangramento difícil, justificando por que as hemorragias de origem do delgado são incluídas no grupo dos sangramentos ocultos ou de origem desconhecida. A Figura 14.9 relaciona as principais causas de hemorragia originada no delgado.

Doença Diverticular

Os divertículos estão distribuídos em todo o colo, mas predominam no segmento esquerdo, em valores que variam de 50% a 90%.[30-33] É uma condição clínica comum na população de idade avançada, acima de 50 anos, em que a prevalência atinge 45%.

Supõe-se que a origem do sangramento oriundo de divertículos do colo ocorre, preferencialmente, nos segmentos localizados à direita em decorrência de características anatômicas observadas nos divertículos dessa região, tais como colo alargado e maior exposição dos vasos da submucosa ao trauma.

A intensidade do sangramento varia, observando-se desde episódios intermitentes a hemorragias profusas, com risco para a vida do paciente. Não obstante a intensidade do sangramento, a interrupção do episódio hemorrágico pode ser espontânea em cerca de 80% dos casos sem que haja qualquer intervenção terapêutica. No entanto, estima-se que 25% voltam a sangrar após o primeiro episódio e 50% após o segundo.[1] Assim, cerca de 35% dos pacientes necessitam de sangue e 5% são levados à cirurgia de urgência.[2] Esses números devem ser

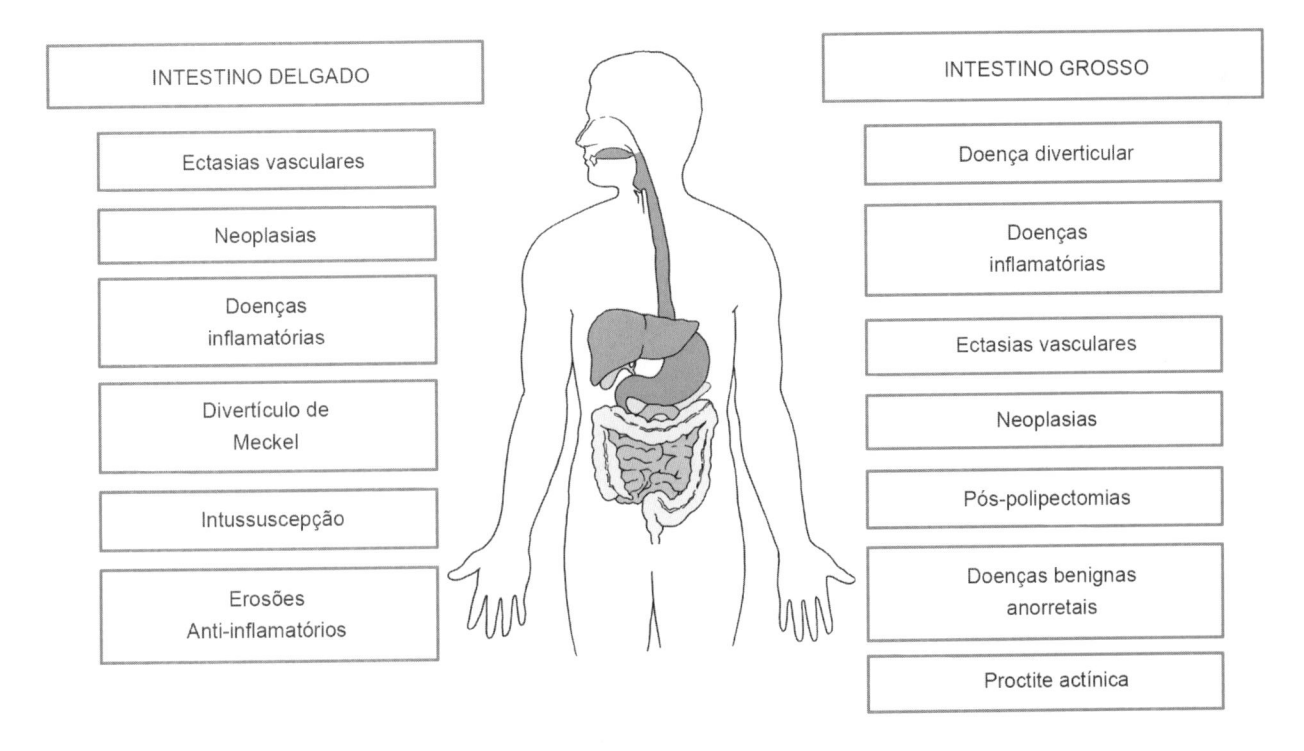

FIGURA 14.9 ▶ Causas de hemorragia digestiva baixa. *Fonte:* M. Van Leerdam et al. Am J Gastroenterol 2003;98:1494; DM Jensen et al. Gastrointest Endosc 2003;57:AB147; KC Thomopoulos et al. Eur J Gastroenterol Hepatol 2004;16:177. F Di Fione et al. Eur J Gastroenterol Hepatol 2005;17:641.

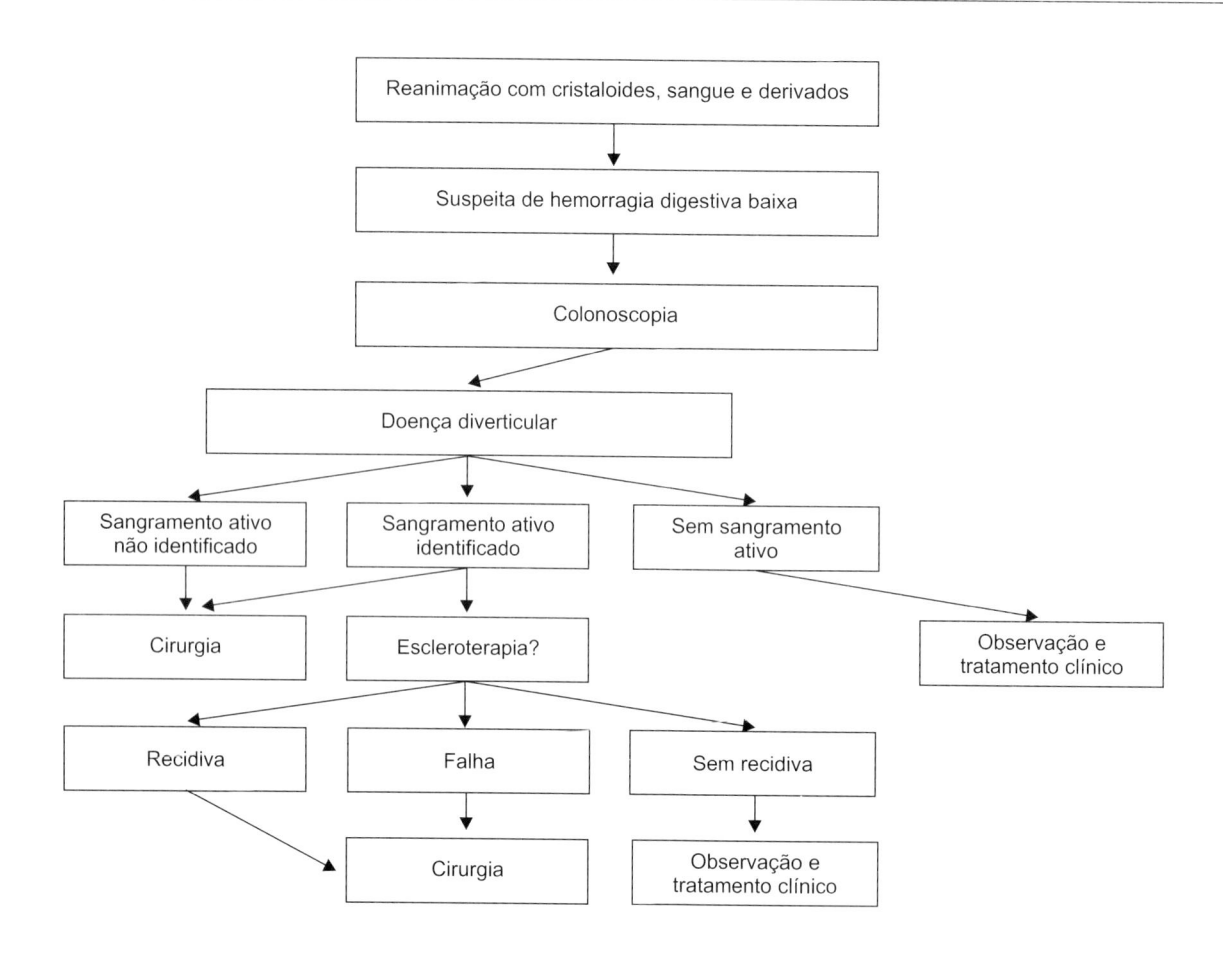

FIGURA 14.10 ▶ Conduta terapêutica na HDB por doença diverticular.

considerados, uma vez que hemorragia por divertículo corresponde a 45% das HDB[4] de moderada a grande intensidade (Figura 4.10).

Estudos recentes relacionam o uso de anti-inflamatórios não esteroides e analgésicos com os surtos de hemorragia na doença diverticular.[18]

Doença Inflamatória do Intestino

As doenças inflamatórias do intestino apresentam, geralmente, alguma forma de hemorragia digestiva exteriorizada por diarreia sanguinolenta, que ocorre em grande número de casos de colite ulcerativa e em pelo menos um terço dos pacientes com doença de Crohn.[33] Os raros casos de sangramentos de grande porte (6%) estão relacionados com o tempo de evolução da doença ativa, que geralmente é superior a 8 anos. O sangramento de grande intensidade estanca espontaneamente em 50% dos casos, mas a recidiva atinge 35%.[1,4,33] A endoscopia tem sido útil no diagnóstico, embora não tenha grande função terapêutica. Nesses casos, indicam-se a colectomia abdominal com preservação do reto (redu-

ção da morbidade) e a ileostomia terminal. A ressecção do reto está indicada apenas nos casos de sangramento não controlado desse segmento.

Ectasias Vasculares

São lesões degenerativas do trato gastrintestinal cuja frequência aumenta com a idade. Acredita-se que a ectasia tenha origem nas obstruções intermitentes das veias da submucosa submetidas a contrações da musculatura colônica.[4,11] Isso provoca dilatação, tortuosidade e incompetência dos esfíncteres pré-capilares, seguidas de comunicações arteriovenosas. As ectasias arteriovenosas, que são malformações vasculares, recebem outras denominações, como angiomas ou angiodisplasias. São geralmente múltiplas e localizam-se preferencialmente no ceco e no colo ascendente, local em que a parede do intestino apresenta maior tensão.

Os sangramentos das ectasias são intermitentes e recorrentes e, por isso, raramente elas são diagnosticadas por colonoscopia (2%). A angiografia é o método de escolha (Figuras 14.11 e 14.12).

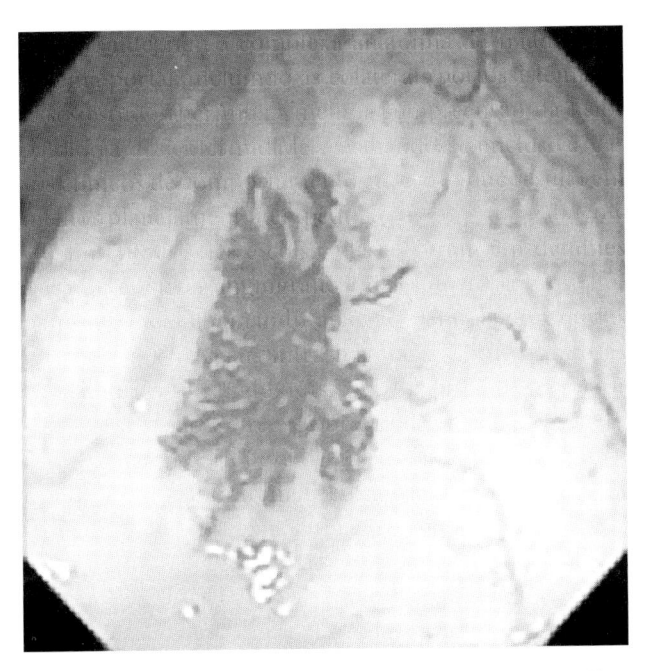

FIGURA 14.11 ▶ Vista esdoscópica de ectasia vascular no cólon. (Ver encarte colorido.)

Neoplasia

Os processos neoplásicos situados no cólon direito evoluem, geralmente, com sangramento oculto e se diferenciam dos localizados nos segmentos distais, que se apresentam sob a forma de melena ou hematoquezia. São responsáveis por cerca de 10% dos sangramentos de intensidade moderada a grande e 20% dos de pequeno porte em idosos.[7,12]

Hemorragia Pós-polipectomia

A hemorragia pós-polipectomia é a complicação mais frequente consequente à remoção endoscópica de pólipos, variando de 0,2% a 3% dos casos.[1,4] O sangramento é profuso e imediato ao ato terapêutico, embora seja descrito, mais raramente, dias depois do tratamento. A conduta deve ser imediata, evitando colocar em risco a vida do paciente. Nova endoscopia e eletrocoagulação do local de hemorragia (base do pólipo) controlam a complicação, na grande maioria dos casos.

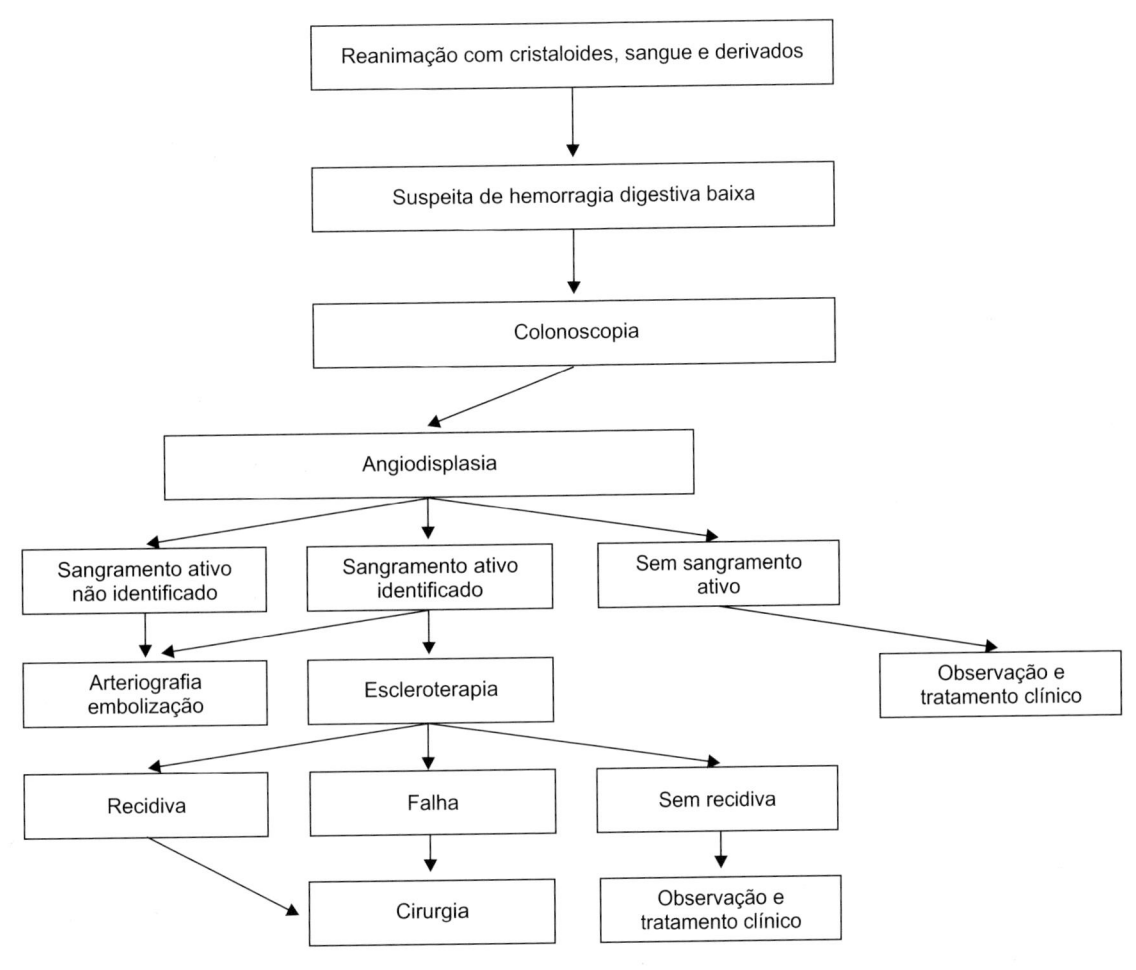

FIGURA 14.12 ▶ Conduta terapêutica na HDB por ectasia vascular.

Doenças Anorretais Benignas

As doenças anorretais benignas (hemorroidas, fístulas e fissuras) contribuem com cerca de 11% das hemorragias baixas e predominam entre os pacientes com menos de 50 anos,[2] o que reforça a importância do exame proctológico antes de qualquer avaliação mais invasiva representada por métodos mais complexos. No entanto, a identificação de doença benigna anorretal não elimina a possibilidade de outra fonte de sangramento, o que obriga a avaliação completa do colo.

Proctocolite Actínica

O tratamento de lesões malignas abdominopélvicas com radioterapia pode comprometer a mucosa do intestino grosso, causando proctocolite actínica aguda responsável por diarreia, tenesmo e eliminação de muco sanguinolento pelo reto. As complicações ocorrem meses ou anos após o tratamento, numa incidência variável de 5% a 9%, aparentemente relacionadas com a dose da radiação.[1] O tratamento é longo e raramente (4%) necessita de transfusões de sangue. Pode-se utilizar aplicação de formol a 4% diretamente sobre a mucosa ou realizar a ablação da lesão com o bisturi de argônio por meio da endoscopia.

Causas Raras de Hemorragias

Síndrome da Imunodeficiência Adquirida (SIDA)

As causas das hemorragias são distintas das observadas na população em geral e estão, prioritariamente, relacionadas com as doenças oportunistas associadas à imunodeficiência.[4] Neste grupo estão incluídas as infecções do tipo colites pelo citomegalovírus, as úlceras colônicas idiopáticas, os linfomas e o sarcoma de Kaposi.

Enterocolite Infecciosa

Ocorrem preferencialmente em idosos, crianças e imunodeprimidos.[1] Entre elas destacam-se as colites provocadas pela *Salmonella typhi*, por citomegalovírus, pela *Escherichia coli* e a colite pseudomembranosa. O quadro clínico vem acompanhado de cólicas e dor à palpação do abdome associada a diarreia mucossanguinolenta.

Vasculopatia Intestinal

As alterações vasculares presentes neste grupo são as isquemias mesentéricas e a vasculite.[4] A presença de lesões ulcerativas com sinais histológicos de necrose sugere isquemia intestinal que pode provocar sangramento oculto ou, até mesmo, episódios de leve intensidade.

Substâncias Anticoagulantes

A relação direta entre essas substâncias e a hemorragia não parece muito evidente.[1,4] Não existe argumento científico que sustente a tese da maior prevalência de sangramento nos pacientes que utilizam heparina, warfarina, ácido acetilsalicílico (AAS) ou outros anti-inflamatórios não esteroides. Isto significa que os pacientes que fazem uso dessas substâncias e apresentam sangramento deverão ser avaliados quanto à causa do sangramento, da mesma maneira que os demais pacientes da população em geral, acrescendo-se o cuidado de suspender e neutralizar as substâncias para evitar a manutenção do episódio hemorrágico que, potencialmente, aumentará a morbimortalidade.

Colopatia da Hipertensão Portal

Alterações da microcirculação vascular têm sido observadas na parede intestinal de pacientes com hipertensão portal. A colonoscopia é um bom método para demonstrar a presença desta rede de varizes tanto em esquistossomóticos como em cirróticos.

Procedimentos Cirúrgicos na HDB

A realização de um procedimento cirúrgico para tratar pacientes com hemorragia digestiva ativa depende da resposta às medidas terapêuticas aplicadas. A indicação varia entre 10% e 25% e está relacionada com a persistência dos sinais de instabilidade hemodinâmica, representados pelos seguintes parâmetros:

- O paciente continua a sangrar, mesmo depois de 1.500mL de sangue transfundido.
- Verifica-se manutenção por mais de 24 horas de instabilidade dos sinais vitais, apesar de se transfundir um volume de sangue superior a 2.000mL.
- O sangramento persiste por mais de 72 horas.
- Há recidiva de sangramento moderado ou intenso num período de 1 semana.

A escolha do procedimento cirúrgico dependerá da etiologia do sangramento e da morbimortalidade induzida pelo tratamento proposto. A instabilidade hemodinâmica não deve precipitar o ato cirúrgico sem que o diagnóstico da causa esteja definido, obrigando a ressecções às cegas ou à exploração endoscópica intraoperatória em busca do local de hemorragia. No entanto, em algumas situações tornam-se necessárias medidas extremas, como, por exemplo, a colectomia subtotal, complementada por ileostomia ou ileoproctostomia em pacientes com hemorragia colônica grave, sem diagnóstico preciso do local hemorrágico.

REFERÊNCIAS

1. Lingenfelser T, Ell C. Lower intestinal bleeding. Best Pract Res Clin Gastroenterol 2001; 15(1):135-53.

2. Richter JM, Christensen MR, Kapian LM, Nishioka NS. Effectiveness of current technology in the diagnosis and management of lower gastrointestinal haemorrhage. Gastrointestinal Endoscopy 1995; 41:93-8.

3. Sedano Damian C, Ramires P. Hemorragias digestivas bajas. Rev Asos Med Argent 2000; 13(4):30-4.

4. Vernava AM, Moore BA, Longo WE, Johnson FE. Lower gastrointestinal bleeding. Dis Colon Rectum 1997; 40(7):846-58.

5. Rocha JJR, Aprilli F, Guimarães AS. Hemorragia digestiva baixa. Medicina (Ribeirão Preto) 1995; 28(4):647-9.

6. Rockey DC. Occult gastrointestinal bleeding. N Engl J Med 1999; 341(1):38-46.

7. Van Gossum A. Obscure digestive bleeding. Best Pract Res Clin Gastroenterol 2001; 15(1):155-74.

8. Johnson DA. A new view of obscure gastrointestinal bleeding. Medscape Gastroenterology – GI Common Concerns. Slide/Lecture Presentation, Medscape Gastroenterology, July 2010.

9. Angtuaco TL, Reddy SK, Drapkin S, Harrell LE, Howden CW. The utility of urgent colonoscopy in the evaluation of acute lower gastrointestinal tract bleeding: a 2-year experience from a single center. Am J Gastroenterol 2001; 96(6):1782-5.

10. Lopes Junior AG, Ahuaji VM, Lourenção JL et al. O papel da colonoscopia na hemorragia digestiva baixa aguda. Rev Bras Colo-proctol 1998; 18(3):164-7.

11. Luchtefeld MA, Senagore AJ, Szomstein M et al. Evaluation of transarterial embolization for lower gastrointestinal bleeding. Dis Colon Rectum 2000; 43(4):532-4.

12. Khan O, Singh P, Archibald A, Maharaj P. The role of labelled red blood cell scintigraphy in the detection of acute gastrointestinal bleeding. West Indian Med J 2000; 49(4):298-301.

13. Rantis PC, Harford FJ, Wagner RH, Henkin RE. Technetium-labelled red blood cell scintilogrphy: is it useful in acute lower gastrointestinal bleeding? Int J Colorectal Dis 1995; 10(4):210-5.

14. Gupta R, Reddy DN. Capsule endoscopy: Current status in obscure gastrointestinal bleeding. World J Gastroenterol 2007; 13(34):4551-3.

15. Conrad SA, Gabrielli A, Margolis B et al. Randomized, double-blind comparison of immediate-release omeprazole oral suspension versus intravenous cimetidine for the prevention of upper gastrointestinal bleeding in critically ill patients. Crit Care Med 2005; 33:760.

16. Lau JY, Sung, JJ, Lee KK et al. Effect of intravenous omeprazole on recurrent bleeding after endoscopic treatment of bleeding peptic ulcer. N Engl J Med 2000; 343(5):310-6.

17. Cipolletta L, Bianco MA, Rotondano G et al. Outpatients management for low-risk nonvarizeal upper GI bleeding: A randomized controlled trial. Gastrointest Endosc 2002; 55:1-5.

18. Kelner S, Wanderley Filho E. Orientação cirúrgica na hipertensão porta esquistossomótica: técnica das ligaduras transesofagianas. Rio de Janeiro: Academia Nacional de Medicina, J Bras Cir, 1963; 2:1068-84.

19. Carvalho CAF. Sobre o mecanismo de fechamento da transição esofagogástrica no homem. Rev Hosp Clin Fac Med São Paulo 1964; 19:200-9.

20. Carvalho CAF. Considerações sobre o valor funcional das veias do segmento de transição esôfago-gástrica. Rev Hosp Clin Fac Med São Paulo 1965; 20:1-28.

21. Carvalho CAF. Considerações sobre características hidrodinâmicas das veias intramurais do segmento de transição esôfago-gástrico nos casos de corrente ascendente e sua participação na formação de varizes esofagianas. Rev Hosp Clin Fac Med São Paulo 1966; 70:1541-61.

22. Kegaries DL. The venous plexus of the esophagus. Gynec Obstet 1934; 58:46-51.

23. Spence RAJ. The venous anatomy of the lower esophagus in normal subjects and in patients with varices: an image analysis study. Br J Surg 1984; 71:739-44.

24. Vianna A, Hayes PC, Moscoso G et al. Normal venous circulation of the gastroesophageal junction: a route to understanding varices. Gastroenterology 1987; 93:876-89.

25. Botha GSM. Mucosal folds at cardia as a component of the gastro-esophageal closing mechanism. Brit J Surg 1958; 45:569-80.

26. Saad Jr R. Contribuição ao estudo das repercussões da hipertensão porta de etiologia esquistossomótica nas veias do plexo retal interno. Tese de Mestrado. Fac. Ciências Med., Santa Casa São Paulo, 1981.

27. Noda T. Angioarchitectural study of esophageal varices. Virchows Arch 1984; 404:381-92.

28. Kelner S, Ferraz E, Wanderley F. Hematêmese: Inquérito sobre o desencadeamento por drogas contendo ácido acetil-salicílico na hipertensão porta esquistossomótica. An Fac Med Univ Recife1964; 24:153-65.

29. Curvêlo LA, Barbosa W, Rhor R et al. Underlying mechanism of portal hypertensive gastropathy in cirrhosis: a hemodynamic and morphological approach. Journal of Gastroenterology and Hepatology 2009; 24:1541-6.

30. Bloomfeld RS, Rockey DC, Shetzline MA. Endoscopic therapy of acute diverticular hemorrhage. N Engl J Med 2001; 96(8):2367-72.

31. Heidenreich A. Moléstia diverticular: hemorragia digestiva, diagnóstico diferencial. Rev Bras Colo-proctol 1986; 6(2):74-7.

32. Péres OG, Jensen Benítez C, Garrido Crovetto R et al. Hemorragia digestiva baja por enfermedad diverticular del colon. Rev Chil Cir 2000; 52(1):36-40.

33. So JB, Kok K, Ngoi SS. Right-sided colonic diverticular disease as a source of lower gastrointestinal bleeding. Am Surg 1999; 65(4):299-302.

Cristina Valença Azevedo Mota
Luis Carlos Leitão Adodato

CAPÍTULO 15

Abdome Agudo

INTRODUÇÃO

O abdome agudo é uma das principais urgências na prática médica em virtude da incidência considerável, possível gravidade e, em muitos casos, em razão da dificuldade em determinar o diagnóstico preciso da etiologia da dor abdominal aguda. Desta forma, todos os profissionais de saúde devem estar adequadamente capacitados para atuar corretamente diante desses casos.

A dor abdominal aguda é o sintoma responsável por cerca de 5% a 8% de todas as causas de procura por atendimento médico de urgência[1] e responde por 13% a 40% de todas as internações cirúrgicas de urgência[2]. É um sintoma comum em pacientes idosos. A maioria dos pacientes com quadro de dor abodominal aguda recebe alta hospitalar e, daqueles que necessitam de internamento, menos de 50% necessitam ser submetidos a algum tipo de tratamento cirúrgico.[1] Nos EUA, cerca de 7,5% do total de pacientes atendidos nos serviços de emergência o fizeram com quadro de dor abdominal e 50% necessitaram de intervenções médicas.[3-5] Não existem estatísticas precisas nos sistemas de saúde pública e privada no Brasil.

Definir abdome agudo é tarefa difícil. A maioria das definições é incompleta, mas todas devem ter em comum a presença de dor abdominal aguda e a necessidade de diagnóstico rápido e preciso para adequada intervenção terapêutica, cirúrgica ou não. Sendo assim, abdome agudo é uma expressão genérica que implica a necessidade de pronta atuação do médico frente a um paciente cuja queixa principal é a instalação recente ou a exacerbação de dor abdominal, que pode estar associada a outros sintomas e sinais clínicos.

Diante da dificuldade em identificar um conceito que seja mais abrangente, podemos definir abdome agudo como uma síndrome clínica, não traumática, caracterizada pela presença de dor abdominal de início súbito, intensidade variável, causa por vezes desconhecida, associada frequentemente a outras manifestações clínicas locais e sistêmicas, que leva o paciente a procurar um serviço médico de urgência e que exige tratamento imediato, clínico ou cirúrgico. Pode ser devido ao acometimento agudo de um órgão abdominal previamente normal ou à agudização de uma doença crônica conhecida ou não. A dor abdominal pode ser desencadeada pelo acometimento dos órgãos e das estruturas do abdome como também ser reflexo do acometimento de diferentes sistemas do organismo que se manifesta clinicamente com dor na região do abdome.

Frequentemente o termo abdome agudo é utilizado como sinônimo de peritonite. No entanto, peritonite é um termo mais específico, que se refere à inflamação do peritônio, expressada clinicamente por dor à descompressão brusca do abdome durante a palpação abdominal e resultante das diversas afecções que acometem os órgãos abdominais.

É importante ressaltar que algumas doenças que se manifestam com dor abdominal podem ser abordadas e tratadas de forma conservadora, enquanto outras exigem uma atitude mais intervencionista e agressiva.

Sob os aspectos anatômico e fisiopatológico, a cavidade abdominal tem características peculiares, tanto pelo grande número de órgãos e de estruturas nela localizados como pelos recessos e compartimentos existentes. Estas características podem dificultar o diagnóstico etiológico das afecções expressadas por dor abdominal, se constituindo em um verdadeiro desafio ao conhecimento e à experiência do examinador.

É comum o abdome ser rotulado como "caixa de surpresas" devido às peculiaridades já mencionadas, valendo lembrar que, mesmo nos melhores serviços de emergência, em cerca de 40% dos pacientes com dor abdominal aguda o diagnóstico inicial é incorreto.[6]

Outro fator que colabora para o erro no diagnóstico inicial é a prática da automedicação em nossa sociedade, independentemente do nível social e cultural do paciente. O uso de medicações sintomáticas, como analgésicos, sedativos e antiespasmódicos, sem a orientação de um profissional qualificado, pode levar à inibição e à melhora do quadro clínico álgico inicial, não interferindo na evolução e progressão da doença. Assim, podem ocorrer o adiamento na procura por um serviço médico, a falsa impressão ao examinador das características da dor abdominal e o consequente retardo na instituição da terapêutica adequada. Não tratado, o abdome agudo evolui com piora dos sintomas e progressiva deterioração clínica do paciente.

A dor abdominal aguda, portanto, não deve ser encarada como uma entidade nosológica, mas sim avaliada de modo criterioso. É um sintoma cuja intensidade, graduação e descrição de suas características são conceitualmente subjetivas, exigindo do examinador a capacidade de não subestimar ou supervalorizar a gravidade do quadro álgico. Desta forma, o conhecimento teórico associado a uma história clínica detalhada e o exame físico completo, além da experiência vivida na prática diária, permitirão ao examinador ter a segurança e a precisão necessárias diante de um paciente com o diagnóstico sindrômico de abdome agudo. Disso dependerá a condução sensata e adequada do caso, evitando a demora em uma decisão terapêutica e, no outro extremo, a realização de intervenções agressivas e invasivas desnecessárias.

ETIOLOGIA

Considerando as diversas etiologias da dor abdominal de origem não traumática, algumas classificações são propostas com a finalidade de auxiliar a elaboração do diagnóstico. Desta forma, a dor abdominal pode ser classificada segundo:[1]

- *Anatomia:* a localização da dor indica as possíveis causas e os órgãos acometidos (Quadros 15.1 e 15.2).
- *Causas abdominais e extra-abdominais* (Quadros 15.3 e 15.4).

QUADRO 15.1 ▶ Classificação anatômica da dor abdominal (abdome superior)[7]

Hipocôndrio direito	Epigástrio	Hipocôndrio esquerdo
• *Doenças pépticas*	• *Doenças pépticas*	• *Doenças pépticas*
• *Doenças biliares:* Cólica biliar Colecistite aguda Coledocolitíase Colangite	• *Doenças biliares:* Cólica biliar Colecistite aguda Coledocolitíase Colangite	• *Doenças esplênicas:* Infarto Rotura
• *Doenças hepáticas:* Hepatite Abscessos Neoplasias Hepatopatias	• *Doenças pancreáticas:* Pancreatite Neoplasia	• *Doenças pancreáticas:* Pancreatite Neoplasia
• *Doenças pulmonares:* Pneumonia Abscesso subfrênico Pneumotórax Embolia Derrame pleural	• *Doenças esofágicas:* Doença do refluxo gastroesofágico Esofagite	• *Doenças pulmonares:* Pneumonia Abscesso subfrênico Pneumotórax Embolia Derrame pleural
• *Parede abdominal:* Herpes-zóster Contraturas musculares	• *Doenças cardíacas:* Pericardite Infarto agudo do miocárdio (IAM) Angina	• *Doenças renais:* Pielonefrite Litíase Abscesso perinefrético
• *Doenças renais:* Pielonefrite Litíase Abscesso perinefrético	• *Doenças vasculares:* Aneurisma da aorta abdominal com rotura ou dissecção Isquemia mesentérica	• *Doenças colônicas:* Apendicite Colite
• *Doenças colônicas:* Apendicite Colite		

QUADRO 15.2 ▶ Classificação anatômica da dor abdominal (abdome inferior)[7]

Quadrante inferior direito	Periumbilical	Quadrante inferior esquerdo
• *Apendicite*	• *Apendicite (inicial)*	• *Apendicite*
• *Doenças intestinais:* Colite Gastroenterite Diverticulite Doença inflamatória	• *Obstrução intestinal*	• *Doenças intestinais:* Colite Gastroenterite Diverticulite Doença inflamatória
• *Hérnias*	• *Gastroenterite*	• *Hérnias*
• *Doenças renais:* Pielonefrite Litíase Abscesso perinefrético	• *Isquemia mesentérica*	• *Doenças renais:* Pielonefrite Litíase Abscesso perinefrético
• *Doenças ginecológicas:* Tumor ovariano Torção ovariana Gravidez ectópica Dispositivo intrauterino (DIP) Abscessos tubo-ovarianos	• *Doenças vasculares:* Aneurisma da aorta abdominal com rotura ou dissecção Isquemia mesentérica	

QUADRO 15.3 ▶ Classificação do abdome agudo segundo as causas abdominais[7]

- *Gastrintestinais*
  Apendicite, úlcera perfurada, obstrução intestinal, perfuração intestinal, isquemia mesentérica, doença inflamatória intestinal, diverticulite

- *Pâncreas*
  Pancreatite

- *Fígado e vias biliares*
  Colecistite aguda, cólica biliar, colangite, hepatite, abscesso hepático, tumores hepáticos hemorrágicos

- *Baço*
  Rotura esplênica

- *Peritoneal*
  Peritonite bacteriana espontânea, peritonites secundárias

- *Urológica*
  Cólica nefrética, abscesso perinefrético, infecção urinária

- *Retroperitoneal*
  Aneurisma de aorta abdominal e hemorragias

- *Ginecológica*
  Cisto ovariano roto, gravidez ectópica, endometriose, torção ovariana, salpingite e rotura uterina

- *Parede abdominal*
  Hérnias e hematoma do músculo reto abdominal

QUADRO 15.4 ▶ Classificação do abdome agudo segundo as causas extra-abdominais[5,7]

- *Torácicas*
  Infarto agudo do miocárdio (IAM), pneumonia, infarto pulmonar, embolia, pericardite, pneumotórax, derrame pleural

- *Hematológicas*
  Crise falciforme, leucemia aguda

- *Neurológicas*
  Herpes-zóster, *tabes* dorsal, compressão de raiz nervosa

- *Metabólicas*
  Cetoacidose diabética, porfiria, crise addissoniana, hiperlipoproteinemia

- *Relacionadas com intoxicações*
  Abstinência a narcóticos, intoxicação por chumbo, picada de cobra e de insetos

- *Etiologia desconhecida*
  Fibromialgia

- *Processo determinante:* cada um dos tipos de abdome agudo pode ter diferentes etiologias, mas a cada um deles corresponde um quadro sindrômico (Quadro 15.5).

QUADRO 15.5 ▶ Classificação do abdome agudo de origem abdominal segundo a natureza do processo determinante/etiopatogenia[7,8]

- *Inflamatório/infeccioso*
  Apendicite aguda, colecistite aguda, pancreatite aguda, diverticulite, doença inflamatória pélvica, abscessos cavitários, peritonite primária e secundária

- *Perfurativo*
  Úlcera péptica perfurada, câncer gastrintestinal perfurado, diverticulite aguda perfurada, corpo estranho

- *Obstrutivo*
  Obstrução pilórica, bridas e aderências, hérnia interna e da parede abdominal, tumores do intestino grosso, corpos estranhos, áscaris, íleo biliar, volvo, intussuscepção

- *Hemorrágico*
  Gravidez ectópica, rotura de aneurisma, cisto de ovário roto, rotura espontânea do baço, rotura de tumor hepático

- *Vascular*
  Insuficiência arterial não oclusiva, infarto esplênico, trombose/embolia mesentérica

MECANISMOS DA DOR ABDOMINAL[9]

A dor aguda é o principal sintoma referido pelos pacientes com suspeita de abdome agudo e necessita ser bem caracterizada clinicamente. Assim, para avaliar adequadamente este sintoma é importante conceituar dor visceral, dor referida e dor parietal.

Dor Visceral

A estimulação adequada para desencadear a dor em uma víscera oca é a distensão e sua contração, isto devido à inervação sensitiva das vísceras intraperitoneais cujos impulsos são transmitidos pelo sistema autônomo, principalmente o simpático. A dor resultante a partir dessa estimulação é mal definida, com caráter de cólica, sem defesa de parede e, em geral, de distribuição imprecisa, difusa, geralmente localizada na linha média do abdome. É observada nos quadros iniciais abdominais, como na apendicite aguda, por exemplo, quando provocada pela distensão do órgão sem que o processo inflamatório tenha sido totalmente estabelecido. Frequentemente é acompanhada de náuseas e vômitos.

Dor Referida

Também chamada de dor visceroparietal, este segundo tipo de dor caracteriza-se por estímulos mais intensos a partir da inflamação da víscera acometida, o que resulta

nos impulsos que chegam ao córtex cerebral por meio de dois sistemas: sistema nervoso autônomo (simpático) e sistema nervoso cerebroespinhal (somático). Em geral é aguda e mal definida, porém, devido ao componente cerebroespinhal, pode estar associada à defesa muscular e anuncia o processo inflamatório visceral na fase inicial. A falta de definição deve-se ao fato de que tanto o estímulo levado pelo sistema nervoso autônomo quanto o estímulo levado pelo sistema cerebroespinhal atingem a medula através do corno posterior pelo mesmo neurônio secundário, dificultando a determinação precisa do local de origem da dor.

Dor Somática (Parietal)

É a dor que se estabelece a partir do comprometimento do peritônio parietal por contiguidade pela inflamação visceral. Intensa e localizada, dá origem a irritação peritoneal, o que fica caracterizado a partir da estimulação dos nervos aferentes cerebroespinhais que inervam a parede abdominal adjacente. Desta forma, os mesmos estímulos provocam também a contratura muscular sobre a área inflamada, também conhecida como defesa muscular involuntária, desencadeando o espasmo muscular reflexo. Também é chamada de dor parietal.

A anatomia embrionária da cavidade abdominal e das respectivas vísceras tem relação direta com a localização da manifestação dolorosa do abdome agudo.[10] Assim, é necessário mencionar a importância da localização dos dermátomos com as respectivas fibras nervosas esplâncnicas correspondentes que determinam as manifestações dolorosas em localizações diversas da topografia do órgão acometido e até mesmo as irradiações dos processos dolorosos.

No caso de pacientes atendidos com cólicas biliares frequentemente é mencionada a irradiação da dor para o dorso e o ombro direito, pois os neurônios oriundos da área escapular, do dorso e do ombro atingem o corno posterior da medula no nível do quinto ao nono segmento dorsal ou torácico e as fibras aferentes esplâncnicas gástricas e duodenais atingem a medula no nível do sétimo e do oitavo segmento dorsal. O acometimento do duodeno proximal (intestino anterior) estimula os nervos aferentes do tronco celíaco e produz dor epigástrica, ao passo que a distensão e os estágios iniciais de processos inflamatórios no ceco e no apêndice (intestino médio) estimulam os nervos aferentes que seguem a mesentérica superior, determinando dor periumbilical por atingirem a medula no mesmo nível do dermátomo correspondente à região umbilical, o décimo segmento dorsal. Por fim, o acometimento do diafragma causa dor referida no ombro (Quadro 15.6).

QUADRO 15.6 ▷ Órgãos abdominais e dermátomos correspondentes

Órgãos	Dermátomo correspondente
Cápsula do fígado e baço	C3 a C5 T6 a T9
Vesícula biliar, estômago e pâncreas	T6 a T9
Apêndice, cólons e órgãos pélvicos	T10 a T11
Sigmoide e reto	T11 a L1
Cápsula e pelve renal, ureteres e testículos	T11 a L1
Sigmoide e bexiga	S2 a S4

AVALIAÇÃO CLÍNICA

A semiologia permanece soberana como elemento de diagnóstico, mesmo considerando a maior popularização dos avançados métodos complementares de diagnóstico por endoscopia ou imagem.

A identificação do paciente quanto ao sexo, à idade e à procedência fornece subsídios de grande importância devido à existência de doenças mais comuns em determinados grupos.[11]

Embora os idosos correspondam a menos de 10% dos pacientes que procuram atendimento de urgência para o quadro de dor abdominal, eles têm duas vezes mais probabilidade de necessitar de abordagem cirúrgica em relação às outras faixas etárias.

É importante ainda considerar o uso regular de medicações, como os corticosteroides, imunossupressores e anti-inflamatórios não hormonais, que interferem reduzindo a resposta inflamatória e os achados do exame físico.

Não existe abdome agudo sem dor abdominal. Assim, para a correta interpretação da dor abdominal é importante identificar as suas principais características, além de considerar que vários fatores exercem influência sobre a forma de expressão da dor pelo paciente, o que pode interferir consideravelmente na avaliação deste sintoma fundamental.

Entre as principais características da dor abdominal é necessário destacar os aspectos da própria lesão, que incluem a natureza, a localização, a instalação, o tempo de evolução, a variação anatômica e a experiência dolorosa prévia do paciente, e não este episódio atual de dor abdominal. Outros fatores estão relacionados com a personalidade do paciente e sua forma de expressar o sintoma.

O início e a evolução da dor abdominal também estão relacionados com o diagnóstico etiológico do abdome agudo. Assim, uma dor incapacitante de início súbito (segundos a minutos) pode estar relacionada com eventos como rotura de aneurismas, perfuração de úlcera duodenal e rotura de gravidez ectópica, entre outros. A dor rapidamente progressiva (1 a 2 horas) pode ser associada às cólicas biliares e nefréticas. E, por fim, a dor abdominal de evolução gradual (algumas horas) está associada aos processos inflamatórios viscerais como, por exemplo, apendicite e colecistite aguda.

Outra forma de avaliação da localização e irradiação da dor abdominal consiste na divisão topográfica do abdome em quatro quadrantes, tomando por referência a cicatriz umbilical. Desta maneira, o abdome fica dividido nos quadrantes superiores e inferiores, direito e esquerdo, o que serve como grande auxiliar na precisão diagnóstica.

As posições que o paciente assume quando acometido por dor abdominal podem contribuir com o diagnóstico preciso. O paciente acometido por peritonite movimenta-se o mínimo possível, pois a movimentação piora a intensidade da dor. Por outro lado, o paciente acometido por cólica nefrética frequentemente está agitado e movimenta-se bastante (Quadro 15.7).

Algumas doenças que se manifestam por meio da dor abdominal aguda podem acometer todas as faixas etárias, entretanto a idade do paciente permite ao examinador mais atento a elaboração de um raciocínio clínico que direcionará para a exclusão dos diagnósticos menos prováveis. Do mesmo modo, pacientes do gênero feminino, sobretudo com vida sexual ativa, devem ser avaliadas a fim de afastar afecções ginecológicas que evoluam com abdome agudo.

Além da dor abdominal, outros sintomas e sinais podem ser observados, como náuseas e vômitos, anorexia, febre, disúria, alterações menstruais e sintomas ginecológicos, distensão abdominal e alterações no funcionamento intestinal, entre outros (Quadro 15.8).

QUADRO 15.7 ▷ Características da dor abdominal

Como surge
Tempo/duração
Localização inicial e mudança de localização
Irradiação
Intensidade e tipo da dor
Fatores agravantes
Fatores atenuantes
Sinais e sintomas associados

QUADRO 15.8 ▶ Sinais e sintomas associados à dor abdominal

Anorexia
Febre
Náuseas e vômitos
Diarreia e constipação
Alterações ginecológicas e menstruais
Disúria
Distensão abdominal
Outros sinais e sintomas

Considerando que os sinais e os sintomas apresentados pelo paciente sejam analisados de forma meticulosa, é possível o diagnóstico sindrômico da maioria dos casos de abdome agudo, exceto em situações que possam modificar a expressão clínica de algumas doenças. Extremos de idade, obesidade, uso de antibióticos, imunossupressores e quimioterápicos, desnutridos e imunodeprimidos e longa evolução dos sintomas são condições que podem alterar as manifestações clínicas clássicas dos mais diferentes diagnósticos etiológicos do abdome agudo.

A correlação temporal da dor abdominal com o aparecimento de náuseas e vômitos, assim como o aspecto e a frequência desses vômitos, pode subsidiar algumas hipóteses formuladas. Vômitos precoces podem estar associados a gastroenterites e obstrução do intestino delgado, ao passo que vômitos tardios frequentemente estão associados às obstruções colônicas.

Outro aspecto relevante para o diagnóstico do abdome agudo é o conhecimento da história clínica pregressa. Cálculos na vesícula biliar, cálculos renais e atraso menstrual, por exemplo, podem ser decisivos para o diagnóstico preciso do quadro clínico apresentado pelo paciente.

A informação de cirurgia abdominal prévia, o uso de medicamentos como anticoagulantes e anticoncepcionais, entre outros, além do relato de doenças associadas, como arteriopatias periféricas, doença de Crohn e doenças do colágeno, também colaboram para a precisão do diagnóstico etiológico (Quadro 15.9).

QUADRO 15.9 ▶ Informações relevantes obtidas na anamnese

História prévia de doença abdominal
Cirurgia abdominal prévia
Uso de medicamentos
Doenças ginecológicas
Doenças sistêmicas associadas
História anterior semelhante
História ocupacional e hábitos
História familiar

EXAME FÍSICO

O exame físico é um dos aspectos mais importantes para o diagnóstico do abdome agudo. Em alguns casos é o principal componente e, em outros, auxilia o diagnóstico diferencial entre as diversas síndromes abdominais agudas e outras afecções que se manifestam com sintomas abdominais. O adequado exame físico do paciente deve ser completo e sistematizado e incluir não só o exame abdominal, como também a avaliação geral e de todos os órgãos e sistemas, com especial atenção para a avaliação do tórax, aparelho genital feminino e exame proctológico. Este procedimento, associado a cuidadosa anamnese, direciona o raciocínio clínico para a formulação das hipóteses diagnósticas e a indicação dos métodos complementares diagnósticos.

Deve ser iniciado levando em consideração o estado geral do paciente, sinais clínicos de desidratação, alterações respiratórias, como taquipneia, e anormalidades na ausculta respiratória, alterações cardiovasculares como taquicardia, variações na pressão arterial e alterações na ausculta cardíaca, avaliação do dorso e dos membros. A atitude do paciente no leito e o estado mental também devem ser avaliados, considerando a capacidade do paciente de interagir com o examinador.

A febre é uma manifestação clínica comum, porém de grande importância para o diagnóstico. Pode ser discreta nas fases iniciais dos processos inflamatórios e infecciosos, como apendicite aguda, colecistite aguda e pancreatite aguda, entre outros. No caso de febre elevada, característica comum da doença inflamatória pélvica e dos abscessos cavitários, pode estar associada ainda a outros sinais sistêmicos, como calafrios, toxemia e até choque séptico, sugestivos da presença de peritonites generalizadas e colangite supurativa aguda.

O exame abdominal deve ser realizado com o paciente em decúbito dorsal e na posição anatômica, com exposição total do abdome, porção inferior do tórax e regiões inguinais. Muitas vezes a falta de avaliação das regiões inguinais impede o diagnóstico precoce das hérnias encarceradas, principalmente hérnias crurais em mulheres. De acordo com uma sistemática razoável, é composto por inspeção, ausculta, palpação e percussão.

Inicialmente é realizada a inspeção, estando o examinador atento inicialmente à postura do paciente e, em seguida, à presença de achados clínicos, como aumento do volume abdominal, abaulamentos e assimetrias, cicatriz cirúrgica, equimoses e sufusões hemorrágicas, movimentos peristálticos visíveis, hérniações e eventrações e, por fim, tumores abdominais (Quadro 15.10).[11]

QUADRO 15.10 ▶ Achados importantes na inspeção abdominal[9]

Aumento do volume
Abaulamentos
Cicatriz operatória
Equimoses/sufusão hemorrágica
Movimentos peristálticos
Hérnias da parede
Tumor ou massa visível

Após a inspeção e antes da palpação abdominal, a ausculta dos ruídos hidroaéreos produzidos pelos órgãos do sistema digestivo abdominal deve ser realizada. Isto porque a palpação abdominal pode desencadear, a partir do estímulo mecânico, uma onda peristáltica cujo achado pode dar margem a uma equivocada interpretação. Além disso, a ausculta abdominal pressupõe ao paciente uma avaliação física mais suave e de maior delicadeza, com menor possibilidade de piora da dor abdominal contribuindo para a colaboração do paciente com a continuação do exame físico que está sendo realizado.

A ausculta dos ruídos hidroaéreos pode ter um expressivo significado diagnóstico. Os ruídos podem estar normais nos casos iniciais dos quadros inflamatórios e cólica nefrética, por exemplo. Podem estar aumentados ou hiperativos no caso da fase inicial do abdome agudo obstrutivo, mas tendem à redução a partir da exaustão dos movimentos peristálticos. E, por fim, os ruídos hidroaéreos podem estar reduzidos ou hipoativos e até mesmo ausentes no caso da presença de peritonite difusa e íleo paralítico. A ausculta de sopros no abdome pode significar a presença de doenças vasculares como, por exemplo, os aneurismas.

O exame abdominal deve prosseguir com a palpação minuciosa de todo o abdome, preferencialmente precedendo a administração de analgésicos. Com as mãos limpas e aquecidas e com o paciente adequadamente posicionado, a palpação bimanual deve ser iniciada superficialmente do local onde é referida dor de menor intensidade até o local de maior intensidade dolorosa. Nos idosos e obesos, a dor abdominal é menos evidente de maneira geral.

A avaliação da presença de defesa abdominal deve ser realizada com ambas as mãos comprimindo o abdome delicada e comparativamente. A contratura muscular pode ser voluntária devido à resistência do paciente por medo da piora da dor desencadeada a partir do exame palpatório. Nos casos da presença de inflamação do peritônio, ela pode ser evidenciada a partir da piora da dor abdominal pela compressão e retirada brusca da mão que comprime a parede abdominal, também chamada descompressão brusca, a qual traduz a irritação peritoneal. A flexão dos joelhos e do quadril sobre o abdome pode permitir a realização de um exame mais completo, porque relaxa a parede abdominal.

Na palpação abdominal também podem ser percebidas pelo examinador outras alterações como a presença de tumorações na parede e intra-abdominais, visceromegalias e líquido livre na cavidade peritoneal (ascite).

Por fim, na avaliação abdominal, realiza-se a percussão em todos os quadrantes, do local de menor relato de dor ao de maior relato doloroso. A percussão pode desencadear também dor abdominal nos casos da presença de irritação peritoneal. O timpanismo observado no abdome colabora com o achado de distensão abdominal e frequentemente é inespecífico. A obtenção de timpanismo a partir da percussão da área de projeção do fígado, onde o som obtido é habitualmente maciço, pode fornecer indícios clínicos para o diagnóstico da presença do pneumoperitônio.

Alguns sinais clínicos são úteis para o diagnóstico das síndromes abdominais agudas:

- *Sinal de Murphy:* consiste na parada brusca da inspiração provocada pelo aumendo da dor abdominal a partir da compressão do ponto cístico. É observado nas colecistites agudas.
- *Sinal de Blumberg:* caracteriza-se pela descompressão dolorosa no ponto apendicular ou de MacBurney e denota a presença de irritação peritoneal sugestiva de apendicite aguda.
- *Sinal de Jobert:* consiste no desaparecimento do som maciço por ocasião da percussão do hipocôndrio direito. É observado na presença de pneumoperitônio decorrente da rotura de vísceras ocas.
- *Sinal de Giordano:* trata-se de uma punho-percussão dolorosa das regiões lombares e pode traduzir as pielonefrites agudas.
- *Sinal do iliopsoas:* é a dor desencadeada pela extensão passiva do membro inferior e pode traduzir a presença de psoíte.

Os órgãos pélvicos e a genitália externa também devem ser examinados, assim como devem ser realizados toque vaginal e retal a fim de possibilitar o diagnóstico de afecções urológicas, ginecológicas e retais.

Por ocasião do toque retal, devem ser pesquisados a presença de dor à manipulação e o abaulamento do fundo de saco compatíveis com a presença de abscessos pélvicos. A dor ao toque retal associada ao aumento de volume da próstata pode ser sugestiva de inflamações agudas desse órgão; a presença de tumorações retais

QUADRO 15.11 ▶ Tipos de abdome agudo e principais dados clínicos

Tipos de abdome agudo	Dados clínicos
Inflamatório/infeccioso	Intervalo longo entre o início dos sintomas e o atendimento médico, dor aguda que se acentua progressivamente, febre e sinais de infecção ou sepse, dor à descompressão dolorosa, hemograma infeccioso, radiografia do abdome com opacidade, velamento, líquido livre na cavidade, íleo adinâmico
Perfurativo	Intervalo curto entre o início dos sintomas e o atendimento médico, dor aguda e intensa que se difunde para todo o abdome, hipotensão, sinais de infecção ou sepse, dor à descompressão dolorosa, percussão com timpanismo na área hepática, radiografia do abdome com pneumoperitônio
Obstrutivo	Intervalo variável entre o início dos sintomas e o atendimento médico, dor em cólica, náuseas e vômitos, distensão abdominal, parada de eliminação de fezes e gases, dor à palpação difusa, ruídos hidroaéreos alterados, radiografia do abdome com aspectos característicos
Vascular	Intervalo curto entre o início dos sintomas e o atendimento médico, dor aguda que se acentua progressivamente, tendência a hipotensão e choque, dor à descompressão dolorosa, ausência de ruídos hidroaéreos
Hemorrágico	Intervalo curto entre o início dos sintomas e o atendimento médico, dor aguda que se difunde para todo o abdome, dor à descompressão dolorosa, hemograma com anemia

pode ser sugestiva de neoplasias e corpo estranho ou, por fim, significar a existência de fecaloma.

O exame ginecológico deve ser realizado nas mulheres com história de contato sexual prévio, sobretudo aquelas em idade fértil, e permite o diagnóstico do abdome agudo ginecológico a partir da realização do toque vaginal combinado com a palpação pélvica.

Podem ser evidenciados pelo toque vaginal combinado à presença de leucorreia e sangramento vaginal, dor ao manuseio dos órgãos ginecológicos, tumorações anexiais, alterações texturais do útero e abaulamento do fundo de saco posterior. Além disso o toque vaginal é útil no auxílio do diagnóstico diferencial com apendicite aguda.

A multiplicidade de doenças que podem evoluir com dor abdominal, obesidade, extremos de idade, alterações do nível de consciência e o uso de diferentes fármacos pode dificultar as conclusões diagnósticas do exame físico.

EXAMES COMPLEMENTARES

A semiologia permanece soberana para o diagnóstico etiológico e sindrômico do abdome agudo a despeito do grande número de métodos complementares de diagnóstico, sobretudo exames de imagens cada vez mais sofisticados e disponíveis na grande maioria dos serviços de urgência e emergência públicos e, principalmente, privados. Este fato ocasiona maior liberalidade no uso de alguns exames. A habilidade e a experiência profissional do examinador, associadas ao conhecimento teórico, são fundamentais na indicação dos exames

aos quais o paciente necessita ser submetido, devido ao surgimento de dúvida diagnóstica e à necessidade de realização do diagnóstico diferencial entre as diversas afecções. É imprescindível agir com parcimônia diante da oferta crescente de exames complementares, sempre considerando as reais indicações clínicas e a necessidade de conter o custo final da assistência médica e hospitalar cada vez maior no Brasil, principalmente com a realização de exames desnecessários e dispendiosos.

É importante ressaltar que vários métodos complementares envolvem agressão direta ao corpo do paciente, com a invasão por tubos, sondas e cateteres, uso de contrastes e irradiação de diversas naturezas. Além disso, geram uma espera repleta de angústia e ansiedade para o diagnóstico preciso e a definição da conduta terapêutica definitiva e irrevogável, o que nem sempre é possível e, diversas vezes, o paciente é submetido à laparotomia exploradora diagnóstica apesar de todos os exames realizados.

Contudo, também é necessário ressaltar que em diversas condições os exames complementares são indispensáveis na definição do diagnóstico etiológico, fornecendo informações importantes sobre a melhor abordagem terapêutica e o momento cirúrgico e, em alguns casos, representam o próprio tratamento da doença. Nesta última situação podemos referir a realização dos exames endoscópicos e as punções e drenagens guiadas por exames de imagem.

Assim, a partir das hipóteses diagnósticas formuladas com a anamnese e com o exame físico, são solicitados exames cujos resultados serão avaliados à luz das observações clínicas previamente mencionadas.

Dois tipos de exames complementares podem ser realizados como auxiliares ao diagnóstico do abdome agudo: os exames laboratoriais e os exames de imagens.

Os exames laboratoriais em geral são simples, rápidos, de fácil obtenção e baixo custo.[3] O hemograma, o sumário de urina, a dosagem da amilase sérica e o teste de gravidez, realizado nas mulheres em idade fértil, são comumente solicitados logo ao início. Não existem exames patognomônicos.

O hemograma informa se há presença de anemia, dado importante diante da possibilidade do abdome agudo hemorrágico e da necessidade de prever a realização de hemotransfusão. A avaliação dos leucócitos fornece informações sobre a instalação de quadro infeccioso bacteriano a partir da observação do aumento do número dos leucócitos, sobretudo neutrófilos, com aumento das formas jovens desses neutrófilos caracterizando o desvio à esquerda, além da redução absoluta do número de linfócitos, ausência de eosinófilos e alterações morfológicas do tipo granulações tóxicas e vacuolização nos neutrófilos. Embora a leucocitose seja a ocorrência mais frequente, o número absoluto de leucócitos e a contagem diferencial podem estar normais, nos casos iniciais, e podem estar também reduzidos, caracterizando a leucopenia, a qual frequentemente traduz um sinal de gravidade na infecção instalada. É importante ressaltar que alterações no hemograma são inespecíficas e que outras condições clínicas podem ser desencadeantes dessas alterações.

O sumário de urina com a avaliação do sedimento urinário é importante no diagnóstico diferencial com processos urológicos e ginecológicos.

A dosagem sérica da amilase pode ser específica no diagnóstico da pancreatite aguda, assim como a dosagem sérica da lipase e a amilasúria. Outras condições clínicas, como a trombose mesentérica com necrose intestinal, obstrução intestinal, úlcera perfurada, colecistite aguda, gravidez ectópica rota, cetoacidose diabética e uso de opiáceos, podem ser associadas a um pequeno aumento observado na amilasemia,[8,11] o qual tem significado no diagnóstico etiológico da pancreatite quando o aumento observado é de três a cinco vezes o valor normal, porém níveis normais não excluem o diagnóstico de pancreatite.[11]

Outros exames laboratoriais têm indicação especial diante de achados clínicos de distúrbios hidroeletrolíticos e do metabolismo ácido-básico, além da suspeita de diabetes e de alterações da função renal. Devemos obter a determinação sérica de sódio, potássio, glicose, ureia, creatinina e lactato, além da realização da gasometria arterial.

Nos pacientes com o achado clínico de icterícia e colúria, é necessária a dosagem sérica das bilirrubinas, transaminases, fosfatase alcalina e gamaglutamil-transferase no sentido de diferenciar os diversos tipos de alterações hepáticas e biliares.

Persistindo a necessidade de maior investigação, a próxima etapa consiste na indicação dos exames de imagem a partir dos dados clínicos e dos achados laboratoriais previamente realizados. Em relação aos pacientes que necessitam ser submetidos aos exames de imagem, ressaltamos que alguns exames implicam a remoção do paciente para o setor apropriado de radiologia e diagnóstico por imagem.

Para a indicação e realização do método complementar de imagem ideal para cada caso, alguns fatores devem ser considerados, como a acurácia diagnóstica, o tempo de execução do exame, os riscos de desencadear efeitos colaterais, a disponibilidade e o custo.[12] Estes exames, quando indicados corretamente, podem confirmar ou alterar o diagnóstico e a gravidade da doença, além de orientar o tratamento adequado do caso, seja clínico ou cirúrgico.

Entre os exames de imagem podemos relacionar a radiologia simples, a ultrassonografia, a tomografia de abdome e a ressonância magnética. Além desses, e diante da necessidade do caso, outros procedimentos podem ser indicados, como a punção e o lavado peritoneal, exames contrastados, endoscopia e colonoscopia, videolaparoscopia diagnóstica e, até mesmo, a laparotomia exploradora diagnóstica.

Apesar de considerado na atualidade um exame de menor relevância, a radiografia simples do abdome realizada com o paciente na posição ortostática e em decúbito dorsal, associada à radiografia do tórax, possibilita a identificação de achados infecciosos pleuropulmonares que podem simular o abdome agudo, a presença de pneumoperitônio, a elevação das cúpulas frênicas, a distensão de alças intestinais, a presença de níveis hidroaéreos, as imagens de abscessos e estruturas radiopacas, como cálculos e corpos estranhos, e opacidades e velamentos sugestivos da presença de processos infecciosos localizados (Quadro 15.12).

A radiografia simples do abdome nas posições mencionadas tem importância especial diante de quadros de obstrução intestinal, pois permite diferenciar o íleo paralítico da obstrução mecânica e sugere o nível da obstrução e particularidades, como obstrução em alça fechada, volvo do sigmoide e sofrimento vascular de uma alça intestinal.

No íleo paralítico ocorre dilatação difusa e irregular do intestino, ao passo que nos processos localizados é observada com frequência apenas uma alça dilatada

QUADRO 15.12 ▶ Achados importantes na radiografia simples do abdome[7]

Pneumoperitônio
Elevação da cúpula frênica
Opacidade e velamentos
Líquido livre intracavitário
Distensão intestinal
Níveis hidroaéreos
Litíase
Corpos estranhos
Imagens de abscessos

próxima ao foco da doença, sendo esta alça chamada alça em sentinela. Nesse caso, frequentemente observa-se a presença de ar no reto.

Nos casos de obstrução intestinal mecânica, a radiografia do abdome com o paciente em decúbito dorsal é utilizada para avaliar melhor a morfologia das alças intestinais, sendo possível a identificação das válvulas coniventes que são numerosas no jejuno e escassas no íleo. Na radiografia realizada com o paciente em posição ortostática, é possível a identificação dos níveis hidroaéreos tanto mais numerosos quanto mais distal o nível da obstrução.

A obstrução em alça fechada caracteriza-se pela obstrução intestinal no cólon com válvula ileocecal continente, dilatando as alças colônicas que antecedem o nível da obstrução, as quais, por sua vez, podem resultar na dilatação do ceco superior a 12cm de diâmetro, o que indica iminência de rotura cecal e exige abordagem terapêutica imediata.

Nos pacientes portadores de obstrução colônica por fecaloma, além dos sinais radiológicos da obstrução intestinal distal, observa-se no sigmoide e no reto dilatados a imagem clássica sugestiva da presença de fezes descritas como miolo de pão, que traduzem a imagem com densidade radiológica aumentada com pequenas áreas de hipertransparência.

Nos exames radiológicos, a ausência da sombra do músculo psoas uni ou bilateralmente pode indicar a presença de doença retroperitoneal, processo inflamatório intraperitoneal de localização anterior ao músculo psoas correspondente ou de líquido livre na cavidade peritoneal.

Outra indicação para a realização de radiografia simples é a pesquisa de pneumoperitônio identificado como o acúmulo de ar livre sob a cúpula diafragmática, principalmente à direita, nas imagens obtidas com o paciente na posição ortostática, e que são sugestivas de perfuração de víscera oca, característica do abdome agudo perfurativo. Grandes pneumoperitônios frequentemente estão

associados às perfurações colônicas. Nos pacientes impossibilitados de realizar o exame na posição ortostática, e diante da forte suspeita da presença de pneumoperitônio, a radiografia pode ser realizada com o paciente em decúbito lateral esquerdo com raios verticais.

Em pacientes portadores de abdome agudo vascular, os achados radiológicos são variáveis e podem ser confundidos com o diagnóstico de íleo paralítico. Entretanto, nesses casos são visibilizadas alças intestinais do delgado com a parede lisa, sem a identificação das válvulas coniventes, sugerindo a existência de sofrimento vascular, o que caracteriza a chamada alça careca, nem sempre de fácil reconhecimento.[9]

As radiografias contrastadas, como urografia excretora, trânsito intestinal e enema opaco, são exames de exceção e com indicação restrita atualmente, sendo muitas vezes substituídas pela tomografia computadorizada com contraste.

A angiografia é importante no diagnóstico precoce do abdome agudo vascular e pode ser utilizada como tratamento. No entanto, seu uso é raro em virtude da evidência de que na maioria dos pacientes é diagnosticada a presença de necrose intestinal. Pacientes jovens portadores de arritmia cardíaca e referindo dor abominal intensa, a despeito de escassos achados no exame físico abdominal, têm diagnóstico provável de embolia da artéria mesentérica superior, condição que leva à indicação precisa de realização da angiografia precocemente.[9]

A ultrassonografia é um método de imagem não invasivo, de baixo custo e menor complexidade, rapidamente exequível, disponível na quase totalidade dos serviços médicos de urgência e emergência, inclusive nos hospitais públicos. Por isso, provavelmente é mais indicada que o necessário. É muito precisa para o diagnóstico de colecistite aguda e bastante útil na avaliação dos pacientes que referem dor na fossa ilíaca direita, portadores de apendicite aguda e outros diagnósticos diferenciais. Muitas vezes é utilizada como o primeiro estudo para avaliar o paciente pediátrico.

É indiscutível o valor da ultrassonografia quando realizada em mulheres com dor no abdome inferior para o diagnóstico diferencial da apendicite aguda, afecções ginecológicas e urolitíase.

Sua acurácia pode ser limitada por algumas condições; obesidade e distensão gasosa das alças intestinais são as mais importantes. Outras limitações que necessitam ser consideradas são a experiência do examinador e a qualidade do equipamento.

Nas situações de limitação da radiografia e da ultrassonografia, a tomografia computadorizada do abdome tem sido indicada com maior frequência. Trata-se de um exame de considerável eficácia diagnóstica que revela detalhes anatômicos e patológicos. A penetração dos raios pode ser regulada a partir da densidade da estrutura a ser estudada, da gordura e dos gases que funcionam, portanto, como elementos de contraste valiosos na elaboração das imagens.

A tomografia pode ser enriquecida pela administração oral e venosa de soluções contendo metal, bário ou iodo, que funcionam como contraste.

A principal indicação reside na necessidade do diagnóstico etiológico do abdome inflamatório, particularmente na evidência de pancreatite aguda quando, além de contribuir com o diagnóstico etiológico, monitora a evolução da doença. Também tem sido indicada no abdome agudo vascular e para a avaliação das coleções e abscessos intra-abdominais, sendo que neste caso conduz à drenagem percutânea eficaz sem a necessidade de via de acesso cirúrgica.

Tem uso crescente na apendicite aguda devido à elevação da sua eficácia e também no diagnóstico da diverticulite aguda e na detecção de lesões neoplásicas e hemorrágicas.

O avanço tecnológico que possibilitou maior rapidez na produção das imagens permitiu que o uso da ressonância magnética seja viabilizado para o diagnóstico do abdome agudo, porém com indicações limitadas e ainda com custo bastante alto. O emprego está praticamente restrito à avaliação do pâncreas e das vias biliares e, também, em alguns casos de abscessos hepáticos.

Os exames endoscópicos são pouco solicitados diante do quadro de abdome agudo. Contudo são utilizados em condições clínicas nas quais podem ser terapêuticos como, por exemplo, nos volvos gástricos e do sigmoide e na pseudo-obstrução colônica ou síndrome de Ogilvie.

Métodos complementares, como a punção e o lavado peritoneal, têm sido questionados em virtude dos inconvenientes relacionados com a morbidade, por serem invasivos, e com a inespecificidade. Além do mais, considera-se a possibilidade de realização de outros métodos menos invasivos e que fornecem informações clínicas mais precisas. Já foram largamente utilizados no passado, sendo que o lavado peritoneal ainda tem indicações precisas no abdome agudo traumático.

A videolaparoscopia diagnóstica é de grande valia nos casos de difícil avaliação e persistência de dúvidas diagnósticas após esgotados os recursos propedêuticos, e isso se torna ainda mais significativo se considerados os casos de pacientes graves com elevado risco cirúrgico, nos quais é fundamental evitar a realização de laparotomias exploradoras não terapêuticas.[9,13] Tem alta acurácia diagnóstica e auxilia especialmente nos casos de pacientes internados em unidades de terapia intensiva, em ventilação mecânica

e com comprometimento do nível de consciência. Os achados diagnósticos diretos e indiretos ajudam na definição da conduta e na maioria dos casos é terapêutica.[9]

Utilizada de forma eletiva em cirurgia geral, inicialmente para o tratamento cirúrgico de doenças, tem sido cada vez mais aceita como método propedêutico e terapêutico nos casos cirúrgicos de urgência. Na cirurgia de urgência, a videolaparoscopia foi utilizada primariamente como mais um método diagnóstico apenas para evitar a realização de uma laparotomia não terapêutica ou para planejar a realização do procedimento cirúrgico terapêutico,[13] além de ser importante ferramenta para o diagnóstico do abdome agudo ginecológico.

A presença do choque refratário constitui contraindicação absoluta para a realização da videolaparoscopia. Como contraindicações relativas, podemos citar: cirurgia abdominal prévia, gestação, doença cardiovascular grave, distúrbio de coagulação, distensão abdominal e instabilidade hemodinâmica.[14]

A videolaparoscopia é particularmente útil nas mulheres em idade fértil com dor no abdome inferior, a qual pode ser desencadeada por um grande número de afecções cujo tratamento, em boa parte, é clínico.[13]

Entre as vantagens da utilização da videolaparoscopia podemos citar a redução da observação do paciente por tempo prolongado, redução da necessidade de realização de exames sofisticados e onerosos e a realização de cirurgias desnecessárias. Nos pacientes submetidos a videolaparoscopia diagnóstica que se torna também terapêutica são relatadas vantagens, como redução da dor pós-operatória, diminuição da permanência hospitalar, retorno precoce do paciente para suas atividades rotineiras, melhor efeito cosmético e menor incidência de infecção do local cirúrgico.[15,16]

Um aspecto fundamental sobre o uso da videolaparoscopia nas situações de urgência e emergência é a necessidade de treinamento e experiência da equipe cirúrgica, além da disponibilidade do material adequado para o procedimento.[3] Quando essas condições não estiverem presentes, indica-se a realização da laparotomia exploradora tanto para o diagnóstico quanto para o tratamento do abdome agudo.[3,7]

Diante de todas as considerações descritas para o diagnóstico do abdome agudo, ressaltamos a existência de diversas variáveis a serem consideradas, que dificultam a elaboração de um consenso sobre a abordagem do paciente portador do quadro de abdome agudo.

O algoritmo contendo as diretrizes do consenso do Colégio Brasileiro de Cirurgiões produzido em 2006 pode auxiliar e direcionar a investigação dos pacientes com suspeita de abdome agudo (Figura 15.1).[3,14]

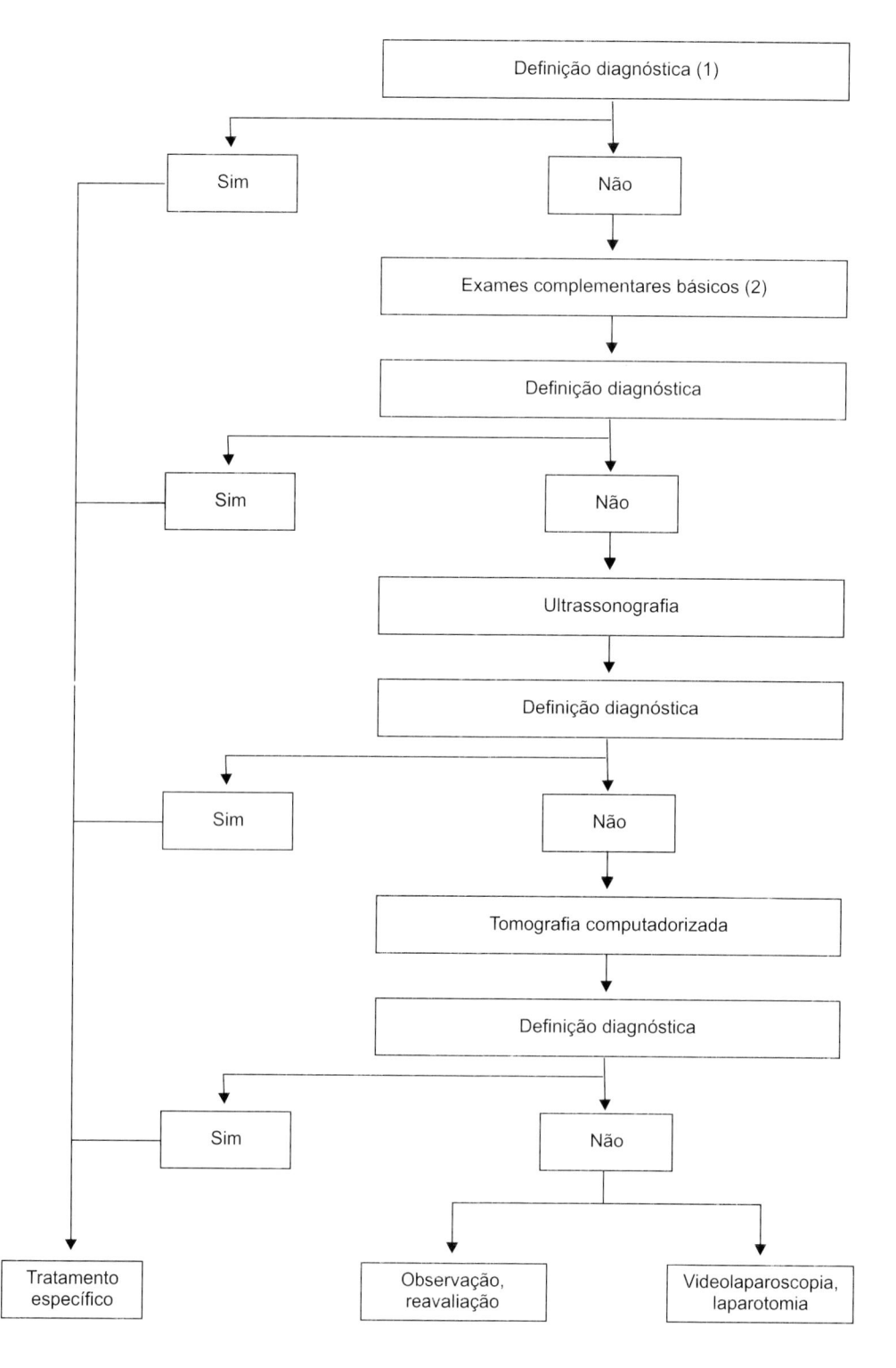

1. **Anamnese:**
   - Característica da dor
   - Tempo de evolução
   - Sintomas associados
   - Medicamentos
   - Cirurgias prévias

2. **Exames complementares:**
   - Hemograma
   - Urina tipo I
   - Amilase
   - Radiografia de abdome
   - Hcg beta

FIGURA 15.1 ▶ Algoritmo do diagnóstico da dor abdominal aguda. Consenso do XXVI Congresso Brasileiro de Cirurgia.[3,14]

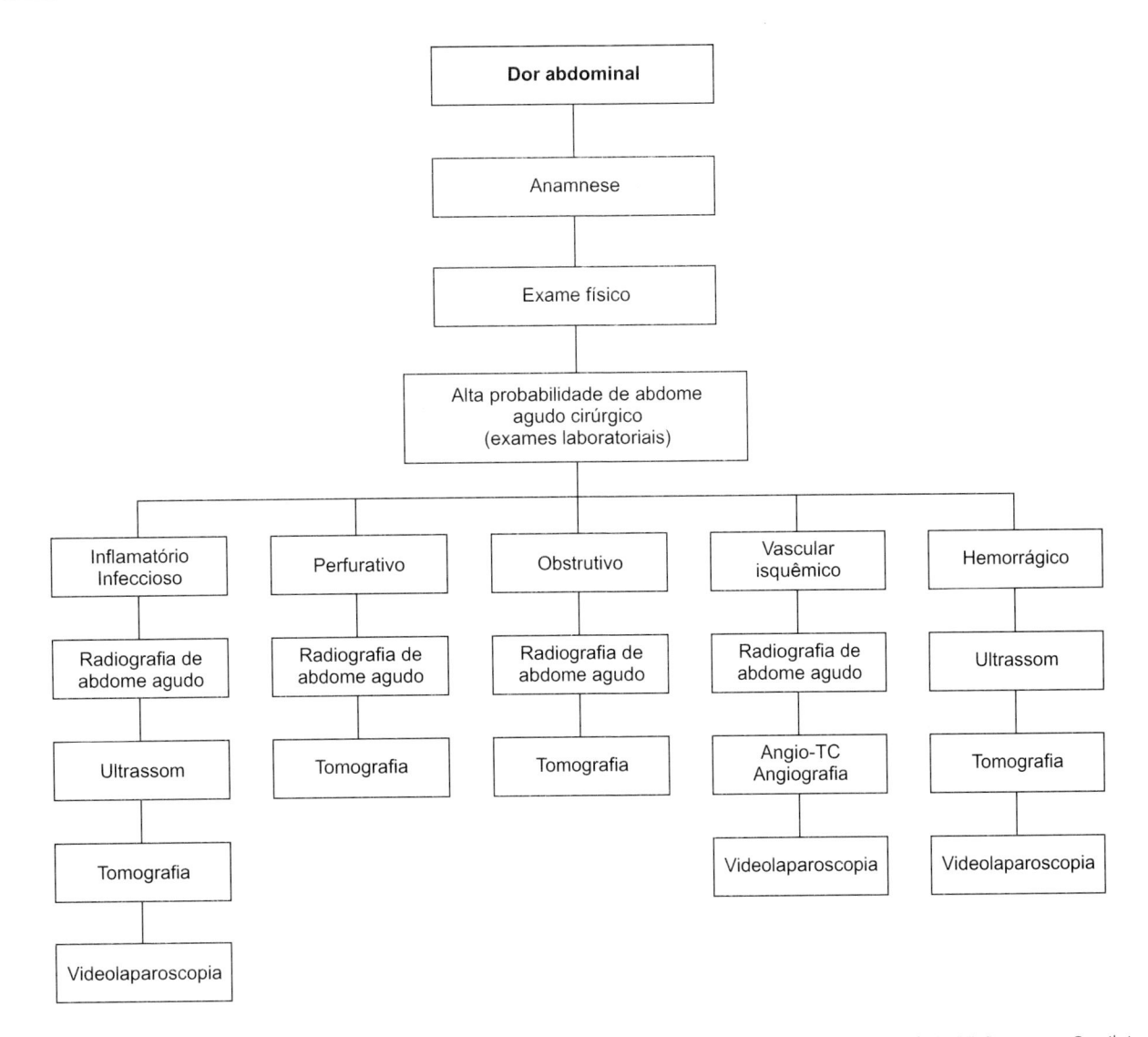

FIGURA 15.2 ▶ Algoritmo para a decisão do tratamento cirúrgico da dor abdominal aguda. Consenso do XXVI Congresso Brasileiro de Cirurgia.[3,14]

O consenso se refere apenas ao diagnóstico do abdome agudo, considerando as controvérsias e as diversas peculiaridades regionais e institucionais que estão evidentes a partir das muitas variáveis discutidas sobre o assunto. Este mesmo consenso propõe diretrizes específicas para a investigação do diagnóstico etiológico de cada uma das síndromes do abdome agudo descritas no algoritmo da Figura 15.2.[3,14] Não existe consenso sobre o tratamento cirúrgico específico.

TRATAMENTO

O tratamento do abdome agudo é predominantemente cirúrgico e tem como objetivo principal tratar adequadamente a causa básica. Todavia, em algumas situações específicas o tratamento da afecção abdominal é eminentemente clínico como, por exemplo, na pancreatite aguda.

Deve-se sempre estar atento ao diagnóstico diferencial, que pode incluir problemas extra-abdominais que simulam o quadro cirúrgico abdominal.

Uma vez indicada a realização do procedimento cirúrgico, a intervenção será realizada imediatamente no abdome agudo hemorrágico devido às características inerentes a esta síndrome. Nos outros casos, é permitido preparo pré-operatório, com a correção da anemia e dos distúrbios hidroeletrolíticos e metabólicos, se necessário. Este preparo deve ser adequado e breve, com especial atenção aos pacientes graves, idosos, portadores de doenças associadas e que tenham risco cirúrgico aumentado.

Caso exista indicação, a monitoração invasiva deve ser iniciada antes do ato cirúrgico propriamente dito, com a introdução de cateteres venosos, sondagem vesical e gástrica, assim como com o uso de substâncias vasoativas e antibioticoterapia.

A cirurgia deve ser realizada considerando todos os princípios técnicos de uma boa prática cirúrgica, com a ampla exposição para visibilização de toda a cavidade peritoneal e a adequada hemostasia, objetivando exclusivamente a retirada da causa do abdome agudo e evitando a realização de outros procedimentos que não tratem exclusivamente da resolução do problema atual desencadeador do abdome agudo.

O tratamento cirúrgico do abdome agudo pode, de maneira geral, ser agrupado de acordo com o diagnóstico sindrômico, achado cirúrgico e condições clínicas do paciente.

No abdome agudo hemorrágico o tratamento cirúrgico imediato é indicado visando ao controle do sangramento por meio da simples hemostasia ou da remoção parcial ou total do órgão.

Quando o tratamento cirúrgico é indicado no abdome agudo vascular, o achado cirúrgico geralmente é compatível com necrose, sendo a ressecção intestinal indicada. A reconstrução do trânsito intestinal mediante anastomose primária depende da extensão da necrose, da viabilidade da alça remanescente e das condições clínicas do paciente. Em alguns casos, sobretudo de dúvida quanto à viabilidade da alça remanescente, pode ser necessária a realização de uma nova abordagem cirúrgica programada para as próximas 48 horas.[9] Nos casos de ausência de necrose, a opção cirúrgica deve incluir a realização de revascularização e até infusão intra-arterial de medicamentos vasodilatadores, como a papaverina.[9]

No abdome agudo obstrutivo, a cirurgia realizada também tem relação direta com a causa e a localização da obstrução, o estado clínico do paciente, complicações abdominais, como necrose de segmento intestinal, e contaminação cavitária. Em geral, devem ser realizadas a remoção do fator determinante da obstrução e a descompressão da alça intestinal obstruída e, sempre que possível, desde que não sejam evidenciadas contraindicações, a ressecção do fator causal, incluindo tumores colônicos. A realização das anastomoses primárias e colostomias também constitui um tópico que merece considerações próprias. As anastomoses primárias estão bem indicadas e são bem toleradas no caso de ressecções segmentares do intestino delgado e cólon direito, desde que as condições hemodinâmicas do paciente permitam. Para as ressecções e descompressões do cólon esquerdo, do sigmoide e do reto, a colostomia é a melhor opção diante da falta de preparo colônico adequado e da distensão da alça proximal.

Uma consideração especial deve ser feita sobre a indicação cirúrgica nos casos de obstrução colônica com a válvula ileocecal competente provocando obstrução em alça fechada com alta probabilidade de rotura do ceco. Nesse caso, a abordagem cirúrgica desses pacientes não deve ser adiada.

Segundo a mesma lógica, o tratamento cirúrgico do abdome agudo perfurativo é inquestionável e deve ser realizado precocemente. A técnica e a tática cirúrgicas a serem adotadas também dependem do achado cirúrgico, que inclui o local da perfuração, o tempo de evolução, as condições encontradas na cavidade abdominal, como o grau de contaminação, e, por fim, as condições clínicas do paciente. Diante desses fatores, o cirurgião pode optar pela sutura simples da perfuração, ressecção parcial ou total do órgão e a confecção de estomas. Também é opção do cirurgião a realização da drenagem da cavidade peritoneal, sempre questionável na presença de peritonite difusa, porém bastante aceita quando é considerada a possibilidade de orientação de uma possível fístula do aparelho digestivo.

Por fim, o tratamento cirúrgico do abdome agudo inflamatório/infeccioso tem por finalidade precípua a remoção do foco infeccioso por meio da remoção do órgão acometido, sutura, drenagem cavitária e exclusão da víscera comprometida.[9] Em situações clínicas nas quais o achado cirúrgico é compatível com peritonite difusa, a reoperação programada pode ser utilizada.[17]

REFERÊNCIAS

1. Novo FCF, Gomes, JCP. Abordagem do doente com dor abdominal. Prática Hospitalar 2008; 59:113-21.

2. Schietroma M, Cappelli S, Carlei F et al. "Acute abdomen": early laparoscopy or active laparotomic-laparoscopic observation? Hepatogastroenterology 2007; 54(76):1137-41.

3. Brunetti A, Scarpelline S. Abdômen agudo. Medicina (Ribeirão Preto) 2007; 40(3):358-67.

4. Meneghelli UG, Villanova MG, Aprile LRO. Dor abdominal. Medicina (Ribeirão Preto) 1994; 27:164-72.

5. Flasar MH, Goldberg E. Acute abdominal pain. Med Clin North Am 2006; 90:481-503.

6. Branco PD, Novo FCF. Abdome agudo. In: Schettino G, Cardoso LF, Mattar Jr J, Torggler Filho F. Paciente crítico: diagnóstico e tratamento. São Paulo: Manole, 2006: 416-30.

7. Lopes AC, Reibscheid S, Szejnfeld J. Abdome agudo: clínica e imagem. São Paulo: Atheneu, 2004.

8. Meneghelli UG. Elementos para o diagnóstico do abdome agudo. Medicina (Ribeirão Preto) 2003; 36:283-93.

9. Rasslan S, Saad Jr R. Abdome agudo. In: Coelho JCU. Aparelho digestivo: clínica e cirurgia. 3. ed. São Paulo: Atheneu, 2005: 192-207.

10. Feres O, Parra RS. Abdomen agudo. Medicina (Ribeirão Preto) 2008; 41(4):430-6.

11. Doherty GM, Way WL. The acute abdomen. In: Diagnosis & Treatment. 11. ed. Lange Medical Books, 2003.

12. Alves JG. Abdome agudo: do clínico para o radiologista. In: Santos, AASMD, Nacif MS. Radiologia e diagnóstico por imagem – Abdome. Rio de Janeiro: Rubio, 2005: 11-20.

13. Rangel M, Von Bahten LC, Kondo W et al. Laparoscopia no diagnóstico e tratamento da dor abdominal aguda. Rev Bras Videocir 2005; 3(3):158-63.

14. Consenso do XXVI Congresso Brasileiro de Cirurgia. Algoritmo no Diagnóstico do Abdome Agudo. Boletim CBC (edição especial), 2006.

15. Valezi AC, Mali Jr J, Oliveira RG ET al. Laparoscopia no abdome agudo de difícil diagnóstico. Rev Col Bras Cir 2003; 30(4):282-5.

16. Kondo W, Rangel M, Tirapelle RA ET al. Emprego da laparoscopia em mulheres com dor abdominal aguda. Rev Bras Videocir 2006; 4(1):3-8.

17. Rasslan S, Altenfelder Silva R, Fava J, Mandia Neto J. O emprego das reoperações programadas no tratamento das infecções peritoniais. Rev Paul Med 1988; 106:81.

CAPÍTULO

16

Euclides Dias Martins Filho
Misia Martins
Fernando Spencer Netto

Infecção Necrosante de Partes Moles

EPIDEMIOLOGIA E FATORES DE RISCO

O termo infecção necrosante de partes moles refere-se à infecção da pele, do tecido celular subcutâneo e do músculo que se associa a algum grau de destruição celular. Em geral, trata-se de infecções de rápida evolução e com elevada mortalidade.[1] Fatores de risco diretamente relacionados com essa patologia não foram identificados, porém há condições associadas, como diabetes, obesidade, uso de drogas injetáveis e imunossupressão.

Diversos termos têm sido utilizados para descrever as infecções necrosantes, entretanto elas apresentam a mesma fisiopatologia. Boa parte dessa variação deve-se ao fato de se nomear com base no achado clínico e não no achado cirúrgico-patológico. Tendo como base a localização anatômica dessa infecção, podemos separar três grandes grupos: a infecção superficial, a fasciite necrosante e a mionecrose, representando as duas últimas as infecções necrosantes propriamente ditas.[2]

A infecção superficial compromete a pele, tanto a epiderme como a derme, com ausência de necrose. Inclui foliculite, furúnculo, erisipela e impetigo. Na fasciite necrosante ocorre acometimento do tecido entre a pele e o músculo, incluindo tecido celular subcutâneo, fáscia superficial e fáscia profunda.

A mionecrose afeta predominantemente os músculos, além do subcutâneo. Identificam-se dois tipos: a mionecrose clostridial ou gangrena gasosa e a não clostridial. A literatura também apresenta vários termos que são sinônimos da mionecrose, como miosite estreptocócica, miosite crepitante, mionecrose crepitante, miosite necrosante sinérgica, mionecrose sinérgica, miosite cutânea necrosante e gangrena traumática.[2]

ETIPATOGENIA E FISIOPATOLOGIA

A infecção necrosante propriamente dita inclui formas de celulite e de fasciites. Essas infecções são caracterizadas clinicamente por destruição fulminante dos tecidos, sinais sistêmicos de toxicidade e alta mortalidade. Achados patológicos incluem destruição tecidual, trombose de vasos, infiltração de células inflamatórias agudas e abundante disseminação de bactérias pelas fáscias. O uso de drogas injetáveis, o diabetes melito, a obesidade e a imunossupressão são condições associadas. Os achados clínicos gerais incluem febre, taquicardia e hipotensão. Sinais e sintomas típicos incluem edema tenso, dor desproporcional, bolhas, crepitação e gás no subcutâneo.

As formas de infecções necrosantes propriamente ditas são descritas a seguir.

Celulite Necrosante

Existem diferentes tipos de celulite necrosante, incluindo infecção anaeróbica clostridial e não clostridial, gangrena sinérgica de Meleney e celulite necrosante sinérgica:[3,4]

- *Celulite clostridial:* ocorre mais frequentemente devido ao *Clostridium perfringens*, geralmente precedida por trauma ou cirurgia recente. A presença de gás na pele e no tecido celular subcutâneo é achado frequente. Difere da mionecrose clostridial por apresentar menor toxicidade sistêmica, entretanto apenas o achado cirúrgico pode confirmar a ausência de necrose muscular. A ressonância magnética, a tomografia e a dosagem sérica de creatinoquinase (CK) podem ajudar na avaliação do comprometimento muscular. Os exames não devem retardar a conduta cirúrgica, pois os achados de crepitação e infecção progressiva ao exame físico são suficientes.

- *Celulite anaeróbica não clostridial*: deve-se a uma associação de bactérias anaeróbias e aeróbias com produção de gás. Está associada ao diabetes, apresentando odor intenso. O achado cirúrgico é fundamental no diagnóstico diferencial com a mionecrose.
- *Gangrena sinérgica de Meleney*: infecção rara que ocorre no pós-operatório, caracterizada por ulceração de crescimento lento limitada a fáscia superficial. Resulta do sinergismo entre *Staphylococcus aureus* e *Streptococcus microaerophilos*.
- *Celulite sinérgica necrosante*: apesar de ser classificada como celutite, é na verdade uma variante da fasciite necrosante. Acomete pele, subcutâneo, fáscia e musculatura, geralmente nas pernas e períneo, tendo o diabetes como fator de risco conhecido.

Fasciite Necrosante

Infecção necrosante profunda do subcutâneo e da fáscia, porém pode poupar a pele.[4] Pode ser classificada em tipo I e tipo II:

Tipo I

Infecção pela combinação de bactérias aeróbias e anaeróbias, que acontece mais comumente após procedimento cirúrgico em paciente com diabetes e doença vascular periférica. Na maioria dos casos, as bactérias isoladas são *Staphylococcus aureus*, *Streptococcus* sp., *Enterococcus*, *Escherichia coli*, *Peptostreptococcus* sp., *Prevotella* sp., *Porphyromonas* sp., *Bacteroides fragilis* e *Clostridium* sp. Em pacientes diabéticos, as infecções geralmente acometem as extremidades (pés) e rapidamente se estendem para as pernas. Outro locais também são acometidos, como cabeça, pescoço e períneo. Apresenta as seguintes variantes:

- *Fasciite necrosante cervical*: surge após quebra de defesa da mucosa em razão de cirurgia ou instrumentação de origem odontológica. Chamada de angina de Ludwig, caracteriza-se por rápida expansão de processo inflamatório nos espaços submandibular e sublingual ou por fasciite necrosante. A maioria tem origem por procedimentos odontológicos, mas também pode ser faringeal e pós-cirurgia ou trauma. Dissemina-se para o pescoço, mediastino e face. Geralmente é do tipo I. Entretanto, estreptococos do grupo A (GAS) podem causar abscesso peritonsilar com disseminação para o pescoço.
- *Gangrena de Fournier*: infecção perineal grave causada pela penetração de bactérias entéricas na mucosa gastrintestinal ou uretral.[3,5,6] Apresenta-se com quadro de dor intensa com progressão rápida para a parede abdominal anterior, músculos glúteos e, no caso dos homens, para o escroto e o pênis. Já nas mulheres dissemina-se para a vulva. Classificada como tipo I por ser polimicrobiana.
- *Infecção de ferida*: trata-se de fasciite necrosante que pode acontecer em infecção de local cirúrgico, caracterizada por saída de grande quantidade de secreção, friabilidade do subcutâneo e fáscia pálida/desvitalizada.

Tipo II

Infecção monomicrobiana causada pelo estreptococo do grupo A (*Streptococcus pyogenes*).[7] Inicialmente chamada de gangrena estreptocócica, pode vir associada à síndrome do choque tóxico. A maioria é adquirida na comunidade, podendo ocorrer em qualquer idade e em pessoas sem doenças crônicas. Fatores predisponentes incluem história de trauma, lacerações, procedimentos cirúrgicos, parto, uso de drogas injetáveis e discutível relação com uso de anti-inflamatório não hormonal. O GAS apresenta na sua microbiologia uma proteína M que determina importante virulência, com propriedade antifagocitária, sendo os tipos 1 e 3 os mais comuns e associados à síndrome do choque tóxico. Essas exotoxinas pirogênicas levariam à produção de citocinas, o que poderia explicar alguns dos achados clínicos. Miosite gangrenosa espontânea também foi descrita associada ao GAS. Têm sido descritos casos de infecção por *Staphylococcus aureus* meticilina-resistente (MRSA). Entre os fatores associados a esse tipo de agente encontramos uso de drogas injetáveis, diabetes, hepatite C, malignidade e infecção por HIV. Infecção invasiva por estreptococos do grupo A apresenta elevada morbimortalidade.[3]

Celulite anaeróbica não clostridial, celulite sinérgica necrosante e fasciite necrosante tipo I acometem com maior frequência o paciente diabético, estando presente em 18% a 70% dos casos, acometendo principalmente o pé com extensão para fáscia da perna. Deve-se considerar o diagnóstico de fasciite sempre que um paciente diabético apresentar celulite associada a taquicardia, leucocitose, hiperglicemia e acidose.

APRESENTAÇÃO CLÍNICA

O reconhecimento precoce da fasciite necrosante é fundamental pois, em geral, cursa com rápida progressão associada a destruição extensa de tecidos, toxicidade sistêmica e morte. A fasciite do tipo I ocorre caracteristicamente em algumas partes do corpo, como o pé de paciente diabético, cabeça e pescoço, além do períneo. Deve-se sempre ficar atento para dor inexplicada, formação de

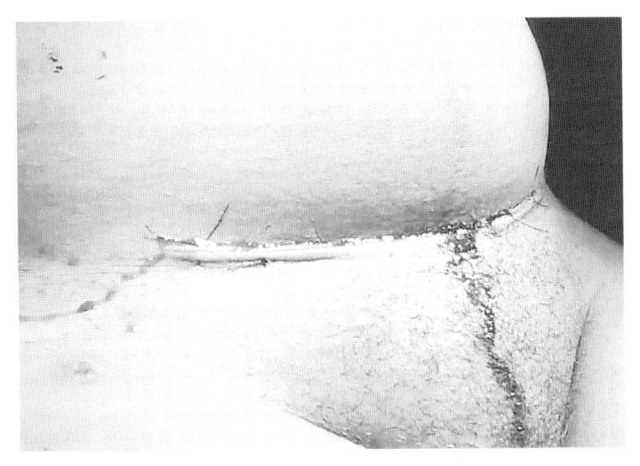

FIGURA 16.1 ▶ Infecção de partes moles, fasciite necrosante, em puérpera. Pós-cesariana. Ferida cirúrgica com sinais flogísticos, coloração violácea e saída de secreção hemática com odor intenso. *Fonte:* Maternidade IMIP. (Ver encarte colorido.)

QUADRO 16.1 ▶ Escore preditivo de fasciite necrosante

Parâmetro	Pontuação
• Proteína C reativa > 150mg/L	4
• Contagem de leucócitos de 15.000 a 25.000	1
• Contagem de leucócitos > 25.000	2
• Hemoglobina entre 11 e 13,5g/dL	1
• Hemoglobina ≤ 11	2
• Sódio sérico < 135mEq/L	2
• Creatinina sérica > 1,6mg/dL	2
• Glicose sérica > 180mg/dL	1

Fonte: Wong e cols., 2003.[8]

bolhas e sinais de toxicidade sistêmica. Dor inexplicada que piora rapidamente com o passar do tempo pode ser a primeira manifestação da fasciite necrosante. Em alguns pacientes os sinais e sintomas de infecção podem não estar aparentes no início, como, por exemplo, em infecções pós-cirúrgicas, ferimentos por armas brancas e armas de fogo, e no paciente diabético. Lembrar que o diabético apresenta neuropatia muitas vezes associada à anestesia, e que o paciente operado, vítima de trauma e em pós-parto (Figura 16.1), pode estar medicado com analgésicos potentes, alterando as manifestações clínicas de dor. Nestes casos, o exame físico minucioso é fundamental.[2]

INVESTIGAÇÃO DIAGNÓSTICA

Os achados laboratoriais costumam ser inespecíficos. Achados comuns são leucocitose com pronunciado desvio à esquerda, alterações nas provas de coagulação e aumento do lactato, da creatinoquinase e da creatinina séricos. Entre os escores preditivos publicados, Wong e cols.[8] criaram um escore devidamente validado para identificar risco de fasciite necrosante, utilizando parâmetros simples (Quadro 16.1). Um escore ≥ 6 aumenta a suspeição de fasciite necrosante; já um escore ≥ 8 é altamente preditivo (> 75% dos casos) entre pacientes com fasciite necrosante.

Uma vez encontrados achados clínicos em concomitância a achados laboratoriais, a exploração cirúrgica deve prontamente ser realizada, não devendo ser retardada para obtenção de estudos de imagem.[3]

Estudos radiológicos mostram-se úteis se houver gás nos tecidos examinados, como nos casos de fasciite tipo I

ou gangrena por *Clostridium* sp. Entretanto, gás é altamente específico, mas não sensível para o diagnóstico.[1]

Entre os exames disponíveis, a tomografia computadorizada sem uso de contraste é útil para demonstrar presença de ar na extensão dos planos fasciais, mas está associada a aumento de morbidade pelo retardo no diagnóstico da doença.[3] A ressonância magnética, apesar de ser ultrassensível em estimar o envolvimento tecidual profundo, não consegue distinguir fasciite de celulite apenas. Tomografia e ressonância magnética são úteis nos casos em que o diagnóstico de fasciite necrosante é possível, mas improvável.

TRATAMENTO

A cirurgia é a base do tratamento das infecções necrosantes de partes moles, demonstrando com frequência a coexistência da fasciite e da mionecrose. A abordagem cirúrgica precoce e agressiva (Figura 16.2), aliada

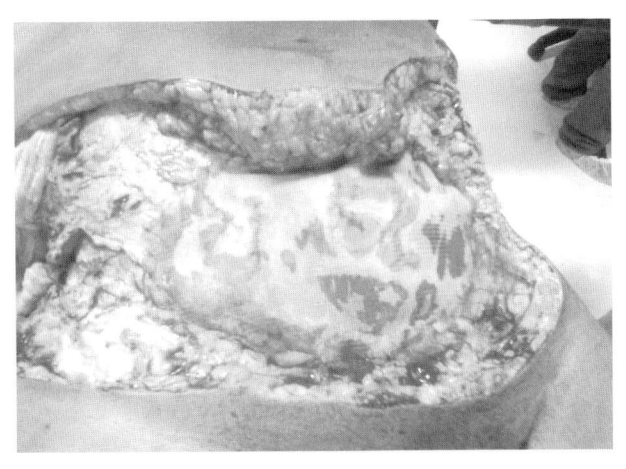

FIGURA 16.2 ▶ Desbridamento cirúrgico extenso de fasciite necrosante pós-cesariana. *Fonte:* Maternidade IMIP. (Ver encarte colorido.)

ao suporte hemodinâmico e à antibioticoterapia, é a chave do tratamento adequado das infecções necrosantes.

Tratamento Cirúrgico

É o ponto-chave do tratamento das fasciites necrosantes. Como se trata de patologia grave, deve ser avaliada por cirurgião experiente, com vivência no tratamento desse tipo de patologia, e conduzida de forma adequada. Um dos principais objetivos é estabelecer o diagnóstico precoce, muitas vezes confirmado apenas no intraoperatório, sendo fundamentais em alguns casos alto índice de suspeição e desbridamento agressivo de todo o tecido acometido. O desbridamento deve incluir a pele, o tecido celular subcutâneo, a fáscia aponeurótica e a musculatura comprometidas. A presença de tecido necrótico, isquêmico, sem sangramento e com odor forte indica que a ressecção deve progredir. Por outro lado, a presença de tecido viável, sangrante e sem odor é um indício de que o procedimento chegou ao final. Exame minucioso da área desbridada deve ser feito a cada 12 a 24 horas; desbridamentos repetitivos podem ser necessários até que todo o tecido necrótico e desvitalizado seja removido (Figura 16.3).[9]

Tratamento Clínico

O paciente necessita de suporte multidisciplinar do qual participem urgentista, intensivista e infectologista, além de cirurgião. O tratamento antibiótico empírico é geralmente indicado, visto que culturas são representativas quando obtidas dos espécimes cirúrgicos do desbridamento. Hemoculturas são positivas em cerca de 60% dos pacientes com gangrena estreptocócica e em apenas 20% nas fasciites tipo I, em que frequentemente a flora patógena é polimicrobiana.[2,3] Mesmo positivas, as hemoculturas representam apenas parte dos organismos envolvidos na infecção e não devem retardar a terapia antimicrobiana precoce direcionada aos agentes comumente envolvidos nas infecções deste grupo.[10]

No tratamento inicial os antibióticos são empregados de forma empírica, com base nas características clínicas do paciente e no tipo de agente infeccioso geralmente envolvido. Na fasciite necrosante do tipo I pode-se empregar ampicilina, ampicilina associada a sulbactam e/ou combinadas com clindamicina ou metronidazol, estes últimos indicados contra anaeróbios. Esta é a cobertura essencial para os casos do tipo I. Cobertura ampliada contra gram-negativos pode ser necessária em casos de hospitalização prévia ou uso recente

de antibióticos. Já nos casos de fasciite necrosante do tipo II utilizam-se clindamicina, penicilina G e, em casos de suspeita de estafilococos resistentes à meticilina, deve-se considerar o emprego de vancomicina.[1,12,13]

Nos casos de hipotensão refratária por síndrome do choque tóxico estreptocócico, é necessária reposição intravenosa agressiva para manter perfusão tecidual. O uso de substâncias vasoconstritoras, como noradrenalina e adrenalina, pode aumentar a pressão arterial e também complicar a gangrena já instalada. Imunoglobulina intravenosa pode ser empregada para neutralizar toxinas estreptocócicas circulantes e já foram obtidos resultados radicais em casos relatados,[14] bem como redução de mortalidade em algumas séries de casos, quando associada a outras modalidades terapêuticas sabidamente eficazes.

A terapia com oxigênio hiperbárico (OHB) é uma modalidade que emprega inalação de oxigênio a 100% sob pressão supra-atmosférica.[15] Tem sido empregada como tratamento complementar em uma gama de infecções neurocirúrgicas, fúngicas, em osteomielite refratária e fasciites necrosantes em suas diversas apresentações.

O oxigênio atua como agente bacteriostático e bactericida, aumentando a formação de radicais livres de oxigênio e restaurando a função leucocitária de destruição bacteriana, além de ser um agente sinérgico a diversos antibióticos. Em estudos controlados,[16] o uso de OHB demonstrou ser importante na preservação de tecido e mesmo para salvar o membro afetado, indicando-se o uso da terapia como adjuvante em casos de fasciite necrosante. Poucos hospitais dispõem de câmara hiperbárica e alguns pacientes apresentam quadro tão grave que não podem ser transferidos da unidade de terapia intensiva.

PROGNÓSTICO

Mesmo em condições de tratamento ideais, a fasciite necrosante está associada a considerável mortalidade, variando de 12% a 40% nas diversas classificações e séries estudadas;[3] outro estudo mostrou mortalidade global de 17% em coorte de 166 pacientes.[17] Alguns preditores de mortalidade foram identificados, a saber: leucocitose acima de 30.000; creatinina sérica acima de 2mg/dL; infecção por *Clostridium* e presença de doença cardiovascular na admissão hospitalar.[3] O retardo na intervenção cirúrgica por mais de 24 horas é um fator de risco para mortalidade. A presença de síndrome de choque tóxico também contribui para o aumento de mortalidade.

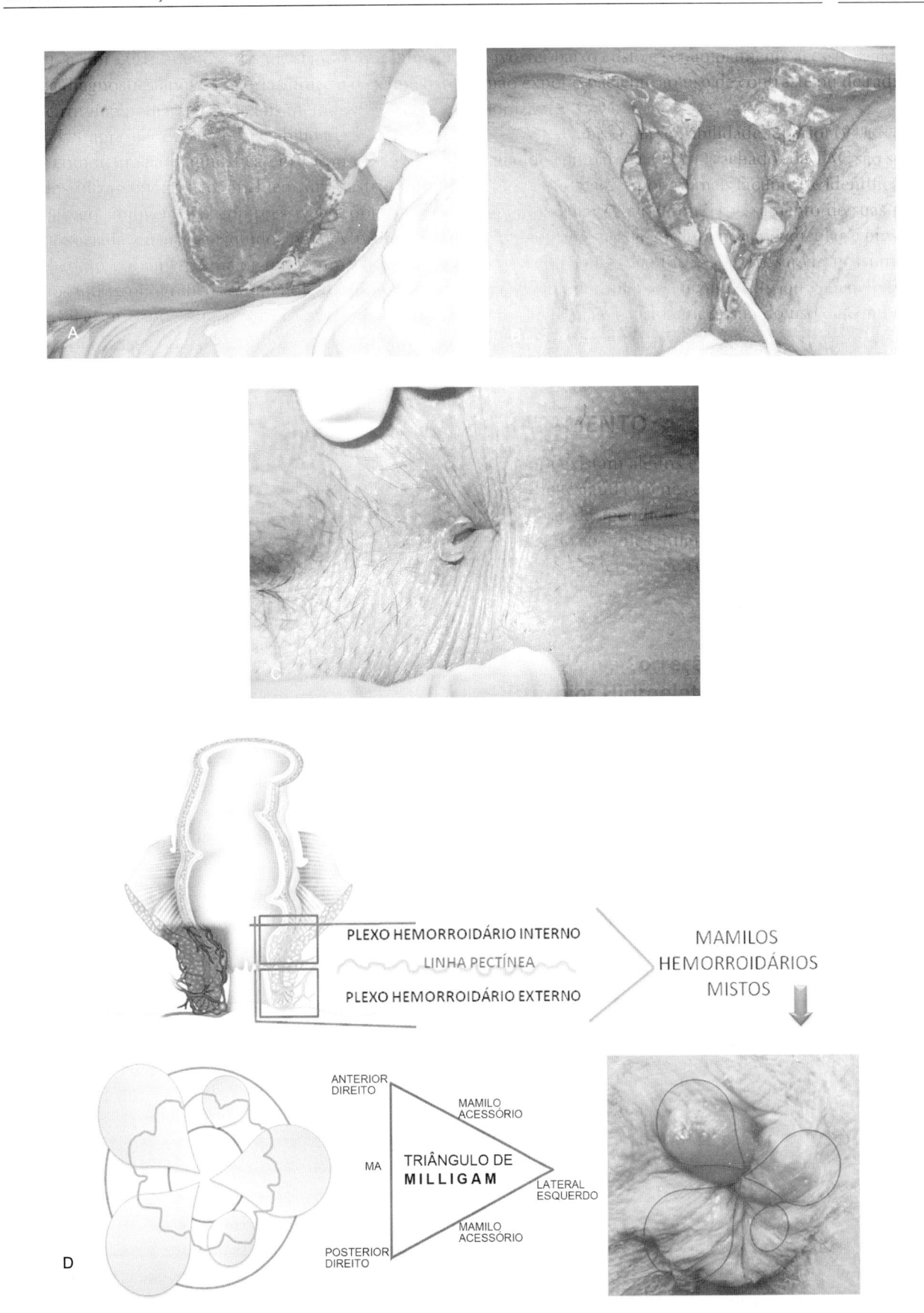

FIGURA 16.3 ▶ Gangrena de Fournier em paciente diabético pós-desbridamento, apresentando tecido de granulação. **A** e **B.** Genitália. **B** e **C.** Glúteo e margem anal. *Fonte:* Cirurgia Geral – IMIP. Cortesia de Drª Anna Christina Cordeiro. (Ver encarte colorido.)

REFERÊNCIAS

1. Anaya DA, Patchen Dellinger E. Necrotizing soft-tissue infection: diagnosis and management. Clin Infect Dis 2007; 44:705.

2. Sáncheza U, Peraltab G. Infecciones necrosantes de partes blandas: nomenclatura y clasificación. Enferm Infecc Microbiol Clin 2003; 21(4):196-9.

3. Stevens DL. Necrotizing infections of the skin and fascia. Official TOPIC from UpToDate®, the clinical information service on the web, desktop, and PDA devices. Disponível em: http://www.uptodate.com/home/store.do.

4. Gozal D, Ziser A, Shupak A et al. Necrotizing fasciitis. Arch Surg 1986; 121:233.

5. Laucks SS. Fournier's gangrene. Surg Clin North Am 1994; 74:1339.

6. Stephens BJ, Lathrop JC, Rice WT, Gruenberg JC. Fournier's gangrene: Historic (1764-1978) versus contemporary (1979-1988) differences in etiology and clinical importance. Am Surg 1993; 59:149.

7. Bisno AL, Stevens DL. Streptococcal infections of skin and soft tissues. N Engl J Med 1996; 334:240.

8. Wong CH, Khin LW, Heng KS et al. The LRINEC (Laboratory Risk Indicator for Necrotizing Fasciitis) score: a tool for distinguishing necrotizing fasciitis from other soft tissue infections. Crit Care Med 2004; 32:1535.

9. Sudarsky LA, Laschinger JC, Coppa GF, Spencer FC. Improved results from a standardized approach in treating patients with necrotizing fasciitis. Ann Surg 1987; 206:661.

10. Wong CH, Chang HC, Pasupathy S et al. Necrotizing fasciitis: clinical presentation, microbiology, and determinants of mortality. J Bone Joint Surg Am 2003; 85-A:1454.

11. Stevens DL, Gibbons AE, Bergstrom R, Winn V. The Eagle effect revisited: Efficacy of clindamycin, erythromycin, and penicillin in the treatment of streptococcal myositis. J Infect Dis 1988; 158:23.

12. Stevens DL, Bryant AE, Yan S. Invasive group A streptococcal infection: New concepts in antibiotic treatment. Int J Antimicrob Agents 1994; 4:297.

13. Zimbelman J, Palmer A, Todd J. Improved outcome of clindamycin compared with beta-lactam antibiotic treatment for invasive Streptococcus pyogenes infection. Pediatr Infect Dis J 1999; 18:1096.

14. Barry W, Hudgins L, Donta S, Pesanti E. Intravenous immunoglobulin therapy for toxic shock syndrome. JAMA 1992; 267:3315.

15. Cimsit M, Uzun G, Yildiz S. Hyperbaric oxygen therapy as an intiinfective agent. Expert Rev Anti Infect Ther 2009; 7(8):1015-26.

16. Korhonen K. Hyperbaric oxygen therapy in acute necrotizing infections. With a special reference to the effects on tissue gas tensions. Ann Chir Gynaecol 2000; 89(Suppl. 214):7-36.

17. Anaya DA, McMahon K, Nathens AB et al. Predictors of mortality and limb loss in necrotizing soft tissue infections. Arch Surg 2005; 140:151.

SEÇÃO II

CIRURGIA GERAL E DO APARELHO DIGESTIVO

Antonio Cavalcanti de Albuquerque Martins

Hérnias da Parede Abdominal

INTRODUÇÃO

Hérnia é a protrusão anormal de um saco revestido por peritôneo através da parede abdominal musculoaponeurótica. A palavra hérnia, derivada do latim, significa ruptura de parte de uma estrutura – no caso, a parede abdominal – o que bem representa a fisiopatologia dessa doença.

As hérnias são uma das principais patologias tratadas em cirurgia em todo o mundo. Entre elas, as mais frequentes são as inguinais. Aproximadamente 700 mil hérnias inguinais são reparadas anualmente nos EUA.[1]

CONSIDERAÇÕES ANATÔMICAS

A região inguinal deve ser entendida como uma configuração em três dimensões. O conhecimento sobre a convergência dos planos tissulares é essencial para a cura cirúrgica da hérnia. Além disso, as relações anatômicas entre nervos, vasos, estruturas do cordão espermático, aponeuroses, músculos e fáscias devem ser estudadas em profundidade. Algumas dessas estruturas são foco de atenção em diversas técnicas cirúrgicas, exigindo, portanto, menção especial.

Canal Inguinal

No adulto, o canal inguinal tem extensão aproximada de 4cm e se localiza 2 a 4cm acima do ligamento inguinal. O canal se estende do anel inguinal interno (profundo) até o anel inguinal externo ou superficial, podendo conter o cordão espermático ou o ligamento redondo do útero. No cordão (funículo) espermático encontram-se as fibras do músculo cremáster, o plexo venoso pampi-niforme, a artéria testicular, o ramo genital do nervo genitofemoral, o ducto deferente, a artéria cremastérica, linfáticos e o processo vaginal.

Como uma estrutura tridimensional, o canal cursa nos seguintes sentidos: lateral para o medial, cranial para o caudal; do anel profundo para o anel superficial. O canal é recoberto superficialmente pela aponeurose do músculo oblíquo externo. A parede cefálica é formada pelos músculos oblíquo interno e transverso e suas aponeuroses. A parede inferior é formada pelos ligamentos inguinal e lacunar. Já a parede posterior (assoalho) é a estrutura do canal inguinal mais importante para o cirurgião. Ela é formada pela fáscia transversal e pela aponeurose do músculo transverso abdominal.

Os vasos epigástricos inferiores servem como limite superolateral de outra estrutura anatômica de grande importância para a cirurgia de hérnia: o triângulo de Hasselbach (Figura 17.1). A borda medial desse triângulo é formada pela bainha do reto abdominal e a borda lateral ou inferior pelo ligamento inguinal (Figura 17.2).

Na descrição inicial de Cooper, a borda lateral era formada pelo ligamento de Cooper. Por consistir em um reparo anatômico profundo, por vezes não visibilizado durante a dissecção, esse limite foi posteriormente trocado pelo ligamento inguinal. Essa alteração visou facilitar a identificação do triângulo pelos cirurgiões que utilizam a clássica abordagem anterior (sem abrir a fáscia tranversal e usando o ligamento de Cooper como reparo) nas herniorrafias.

Aponeurose do Oblíquo Externo

A aponeurose do músculo oblíquo externo é uma membrana bilaminar (superficial e profunda). Ela forma a bainha do reto abdominal, juntamente com as aponeu-

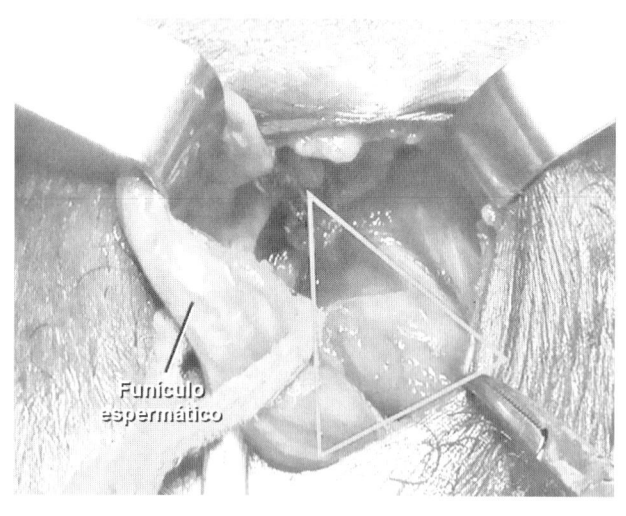

FIGURA 17.1 ▶ Triângulo de Hasselbach. (Ver encarte colorido.)

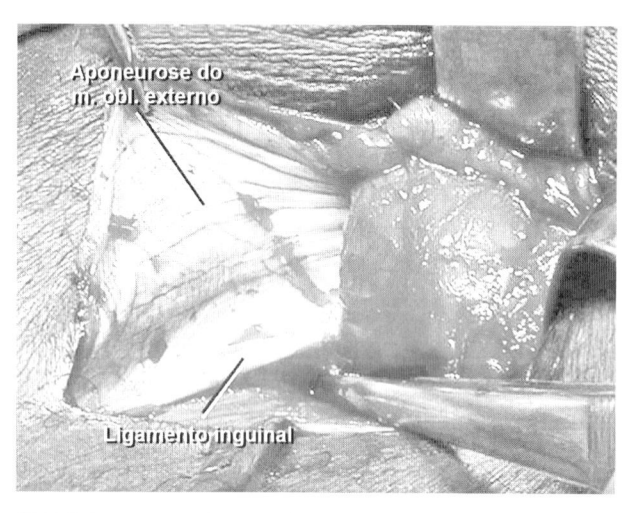

FIGURA 17.2 ▶ Abertura da aponeurose do músculo oblíquo externo. (Ver encarte colorido.)

roses do oblíquo interno e do transverso, e finalmente a linha alba através da decussação linear. Essa aponeurose funciona como a borda superficial do canal inguinal (Figura 17.2) e acaba se moldando posteriormente de forma curvilínea para constituir o ligamento inguinal. Esse ligamento se estende da crista ilíaca anterossuperior até o tubérculo púbico.

Músculo Oblíquo Interno

Esse músculo funciona como o limite superior do canal inguinal. A porção medial da aponeurose do oblíquo interno se une com a aponeurose do transverso abdominal para formar, no tubérculo púbico, o tendão conjunto. A incidência de um verdadeiro tendão conjunto é bastante debatida entre os cirurgiões, mas a maioria acredita que ele ocorra em menos de 10% dos pacientes.

Fáscia Transversal

É considerada a continuação inferior da aponeurose do transverso abdominal. Foi descrita também por Cooper como uma membrana bilaminar. É a base do reparo canadense de Shouldice, em que o assoalho do canal inguinal é reforçado com quatro camadas de sutura contínua.

Ligamento de Cooper

O ligamento de Cooper está localizado no aspecto posterior do ramo superior do púbis. É formado pelo periósteo do púbis e pela condensação fascial. Esse ligamento é um importante ponto de fixação nos reparos laparoscópicos e de MacVay.

INCIDÊNCIA

Aproximadamente 800 mil herniorrafias são realizadas a cada ano nos EUA. De acordo com dados do National Center for Health Statistics (NCHS), as quatro principais operações realizadas nos EUA são herniorrafia inguinal (780 mil), colecistectomia (571 mil), apendicectomias (255 mil) e colectomias (220 mil).

Cerca de 75% de todas as hérnias ocorrem na região inguinal. Aproximadamente 50% delas são indiretas e 24%, diretas. Nas grandes casuísticas, as hérnias incisionais contribuem com apenas 10% dos casos de hérnia e as femorais, com 3%. O restante (5% a 10%) é constituído por hérnias pouco usuais (Spiegel, lombar, ciática, entre outras).

DIAGNÓSTICO

Portadores de hérnias inguinais se queixam normalmente de tumoração inguinal associada a leve dor ou desconforto. Dor intensa é comum em casos de encarceramento ou na presença de comprometimento vascular intestinal.

O diagnóstico diferencial de massas inguinais pode se tornar bastante complexo, como visto no Quadro 17.1. A história clínica e o exame físico completo podem excluir a presença de hérnia e direcionar para uma investigação complementar.[2]

A pesquisa da presença de herniações da parede abdominal difere significantemente da busca de outros sinais de patologia abdominal. A região inguinal deve ser examinada com o paciente em pé e o médico sentado. A simples inspeção já pode demonstrar uma perda da simetria inguinal com discreto ou, mesmo, grande abaulamento. O ato de tossir ou a realização da manobra de

QUADRO 17.1 ▶ Diagnóstico diferencial de massas inguinais

- Hérnia inguinal
- Hérnia femoral
- Adenite inguinal
- Testículo ectópico
- Lipoma
- Varicocele
- Hematoma
- Abscesso do psoas
- Adenite femoral

- Hidrocele
- Linfoma
- Tuberculose
- Neoplasias metastáticas
- Epididimite
- Torção testicular
- Aneurisma femoral
- Cisto sebáceo
- Hidradenite inguinal

Valsalva pelo paciente, do mesmo modo que a posição de pé, acentuam a tumoração.

A palpação bidigital do canal inguinal associada à manobra de Valsalva pode elucidar a natureza direta ou indireta da hérnia. No caso das indiretas, notamos que o abaulamento vem no sentido lateromedial através do anel inguinal externo. Já nas diretas, o abaulamento progride de um plano profundo para a superfície através do assoalho do canal inguinal.

Nas hérnias femorais observamos que o abaulamento se localiza caudalmente ao ligamento inguinal e adjacente aos vasos femorais. É comum as pacientes se queixarem que a massa só aparece após um bom período de deambulação, sendo necessária nova consulta para a identificação da hérnia.

ETIOLOGIA DAS HÉRNIAS INGUINAIS

Tradicionalmente, os fatores que dão origem às hérnias inguinais são divididos em congênitos e adquiridos. Fatores congênitos são responsáveis pela maioria das hérnias inguinais.

A persistência do processo vaginal (futuro saco herniário) é o principal fator no desenvolvimento das hérnias inguinais indiretas (Figura 17.3). Prematuridade e baixo peso ao nascer são fatores de risco bastante reconhecidos. Deformidades pélvicas e extrofia de bexiga podem causar anormalidades no canal inguinal e levar à formação de hérnias.

Fatores que levam ao trauma e ao enfraquecimento do assoalho inguinal (tossir, dificuldade para urinar ou defecar, levantamento de peso, entre outros) são descritos como primordiais para o aparecimento das hérnias diretas.

Vários fatores biológicos e intracelulares estão intimamente relacionados com a formação de hérnias. Entre eles podemos citar: o decréscimo de hidroxiprolina no colágeno, que leva ao enfraquecimento da aponeurose, a proliferação anormal dos fibroblastos e a ocorrên-

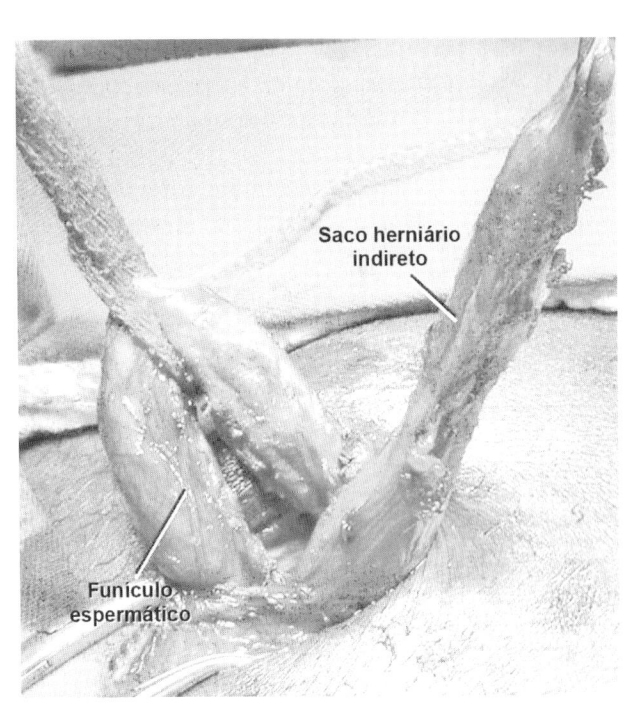

FIGURA 17.3 ▶ Isolamento de saco herniário indireto. (Ver encarte colorido.)

cia de irregularidades nas microfibras colágenas. Todas essas alterações foram demonstradas, em laboratório, nos portadores de hérnias inguinais.[1]

O tabagismo e a formação de hérnias apresentam uma relação que já foi bem demonstrada na literatura. A atividade das elastases circulantes se encontra aumentada em fumantes, podendo explicar a relação entre as duas patologias.

TRATAMENTO CIRÚRGICO DAS HÉRNIAS INGUINAIS

Técnica de Bassini

Tradicionalmente descrita para ser usada em hérnias inguinais indiretas e pequenas hérnias diretas, consiste na simples sutura de aproximação do tendão conjunto ao ligamento inguinal.

Técnica de Shouldice

O reparo canadense, ou de Shouldice, enfatiza uma sutura imbricada em múltiplas camadas (quatro), do tipo contínua, reforçando o assoalho do canal inguinal. A 1ª camada une a borda livre inferolateral da fáscia transversal por debaixo de retalho superomedial dessa faixa. A mesma linha de sutura segue unindo a borda medial livre da fáscia ao ligamento inguinal

(2ª camada). Mais duas linhas de sutura são aplicadas (3ª e 4ª) unindo o tendão conjunto à superfície inferior da aponeurose do oblíquo externo próximo ao ligamento inguinal.

Na Clínica Shouldice, em Toronto, bastante atenção é dada à perda de peso pré-operatória, ao uso de anestesia local e à utilização de teste intraoperatório do reparo com a realização da manobra de Valsalva pelo paciente. Uma baixa taxa de recorrência (1%) tem sido reportada com o uso dessa técnica em uma extensa série de pacientes.

Técnica de MacVay (Ligamento de Cooper)

A operação de MacVay é popular na correção das grandes hérnias inguinais, hérnias diretas, hérnias femorais e hérnias recidivadas.[3] Essa técnica consiste na aproximação do tendão conjunto ao ligamento de Cooper do tubérculo púbico lateral até o canal femoral. Às vezes, uma grande tensão no reparo inviabiliza o uso dessa técnica.

Técnica de Lichtenstein (ou de Reparo sem Tensão)

Na atualidade, é uma das técnicas abertas mais realizadas no mundo. Há 20 anos, Irving L. Lichtenstein e seus colegas popularizaram o uso de tela de prolene para o obtenção de um reparo *tension-free*.[4] Lichtenstein demonstrou que um reparo sem tensão reduzia significativamente a taxa de recidiva. Além disso, a técnica encoraja que o procedimento seja realizado em caráter ambulatorial, sob anestesia local e com rápido retorno do paciente às atividades habituais (Figura 17.4).

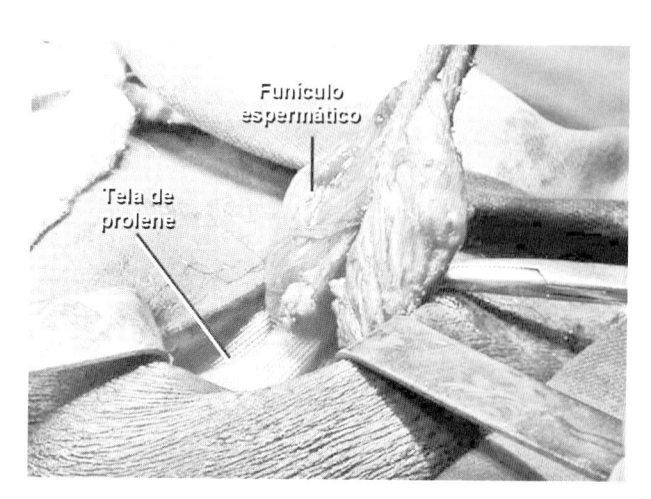

FIGURA 17.4 ▶ Correção de hérnia inguinal com uso de tela. (Ver encarte colorido.)

Técnica Laparoscópica

O uso do laparoscópio tem aberto uma dimensão nova e bastante controversa em relação às herniorrafias. O laparoscópio oferece ao cirurgião uma visão magnificada e clara da falha herniária e da anatomia adjacente.

No momento, as técnicas mais populares para correção de hérnias inguinais por via laparoscópica são: transabdominal pré-peritoneal e a totalmente extraperitoneal. O reparo da hérnia é semelhante nas duas abordagens. A grande diferença reside em que, utilizando a via extraperitoneal, o cirurgião necessitará de um balão expansor para dissecar uma cavidade pré-peritoneal ao longo da bainha do reto até o púbis. O princípio do reparo laparoscópico incorpora os mandamentos de Lichtenstein de uma correção sem tensão utilizando tela de polipropileno. Essa tela é aplicada na parede posterior do canal inguinal e fixada ao ligamento de Cooper, ligamento lacunar e aponeurose do tranverso em posição medial aos vasos epigástricos inferiores. Lateralmente, a tela é fixada ao arco aponeurótico do transverso e ao trato iliopúbico.

Os proponentes dessa técnica enfatizam os seguintes benefícios: excelente visibilização, pouca dor no pós-operatório, menores incisões com consequente melhor resultado estético, menores taxas de complicações infecciosas e menores custos devido ao rápido retorno às atividades.[5]

Os críticos dessa abordagem, por outro lado, salientam os seguintes problemas: necessidade de anestesia geral, alto custo, violação da cavidade peritoneal, necessidade de treinamento especializado e ausência de acompanhamento clínico a longo prazo. Entretanto, eles acreditam que essa abordagem seria útil nas hérnias multirrecidivadas e nas bilaterais.

TIPOS DE HÉRNIAS

Hérnia Femoral

A hérnia femoral ocorre num espaço localizado acima do trato iliopúbico, inferior ao ligamento de Cooper e lateral ao vasos femorais. Ao exame clínico, é esperado que a massa se localize inferiormente ao ligamento inguinal. Ela é mais comum em mulheres, e a técnica tradicional para sua correção é a de MacVay (ligamento de Cooper).[3]

Hérnia Umbilical

A maioria das hérnias umbilicais é congênita. É oito vezes mais comum em crianças negras do que em brancas.

Normalmente, fica evidenciada até os 2 anos de vida e sua persistência após os 5 anos indica a necessidade do tratamento cirúrgico.

Hérnias umbilicais em adultos são consideradas adquiridas, e o estrangulamento e o encarceramento são raros. A ruptura também pode acontecer, principalmente em pacientes cirróticos. Pacientes com condições que aumentam a pressão intra-abdominal (ascite, gravidez, doença obstrutiva crônica [DPOC], constipação, prostatismo, entre outras) podem desenvolver hérnias umbilicais.

Essas hérnias podem ser reparadas por várias técnicas, incluindo *pants over vest* ou "jaquetão", proposta por Mayo em 1907. O simples fechamento transverso tem se mostrado bastante eficaz. Ocasionalmente (p. ex., nos pacientes obesos), o uso de tela pode ser necessário.

Hérnia Incisional

Também conhecida como eventração, laparocele, hérnia cicatricial ou hérnia pós-operatória, é definida como uma protrusão do conteúdo abdominal em local enfraquecido devido a intervenções cirúrgicas anteriores.

Essa hérnia assume papel importante na cirurgia abdominal pelas suas características anatomopatológicas e socioeconômicas e pela incidência crescente devido ao maior número de pacientes idosos, debilitados e de alto risco. A hérnia incisional tem incidência que oscila entre 7,4% e 13,2% das incisões abdominais em geral; nas cirurgias contaminadas, os valores variam de 15% a 31%. A maioria das hérnias acontece no primeiro ano do pós-operatório.

Vários fatores de risco estão envolvidos na etiopatogenia dessas hérnias: distensão abdominal, vômitos, tecidos desvitalizados, incisões verticais, infecção, esforço abdominal exagerado, obesidade, desnutrição, anemia, entre outros.[6]

Em relação aos cuidados pós-operatórios, o emagrecimento e os cuidados para a prevenção de restrições respiratórias no pós-operatório são de extrema importância.

O reparo da parede abdominal, reconstituindo a anatomia, seria o modo ideal, porém este procedimento fica reservado apenas às hérnias de pequeno porte. Para as hérnias incisionais maiores, há um considerável número de proposições técnicas, muitas das quais utilizando enxertos e telas. Uma técnica alternativa consiste na utilização do saco herniário como reforço da parede abdominal. Em 1971, Alcino Lázaro da Silva descreveu a técnica da transposição peritônio-aponeurótica longitudinal bilateral em três planos. Essa técnica tem se mostrado eficaz, segura e de baixo custo.[7] Entre as vantagens dessa técnica podem ser citadas: dispensa de prótese, ser usada em obesos, refazer a bainha do reto abdominal e da linha alba, proporcionar sutura sem tensão, entre outras.[8]

Hérnia Epigástrica

Por sua localização e apresentação, essa hérnia recebeu várias denominações: hérnia da linha alba (Cooper, 1928), hérnia supraumbilical (Morgani, 1760) e hérnia lipomatosa e sacular (Curveilier, 1849).

Desde a década de 1990 vem crescendo o interesse pela hérnia epigástrica por ela constituir uma patologia comum e de fácil tratamento em nível ambulatorial. O tratamento cirúrgico consiste na ressecção/redução da gordura pré-peritoneal e no fechamento simples da falha aponeurótica. O princípio de transposição da técnica de "jaquetão" (Mayo) poderá ser utilizado em hérnias maiores.

Hérnia de Spiegel

Também denominada ventrolateral, semilunar ou pararretal externa, caracteriza-se pela protrusão de órgãos ou tecidos através da linha semilunar ou arco de Douglas. Com o advento da tomografia computadorizada de abdome e da videolaparoscopia, a hérnia de Spiegel tem sido cada vez mais diagnosticada. Adrian von Spiegel (1578-1625), professor de Anatomia e Cirurgia da Universidade de Pádua, foi o primeiro autor a descrever a linha semilunar e a hérnia. Tanto o fechamento primário como o uso de tela podem ser usados no tratamento dessa afecção.[9]

Hérnia Lombar

As hérnias lombares ou lomboilíacas e dorsais ou lombocostoabdominais são protrusões de gordura retroperitoneal e do peritônio ou de víscera abdominal insinuada através da ampla aponeurose do transverso em duas aberturas localizadas, uma abaixo da 12ª costela (Grynfelt) e outra acima da crista ilíaca (Petit).

Toda hérnia lombar deve ser corrigida cirurgicamente. Apesar da existência de técnicas específicas para as hérnias do triângulo de Petit (técnica de Dowd) e do triângulo de Grynfelt (técnica de Rishmiller), o uso de tela tornou a correção segura e eficaz.[9,10]

REFERÊNCIAS

1. Eubanks WS. Hernias. In: Towsend CM, Beauchamp RD, Evers BM, Mattox KL. Sabiston Textbook of surgery: the biological basis of modern surgical practice. 16. ed. Philadelphia: W.B. Saunders Company, 2001: 783-801.

2. Abrahamson J. Hernias. In: Zinner MJ (ed.). Maingot's abdominal operations. 10. ed. Connecticut: Appleton & Lange, 1997: 479-580.

3. Rutledge RH. The cooper ligament repair. Surg Clin North Am 1993; 73:497-512.

4. Kurzer M, Belsham P, Kark A. The Lichtenstein repair. Surg Clin North Am 1998; 78:1025-145.

5. Crawford D, Phillips E. Laparoscopic repair and Groin Hernia Surgery. Surg Clin North Am 1998; 78:1047-62.

6. Santora T, Roslyn JJ. Incisional hernia. Surg Clin North Am 1993; 73:593-608.

7. Lázaro da Silva A. Clínica Brasileira de Cirurgia – Hérnias da parede abdominal. São Paulo: Atheneu, 1997: Ano III, Vol. 1.

8. Welsh DRJ, Alexander M. The Shouldice repair. Surg Clin North Am 1993; 73:475-496.

9. Malangoni MA, Gagliardi RJ. Hérnias. In: Sabiston – Tratado de cirurgia. 17. ed. Rio de Janeiro: Elsevier; 2005: 1199-217.

10. Petroianu A. Clínica cirúrgica do Colégio Brasileiro de Cirurgiões, São Paulo: Atheneu, 2010.

CAPÍTULO 18

Petrus Moura de Andrade Lima

Patologias Benignas do Esôfago

INTRODUÇÃO

As doenças benignas do esôfago podem apresentar amplo espectro de manifestações, exigindo do médico atenção, principalmente, com a história clínica e os exames complementares. Neste capítulo abordaremos a doença do refluxo gastroesofágico, o esôfago de Barrett, a acalasia, o megaesôfago e os divertículos esofágicos.

DOENÇA DO REFLUXO GASTROESOFÁGICO

A doença do refluxo gastroesofágico (DRGE) é definida como qualquer condição sintomática ou alteração anatômica causada pelo fluxo retrógrado do conteúdo gástrico para o esôfago.[1]

O refluxo de material gástrico para o esôfago não resulta necessariamente em doença, pois indivíduos normais apresentam breves períodos de refluxo assintomático que não causam lesão no esôfago. Assim, apenas quando o refluxo causa sintomas ou lesão tecidual temos a DRGE.

Epidemiologia

A DRGE é uma das patologias mais comuns na prática clínica de cirurgiões e gastroenterologistas e corresponde à principal causa de dor torácica não cardíaca.[2]

A DRGE ocorre em todas as faixas etárias, embora sua prevalência seja maior entre idosos. Afeta igualmente os gêneros, entretanto a esofagite de refluxo é maior entre homens (3:1).[3] Estudos têm demonstrado relação direta entre o índice de massa corporal e a intensidade do refluxo.

Durante a gestação há aumento na prevalência dos sintomas associados ao refluxo, provavelmente relacionados com os efeitos hormonais sobre o esfíncter esofagiano inferior e com o aumento da pressão intra-abdominal pelo útero gravídico.

Fisiopatologia

O desenvolvimento da DRGE é multifatorial, entretanto relaciona-se primeiramente com a falência dos mecanismos de prevenção de refluxo e de esvaziamento do esôfago. Discutiremos a seguir cada um deles.

Esfíncter Inferior do Esôfago

O esfíncter inferior do esôfago (EIE) é uma porção muscular circular do esôfago distal com cerca de 3cm de comprimento que, apesar de ser considerado um dos principais mecanismos de defesa antirrefluxo, não pode ser distinguido morfologicamente.

A manutenção do tônus normal do EIE (10 a 45mmHg) atua contra a gravidade e o aumento da pressão intra-abdominal e intragástrica. O EIE relaxa fisiologicamente em resposta à deglutição e à eructação.

Muitas disfunções do tônus normal do EIE têm sido relatadas. Acredita-se que a migração do EIE para porções intratorácicas, como ocorre nas hérnias hiatais, seja um das causas para o decréscimo normal do tônus. Apesar de grande parte dos pacientes com DRGE ter hérnia hiatal, não há obrigatoriamente associação entre hérnia de hiato e DRGE.

O "relaxamento transitório" do EIE é uma disfunção descrita como relaxamento espontâneo e prolongado desse esfíncter, não associado a deglutição ou eructação. Tal disfunção está bem estabelecida com o refluxo ácido e pode corresponder a 70% dos episódios de refluxo em pacientes portadores de DRGE intensa.[4]

Crura Diafragmática

O hiato esofágico é a abertura na crura do diafragma por onde o esôfago atravessa do tórax ao abdome. Durante uma contração do diafragma, os pilares desse músculo se aproximam, causando a oclusão do esôfago distal. Tal mecanismo impede o refluxo durante a inspiração e as atividades que cursam com o aumento da pressão intra-abdominal.

Clareamento Esofágico

O material nocivo gástrico (ácido, pepsina, sais biliares) que entra em contato com a mucosa esofágica é rapidamente removido por meio de mecanismos de proteção como a gravidade, o peristaltismo, a salivação e a produção epitelial de bicarbonato, impedindo, assim, qualquer dano local.[1]

Entretanto, se o paciente apresenta qualquer condição que possa alterar um desses mecanismos, poderá se tornar portador de DRGE.

Quadro Clínico

Os sinais e sintomas da DRGE são extremamente variáveis, inclusive não se limitando ao esôfago.

A pirose é o sintoma mais característico, definido como queimação retroesternal. Inicia-se no epigástrio e estende-se superiormente. Quando atinge a faringe, o paciente descreve a sensação de regurgitação de material ácido, mais comum em atividades que aumentam a pressão intra-abdominal. Outros sintomas esofágicos são disfagia, odinofagia e dor torácica.

Sintomas extraesofágicos da DRGE são denominados sintomas atípicos e dependem do local atingido pelo material refluído. Quando o refluxo atinge a orofaringe, os sintomas incluem laringite crônica, rouquidão, *globus*, sialorreia, halitose e erosão dentária. Na presença de aspiração, podem ocorrer pneumonias, fibrose pulmonar e asma.

Complicações

São complicações da DRGE:[1]

- Hemorragia digestiva.
- Úlcera esofágica.
- Estenose.
- Esôfago de Barrett.

Diagnóstico

O diagnóstico da DRGE não é necessário em todos os pacientes com sintomas da doença. Considera-se aceitável a realização de teste terapêutico em pacientes com menos de 45 anos, com sintomas típicos e sem disfagia, odinofagia ou anemia. Nesses pacientes, a confirmação do diagnóstico não altera a evolução clínica, quando comparada ao tratamento terapêutico.

A confirmação do diagnóstico é obrigatória nos pacientes com mais de 45 anos, com sintomas exuberantes ou sinais de alerta (odinofagia, disfagia, emagrecimento, anemia e hemorragia digestiva prévia).[5]

Os testes diagnósticos devem ser solicitados caso a caso após rigorosa anamnese. São eles: endoscopia digestiva alta (EDA), radiografias contrastadas, cintilografia, pHmetria, manometria esofágica e impedanciometria.

Endoscopia Digestiva Alta (EDA)

A EDA é o método mais utilizado pela sua fácil disponibilidade, apesar de não ser considerada padrão. A EDA avalia a intensidade da lesão na mucosa esofágica (Quadro 18.1), as complicações da DRGE (estenose, úlceras e Barrett) e afasta outras afecções digestivas, como a doença ulcerosa péptica e neoplasias do esôfago e do estômago.

A EDA tem como limitação a impossibilidade de definir a composição do refluxo (ácido ou não ácido) e quantificar a intensidade do refluxo.

Radiografias Contrastadas

São testes que evidenciam a anatomia da luz esofágica, permitindo assim revelar a presença de hérnias hiatais, bem como sua extensão e capacidade de reduzir a cavidade peritoneal.

Os esofagogramas evidenciam também a presença de estenoses, tumores, divertículos e distúrbios motores do esôfago. Para avaliar o refluxo de material gástrico, devem ser realizadas manobras específicas para esse fim.

Manometria Esofágica

Tem como objetivo avaliar a pressão do EIE e a atividade motora do corpo esofágico. Alguns autores consideram

QUADRO 18.1 ▶ Classificação endoscópica de Los Angeles para esofagite

Grau A	Uma ou mais erosões < 5mm
Grau B	Uma ou mais erosões > 5mm em sua maior extensão, mas que não são contínuas entre o ápice de duas pregas do esôfago
Grau C	Erosões com continuidade (convergência) entre o ápice de duas ou mais pregas, porém envolvendo < 75% da circunferência
Grau D	Erosões que envolvem > 75% da circunferência esofágica

Fonte: Greenfield's Surgery, 4. ed.

exame fundamental na avaliação pré-operatória dos pacientes portadores de DRGE a fim de afastar distúrbios motores como esclerodermia, acalasia e megaesôfago chagásico.

pHmetria de 24 Horas

A monitoração do pH esofágico é considerada a referência no diagnóstico da DRGE, pois avalia a presença, a intensidade e o padrão do refluxo, bem como sua relação com os sintomas do paciente.

Como a pHmetria avalia os episódios de refluxo com pH abaixo de 4, não é capaz de diagnosticar refluxos não ácidos, presentes em cerca de 25% dos pacientes portadores de DRGE.

Impedanciometria

É um método diagnóstico recente, pouco disponível no Brasil. A impedanciometria é capaz de acompanhar e registrar o movimento anterógrado do bolo alimentar, bem como o movimento retrógrado do refluxo gastroesofágico.

As principais vantagens da impedanciometria são a capacidade de definir as características químicas (ácido e não ácido) e físicas do material refluído (líquido, gasoso e misto), assim como a possibilidade de associar-se à manometria do esôfago.

A desvantagem principal é a existência de poucos estudos que corroborem sua utilização clínica em substituição aos demais exames complementares.

Tratamento

Os objetivos do tratamento da DGRE são alívio dos sintomas, cicatrização das lesões esofágicas existentes e prevenção das complicações. Para alcançar tais objetivos devemos impedir o refluxo de material gástrico ao esôfago e, na falência do mesmo, reduzir os efeitos lesivos do material refluído.

Tratamento Comportamental

A modificação do estilo de vida é o primeiro passo para o tratamento da DRGE: elevar a cabeceira da cama de 10 a 15cm para facilitar o efeito da gravidade sobre o esôfago; não deitar após as refeições, aguardando pelo menos 2 horas;[5] e reduzir o peso, o que é fundamental nos pacientes obesos.

Evitar tabagismo e consumo de álcool, pois, além de reduzir a pressão do EIE, o fumo reduz a salivação. Evitar substâncias que reduzem o tônus do EIE e retardam o esvaziamento gástrico, como gorduras, cítricos, hortelã, menta, bebidas gaseificadas, chocolates, condimentos,

chá-preto e mate. Evitar medicações que reduzem a pressão do EIE, como anticolinérgicos, bloqueadores do canal de cálcio, derivados de teofilina, xantinas e nitratos.

Tratamento Medicamentoso[5]

Vários agentes medicamentosos têm sido utilizados no tratamento da DRGE, entretanto a base do tratamento é a supressão ácida do estômago:

- *Agentes procinéticos:* aumentam o esvaziamento gástrico, a depressão esofágica e o tônus do EIE. Têm seu uso indicado em associação aos outros agentes nos pacientes com regurgitação intensa. Por exemplo, metoclopramida, domperidona e bromoprida.
- *Agentes bloqueadores dos receptores de histamina (H_2):* inibem a produção ácida do estômago, sendo a primeira escolha para pacientes com DRGE leve em que persistem os sintomas após modificação comportamental. Aliviam os sintomas em cerca de dois terços dos pacientes após 12 semanas de tratamento. Por exemplo, cimetidina, ranitidina e famotidina.
- *Agentes inibidores de bomba de prótons:* são medicamentos mais efetivos no tratamento da DRGE. Elevam o pH gástrico para 5 durante todo o dia e reduzem a produção do ácido em cerca de 60%. Podem ser tomados apenas uma vez ao dia em dose plena durante 8 semanas. O relato de neoplasia gástrica secundária à acloridria pelo uso desses medicamentos não tem suporte na literatura atual. Entretanto, há alterações na mucosa gástrica, principalmente na presença de *Helicobacter pylori*. Por exemplo, omeprazol, pantoprazol, esomeprazol, rabeprazol e lanzoprazol.

Tratamento Cirúrgico

O tratamento cirúrgico está bem estabelecido em pacientes portadores de lesões esofágicas graves (úlceras, estenoses, esôfago de Barrett) e nos pacientes dependentes da terapia medicamentosa prolongada. A presença de hérnia hiatal com mais de 2cm é fator de pior prognóstico da DRGE; assim, o tratamento cirúrgico tem sido utilizado neste caso.[6]

Pacientes com persistência dos sintomas a despeito do tratamento medicamentoso adequado não parecem ser bons candidatos ao tratamento cirúrgico, a não ser aqueles que apresentam regurgitação persistente.[5]

Existem várias técnicas e tipos de cirurgias antirrefluxo, mas todas têm como objetivos criar um segmento de esôfago intra-abdominal, corrigir a hérnia hiatal e envolver o esôfago distal com o fundo gástrico.

Tais procedimentos são atualmente realizados por videolaparoscopia, possibilitando, assim, menor morbidade, menor tempo de internamento e menor tempo de recuperação, quando comparados ao acesso aberto.

ESÔFAGO DE BARRETT

O esôfago de Barrett é uma entidade clínica adquirida em que o epitélio escamoso esofagiano é substituído por epitélio colunar intestinal.[7]

A principal causa para o surgimento dessa metaplasia é a DRGE. Estudos mostram que o refluxo de sais biliares é mais comum em pacientes portadores de esôfago de Barrett do que naqueles que não apresentam a metaplasia. Assim, acredita-se que o refluxo biliar pode ter papel sinérgico ao refluxo ácido na etiologia do esôfago de Barrett.[1,2] A importância do esôfago de Barrett se baseia no fato de ser considerado o principal fator de risco para o adenocarcinoma esofágico.

Epidemiologia

Estudos evidenciam que menos de 1% da população é portadora de esôfago de Barrett, entretanto até 15% do pacientes portadores de DRGE de longa duração são portadores dessa condição patológica. Parece haver ainda um predomínio no gênero masculino, sendo incomum em negros e asiáticos.[2]

Quadro Clínico

O esôfago de Barrett não causa nenhum sintoma. Os sintomas apresentados pelos pacientes são os da DRGE. Na verdade, o epitélio de Barrett parece ser mais resistente ao ácido que o epitélio escamoso esofagiano, e assim os pacientes com esôfago de Barrett são menos sintomáticos da DRGE, quando comparados aos pacientes que não apresentam esôfago de Barrett.

Diagnóstico

O diagnóstico do esôfago de Barrett é realizado por meio da endoscopia digestiva associada à biópsia. A EDA evidencia mucosa cor de salmão, estendendo-se acima da transição esofagogástrica. Podem ser empregadas técnicas endoscópicas mais sofisticadas (cromoscopia, espectroscopia, ultrassonografia endoscópica e endoscopia com *laser*) com o objetivo de aumentar a sensibilidade do procedimento.

O diagnóstico final, entretanto, deve ser fechado após a realização de biópsias padronizadas do epitélio local. A biópsia tem por finalidade a confirmação da metaplasia intestinal, bem como a identificação de displasia no epitélio de Barrett.[7]

O American College of Gastroenterology orienta realizar uma única EDA em todos os pacientes com mais de 50 anos, portadores de DRGE de longa data, a fim de afastar a presença de esôfago de Barrett. Não há, contudo, consenso em relação a essa indicação.[2]

Tratamento

O tratamento do esôfago de Barrett inicia-se com o tratamento para a DRGE. O tratamento cirúrgico mostrou reduzir a progressão da displasia do epitélio, entretanto o tratamento medicamentoso e o cirúrgico da DRGE não provaram ser capazes de reduzir o risco de adenocarcinoma esofágico.

A ablação do epitélio de Barrett foi proposta por meio de vários métodos (*laser*, coagulação com plasma de argônio, terapia fotodinâmica e eletrocoagulação, entre outros), entretanto o aparecimento de adenocarcinoma nas áreas tratadas já foi evidenciado em todas as técnicas. O risco do surgimento do câncer não está bem definido e a utilidade dessas técnicas em longo prazo não está estabelecida.[7]

As terapias ablativas só estão indicadas em pacientes portadores de esôfago de Barrett complicado com displasia. A cirurgia (esofagectomia distal) só é indicada em pacientes com displasia de alto grau.

Prevenção

Estudos observacionais verificaram menor risco de adenocarcinoma em pacientes usuários de anti-inflamatório não esteroide. Houve falha, contudo, na utilização de inibidor da COX-2 na redução das displasias de pacientes portadores de esôfago de Barrett.[7] Alguns estudos ainda estão em andamento com o uso de ácido acetilsalicílico (AAS).

ACALASIA E MEGAESÔFAGO CHAGÁSICO

Acalasia é um distúrbio motor primário do esôfago que se caracteriza por relaxamento inadequado do EEI associado a contrações incoordenadas do corpo esofágico. A acalasia é a doença motora do esôfago, ao passo que o megaesôfago é sua consequência.[6]

O mecanismo fisiopatológico da acalasia consiste na destruição dos plexos mioentéricos do esôfago. Na acalasia primária, mais conhecida como idiopática, a etiologia da perda desses plexos não está bem clara, podendo ser decorrente de infecções virais. Na esofagopatia chagásica, a desnervação esofágica é secundária a uma resposta imunológica decorrente da infecção pelo *Trypanosoma cruzi*.

A acalasia idiopática e a esofagopatia chagásica apresentam algumas diferenças entre si, apesar da mesma fisiopatogenia da doença.[3]

Epidemiologia

A acalasia idiopática envolve igualmente ambos os gêneros, em todas as idades, entretanto com picos de incidência na terceira e na sétima década de vida. A acalasia idiopática tem prevalência estimada de menos de 1 caso por 10 mil habitantes e incidência de 1 para cada 100 mil habitantes por ano.[5]

Acredita-se que 75 a 90 milhões dc pessoas estão infectadas pelo *T. cruzi* na América Latina, e a esofagopatia chagásica atinge cerca de 4% a 10% dos infectados pelo parasita. Acomete mais homens que mulheres (2:1) e os sintomas têm início entre a terceira e quinta décadas de vida.[4]

Quadro Clínico

O quadro clínico da acalasia idiopática e o da esofagopatia chagásica são semelhantes,[1,5] marcados principalmente pela disfagia progressiva. Serão discutidas adiante as principais características dos sintomas mais marcantes:

- *Disfagia:* é o principal sintoma, presente em praticamente todos os pacientes. A disfagia em geral é progressiva e de longa duração. É comum o paciente referir que o alimento fica parado no nível do xifoide e que necessita ingerir líquidos em abundância para fazer o alimento descer.
- *Regurgitação:* a regurgitação de alimentos não digeridos é frequente e pode ser causa de confusão com a doença do refluxo gastroesofágico. Classicamente, a regurgitação não é precedida de náuseas e acontece durante a refeição ou horas após, quando o paciente se deita. A regurgitação pode ocasionar rouquidão e tosse.
- *Sialorreia:* a sialorreia e a hipertrofia das glândulas salivares foram descritas tanto na acalasia idiopática quanto na chagásica. É determinada pela irritação constante da mucosa esofágica pelo alimento (reflexo esofagossalivar de Roger). Ocorre também elevação da amilasemia.

Complicações

A complicação mais comum da acalásia idiopática e chagásica é a desnutrição. O paciente não só perde a ca-

pacidade de esvaziar o esôfago, mas também apresenta medo de comer em função da dor da impactação alimentar.

A regurgitação pode ser causa de aspiração, o que ocasiona desde laringites até broncopneumonias. Hemorragias digestivas secundárias a úlceras esofágicas são complicações também descritas. As úlceras podem ocorrer na esofagite intensa causada pela estase dos alimentos.

A complicação mais temida é o câncer de esôfago, pois a associação entre megaesôfago chagásico e câncer de esôfago pode chegar a 10%. Dessa forma, pacientes com rápida instalação da disfagia (< 6 meses) ou piora da disfagia prévia, perda de peso e com mais de 50 anos devem ser sempre pesquisados para neoplasia esofágica.[8]

Diagnóstico

O diagnóstico da acalasia baseia-se nos sintomas e na história clínica. Os exames complementares servem para afastar complicações, definir etiologia e classificar a doença:

- *Sorologias:* têm por finalidade confirmar a etiologia chagásica da acalasia. A reação de Machado-Guerreiro, a hemaglutinação, a imunofluorescência e o teste ELISA podem ser utilizados. Quando se utiliza mais de uma, aumenta a positividade dos resultados.[4]
- *Exame endoscópico:* retenções de alimentos não digeridos, bem como dificuldade de passar pelo esfíncter esofagiano inferior, são achados endoscópicos da acalasia. O aumento do calibre do órgão também pode ser descrito nos casos mais avançados. O principal papel da esofagoscopia, entretanto, é avaliar a mucosa esofágica na busca de lesões pré-malignas ou de neoplasias já instaladas.
- *Exame radiológico:* a radiografia simples de tórax pode mostrar algumas alterações sugestivas de megaesôfago avançado, tais como alargamento do mediastino, nível líquido intratorácico, ausência de bolha gástrica e duplo contorno cardíaco.

  O exame contrastado (esofagograma – Figura 18.1) evidencia alterações do peristaltismo, com a presença de ondas terciárias, retenção e floculação do contraste, dilatação do esôfago e afunilamento da junção esofagogástrica, conferindo um aspecto em bico de pássaro.[5] Várias classificações do megaesôfago estão baseadas nos achados do esofagograma, entretanto a mais utilizada em nosso meio é a de Rezende e cols. (Quadro 18.2).[9]
- *Manometria esofágica:* a manometria evidencia de forma geral aperistalse do corpo esofágico e ausên-

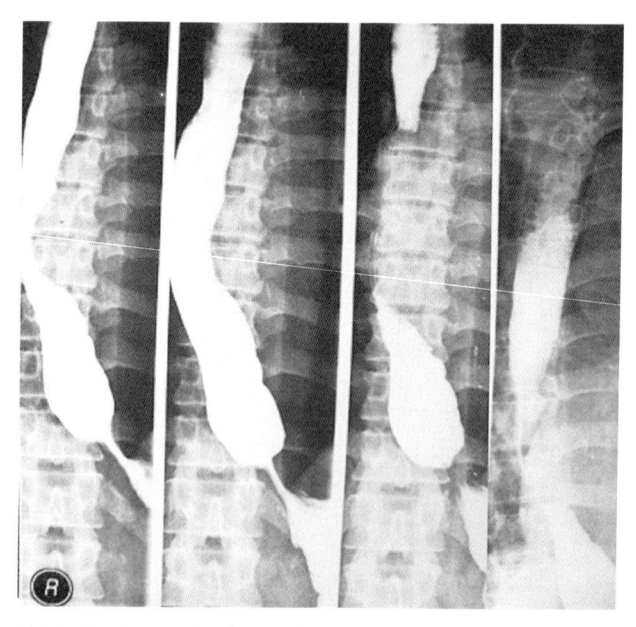

FIGURA 18.1 ▶ Esofagograma no qual se percebe leve ectasia do órgão associada a afilamento do EIE e floculação do contraste baritado. *Fonte:* Serviço de Cirurgia Geral – IMIP.

QUADRO 18.2 ▶ Classificação da esofagopatia chagásica de acordo com Rezende e cols. (1960)

Grupo I	Esôfago com diâmetro normal, entretanto incapaz de esvaziar-se completamente. Há retenção de contraste e o esôfago torna-se cilíndrico
Grupo II	Moderada dilatação esofágica com grande retenção de contraste, formando uma coluna residual. Percebe-se atividade motora incoordenada, com ondas terciárias. Observa-se também hipertonia do esfíncter esofagiano inferior
Grupo III	Grande dilatação do esôfago com hipotonia do corpo esofágico e pouca atividade contrátil do mesmo
Grupo IV	Este grupo é constituído pelos dolicomegaesôfagos. O esôfago torna-se bastante dilatado e alongado, sem atividade motora. O esôfago perde seu eixo longitudinal e dobra-se sobre o diafragma

Fonte: Rezende JM. Exame radiológico. In: Nakano SM, Faintuch J, Cecconello I. Megaesôfago chagásico. Editora da UCG.

cia de relaxamento do EIE. Há, contudo, achados distintos entre a acalasia idiopática e a chagásica na manometria, pois a pressão do esfíncter inferior nos chagásicos é menor do que na população normal, ao passo que na acalasia idiopática a pressão do esfíncter é maior que o normal.[3]

Tratamento

O tratamento da acalasia idiopática e da chagásica é similar e variado. Há desde o uso de medicamentos orais, passando por injeções de toxina botulínica dilatações endoscópicas, até a cirurgia.

Tratamento Medicamentoso

O objetivo é reduzir a pressão do esfíncter inferior, permitindo que o esôfago se esvazie em virtude da gravidade. Os nitratos são os mais efetivos; entretanto, devido ao elevado índice de efeitos colaterais, os bloqueadores do canal de cálcio têm sido utilizados. A nifedipina é a substância com maior número de publicações que validam seu uso na acalasia, com eficácia em torno de 50% a 90%. Em função da pobre resposta ao tratamento farmacológico, em contraste com a segurança e a eficácia do tratamento cirúrgico, o uso do tratamento medicamentoso é indicado apenas em pacientes em estágios iniciais ou que não podem ser submetidos a tratamento definitivo.[2]

Toxina Botulínica

A injeção intraesfincteriana de toxina botulínica tem bons resultados no primeiro mês, atingindo resolução da disfagia em até 85% dos pacientes. Entretanto, essa melhora diminui com o passar do tempo, tornando-se mínima a partir de 1 ano.[2] Percebe-se então que a injeção de toxina botulínica não é um tratamento definitivo, devendo ser repetida com frequência na tentativa de manter os pacientes assintomáticos.

Dilatação por Balão

A ruptura das fibras do EIE através de dilatação com balão pneumático tem sido amplamente utilizada na acalasia idiopática e na chagásica. Os resultados iniciais são bons, entretanto em esôfagos dilatados (megaesôfagos) os resultados tendem a ser piores. O risco de perfuração esofágica encontra-se em torno de 2% a 3% dos pacientes. A longo prazo, há necessidade de repetir as dilatações.

Tratamento Cirúrgico

O tratamento cirúrgico pode ser diferenciado em dois tipos: as cirurgias que visam resolver a obstrução causada pela acalasia do esfíncter inferior e as cirurgias que priorizam a ressecção do órgão dilatado.[7] Há descrições de várias técnicas cirúrgicas para o tratamento da acalasia com os dois tipos, entretanto não é objetivo deste capítulo discorrer sobre todas essas técnicas.

As cirurgias que se restringem à transição esofago-gástrica devem ser indicadas apenas para pacientes com doença não avançada, ou seja, cujo corpo do esôfago não está muito dilatado e ainda apresentem peristaltismo eficaz. As cirurgias ressectivas são indicadas para os pacientes com doença avançada, ou seja, cujo corpo esofágico apresenta aperistalse, grande dilatação ou lesões displásicas e neoplásicas da mucosa.[7]

A miotomia à Heller associada à fundoplicatura antirrefluxo é a cirurgia mais realizada para acalasia. Baseia-se na transecção longitudinal do EIE por cerca de 6cm acima da junção esofagogástrica e 3cm abaixo da mesma. Como essa situação provoca refluxo na grande maioria dos pacientes, associa-se a fundoplicatura parcial.

A miotomia melhora os sintomas em 80% a 100% dos pacientes no primeiro ano, com manutenção prolongada dos resultados em 67% a 85%.

Nas esofagectomias, a substituição do esôfago é feita pelo estômago. Essa técnica é destinada aos megaesôfagos avançados, pois cursam com mais complicações. Assim, algumas variações foram descritas, como a mucosectomia com transposição gástrica através da túnica muscular.

DIVERTÍCULOS ESOFÁGICOS

Divertículos esofágicos constituem doença pouco comum, caracterizada por dilatações localizadas que se comunicam com a luz do esôfago, de tamanhos variados, que podem ser formadas por toda a parede do órgão (divertículos verdadeiros) ou apenas na mucosa e na submucosa do esôfago (pseudodivertículos).[4]

Os divertículos podem ser classificados, conforme a etiopatogenia de sua formação, em divertículos de tração e de pulsão. Os divertículos de tração são aqueles formados por aderências entre esôfago e linfonodos mediastinais, de origem inflamatória granulomatosa. Os divertículos de pulsão são aqueles causados por elevação da pressão intraluminal esofágica com herniação da mucosa e submucosa através da túnica muscular, secundária a distúrbios de motilidade.[1]

Os divertículos podem surgir em qualquer nível do esôfago, entretanto os sintomas, a etiologia e o tratamento fazem com que os divertículos sejam divididos em faringoesofágicos (de Zenker), de esôfago médio (parabrônquicos) e justacárdicos (epifrênicos).

O divertículo de Zenker forma-se em uma região de maior fragilidade da parede faringoesofágica, conhecida como triângulo de Killian. Essa região é formada pelas fibras oblíquas do músculo constritor inferior da faringe e pelas fibras horizontais do músculo cricofaríngeo.[1]

Epidemiologia

Os divertículos do esôfago são raros, com prevalência estimada em cerca de 0,1% a 2%. O divertículo de Zenker representa cerca de 70% dos divertículos esofágicos, seguido pelo epifrênico, com 20%. É mais frequente em homens, numa proporção de 4:1, e raro na infância.[4]

Complicações

O crescimento bacteriano dentro do divertículo predispõe a hemorragia e perfuração. A inflamação local provoca ainda aderência do divertículo a estruturas vizinhas e pode levar à formação de fístulas.

Apesar de várias descrições sobre carcinoma em divertículos esofágicos, não há evidências na literatura atual sobre risco aumentado de malignização do epitélio diverticular que justifique, por si só, a ressecção do divertículo.

Diagnóstico

Clínico

A maior parte dos pacientes portadores de divertículos esofágicos é assintomática, ficando os sintomas na dependência da localização do divertículo.

Nos divertículos de Zenker, os pacientes podem referir regurgitação de alimentos não digeridos, disfagia, halitose, sialorreia e broncoaspiração. A disfagia pode ser progressiva durante a refeição e evoluir até a completa afagia, pois o divertículo vai enchendo e comprimindo o esôfago. Esse fenômeno é chamado de bloqueio esofágico. Ao exame, pode-se perceber uma massa cervical quando o divertículo é grande. Durante a palpação, o paciente pode apresentar regurgitação, como também pode-se perceber o borborigmo hidroaéreo.[4]

Nos divertículos do corpo esofágico, os sintomas estão mais relacionados com a dismotilidade do corpo esofágico (disfagia e regurgitação de alimentos não digeridos). Dor torácica pesudoanginosa e pirose podem ser também relatadas.[3]

Endoscopia

O estudo endoscópico tem por finalidade afastar outras causas de disfagia que não o divertículo, bem como permite verificar alterações da mucosa do divertículo, como úlceras ou carcinomas. Por esse motivo, alguns endoscopistas julgam obrigatório entrar no divertículo, apesar do risco de perfuração.

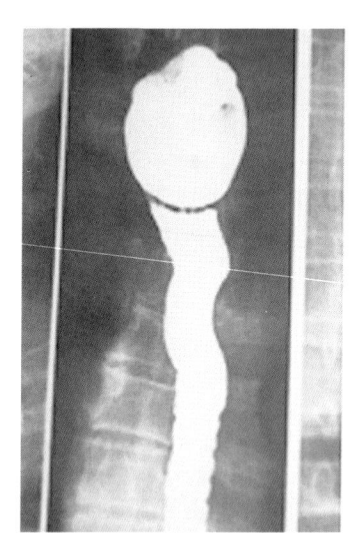
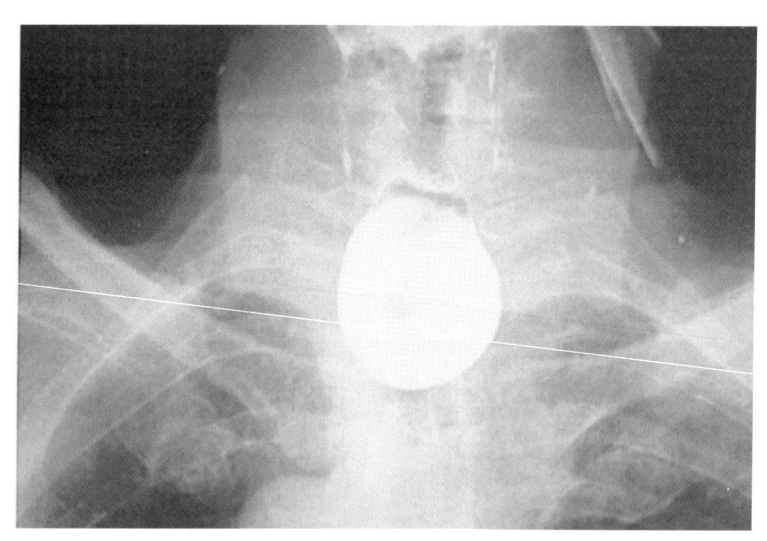

FIGURA 18.2 ▶ Esofagograma evidenciando divertículo faringoesofágico; em *close*, vê-se a retenção do contraste no divertículo. *Fonte:* Serviço de Cirurgia Geral – IMIP.

Radiografia

A radiografia simples de tórax pode apresentar algumas alterações sugestivas de divertículo, como imagens de nível hidroaéreo no mediastino ou imagens pulmonares secundárias a fístulas e aspiração. Entretanto, todos esses achados são inespecíficos.

A radiografia contrastada do esôfago (esofagograma) é o exame que melhor evidencia a localização, o número, o tamanho e a forma do divertículo. Pode mostrar também alterações da mucosa, como rugosidades, que devem ser mais bem elucidadas pelo exame

endoscópico. O estudo contrastado apresenta ainda como vantagem as informações sobre o grau de obstrução esofágica causado pelo divertículo, bem como comprova distúrbios motores que são a causa de alguns divertículos.[4]

Eletromanometria

A eletromanometria é utilizada no diagnóstico dos distúrbios motores associados a divertículos, como o espasmo esofagiano difuso e a acalasia.

Tratamento

O tratamento só é indicado em pacientes sintomáticos e pode ser realizado de várias formas, como veremos a seguir. Deve-se tratar não só o divertículo, mas também o fator causal.

Tratamento Cirúrgico

Para o divertículo de Zenker, o tratamento cirúrgico clássico é a ressecção (diverticulectomia) associada a uma miotomia do músculo cricofaríngeo. Tal miotomia tem por finalidade corrigir o fator etiológico e reduzir a recidiva, os sintomas e as complicações. A cirurgia é realizada por meio de cervicotomia e tem como principais complicações a formação de fístulas e a lesão do nervo laríngeo recorrente. Para reduzir a formação de fístulas, alguns cirurgiões preferem dissecar o divertículo, suspendê-lo e fixá-lo atrás da faringe (diverticulopexia). Realiza-se também com essa técnica a miotomia do cricofaríngeo. Assim, não há abertura do esôfago, e a realimentação é mais precoce.[5,10]

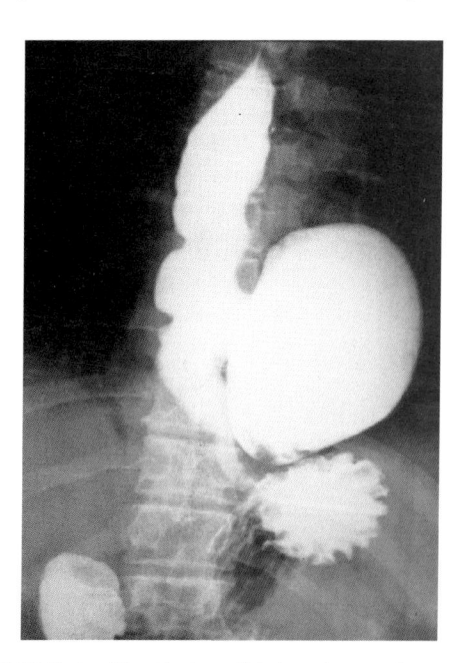

FIGURA 18.3 ▶ Divertículo epifrênico gigante visto em esofagograma. *Fonte:* Serviço de Cirurgia Geral – IMIP.

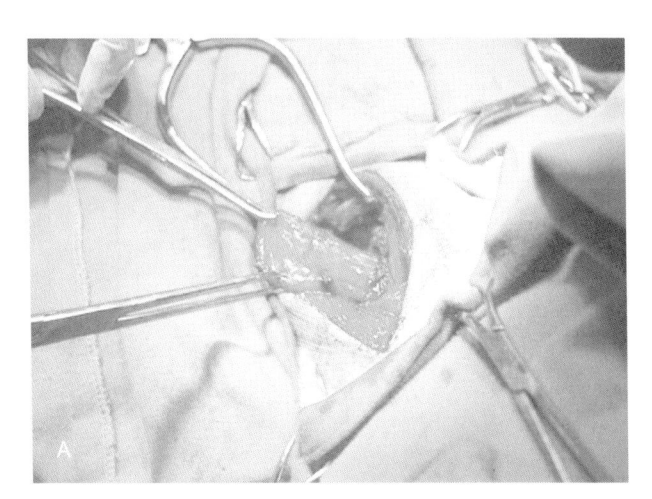 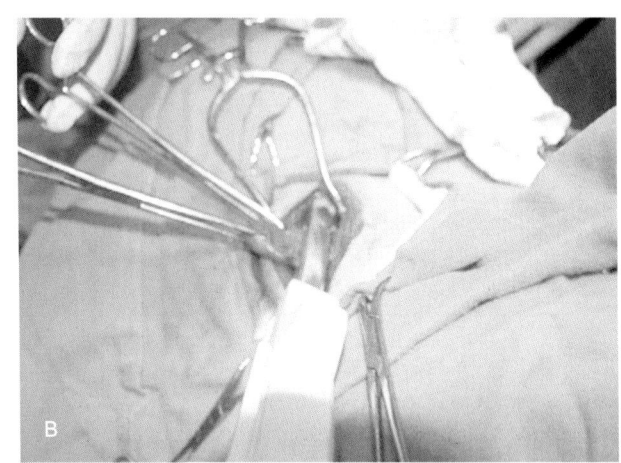

FIGURA 18.4 ▶ **A.** Cervicotomia esquerda com exposição de grande divertículo faringoesofágico. **B.** Diverticulectomia utilizando grampeador mecânico. *Fonte:* Serviço de Cirurgia Geral – IMIP. (Ver encarte colorido.)

Nos divertículos do corpo esofágico, utiliza-se também a diverticulectomia com miotomia. A miotomia, como já foi dito, reduz os sintomas, as recidivas e as fístulas. Quando o divertículo é epifrênico, após a miotomia pode-se realizar uma fundoplicatura parcial a fim de evitar sintomas de refluxo gastroesofágico.[6]

A via de acesso nos divertículos do corpo esofágico pode ser por toracotomia ou laparotomia, dependendo da localização do divertículo. Atualmente, a via videolaparoscópica vem ganhando espaço, tornando-se a preferida dos cirurgiões.[8]

Tratamento Endoscópico

O tratamento endoscópico está reservado para os divertículos faringoesofágicos e se baseia na abertura da parede muscular entre a luz diverticular e a esofágica (diverticulostomia) mediante a qual, além de comunicar os dois espaços, pode-se realizar a miotomia ao mesmo tempo.[11] Tal procedimento pode ser realizado com grampeador linear, eletrocautério ou *laser*. As complicações possíveis são sangramentos, abscessos e mediastinite.[5]

REFERÊNCIAS

1. Lambert R. Review article: current practice and future perspectives in the management of gastro-oesophageal reflux disease. Aliment Pharmacol Ther 1997; 11:651-62.

2. Shaheen N, Ransohoff DF. Gastroesophageal reflux, Barrett esophagus, and esophageal cancer. Scientific Review JAMA 2002; 287(15):1972-81.

3. Duranceau A. Gastroesophageal reflux. Ann Thorac Surg 2008; 85(3):1135-7.

4. Quigley EMM. New developments in the pathophysiology of gastro-oesophageal reflux disease (GERD): implications for patient management. Aliment Pharmacol Ther 2003; 17(2):43-51.

5. Galmiche JP, Letessier E, Scarpignato C. Treatment of gastrooesophageal reflux disease in adults. BMJ 1998; 316: 1720-3.

6. Moraes-Filho JPP. Diretrizes para diagnóstico e tratamento da doença do refluxo gastroesofágico: III Consenso Brasileiro. In: Cecconelo I, D'Albuquerque LAC, Bresciani C, Garrido Jr AB. Atualização em cirurgia do aparelho digestivo e coloproctologia. São Paulo: Departamento de Gastroenterologia da FMUSP, 2009: 57-62.

7. Bresalier RS. Barrett's esophagus and esophageal adenocarcinoma. Annu Rev Med 2009; 60:221-31.

8. Catarci M, Gentleschi P, Papi C et al. Evidence-based appraisal of antireflux fundoplication. Annals of Surgery 2004; 293(3):324-37.

9. Rezende JM, Lavar KM, Oliveira AR. Aspectos Clínicos e radiológicos da aperistalse do esôfago. Rev Bras Gastroenterol 1960; 12:247-67.

10. Smith SR, Genden EG, Urken ML. Endoscopic stapling technique for the treatment of Zenker diverticulum vs standard open-neck technique. A direct comparison and charge analysis. Arch Otolaryngol Head Neck Surg 2002; 128:141-4.

11. Fernando H, Luketich JD, Samphire J et al. Minimally invasive operation for esophageal diverticula. Ann Thorac Surg 2005; 80:2076-81.

Colelitíase e suas Complicações

INTRODUÇÃO

A primeira colecistectomia foi realizada por Carl Lambenburch em 1882. Desde então, foram necessários 100 anos até que uma inovação no método modificasse em definitivo a história da colecistectomia. Em 1985, o cirurgião alemão Erich Mühe realizou a primeira colecistectomia por videolaparoscopia. Este fato é tão importante para o avanço da cirurgia quanto a descoberta dos antibióticos ou da anestesia para a medicina, devendo ter seu valor reconhecido. Foi após este marco que pela primeira vez na história se realizou uma cirurgia sem o contato das mãos do cirurgião.[1,2]

Passados 20 anos foi possível realizar colecistectomia sem cortes, por acessos transgástricos ou pela cúpula vaginal, conhecida como cirurgia pelos orifícios naturais ou Natural Orifice Transluminal Endoscopic Surgery (NOTES), e também a cirurgia robótica, que ainda apresenta alto custo, mas resultados significativos.[3,4]

A prevalência de litíase vesicular varia de acordo com a região estudada, sendo comum nas sociedades ocidentais, acometendo com maior frequência o gênero feminino, quando comparado ao masculino com a mesma idade. Obesidade e perda de peso rápida são fatores de risco a serem considerados. A distribuição em grupos específicos pode apresentar variações; os índios pimas norte-americanos apresentam uma incidência de 70%.

A prevalência de litíase vesicular assintomática tem sido motivo de vários estudos em diversos países. Acomete aproximadamente 10% das populações americana e inglesa.[5-8] No Brasil, esses estudos são escassos e limitados. Em estudo com 1.303 vesículas biliares em autópsias, foram encontrados 7,8% de cálculo biliar. Relata-se maior incidência de cálculo biliar no sexo feminino (5,3%) em relação ao masculino (3,9%). Esses mesmos autores, empregando a ultrassonografia em indivíduos hospitalizados com mais de 20 anos de idade, determinaram que a prevalência de colelitíase é de 14,8% e, na população em geral, avaliando também por meio da ultrassonografia, encontraram prevalência de 9,3%.[9,10]

Apesar de a maioria dos pacientes portadores de litíase vesicular ser assintomática, ela pode acarretar algumas complicações, sendo as mais frequentes as colecistites aguda e crônica, a calcificação e o carcinoma da vesícula biliar, a icterícia obstrutiva, o abscesso, a perfuração, o íleo biliar, a pancreatite aguda e a síndrome de Mirizzi, entre outras. Embora importantes descobertas na área dos exames diagnósticos ocorridas no século XX, principalmente nas duas últimas décadas, como a aplicação da ultrassonografia, tomografia computadorizada, coledocoscopia, ressonância e técnicas radiológicas intervencionistas, tenham levado a uma melhor compreensão e tratamento dessas complicações, a evolução clínica dos pacientes com litíase vesicular assintomático permanece controversa.[7,11-14]

QUADRO CLÍNICO

A colelitíase pode se apresentar de três formas: sintomática, assintomática e complicada. A apresentação mais comum é a assintomática, que tem indicação cirúrgica em situações especiais. Atualmente, a maioria dos cirurgiões do aparelho digestivo recomenda a cirurgia para o paciente assintomático com longa expectativa de vida (superior a 20 anos), cálculos com mais de 2cm, pólipo na vesícula maior que 3mm ou com crescimento de 0,5mm em 1 ano, calcificação, região com alta prevalência de câncer de vesícula e candidatos a transplante. A presença de sintomas indica, em sua maioria, a necessidade de cirurgia. Existem várias formas de apresentação.[15,16]

Cólica Biliar

Nos pacientes sintomáticos, a apresentação mais frequente é a cólica biliar, que apresenta como sintoma mais comum a dor localizada no quadrante superior direito e que pode se irradiar para o epigástrio ou dorso. Geralmente permanece por menos de 2 horas e se agrava mais frequentemente com a ingestão de alimentos gordurosos; está associada a náuseas e vômitos.

Colecistite Crônica

A colecistite crônica tem apresentação bastante semelhante à da cólica biliar, porém o que a diferencia é o espessamento da parede da vesícula, o qual pode ser identificado com exame de ultrassonografia ou pelo estudo histopatológico após o procedimento cirúrgico.

Colecistite Aguda Alitiásica

É a inflamação da parede da vesícula após a obstrução do infundíbulo ou do ducto cístico por um cálculo. A parede sofre espessamento em consequência da congestão venosa. A obstrução persistente resulta em isquemia da mucosa com liberação de mediadores da inflamação. Pode ocorrer invasão bacteriana, resultando em febre e leucocitose. Os pacientes se apresentam com dor em quadrante superior direito, náuseas e vômitos. Dependendo do tempo de evolução e da gravidade do quadro, pode haver deterioração e surgimento de outros sintomas, como febre, calafrios e piora do quadro doloroso. A evolução desfavorável geralmente é consequência de complicação, como abscesso hepático ou peri-hepático, empiema vesicular, coleperitônio, fístula e íleo biliar. Além de leucocitose, esses pacientes podem apresentar elevação discreta das bilirrubinas e da gamaglutamil-transferase, indicando obstrução canalicular por cálculo ou compressão do infundíbulo. O diagnóstico precoce e a condução adequada são a chave para uma boa evolução (Quadros 19.1 e 19.2).

Pacientes com colecistite podem se apresentar com quadro leve ou, menos frequentemente, com uma forma rapidamente progressiva com risco de vida. Podemos classificar os pacientes em três grupos que irão nos guiar para o tratamento.

O primeiro apresenta *colecistite leve*, na qual o paciente manifesta quadro de dor abdominal com maior frequência em hipocôndrio direito e epigástrio, podendo irradiar-se para o dorso, sem sintomas sistêmicos ou

---

QUADRO 19.1 ▶ Diagnóstico preciso de colecistite aguda

Achados físicos locais

Sinal de Murphy
Massa em hipocôndrio direito
Dor ou empastamento no quadrante superior direito

Sinais sistêmicos de inflamação

Febre
Proteína C reativa (PCR) elevada
Leucocitose

Achados de imagem

Ultrassonografia com paredes espessadas, líquido perivesicular, cálculo impactado no infundíbulo, vesícula distendida

---

QUADRO 19.2 ▶ Achados radiológicos na colecistite aguda

Ultrassonografia

Murphy ultrassonográfico
Espessamento de parede vesicular
Vesícula distendida
Debris, fluido perivesicular, cálculo impactado no infundíbulo, coleção pericoledociana

Ressonância nuclear magnética (RNM)

Vesícula distendida
Vesícula espessada
Líquido perivesicular

Tomografia

Espessamento da parede
Coleção ou fluido pericoledociano
Densificação da gordura

---

disfunção orgânica. É indicada a cirurgia, com baixo risco de complicações. No segundo quadro clínico, de *colecistite moderada*, a dor vem associada a índice de leucocitose acima de 18 mil/mm³, massa no quadrante superior direito, mais de 72 horas de evolução e importante processo inflamatório local (abscesso hepático ou peri-hepático, enfisema vesicular ou empiema). Nesses pacientes, a cirurgia está relacionada com maior grau de morbidade. No terceiro quadro clínico, de *colecistite grave*, os pacientes apresentam disfunção sistêmica em um ou mais órgãos. Nesse caso, a correção da disfunção orgânica é fundamental para o sucesso da intervenção cirúrgica. Após a correção da disfunção orgânica, a cirurgia precoce tem se mostrado preferível, especialmente em pacientes cujo quadro clínico tenha menos de 72 horas. Em situações em que a cirurgia não é possível, o tratamento clínico pode resultar em recorrência dos sintomas em até 50% enquanto se aguardam 4 a 6 semanas para a sua realização.[17-19]

Colecistite Acalculosa

Forma de apresentação pouco frequente de colecistite, está associada a alguns fatores de risco, como íleo prolongado, uso prolongado de opiáceos, múltiplas transfusões e nutrição parenteral total. Os pacientes podem apresentar apenas febre ou quadro de sepse rapidamente progressiva. O exame do abdome é difícil em virtude do estado do paciente. O diagnóstico pode ser feito na beira do leito por meio de achados ultrassonográficos de distensão da vesícula, espessamento de sua parede e fluido perivesicular. Na ausência de definição pelo estudo do ultrassom podemos realizar cintilografia. O tratamento deve ser avaliado considerando-se a gravidade do paciente, indicando-se colecistectomia ou apenas colecistostomia.[20]

COLEDOCOLITÍASE

A coledocolitíase caracteriza-se pela presença de cálculos na via biliar principal, que incidem em 8% a 20% dos pacientes com colelitíase. Esse diagnóstico altera a estratégia cirúrgica, sendo agora necessária a exploração da via biliar. Esta abordagem pode ocorrer antes da cirurgia, durante e, em nosso serviço e excepcionalmente, apenas após a cirurgia. A abertura do colédoco para a retirada dos cálculos até recentemente resultava na necessidade de se colocar um dreno de Kehr, o que ainda é realizado com muita frequência em vários serviços, apesar de ser seguro o uso da sutura primária. Para o diagnóstico da coledocolitíase vários métodos podem ser utilizados, como a ultrassonografia, a gamaglutamil-transferase e a ressonância magnética.[21]

COLANGITE

A colangite foi descrita por Charcot em 1877 e caracteriza-se pela infecção bacteriana da árvore biliar secundária à obstrução. Os cálculos biliares são a causa mais comum de obstrução, seguidos de doença maligna. Os germes frequentemente envolvidos são bactérias da flora intestinal, como *Escherichia coli*, *Klebsiella*, *Enterococcus* e bacteroides.

Fisiopatologia

A infecção da árvore biliar ascende ao hepatócito, causando obstrução e, em consequência, elevando a pressão intracanalicular. Desse processo resulta refluxo para a circulação sistêmica, promovendo um quadro infeccioso que, quando não tratado, causa sepse com mortalidade elevada.

Quadro Clínico

Associada à tríade de Charcot, com dor em quadrante superior direito, febre e icterícia, esta apresentação está presente em cerca de 70% dos pacientes. Em algumas situações mais graves, observamos desorientação e hipotensão, sendo então caracterizada como pêntade de Reynold, indicando colangite supurativa aguda. A pêntade normalmente está associada às formas graves de colangite.

História de cálculo na vesícula ou de manipulação da via biliar para colocação de *stent* ajuda na definição do diagnóstico. Entre os diagnósticos diferenciais destacam-se pneumonia lobar direita, angina, pancreatite, câncer de vesícula, hepatite, infecção urinária, leptospirose e abscesso hepático.

Diagnóstico

Não existe um exame laboratorial que isoladamente defina a existência de colangite. Podem ser encontradas alterações laboratoriais, como leucocitose e desvio, elevação na proteína C reativa, mudanças nas enzimas hepáticas, elevação das bilirrubinas, plaquetopenia nos casos mais graves, alteração no tempo de protrombina, uremia e elevação da creatinina. Hiperamilasemia pode indicar pancreatite aguda.

A ultrassonografia deve ser realizada por profissional experiente; seu principal objetivo é identificar um ponto de obstrução da árvore biliar provocado por um cálculo ou uma estenose. A tomografia auxilia a identificação da dilatação e demonstra a pneumobilia. Outros achados são: cálculos, abscesso, líquido perivesicular e Murphy ultrassonográfico. A radiografia simples é útil para demonstrar pneumoperitônio.

Tratamento

O tratamento depende da apresentação clínica. Nas formas leves, sem repercussão sistêmica, o tratamento inicial proposto pode ser à base de antibióticos. Após evolução favorável, realiza-se o tratamento definitivo (colecistectomia com remoção da obstrução canalicular), de preferência ainda durante o internamento. Nas formas moderadas, o paciente não responde ao tratamento clínico apenas com antibióticos, devendo-se providenciar a drenagem imediata da árvore biliar principal, que pode ser realizada por via percutânea ou via endoscópica ou, ainda, cirúrgica. Os pacientes com quadros graves necessitam de tratamento de suporte às lesões em órgãos-alvo, com atenção especial para os distúrbios da coagulação. A drenagem biliar deve ser imediata.

REFERÊNCIAS

1. De U. Evolution of colecystectomy: a tribute to Carl August Langenburch. Ind J Surg 2004; 66(1):97-100.

2. Toneto GM, Mohr CC, Lopes MH. Das grandes incisões cirúrgicas a colecistectomia laparoscópica: uma reflexão sobre o impacto de novas técnicas. Sci Med 2007; 17(1):31-5.

3. Ruurda JP, Draaisma WA, van Hillegersberg R et al. Robot-assisted endoscopic surgery: a four-year single-center experience. Dig Surg 2005; 22(5):313-20.

4. Galvão Neto MP, Ramos AC, Campos JM et al. Transgastric salpingectomy in a porcine animal. A NOTES procedure. SAGES Congress, Las Vegas, USA. Video presentation – Plenarym, 2007.

5. França LA, Santos ET, Carvalho AM et al. Prevalência de litíase biliar em cirróticos: avaliação necroscópica. Arq Gastroenterol 1994; 31(3):92-6.

6. Badalamenti S, DeFazio C, Castelnovo C et al. High prevalence of silent gallstone disease in dialysis patients. Nephron 1994; 66(2):225-7.

7. Gibney EJ. Asymptomatic gallstones. Br J Surg 1990; 77(4): 368-72.

8. Heaton KW, Braddon FE, Mountford RA et al. Symptomatic and silent gall stones in the community. Gut 1991; 32(3):316-20.

9. Coelho JCU, Freitas AT, Fontan RS et al. Incidência de colesterolose da vesícula biliar em autópsias. Rev Col Bras Cir 1993; 20(6):295-7.

10. Coelho JCU, Frare RC, Arce VFL et al. Prevalência de litíase vesicular em pacientes hospitalizados em Curitiba: avaliação ultra-sonográfica. AMB Rev Assoc Med Bras 1991; 37(4):169-72

11. Tazuma S, Kajiyama G. Carcinogenesis of malignant lesions of the gall bladder. The impact of chronic inflammation and gallstones. Langenbecks Arch Surg 2001; 386(3):224-9.

12. Wacha H, Ungeheuer E. Symptomless gallstone disease-when to treat surgically? Zentralbl Chir 1987; 112(13):843-8.

13. Trivino T, Lobo EJ, Goldenberg A. Doença biliar calculosa. In: Miszputen SJ. Guias de medicina ambulatorial e hospitalar. Unifesp/ Escola Paulista de Medicina – Gastroenterologia. São Paulo: Manole, 2002: 337-44.

14. Ferreira AC, Mauad Filho F, Mauadi FMM et al. Litíase vesicular assintomática em mulheres: aspectos epidemiológicos e clínicos. Rev Col Bras Cir 2006; 33(4): 231-41.

15. Baillie J. Sphincter of Oddi dysfunction. Curr Gastroenterol Rep 2010; 12(2):130-4.

16. Lee SW, Chang CS, Lee TY et al. The role of the Tokyo guidelines in the diagnosis of acute calculous cholecystitis. J Hepatobiliary Pancreat Sci 2010; 17(6):879-84.

17. Morse BC, Smith JB, Lawdahl RB, Roettger RH. Management of acute cholecystitis in critically ill patients: contemporary role for cholecystostomy and subsequent cholecystectomy. Am Surg 2010; 76(7):708-12.

18. Lirici MM, Califano A. Management of complicated gallstones: Results of an alternative approach to difficult cholecystectomies. Minim Invasive Ther Allied Technol. 2010 Aug 10.

19. Choi SY, Kim TS, Kim HJ et al. J Gastroenterol Hepatol 2010; 25(6):1099-104.

20. Guidelines for the provision and assessment of nutrition support therapy in the adult critically ill patients: Society of Critical Care Medicine (SCCM) and American Society for Parenteral and Enteral Nutrition (ASPEN). JPEN 2009; 33:277-316.

21. Guimarães S, Moura JC, Pacheco Jr AM, Silva RA. Ileo biliar: uma complicação da doença calculosa da vesícula biliar. Rev Bras Geriatr Gerontol 2010; 13(1):159-65.

CAPÍTULO 20

Cesar Henrique Alves Lyra
Fábio Mesquita Moura
Miguel Arcanjo dos Santos Júnior

Doença Cística da Árvore Biliar

INTRODUÇÃO

Muito sobre etiologia, patogenia, diagnóstico e tratamento da doença cística da árvore biliar (DCAB) é desconhecido e permanece em debate por cirurgiões e radiologistas há aproximadamente 300 anos após a primeira descrição dessa entidade por Vater, em 1723.[1]

A DCAB caracteriza-se por dilatações císticas, únicas ou múltiplas, que podem aparecer em qualquer segmento da árvore biliar, de maneira intra ou extra-hepática. A denominação inicial de cisto de colédoco foi abandonada devido à inclusão de cistos da árvore biliar intra-hepática na classificação desta patologia.[2]

EPIDEMIOLOGIA

A incidência da DCAB varia de acordo com a região; é rara na população ocidental – 1:100.000 a 1:150.000 – e ocorre com mais frequência na população asiática, podendo acometer 1:1.000 nascidos vivos, com um terço dos casos localizados no Japão. A causa da predominância no Oriente continua sem elucidação, assim como a prevalência no sexo feminino, de 3:1 a 4:1. No passado, a maioria dos casos era reportada em crianças e adolescentes e séries recentes têm demonstrado igual incidência em crianças e adultos.[3,4] Embora clinicamente similar, a apresentação e o tratamento podem ser diferentes em crianças e adultos; esses últimos apresentam maior taxa de complicação relacionada com a doença cística.

CLASSIFICAÇÃO

A primeira classificação da DCAB surgiu em 1959, quando Alonso-Lej e cols. descreveram três tipos de cisto de colédoco:

- *Tipo I*: dilatação cística congênita, fusiforme ou sacular do colédoco e/ou hepático comum.
- *Tipo II*: divertículo supraduodenal do colédoco ou hepático comum.
- *Tipo III*: coledococele, dilatação da porção intraduodenal do colédoco.[5]

Contudo, essa classificação não leva em consideração as dilatações que ocorrem na árvore biliar intra-hepática e que, com os avaços da radiologia, começaram a ser diagnosticadas com mais frequência. Assim, em 1977, Todani e cols. propuseram uma nova classificação que se tornou universalmente aceita e hoje é a mais utilizada por cirurgiões e radiologistas. Nesta classificação, Todani relatou a ocorrência de cistos intra-hepáticos e de múltiplos cistos.[2] O tipo I foi subdividido em três tipos, e assim sugiram o tipo IV e o tipo V e a inclusão da junção anômala pancratobiliar[6,7] (JAPB) (Quadro 20.1).

A incidência dos cistos de acordo com o tipo é a seguinte: 50% a 80%, tipo I; 2%, tipo II; 1,4% a 4,5%, tipo III; 15% a 35%, tipo IV, e 20%, tipo V.

A forma frustra de cisto de colédoco (CC) apresenta-se em pacientes com sintomas de dor abdominal, icterícia obstrutiva e com junção anômala pancreatobiliar, porém sem dilatação cística. Além da sintomatologia semelhante, evidência histológica de inflamação e potencial de desenvolvimento de neoplasias estão presentes.

FISIOPATOLOGIA

Várias teorias surgiram para tentar explicar a DCAB, e acredita-se que mais de um mecanismo esteja envolvido. Cistos podem ser congênitos ou adquiridos, e a maior incidência em países asiáticos sugere predisposição genética ou ambiental.

QUADRO 20.1 ▶ Classificação de Todani para DCAB

Tipo I Não apresenta acometimento intra-hepático e o ducto hepático comum está usualmente normal	A – é uma dilatação cística do colédoco B – é uma dilatação segmentar do colédoco sem JAPB C – refere-se a uma dilatação fusiforme, difusa ou cilíndrica com JAPB e que em geral se estende continuamente aos ductos intra-hepáticos
Tipo II Divertículo	Dilatação diverticular que pode ser observada em qualquer seguimento da árvore biliar extra-hepática
Tipo III Coledococele	Localizado na parede duodenal e associado a obstrução ampular
Tipo IV Cistos múltiplos	A – envolve os ductos biliares intra e extra-hepáticos B – múltiplas dilatações confinadas aos ductos extra-hepáticos
Tipo V Cistos intra-hepáticos	Pode aparecer como dilatações únicas ou múltiplas dos ductos biliares intra-hepáticos, incluindo a doença de Caroli

JAPB: junção anômala pancreatobiliar. *Fonte:* Todani T, J. Hepatobiliary Pancreat Surg, 2003.[6]

Cistos biliares congênitos podem ser diagnosticados durante o pré-natal e considera-se que a infecção viral possa ter um papel em sua formação, uma vez que o RNA do reovírus foi identificado em algumas crianças com cistos congênitos.[8,9]

A *junção anômala pancreatobiliar* (JAPB), relatada por Babbit, em 1968, continua sendo a teoria mais aceita como responsável pela formação de cistos da árvore biliar.[10] A JAPB é uma anomalia congênita rara que está presente em até 70% dos pacientes com DCAB. Esta condição ocorre quando os ductos pancreáticos e biliares se unem fora da parede duodenal[11] e formam um longo canal comum (mais de 15mm), e o esfíncter de Oddi, que tem pressão mais elevada nos pacientes com JAPB, não atua prevenindo a mistura entre a bile e o suco pancreático, o que levaria à ativação de enzimas pancreáticas, as quais provocariam inflamação e deterioração da árvore biliar, causando assim a sua dilatação. Outro fator a favor dessa teoria são os níveis elevados de amilase CC, quando comparados a grupos de controle; quanto mais alto o nível de amilase, mais cedo aparecem os sintomas e maior é o grau de displasia. Além da amilase, outras enzimas pancreáticas, como fosfolipase A_2 e tripsinogênio, são encontradas com níveis elevados nos CC.[12]

DIAGNÓSTICO

Apresentação Clínica

Os cistos biliares podem permanecer assintomáticos indefinidamente ou os sintomas podem aparecer em qualquer fase da vida, porém aproximadamente 80% surgem antes dos 10 anos de idade. Aumento na frequência do diagnóstico em adultos tem sugerido que o retardo na apresentação dos sintomas não é infrequente e que muitos cistos têm sido diagnosticados incidentalmente por exames de imagem realizados por motivos não relacionados com a DCAB. Quando sintomáticos, os cistos biliares geralmente se apresentam com quadro clínico semelhante ao da doença litiásica biliar. A tríade clássica formada por dor abdominal, icterícia e massa abdominal palpável está presente em apenas 20% dos casos, contudo dois dos três sintomas estão presentes em até dois terços dos casos, com sintomatologia geralmente intermitente. Os pacientes neonatos apresentam geralmente icterícia e massa abdominal, ao passo que os adultos apresentam dor, febre, náuseas, vômitos e icterícia, sendo rara a presença de massa abdominal nessa faixa etária.[13,14]

Apresentações menos comuns também podem aparecer e geralmente são complicações da doença. *Colangite* surge em geral por estase da bile e formação de lama biliar e de cálculos com infecção subsequente, podendo apresentar episódios recorrentes de colangite ascendente. *Pancreatite* pode estar presente em 30% a 70% dos pacientes, os quais apresentam como sintomas mais significativos dor epigástrica e vômitos, ao passo que na colangite os sintomas mais reportados são febre e icterícia. Situações mais raras com abdome agudo por ruptura do cisto e hipertensão portal pelo desenvolvimento de cirrose podem aparecer. A perda de peso, embora rara, está associada à presença de neoplasia, principalmente em adultos.[13,14]

Laboratório e Imagens

Alteração das enzimas hepáticas e biliares em geral está presente em pacientes sintomáticos. Portanto, elevações de AST, ALT, bilirrubina, fosfatase alcalina e gamaglutamil-transferase podem ser encontradas, assim como leucocitose e aumento da proteína C reativa nos casos de colangite.

Nas pancreatites, temos elevação da amilase pancreática e da lipase.[11]

Quando os pacientes se apresentam com esses sintomas, exames de imagem do fígado devem ser feitos. A *ultrassonografia* (US) deve ser o exame inicial, uma vez que se trata de um método de baixo custo e não invasivo e com sensibilidade para o diagnóstico de DCAB de 70% a 90%. A US é capaz de visibilizar todos os tipos de cistos, exceto o III e o V da classificação de Todani. A imagem da US evidencia geralmente uma massa cística no quadrante superior direito (na *porta hepatis*), separada da vesícula e em comunicação com a árvore biliar, que se distingue de outras lesões císticas, como cistos ou pseudocistos pancreáticos. Tem como desvantagens subestimar o tamanho do cisto, depender da capacidade do examinador e ter limitação em pacientes obesos e com presença de gás intestinal. A ecoendoscopia vem ganhando espaço por não depender do peso do paciente nem da presença de gás intestinal. A US intraductal tem alta sensibilidade para diagnóstico de neoplasia precoce. A *cintilografia* com tecnécio-99m tem grande sensibilidade para diagnóstico dos cistos extra-hepáticos, perdendo para os intra-hepáticos.[13]

A *tomografia computadorizada* (TC) também é útil no diagnóstico de DCAB, sendo superior à US por demonstrar a continuidade do cisto com a via biliar, lesões intra-hepáticas e do colédoco distal, assim como a relação do cisto com as estruturas vizinhas. A TC também tem maior sensibilidade para diagnosticar lesões malignas, as quais geralmente se apresentam como área de espessamento ou massa na parede do cisto. A *colangiotomografia* é um método que define bem a anatomia da árvore biliar e tem sensibilidade de diagnóstico superior a 90% para DCAB. A *endoscopia virtual*, baseada nas imagens de tomografia, tem sido utilizada com sucesso para definição da anatomia e dos defeitos da árvore biliar.

A *colangiopancreatografia* endoscópica retrógrada (CPER), a colangiografia percutânea transparieto-hepática (CPTH) ou a transoperatória são bastante sensíveis para definir a anatomia da árvore biliar no pré-operatório. É útil para definir a JAPB, bem como a presença de estenoses ou falhas que podem ter como causa cálculos ou neoplasia. A CPER foi utilizada universalmente no passado por sua altas especificidade e sensibilidade, sendo considerada o exame padrão para o diagnóstico de DCAB, principalmente nos cistos tipo III. Contudo, a

colangiografia vem tendo seu uso limitado por ser um procedimento invasivo, com risco de pancreatite e colangite, além de expor o paciente à radiação.[13]

Considerando os riscos da colangiografia e os avanços na obtenção de imagens por ressonância magnética, a *colangiopancreatografia por ressonância magnética* (CPRM) é hoje o exame de eleição para diagnóstico de DCAB, com sensibilidade variando de 90% a 100% e tendo a vantagem de não ser invasiva. Infelizmente, para diagnóstico da JAPB, a CPRM tem sensibilidade baixa (60%). A CPRM tem custo 20% mais baixo que o da CPER, não apresenta riscos de desenvolver pancreatite e colangite, não expõe o paciente à radiação ionizante e não depende da habilidade do examinador.[13] Como vimos, dispomos de grande quantidade de exames capazes de diagnosticar DCAB e temos que levar em consideração os riscos e benefícios de cada modalidade diagnóstica, bem como os custos dos exames.

Complicações e Doenças Biliopancreáticas Associadas

Pacientes com DCAB em geral se apresentam com patologias hepatobiliar ou pancreática concomitantes, podendo complicar e confundir o diagnóstico e o tratamento. Cistolitíase, pancreatite, hepatolitíase, neoplasia de via biliar e da vesícula biliar, abscessos hepáticos e cirrose com hipertensão portal podem estar presentes.

A *cistolitíase* é a condição mais frequente que acompanha pacientes com DCAB, principalmente entre a população adulta. A formação de cálculos no cisto pode estar associada à estase biliar. A vesícula biliar também é um local frequente de complicações da DCAB, colecistite aguda e crônica, com ou sem cálculo, e tem sido reconhecida em pacientes com doença cística biliar. A composição dos cálculos é semelhante à dos cálculos pigmentares, sugerindo estase biliar como fator etiológico.[15]

A *hepatolitíase* se apresenta principalmente em pacientes com cistos tipo IVA da classificação de Todani e, também, no pós-operatório de pacientes que desenvolvem estenose da anastomose biliodigestiva após excisão do cisto.[15]

A *pancreatite* é uma apresentação frequente em pacientes com DCAB, sendo mais comum em pacientes com JAPB e cistos grandes. Provavelmente surge pela ativação das enzimas pancreáticas com o refluxo de bile para o ducto pancreático.[16,17]

A *hipertensão portal* pode surgir como complicação da *cirrose biliar*, da trombose de veia porta e da doença de Caroli com fibrose hepática congênita. Manifesta-se com hepatoesplenomegalia, hemorragia digestiva ou ascite, sendo mais comum em adultos. O surgimento dessa complicação aumenta o índice de mortalidade do tratamento cirúrgico.

A ruptura do cisto é uma complicação rara, predominando em crianças, mas também pode ocorrer em adultos; a gravidez pode ser um fator predisponente para essa complicação devido ao aumento da pressão intra-abdominal.

A DCAB está associada a maior risco de câncer, principalmente o colangiocarcinoma. Essa incidência aumentada varia de acordo com a idade dos pacientes – de menos de 1% em menores de 10 anos a 15% em maiores de 20 anos. Os cistos tipos I e IV são os que estão mais associados ao desenvolvimento de neoplasias, as quais são menos comuns no tipo V e raras no tipo III.

TRATAMENTO

Princípios Gerais

O tratamento da doença cística da árvore biliar se baseia no tipo de cisto e na presença de patologias ou complicações hepatobiliares associadas. São importantes a definição anatômica da árvore biliar e a identificação de patologias associadas, assim como o controle de infecção biliar.

O tratamento definitivo da DCAB é cirúrgico, e o tipo de procedimento empregado depende da classificação pré-operatória do cisto. Sabe-se também que um longo acompanhamento deve ser mantido após o tratamento cirúrgico, devido ao grande risco de neoplasia e de complicações relacionadas com a cirurgia, como, por exemplo, estenose de anastomose.

Cistos Tipos I e IVB

O tratamento cirúrgico desses cistos passou por grandes mudanças ao longo dos anos. Em 1924, Mc Whorter[18] descreveu excisão do cisto e hepaticojejunostomia; contudo, essa cirurgia foi abandonada em razão do grande número de complicações. Surgiram então procedimentos como masurpialização do cisto e coledocorrafia, também abandonados devido à alta mortalidade.

Subsequentemente, a drenagem interna do cisto tornou-se muito comum entre cirurgiões com a realização de cistoenterostomia em que, dependendo da proximidade, o cisto era anastomosado com o duodeno ou com o jejuno. Esse procedimento causava, em curto prazo, alívio dos sintomas. Contudo, muitas complicações, como estenose de anastomose, colangite, formação de cálculos, transformação maligna do cisto, surgiam em até 30% dos casos; além disso, esse procedimento tinha mortalidade relatada de 11%. Atualmente, a drenagem interna do cisto é considerada um tratamento incompleto da DCAB.

A excisão completa do cisto, desde o hilo hepático até o ducto pancreático com hepaticoenterostomia, voltou a ser defendida por cirurgiões, que também advogavam a separação do ducto pancreático da árvore biliar, cessando a mistura dos sucos pancreático e biliar envolvidos na patogênese da doença. Quando o cisto não pode ser completamente ressecado, a mucosa remanescente deve ser destruída com iodo ou álcool. Os procedimentos cirúrgicos adotados são a hepaticoduodenostomia e a hepaticojejunostomia em Y de Roux (HJYR). O primeiro procedimento apresenta uma taxa de complicação que chega a 40%, ao passo que a de HJYR alcança 7%. A HJYR é o procedimento padrão adotado hoje para o tratamento dos cistos tipos I e IV. As complicações precoces são fístulas da anastomose hepaticojejunal e obstrução intestinal e a complicação tardia mais comum é a estenose da anastomose, podendo levar à colangite e à formação de cálculos devido à estase biliar.[18]

Após tratamento cirúrgico, o risco de neoplasia pode chegar até 6% e ocorre por ressecção incompleta do cisto ou por presença de tumor não detectado durante a cirurgia inicial.[18] Atualmente, muitos autores têm reportado excisão do cisto e HJYR por via laparoscópica com taxas de sucesso semelhantes às da cirurgia aberta, contudo com tempo cirúrgico ainda um pouco elevado.

Cistos Tipo II

Os cistos tipo II são raros e há pouca experiência com o seu manejo, contudo a simples excisão dos cistos tem sido defendida como tratamento satisfatório. Apresentam baixo potencial de desenvolvimento de neoplasia.

Cistos Tipo III

Também chamados de coledococeles, apresentam baixo potencial de malignização e são tratados adequadamente por via endoscópica por meio de esfincterotomia. Em raros casos que provocam obstrução duodenal, a duodenotomia e a excisão do cisto são indicadas.

Cistos Tipos IVA e V

O tratamento dos cistos IVA continua sendo um desafio; entretanto, há consenso quanto à ressecção do componente extra-hepático. Contudo, em relação ao remanescente intra-hepático, há algumas opções terapêuticas, desde a HJYR na confluência dos ductos hepáticos, quando não há estenose da árvore biliar intra-hepática, até a ressecção de segmentos hepáticos e a confecção de HJYR para restabelecer o fluxo biliar.

Para os cistos tipo V ou doença de Caroli, o tratamento depende da extensão da doença. Nos casos de acometimento segmentar do fígado, uma ressecção hepática é o tratamento de escolha. Em doença hepática difusa, com colangite recorrente, cirrose ou desenvolvimento de colangiocarcinoma, o transplante hepático é a opção terapêutica mais adequada.

Na forma frustra do cístico de colédoco, não há consenso sobre o tratamento adequado, mas defende-se pelo menos a realização de colecistectomia devido ao risco elevado de câncer de vesícula biliar. Há também quem defenda a completa excisão do colédoco com confecção de HJYR.[18]

REFERÊNCIAS

1. Vater A. Dissertation in auguralis medica. poes diss. qua. Scirrhis viscerum dissert. c. s. ezlerus. Edinburgh: University Library, 1723; 70:19.

2. Todani T, Watanabe Y, Narusue M et al. Congenital bile duct cysts: Classification, operative procedures, and review of thirty-seven cases including cancer arising from choledochal cyst. Am J Surg 1977; 134:263.

3. Singham J, Yoshida EM, Scudamore CH. Choledochal Cysts, part 1 of 3: classification e phatogenesis. Can J Surg 2009; 52(5):434-40.

4. Komi N, Takehara H, Kunitomo K et al. Does the type of anomalous arrangement of pancreaticobiliary ducts influence the surgery and prognosis of choledochal cyst? J Pediatr Surg 1992; 27:728.

5. Alonso-LEJ F, Rever WB Jr, Pessagno DJ. Congenital choledochal cyst, with a report of 2, and an analysis of 94 cases. Int Abstr Surg 1959; 108:1.

6. Todani T, Watanabe Y, Toki A, Morotomi Y. Classification of congenital biliary cystic disease: special reference to type Ic and IVA cysts with primary ductal stricture. J Hepatobiliary Pancreat Surg 2003; 10:340.

7. Cha SW, Park MS, Kim KW et al. Choledochal cyst and anomalous pancreaticobiliary ductal union in adults: radiological spectrum and complications. J Comput Assist Tomogr 2008; 32:17.

8. Howell CG, Templeton JM, Weiner S et al. Antenatal diagnosis and early surgery for choledochal cyst. J Pediatr Surg 1983; 18:387.

9. Tyler KL, Sokol RJ, Oberhaus SM et al. Detection of reovirus RNA in hepatobiliary tissues from patients with extrahepatic biliary atresia and choledochal cysts. Hepatology 1998; 27:1475.

10. Babbit DP. Congenital choledochal cysts: new etiological concept based on anomalous relationships of the common bile duct and pancreatic bulb. Ann Radiol 1968; 12:231-40.

11. Kimura W. Congenital dilatation of the common bile duct and pancreaticobiliary maljunction – clinical implications. Langenbecks Arch Surg 2009; 394:209-13.

12. Todani T, Narusue M, Watanabe Y et al. Management of congenital choledochal cyst with intrahepatic involvement. Ann Surg 1978; 187:272-80.

13. Singham J, Yoshida EM, Scudamore CH. Choledochal Cysts, part 2 of 3: diagnosis. Can J Surg 2009; 52(6):506-11.

14. Metcalfe MS, Wemyss-Holden SA, Maddern GJ. Management dilemmas with choledochal cysts. Arch Surg 2003; 138:333-9.

15. Nargorney DM. Bile duct cysts in adults. In: Blumgart LH. Surgery of the liver, biliary tract and pancreas. Philadelphia: Saunders, 2007: 991-1004.

16. Nakamura T, Okada A, Higaki J et al. Pancreaticobiliary maljunction – associated pancreatitis: an experimental study on the activation of pancreatic phospholipase A2. World J Surg 1996; 20:543-50.

17. Singham J, Yoshida EM, Scudamore CH. Choledochal cysts, part 3 of 3: management. Can J Surg 2010; 53(1):51:6.

18. Mc Whorter GL. Congenital cysts dilatation of the Common bile duct. Report of case with cure. Archives of Surgery 1924; 8,604.

Miguel Arcanjo dos Santos Júnior
Cesar Henrique Alves Lyra
João Paulo Ribeiro Neto

CAPÍTULO

21

Lesão Iatrogênica das Vias Biliares

INTRODUÇÃO

A lesão das vias biliares (LVB) é uma das graves entidades patológicas com a qual o cirurgião pode se deparar.[1-7] Se não for reconhecida durante o procedimento inicial ou se manuseada indevidamente, complicações que colocam a vida do paciente em risco podem ocorrer, como cirrose biliar secundária, hipertensão portal e colangite.[5,6,8-13]

A lesão do ducto biliar já era conhecida desde os primórdios das colecistectomias. Um levantamento da ocorrência dessa lesão em uma série de 42 mil colecistectomias por laparotomia, realizadas nos EUA e relatadas por Roslyn e cols., encontrou 0,2% de incidência.[12] Strasberg e cols. encontraram um índice de 0,3% em 25 mil colecistectomias convencionais (1980).[4] Desde a introdução da cirurgia videolaparoscópica, a incidência dessa lesão aumentou, tendo um estudo multicêntrico demonstrado variação entre 0,4 e 0,6%.[14]

No início da adoção da colecistectomia laparoscópica, quando a curva de aprendizado evidenciou aumento dessas lesões, esperava-se que houvesse diminuição progressiva das lesões das vias biliares, comparáveis aos níveis da cirurgia convencional. Infelizmente, uma análise realizada por Wherry e cols. em mais de 10 mil colecistectomias videolaparoscópicas nos EUA mostrou uma variação não significativa dos relatos iniciais.[15] De forma semelhante, os resultados na Nova Zelândia demonstraram incidência estável, apesar de já se ter acumulado experiência com colecistectomias videolaparoscópicas.

ETIOPATOGENIA

A causa mais frequente das lesões das vias biliares é a iatrogenia, que corresponde a aproximadamente 95% dos casos relatados.[5,8,13,14] Outras causas de lesões benignas incluem condições inflamatórias, como pancreatite crônica, coledocolitíase, infecção de vias biliares, colangite esclerosante primária, entre outras.

Com o aumento do uso da cirurgia videolaparoscópica (colecistectomia videolaparoscópica), houve maior incidência de lesões da via biliar principal e estenoses.[3,4,6,8,15-18]

QUADRO CLÍNICO

Considerando que mais de 90% das lesões das vias biliares não são identificadas na cirurgia inicial, um alto índice de suspeição é necessário.[19]

A manifestação da lesão das vias biliares pode não estar evidente no pós-operatório imediato, podendo manifestar-se semanas ou meses após a cirurgia. Icterícia, biloma, colúria, acolia fecal, febre, dor, fístula biliar e peritonite são os sinais e sintomas mais frequentes.

Nas condições atuais, em que a colecistectomia acarreta permanência hospitalar mínima, seja esta por via laparoscópica ou laparotômica, a identificação da lesão das vias biliares pode ser feita tardiamente, provocando graves danos ao paciente.[20]

ACHADOS LABORATORIAIS

Podem ser encontradas elevações da fosfatase alcalina, da gamaglutamil-transferase, das bilirrubinas totais, com predomínio da bilirrubina direta, da alanina-aminotransferase (ALT) e da aspartato-aminotransferase (AST), assim como leucocitose nos casos de infecção.

ACHADOS POR IMAGEM

A ultrassonografia pode revelar líquido livre na cavidade, o qual deverá ser puncionado para diagnóstico etiológico (bile). Em estudo comparativo entre colangiorressonância magnética (CRM) e colangiografia trans-hepática percutânea (CTP), avaliando a qualidade da imagem, a detecção de dilatação dos ductos biliares, o nível da lesão, a presença de coledocolitíase, abscesso hepático e atrofia de lobo hepático, a CRM apresentou informações adicionais em quatro pacientes, incluindo a presença de coleção líquida e hipertensão portal (Figuras 21.1 e 21.2). Conclui-se que a CRM é um método acurado e não invasivo para avaliação pré-operatória da lesão das vias biliares.[21]

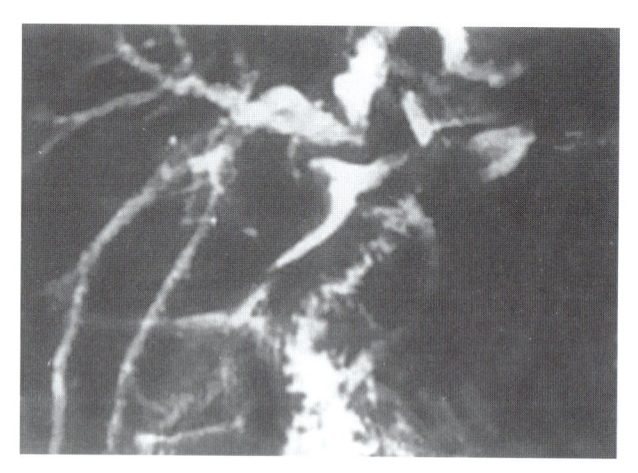

FIGURA 21.1 ▶ CRM de uma lesão das vias biliares (Bismuth II).

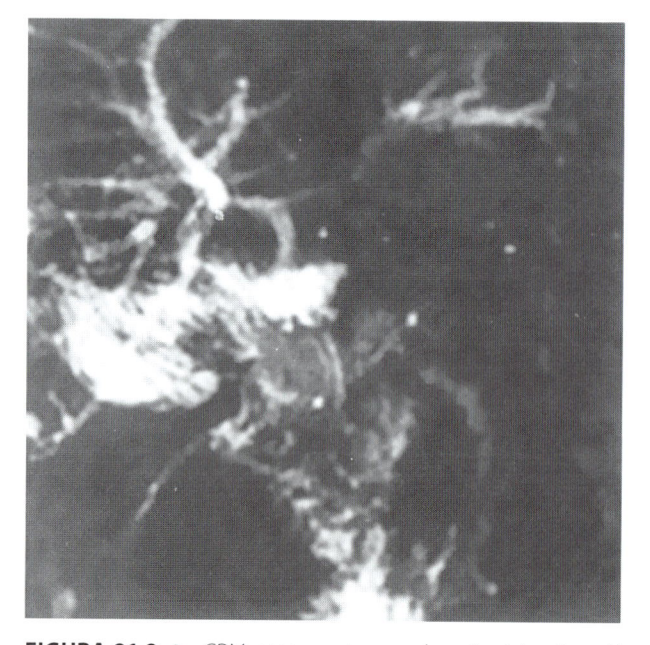

FIGURA 21.2 ▶ CRM com anastomose hepaticojejunal em Y de Roux após lesão iatrogênica das vias biliares.

PREVENÇÃO

As lesões das vias biliares podem ser prevenidas, mas cerca de 70% delas ocorrem de modo imprevisível, por interpretação inadequada da árvore biliar.[19] Embora a maioria das lesões ocorra nas primeiras 100 colecistectomias laparoscópicas, um terço delas ocorre após a 200ª, inferindo-se que é mais do que inexperiência que acarreta essas lesões. Sabe-se que a causa mais comum de lesão das vias biliares é a interpretação inadequada da anatomia biliar (70% a 80%) (Figura 21.3).

Hunter e Troidl têm proposto técnicas rigorosas para a prevenção das LVB:

A – Óptica de 30 graus.
B – Evitar eletrocoagulação próximo dos ductos hepático comum e cístico.
C – Evitar dissecção perto da vesícula biliar.
D – Evitar dissecção desnecessária perto da via biliar principal e do ducto cístico.
E – Conversão para a via laparotômica nos casos de incerteza na dissecção do pedículo vesicular.

Cerca de três quartos das LVB não são reconhecidos, sugerindo que a orientação anatômica é fundamental. Embora seja tema controverso, não existe estudo controlado a respeito da colangiografia intraoperatória e da incidência de lesão das vias biliares. Apesar da controvérsia, a colangiografia intraoperatória é importante para identificar a lesão. Acher e cols. referem 81% de LVB diagnosticadas na cirurgia, quando realizada a colangiografia, em comparação a 45%, sem a colangiografia intraoperatória (Figuras 21.4 e 21.5).[12]

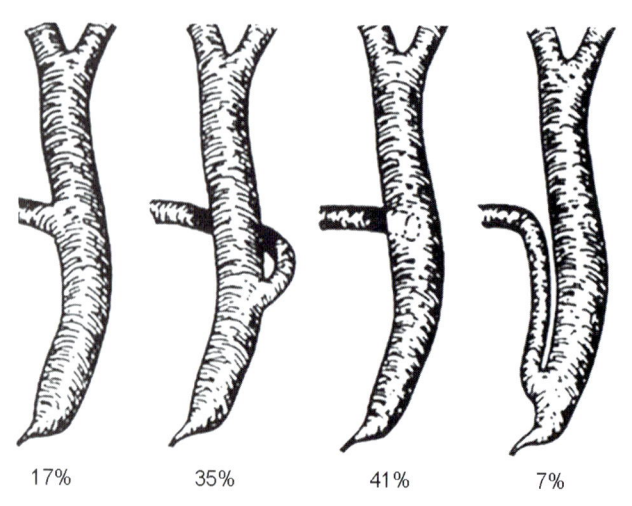

17%   35%   41%   7%

FIGURA 21.3 ▶ Variações anatômicas da implantação do ducto cístico.

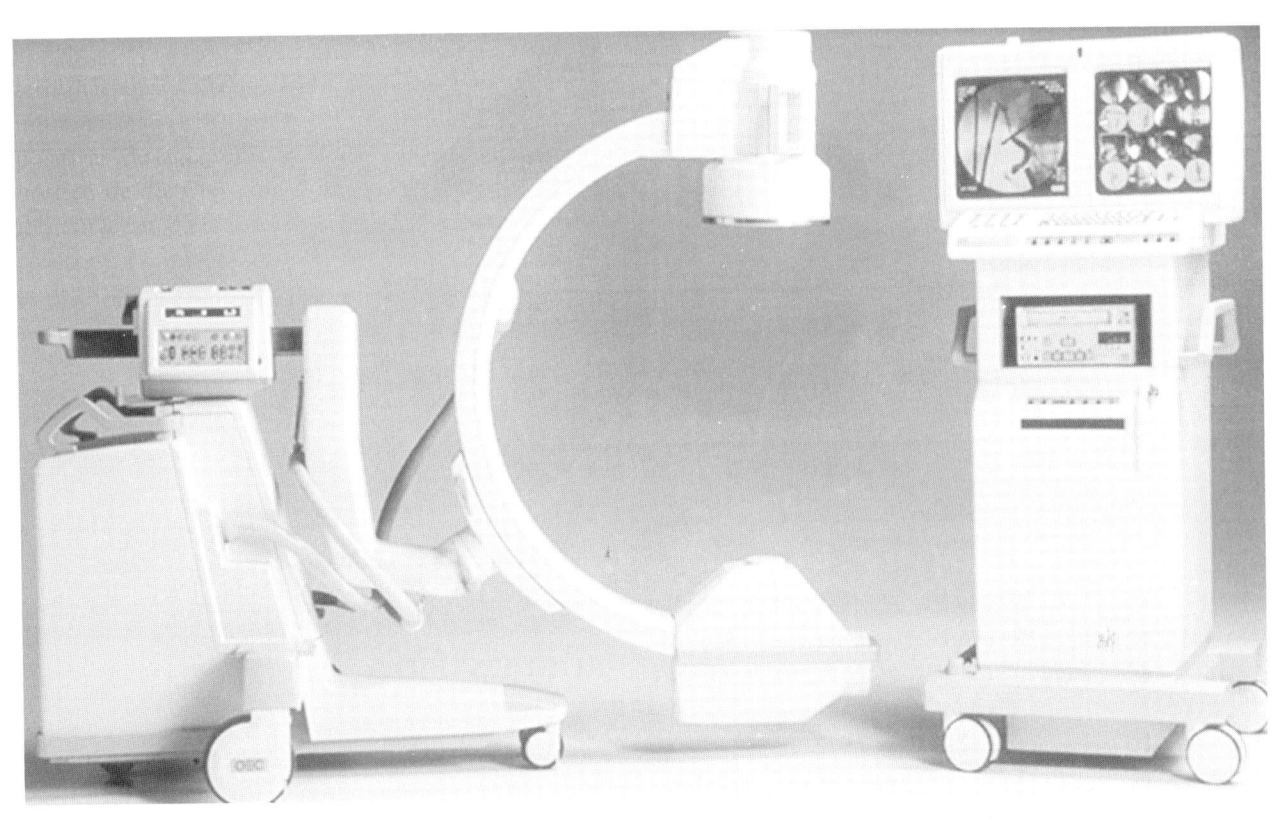

FIGURA 21.4 ▷ Arco em C utilizado para realizar colangiografia transoperatória.

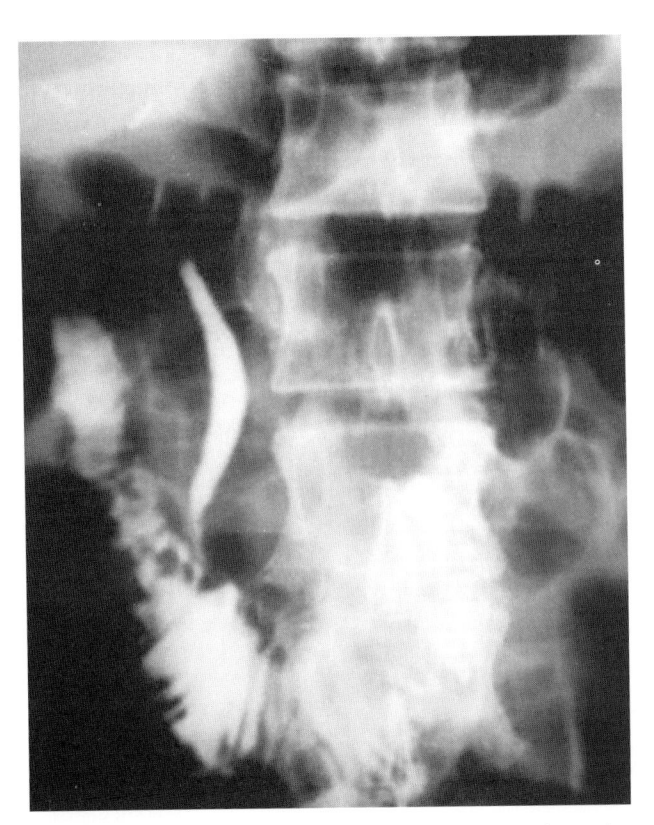

FIGURA 21.5 ▷ Colangiografia transoperatória com lesão das vias biliares (Bismuth II).

DIAGNÓSTICO DIFERENCIAL

O diagnóstico diferencial mais frequente é com a coledocolitíase, devendo-se também fazê-lo com neoplasia das vias biliares (colangiocarcinoma), soltura da ligadura do ducto cístico, colangite esclerosante primária etc.

TRATAMENTO

As lesões, quando identificadas, deveriam ser tratadas de imediato. Porém, é preciso que o cirurgião esteja apto para realizar esse tipo de procedimento ou encaminhar o paciente para um centro de referência. Convém lembrar que a maioria das lesões só é diagnosticada posteriormente ao ato cirúrgico. Está estabelecido que os melhores resultados em longo prazo são obtidos por cirurgiões experientes, geralmente em um centro terciário, com a escolha do procedimento cirúrgico adequado (cirurgia reparadora). Existem várias classificações dos tipos de lesões das vias biliares, sendo as mais utilizadas a de Bismuth e a de Hannover (Quadro 21.1).[22]

A lesão mais frequente ocorre por traumatismo do ducto hepático comum em virtude de erro diagnós-

QUADRO 21.1 ▶ Sumário das classificações das lesões dos ductos biliares

Referência	Bismuth	Hannover
Ano	1982	2007
Ducto hepático comum (DHC)		A – Vazamento periférico (cístico/leito hepático)
Tipo I	> 2cm (DHC)	B – Oclusão do trato biliar (sem lesão)
Tipo II	< 2cm (DHC)	
Tipo III	Lesão hilar com confluente intacto	C – Lesão tangencial do ducto biliar
Tipo IV	Lesão hilar com ruptura do confluente	D – Transecção completa do ducto biliar
Tipo V	Obstrução do ducto hepático direito com ou sem lesão do DHC/DHD	E – Estenose biliar tardia

tico durante a colecistectomia. Lesão parcial, oclusão com clip laparoscópico, lesão do ducto hepático direito (DHD) e vazamento pelo ducto cístico são outros exemplos.[22]

A tentativa inicial de reconstrução das vias biliares pelo cirurgião obteve sucesso em apenas 17% dos casos, e em nenhum deles houve êxito em um segundo reparo pelo mesmo cirurgião.[16] Quando o primeiro reparo foi realizado por um cirurgião em um centro terciário, o sucesso foi de 94%.[16] Portanto, pode-se concluir que a lesão das vias biliares ainda é um problema sério para o novo milênio.

A correção cirúrgica depende basicamente do nível de lesão. O Hospital das Clínicas da UFPE, centro de referência no estado de Pernambuco, registrou nos últimos 20 anos 76 casos de lesão de via biliar e cinco que ocorreram no próprio serviço, sendo três por via laparotômica e dois por via videolaparoscópica.

As lesões foram classificadas de acordo com a descrição de Bismuth, sendo que três casos consistiram em lesão do tipo I, 40 do tipo II, 30 do tipo III e quatro do tipo IV. A reconstrução das vias biliares se deu com hepaticojejunoanastomose em Y de Roux com drenagem cavitária em todos os casos, exceto em um, no qual foi identificada a lesão do tipo I e realizada a anastomose hepaticocoledocociana.

Dos pacientes operados no serviço, 15 apresentaram estenose e foi necessário proceder à dilatação por via percutânea. Destes, cinco foram reoperados em razão do insucesso da dilatação percutânea. Três pacientes entraram na lista de transplante hepático, porém foram a óbito antes do transplante por falência hepática. O tempo médio de acompanhamento foi de 8 anos (75% dos casos).

PROGNÓSTICO

A mortalidade decorrente das lesões das vias biliares ocorre em aproximadamente 5% dos casos e o comprometimento da qualidade de vida é frequente. Se a lesão não for corrigida, a evolução natural é para colangite de repetição, cirrose biliar secundária, hipertensão portal e varizes esofágicas.[13]

A correção cirúrgica das lesões, quando adequadamente realizada, tem sucesso em aproximadamente 90% dos casos. Este tipo de cirurgia apresenta melhores resultados em centros de referência.[22] Em casos de cirrose biliar avançada há espaço para o transplante hepático.

REFERÊNCIAS

1. Beers BEV, Lacrosse M, Trigaux JP et al. Noinvasive imaging of the biliary tree before or after laparoscopic cholecystectomy: use of three-dimensional spiral CT cholangiography. AJR 1994; 162:1331-6.

2. Suhocki PV, Meyers WC. Injury to aberrant bile ducts during cholecystectomy: a common cause of diagnostic error and treatment delay. AJR 1999; 172:955-9.

3. Deziel DJ, Millikan KW, Economou SG. Complications of laparoscopic cholecystectomy: a national survey of 4292 hospitals and an analysis of 77,604 cases. Am J Surg 1993; 165:9-14.

4. Strasberg SM, Heart M, Soper NJ. An analysis of the problem of biliary injury during laparoscopic cholecystectomy. J Am Coll Surg 1995; 180:101-25.

5. Ress AM, Sarr MG, Nagorney DM. Spectrum and management of major complications of laparoscopic cholecystectomy. Am J Surg 1993; 165:655-62.

6. Woods MS, Transverso LW, Kozarek RA. Characteristics of biliary tract complications during laparoscopic cholecystectomy; a multi institutional study. Am J Surg 1994; 167:27-34.

7. Bergman JJGHM, Van den Brink GR; Rauws EAJ. Treatment of bile ducts lesions after laparoscopic cholecystectomy. Gut 1996; 38:141-7.

8. Branum G, Schmitt C, Baillie J. Management of major biliary complications after laparoscopic cholecystectomy. Ann Surg 1993; 217:532-41.

9. Lillemoe KD, Martin SA, Cameron JL. Major bile duct injuries laparoscopic cholecystectomy. Ann Surg 1997; 225:459-71.

10. Pitt HA, Kaufman SL, Coleman J. Benign postoperative biliary strictures: operate or dilate? Ann Surg 1989; 210:417-27.

11. Kozarek RA, Ball TJ, Patterson DI. Endoscopic treatment of biliary injury in the era of laparoscopic cholecystectomy. Gastrointest Endosc 1994; 40:10-6.

12. Roslyn JJ, Pinns GS, Hughes EF. Open cholecystectomy: a contemporary analysis of 42474 patients. Ann Surg 1993; 218:129-37.

13. Csendes A, Diaz C, Burdiles P. Indications and results of hepaticojejunostomy in benign strictures of the biliary tract. Hepatogastroenterology 1992; 38:33-6.

14. Windsor JA, Pong J. Laparoscopic biliary injury: more than a learning curve problem. Aust NZ Surg 1998; 68:186-9.

15. Wherry DC, Rob CG, Marohn MR. An external audit of laparoscopic cholecystectomy performed in medical treatment facilities of the Department of Defense. Ann Surg 1994; 220:626-34.

16. Lillemoe KD, Melton GB, Cameron JL et al. Posoperative bile duct strictures: Management and outcome in the 1990s. Ann Surg 2000; 232(3):430-41.

17. Orlando RIII, Russel JC, Lynch J, Mattie A. Laparoscopic cholecystectomy: a statewide experience. Arch Surg 1993; 128:494-9.

18. Davidoff AM, Pappas TN, Murray EA. Mechanisms of major biliary injury during laparoscopic cholecystectomy. Ann Surg 1992; 215:196-202.

19. Connor S, Garden OJ. Bile duct injury in the era of laparoscopic cholecystectomy. British Journal of Surgery 2006; 93:158-68.

20. Savader SJ, Lillemoe KD, Prescott CA. Laparoscopic cholecystectomy bile duct injuries: a health and financial disaster. Ann Surg 1997; 225:268-73.

21. Chaudhary A, Negi SS, Puri SK, Narang P. Comparison of magnetic resonance cholangiography and percutaneous transhepatic cholangiography in the evaluation of bile duct strictures after cholecystectomy. British Journal of Surgery 2002; 89:433-6.

22. Bektas H, Schrem H, Winny M, Klempnauer J. Surgical treatment and outcome of iatrogenic bile duct lesions after cholecystectomy and the impact of different clinical classification systems. British Journal of Surgery 2007; 94:1119-27.

Raquel Kelner Silveira
Marcello Silveira

Hipertensão Portal: Aspectos Clinicopatológicos e Hemodinâmicos nos Cirróticos e Esquistossomóticos

INTRODUÇÃO

A hipertensão portal é um distúrbio hemodinâmico resultante da elevação da resistência ao fluxo sanguíneo portal provocada por um processo obstrutivo situado em qualquer nível da rede venosa portal ou do sistema coletor venoso pós-hepático (veias supra-hepáticas, cava inferior ou coração). A pressão portal, contudo, pode também sofrer alteração como consequência do aumento do fluxo portal, em casos de fístulas arteriovenosas ou de hipertrofia da artéria esplênica, observadas na esplenomegalia.

A hipertensão portal que se segue ao bloqueio intra-hepático do fluxo portal é encontrada nos portadores de cirrose e de esquistossomose mansônica na forma hepatoesplênica. Geralmente, essa condição clínica culmina com um dramático quadro de hemorragia digestiva, seguido da degradação da função hepática e suas consequências. A gravidade desses eventos é ainda hoje a principal preocupação dos clínicos e cirurgiões que se interessam pelo problema.

O Quadro 22.1 lista as principais causas de hipertensão portal, relacionadas com o local de aumento da resistência ao fluxo portal.

Neste capítulo, procurou-se enfatizar a hipertensão portal desenvolvida nos cirróticos e nos esquistossomóticos, buscando promover uma avaliação crítica dos procedimentos propostos, com ênfase nos riscos de iatrogenia, nos preceitos fisiopatológicos que regem as doenças e na exequibilidade desses procedimentos por profissionais treinados, mesmo em hospitais de médio porte, muitas vezes carentes de equipamento especializado.

Isso se faz necessário para atender a grande demanda de pacientes portadores dessa complexa doença, procedentes da área rural dos estados do Nordeste, aguardando longo tempo por vagas para internamento em hospitais de maior porte.

QUADRO 22.1 ▶ Causas de hipertensão portal e nível do aumento da resistência ao fluxo

Aumento da resistência ao fluxo portal	Pré-hepático	Compressão extrínseca da rede portal pré-hepática	Neoplasia, processos inflamatórios
		Obstrução da rede portal pré-hepática	Trombose
	Intra-hepático	Pré-sinusoidal	Esquistossomose mansônica
		Pós-sinusoidal	Cirroses
	Pós-hepático	Compressão extrínseca da rede portal pós-hepática	Neoplasia, processos inflamatórios
		Obstrução da rede portal pós-hepática	Trombose
Aumento do fluxo portal	Esplenomegalia + hipertrofia arterial		Esquistossomose
	Angiopatia da rede esplênica		Fístula arteriovenosa

Para desenvolver a investigação é fundamental diferenciar o paciente cirrótico do esquistossomótico, cuja frequência é mais predominante no Nordeste do Brasil. Embora nas duas entidades a ocorrência de hematêmese e/ou melena apresente-se com características semelhantes, geralmente o prognóstico nos cirróticos tende a ser mais grave. Isso se deve à condição das reservas hepáticas, na maioria dos casos mais comprometidas nos cirróticos em comparação com as dos esquistossomóticos.

As varizes do esôfago, presentes nesses casos, também apresentam aspectos anatomofuncionais comuns, resultantes de alterações hemodinâmicas consequentes ao processo obstrutivo, desenvolvimento de circulação colateral e rotura das varizes.

No entanto, as etiologias responsáveis pelas duas doenças estabelecem uma agressão diferenciada ao fígado, o que explica os variados graus de comprometimento hepático e o prognóstico, bem mais favorável no grupo dos esquistossomóticos, viabilizando, para esses casos, maior gama de alternativas de tratamento.

Na Região Nordeste, os estudos têm sido preferencialmente dirigidos para o conhecimento específico da evolução clínica das varizes do esôfago na esquistossomose hepatoesplênica, justificando o maior número de investigações nessa área, com desdobramento de projetos de pesquisa sobre o assunto.

ASPECTOS ANATOMOFUNCIONAIS DO SISTEMA PORTAL DO FÍGADO

Designa-se de sistema porta-hepático o conjunto de veias, situado entre duas redes capilares, constituído pelo tronco da veia porta, suas raízes de origem no mesentério e suas tributárias intra-hepáticas.

Do lado distal, a rede capilar é convergente e coleta o sangue de retorno do trato digestivo abaixo do diafragma, desde a junção esofagogástrica até o reto (à exceção do terço distal), incluindo a drenagem venosa do baço, do pâncreas e da vesícula biliar.

A rede proximal é divergente e situa-se no espaço intra-hepático. Junta-se com a rede arterial hepática, formando os sinusoides, que irão dar origem às veias hepáticas, lançando o sangue proveniente do fígado na veia cava inferior, ainda abaixo do diafragma.

A pressão fisiológica do sangue portal varia entre 80 e 120mm de H_2O, constituindo condição hemodinâmica suficiente para vencer a barreira capilar intra-hepática e carrear para o fígado o material absorvido no trato digestivo (nutrientes, bactérias, produtos tóxicos etc.), hormônios e enzimas (insulina, glucagon etc.) procedentes do pâncreas e do próprio intestino, além do alto

teor de oxigênio oriundo, principalmente, do sangue de retorno do baço.[1]

Divisão Anatômica

A anatomia macroscópica do sistema portal compreende o tronco da veia porta, duas raízes principais (veias mesentérica superior e esplênica), duas raízes secundárias (veias mesentérica inferior e gástrica esquerda) e as tributárias do próprio tronco ou de suas raízes principais.[1]

Veia Mesentérica Superior

Origina-se na raiz no mesentério e drena o sangue venoso do intestino delgado e do colo direito. No âmbito cirúrgico, a veia mesentérica superior apresenta-se disponível para ser anastomosada com a veia cava inferior, a veia renal esquerda, visando corrigir a hipertensão portal ou refazer o fluxo sanguíneo diante da secção ou ressecção do segmento pancreático da veia mesentérica superior, no decurso de uma duodenopancreatectomia.[2]

Veia Esplênica

Inicia-se na emergência do hilo esplênico e é constituída, predominantemente, por cinco a seis raízes subsegmentares, que convergem para formar o tronco da veia esplênica.

O tronco da veia esplênica compreende três segmentos: o lienopancreático, que se estende do hilo do baço à cauda do pâncreas; o pancreático (importante no âmbito cirúrgico), que se alonga da cauda à borda superior do colo do pâncreas, e o segmento pancreatoportal, que vai do colo do pâncreas à confluência com a veia mesentérica superior.[3]

Na hipertensão portal, por bloqueio prolongado ao fluxo portal, observa-se aumento do diâmetro da veia esplênica, atingindo calibre de 10mm, tamanho mínimo indispensável para a realização de anastomoses entre essa veia e as veias do sistema cava inferior. A derivação referida é contraindicada quando o calibre da veia esplênica não atinge o diâmetro limite de 10mm, uma vez que nessa situação a retração cicatricial da linha de sutura pode contribuir para a formação de trombos e obstrução do local da anastomose.[3]

Embora essas anastomoses possam propiciar quedas significativas dos níveis pressóricos do sistema portal, há que se considerar o aparecimento de complicações importantes, como a encefalopatia portossistêmica e o progressivo comprometimento do fígado.

Veia Mesentérica Inferior

Sua origem é indefinida, mas, para fins práticos, aceita-se como sendo a continuação da veia hemorroidária superior, no nível do promontório. No seu trajeto, recebe cinco veias sigmoideanas e a veia cólica esquerda, drenando o sangue oriundo do colo esquerdo, do sigmoide e do reto. A veia mesentérica inferior, após deixar a pelve, ascende de forma adjacente à parede posterior do abdome, por trás do peritônio parietal, à frente do músculo psoas e à esquerda da coluna vertebral. Ao atingir o ângulo de Treitz, contorna-o e mergulha por trás do pâncreas. Nesse nível, passa a apresentar um trajeto diversificado, de acordo com as variações anatômicas do local da sua desembocadura, ora na veia esplênica, ora na mesentérica superior ou mesmo na confluência das veias mesentérica superior e esplênica.[4]

Na doença esquistossomótica, a veia mesentérica inferior tem importância fundamental, pois é na intimidade de seus ramos distais (adjacentes ao cólon esquerdo e ao sigmoide) que o *Schistosoma mansoni* estabelece seu hábitat, acasala e elimina ovos férteis, que podem migrar para o fígado, via sangue portal, ou serem expelidos através da mucosa intestinal. A perpetuação da espécie só estará completa com o auxílio do ciclo externo, passando pelos hospedeiros intermediários, que são os caramujos.

Em 1955, Cavalcanti[5] defendeu a ligadura da veia mesentérica inferior e da veia gástrica esquerda como etapa complementar à esplenectomia, na chamada síndrome de Banti, visando impedir a migração dos ovos e, eventualmente, dos vermes mortos para o fígado.

Veia Gástrica Esquerda

Origina-se no segmento compreendido entre a cárdia e a metade superior da porção vertical da pequena curvatura do estômago, como resultado da confluência das veias gástrica anterior, gástrica posterior e veias da pequena curvatura.[6]

Situada, na sua origem, entre as lâminas do pequeno omento, a veia gástrica esquerda, na maioria dos casos, torna-se retroperitoneal e segue um trajeto em direção ao arco medial da veia porta. O diâmetro da veia gástrica esquerda, nos achados de Lima Filho,[6] é de 5mm.

O reduzido segmento livre dessa veia, antes de se tornar retroperitoneal, é o local onde se realiza a ligadura dessa veia, nos procedimentos indicados para tratamento da hipertensão portal de origem esquistossomótica.

A ligadura da veia gástrica esquerda visa reduzir o fluxo e a pressão portal na direção das veias do segmento da junção esofagogástrica, principal local das roturas das varizes esofágicas.

A exata identificação da veia gástrica esquerda na sua origem não é tarefa fácil, uma vez que podem ocorrer, no curso do seu isolamento, lesões de veias vizinhas, formando hematoma local ou sufusão sanguínea entre as lâminas do pequeno omento.

A outra indicação da ligadura da veia gástrica é a etapa complementar da operação descrita por Warren e cols.,[7] que se constitui na realização da anastomose esplenorrenal distal, com preservação do baço.

Tronco da Veia Porta

O tronco da veia porta resulta da junção de suas duas raízes: veia mesentérica superior e veia esplênica. Em porcentagem variável, a veia mesentérica inferior se junta à confluência das veias mesentérica superior e esplênica, constituindo o que Di Dio[8] designou de tipo trirradicular da veia porta. Segundo Almeida,[9] a veia mesentérica inferior não pode ser considerada como raiz, mas sim uma tributária da veia porta, desembocando em uma de suas raízes principais.

O maior interesse cirúrgico do tronco da veia porta é a sua utilização na anastomose com a veia cava inferior, graças às suas dimensões, situação topográfica e disponibilidade de um segmento livre, que favorecem a realização da referida anastomose.

O diâmetro da veia porta atinge cerca de 20mm, dimensão mais do que satisfatória para permitir uma derivação do sangue portal para a circulação sistêmica.

A anastomose porto-cava proporciona a melhor solução hemodinâmica,[10] reduzindo a pressão em níveis de normalidade, embora o desvio do sangue portal para o sistema cava inferior possa implicar graves alterações das funções hepáticas, manifestadas pela encefalopatia portossistêmica e icterícias. Por esse motivo, essa técnica foi abandonada.

ALTERAÇÕES HEMODINÂMICAS NA HIPERTENSÃO PORTAL

A hipertensão no sistema portal decorre, fundamentalmente, de dois fatores: aumento da resistência ao fluxo sanguíneo portal e aumento do fluxo sanguíneo através da veia porta, de suas raízes e de sua ramificações.

O aumento da resistência ao fluxo decorre da formação de um processo obstrutivo, localizado em diferentes níveis do sistema portal ou dos vasos coletores do sangue hepático, provocando as alterações hemodinâmicas observadas nesses casos. O fígado deve ser considerado o ponto de referência do processo, uma vez que a obstrução pode se instalar antes do fígado (pré-hepática), dentro do fígado (intra-hepática) e depois do fígado (pós-hepática).

A determinação dos padrões hemodinâmicos da hipertensão portal passou a ser bem estabelecida com o advento das medidas das pressões da veia hepática em posição livre (PVHL) e da veia hepática ocluída (PVHO). A diferença entre essas pressões permite a aferição do gradiente pressórico do sistema venoso hepático (GPVH = PVHO – PVHL), representativo da pressão sinusoidal (PS). Fundamentados na definição desses padrões hemodinâmicos, surgiram os conceitos de obstrução pré-sinusoidal e pós-sinusoidal. A grande diferença entre as duas entidades reside no valor médio das pressões sinusoidais, que na esquistossomose mansônica está normal ou moderadamente elevado, segundo os padrões hemodinâmicos estabelecidos por Coutinho[11] em 1960. Diferentemente, nos cirróticos as pressões sinusoidais e pós-sinusoidais estão sempre elevadas.

A resistência ao fluxo portal, determinada pela lesão hepática pré-sinusoidal, pode ser evidenciada em imagens radiológicas, nas quais os ramos portais intra-hepáticos se apresentam amputados e envolvidos por uma circulação anormal.[12] A veia porta e suas tributárias estão invariavelmente dilatadas, geralmente associadas à presença de veias colaterais que respondem por parte do deságue do sangue portal, demonstrando a importante modificação da dinâmica nesse sistema. No entanto, na esquistossomose, apesar do bloqueio registrado angiograficamente, o fluxo portal encontra-se aumentado em detrimento da queda do fluxo arterial.[12]

Mies[12] e cols., em 1980, observaram em esquistossomóticos que a considerável esplenomegalia, quase sempre presente, estava associada à dilatação significativa da artéria esplênica em detrimento do calibre da artéria hepática. Firmados na premissa de que o fluxo hepático total tende a ser constante, os autores concluíram que havia hiperfluxo no sistema portal decorrente do maior aporte de sangue oriundo do baço e da redução do fluxo da artéria hepática. De acordo com esse conceito, a remoção do baço ou o desvio de sangue de origem esplênica para a circulação sistêmica deveria promover a redução do fluxo portal e aumentar o fluxo arterial, o que contribuiria para o aumento do calibre da artéria hepática e para a redução do diâmetro da veia porta, ratificando a teoria do hiperfluxo.

Esses fundamentos apresentados permitiram considerar que a hipertensão do sistema portal no esquistossomótico depende tanto do aumento da resistência ao fluxo portal determinado por um bloqueio pré-sinusoidal (fator causal inicial) como também sofre importante influência do hiperfluxo esplenoportal, consequente à esplenomegalia gigante e ao aumento do fluxo sanguíneo por essa via.

CIRCULAÇÃO COLATERAL NATURAL

A avaliação clínica dos portadores de hipertensão portal tem revelado a presença de grupos de canais venosos que atuam desviando do fígado o sangue portal excedente, que é direcionado para o território das veias cavas. A presença de circulação colateral na parede abdominal, a hipertrofia das veias do plexo hemorroidário e a descrição endoscópica das varizes esofagogástricas são exemplos dessas comunicações naturais.[13] Estudos angiográficos têm demonstrado essas conexões, registrando a veia gástrica esquerda como a origem da dilatação do plexo venoso gastroesofágico, em pouco mais da metade dos casos.[14] Essas comunicações levam o sangue do sistema portal para o sistema ázigo através dos referidos plexos venosos, constituindo a mais importante via colateral, pela conotação clínica que elas representam.[6]

É do conhecimento científico que, apesar de a pressão intravascular no sistema portal ser uniformemente elevada, a rotura das veias desse sistema e o consequente sangramento só devem ocorrer na região esofagogástrica, na chamada zona vulnerável, onde as veias dilatadas, tortuosas e suscetíveis à lesão estão expostas na intimidade da mucosa e da submucosa.[13]

Por outro lado, através da veia gástrica esquerda pode acontecer a maior fuga de sangue do sistema portal, determinando profundas alterações no padrão hemodinâmico.[6] Essa situação vem sendo relacionada com a evolução desfavorável de alguns pacientes submetidos a esplenectomia e obliteração das varizes esofagogástricas que, em função da redução do fluxo esplenoportal e do desvio através da colateral gástrica esquerda pérvia, poderiam desenvolver redução significativa do aporte de sangue para o fígado, à semelhança das derivações portossistêmicas.[6] O resultado desse desequilíbrio hemodinâmico consiste na progressão da doença e na redução da expectativa de vida desses pacientes.

ASPECTOS ANGIOGRÁFICOS DA HIPERTENSÃO PORTAL

As alterações morfológicas e hemodinâmicas que caracterizam a hipertensão portal podem ser definidas por meio de estudos radiológicos contrastados dos vasos que integram a complexa anatomia do fígado e do sistema portal, incluindo as colaterais portossistêmicas. Esses estudos permitem melhor compreensão da fisiopatologia das enfermidades, avaliando-se, inclusive, casos clínicos de comportamento atípico, o que resulta em melhor planejamento terapêutico.

Em 1980, Mies e cols.[12] descreveram em detalhes as características angiográficas da esquistossomose hepatoesplênica, chamando atenção para a pobreza das ramificações arteriais intra-hepáticas, comparando-as com os aspectos angiográficos já observados na cirrose. A associação entre a pobreza de ramificações arteriais e a aparente riqueza de fluxo portal hepático levou os autores a elaborarem a teoria do hiperfluxo portal, contribuindo para explicar a elevação da pressão portal, além do já referido aumento da resistência intra-hepático.

Essas alterações caracterizadas pela preservação do fluxo sanguíneo total hepático (usualmente reduzido nas cirroses), na presença de redução do componente arterial e distribuição anômala do fluxo portal, podem favorecer o lobo esquerdo do fígado, em detrimento do direito,[3,4] resultando na clássica atrofia do lobo direito e hiperplasia do esquerdo, observada na esquistossomose hepatoesplênica. É possível também se especular que a redução do fluxo arterial observada na esquistossomose possa ser a causa das lesões de ductos biliares, estruturas dependentes da circulação arterial,[5-7] uma vez que essa redução pode determinar queda crítica da PO_2 no nível da rede sinusoidal, causando as referidas lesões, e contribuir para o desenvolvimento da forma descompensada da esquistossomose hepatoesplênica.

Em 1991, Lacerda[14] estudou as alterações angiográficas e da pressão sinusoidal consequentes à esplenectomia associada à ligadura das varizes esofagogástricas em esquistossomóticos. Observou que havia uma nítida inversão do comportamento angiográfico pré-operatório com redução significativa do diâmetro da veia porta e expressivo aumento do calibre da artéria hepática, sem alteração da média da pressão sinusoidal. Observou, também, que nos portadores de grandes *shunts* naturais periesofágicos, a partir da veia gástrica esquerda, a esplenectomia contribuía para a redução significativa do fluxo portal hepatópeto, mediante o desvio desse sangue para a circulação sistêmica, contribuindo para a arterialização do fluxo sanguíneo hepático total e a consequente elevação acentuada da pressão sinusoidal. Essas observações das alterações hemodinâmicas promovidas pela esplenectomia sugeriram a inclusão da ligadura de veia gástrica esquerda nesses procedimentos cirúrgicos.

QUADRO 22.2 ▶ Doenças causadoras de cirrose hepática

Natureza infecciosa	Hepatites B e C
Tóxica	Consumo abusivo de álcool
Imunológica	Hepatite autoimune
	Cirrose biliar primária
	Colangite esclerosante primária
Metabólica	Hemocromatose
	Doença de Wilson
	Deficiência de alfa-1-antitripsina

DIFERENCIAÇÃO CLINICOPATOLÓGICA ENTRE CIRROSE HEPÁTICA E ESQUISTOSSOMOSE

A maioria das doenças crônicas do fígado tem como particularidade o estímulo à fibrogênese que, ao provocar distorção progressiva da arquitetura hepática, desenvolve alterações anatomopatológicas conhecidas como cirrose hepática. O Quadro 22.2 relaciona as principais doenças causadoras de cirrose hepática.

A distorção da arquitetura do fígado tem início nos hepatócitos e na rede sinusoidal e desenvolve alterações caracterizadas por comprometimento precoce da função hepática e resistência ao fluxo portal na via de saída.

Na esquistossomose mansônica, forma hepatoesplênica, observa-se, também, o desenvolvimento progressivo de fibrose. No entanto, as alterações da arquitetura hepática, aqui observadas, são significativamente distintas das encontradas na cirrose. Nesses casos, os ovos eliminados pelos parasitas fêmeas são carreados para o fígado, via sangue portal, e, em face de seu tamanho (147 × 68μ), encalham nos pequenos ramos portais, antes de atingirem a rede sinusoidal. A reação granulomatosa resultante da presença desses elementos estranhos ao tecido hepático provoca, localmente, progressiva fibrose portal, seguida de obstrução dos ramos intra-hepáticos da veia porta, aumentando a resistência ao fluxo neste território.[15] Isso resulta num tipo de hipertensão do sistema portal com características hemodinâmicas diversas das observadas na cirrose, pois o obstáculo ao fluxo portal é pré-sinusoidal, sem comprometimento do hepatócito, o que, possivelmente, preserva tanto a função hepática como os níveis de pressão no território sinusoidal.

As considerações fisiopatológicas citadas anteriormente se refletem no diagnóstico diferencial entre essas duas entidades (cirrose e esquistossomose hepatoesplênica), resumidas no Quadro 22.3.

QUADRO 22.3 ▶ Diagnóstico diferencial entre cirrose e esquistossomose

	Cirrose	Esquistossomose
Parâmetros clínicos		
Insuficiência hepática	Frequente	Muito rara
Hepatomegalia	Difusa	Lobo esquerdo
Esplenomegalia	Discreta	Acentuada
Parâmetros laboratoriais		
Transaminases elevadas	Frequentes	Raras
Albumina	Baixa	Normal
Hiper e gamaglobulina	Leves e moderadas	Moderadas a acentuadas
Ultrassonografia		
Fibrose	Difusa	Periportal
Fluxo portal	Reduzido	Normal ou elevado
Fluxo arterial	Aumentado	Reduzido
Parâmetros hemodinâmicos		
Pressão sinusoidal	Elevada	Normal
Pressão portal	Elevada	Elevada

DOENÇA MISTA DO FÍGADO ESQUISTOSSOMÓTICO

Embora na maioria dos portadores de esquistossomose mansônica, forma hepatoesplênica, a preservação do parênquima hepático esteja presente, existem casos de associação entre a esquistossomose e outras formas de doença hepática crônica, particularmente as hepatites virais B e C. Nessa eventualidade, surge uma nova entidade clínica, caracterizada pela união de hipertensão portal pré-sinusoidal e agressão hepatocelular. Essa condição clínica está presente na quase totalidade dos casos, denominados forma hepatoesplênica descompensada. Esses dados foram clínica e laboratorialmente comprovados pela evidência da prevalência do HBsAg em 2%, 6% e 21,3%, respectivamente, nas formas hepatointestinal (HI), hepatoesplênica compensada (HEC) e hepatoesplênica descompensada (HED), diferindo significativamente do grupo de controle. A elevada morbidade observada nesses pacientes esquistossomóticos, responsável por levá-los ao ambiente hospitalar e, frequentemente, submeter-se a repetidas transfusões de sangue em razão de hemorragia digestiva, pode explicar a referida prevalência.

ESPLENOMEGALIA E HIPERESPLENISMO NA HIPERTENSÃO PORTAL

O aparecimento da esplenomegalia na hipertensão portal parece estar relacionado com a elevação da pressão no sistema portal e com a estase sanguínea nesse território venoso, condições que, somadas, determinam uma ação passiva e constante sobre a estrutura esponjosa do baço, promovendo sua expansão.[17] No entanto, reconhece-se que a esplenomegalia nos portadores de cirrose não tem o caráter predominante observado na esquistossomose. As gigantes esplenomegalias evidenciadas nos esquistossomóticos, nos quais o regime pressórico do sistema portal é equivalente ao dos cirróticos, parecem ter outra explicação, sugerindo a implicação de outros fatores na gênese desse dado clínico.

A constante eliminação de ovos pelos *Schistosoma mansoni,* alojados nas raízes terminais da veia mesentérica inferior, pode propiciar a liberação desses corpos estranhos na circulação portal ou nos tecidos da mucosa e da submucosa do colo esquerdo, produzindo localmente substâncias antigênicas que iriam estimular a criação de ambiente adequado para o desenvolvimento de reações de hipersensibilidade e ativação do sistema reticuloendotelial. O fenômeno progride de forma complexa, gerando um processo de imunorregulação, envolvendo elementos celulares e humorais, com a finalidade de manter o equilíbrio da relação hospedeiro-parasita.[17] Embora a correlação desses eventos com a carga parasitária não tenha sido demonstrada, observa-se esplenomegalia naqueles pacientes nos quais o processo imunorreativo determinou lesões hepáticas suficientes para causar os distúrbios hemodinâmicos descritos.[18]

O crescimento do baço no esquistossomótico deve sofrer, além da influência determinada pela elevação da pressão portal, contribuição promovida pelo processo de reatividade imunológica, típico da própria doença. Esse fenômeno pode ser entendido se forem analisadas as respostas de redução do volume do baço diante de duas situações diversas, como redução da pressão portal (desvios portossistêmicos com preservação de baço) ou quando o tratamento específico da esquistossomose é realizado.

A implicação clínica da esplenomegalia tem sido motivo de grandes debates, sendo clássica a referência ao hiperesplenismo. Laboratorialmente, observa-se redução significativa do número de leucócitos circulantes, bem como do número de plaquetas. No entanto, a principal alteração descrita se relaciona com o aumento da concentração das células T supressoras, que promovem a supressão das células T *helper*, inibindo a diferenciação das células linfocitárias B.[19] Os resultados desses estudos sugerem que existe uma imunodeficiência relativa na forma hepatoesplênica da esquistossomose.

Outra alteração observada na forma crônica da doença é o hipodesenvolvimento somático. A dosagem dos valores basais do hormônio de crescimento, assim como dos valores resultantes do estímulo pela hipoglicemia ou mostra que o esquistossomótico, na forma hepatoesplênica, com hipodesenvolvimento somático, apresentava padrão caracterizado por resposta retardada e valores significativamente mais baixos do que os controles, sofrendo correção, depois da esplenectomia. Deve ser salientada a retomada do crescimento normal desses indivíduos, quando ainda crianças, depois da remoção do baço.[20]

ENCEFALOPATIA PORTOSSISTÊMICA NA HIPERTENSÃO PORTAL

Diferente da esplenomegalia, a encefalopatia parece ser mais importante na cirrose do que na esquistossomose. Na cirrose, a encefalopatia é frequente devido às alterações estruturais dos hepatócitos, enquanto na esquistossomose, em função da preservação das células hepáticas, essa manifestação clínica é extremamente rara.

No entanto, é possível detectar a ocorrência de encefalopatia em esquistossomóticos descompensados, consequente a repetidos episódios de hemorragia digestiva não controlados ou em casos complicados pela associação de outras doenças crônicas do fígado (doença mista do fígado). Nos casos de hemorragia digestiva, mesmo diante da preservação da função dos hepatócitos, a grande oferta de metabólitos procedentes da degradação do sangue (acumulado no intestino) pela ação de bactérias intestinais pode promover o desenvolvimento das manifestações neurológicas. Na esquistossomose, a circulação colateral natural tem pouco ou nenhum significado na gênese da encefalopatia e as alterações de aminoácidos decorrentes da presença de falsos neurotransmissores estão reservadas a casos terminais que fogem à rotina dessa doença.

ASCITE E ICTERÍCIA NA HIPERTENSÃO PORTAL

Contrariamente ao que ocorre na cirrose, os esquistossomóticos não desenvolvem ascite e icterícia com frequência. A presença de pressão sinusoidal normal ou moderadamente elevada, associada a níveis de albumina acima de 3mg%, em cerca de 90% dos casos, explica a pequena possibilidade do aparecimento da ascite nesses pacientes. Como a lesão hepática é prioritariamente vascular, o hepatócito está preservado e a icterícia praticamente inexiste.

Contudo, as hemorragias repetidas, a hipotensão prolongada e as intervenções cirúrgicas que estabelecem um desvio artificial do sangue portal para a veia cava podem contribuir para a progressão da doença hepática e, em curto prazo, o desenvolvimento das manifestações clínicas típicas da insuficiência hepática.

PROCEDIMENTOS TERAPÊUTICOS NA HIPERTENSÃO PORTAL

O relato do caso do primeiro diagnóstico de varizes do esôfago data do século XIX, com sua divulgação no *Bulletins de la Societé Medicale d'Observations*[21] (Fauvel, Paris, 1858).

Em 1900, Preble[22] estabeleceu um vínculo entre hemorragias digestivas, varizes do esôfago e cirrose hepática. Nas necrópsias descritas, observaram-se pontos de ulceração da parede das varizes localizadas na porção distal do esôfago, justificando a origem do sangramento.

Nessa ocasião, autores franceses sugeriram utilizar a compressão de um saco de borracha mole, cheio com água ou ar, sobre as varizes rotas, dando origem ao método terapêutico posteriormente divulgado por Sengs-taken-Blakemore.

O reconhecimento das diferenças entre os mecanismos agressores da célula hepática nas duas entidades clínicas (cirrose e esquistossomose) contribuiu para entender que as lesões resultantes (grau de destruição da arquitetura dos hepatócitos e nível das alterações hemodinâmicas) poderiam repercutir, de forma apreciável, sobre a função hepática. A intensidade e a gravidade do comprometimento hepático passaram a orientar a escolha dos procedimentos, sendo considerada, nos casos de maior gravidade, a possibilidade de apenas um tratamento clínico ou paliativo de suporte, enquanto se espera a disponibilidade de um fígado sadio para transplante.

A visão da análise da etiologia das lesões, assim como a repercussão clínica produzida pela doença, norteou os estudos realizados com esquistossomóticos, nos quais a reserva funcional hepática estava preservada na maioria das vezes, suportando procedimentos de maior porte.

Reflexão sobre os Principais Procedimentos Terapêuticos Utilizados na Hipertensão Portal

Ao longo da maior parte do século XX, o tratamento da hipertensão portal e de suas complicações limitou-se à discussão das vantagens e desvantagens de procedimentos cirúrgicos que atuavam em três princípios: remover o baço hipertrofiado, baixar a pressão no sistema portal e desconectar o fluxo sanguíneo para a rede ázigo-portal. O maior impasse para o desenvolvimento dos procedimentos terapêuticos foi a deficiência dos conhecimentos da fisiopatologia envolvida na gênese da cirrose e da esquistossomose, resultando na utilização indiscriminada de procedimentos sem o cuidado de se analisarem as diferenças clinicopatológicas existentes nas duas doenças.

Esplenectomia

Até a primeira metade da década de 1940, os grandes hospitais brasileiros, principalmente do Nordeste, eram lotados de portadores de esplenomegalias atribuídas a várias etiologias, como a doença palustre, luética e, em menor escala, a esquistossomótica. O diagnóstico era estabelecido pelos dados clínicos e exames laboratoriais específicos na identificação dessas entidades clínicas. Com a redução da prevalência do paludismo e da doença luética, cresceu a importância da esquistossomose no cenário hospitalar. Desde cedo, a indicação da esplenectomia na cirrose foi questionada, uma vez que a esplenomegalia não se apresenta de forma evidente e a sua repercussão sobre a pressão portal é pouco significativa.

Naquela época, acreditava-se que a esplenectomia, indicada nos esquistossomóticos, poderia de modo diverso à condição da cirrose contribuir com a redução da pressão portal, devido à queda do fluxo portal, alimentado de forma evidente via artéria esplênica, baço e veia esplênica. A consequência esperada dessa alteração hemodinâmica seria a redução do fluxo portal centrífugo, diminuindo as possibilidades de rotura das varizes do esôfago. No entanto, como é do conhecimento, o fluxo hepático total (soma dos fluxos arterial e portal) tende a ser constante, o que resultaria no aumento do fluxo arterial hepático para compensar a redução do fluxo portal. Essa nova situação hemodinâmica pode ser responsável por uma nova distorção da rede arterial e portal intra-hepática, aumentando a resistência ao fluxo portal e favorecendo a elevação da fuga de sangue do sistema portal, através da rede venosa ázigo-portal. Considerando outros benefícios trazidos pela esplenectomia na esquistossomose, como a remoção de uma grande massa abdominal e a correção do hipodesenvolvimento somático e das alterações laboratoriais, acredita-se que a indicação da remoção do baço estaria mantida, desde que o fluxo através da rede ázigo-portal fosse interrompido mediante a ligadura da veia gástrica esquerda.

Embora a remoção do baço promova a queda da pressão portal, a incidência das hemorragias digestivas só seria prevenida em 50% dos casos, implicando a necessidade de complementação do procedimento esplenectomia com a ligadura da veia gástrica esquerda e a ação direta sobre as veias intraesofágicas durante ato cirúrgico ou por esclerose endoscópica no pós-operatório.

A principal crítica feita à esplenectomia, no entanto, refere-se ao desenvolvimento de alterações imunológicas, representadas clinicamente pela maior incidência de quadros infecciosos determinados por bactérias do tipo encapsulado, ocasionando óbito por septicemia. Essa ocorrência é mais evidente nas crianças ou em indivíduos portadores de hipodesenvolvimento somático, sendo necessário, nesses casos, prevenir a infecção com antibióticos profiláticos ou vacinas específicas.

Derivações Portossistêmicas

A constatada insatisfação com a esplenectomia na cirrose levou os pesquisadores a buscarem alternativas, visando baixar efetivamente a pressão portal e o fluxo através da via ázigo-portal. Assim, as derivações portossistêmicas e suas variantes portocava e esplenorrenal[11] foram cogitadas, direcionando o tratamento apenas no sentido da redução da pressão portal. Não foram considerados os adicionais distúrbios hemodinâmicos intra-hepáticos determinados pelo procedimento e as consequentes alterações da estrutura celular hepática, agravando as lesões presentes na cirrose. Acredita-se que a ausência do sangue portal provocada pela derivação portocava, privando o fígado de substâncias de natureza hormonal (ação hepatotrófica do sangue portal), seja um fator determinante. Embora esses efeitos estejam presentes em todas as variedades das derivações portossistêmicas, isso é mais evidente nas portocavas terminolateral e laterolateral do que na esplenorrenal direta.

Assim, foi alcançado o objetivo de baixar ou normalizar a pressão portal elevada, considerada responsável pela rotura das varizes do esôfago, mas a função hepática se mostrou progressivamente comprometida, implicando a contraindicação desses procedimentos nos esquistossomóticos e na maioria dos casos de cirrose.

Outra consequência importante das derivações portossistêmicas é o agravamento da encefalopatia, frequente na cirrose e quase ausente na esquistossomose.

Novas variantes técnicas de derivações foram desenvolvidas na tentativa de preservar o fluxo portal destinado ao fígado. A anastomose esplenorrenal clássica foi substituída pelo *shunt* esplenorrenal distal, que preserva o baço e apenas desvia seletivamente o sangue oriundo da veia esplênica para a circulação sistêmica. Esse procedimento, embora reduza a pressão portal (queda da incidência da hemorragia digestiva), mantém o fluxo do sangue no sentido do fígado e preserva o baço, mas induz, a médio e longo prazo, desvio significativo do sangue portal para a circulação sistêmica, o que confere aos pacientes envolvidos nesse procedimento complicações equivalentes às observadas com as demais derivações portossistêmicas.

Em 1982, Colapinto,[23] da Universidade de Toronto, deu início a outra modalidade de *shunt* portocava intra-hepático, realizada pela via transjugular, designada de TIPS (*transjugular intrahepatic porto-systemic shunt*), que ganhou inúmeros adeptos, como indicação nos casos de mau prognóstico, visando oferecer condições clínicas para aguardar a disponibilidade de transplante de fígado. Sua principal complicação é a elevada incidência de obstrução do *shunt* após o período de 6 meses.

Desconexão da Rede Ázigo-Portal

Simultaneamente ao desenvolvimento das várias modalidades de anastomoses portossistêmicas, surgiram técnicas visando bloquear o local de sangramento nas varizes do esôfago. A técnica mais divulgada foi a desvascularização gastroesofágica[5] como alternativa para não se realizar a derivação portossistêmica. Esse procedimento cirúrgico ganhou muitos adeptos, inclusive para o tratamento da esquistossomose associada à esplenectomia. A desvascularização foi tão valorizada que se chegou a propor secções do esôfago, no terço inferior, com o auxílio de um *stappler*.[24]

Procedimentos Terapêuticos Visando Interromper a Hemorragia Digestiva

A hemorragia digestiva é a complicação mais grave que pode ser observada nos portadores de hipertensão portal. Nos pacientes cirróticos, após uma hemorragia inicial por rotura das varizes, a recidiva do sangramento ocorre numa incidência de 30% a 40% no período de 6 semanas. A recidiva precoce parece estar relacionada com mau prognóstico e depende do grau de comprometimento hepático presente no paciente. Esses episódios hemorrágicos contribuem para agravar o estado funcional do fígado, levando ao aparecimento de encefalopatia e insuficiência hepática. Diante disso, é necessário agir com eficiência, buscando bloquear e evitar a recidiva do sangramento.

A escleroterapia e a ligadura elástica, ambas endoscópicas, têm sido, ao longo das últimas décadas, a conduta de escolha para tratar esses casos de hemorragia.[25] A substância esclerosante injetada nas varizes provoca trombose da veia, seguida de cicatrização, erradicando as varizes. A escleroterapia pode causar complicações locais ou sistêmicas, tais como ulcerações superficiais ou estenose do esôfago. Como o risco de recidiva atinge valores de 50% a 70%, é necessário realizar acompanhamento periódico das varizes, evitando novos sangramentos. As ligaduras elásticas promovem também a erradicação das varizes e desenvolvem ulcerações superficiais, mas, raramente, provocam disfasia devido à estenose esofágica.

O uso de betabloqueador não seletivo (propranolol e nadolol) promove a redução do fluxo esplâncnico,[26,27] mediante a queda do débito cardíaco e o bloqueio da vasoconstrição arterial determinada pelos receptores tipo beta 2.

Os nitratos atuam reduzindo a pressão portal mediante a vasodilatação seletiva da circulação esplâncnica, mas seus efeitos terapêuticos não são significativos nos casos de cirrose avançada.

O Quadro 22.4 resume as principais condutas terapêuticas indicadas na hipertensão portal.

QUADRO 22.4 ▶ Conduta terapêutica na hipertensão portal.

Objetivo	Procedimentos	Resposta	Complicações	Indicação
Reduzir a pressão portal	Esplenectomia	Queda parcial da pressão portal	Recidivas da hemorragia	Sem indicação
	Derivações portossistêmicas	Queda significativa da pressão portal	Encefalopatia e insuficiência hepática	Sem indicação
	TIPS	Queda parcial da pressão portal	Trombose do *shunt*	Cirrose* Doença mista do fígado esquistossomótico*
	Drogas: betabloqueador não seletivo, nitratos	Queda parcial da pressão portal	Efeito fugaz	Cirrose** Doença mista do fígado esquistossomótico***
Interromper a hemorragia	Ligadura cirúrgica das varizes do esôfago	Positiva	Considerar a incidência de recidiva da hemorragia	Cirrose*** Doença mista do fígado esquistossomótico***
	Esclerose ou ligadura das varizes do esôfago	Positiva	Considerar a incidência de recidiva da hemorragia	Cirrose*** Doença mista do fígado esquistossomótico***
	Balão de Sengstaken-Blakemore	Positiva	Efeito fugaz	Cirrose** Doença mista do fígado esquistossomótico**
Reduzir a pressão portal + Interromper a hemorragia	Esplenectomia e desvascularização periesofágica	Positiva	Considerar a incidência de recidiva da hemorragia	Esquistossomose
	Esplenectomia e ligadura das varizes do esôfago	Positiva	Considerar a incidência de recidiva da hemorragia	Esquistossomose
	Esplenectomia e esclerose ou ligadura elástica	Positiva	Considerar a incidência de recidiva da hemorragia	Esquistossomose
	Transplante hepático	Positiva	Controle da rejeição do órgão doado	Cirrose Doença mista do fígado esquistossomótico

REFERÊNCIAS

1. Kelner S. Critical evaluation of surgical treatment of schistosomotic portal hypertension. Mem Inst Oswaldo Cruz, Rio de Janeiro, 1992; 87(IV):357-68.

2. Kelner SV. Mesentérica superior: contribuição anatômica às anastomoses cirúrgicas com o sistema cava inferior. Tese docência-livre da Faculdade de Medicina do Recife, 1953.

3. Ferreira PR. Vena lienalis. Tese doutoramento da Faculdade de Medicina da Universidade do Recife, 1961.

4. Dantas AS. Vena mesentérica inferior. Tese doutoramento da Faculdade de Medicina do Recife, 1961.

5. Cavalcanti JS. A síndrome de Banti e seu tratamento cirúrgico pela esplenectomia. Rev Ass Med Bras 1955; 2:15-24.

6. Lima Fº JFC. Vena gástrica sinistra. Tese doutoramento da Faculdade de Medicina da Universidade do Recife, 1961.

7. Warren WD, Zeppa R, Forman JT. Selective transplenic shunt. Ann Surg 1967; 166:437-55.

8. Di Dio LJA. Observações anatômicas sobre a confluência das raízes da veia porta em brancos, negros e mulatos. Rev Med Cir São Paulo, 1951; 11:463-78.

9. Almeida AD. O tratamento da hipertensão do sistema porta por anastomose direta. Tese docência-livre. Faculdade de Medicina da Universidade de São Paulo, 1948.

10. Blakemore AH. The portacaval shunt in the surgical treatment of portal hypertension. Ann Surg 1948; 128:825-42.

11. Coutinho A. Alterações hemodinâmicas na esquistossomose mansônica hépato-esplênica. Jornal Brasileiro de Medicina 1964; 8:299-309.

12. Mies S, Larsson E, Mori T, Rosa P, Raia S. O sistema porta e as artérias hepática, esplênica e mesentérica superior na esquistossomose hepatoesplênica. Estudo angiográfico. Rev Hosp Clin Fac Med Univ S. Paulo 1980; 35:121-31.

13. Kelner S, Dantas A. Esplenoportografia. Técnica e complicações. An Fac Med Univ Recife, 1958; 18:73-9.

14. Lacerda CM. Alterações angiográficas e pressóricas determinadas pela esplenectomia e ligadura interna de varizes do esôfago na esquistossomose mansônica. São Paulo. Tese (doutoramento). Faculdade de Medicina da Universidade de São Paulo, 1991.

15. Andrade ZA, Andrade SG. Patologia da esquistossomose hepatoesplênica. In: "Aspectos peculiares da infecção por *Schistosoma mansoni*". Centro Editorial e Didático da UFBA, 1984: 103-31.

16. Vianna MR et al. Alterações dos ductos biliares na esquistossomose hepatoesplênica: padrão de distribuição de mucopolissacarídeos ácidos e neutros. Anais do X Cong. Bras Hepatologia, abril de 1988.

17. Kelner S, Silveira M. Importância da zona vulnerável na rotura das varizes do esôfago na esquistossomose hepatoesplênica. An Fac Med Univ Fed Pernamb Recife, 1994; 39:2-5.

18. Domingues LAW. Remoção de *S. mansoni* em pacientes com esquistossomose hépato-esplênica: estimativa da carga parasitária mediante a coproscopia quantitativa. Tese de Mestrado. Universidade Federal de Pernambuco. Recife, 1980.

19. Veras R. Hipersensibilidade retardada em portadores da esquistossomose hépato-esplênica: efeito da agressão cirúrgica. Tese de Mestrado. Universidade Federal de Pernambuco. Recife, 1981.

20. Silveira GK. Efeito da esplenectomia sobre o hormônio de crescimento em pacientes portadores de esquistossomose hepatoesplênica e hipodesenvolvimento somático. Tese de Mestrado. Universidade Federal de Pernambuco. Recife, 1976.

21. Descomps P, Lalaubie G. Les veines mesenteriques. J Anat 1912; 48:337-76.

22. Preble RB. Conclusions based on sixty cases of gastro-intestinal tract hemorrhage due to cirrhosis of the liver. Am J Med Sci 1900; 119:263-79.

23. Colapinto RF, Blendis LM. Formation of an intrahepatic porto-systemic shunt using baloon dilatation catheter; Preliminary clinical experience. A J R 1983; 140:709-14.

24. Sugiura M, Futagawa S. Results of six hundred and thirty six esophageal transection with paraesophagogastric desvascularization in the treament of oesophageal varices. J Vasc Surg 1984; 1:254.

25. Goebel C, Willert J, Koch L, Sauerbruch T. Endoscopic banding ligation for the primary prophylaxis of variceal bleeding in cirrhosis: a randomized controlled multi-center trial. Hepatology 2003; 38:218.

26. Groszmann RJ, Garcia-Tsao G, Makuch R et al. Multicenter randomized placebo-controlled trial of nonselective beta-blockers in the prevention of the complications of portal hypertension: final results and identification of a predictive factor. Hepatology 2003; 38:206.

27. Merkel C, Marin R, Angeli P et al. Beta-blockers in the prevention of aggravation of esophageal varices in patients with cirrhosis and small varices: a placebo controlled trial. Hepatology 2003; 38:217.

Gustavo Carneiro Leão Filho
Euclides Dias Martins Filho

Pancreatite Aguda

INTRODUÇÃO

Pancreatite aguda (PA) é um processo inflamatório que acomete primariamente o pâncreas e, não raras vezes, se estende aos tecidos peripancreáticos e outros órgãos distantes. Clinicamente se apresenta com quadro de dor abdominal importante e elevação das enzimas pancreáticas, podendo variar desde formas leves e localizadas a quadros sistêmicos com insuficiência múltipla de órgãos e morte. A grande maioria dos pacientes com pancreatite aguda não apresenta qualquer sequela após a fase de recuperação, entretanto pode ocorrer insuficiência endócrina e exócrina permanente nos casos de necrose pancreática extensa.

Apesar de as formas graves de PA acontecerem em menos de 20% dos casos, o custo do tratamento para a saúde pública é muito relevante. Estudos epidemiológicos indicam incidência anual de 5 a 50 casos por 100 mil habitantes nos países ocidentais, com mais de US$ 1,5 bilhão gastos em internamentos hospitalares, além da perda estimada em US$ 250 milhões/ano pela diminuição da força produtiva dessas pessoas.[1]

Em decorrência da evidente melhora do tratamento intensivo dos pacientes com quadros graves de pancreatite nas últimas décadas – incluindo correções metabólicas e controle das infecções –, houve substancial acréscimo na sobrevida. A mortalidade geral decorrente da PA, que à época dos clássicos estudos publicados por Ranson e cols.[2] na década de 1970 situava-se em torno de 15%, atualmente é de cerca de 2% a 3%. A extensão da necrose pancreática, a presença de necrose infectada e a falência de órgãos são fatores preditivos de piora no prognóstico. Nos casos de PA necrosante, a mortalidade gira em torno de 20% contra 3% nas intersticiais; quando há necrose infectada, a mortalidade chega a 30%, e

mais da metade dos pacientes morrem quando ocorre falência de mais de um órgão.[3]

O objetivo principal dos autores deste capítulo é apresentar, de forma clara, sucinta e objetiva, uma revisão atualizada da síndrome da pancreatite aguda, abordando os princípios gerais dos mecanismos fisiopatológicos, os fatores etiológicos envolvidos, a abordagem diagnóstica e, com ênfase maior, fornecer a elaboração de um plano prático, racional e eficaz na conduta terapêutica.

FISIOPATOGENIA E ETIOLOGIA

O processo fisiopatológico da pancreatite aguda é extremamente complexo e ainda não completamente esclarecido. Em virtude da rápida evolução da doença, da grande variabilidade na gravidade e da pouca acessibilidade ao tecido pancreático durante o surto de pancreatite, investigações sobre várias etapas do processo fisiopatológico em humanos têm sido prejudicadas, e muitas delas são descritas a partir de modelos experimentais em animais.

De maneira geral, considera-se que há interação dos fatores pancreáticos intracelulares (ativação das enzimas digestivas, inibição da secreção celular dessas enzimas, alteração na concentração do cálcio citossólico e dos sinalizadores inflamatórios, desequilíbrio nas vias de morte celular – apoptose × necrose) e extracelulares (respostas neurais e vasculares) na gênese e na perpetuação da resposta inflamatória pancreática local e sistêmica.[4]

A gravidade da pancreatite é determinada por eventos que ocorrem em seguida à lesão das células acinares pancreáticas. Após o evento desencadeador da lise dessas células, são liberadas citocinas e quimiocinas, que agem como recrutadores potenciais de células inflamatórias, como neutrófilos e macrófagos. O recrutamento e a ativação dessas células reproduzem uma nova quebra das células acinares pancreáticas, propiciando elevação de vários mediadores pró-inflamatórios, como fator de necrose tumoral alfa (TNF-α), interleucinas 1, 2 e 6, fator ativador plaquetário (FAP), substância P, entre outros, além de agentes anti-inflamatórios como a interleucina (IL)-10 e o antagonista do receptor da IL-1, exercendo mediação da resposta inflamatória pancreática. Na maioria dos pacientes, a destruição das células acinares e a inflamação local se dissiparão rapidamente, porém em alguns casos a lesão persiste e há progressão da doença local para inflamação sistêmica, propiciando as síndromes da resposta inflamatória sistêmica (SRIS) e da angústia respiratória do adulto (SARA) e a insuficiência múltipla de órgãos e sistemas (IMOS).[3,5]

Apesar de muitos agentes etiológicos, conforme listado no Quadro 23.1, poderem ser responsabilizados pelo surto de pancreatite aguda, a história clínica detalhada, os testes laboratoriais rotineiros e os exames de imagens simples, como ultrassonografia abdominal, são suficientes para definir a causa da PA na maioria das vezes: colelitíase ou ingestão acentuada de álcool.

A doença litiásica biliar é a principal responsável pelos quadros de PA na maior parte do mundo. Incluindo-se os episódios decorrentes da microlitíase, cada vez mais diagnosticada com o aprimoramento dos métodos complementares, em especial a ecoendoscopia e a análise microscópica do líquido biliar, pelo menos 40% a 50% das pancreatites agudas são ditas biliares.[4] Muitas das chamadas causas idiopáticas no passado são atualmente diagnosticadas como de origem litiásica.

QUADRO 23.1 ▷ Causas de pancreatite aguda

- Doença biliar
- Ingestão de bebida alcoólica
- Metabólica: hipercalcemia, hipertrigliceridemia
- Drogas, toxinas
- Traumática: fechado ou penetrante, pós-CPER, instrumentação cirúrgica
- Obstrução mecânica: neoplasias ampulares, disfunção do esfíncter de Oddi, estenoses ductais
- Infecciosa: viral (caxumba, *Coxsackie* A, HIV), bacterianas (*M. tuberculosis*, *Mycoplasma*), parasitas (*Ascaris*)
- Miscelânea: pâncreas *divisum*, cistos de colédoco, duplicação duodenal, divertículo duodenal, isquemia, autoimune, genética, idiopática

CPER: colangiopancreatografia endoscópica retrógrada.

Apesar de quase 50% dos casos de PA consistirem em complicações da colecistopatia calculosa, somente 3% a 7% dos pacientes portadores de cálculos biliares apresentarão algum episódio de pancreatite.[4] Como a prevalência de colelitíase é muito maior em mulheres, os casos de PA também são bem mais comuns no sexo feminino.

A teoria do canal comum, descrita primeiramente por Opie no início do século XX, continua sendo a explicação mais aceita para a indução biliar à inflamação pancreática aguda. Essa teoria advoga que o surto de PA acontece em decorrência da obstrução mecânica da ampola de Vater pela passagem de cálculos biliares. Essa interrupção do fluxo biliopancreático agiria de duas formas: refluindo bile, muitas vezes infectada, para dentro do pâncreas, e pela ruptura das células acinares em decorrência do aumento da pressão intraductal. Como consequência desses agravos – exposição aos ácidos e sais biliares e lise do conteúdo intracelular acinar – haveria ativação das enzimas proteolíticas pancreáticas – processo de autodigestão e início da cascata inflamatória local e sistêmica citada.

O consumo excessivo de etanol é considerado por muitos autores como a segunda causa mais frequente de pancreatite aguda, apesar de a PA raramente ocorrer após ingestão isolada de bebida alcoólica, mesmo que em grande quantidade. Geralmente, os pacientes com episódios de PA alcoólica já apresentam alterações morfológicas pancreáticas compatíveis com cronicidade, sugerindo tratar-se, na verdade, de surtos de agudização sobre um órgão cronicamente doente.[3]

Vários medicamentos e substâncias estão associados a quadros de PA, tais como sulfassalasina, azatioprina, didanosina, furosemida e estrógeno. Toxicidade direta, hipersensibilidade, hipercalcemia secundária e trombose microvascular são alguns dos mecanismos propostos para justificar tal associação.[6] Agentes infecciosos como o vírus da caxumba, *Coxsackie* e HIV, *Mycoplasma* sp., *Mycobacterium tuberculosis*, entre outros, também são causadores de PA por mecanismos ainda não detalhados por completo.

Os distúrbios metabólicos mais envolvidos na indução da PA são a hipertrigliceridemia e a hipercalcemia, esta geralmente secundária ao hiperparatireoidismo. Não raras vezes, a própria pancreatite proporciona aumento, normalmente de leve a moderada intensidade, nos níveis de triglicerídeos; entretanto, valores acima de 1.000mg/mL são necessários para iniciar uma crise inflamatória pancreática.[7] As crises de PA induzida por dislipidemia geralmente são restritas aos portadores da hiperlipidemia familiar tipos 1 e 5, sendo o mecanismo mais aceito a toxicidade – acidose e trombose micro-vascular – pancreática dos ácidos graxos oriundos da degradação local do excesso de triglicerídios.

A manipulação das vias biliopancreáticas por cirurgias ou endoscopia é causa bem definida de pancreatite aguda iatrogênica. A ocorrência da pancreatite pós-colangiopancreatografia endoscópica retrógrada (CPER) é de difícil determinação, pois há variações em estudos na literatura desde 1% a 7% até 12% a 31%. Felizmente, as formas graves de pancreatite pós-CPER constituem uma minoria, porém não são tão incomuns. Gênero feminino, idade abaixo de 40 anos, disfunção do esfíncter de Oddi, colédoco fino e história pregressa de pancreatite aguda são fatores de risco para pancreatite pós-CPER.[8]

Pâncreas *divisum*, pancreatite autoimune, pancreatites genéticas ou esporádicas, isquemia pancreática (por arterite, êmbolos ou hipotensão), hipotermia, disfunção do esfíncter de Oddi, entre outras, são etiologias menos frequentes que devem ser lembradas e fazer parte do diagnóstico diferencial em situações de difícil definição diagnóstica.

ABORDAGEM DIAGNÓSTICA

Dor abdominal importante, geralmente descrita como "em barra" no abdome superior e de irradiação para o dorso, associada a náuseas e vômitos, é a apresentação clínica mais frequente nos pacientes com quadro de pancreatite aguda. Diferentemente de cólicas biliares – muitas vezes citadas pelos pacientes durante interrogatório sintomatológico – a dor abdominal desencadeada pela PA é mais prolongada, geralmente exige atendimento emergencial e provoca bastante desconforto e até mesmo agitação. Embora raros, alguns surtos de PA podem se apresentar sem dor abdominal relevante, como em quadros pós-operatórios (p. ex., após transplante renal), pacientes em diálise, ou na doença dos legionários. No outro extremo, choque hipovolêmico e coma podem ser as manifestações clínicas iniciais em casos de pancreatite fulminante.

Sinais clínicos avaliados ao exame físico normalmente se relacionam com a gravidade da PA. Nas pancreatites intersticiais, por exemplo, há desconforto epigástrico durante palpação, sem sinais de irritação peritoneal, com pouca sintomatologia sistêmica. Já nos episódios graves, desidratação, taquicardia, taquipneia, febre alta, oligúria e desorientação podem estar presentes mesmo à admissão dos pacientes. Desconforto abdominal com distensão epigástrica e defesa muscular – geralmente menos intensa que em outros processos inflamatórios peritoneais – também são achados frequentes.

Achados infrequentes de equimoses da parede abdominal nos flancos (Grey-Turner) e periumbilical (Cullen) são sinais de pior prognóstico, refletindo hemorragias intra-abdominais. Icterícia é comum nos casos de obstrução papilar por cálculo ou edema.

Um teste laboratorial ideal na suspeita de PA deveria, além de ser eficaz na confirmação diagnóstica, mensurar precocemente a gravidade do quadro e definir a sua etiologia. Infelizmente, nenhum dos testes disponíveis na atualidade preenche todos esses critérios. Um surto agudo de pancreatite habitualmente é confirmado com sintomatologia sugestiva e elevação nos níveis séricos de amilase e/ou lipase de duas a três vezes os valores de referência. A amilasemia é o teste mais utilizado em todo o mundo por ser tecnicamente simples, de fácil disponibilidade, baixo custo, além de apresentar boa sensibilidade. A baixa especificidade e o curto tempo de meia-vida são as maiores desvantagens desse método. Outros distúrbios podem cursar com aumento da amilase sérica, como doenças inflamatórias abdominais, neoplasias pancreáticas, macroamilasemia e insuficiência renal. Por outro lado, amilase normal em vigência de PA é vista na hipertrigliceridemia – dificulta a dosagem da amilase por interferência na análise –, na agudização da pancreatite crônica e em casos de PA de leve intensidade ou com início há mais de 3 dias. A dosagem da amilase urinária pode ter utilidade nos casos de diagnóstico diferencial com macroamilasemia, visto que neste caso não há excreção renal de amilase.

A vantagem na dosagem da lipase sérica é sua maior sensibilidade nos casos de pancreatite alcoólica e no diagnóstico tardio de PA, em razão de sua meia-vida mais longa. Embora a lipase sérica apresente maior especificidade que a amilase, os mesmos distúrbios que provocam falso-positivo para a primeira também podem confundir em caso de elevação da lipase. A dosagem simultânea dessas duas enzimas não aumenta a acurácia diagnóstica nos casos de PA nem fornece dados relativos à gravidade do quadro. Outras enzimas pancreáticas têm sido pesquisadas como métodos diagnósticos, porém nenhuma é utilizada na prática clínica.

Testes laboratoriais de rotina devem ser colhidos na admissão hospitalar e durante a evolução clínica dos pacientes com PA, em especial nos casos de maior gravidade. Hemograma completo, enzimas hepatobiliares, função renal, gasometria arterial, dosagem de eletrólitos, coagulograma, proteína C reativa (PCR), entre outros, fornecem dados importantes na definição diagnóstica e evolução dos pacientes. Em estudo de metanálise, Tenner e cols. demonstraram que níveis elevados de alanina-aminotransferase (ALT) acima de

150UI/L indicam grande possibilidade de PA de origem biliar.[9] Cabe lembrar, entretanto, que até 10% a 15% dos pacientes com PA biliar cursam com enzimas hepatocelulares normais.[9]

Os métodos de imagem têm papel de destaque na abordagem dos pacientes com PA. Além da utilidade na confirmação diagnóstica de casos duvidosos, podem ser bastante úteis na definição etiológica, na avaliação de gravidade e na confirmação de complicações. As radiografias simples de abdome e de tórax são de fácil realização e podem apresentar sinais indiretos de acometimento pancreático. Por exemplo, a radiografia abdominal pode evidenciar dilatação intestinal isolada (alça sentinela) ou distensão difusa em casos de PA grave com íleo paralítico, além de excluir perfuração de víscera oca. Até um terço dos pacientes com PA grave apresenta radiografia de tórax com elevação de hemidiafragma, derrames pleurais, atelectasias e infiltrados pulmonares.

A ultrassonografia abdominal não apresenta boa definição pancreática, especialmente no curso de quadro inflamatório agudo, em virtude da grande quantidade de distensão gasosa das alças intestinais. Seu papel principal e relevante é identificar cálculos e/ou dilatações biliares, apresentando sensibilidade em torno de 70% nessas situações emergenciais.

A tomografia computadorizada (TC) abdominal, em especial com uso de contraste iodado oral e venoso, é bastante útil nos casos de PA, pois, além de apresentar ótima acurácia diagnóstica, auxilia a avaliação da gravidade e o diagnóstico das complicações e suas evoluções. Os achados tomográficos presentes na PA apresentam-se de forma variada. Balthazar classificou as alterações tomográficas em cinco categorias, correlacionado-as com seus cursos clínicos (Quadro 23.2 e Figura 23.1). É importante lembrar que a necrose pancreática pode não ser identificada em tomografias realizadas precocemente no curso da PA, subestimando a gravidade da doença.[10]

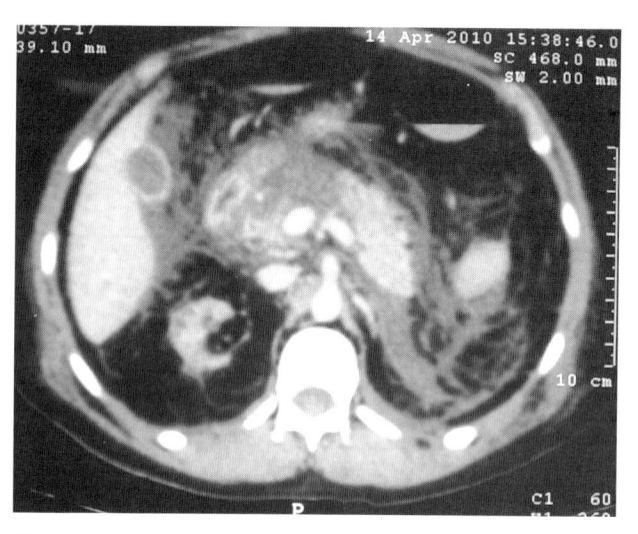

FIGURA 23.1 ▶ Tomografia axial computadorizada (TAC) de abdome mostrando pancreatite aguda com esteatonecrose (gordura peripancreática). *Fonte:* Serviço de Radiologia – IMIP.

Outro assunto bastante discutível é a possibilidade de piora no prognóstico da evolução clínica em razão da utilização de contraste venoso iodado, tendo como decorrência a diminuição da microvascularização pancreática (aumentaria as áreas de necrose), bem como o agravamento da função renal. De qualquer forma, a TC abdominal contrastada deve ser realizada precocemente nos pacientes em que haja dúvida diagnóstica ou, após o segundo e o terceiro dia, naqueles que não melhoram com tratamento conservador inicial para avaliação de gravidade e pesquisa de complicações. A TC sem contraste pode ser útil para afastar outras patologias abdominais no diagnóstico diferencial com PA, porém não se presta para definir a presença de necrose.

A ressonância magnética (RM) de abdome contrastada com gadolínio apresenta a mesma eficácia da TC abdominal na avaliação da PA e suas complicações, com a vantagem de não agravar a função renal. Entretanto, há grande dificuldade em realizar tal procedimento em pacientes em estado grave, o que limita seu uso na prática clínica diária.

QUADRO 23.2 ▶ Classificação tomográfica de Balthazar para pancreatite aguda

A Pâncreas normal

B Edema pancreático focal ou difuso

C Inflamação pancreática ou gordura peripancreática

D Coleção isolada peripancreática

E Duas ou mais coleções ou ar no retroperitônio

Fonte: adaptado de Balthazar EJ.[10]

AVALIAÇÃO DE GRAVIDADE

Um dos principais fatores que explicam a redução na mortalidade dos pacientes com pancreatite aguda nas últimas décadas é o início precoce do manejo terapêutico intensivo, com hidratação vigorosa, correção dos distúrbios eletrolíticos e controle de infecção, bem como procedimentos terapêuticos específicos nas formas graves da doença. Para tanto, é de fundamental importância que o médico assistente as reconheça o quanto antes.

QUADRO 23.3 ▶ Critérios de Ranson modificados

Admissão	Após 48 horas
Idade > 70 anos	Queda no Ht > 10%
Leucocitose > 18.000	Cálcio sérico < 8mg/dL
Glicemia > 220mg/dL	↑ ureia > 2mg/dL
DHL > 400U/L	Sequestro hídrico > 6L
AST > 250U/L	PaO_2 < 60mmHg

Fonte: adaptado de Forsmark et al.[4]

Vários sistemas preditivos de gravidade foram publicados, sendo os mais utilizados os critérios de Ranson (Quadro 23.3) e APACHE II (*Acute Physiology and Chronic Health Evaluation*).

Apesar de utilizados desde a década de 1980 e serem de fácil memorização, os critérios de Ranson apresentam como principal crítica a necessidade de ter de se aguardar 48 horas para definição de gravidade em vários pacientes. Já no sistema APACHE II, que não é específico para os casos de PA, os critérios avaliados na admissão do paciente, bem como na evolução diária, indicam a gravidade com acurácia superior à escala de Ranson. Segundo o consenso de Atlanta,[11] a PA grave é definida como a presença de falência de órgão e/ou complicações pancreáticas locais, associada a fatores preditivos desfavoráveis (Ranson ≥ 3 e/ou APACHE II ≥ 8).

Outra classificação bastante utilizada na avaliação de gravidade dos pacientes com formas graves de PA relaciona necrose pancreática e mortalidade. A partir dos estudos conduzidos por Balthazar e cols. foi criado o índice de gravidade por tomografia (Quadro 23.4).[12]

QUADRO 23.4 ▶ Índice de gravidade tomográfico

TC	Escore	% de necrose	Escore
A	0	Nenhum	0
B	1	30	2
C	2	30 a 50	4
D	3	50	6
E	4		

Nota: o índice tomográfico é baseado na classificação de Balthazar e na pontuação do escore de necrose pancreática com o máximo de 10 pontos.
Fonte: adaptado de Forsmark et al.[4]

ABORDAGEM TERAPÊUTICA

O tratamento dos pacientes com PA inclui medidas de suporte clínico e visa restaurar a homeostase, corrigir as complicações e prevenir recorrências. As intervenções terapêuticas dependerão da gravidade do quadro. Cerca de 80% dos pacientes apresentam formas leves de pancreatite aguda, as quais regridem por completo com tratamento conservador. Em geral, os pacientes necessitam de controle da dor, correção volumétrica, repouso alimentar e vigilância de possíveis complicações.

Medidas de Suporte Clínico

Triagem Clínica

Os pacientes que apresentam sinais de doença grave ou aqueles que pioram na sua evolução, em especial com características de síndrome da resposta inflamatória sistêmica (SRIS) e/ou falência de órgão, e pacientes idosos e com comorbidades relevantes deveriam ser conduzidos em unidades de tratamento intensivo. Como é habitual nessas unidades para pacientes considerados instáveis, a monitoração contínua dos sinais vitais (cardioscopia, oximetria periférica, mensuração do débito urinário, medidas de pressão venosa central – PVC) é de extrema valia. Sonda nasogástrica deveria ser restrita aos pacientes com vômitos de repetição, distensão abdominal intensa e/ou sinais de hemorragia digestiva alta.

Restauração da Volemia

A reposição volêmica é ponto importantíssimo na condução de pacientes com PA. Mesmo em casos leves, a perda de líquidos pode ser considerável, chegando a mais de 5 litros nas formas graves. Sequestro para o terceiro espaço em virtude do aumento da permeabilidade vascular pelos mediadores inflamatórios, vômitos de repetição, febre, taquipneia e sangramentos são fatores que contribuem para essas perdas. Na admissão hospitalar, o médico deve considerar que o paciente é instável e exige hidratação vigorosa, geralmente maior do que a imaginada inicialmente. Hemoconcentração, oligúria, taquicardia, hipotensão e azotemia são sinais clínicos de retração da volemia. A restauração hídrica agressiva objetiva minimizar o comprometimento da microvascularização pancreática decorrente da hipovolemia, prevenindo ou limitando áreas de necrose parenquimatosa. Reposição com cristaloides é a opção preferencial na maioria dos pacientes, através de veia periférica calibrosa ou cateter central. O volume necessário é difícil de ser quantificado inicialmente, mas débito urinário acima de 0,5 a 1mL/kg/hora é o desejado. Nos casos graves, a infusão de 500mL ou mais de cristaloides por hora é necessária por várias horas, sendo reduzida a velocidade de infusão após restabelecimento dos sinais vitais. Pacientes cardiopatas, nefropatas e com aspectos de angústia respiratória aguda exigem maior parcimônia na correção, sendo ideal controle através de PVC ou cateter arterial pulmonar (Swan-Ganz).

Analgesia

Dor abdominal é sintomatologia importante nos casos de PA, podendo contribuir para o agravamento da instabilidade hemodinâmica. Analgesia parenteral é comumente utilizada, incluindo meperidina, morfina e tramadol, para casos intensos, e antiespasmódicos, como brometo de escopolamina, naqueles de menor gravidade. A possibilidade de a morfina agravar os surtos de PA decorrente de espasmos no esfíncter de Oddi não encontra comprovação na literatura. Além da neurotoxicidade decorrente do uso repetitivo da meperidina, a rápida farmacodependência é outro efeito que tem limitado sua utilização rotineira em vários hospitais.

Suporte Nutricional

Em casos de pancreatite leve, a alimentação por via oral é normalmente reintroduzida poucos dias após o início do quadro, quando o paciente sente fome, não apresenta náuseas e vômitos, nem necessita de analgésicos com frequência. Em casos graves, entretanto, a via oral estará proibida por dias a semanas, exigindo suporte nutricional alternativo. Nutrições enteral e parenteral são as mais utilizadas e, comprovadamente, diminuem a mortalidade, quando comparadas à não implementação de suporte nutricional.[13]

A nutrição enteral preserva a função de barreira intestinal, diminuindo a possibilidade de translocação bacteriana, que é a principal porta de entrada dos agentes infecciosos nos quadros de PA.[14] Vários estudos de metanálise têm mostrado maior benefício da nutrição enteral em detrimento da via parenteral em termos de redução de infecções, de procedimentos cirúrgicos e de permanência hospitalar, além de evidente menor custo. Quando não há intolerância à nutrição enteral, especialmente nos casos de íleo prolongado, esta é a via preferencial para o suporte adequado na PA grave, devendo ser iniciada precocemente. Já a nutrição parenteral não deve ser administrada antes do 4º ou 5º dia do início sintomatológico, sendo restrita aos pacientes não tolerantes à primeira.[14] Alguns estudos apresentaram resultados semelhantes entre a alimentação nasojejunal e a nasogastroduodenal, entretanto são necessárias pesquisas mais aprofundadas para aceitação na prática clínica.

Uso de Antibióticos

No curso da PA grave, a mortalidade se apresenta de forma bimodal: metade dos pacientes evolui para óbito nas 2 primeiras semanas em decorrência da síndrome inflamatória sistêmica e falência de órgãos; a outra metade, após a segunda semana, por conta de complicações infecciosas. Na maioria dos casos, entretanto, os sinais de inflamação sistêmica decorrente do surto de PA são similares àqueles provenientes de um quadro séptico, dificultando a determinação do momento ideal para o início dos antibióticos.

Não há indicação para utilização de antibióticos em casos de pancreatite aguda leve ou intersticial, se não houver comprovação de infecção. O uso rotineiro de antibióticos no tratamento das formas graves de pancreatite aguda é um dos pontos mais polêmicos no manejo desses pacientes, com estudos de metanálises conflitantes. Enquanto duas metanálises publicadas em 2006 indicaram redução em relação ao risco de infecção pancreática e mortalidade,[15,16] os dois únicos ensaios clínicos duplo-cegos não mostraram benefício algum.[17,18] Ainda não há definição clara, baseada em evidência científica, quanto ao uso profilático com antibiótico de largo espectro.

Muitos especialistas, entre eles os da Associação Americana de Gastroenterologia e da Sociedade Internacional de Pancreatologia, preconizam que a antibioticoprofilaxia deva ser considerada em casos de PA grave com necrose extensa (acometimento > 30%) ou com falência de órgãos,[5,19] em razão do alto risco de infecção. Por outro lado, a Sociedade Britânica de Gastroenterologia[20] e o Colégio Americano de Gastroenterologia[21] não recomendam uso profilático em seus *guidelines*. A escolha do antibiótico, quando utilizado, deve ser baseada na cobertura ampla e na boa penetração no material necrótico, destacando-se imipenem-cilastatina, meropenem ou a associação metronidazol-ciprofloxacino. Alguns estudos têm demonstrado melhor eficácia dos carbapenêmicos em relação à última associação.[15] O tempo de tratamento profilático não deve exceder 14 dias, havendo maior risco de aparecimento de germes multirresistentes e infecção fúngica.

Uma vez confirmada, geralmente por punção com agulha fina guiada por tomografia, a existência de infecção nos tecidos pancreáticos e/ou estruturas anexas, a escolha do antibiótico deve ser orientada pela cultura e antibiograma. As fluorquinolonas e os carbapenêmicos são as substâncias de escolha em razão da excelente cobertura contra germes gram-negativos e da acessibilidade aos tecidos pancreáticos. Metronidazol deve ser acrescentado às quinolonas para ampliar a defesa contra bactérias anaeróbicas.

Papel da CPER

Com base na análise de três estudos randomizados,[22-24] a maioria dos *guidelines* sobre este tópico apresenta orientações semelhantes.[5,19] A realização da colangiografia endoscópica com papilotomia está indicada nos casos de PA com sinais de obstrução biliar e/ou colangite, de preferência nas primeiras 72 horas do início dos sintomas. Nos casos de PA biliar (provada ou suspeita) em que não há confirmação clinicolaboratorial de persistência da obstrução biliopancreática, a CPER precoce somente deve ser realizada nos pacientes com forma grave da doença que não melhoram com o tratamento clínico.

Os pacientes que se recuperam de surto de PA, porém persistem com alta suspeita de coledocolitíase – icterícia, enzimas hepatobiliares elevadas e/ou imagem ultrassonográfica sugestiva de litíase coledociana – devem ser submetidos à CPER antes da colecistectomia. Nos assintomáticos em que haja normalização dessas enzimas, a CPER pré-operatória não se aplica, sendo desejável a realização de colangiografia intraoperatória. Nos casos intermediários – queda parcial nas taxas laboratoriais e/ou USG inconclusiva –, a colangiorressonância e a ecoendoscopia são recomendadas antes da intervenção endoscópica.

Por último, a CPER com papilotomia também tem sido considerada opção terapêutica definitiva nos pacientes que se recuperam de PA biliar e apresentam risco cirúrgico elevado para colecistectomia laparoscópica.[15]

Momento da Colecistecomia Laparoscópica

O papel primordial da colecistectomia é preventivo. Os pacientes com PA biliar apresentam risco elevado de pancreatite recidivante, além de colecistite aguda e colangite. Nesse grupo, a colecistectomia laparoscópica deveria ser realizada após recuperação clínica, de preferência no mesmo internamento hospitalar. Nos casos de pancreatite grave, a colecistectomia videolaparoscópica deve aguardar pelo menos 3 semanas de calmaria sintomatológica em virtude do risco elevado de complicações infecciosas.

Tratamento das Complicações

Necrose Pancreática

Pacientes com necrose pancreática sem evidência de infecção devem ser conduzidos conservadoramente, com avaliação tomográfica seriada e punção aspirativa com agulha fina na suspeita de infecção. Uma vez confirmada necrose infectada, a necrosectomia cirúrgica é a conduta mais adequada, variando a técnica operatória de acordo com a experiência e a preferência da equipe cirúrgica. Há tendência atual em postergar o máximo possível o desbridamento cirúrgico, sempre que a condição clínica permitir, com a finalidade de melhor demarcação da área a ser ressecada, bem como de liquefação do material necrótico, o que permite, em muitos casos, drenagem percutânea ou endoscópica. Cirurgias precoces, com menos de 14 dias após o início do quadro, devem ser evitadas, pois há aumento na mortalidade.[25]

Pseudocisto e Coleções Pancreáticas

Coleções líquidas pancreáticas e peripancreáticas são bastante frequentes em PA moderada a grave, e na grande maioria das vezes resolvem-se espontaneamente em 6 a 8 semanas. Quando ocorre persistência de grandes pseudocistos sintomáticos – dor abdominal, compressão de órgãos anexos, infecção ou sangramento – o tratamento está indicado. Drenagens cirúrgica, endoscópica e radiológica são efetivas, e a escolha da conduta mais adequada dependerá das características do pseudocisto (localização, tamanho, presença de debris etc.), bem como da estrutura disponível do hospital e da experiência dos especialistas.

REFERÊNCIAS

1. Vege SS, Yadav D, Chari ST. Pancreatitis. In: GI Epidemiology. Malden (MA): Blackwell Publishing, 2007.

2. Ranson JH, Rifkind KM, Roses DF et al. Prognostic signs and the role of operative management in acute pancreatitis. Surg Gynecol Obstet 1974; 139:69-81.

3. Pandol SJ, Saluja AK, Imrie CW, Banks PA. Acute pancreatitis: bench to the bedside. Gastroenterology 2007; 132:1127-51.

4. Whitcomb DC. Clinical practice. Acute pancreatitis. N Engl J Med 2006; 354:2142-50.

5. Forsmark CE, Baillie J. AGA Institute Technical Review on Acute Pancreatitis. Baillie J (ed.). Gastroenterology. 2007; 132(5):2022-44.

6. Runzi M, Layer P. Drug-associated pancreatitis: facts and fiction. Pancreas 1996; 13:100-9.

7. Yadav D, Pitchumoni CS. Issues in hyperlipidemic pancreatitis. J Clin Gastroenterol 2003; 36:54-62.

8. Lee TH, Park do H, Park JY et al. Can wire-guided cannulation prevent post-ERCP pancreatitis? A prospective randomized trial. Gastrointest Endosc 2009; 69:444-9.

9. Tenner S, Dubner H, Steinberg W. Predicting gallstone pancreatitis with laboratory parameters: a meta-analysis. Am J Gastroenterol 1994; 89:1863-6.

10. Balthazar EJ. Acute pancreatitis: assessment of severity with clinical and CT evaluation. Radiology 2002; 223:603-13.

11. Bradley EL III. A clinically based classification system for acute pancreatitis. Summary of the International Symposium on Acute Pancreatitis, Atlanta GA, September 11, through 13, 1992. Arch Surg 1993; 128:586-90.

12. Balthazar EJ, Robinson DL, Megibow AJ, Ranson JH. Acute pancreatitis: value of CT in establishing prognosis. Radiology 1990; 174:331-6.

13. Petrov MS, Pylypchuk RD, Emelyanov NV. Systematic review: nutritional support in acute pancreatitis. Aliment Pharmacol Ther 2008; 28(6):704-12.

14. Marik PE, Zaloga GP. Meta-analysis of parenteral nutrition versus enteral nutrition in patients with acute pancreatitis. BMJ 2004; 328(7453):1407.

15. Heinrich S, Schafer M, Rousson V, Clavien PA. Evidence-based treatment of acute pancreatitis: a look at established paradigms. Ann Surg 2006; 243:154-68.

16. Moyshenyat I, Mandell E, Tenner S. Antibiotic prophylaxis of pancreatic infection in patients with necrotizing pancreatitis: rationale, evidence, and recommendations. Curr Gastroentrol Rep 2006; 8:121-6.

17. Isenmann R, Runzi M, Kron M et al. German Antibiotics in Severe Acute Pancreatitis Study Group. Prophylactic antibiotic treatment in patients with predicted severe acute pancreatitis: a placebo-controlled, double-blind trial. Gastroenterology 2004; 126:997-1004.

18. Dellinger RP, Tellado JM, Soto NE et al. Early antibiotictreatment for severe acute necrotizing pancreatitis: Randomized, double-blind, placebo-controlled study. Ann Surg (in press).

19. Uhl W, Warshaw A, Imrie C et al. IAP Guidelines for the surgical management of acute pancreatitis. Pancreatology 2002; 2:565-73.

20. Working Party of the British Society of Gastroenterology; Association of Surgeons of Great Britain and Ireland: Pancreatic Society of Great Britain and Ireland: Association of Upper GI Surgeons of Great Britain and Ireland. UK guidelines for the management of acute pancreatitis. Gut 2005; 54(Suppl. 3):iii1-iii9.

21. Banks PA, Freeman ML. Practice guidelines in acute pancreatitis. Am J Gastroenterol 2006; 101(10):2379-400.

22. Neoptolemos JP, Carr-Locke DL, London NJ et al. Controlled trial of urgent endoscopic retrograde cholangiopancreatography and endoscopic sphincterotomy versus conservative treatment for acute pancreatitis due to gallstones. Lancet 1988; 2:979-83.

23. Fan ST, Lai EC, Mok FP et al. Early treatment of acute biliary pancreatitis by endoscopic papillotomy. N Engl J Med 1993; 328:228-32.

24. Folsch UR, Nitsche R, Ludtke R et al. Early ERCP and papillotomy compared with conservative treatment for acute biliary pancreatitis. The German Study Group on Acute Biliary Pancreatitis. N Engl J Med 1997; 336:237-42.

25. Vege SS, Baron TH. Management of pancreatic necrosis in severe acute pancreatitis. Gastrointest Endosc 2005; 62:92-100.

CAPÍTULO 24

Euclides Dias Martins Filho
Gustavo Carneiro Leão Filho

Pancreatite Crônica

INTRODUÇÃO

A pancretite crônica (PC) é uma doença comum, com incidência de 8,2 por 100 mil habitantes, apresentando importante impacto social por comprometer a capacidade laboral de uma população ainda jovem.[1] Apesar dos avanços na medicina, a PC é uma patologia que ainda merece nossa atenção e muitos estudos.[2] No seu curso natural, a qualidade de vida é gravemente comprometida, especialmente em virtude de dor intensa, principal causa de hospitalização. Acredita-se que a fibrose progressiva do parênquima pancreático cause insuficiência exócrina e má digestão e, em casos avançados, diabetes melito. Complicações mecânicas também podem ocorrer, como formação de pseudocisto e obstrução duodenal ou biliar. O pico de apresentação ocorre entre 35 e 55 anos.

O principal sintoma é a dor abdominal, com variação na sua apresentação, indo de leve e intermitente até intensa e constante. Essa última forma de apresentação pode levar à hospitalização frequente e à impossibilidade de trabalhar. O tratamento adequado dessa patologia continua sendo um desafio. A expectativa de vida desses pacientes é abreviada em 10 a 20 anos, com mortalidade 3,2 vezes maior que a da população em geral.[1] A heterogeneidade dos pacientes e a natureza da dor, associadas ao escasso conhecimento da fisiopatologia, são obstáculos para o manejo adequado dos casos. Mesmo com a retirada do álcool, o processo inflamatório parece continuar.

CONCEITO

Conceitualmente, é uma doença inflamatória do pâncreas caracterizada por mudança progressiva do parênquima por tecido fibroso. Diferentes classificações de pancreatite crônica têm sido propostas nas últimas décadas. A classificação de Marseille a define como alterações histológicas persistentes mesmo após a remoção do agente etiológico. Em 1983 a classificação de Cambridge foi apresentada, definindo pancreatite crônica como um processo inflamatório tipicamente associado à dor abdominal e caracterizado por mudanças estruturais irreversíveis, com perda permanente da função. Em 1984 a classificação de Marseille foi revisada, colocando a possibilidade da ausência de dor no quadro clínico. Caracterizado morfologicamente por destruição e perda permanente da função exócrina ou endócrina, esse acometimento do parênquima pode ser focal, segmentar ou difuso. Na classificação de Marseille-Roma de 1988 definiu-se a pancreatite crônica como obstrutiva, inflamatória e calcificante. Recentemente Kloppel e cols. propuseram uma nova classificação para pancreatite baseada na clínica, na morfologia e na etiologia. A pancreatite crônica seria classificada em hereditária e alcoólica, com estágios precoce e avançado.[1]

Uma provável pancreatite crônica caracteriza-se pela história típica associada a um dos seguintes critérios: alterações ductais leves, pseudocisto persistente ou recorrente, teste de secreção patológico e insuficiência endócrina (teste de tolerância à glicose anormal). Para pancreatite crônica definitiva é necessária, além da clínica sugestiva, a presença de um ou mais dos seguintes critérios: calcificação pancreática, alterações ductais moderadas ou graves, insuficiência exócrina – esteatorreia que melhora ou alivia com reposição de enzimas – e histologia compatível obtida por material cirúrgico adequado.[1]

ACHADOS PATOMORFOLÓGICOS

As alterações microscópicas mais comumente encontradas na pancreatite crônica são: infiltrado inflamatório pancreático, fibrose parenquimatosa, atrofia de células acinares, calcificação, estenose do ducto pancreático e pseudocisto, podendo ser focal, segmentar ou difuso. Histologicamente há quatro formas distintas: calcificante, obstrutiva, não alcoólica e autoimune.[1]

Calcificante

Caracterizada por episódios recorrentes de agudização, com dor abdominal, cálculos intraductais, rolhas proteicas e calcificação do parênquima (Figura 24.1). Essas alterações levam à estenose ductal e a dilatações pré-estenoses em graus variados. Alterações epiteliais, infiltrado inflamatório periductal, atrofia do parênquima, necrose e fibrose podem ser encontrados.

Obstrutiva

Frequentemente sem dor, pode ser ocasionada por bloqueio do ducto pancreático principal por tumor ou processo inflamatório (pós-pancreatite aguda) que provoca atrofia do parênquima e dilatação pré-estenose. Não é encontrada alteração do epitélio ductal. Cálculos ductais são incomuns. Infiltrado inflamatório e fibrose periductal são achados frequentes em ductos largos e na cabeça pancreática. Fibrose difusa acomete todo o órgão sem topografia lobular. A estenose de ducto principal pode ser causada por estenose de papila (tumoral ou

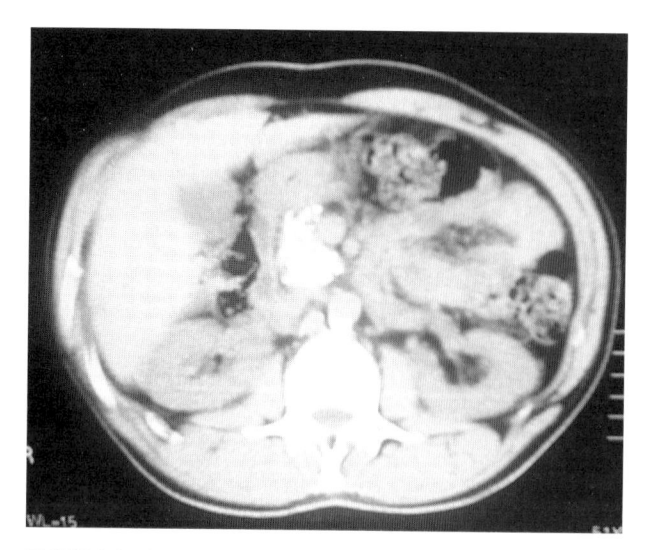

FIGURA 24.1 ▶ Tomografia axial computadorizada (TAC): pancreatite crônica com calcificação na porção cefálica. *Fonte:* Radiologia IMIP.

inflamatória), divertículo duodenal, tumor de pâncreas, anormalidades congênitas ou adquiridas do ducto (pâncreas *divisum*) e mais raramente por lesão traumática.

Não Alcoólica

Caracterizada por destruição do ducto pancreático, infiltrado linfoplasmocitário periductal, fibrose perilobular e obstrução de ducto interlobular com destruição estrutural permanente e insuficiência pancreática. Alguns autores a classificam como autoimune.

Autoimune

Pode ser focal ou multifocal. Pseudocistos e cálculos raramente são encontrados. Constituem achados histológicos característicos de pancreatite autoimune o infiltrado linfoplasmocitário com fibrose tipo intestinal, a inflamação periductal e a periflebite. A icterícia obstrutiva é causada por comprometimento da via biliar com extensão para a vesícula.

ETIOLOGIA

Acredita-se que a pancreatite crônica seja consequência de episódios recorrentes de pancretite aguda. Rolhas de proteínas estão presentes na grande maioria dos pacientes, ao passo que os cálculos ductais são encontrados nos casos de etiologia alcoólica. As rolhas proteicas se formam por hipersecreção ou por redução de fluido e da secreção de bicarbonato. Essas rolhas levam à formação de precipitados de carbonato de cálcio e, por conseguinte, dos cálculos. Após episódio de pancreatite aguda teríamos necrose com hemorragia do parênquima, induzindo fibrose perilobar, seguida de intralobar, obstrução ductal, inflamação periductal, formação de rolhas proteicas e calcificação (Quadro 24.1).[1]

PATOGÊNESE

A ideia de que um dia o paciente portador de pancreatite crônica ficaria sem dor pela progressão da fibrose parenquimatosa já não se sustenta. Estudos mostram que o alívio não acontece em mais de 50% dos pacientes, assim como apresentam evolução imprevisível.[3] A dor apresenta etiologia multifatorial, incluindo inflamação, obstrução ductal, elevada pressão no parênquima pancreático, além de fibrose com comprometimento da inervação sensitiva e neuropatia. A dor ocasionada pela obstrução ductal é apoiada pela presença de dilatação do ducto pan-

QUADRO 24.1 ▶ Etiologia da pancretite crônica e suas características

Etiologia	Características
Alcoólica	Mais frequente no sexo masculino Quarta década Álcool lesa as células acinares, alterando a microcirculação e a permeabilidade celular Associações: dieta rica em proteínas/gorduras, tabagismo e deficiências vitamínicas
Autoimune	Vinte por cento apresentam doença autoimune associada Elevação nos níveis de UGT4
Hereditária	Rara Pacientes jovens Autossômica dominante Associada a diferentes mutações, etilismo e tabagismo
Idiopática	Vinte por cento dos casos Forma juvenil: primeira/segunda década e baixos níveis de alfa-1-antitripsina Forma senil
Outras (raras)	Obstrução ductal por tumor, estenose, pâncreas *divisum*, pâncreas anular e trauma

Fonte: Bachmann et al., 2008.[1]

creático, achado comum nesses pacientes. Para os casos com ausência de dilatação ductal, sugere-se hipertensão no próprio parênquima, com aumento da pressão retroperitoneal, redução do fluxo sanguíneo e elevação do pH intrapancreático.[4] Para alguns autores, a cabeça do pâncreas é considerada o marca-passo da doença e de suas complicações, afirmação apoiada no fato de a ressecção desse segmento melhorar a sintomatologia.[1]

CLÍNICA E DIAGNÓSTICO

Dor abdominal é o sintoma mais importante na pancreatite crônica. O curso natural inclui fibrose do parênquima com consequente insuficiência endócrina e exócrina do pâncreas, apresentando diabetes e esteatorreia. Após 10 anos de doença, 50% a 61% dos pacientes ainda apresentam dor abdominal.[1] A redução do uso de álcool não influencia a evolução da dor, entretanto aumenta a sobrevida do paciente.

O diagnóstico de pancreatite crônica é determinado pela história clínica de etilismo, perda de peso, episódios de dor abdominal, sintomas de diabetes, história familiar e insuficiência exócrina. Os exames de imagem podem confirmar a suspeita. Tomografia computadorizada apresenta sensibilidade e especificidade acima de 90%.[1] A colangiopancreatografia endoscópica retrógrada (CPER) é excelente para detectar as alterações morfológicas, entretanto é considerada invasiva, sendo sua indicação reservada à conduta terapêutica. Para fins diagnósticos, a colangiorressonância magnética tornou-se alternativa não invasiva bastante atrativa na detecção de dilatação, irregularidade e estenose do ducto pancreático principal. Ecoendoscopia com punção por agulha fina é utilizada no diagnóstico diferencial com malignidade.

COMPLICAÇÕES

No curso da pancreatite crônica, várias complicações com maior ou menor risco podem ocorrer. A cabeça do pâncreas inflamada e fibrosada pode acarretar a obstrução biliar ou duodenal. Episódios de agudização podem formar pseudocistos (Figura 24.2) ou fístulas. E, por fim, trombose de veia porta com hipertensão portal pode surgir.

Estenose de Via Biliar Comum

Sua incidência varia de 5% até 35% segundo as séries.[5] O principal fator é a proximidade anatômica entre a cabeça do pâncreas e o colédoco distal. Compressão por pseudocisto raramente acontece. A apresentação clínica varia de assintomática, apenas com alteração laboratorial de elevação de fostatase alcalina e bilirrubinas, até quadro séptico causado por colangite. Intervenção ci-

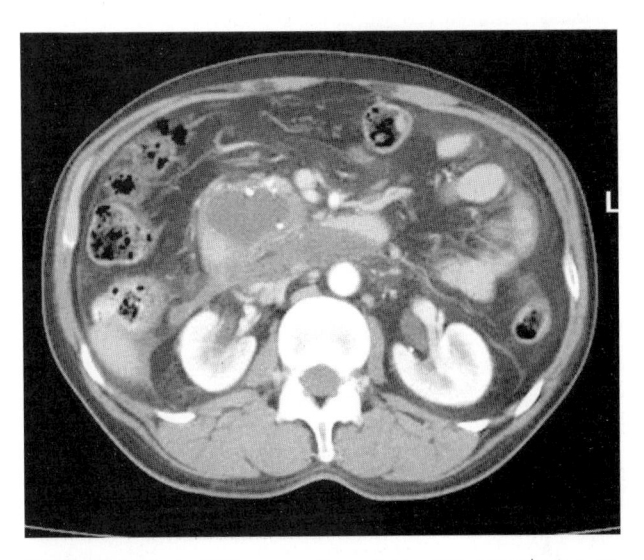

FIGURA 24.2 ▶ TAC: pancretite crônica com pseudocisto na porção cefálica. *Fonte:* Radiologia IMIP.

rúrgica é indicada nesses casos. A colocação de prótese endoscópica é reservada para os casos sem condição cirúrgica, ou como tratamento temporário até que o ato cirúrgico definitivo possa ser realizado.

Obstrução Duodenal

Apresenta incidência de 12% a 25% dos casos,[6] podendo ser também secundária ao pseudocisto. Náuseas, vômitos, dor em abdome superior e perda de peso são sintomas frequentes. Endoscopia revela compressão extrínseca da segunda porção duodenal, sendo o tratamento cirúrgico indicado nos casos de falha no tratamento conservador após 1 a 2 semanas.

Fístulas Pancreáticas Internas

As fístulas pancreáticas internas compreendem a ascite pancreática e a *fístula pancreaticopleural*. Resultam de rotura do ducto pancreático ou de vazamento de um pseudocisto, estando associadas a elevada morbimortalidade. Existem três formas de manifestação torácica: pseudocisto mediastinal, fístula pancreaticopleural e fístula pancreaticobronquial. A toracocentese com dosagem de amilase do líquido pleural ajuda no diagnóstico. Tratamento conservador tem eficácia de 30% a 60%, recorrência de 15% e mortalidade de 12%.[7] Em pacientes com fístula persistente pode-se tentar tratamento endoscópico, com esfincterotomia da papila maior duodenal e colocação de endoprótese no ducto pancreático principal.[8] Outras modalidades terapêuticas, em casos selecionados, incluem colocação de cola para tecido e cirurgia.

A *ascite pancreática* é definida como acúmulo de líquido pancreático na cavidade abdominal. O nível de amilase desse líquido em geral fica acima de 1.000 UI/L. Ocorre em 4% dos casos de pancreatite crônica e em 6% a 14% dos casos de pseudocisto, podendo surgir também após pancreatite aguda ou trauma pancreático.[9] O diagnóstico diferencial deve ser feito com ascite hepatogênica, sendo a paracentese uma etapa fundamental nessa investigação, analisando dosagem de amilase, albumina, proteína total, Gram e cultura do líquido. Após confirmação diagnóstica, é mandatório realizar o estudo da anatomia do ducto pancreático com a CPER, seguida de esfincterotomia e colocação de endoprótese, objetivando a redução da pressão no ducto pancreático com posterior fechamento da falha.[10] A colangiorressonância pode, em algumas situações, ajudar no diagnóstico. Somatostatina ou octreotídeo associados a diuréticos e paracentese de repetição podem beneficiar alguns pacientes.[11] Indica-se

cirurgia quanto há persistência, recorrência e deterioração clínica.

Anormalidades Vasculares

A hipertensão portal extra-hepática é a complicação mais rara da pancreatite crônica. É caracterizada pela oclusão total da veia esplênica ou oclusão subtotal de um ou mais braços do sistema esplenomesentérico-portal.[12] A patogênese inclui o processo inflamatório da parede do vaso, seguido de espasmo, estase e trombose, podendo também ocorrer compressão por pseudocisto ou pelo aumento da cabeça do pâncreas. O quadro clínico pode incluir sangramento por varizes de fundo gástrico, de esôfago ou de flexura esplênica do cólon. Em casos sintomáticos, as modalidades terapêuticas incluem esclerose ou ligadura elástica das varizes e raramente cirurgia.

A *trombose de veia porta com transformação cavernomatosa* deve ser investigada e afastada antes de qualquer abordagem cirúrgica no pâncreas, pois representa um importante fator de risco para elevação do tempo cirúrgico e sangramento intraoperatório.

TRATAMENTO

O tratamento da pancreatite crônica e de suas complicações continua sendo um desafio. O principal problema é tratar a dor e a consequente dependência por uso abusivo de analgésicos. Medidas gerais devem ser tomadas, como descontinuar a ingestão de bebida alcoólica, modificar a dieta, analgésicos, uso de suplemento enzimático oral e de análogo da somatostatina. O tratamento endoscópico visa à desobstrução dos ductos pancreático e biliar, além de permitir a drenagem de pseudocistos. Papilotomia está indicada em casos de disfunção do esfíncter de Oddi, de estenose e para a colocação de prótese (*stent*). O alívio da dor ocorre em 60% a 89% dos pacientes, com morbidade de 10% a 30%.[1] Drenagem percutânea é restrita a pacientes graves sem condições cirúrgicas ou com pseudocisto infectado. Para controle da dor, outras opções de tratamento incluem punção percutânea ou guiada por ultrassonografia endoscópica para bloqueio do tronco celíaco com álcool ou corticoide e secção simpática via toracoscopia. Litotripsia extracorpórea pode ser usada nos casos de pancreatite calcificante.

INDICAÇÕES PARA CIRURGIA

Indicações para cirurgia incluem suspeita de neoplasia, estenose duodenal ou de via biliar não resolvida, dor intratável, pseudoaneurisma ou erosão vascular não resolvida por radiologia intervencionista, pseudocisto grande, que não pode ser resolvido por endoscopia, e fístula pancreática intratável.

Procedimentos de Drenagem

Dilatação do ducto pancreático está presente em 40% a 60% dos pacientes portadores de pancreatite crônica com dor.[13] A obstrução dos ductos de Wirsung e Santorini ocorre por estenoses únicas ou múltiplas e por cálculos de carbonato de cálcio, ou por ambas as situações. Nesses casos, a pancreaticojejunostomia laterolateral pode ajudar. Esse procedimento clássico, inicialmente descrito por Puestow e Gillesby[14] que inclui também pancreatectomia da cauda e esplenectomia, foi posteriormente modificado por Partington e Rochelle, permanecendo apenas a pancreaticojejunostomia longitudinal.[15]

Procedimentos de Ressecção ou de Drenagem Estendida

Aproximadamente 15% a 40% dos pacientes submetidos à cirurgia de drenagem não apresentam melhora da dor.[15] Além disso, a presença de massa inflamatória na cabeça do pâncreas e de obstrução biliar e duodenal torna a simples drenagem pancreática insuficiente, impossibilitando também o diagnóstico diferencial de malignidade. Cerca de 30% a 50% dos pacientes com pancreatite crônica apresentam processo inflamatório na porção cefálica e comprometimento de órgãos adjacentes. Berger e cols. realizaram a primeira descrição de ressecção da cabeça do pâncreas com preservação duodenal, seguida de pancreaticojejunoanastomose.[16] Frey descreveu um procedimento semelhante, entretanto com ressecção menos extensa da cabeça, associada à pancreaticojejunostomia longitudinal.[17] Esses procedimentos evitariam os riscos de lesão vascular, a qual acontece nas ressecções mais extensas, como a de Whipple e Longmire-Traverso, principalmente em situações inflamatórias. Outra forma de drenagem estendida é a associação de pancreaticoplastia transduodenal e pancreaticojejunostomia longitudinal. Existem outros procedimentos de ressecção com preservação duodenal descritos na literatura, como o procedimento de Warren e cols., semelhante ao de Berger com desnervação do corpo e da cauda do pâncreas.[16]

REFERÊNCIAS

1. Bachmann K, Mann O, Izbicki JR, Strate T. Chronic pancreatitis: a surgeons'view. Med Sci Monit 2008; 14(11):198-205.

2. Steer ML, Waxman I, Freedman S. Chronic pancreatitis. N Engl J Med 1995; 332:1482-90.

3. Lankisch PG. Natural course of chronic pancreatitis. Pancreatology 2001; 1:3-14.

4. Karanjia ND, Widdison AL, Leung F et al. Compartment syndrome in experimental chronic obstructive pancreatitis. Effect of decompressing the main pancreatic duct. Br J Surg 1994; 81:259-64.

5. Bradley EL. Parapancreatic biliary and intestinal obstruction in chronic obstructive pancreatitis: Is prophylactic bypass necessary? Am J Surg 1986; 151:256-8.

6. Waeshaw AL. Conservation of pancreatic tissue by combined gastric, biliary, and pancreatic duct drainage for pain from chronic pancreatitis. Am J Surg 1985; 149:563-9.

7. Gomez-Cerezo J, Barbado CA, Suarez I et al. Pancreatic ascites: Study of therapeutic options by analysis of case reports and cases series between the years 1975 and 2000. Am J Gastroenterol 2003; 98:568-77.

8. Kozarec RA. Endoscopic therapy of complete and partial pancreatic duct disruptions. Gastrointest Endosc Clin North Am 1998; 8:39-53.

9. Cameron JL, Kieffer RS, Anderson WJ, Zueidema GD. Internal pancreatic fistulas: Pancreatic ascites and pleural effusions. Ann Surg 1976; 184:587-93.

10. Bracher GA, Manocha AP, DeBanto JR et al. Endoscopic pancreatic duct stenting to treat pancreatic ascites. Gastroitest Endosc 1999; 49:710-5.

11. Uhl W, Buchler MW, Malfertheiner P et al. A randomized, double blind, multicenter trial of octreotide in moderate to severe acute pancreatitis. Gut 1999; 45:97-104.

12. Izbicki JR, Yekebas EF, Strate TG et al. Extrahepatic portal hypertention in chronic pancreatitis. An old revisited. Ann Surg 2002; 236:82-9.

13. Markowitz JS, Rattner DW, Warshaw AL. Failure of symptomatic relief pancreaticojejunal descompression for chronic pancreatitis: Strategies for salvage. Arch Surg 1994; 129:374-9.

14. Puestow CB, Gillesby WJ. Retrograde surgical drainage of pancreas for chronic relapsing pancreatitis. AMA Arch Surg 1958; 76:898-906.

15. Greenlee HB, Prinz RA, Aranha GV. Long-term results of side-to-side pancreaticojejunostomy. World J Surg 1990; 14:70-6.

16. Berger HG, Krautzberger W, Bittner R et al. Duodenum-preserving resection of the head of the pancreas in patients with severe pancreatitis. Surgery 1985; 97:467-73.

17. Frey CF, Amikura K. Local resection of the head of the pancreas combined with longitudinal pancreaticojejunostomy in the management of patients with chronic pancreatitis. Ann Surg 1994; 220:492-507.

CAPÍTULO 25

Flávio Kreimer
Luis Fernando L. Evangelista

Apendicite Aguda

INTRODUÇÃO

A dor abdominal é uma das causas mais frequentes de procura de serviços de pronto-atendimento e emergências. Em geral, trata-se de um sintoma bastante inespecífico, podendo ser a manifestação inicial de inúmeras condições clínicas.[1] A inflamação do apêndice cecal, ou apendicite, é um diagnóstico que sempre deve ser pensado nessas ocasiões, uma vez que pode se apresentar de forma variada e o retardo de seu diagnóstico pode levar a situações graves.

O apêndice cecal é uma estrutura tubular em fundo cego localizada na parede posteromedial do ceco. Acredita-se que se trate de um órgão vestigial, que em algum momento da história da espécie humana tenha tido função específica. Atualmente não há consenso sobre uma função do apêndice, embora haja hipóteses de que seja parte do sistema imune.[2]

A apendicectomia é a cirurgia de urgência mais frequentemente realizada no mundo. Pode ocorrer em qualquer faixa etária, sendo a segunda e terceira décadas de vida as mais acometidas. Estima-se que o risco de um indivíduo desenvolver apendicite aguda ao longo de sua vida esteja em torno de 9% para os homens e de 7% para as mulheres.[3]

A causa primordial e desencadeadora da apendicite aguda é a obstrução de seu lúmen, geralmente por hiperplasia linfoide ou por material fecal impactado (fecalito). Esta obstrução causa aumento da pressão intraluminal, que bloqueia o fluxo sanguíneo e gera edema, congestão, invasão bacteriana e, por fim, perfuração do órgão (Figura 25.1).[4]

DIAGNÓSTICO

O diagnóstico de apendicite aguda deve ser realizado levando-se em consideração a história clínica, o exame físico e métodos complementares de laboratório e/ou de imagem. Embora os métodos de imagem atualmente alcancem boas taxas de sensibilidade e especificidade, a

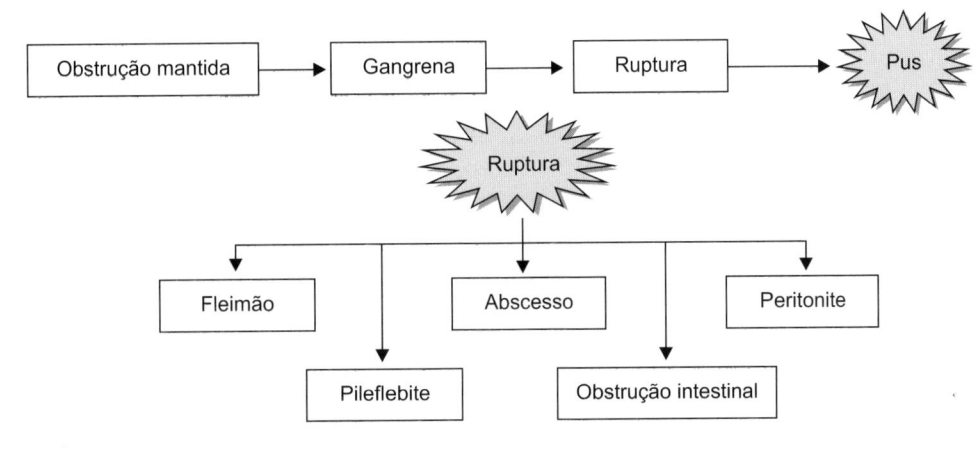

FIGURA 25.1 ▶ Etiopatogênese da apendicte aguda.

suspeição clínica baseada em um bom relato e o exame físico apropriado são a base para o diagnóstico precoce.

História e Exame Físico

História, sinais ou sintomas não devem ser levados em consideração isoladamente para confirmar ou afastar o diagnóstico de apendicite aguda. Em vez disto, a soma de vários aspectos é o que vai levar ao diagnóstico correto.[3]

A apresentação clínica mais comum é a de dor epigástrica ou periumbilical que migra para a fossa ilíaca direita (FID) após um período de 2 a 6 horas. Associadamente, a presença de anorexia, náuseas e vômitos aumenta a suspeição clínica.[5]

No exame físico, o sinal de Blumberg, ou seja, a presença de dor localizada em FID no ponto de McBurney (Figura 25.2) com descompressão dolorosa, é um sinal

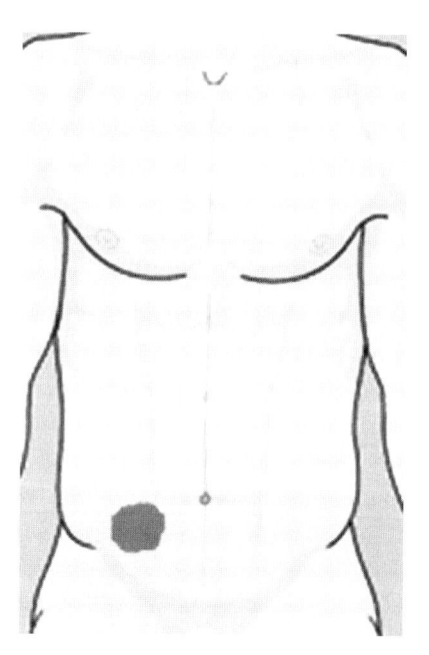

FIGURA 25.2 ▶ Representação esquemática do ponto de McBurney.

que, quando presente, reforça a suspeita de apendicite. Este sinal, consequência da irritação do peritônio parietal adjacente ao apêndice, pode estar ausente nos casos de apêndice com localização retrocecal ou pélvica, situações em que podem estar mais evidentes os sinais do músculo psoas ou do obturador (Quadro 25.1).[5]

Exames Complementares

Laboratório

Não há um exame laboratorial ou marcador específico para o diagnóstico de apendicite.[6] Entretanto, somados à impressão clínica inicial, alguns exames podem reforçar ou tornar menos provável tal diagnóstico.

Recomenda-se a realização de leucograma, dosagem da proteína C reativa (PCR), sumário de urina, dosagem de amilase e lipase e teste de gravidez para as mulheres em idade fértil.[7]

O leucograma, embora realizado de rotina, não deve ser usado para afastar a possibilidade diagnóstica quando seu resultado é normal. Sua elevação, principalmente quando associada a PCR elevada e quadro clínico sugestivo, é um dado importante para fechar o diagnóstico. A realização de sumário de urina pode ajudar no diagnóstico diferencial de infecção do trato urinário (ITU), mas deve ser analisada com cautela, pois a proximidade do apêndice com o ureter e a bexiga pode gerar alterações no sumário semelhantes às da ITU. A dosagem da amilase e da lipase deve ser realizada com intenção de afastar pancreatite, outra causa de dor abdominal comum nas emergências. Finalmente, é importante afastar gravidez em mulheres em idade fértil.[3]

Imagem

Ao longo da última década, houve grande desenvolvimento dos métodos de imagem, com consequente maior acesso a métodos como a ultrassonografia (US) de abdome e a tomografia axial computadorizada

QUADRO 25.1 ▶ Sinais que podem estar presentes em paciente com apendicite aguda

Sinal	Característica	Significado
Blumberg	Dor à descompressão no ponto de McBurney – FID	Irritação do peritônio parietal
Rovsing	Dor referida na FID ao se palpar a FIE	Mobilização de gás do cólon esquerdo para o ceco, provocando distensão e dor na área inflamada
Iliopsoas ou psoas	Dor à extensão do quadril	Irritação do músculo psoas, sugere apêndice retrocecal
Obturador	Dor à rotação interna do quadril	Possível apêndice de localização pélvica

FID: fossa ilíaca direita; FIE: fossa ilíaca esquerda.

(TAC), a um custo menor. Assim, sempre que houver dúvida diagnóstica após a história clínica e o exame físico, o cirurgião pode recorrer a tais métodos.[8]

A US apresenta 85% de sensibilidade e especificidade, com acurácia diagnóstica em torno de 85%.[8] Os achados ultrassonográficos incluem uma estrutura em fundo cego, imóvel, não compressível e dolorosa em FID, associada ou não a líquido livre. A presença de apendicolito e diâmetro maior que 6mm também são achados ultrassonográficos de apendicite aguda (Figura 25.3). Tal exame apresenta as vantagens de não ser inva-

sivo, ter baixo custo e ser amplamente acessível, além de não expor o paciente ao uso de contraste ou de radiação ionizante.[8]

A TAC apresenta sensibilidade superior (94% × 83%) quando comparada à US. Os achados da TAC são semelhantes aos da US, porém mais facilmente identificáveis: apêndice maior que 6mm, espessamento de suas paredes, borramento da gordura periapendicular e presença de apendicolito (Figura 25.4). Apesar de possuir acurácia superior, não se encontra disponível como a US, apresenta maior custo e necessita do uso de contraste e radiação ionizante.[8]

TRATAMENTO

Embora existam alguns estudos que procuram tratar a apendicite aguda apenas em bases clínicas, o tratamento padrão da apendicite aguda consiste na remoção cirúrgica do apêndice inflamado.[9] Entretanto, antes de se submeter o paciente à cirurgia, alguns cuidados devem ser observados:

Hidratação e Correção de Possíveis Distúrbios Hidroeletrolíticos

Dependendo do tempo transcorrido até o diagnóstico definitivo, o paciente pode apresentar um quadro de desidratação por vômitos ou sequestro hídrico, com consequentes distúrbios hidroeletrolíticos.

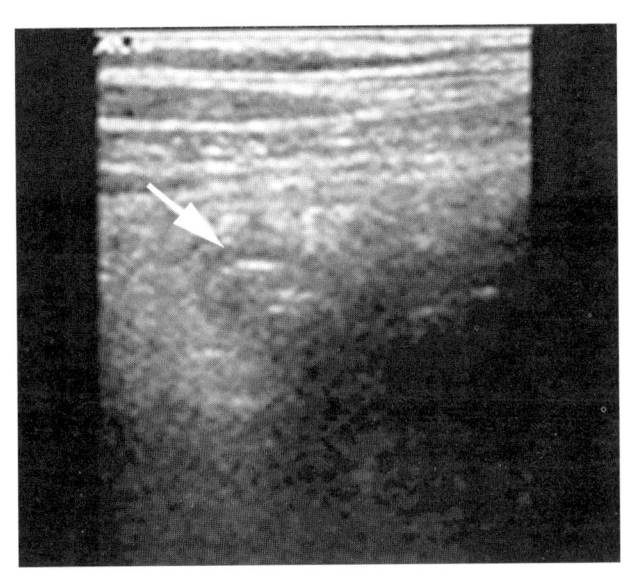

FIGURA 25.3 ▶ Imagem ultrassonográfica mostrando apêndice dilatado com líquido periapendicular (*seta*).

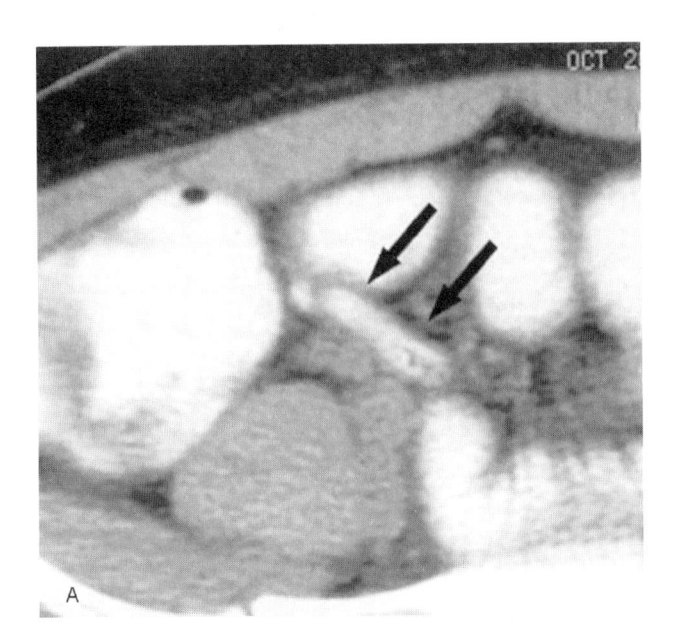
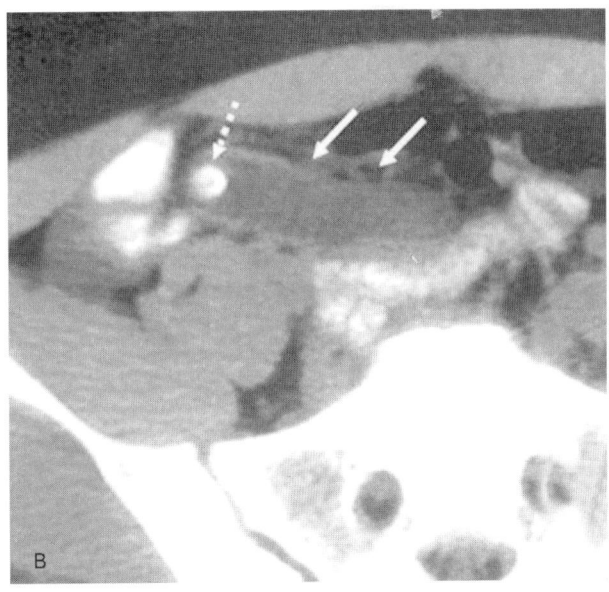

FIGURA 25.4 ▶ Imagens tomográficas. **A.** Apêndice normal, com paredes finas e preenchido por meio de contraste (*setas cheias*). **B.** Apêndice com volume maior, com borramento de gordura periapendicular (*setas cheias*) e apendicolito no seu interior (*seta tracejada*).

Administração de Antibióticos

Todos os pacientes devem receber ao menos dose profilática de antibióticos com cobertura para germes gram-negativos e anaeróbios e, dependendo do estágio de evolução clínica, o uso do antibiótico pode passar a ser terapêutico, como nas situações de perfuração com peritonite associada. Um bom esquema antibiótico é a associação de uma cefalosporina de terceira geração com o metronidazol.

Escolha do Método de Abordagem
(Figura 25.5)

A apendicectomia pode ser realizada por meio de acesso laparotômico ou por laparoscopia. Os defensores da laparoscopia advogam que este método é menos invasivo, apresentando menor taxa de infecção de ferida operatória, menos dor e estética mais favorável. No entanto, devem ser considerados o custo maior e a acessibilidade menor a esse método, assim como a dificuldade que os estudos controlados têm encontrado em provar a superioridade da laparoscopia sobre a intervenção clássica por laparotomia.[10]

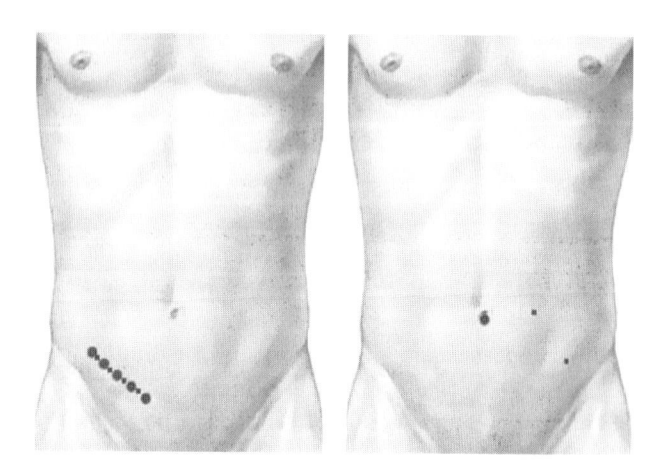

FIGURA 25.5 ▶ Imagens esquemáticas da via de acesso laparotômica ou laparoscópica para a apendicectomia.

CONSIDERAÇÕES FINAIS

A dor abdominal é uma situação frequente nas emergências, e a apendicite aguda deve ser sempre uma possibilidade diagnóstica a ser pensada. O diagnóstico de apendicite aguda deve ter bases clínicas, tendo o laboratório e os métodos de imagem importância secundária. O tratamento da apendicite aguda é cirúrgico, podendo ser realizado por laparoscopia ou laparotomia.

REFERÊNCIAS

1. Pittman-Waller VA, Myers JG, Stewart RM et al. Appendicitis: why so complicated? Analysis of 5.755 consecutive appendectomies. Am Surg 2000; 66(6):548-54.

2. Randal BR, Barbas AS, Bush EL et al. Biofilms in the large bowel suggest an apparent function of the human vermiform appendix. J Theor Biol 2007; 249(4):826-31.

3. Vissers RJ, Lennarz WB. Pitfalls in appendicitis. Emerg Med Clin North Am 2010; 28(1):103-18, viii.

4. Hale DA, Jaques DP, Molloy M et al. Appendectomy. Improving care through quality improvement. Arch Surg 1997;132(2): 153-7.

5. Wagner JM, McKinney WP, Carpenter JL. Does this patient have appendicitis? JAMA 1996; 276(19):1589-94.

6. Andersson RE. Meta-analysis of the clinical and laboratory diagnosis of appendicitis. Br J Surg 2004; 91(1):28-37.

7. Kessler N, Cyteval C, Gallix B et al. Appendicitis: evaluation of sensitivity, specificity, and predictive values of US, Doppler US, and laboratory findings. Radiology 2004; 230(2):472-8.

8. Doria AS, Moineddin R, Kellenberger CJ et al. US or CT for diagnosis of appendicitis in children and adults? A meta-analysis. Radiology 2006; 241(1):83-94.

9. Styrud J, Eriksson S, Nilsson I et al. Appendectomy versus antibiotic treatment in acute appendicitis. a prospective multicenter randomized controlled trial. World J Surg 2006; 30(6):1033-7.

10. Kapischke M, Caliebe A, Tepel J et al. Open versus laparoscopic appendicectomy: a critical review. Surg Endosc 2006; 20(7):1060-8.

Oscar Luiz Barreto da Silva
Raquel Kelner da Silveira

Obstrução Intestinal

INTRODUÇÃO

A obstrução intestinal destaca-se como a enfermidade cirúrgica mais comum do intestino delgado. É responsável por cerca de 15% das admissões no setor de emergência por dor abdominal e por 300 mil internações/ano, além de 30 mil mortes/ano nos EUA.[1] A obstrução intestinal é conceituada como mecânica quando ocorre obstáculo físico, intrínseco ou extrínseco, impedindo o trânsito intestinal. Já na obstrução intestinal funcional (pseudo-obstrução) o impedimento do fluxo se dá por contrações musculares incoordenadas ou diminuídas, não havendo obstáculo mecânico.

A obstrução intestinal pode ser simples, quando há oclusão apenas em um ponto do intestino; pode ser em alça fechada, quando o segmento intestinal está ocluído em dois pontos (um proximal e outro distal); pode ser total, quando há impedimento completo do fluxo intestinal, e pode ser parcial, quando ainda ocorre a passagem de alguma quantidade de gás ou líquido entérico pelo estreitamento. Por fim, existe também a forma complicada com estrangulamento da alça, situação em que há comprometimento do fluxo arterial, que acarreta sofrimento da alça, podendo levar à necrose, seguida de perfuração. Podemos dividir ainda as obstruções intestinais quanto à anatomia em obstruções de intestino delgado ou colônicas.

ETIOLOGIA

Aderências

São a causa mais comum de obstrução mecânica do intestino delgado.[2] As aderências pós-operatórias são responsáveis por cerca de 75% das obstruções no adulto.[2] A incidência tem aumentado nos últimos 30 anos devido ao número maior de laparotomias.[3] Embora as obstruções sejam vistas mais comumente nos primeiros anos após a cirurgia, podem ocorrer muitos anos depois. As cirurgias em abdome inferior e pelve apresentam maior risco de formar aderências, quando comparadas com as cirurgias em abdome superior.[4] A extensão e a localização podem ser fatores importantes para a ocorrência dessa complicação. Por outro lado, as cirurgias laparoscópicas parecem causar menos aderências em relação ao mesmo procedimento feito por via aberta.[5]

Neoplasias

As obstruções são causadas com mais frequência por neoplasias gastrintestinais ou ginecológicas avançadas do que por neoplasias do intestino delgado, em especial as neoplasias colorretais avançadas e o adenocarcinoma ovariano. As neoplasias primárias do intestino delgado causam obstrução em menos de 3% dos casos.[4]

Hérnias

Hérnias de parede abdominal, principalmente as hérnias inguinais e femorais, podem ser uma das causas de obstrução intestinal. As hérnias têm se tornado causa menos frequente de obstrução devido à prática rotineira das herniorrafias eletivas. As hérnias que causam obstrução apresentam alto risco de estrangulamento, de falha em responder ao tratamento clínico e de recidiva quando não são operadas.[4]

Intussuscepção

Consiste no invaginamento de um segmento intestinal na direção de um segmento adjacente distal. Embora frequente na infância, é causa pouco comum (1% a 5%) de obstrução intestinal na vida adulta.[6] Ao contrário da intussuscepção na faixa pediátrica, na vida adulta ela é causada por um pólipo ou outra lesão intraluminal em cerca de 90% dos casos.[5] É de natureza maligna em até 50% dos casos.[7]

Vólvulo

A torção de alça intestinal sobre si mesma ou em volta de um ponto fixo acarreta um tipo particularmente perigoso de obstrução intestinal (em alça fechada) mais propensa a estrangulamento, necrose e perfuração. É uma causa particularmente importante de obstrução nos neonatos.

Outras Causas

Doença de Crohn, corpo estranho, íleo biliar, hematoma, entre outras.

FISIOPATOLOGIA

No início do quadro obstrutivo há aumento da atividade motora intestinal com o objetivo de superar o obstáculo; o aumento da motilidade ocorre tanto de maneira proximal como distal à obstrução, o que justifica os achados de evacuações diarreicas que podem ocorrer mesmo na vigência de obstrução completa de intestino delgado. Aos poucos começa a acumular líquido no interior das alças intestinais, há comprometimento da absorção, além de aumento da secreção de água e eletrólitos. Ocorre ainda sequestro de líquido para o lúmen e para a parede das alças proximais à obstrução. Juntos, esses mecanismos levam à significativa depleção de líquidos e suas consequências: hipotensão, oligúria, choque e até morte.

A estase do líquido entérico, por sua vez, promove a proliferação bacteriana anaeróbica, fermentação, produção de gases e maior distensão das alças intestinais. Quanto mais distal a obstrução, maiores a dilatação das alças e a distensão abdominal, provocando aumento da pressão intra-abdominal, diminuição do retorno venoso e elevação do diafragma, comprometendo assim a respiração. Nos quadros mais proximais de oclusão, os vômitos frequentes podem levar a hipocloremia, hipopotassemia e alcalose metabólica.

No caso da obstrução em alça fechada, o cenário é mais grave, uma vez que a alta pressão intraluminal que ocorre no segmento ocluído leva rapidamente a comprometimento da irrigação arterial, isquemia, necrose e, por fim, perfuração com contaminação da cavidade pelo conteúdo altamente tóxico.

QUADRO CLÍNICO

Os sintomas dependem do grau de obstrução (total ou parcial), localização (alta ou baixa), tipo (simples ou em alça fechada) e duração. Os sinais clássicos são dor do tipo cólica, náuseas e vômitos, distensão abdominal, parada de eliminação de flatos e fezes e diminuição da diurese.

Nos quadros de obstrução mais baixa ocorre distensão abdominal marcante, com dor localizada em região periumbilical. Já os vômitos são menos frequentes e mais tardios, com tendência a apresentar aspecto fecaloide. Na obstrução mais alta, por sua vez, há pouca distensão abdominal, os vômitos são mais frequentes e de aspecto bilioso, sendo a dor geralmente de localização epigástrica. Os vômitos, nesse caso, podem ocasionar melhora, uma vez que descomprimem o quadro abdominal. A dor pode se tornar intensa quando há evolução para isquemia e perfuração.

É importante lembrar que a eliminação de fezes, principalmente sob a forma diarreica, não afasta o diagnóstico de obstrução intestinal. Nas obstruções por alça fechada comumente há menos distensão abdominal, o que pode levar à subestimativa da gravidade do quadro.

DIAGNÓSTICO

A investigação deve ser iniciada com cuidadosa anamnese, incluindo passado cirúrgico abdominal, perda de peso, sangramento intestinal, diagnóstico prévio de neoplasia abdominal, antecedentes de hérnias da parede abdominal, doença de Crohn e outros episódios pregressos sugestivos de obstrução intestinal. Deve-se perguntar sobre a eliminação de flatos, o que sugere obstrução parcial, além da duração e intensidade dos sintomas. Interrogar também sobre a presença, quantidade e o aspecto da diurese, além da existência e intensidade da sede, dados importantes para avaliação da depleção hídrica. Não esquecer o registro das comorbidades.

O exame físico geral deverá avaliar a presença de taquicardia, oligúria e hipotensão, estas provocadas pela desidratação, bem como a presença de febre, taquipneia e sofrimento respiratório, indicando a presença de necrose intestinal associada. No exame abdominal, deve-se procurar cicatrizes abdominais e hérnias incisionais, sendo obrigatório examinar as regiões inguinais à procura de hérnias inguinais e femorais. Sinais que podem sugerir doença neoplásica avançada, como hepatomegalia, esplenomegalia e icterícia, também devem ser procurados. Em pacientes magros pode ser identificada peristalse visível. Normalmente, encontra-se distensão abdominal de grau variado, dependendo do nível da obstrução. Assimetria abdominal com distensão localizada deve sugerir a possibilidade de vólvulo. Os ruídos hidroaéreos podem estar aumentados no início do quadro ou hipoativos ou ausentes secundariamente à exaustão da musculatura intestinal ou à sepse intra-abdominal. A palpação abdominal revela timpanismo, dor leve ou moderada e, eventualmente, massas abdominais. Dor forte, descompressão dolorosa e tensão da parede abdominal devem sugerir diagnóstico de estrangulamento. O toque retal é obrigatório para excluir fecaloma, tumoração ou sinal da prateleira de Blumer; já o achado de sangue pode sugerir tumor, intussuscepção ou infarto intestinal.

Os exames laboratoriais servem para avaliar o estado geral, em especial o estado de desidratação e possíveis distúrbios eletrolíticos. O hematócrito elevado pode refletir o estado de desidratação. Presença de leucocitose deve lembrar a possibilidade de complicação, como estrangulamento, embora não seja específico, porém sua ausência não afasta, com segurança, essa complicação. Os eletrólitos séricos, como potássio, sódio e cloro, são solicitados na investigação de distúrbios eletrolíticos. Dosagem de ureia e creatinina ajuda na avaliação da função renal; valores elevados devem sugerir causa pré-renal, ou seja, desidratação.

Em relação aos exames de imagem disponíveis para investigação, temos:

Radiografia Simples de Abdome

É o primeiro exame, e às vezes o único, a ser solicitado. É feito com o paciente deitado e em pé, em anteroposterior. Serve para a confirmação diagnóstica da obstrução intestinal, e sua sensibilidade varia de 70% a 86%.[8] Útil também para identificar a presença de pneumoperitônio secundário ao estrangulamento. A radiografia também pode determinar a causa da obstrução, como no caso do ílio biliar. Na obstrução completa há dilatação das alças de delgado e observam-se múltiplos níveis hidroaéreos e ausência de gás em cólon e reto. O achado de alças de delgado dilatadas acompanhadas de distensão colônica deve sugerir a ocorrência de íleo ou obstrução dos cólons.[4]

Tomografia Computadorizada (TC) Abdominal

Quando as radiografias abdominais não são satisfatórias para a conclusão diagnóstica, a tomografia abdominal pode fornecer informações importantes quanto ao nível, à etiologia e à diferenciação dos graus da obstrução intestinal. A sensibilidade e a especificidade são, respectivamente, de 80% a 90% e de 70% a 90% para a obstrução do intestino delgado.[9] A TC pode identificar a isquemia e o estrangulamento intestinal com sensibilidade de 85% a 100%.[8] A TC é útil ainda para revelar a etiologia da obstrução, bem como para identificar outras patologias.

Ultrassonografia Abdominal

Raramente é solicitada pelo cirurgião, considerando-se que o timpanismo prejudica o exame. Porém há dados que sugerem que a US abdominal é comparável à radiografia simples de abdome para diagnóstico da etiologia e estrangulamento na obstrução do delgado.[8] A US abdominal pode ser particularmente útil em pacientes em UTI; o exame pode ser feito à beira do leito, sem a necessidade de remoção e uso de contraste.

Estudo Radiológico Contrastado do Trânsito do Intestino Delgado

Pode ser de utilidade especial nos casos de obstrução intestinal em que uma zona de transição sutil não seja detectada facilmente pela TC de abdome. O estudo pode definir a localização precisa da oclusão e sua causa. O contraste não iônico de baixo peso osmolar, hidrossolúvel, é uma alternativa ao estudo com bário. Apresenta sensibilidade de 97% e especificidade de 96%.[10] O exame não evita a cirurgia, mas reduz o tempo de hospitalização nos pacientes em tratamento clínico.[10] Já a enteróclise, na qual o contraste é liberado por uma sonda nasoenteral diretamente no jejuno, embora possa alcançar sensibilidade de 100% e especificidade de 88%,[11] é um exame que exige um radiologista com habilidade nessa técnica e a necessidade da intubação nasoenteral.

Ressonância Magnética

Exame comparável à TC para diferenciar obstrução de não obstrução, com quase 100% de sensibilidade,[12] tem demonstrado também ser tão efetiva quanto a TC na definição da localização e da causa da obstrução.[8] Porém, apresenta como limitações demora em sua realização, má definição de lesões de massas, má visibilização das obstruções colônicas, além de não mostrar a viabilidade das alças intestinais.[7]

TRATAMENTO

O tratamento inicial é sempre direcionado para a melhora do estado geral do paciente. Inicialmente deve-se realizar a reposição hídrica e eletrolítica, além da monitoração adequada do débito urinário com a sonda vesical. Volume urinário acima de 0,5mL/kg/h sugere hidratação adequada. Em pacientes que necessitem de grandes volumes, em especial os idosos, é aconselhável a inserção de cateter venoso central para monitorar a pressão venosa central. O jejum oral associado ao uso de sonda nasogástrica (SNG) ajuda na descompressão dos gases e líquidos de estase do intestino proximal, além de auxiliar a prevenção da aspiração do líquido gástrico por meio de vômitos ou durante a indução anestésica. Retorno de líquido fecaloide pela SNG é típico de obstruções baixas.

Os exames laboratoriais são úteis na identificação dos distúrbios eletrolíticos, principalmente nas obstruções mais proximais, em que podem ser observadas hipopotassemia e hipocloremia. Na ausência de sinais de obstrução intestinal completa, bem como sem a suspeita de complicações (gangrena ou rotura), é indicado o tratamento conservador. O tratamento não cirúrgico pode ser bem-sucedido em cerca de 65% a 81% dos casos de obstrução parcial.[8] Dos pacientes que respondem ao tratamento clínico, a quase totalidade (85% a 95%) o faz nas primeiras 48 horas.[4] Os pacientes tratados clinicamente devem ser acompanhados de perto. As aderências apresentam um bom prognóstico de resolução não cirúrgica, assim como as obstruções secundárias à doença de Crohn. Antibióticos com cobertura para bactérias gram-negativas e anaeróbicas são recomendados no pré-operatório.

O tratamento por via laparoscópica pode ser tentado em casos bem selecionados. Cerca de 60% das obstruções causadas por aderências podem ser tratadas por via laparoscópica.[13] Os critérios favoráveis incluem pouca distensão abdominal, obstrução proximal, obstrução parcial e antecipada aderência como causa de obstrução. Por outro lado, pacientes com obstrução completa, avançada ou baixa não são candidatos a esse procedimento.[8] É necessário também que o cirurgião tenha experiência em videolaparoscopia e as alças devem ser manuseadas com bastante cuidado para que não haja rotura de alças.

A maioria dos pacientes é submetida a cirurgia convencional. Muitas vezes a viabilidade de um segmento intestinal é questionada. Se a coloração da alça à contração e o pulso mesentérico adjacente ainda não permitirem a definição quanto à viabilidade, é recomendada a ressecção. Todavia, se o segmento a ser ressecado é longo ou o paciente já foi submetido a várias ressecções, recomenda-se não ressecar o intestino de imediato e realizar uma nova cirurgia (*second-look*) para assegurar a viabilidade da alça 24 horas após a cirurgia inicial.

O tratamento da intussuscepção é a ressecção do segmento acometido com sua cabeça de invaginação para a devida avaliação histopatológica. Nos pacientes com diagnóstico prévio de malignidade abdominal deve-se ter cuidado para evitar conduta de desesperança, uma vez que cerca de um terço desses pacientes pode ter causa benigna e potencialmente curável de obstrução intestinal.[14]

OBSTRUÇÃO COLÔNICA

As obstruções do intestino grosso (OIG) apresentam peculiaridades distintas quando comparadas às do intestino delgado. As OIG são menos frequentes que as obstruções do intestino delgado (OID), constituindo cerca de 15% das obstruções intestinais.[2] Diferentemente das OID, a maioria das obstruções dos cólons é de origem maligna. As aderências, causa mais comum de OID, são responsáveis por apenas 1% a 8% das OIG.[15] Um quadro particular de obstrução colônica acontece quando uma oclusão ao fluxo intestinal distal à válvula ileocecal competente provoca perigosa obstrução em alça fechada e assim torna a perfuração muito mais provável, se não houver intervenção a tempo.

Etiologia

As causas mais comuns de obstrução colônica são câncer colorretal (53%), vólvulo (17%) e diverticulite (12%). As outras causas, menos comuns, incluem hérnia encarcerada, impactação fecal, aderências e pseudo-obstrução colônica aguda, entre outras.[16] O câncer colorretal é a causa mais comum de OIG. Aproximadamente 20% dos pacientes com câncer colorretal se apresentam com obstrução; desses, 50% são submetidos à cirurgia de emergência. A maior parte dessas lesões ocorre de forma distal ao ângulo esplênico.[4]

O local mais comumente acometido pelo vólvulo é o sigmoide, em até 90% das vezes, seguido pelo ceco (< 20%).[7] O vólvulo de sigmoide é tipicamente uma doença de idosos. A mortalidade ultrapassa 50% nos casos com gangrena de alça.[16] A diverticulite cursa com algum grau de obstrução colônica em dois terços dos pacientes com a forma aguda. Obstrução completa ocorre em cerca de 10% dos casos decorrentes da formação de abscesso e comprometimento do lúmen da alça ou devido a episódios repetidos de diverticulite com formação de estenose e fibrose. Outras causas incluem impactação fecal, intussuscepção, pseudo-obstrução ou síndrome de Olgivie, aderências, doença de Crohn, endometriose etc.

Fisiopatologia

O aspecto mais importante das obstruções colônicas é a presença ou não de uma válvula ileocecal competente. Em caso positivo, se a válvula competente impede o refluxo líquido/gasoso para o intestino delgado, surge uma obstrução em alça fechada com predisposição a isquemia e perfuração colônica, sendo o ceco o local de maior suscetibilidade à rotura.

Quadro Clínico

O quadro é similar ao das obstruções baixas ou distais do intestino delgado com obstipação, pronunciada distensão abdominal, vômitos mais tardios e menos frequentes, desidratação e oligúria. Pode ter início abrupto, como nos casos de vólvulos, ou ser mais gradual, como nos casos secundários às neoplasias. Febre deve alertar sobre a possibilidade de necrose intestinal, perfuração e peritonite. A perfuração colônica pode ser secundária a uma obstrução em alça fechada, como no vólvulo e na hérnia encarcerada, ou no próprio local do tumor avançado.

Diagnóstico

A radiografia simples de abdome em anteroposterior nas posições deitada e em pé é o exame de imagem mais importante. Pode-se observar dilatação das alças do intestino delgado quando da obstrução com válvula ileocecal incompetente ou apenas dilatação dos cólons quando a válvula é competente. Nesse caso é importante analisar o grau de dilatação, uma vez que o ceco com diâmetro de 12cm ou mais está associado a alto risco de perfuração.

No vólvulo de sigmoide estará presente o "sinal do grão de café", ou "sinal do U invertido". Observam-se as paredes dos segmentos dilatados convergindo como três linhas separadas para o ponto de torção mesentérica com densidade de partes moles.[17] Comumente a área de torção encontra-se no abdome inferior, e as alças dilatadas, no abdome superior direito. Frequentemente evidenciam-se ausência de gás no reto e moderada dilatação de alças a montante da zona de torção.[17]

A tomografia abdominal multidetectora tem sensibilidade e especificidade de aproximadamente 90% no diagnóstico.[18] Excepcionalmente, é realizado o enema opaco com contraste hidrossolúvel, quando a causa da obstrução é desconhecida ou há dúvida diagnóstica; por exemplo, no caso de vólvulo de sigmoide, a imagem obtida é bastante característica, sendo comparada a "bico de pássaro", "chama de vela" ou "ás de espadas". Este ponto radiográfico marca a área de torção.[8] Já a colonoscopia é indicada em condições especiais como, por exemplo, na isquemia colônica, na pseudo-obstrução colônica aguda e no vólvulo de sigmoide.

Tratamento

O tratamento inicial é dirigido para melhora do estado geral e alívio dos sintomas. Jejum oral é prontamente estabelecido. Uma sonda nasogástrica é passada para alívio da distensão abdominal quando da dilatação global das alças de cólon e delgado, visando também controlar os vômitos e sua potencial complicação, a aspiração pulmonar. A reposição hidroeletrolítica deve ser guiada pelos índices de débito urinário e de eletrólitos séricos, com o objetivo de manter um fluxo acima de 0,5mL/kg/h. Pode-se utilizar monitoração da pressão venosa central, quando indicada. Os casos de obstrução secundária à neoplasia de cólon direito geralmente são tratados com colectomia direita e anastomose primária, exceto se o paciente estiver em estado grave devido à necrose de alça ou à perfuração seguida de peritonite. Nesses casos recomenda-se ressecção com confecção de ileostomia e fístula mucosa. Nos casos de tumor obstrutivo em cólon esquerdo, a conduta é mais controversa. É importante o julgamento do cirurgião, que deve levar em consideração fatores como estabilidade hemodinâmica, presença ou não de necrose, perfuração ou peritonite e disseminação da doença maligna.

Na presença de inviabilidade intestinal ou perfuração, a descompressão proximal por meio de colostomia pode ser a única maneira de ajudar o paciente a sair do quadro potencialmente fatal da obstrução, deixando para um segundo momento, com o paciente em melhores condições, a realização do procedimento oncológico necessário. O tratamento do vólvulo de sigmoide pode ser realizado com sucesso por meio de distorção e descompressão com retossigmoidoscopia flexível em cerca de 75% dos casos.[20] Nos casos em que o paciente apresente quadro sugestivo de gangrena intestinal, com febre alta, leucocitose importante ou sinais de toxemia, esse procedimento deve ser evitado, procedendo-se imediatamente à cirurgia abdominal. Da mesma maneira, caso se identifique necrose intestinal durante a retossigmoidoscopia, esse procedimento é interrompido, sendo indicada a exploração cirúrgica imediata. Na ausência de necrose, é realizado o reposicionamento, seguido de colopexia para prevenir a recorrência; se sinais de necrose forem evidentes ou houver dúvida quanto à viabilidade do segmento torcido, parte-se para a ressecção do segmento comprometido, colostomia e fechamento do coto distal (procedimento de Hartmann).

A síndrome de Olgivie ou pseudo-obstrução colônica aguda é uma dilatação maciça dos cólons com sintomas de obstrução, porém sem apresentar, de fato, uma obstrução mecânica. Pode ser responsável por pelo menos 20% dos casos de obstrução do intestino grosso.[18] Os fatores predisponentes mais comuns são cirurgias (23%), traumatismos (11%), infecções (10%) e doenças cardíacas (10% a 18%).[18] Nos pós-operatórios devem ser lembradas as cirurgias ginecológicas e cesarianas. O diagnóstico se baseia na observação clínica e na radiografia simples de abdome, que mostra dilatação colônica, principalmente envolvendo o cólon proximal. Além disso, a radiografia oferece informação importante sobre o grau de dilatação colônica e detecção de pneumoperitônio. A tomografia computadorizada de abdome com contraste venoso pode completar a investigação diagnóstica, ajudando a diferenciar entre obstrução mecânica e pseudo-obstrução, com sensibilidade e especificidade de 96% e 93%, respecticvamente.[21]

O tratamento de suporte inclui jejum e reposição hidroeletrolítica, corrigindo a hipopotassemia e a hipomagnesemia, se existirem. Todas as medicações que diminuam o trânsito intestinal devem ser suspensas, como opiáceos e anticolinérgicos. Os laxativos, principalmente os osmóticos, são contraindicados. Se após 48 a 72 horas não houver melhora significativa, pode-se tentar a resolução por medidas farmacológicas. Os melhores resultados farmacológicos são obtidos com o uso de neostigmina 0,4 a 0,8mL/h via intravenosa contínua ou ainda 1 ou 2mg em *bolus* por via intravenosa. O uso dessa medicação deve ser feito com cuidado devido aos graves efeitos colaterais, como broncoespasmo, bradicardia e hipotensão.[18] Recomenda-se a monitoração contínua do paciente, o que é feito mais adequadamente numa unidade de terapia intensiva.

Quando a terapia medicamentosa fracassa ou é preterida, recomenda-se o uso da descompressão por colonoscopia, que pode ser bem-sucedida em aproximadamente 80% dos casos.[18] Porém, é bom lembrar que esse procedimento só deve ser feito por colonoscopistas experientes e com equipamentos adequados em virtude das dificuldades e riscos. O mínimo de insuflação é recomendado devido ao risco de perfuração. Se as medidas anteriores fracassarem ou se houver sinais radiológicos de rotura (pneumoperitônio) ou iminente rotura intestinal, ou mesmo suspeita clínica de perfuração por aumento da sensibilidade dolorosa do abdome e sinais de toxemia, a cirurgia se impõe. Na ausência de viabilidade intestinal ou rotura realiza-se a ressecção segmentar ou subtotal colônica com exteriorização, ao passo que a cecostomia por tubo é o procedimento de escolha para os casos sem gangrena ou rotura.

REFERÊNCIAS

1. Cappell MS, Batke M. Med Clin North Am 2008; 92(3):575-97.

2. Doherty GM. Current diagnosis & treatment. 13. ed. New York: McGraw-Hill, 2010.

3. Fevang BT, Fevang J, Stangeland L et al. Complications and death after surgical treatment of small bowel obstruction: a 35-year institutional experience. Ann Surg 2000; 231(4): 529-37.

4. Feldman: Sleisenger and Fordtran's Gastrointestinal and Liver Disease. 9. ed. Saunders, 2010.

5. Indar AA, Efron JE, Young-Fadok TM. Laparoscopic ileal pouch-anal anastomosis reduces abdominal and pelvic adhesions. Surg Endosc 2009; 23(1):174-7.

6. Philip H, Gordon S. Nivatvongs – principles and practice of surgery for the colon,rectum, and anus. 3. ed. New Yoork: Informa Healthcare USA, Inc., 2007.

7. Brunicardi FC. Schwartz's principles of surgery. 9. ed. New York: McGraw-Hill, 2010.

8. Diaz JJ Jr, Bokhari F, Mowery NT et al. J Trauma 2008; 64(6): 1651-64.

9. Obuz F, Terzi C, Sokmen S et al. The efficacy of helical CT in the diagnosis of small bowel obstruction. Eur J Radiol 2003; 48:299-304.

10. Abbas SM, Bisset IP, Parry BR. Meta-analysis of oral water-soluble contrast agent in the management of adhesive small bowel obstruction. Br J Surg 2007; 94(4):404-11.

11. Maglinte DD, Kelvin FM, Sandrasegaran K et al. Radiology of small bowel obstruction: contemporary approach and controversies. Abdom Imaging 2005; 30(2):160-78.

12. Kim JH, Ha HK, Sohn MJ et al. Usefulness of MR imaging for diseases of the small intestine: comparison with CT. Korean J Radiol 2000; 1:43-50.

13. Suter M, Zermatten P, Halkic N et al. Laparoscopic management of mechanical small bowel obstruction: are there predictors of success or failure? Surg Endosc 2000; 14:478-83.

14. Ellis CN, Boggs HW Jr, Slagle GW et al. Small bowel obstruction after colon resection for benign and malignant diseases. Dis Colon Rectum 1991; 34(5):367-71.

15. Lopez-Kostner F, Hool GR, Lavery IC. Management and causes of acute large-bowel obstruction. Surg Clin North Am 1997; 77(6):1265-90.

16. Marx. Rosen's Emergency Medicine. 7. ed. Mosby, 2009.

17. Figueirêdo SS, Carvalho TN, Nóbrega BB et al. Caracterização radiográfica das manifestações esofagogastrointestinais da doença de Chagas. Radiol Bras 2002; 35(5):293-7.

18. De Giorgio R, Knowles CH. Acute colonic pseudo-obstruction. Br J Surg 2009; 96(3):229-39.

19. Rezende JM. Manifestações digestivas da doença de Chagas. In: Dani R, Castro LP (eds.). Gastroenterologia clínica. 3. ed. Rio de Janeiro: Guanabara Koogan, 1996: 1729-55.

20. Mangiante EC, Croce MA, Fabian TC et al. Sigmoid volvulus: a four-decade experience. Am Surg 1989; 55(1):41-4.

21. Batke M, Cappell MS. Adynamic ileus and acute colonic pseudo-obstruction. Med Clin North Am 2008; 92(3):649-70.

CAPÍTULO 27

Anna Christina Cordeiro
Maurílio Toscano de Lucena

Cirurgia para Doença Diverticular

INTRODUÇÃO

O diagnóstico da doença diverticular dos cólons vem apresentando significativo crescimento nas últimas décadas, o que pode ser justificado, em parte, pela evolução dos exames que facilitam sua detecção, mas, principalmente, pelas mudanças dietéticas, com a redução da ingestão de fibras alimentares nos países industrializados. Em relação ao tratamento cirúrgico, observamos também muitas mudanças nos últimos anos, relacionadas tanto com as decisões cirúrgicas de quando operar ou não operar como com as opções e técnicas operatórias empregadas, destacando-se o emprego da videolaparoscopia.

O termo doença diverticular é abrangente e engloba desde a simples presença de divertículos nos cólons, sem causar sintomas (diverticulose), até um amplo espectro de alterações e complicações inflamatórias que podem ocorrer no cólon com divertículos (diverticulite). Neste capítulo não será abordado o sangramento diverticular.

EPIDEMIOLOGIA E FATORES DE RISCO

A incidência da doença diverticular aumenta com a idade. Estima-se que nos EUA o risco de desenvolver doença diverticular seja de 5% aos 40 anos e mais de 80% aos 80 anos.[1] Entretanto, apenas um pequeno grupo de pacientes apresentará sintomas relacionados. De acordo com dados de 1994, cerca de 10% a 20% da população em geral desenvolverá diverticulite; desses, 10% a 20% necessitarão de internamento. Dos pacientes hospitalizados, 20% a 50% serão submetidos a tratamento cirúrgico. Em resumo, menos de 1% dos portadores de doença diverticular serão submetidos a tratamento cirúrgico.[2]

Acreditamos que devido aos avanços da radiologia intervencionista, da antibioticoterapia, do emprego de medicamentos de ação anti-inflamatória na mucosa colônica (mesalazina) e da videolaparoscopia essa proporção, no futuro, será cada vez menor.

Algumas evidências apontam que os homens são acometidos em idade mais precoce que as mulheres, e também que o risco de perfuração é maior em homens com menos de 50 anos e em mulheres acima de 50 anos.[1] Com o avançar da idade há tendência de aumento do número de divertículos e de sua localização mais proximal no cólon.[3]

Dados históricos e resultantes de estudos comprovam que a dieta é fator extremamente importante no surgimento da doença diverticular. Além disso, dietas ricas em alimentos refinados e carnes vermelhas e pobres em frutas, vegetais e grãos integrais podem acentuar os sintomas em mais de três vezes.[1] As fibras, por outro lado, podem ser protetoras, uma vez que aumentam o volume das fezes e o seu teor de água, diminuindo a ocorrência de segmentação, mecanismo fisiopatológico explicado adiante.

Aspectos geográficos também são bastante relevantes na prevalência da doença diverticular, devido a sua correlação com a dieta ocidental. Divertículos do cólon esquerdo são mais comuns nos EUA, no Canadá, na Europa, na Austrália, em Israel e no Brasil. Em países orientais, como Japão, China, Coreia, Tailândia e Cingapura, e no estado norte-americano do Havaí, há predomínio dos divertículos no cólon direito (70%) por provável influência genética.[3,4] Nesse último caso, acomete mais homens jovens e parece não cursar com complicações sérias, como os divertículos do cólon esquerdo.[4] O uso de anti-inflamatórios não hormonais, corticoides e opioides associa-se ao aumento do risco de complicações em portadores da doença diverticular.[1]

FISIOPATOLOGIA

A doença diverticular é uma doença adquirida, sendo os divertículos considerados de pulsão. Não são divertículos verdadeiros, ou seja, não são constituídos pelas três camadas da parede colônica, mas sim pseudodivertículos, por ausência da camada muscular.

A diverticulose é associada a elevadas pressões intracolônicas, que podem chegar a nove vezes o valor da pressão normal. O aumento da pressão intracolônica seria o mecanismo responsável pelo fenômeno da segmentação. Na segmentação, o cólon funciona como uma série de compartimentos separados, e não como um tubo contínuo. As elevadas pressões geradas dentro de cada compartimento são direcionadas contra as paredes do cólon, em vez de funcionarem como ondas propulsoras. Tais pressões predispõem à herniação da mucosa em virtude dos defeitos musculares que existem nas regiões em que os vasos sanguíneos penetram a parede intestinal para suprir a submucosa e a mucosa (*vasa recta brevia*).[1] O desenvolvimento dos divertículos ocorre mais comumente ao longo da borda mesentérica da tênia antimesentérica, que corresponde ao ponto onde a *vasa recta* está mais próxima do mesentério (Figura 27.1).[3]

Observou-se que indivíduos que consomem dieta bastante rica em fibras têm o lúmen colônico maior e que esse seria um fator protetor contra a ocorrência de segmentação, ao passo que uma dieta extremamente re-finada leva à formação de fezes pequenas e endurecidas que passarão por um cólon mais estreito, mais suscetível à segmentação.[4]

O cólon sigmoide frequentemente é mais acometido pela doença diverticular por possuir lúmen mais estreito, gerando pressões mais elevadas. Adicionalmente a essa teoria observou-se que a parede muscular do cólon se apresenta espessada na doença diverticular sigmóidea, levando à redução do calibre da alça e ao encurtamento desse segmento. Acreditava-se que a causa do espessamento da parede colônica era decorrente de hipertrofia; no entanto, estudos histopatológicos falharam em comprovar essa alteração e evidenciaram aumento na deposição de elastina. Esta deposição resulta em um músculo com elevada força contrátil, justificando as pressões intraluminais encontradas. Ligações cruzadas do colágeno (*cross-linking*) aumentam com a idade e contribuem para a rigidez da parede colônica.[3,4] Após episódios de diverticulite pode se formar fibrose pericólica, que constitui mais um fator agravante.[5]

A manifestação hemorrágica da doença diverticular não se justifica de acordo com as teorias apresentadas. Em alguns pacientes não são observados o espessamento muscular nem o fenômeno da segmentação. Esses pacientes costumam ter doença mais difusa ao longo do cólon. Possivelmente, eles são portadores de anormalidade do tecido conectivo que permitiria o desenvolvimento de divertículos na ausência de pressões

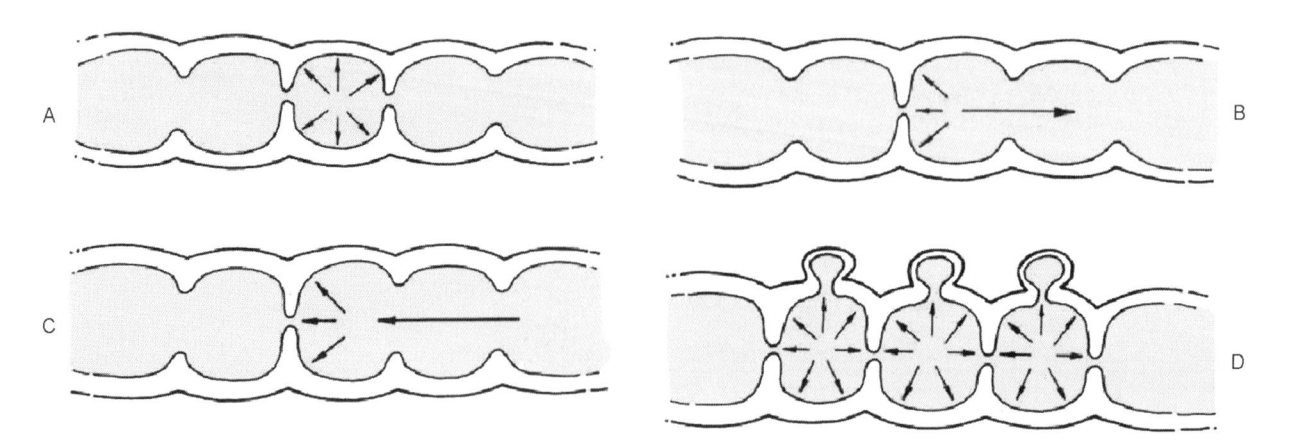

FIGURA 27.1 ▶ Fenômeno da segmentação. **A.** Compartimento com pressão intraluminal elevada por contração simultânea e adjacente de duas haustrações (anéis contráteis). **B.** Relaxamento da haustração distal do segmento mais proximal, permitindo que o conteúdo avance para o próximo segmento, de pressão mais baixa. Este é um mecanismo pelo qual o conteúdo fecal é propelido. **C.** As fezes estacionam no cólon. Os anéis de contração atuam como barreiras para retardar e finalmente parar a progressão do conteúdo. A segmentação é vista no sigmoide e resulta no movimento das fezes para a frente e para trás. **D.** Cólon com segmentação com elevada pressão intraluminal, cujo esvaziamento é obstruído em ambas as extremidades, determinando a formação de divertículos. A segmentação é essencial para a patogênese dos divertículos e qualquer fator que aumente a sua frequência ou intensidade pode ocasioná-los. *Fonte*: modificado de Gordon PH, 2007.[4]

intraluminais elevadas e que, por outro lado, promoveria suporte inadequado aos vasos sanguíneos da parede do divertículo, predispondo o sangramento.[1] Podemos concluir, assim, que a estrutura da parede colônica, a motilidade intestinal e a quantidade de fibras ingeridas, juntas, levam ao desenvolvimento da doença diverticular dos cólons.

A fisiopatologia da diverticulite aguda também não foi bem elucidada. Sugere-se a ação da presença de fecalitos aprisionados no interior do divertículo, causando trauma na mucosa, supercrescimento bacteriano e microperfuração, além das elevadas pressões colônicas. Posteriormente, a microperfuração pode evoluir para macroperfuração.[4,5] Em geral, apenas um divertículo se torna inflamado por vez, dando início a uma inflamação localizada e suas possíveis complicações.[4]

APRESENTAÇÃO CLÍNICA

A grande maioria dos pacientes é assintomática. Ainda não se sabe o que determina que um paciente desenvolva sintomas e outros não. As diversas manifestações da doença diverticular são mostradas no Quadro 27.1.

DIVERTICULITE AGUDA

O quadro clínico da diverticulite caracteriza-se por um espectro de apresentações. Os pacientes podem apresentar episódio leve e isolado ou ter vários, recorrentes e graves. Em adição, alguns manifestam doença complicada e outros um quadro latente, insidioso. Uma nova entidade nosológica foi descrita recentemente, conhecida como colite associada a divertículos, a qual tem provavelmente um mecanismo fisiopatológico diferente da diverticulite clássica.[3]

Sinais e Sintomas

Classicamente, os pacientes queixam-se de dor abdominal geralmente localizada no quadrante inferior esquerdo, constante e progressiva, às vezes irradiada para o flanco esquerdo, dorso e virilha. Indivíduos com o cólon sigmoide bastante redundante que alcança a fossa ilíaca direita podem apresentar dor nessa topografia, causando confusão diagnóstica com apendicite aguda. Pode coexistir o relato de alteração do hábito intestinal (constipação ou diarreia) e até sintomas de obstrução intestinal. A febre baixa é comum. Nos casos complicados com abscessos e peritonite, a temperatura pode ser bem elevada.

Sintomas urinários, como disúria e urgência miccional, podem ocorrer devido à presença de massa inflamatória próximo à bexiga, mas, se constatada infecção urinária, deve-se levantar a suspeita de fístula colovesical. Pneumatúria e fecalúria ou escape de gás pela vagina indicam presença de fístula colovesical e colovaginal. Náuseas e vômitos são atípicos, exceto em quadros de obstrução intestinal ou de peritonite difusa. Hemorragia digestiva baixa não é característica da diverticulite aguda, devendo-se levantar a suspeita de outro diagnóstico, quando presente. É importante ressaltar que atualmente a idade não é um fator determinante para o diagnóstico diferencial da dor abdominal como no passado, visto que o número de indivíduos jovens acometidos pela doença diverticular é cada vez maior.

Exame Físico

O exame do abdome evidencia dor à palpação na fossa ilíaca esquerda e no flanco esquerdo, com algum grau de defesa e, às vezes, massa inflamatória é palpada. A presença do sinal do psoas e do sinal do obturador pode

QUADRO 27.1 ▶ Apresentação clínica da doença diverticular

Forma	Apresentação
Diverticulose	Assintomática
Diverticulite	
Isolada, não complicada	Episódio único de diverticulite aguda
Recorrente, não complicada (crônica)	Múltiplos episódios de diverticulite aguda, não graves
Complicada	Diverticulite aguda associada a abscesso, fístula, obstrução, perfuração ou estenose
Latente	Diverticulite aguda associada a sintomas crônicos e contínuos

Fonte: modificado de Touzios, 2009.[3]

indicar extensão da inflamação para o retroperitônio e a pelve, respectivamente. Dor abdominal difusa com defesa importante, rigidez e descompressão dolorosa são achados da presença de peritonite purulenta ou fecal.

Classificação

A classificação mais comumente utilizada é a de Hinchey, que se baseia na extensão do processo inflamatório (Quadro 27.2).

Complicações

Algumas complicações serão apresentadas a seguir.

Perfuração

Pode-se manifestar de duas maneiras. A primeira é a peritonite purulenta, geralmente resultado da perfuração secundária de abscesso para a cavidade. A segunda forma, peritonite fecal, pode ser decorrente de perfuração diverticular colônica livre para a cavidade peritoneal ou da abertura de abscesso que mantenha continuidade com a luz intestinal. Nos dois casos a dor abdominal difusa pode ter início abrupto ou com progressão rápida; encontram-se sinais sistêmicos importantes de toxemia, além de exame abdominal com sinais de irritação peritoneal. Geralmente observa-se pneumoperitônio em radiografia e tomografia computadorizada do abdome.

Abscesso

Abscesso pericólico ou mesentérico é uma complicação bastante comum e, quando pequeno, responde bem à antibioticoterapia. Abscessos maiores podem ser drenados com punção guiada por tomografia computadorizada, evitando os riscos de cirurgia de urgência.

QUADRO 27.2 ▶ Classificação de Hinchey para a diverticulite aguda

Classificação de Hinchey	Características
Estágio I	Abscesso mesentérico ou pericólico localizado
Estágio II	Abscesso confinado à pelve (ou retroperitônio)
Estágio III	Peritonite purulenta generalizada (resultante de perfuração ou abscesso)
Estágio IV	Peritonite fecal generalizada (resultante de perfuração livre)

Fístula

A incidência de fístulas varia de 5% a 33%.[1] A fístula colovesical é a mais comum, que decorre de diverticulite aguda, e diverticulite aguda é a causa mais frequente de fístula colovesical. Outras fístulas relativamente comuns são a colocutânea, a coloentérica e a colovaginal, esta principalmente em mulheres previamente histerectomizadas. Mais raramente foram relatadas fístulas colocolônicas, ureterocólicas, colouterinas, colossalpíngeas, coloperineais e entre o sigmoide e o apêndice. O diagnóstico é clínico e pode ser auxiliado por tomografia computadorizada. Não é necessário esforço intenso para documentar o trajeto fistuloso por meio de fistulografia. Achados indiretos, como gás dentro da bexiga, já são bastante sensíveis. O mais importante diante do achado de fístulas é a determinação de sua etiologia (doença diverticular, neoplasia, doença de Crohn) para que o tratamento instituído seja adequado.[1]

Estenose

Essa complicação pode ser sequela de repetidos ataques com fleimão ou por quadro inflamatório persistente. As queixas revelam dor, constipação e distensão abdominal.

Obstrução Intestinal

É rara, mas pode acontecer na vigência do quadro agudo. Em geral melhora quando há controle do processo inflamatório. Persistência da obstrução resulta na necessidade de ressecção do segmento colônico e anastomose primária protegida ou procedimento de Hartmann (técnicas descritas adiante). O uso de prótese colônica como ponte para cirurgia eletiva é controverso.

Obstrução Ureteral

Também bastante raro, o acometimento do ureter pode acontecer principalmente por compressão da massa inflamatória ou por fibrose inflamatória retroperitoneal. Alguns autores recomendam a cateterização ureteral durante a cirurgia, mas comprovadamente não há redução das taxas de lesão ureteral, porém seu reconhecimento e tratamento são facilitados.[1]

Fleimão

Representa uma massa inflamatória que pode ou não conter abscesso central. A maioria dos casos é tratada apenas com antibioticoterapia. Quando há necessidade cirúrgica, por recorrência, por exemplo, é preferível realizá-la após a fase aguda.

Investigação Diagnóstica

Colonoscopia

É um exame excelente para a confirmação diagnóstica da diverticulose colônica. Durante a diverticulite aguda é um exame com potencial de complicação elevado, com risco de perfuração e de não conclusão por dificuldade técnica. Dentro desse contexto só modifica a conduta em menos de 1% dos casos.[1] Em raríssimos casos, a diverticulite aguda pode ser identificada durante um exame eletivo de paciente assintomático, manifestando-se por hiperemia, pus ou tecido de granulação no óstio diverticular.[1] Após a resolução completa da inflamação é fundamental a realização de colonoscopia para exclusão de outras condições como causa do quadro agudo (p. ex., tumor de sigmoide com complicação e doença inflamatória intestinal).[1,3,4] Cerca de 3% a 5% dos casos de diverticulite são, na verdade, adenocarcinomas mimetizando sintomas de doença diverticular.[3]

Radiografia Simples do Abdome

O exame, realizado em pé ou em decúbito lateral esquerdo, com raios horizontais, pode revelar pneumoperitônio. Como a tomografia computadorizada pode fornecer a mesma informação, raramente é utilizado.

Exame Contrastado

O enema opaco é um exame ainda muito valorizado nos dias atuais. Auxilia o diagnóstico diferencial da forma estenosante, permite avaliar a distribuição dos divertículos ao longo do cólon e a anatomia colônica, favorecendo o planejamento cirúrgico, e identifica trajetos fistulosos, mais comumente de fístulas colovaginais e coloentéricas.[1] Na vigência da diverticulite aguda, alguns cirurgiões indicam esse exame com contraste hidrossolúvel para avaliação de obstrução.[6]

Tomografia Computadorizada (TC)

Este exame se tornou a modalidade de escolha para o diagnóstico da diverticulite aguda em virtude de sua sensibilidade e especificidade.[1,3-6] A TC estratifica a extensão do processo inflamatório, identificando a presença de fleimão, obstrução, abscesso, fístulas e peritonite, além de descartar outras doenças, como, por exemplo, apendicite. Diante desses achados, ajuda a definir qual paciente se beneficiará de internamento, de drenagens ou de cirurgia de urgência. Os abscessos podem precocemente ser drenados por punção guiada pela tomografia, evitando a morbimortalidade da cirurgia de urgência.[6]

Colonografia Computadorizada

Também conhecida como colonoscopia virtual, vem sendo utilizada para a exclusão de lesões sincrônicas, sendo equivalente à colonoscopia na confirmação diagnóstica da doença diverticular. É uma opção quando a realização da colonoscopia não é alcançada em pacientes com doença diverticular intensa.[3]

Diagnóstico Diferencial

O diagnóstico diferencial da doença diverticular é mostrado no Quadro 27.3.

Tratamento

Os pacientes assintomáticos (diverticulose colônica) não necessitam de tratamento específico, nem de acompanhamento; no entanto, devem ser orientados a adotar uma dieta rica em fibras. Recomendam-se em média 20 a 30 gramas por dia, o que pode ser alcançado pela ingestão de alimentos ou suplementos à base de *Plantago ovata*, como Plantaben®, Metamucil® e Povata®. Os pacientes que apresentaram crise isolada de diverticulite não complicada, e diante da baixa probabilidade de recidiva, podem ser conduzidos da mesma maneira.[7] Não há evidências que recomendem a não ingestão de alimentos com sementes e cascas a fim de evitar o desenvolvimento de diverticulite aguda.[1] Em relação à doença sintomática, abordaremos a seguir as modalidades terapêuticas atualmente empregadas.

Tratamento Clínico
Diverticulite Aguda não Complicada

Pacientes diagnosticados como portadores de diverticulite aguda não complicada (Hinchey I) são tratados inicialmente com antibioticoterapia e repouso intestinal por meio de dieta de líquidos claros ou pobre em

QUADRO 27.3 ▶ Diagnóstico diferencial da doença diverticular

- Neoplasia colônica
- Síndrome do intestino irritável
- Doença inflamatória intestinal (doença de Crohn)
- Colites (isquêmica, infecciosa)
- Apendicite
- Afecções urológicas (nefrolitíase, pielonefrite)
- Afecções ginecológicas (doença inflamatória pélvica)

QUADRO 27.4 ▶ Aspectos relevantes para a decisão cirúrgica na diverticulite aguda não complicada[6]

1. Gravidade do primeiro episódio (necessidade de hospitalização, achados de tomografia computadorizada)
2. Crises repetitivas com curto intervalo entre elas
3. Sintomas persistentes após o episódio agudo
4. Idade
5. Comorbidades

resíduos, até a melhora dos sintomas. Eles podem ser conduzidos sob regime ambulatorial ou internamento hospitalar.

- *Regime ambulatorial*: os critérios que definem o tratamento ambulatorial incluem estado geral preservado, ausência de sinais sistêmicos de sepse (febre alta, taquicardia, leucocitose importante e hipotensão), boa aceitação por via oral (ausência de náuseas ou vômitos) e dor controlada com medicamentos orais. Pacientes portadores de comorbidades importantes, com idade muito avançada ou imunodeprimidos devem ser mantidos internados.[6] A antibioticoterapia é direcionada para bactérias gram-negativas e anaeróbias, devendo ser mantida por 7 a 10 dias.[3,6] Os agentes mais comumente encontrados são *Escherichia coli* e *Streptococcus* spp., e entre os anaeróbios estão *Bacteroides* spp., *Peptostreptococcus, Clostridium* e *Fusobacterium* spp. O tratamento ambulatorial pode ser alcançado por monoterapia ou associação de agentes por via oral. Os esquemas adotados são ciprofloxacino e metronidazol, moxifloxacino e amoxicilina/clavulanato.[5]
- *Internamento hospitalar*: indicado para os pacientes que não se enquadram no tratamento ambulatorial e para aqueles que apresentam piora clínica ou laboratorial durante o acompanhamento, devendo estes receber hidratação e antibióticos por via intravenosa. Os antibióticos são direcionados para a flora supracitada. Podem ser usadas cefalosporina de terceira geração (ceftriaxona ou cefotaxima) ou quinolona (ciprofloxacino ou levofloxacino) associadas ao metronidazol; sugere-se ainda monoterapia com imipenem, meropenem, ampicilina/sulbactam, ticarcilina/ácido clavulânico ou piperacilina/tazobactam.[5] Diante de piora clínica durante o tratamento é mandatório o rastreamento de complicações e uma nova tomografia computadorizada deverá ser realizada, a qual poderá ajudar na indicação de drenagem de um abscesso ou até na decisão de uma cirurgia de urgência. Após tratamento com sucesso de episódio de diverticulite aguda não complicada, os pacientes são

orientados a aumentar a ingestão de fibras, apesar de não existirem evidências que confirmem diminuição do risco de novo episódio com essa medida. Para os pacientes que ainda não fizeram estudo endoscópico do cólon, ressalta-se sua importância para a exclusão de neoplasia, após a remissão da inflamação.

Diverticulite Aguda não Complicada, Recorrente

O tratamento desse grupo de pacientes permanece em debate. O uso cíclico de antibióticos não absorvíveis (rifaximina – ainda não disponível no Brasil), além de dieta rica em fibras, é aceito atualmente devido à comprovada diminuição das taxas de recidiva de sintomas e complicações. O mecanismo de ação pelo qual a rifaximina atua reduzindo os sintomas da doença diverticular é desconhecido, mas existe clara influência sobre a flora bacteriana intestinal, com degradação das fibras dietéticas e produção de gás, bem como efeito indireto na inflamação crônica da mucosa intestinal. Os probióticos, preparados à base de microrganismos (*Bifidobacterium* e *Lactobacillus*), de efeito benéfico para a restauração da flora intestinal, e os prebióticos, substâncias alimentares (inulina, frutose, lactulose, *psylium*, entre outras) que estimulam o crescimento e a atividade metabólica dessas bactérias protetoras, podem ser utilizados em conjunto com a terapêutica antibiótica. A mesalazina, substância habitualmente utilizada para o tratamento de doenças inflamatórias intestinais, vem sendo utilizada com a finalidade de manter a remissão permanente dos sintomas de diverticulite aguda; no entanto, estudos de acompanhamento mais longo do que os já apresentados são necessários para que se considere esse medicamento como alternativa válida.[7]

Drenagem Percutânea de Abscessos
Diverticulite Aguda Complicada com Abscesso

Com o advento da drenagem guiada por tomografia ou ultrassonografia muitos casos de abscessos diverticulares deixaram de necessitar de cirurgia de urgência, que tem maior morbimortalidade e maior chance de realização de estoma. Entre os pacientes com diverticulite aguda que apresentam abscessos, 75% a 90% são tratados com sucesso dessa maneira.[3,6] Tomografia computadorizada de controle pode ser realizada após 6 a 8 semanas para confirmar se houve resolução da inflamação, sendo possível também a realização de colonoscopia para confirmação diagnóstica antes da cirurgia eletiva. Nos casos em que a realização da drenagem não foi possível, ou não foi capaz de oferecer resolução do abscesso nem melhora clínica, indica-se cirurgia de urgência.[3,6]

Tratamento Cirúrgico

O tratamento cirúrgico da diverticulite pode ocorrer em dois cenários, de urgência e eletivo.

Cirurgia de Urgência

Diverticulite Aguda Complicada ou Falha do Tratamento não Cirúrgico

As indicações para cirurgia em caráter de urgência incluem os pacientes que apresentam estadiamento de Hinchey III e IV (peritonite difusa) e os pacientes que apresentam falha do tratamento conservador.[6] Entre os achados clínicos, laboratoriais e radiológicos que indicam a abordagem cirúrgica de urgência se incluem pneumoperitônio, peritonite difusa, sepse não controlada, abscesso abdominal ou pélvico não passível de punção guiada por TC e obstrução intestinal. A observação da falha no tratamento conservador pode ocorrer após poucas horas ou levar até 3 a 5 dias. Pacientes imunodeprimidos apresentam maior risco de perfuração e de falha do tratamento conservador, por isso deve-se estar atento à possibilidade de indicação cirúrgica mais precoce, prevenindo deterioração clínica importante.[6] Presença de fístula e incapacidade de excluir carcinoma são também indicações para abordagem cirúrgica mais precoce, porém, sempre que possível, após resolução do quadro agudo.

O paciente deve ser estabilizado por meio de restauração do volume intravascular, seguida por início imediato de antibióticos intravenosos ou continuação do tratamento. O manual de infecção intra-abdominal complicada da Surgical Infection Society e da Infectious Diseases Society of America (IDAS, 2009) recomenda os seguintes medicamentos para tratamento de sepse abdominal grave: imipenem, meropenem, piperacilina/tazobactam, como monoterapia; ou cefalosporina de terceira geração (cefepima, ceftazidima) ou quinolona (ciprofloxacino, levofloxacino) associadas ao metronidazol.[8] Não é indicado preparo colônico no contexto da cirurgia de urgência. O procedimento cirúrgico deve ser realizado o mais breve possível nos pacientes com peritonite difusa, mesmo que as medidas para estabilização ainda estejam em andamento. Não há indicação para reoperação mandatória ou agendada nesses casos, exceto se houver descontinuidade intestinal, impossibilidade de fechamento da aponeurose na primeira cirurgia ou hipertensão intra-abdominal.[8]

Ao longo das últimas décadas verificamos importantes modificações no tratamento cirúrgico da diverticulite aguda. No passado o tratamento de escolha era realizado em três etapas. A primeira incluía laparotomia exploradora, drenagem do foco séptico e colostomia proximal; a segunda etapa, ressecção do sigmoide com confecção de colostomia; e a terceira etapa, reconstrução do trânsito intestinal. Como desvantagens observavam-se a persistência do foco infeccioso, que podia progredir e até fistulizar, a necessidade de três procedimentos cirúrgicos, com morbimortalidade acumulada, e a necessidade de longos períodos de hospitalização.[4] A opção pela ressecção do foco séptico na primeira etapa começou então a ganhar espaço sobre o procedimento em três etapas, após a observação de menor mortalidade.

Atualmente a conduta cirúrgica mais comumente realizada em urgência é o procedimento de Hartmann (colectomia de sigmoide, colostomia de descendente ou sigmoide e fechamento do coto retal).[6] Após um período de 6 semanas a 6 meses o paciente é submetido a restauração do trânsito, o que chamamos de tratamento em duas etapas. A opção por essa técnica é feita de acordo com a gravidade do estado do paciente, geralmente na presença de contaminação fecal importante e se o paciente estiver instável. A desvantagem da técnica de Hartmann é que a restauração do trânsito intestinal necessita de uma cirurgia de grande porte; no entanto, esse ponto negativo pode ser atenuado pelo advento da laparoscopia para o fechamento da colostomia.[4] Trinta e cinco a 45% dos pacientes submetidos à técnica de Hartmann nunca terão a sua colostomia fechada.[1,6]

Uma alternativa à cirurgia de Hartmann no âmbito da emergência é a confecção de anastomose primária após a colectomia de sigmoide, podendo-se ou não realizar colostomia ou ileostomia de proteção. A principal vantagem da realização da restauração da continuidade intestinal na primeira cirurgia é evitar outro procedimento complexo para reconstrução do trânsito intestinal. No momento existe amplo debate a respeito do relativo benefício dessa conduta sobre o procedimento em dois tempos. Em geral, a maioria dos casos classificados como Hinchey I e II é tratada com anastomose primária, se o paciente está estável e se a contaminação não é extensa. Nos casos de Hinchey III e IV, habitualmente opta-se pelo tratamento em duas etapas, porém existem recentes evidências que suportam o uso da anastomose primária com derivação de proteção para esses casos, desde que não haja contaminação fecal volumosa.[1] A decisão de realizar anastomose primária deve ser feita caso a caso, levando-se em consideração as condições teciduais, as comorbidades e a estabilidade clínica intraoperatória do paciente, além da experiência do cirurgião.[3]

Cirurgia Eletiva

Indicações

Nos últimos anos têm sido questionadas as indicações preestabelecidas para o tratamento cirúrgico da diverticulite aguda não complicada recorrente. O número de ataques documentados era utilizado como parâmetro para indicação de cirurgia eletiva, pois havia evidências na década de 1960 de que múltiplos ataques recorrentes respondiam mal à antibioticoterapia e apresentavam maior mortalidade.[3] Temos conhecimento de que cerca de um terço dos indivíduos apresentará uma segunda crise, e um terço dos que tiveram o segundo episódio terá um terceiro. Entretanto, as crises subsequentes tendem a ter um curso clínico semelhante à inicial, não tendo sido constatada ao longo das décadas uma tendência ao aumento progressivo de gravidade.[4,6] Na maioria dos pacientes que apresentam um ataque de diverticulite aguda complicada isso ocorre no primeiro episódio, não sendo precedido por crises não complicadas.[3] Tais observações reforçam a ideia de que não se justifica uma cirurgia eletiva após um episódio não complicado.[3,4] Assim, a Sociedade Americana de Cirurgiões Colorretais recomendou, em seu último consenso, que a indicação cirúrgica para diverticulite aguda não complicada seja feita caso a caso.[6] Alguns aspectos têm sido utilizados pelos cirurgiões para auxiliar a decisão de quando operar, ou não.

Assim, pacientes que apresentaram abscessos pericólicos pequenos que responderam bem à antibioticoterapia podem ser conduzidos sem cirurgia e não terão maior propensão a ataques subsequentes graves e sem resposta à conduta conservadora, como vem sendo observado na história natural da doença.

Em relação à idade, diversamente do que se imaginava, a diverticulite não tem curso clínico mais agressivo em pacientes jovens, sendo discutível a recomendação de ressecção após o primeiro episódio não complicado em pessoas com menos de 50 anos.[3,6] Apenas o risco cumulativo de ataques recorrentes é maior do que na população idosa, em razão de o tempo de vida desse grupo ser maior.[3]

Os pacientes imunodeprimidos, como pacientes em quimioterapia, pós-transplante em uso de substâncias imunossupressoras e portadores de SIDA e insuficiência renal crônica, necessitam de atenção especial, pois tendem a evoluir com maior risco de perfuração em cada crise e também apresentam maior morbimortalidade durante a cirurgia de urgência, sendo assim candidatos à ressecção eletiva após o primeiro episódio de diverticulite aguda.[3]

Para os pacientes nos quais não se optou pelo tratamento cirúrgico as medidas clínicas aqui citadas podem ser adotadas para a prevenção de novos ataques.

Diferentemente da diverticulite não complicada recorrente, a decisão cirúrgica na diverticulite complicada é mais simples, sendo recomendada a ressecção de sigmoide após a primeira crise.[6] Mesmo que alguns casos complicados tenham sido operados em caráter de urgência, outros serão inicialmente tratados de forma conservadora (subestenoses, abscessos drenados, fístulas) e posteriormente necessitarão de ressecção colônica eletiva, pois a resolução espontânea em longo prazo é pouco provável.

TÉCNICA

A cirurgia de escolha para o tratamento eletivo da doença diverticular é a colectomia de sigmoide com anastomose colorretal primária. Todo o sigmoide deve ser removido. A ressecção deve englobar toda a extensão colônica que se encontre com as paredes espessadas, não sendo necessária a ressecção de todo o segmento colônico proximal que contenha divertículos, mas esforços devem ser feitos para se evitar a presença de divertículo na anastomose. O nível de ressecção distal deve ser a transição retossigmoidiana, tomando-se cuidado para a realização da anastomose do cólon com reto de aspecto normal, sem tensão e com boa vascularização. Diverticulite recorrente ocorre em 4% a 12,5% dos pacientes após ressecção por diverticulite.[3,6] As possíveis causas são dificuldade de diagnóstico com relação à síndrome do intestino irritável ou doença inflamatória intestinal e, principalmente, a realização de anastomose entre o cólon e o sigmoide distal, não removido inicialmente, que pode conter divertículos.[3,6]

Cirurgia Minimamente Invasiva

O tratamento eletivo da doença diverticular pode efetivamente ser realizado por videolaparoscopia. Sua utilização mostrou benefícios significativos quando comparada com a técnica laparotômica. Em curto prazo observam-se redução da dor pós-operatória, menor incidência de complicações respiratórias, diminuição de infecção do local cirúrgico e íleo paralítico, além de menor tempo de permanência hospitalar. Alguns cirurgiões vêm utilizando a tecnologia robótica (DaVinci®) para ressecções sigmóideas eletivas, com resultados promissores, e abordagens por orifícios naturais, como ânus e vagina, evitando a morbidade associada às incisões abdominais para retirada da peça operatória.[3]

As técnicas minimamente invasivas também têm sido empregadas na doença diverticular complicada. É o caso da lavagem peritoneal laparoscópica na diverticulite com perfuração, exceto Hinchey 4, em que uma abordagem laparóscópica incluindo lavagem da cavidade peritoneal com solução salina e drenagem cavitária é realizada sem ressecção ou colostomia. Os defensores da técnica verificaram menor morbimortalidade, quando comparada à cirurgia de Hartmann e à ressecção com anastomose primária na urgência, sem elevar o risco de novos ataques de diverticulite.[9] Alguns autores não advogam a ressecção eletiva após um primeiro episódio de diverticulite complicada tratada com sucesso por meio dessa técnica.[9]

REFERÊNCIAS

1. Thorson AG, Goldberg M. Benign colon: diverticular disease. In: Wolff BG, Fleshman JW, Beck DE, Pemberton JH, Wexner SD (eds.). The ASCRS textbook of colon and rectal surgery. New York: Springer, 2007: 269-85.

2. Roberts PL, Veidenheimer MC. Current management of diverticulitis. Adv Surg 1994; 27:189-208.

3. Touzios JG, Dozois EJ. Diverticulosis and acute diverticulitis. Gastroenterol Clin N Am 2009: 38:513-25.

4. Gordon PH. Diverticular disease of the colon. In: Gordon PH, Nivatvongs S. Principle and practice of surgery for the colon, rectum and anus. New York: Informa, 2007: 909-65.

5. Nguyen MCT, Chudasama YN, Dea SK, Cooperman A. Diverticulitis. Acesso em 16.12.2009. Disponível em: http://emedicine.medscape.com/article/173388-overview

6. Rafferty J, Shellito P, Hyman NH, Buie WD and the Standards Committee of The American Society of Colon and Rectal Surgeons. Practice Parameters for Sigmoid Diverticulitis. Dis Colon Rectum 2006; 49: 939-44.

7. Petruzziello L, Iacopini F, Bulajic M et al. Review article: uncomplicated diverticular disease of the colon. Aliment Pharmacol Ther 2006; 23:1379-91.

8. Solomkin JS, Mazuski JE, Bradley JS et al. Diagnosis and management of complicated intra-abdominal infection in adults and children: Guidelines by the Surgical Infection Society and the Infectious Diseases Society of America. Clinical Infectious Diseases 2010; 50:133-64.

9. Myers E, Hurley M, O'Sullivan GC et al. Laparoscopic peritoneal lavage for generalized peritonitis due to perforated diverticulitis. British Journal of Surgery 2008; 95:97-101.

Anna Cristina Cordeiro

CAPÍTULO 28

Megacólon Chagásico

INTRODUÇÃO

Os termos megacólon e megarreto designam dilatação colônica e retal de causa não obstrutiva; no entanto, não determinam a etiologia nem a fisiopatologia da doença.[1] As causas de megacólon podem ser classificadas em congênitas e adquiridas. A infecção pelo *Trypanosoma cruzi* é responsável pela forma mais comum e mais estudada de megacólon adquirido, o megacólon chagásico.[1] Essa condição constitui um importante problema de saúde pública no Norte, Nordeste e Centro-Oeste do Brasil, áreas endêmicas da doença de Chagas, que afeta uma parcela bastante carente da população.

ETIOLOGIA

A doença de Chagas, também conhecida com tripanossomíase americana, é causada por um protozoário da família Trypanosomatidae, o *Trypanosoma cruzi.*[2,3]

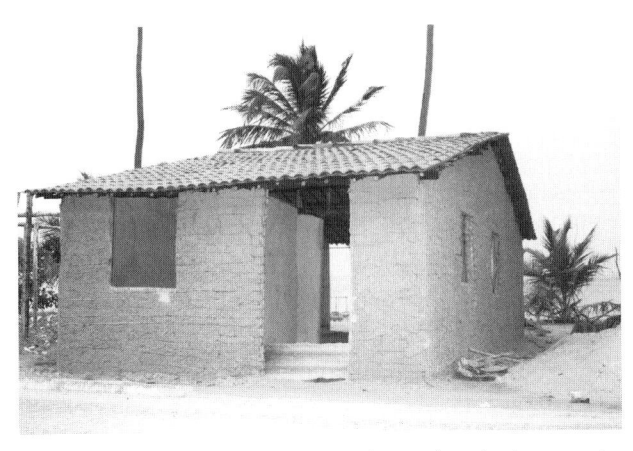

FIGURA 28.1 ▶ "Casa de taipa": ambiente favorável para o triatomíneo.

A doença foi descrita pela primeira vez pelo brasileiro Carlos Ribeiro Justiniano Chagas, em 1909.[2,3] O *T. cruzi* é transmitido aos seres humanos através do triatomíneo, inseto muito comum em habitações pobres, como as "casas de taipa" das zonas rurais ou suburbanas brasileiras e de outros países endêmicos da América Latina (Figura 28.1).

O triatomíneo, que no Brasil é popularmente conhecido como "potó", "chupão" ou "barbeiro", após picar o homem e seus animais domésticos, deposita suas fezes repletas do parasita na superfície da pele.[2,3] O *T. cruzi* então penetra no organismo humano através de rupturas da pele, mucosa ou conjuntiva.[3] A doença de Chagas também pode ser transmitida por via vertical (transplacentária e durante o parto), transfusão sanguínea e transplante de órgãos de doadores infectados, ingestão de alimentos contaminados pelas fezes do inseto e por acidentes de laboratório.[3]

A infecção pelo *T. cruzi* dura a vida inteira do indivíduo, e um pequeno percentual de pessoas com a infecção crônica desenvolve problemas cardíacos e gastrintestinais importantes, que caracterizam a doença de Chagas crônica sintomática. É considerada uma doença curável, se tratada logo após a infecção (fase aguda).[3]

EPIDEMIOLOGIA

A Organização Mundial da Saúde (OMS) estima que 10 milhões de pessoas estejam infectadas pelo *T. cruzi* no mundo inteiro. A doença era confinada a regiões da América Latina e acometia exclusivamente populações de classes econômicas menos favorecidas e da zona rural, mas agora se encontra espalhada por outros continentes.[2,3] Nas últimas décadas, a doença de Chagas vem sendo detectada nos EUA, no Canadá e em muitos países da Europa, em decorrência da imigração de pessoas infectadas de regiões endêmicas. Nesses países há grande preocupação com a transmissão via tecidos e órgãos, já que inexiste o inseto vetor.[3]

Mais de 30% dos pacientes infectados desenvolverão alterações cardíacas e até 10% desenvolverão alterações digestivas, neurológicas ou mistas. As manifestações cardíacas e gastrintestinais se tornam aparentes muitos anos ou até décadas após a infecção inicial, ocorrendo quase que exclusivamente em adultos.[3] Entre as formas digestivas destacam-se o megaesôfago e o megacólon chagásico.[4,5]

Estima-se que em 2008 cerca de 10 mil pessoas morreram em decorrência da doença de Chagas.[3] A principal causa da mortalidade é de etiologia cardíaca. O megacólon chagásico apresenta mortalidade geralmente associada a complicações, como o volvo de sigmoide.

No Brasil, os dados epidemiológicos relacionados com o megacólon chagásico são bastante escassos, provavelmente pela evolução lenta dos sintomas e a dificuldade de acesso das populações atingidas aos serviços de saúde. Dados do Hospital das Clínicas da Faculdade de Medicina da Universidade de São Paulo atestam discreta predominância no sexo masculino, porém sem relevância estatística, e a faixa etária de maior incidência situa-se entre 20 e 60 anos, com predomínio entre 40 e 50 anos.[4]

FISIOPATOLOGIA

Após uma reação inflamatória inicial no local de entrada na pele, o chagoma, as células infectadas se rompem, liberando formas de T. cruzi na corrente sanguínea. À medida que a infecção se dissemina sistemicamente, os parasitas passam a infectar células musculares e outros tecidos, principalmente o miocárdio e alguns segmentos do trato gastrintestinal. De acordo com a magnitude da interação imunológica entre o agente e o hospedeiro, graus variados de lesão tecidual ocorrerão. No caso do cólon, o resultado dessa agressão celular é a desnervação intrínseca envolvendo o sistema nervoso autônomo, principalmente o sistema parassimpático, devido à destruição dos plexos mioentérico e submucoso de Auerbach e Meissner, em toda a sua extensão, do ceco ao reto.[2,4]

Além da redução significativa de neurônios dos plexos intramurais, os estudos histopatológicos também observaram hipertrofia muscular associada à dilatação visceral.[2,4] Não se sabe ao certo como se estabelece a lesão neuronal, acredita-se que ela provavelmente acontece durante a fase aguda. No entanto, recentemente, evidências convincentes têm demonstrado que baixos níveis de parasitas nos tecidos cronicamente infectados provocam uma reação inflamatória crônica que eventualmente levaria às alterações histopatológicas já determinadas.[6] Na maioria dos pacientes com megas, os efeitos funcionais dessa desnervação são limitados ao esôfago e ao cólon, apesar de terem sido relatadas manifestações clínicas ureterais, biliares e em outras vísceras ocas.[2,5] A hipótese para a dilatação preferencial do esôfago, cólon esquerdo e sigmoide pode estar relacionada com o fato de haver passagem de conteúdos mais sólidos por esses segmentos, os alimentos e as fezes.[4]

APRESENTAÇÃO CLÍNICA

Os sintomas intestinais da infecção crônica pelo T. cruzi são manifestações da desnervação das vísceras ocas e sua consequente disfunção. O sintoma característico do megacólon chagásico é a constipação intestinal de surgimento lento e progressivo. O período entre a infecção e a manifestação clínica da doença é desconhecido, estimando-se um intervalo de 20 anos.[4] Com o tempo, a constipação passa a não responder mais aos laxantes, tornando-se refratária. Queixa de distensão abdominal também é frequente, sendo confirmada pelo achado físico de abdome hipertimpânico à percussão.

Dados da história clínica, o exame físico e a procedência de zona endêmica elevam a suspeita de etiologia chagásica para a constipação intestinal. No interrogatório sintomatológico é possível identificar sintomas de doenças esofágica e cardíaca associadas.

Além dos sintomas crônicos, outros podem surgir quando ocorrem complicações, como fecaloma, volvo de sigmoide e perfuração.[7]

O fecaloma é a complicação mais comum (50% a 65%), resultando do acúmulo de grandes quantidades de fezes nos segmentos dilatados, que ressecam, formando um volume único e agravando a constipação e a distensão abdominal.[2,4] O relato de diarreia ou incontinência fecal pode ser justificado pelo escape de fezes liquefeitas ao redor do fecaloma. À palpação abdominal, pode ser percebido como uma massa que provoca sensação de crepitação quando é descolada da parede colônica (sinal de Gersuny). O fecaloma também pode ser detectado durante o toque retal.

O volvo de sigmoide é a segunda complicação mais frequente, ocorrendo em 15% a 30% dos casos.[2,4] Manifesta-se por sinais e sintomas de obstrução intestinal aguda. Decorre do alongamento do cólon associado a encurtamento do mesocólon (mesenterite chagásica), favorecendo o giro do cólon sigmoide sobre si mesmo. Essa torção pode obstruir o fluxo vascular e resultar em necrose da alça. Ao exame físico percebem-se dilatação assimétrica do abdome por abaulamento à esquerda (sinal de Von Wahl) e importante hipertimpanismo. Na presença de sinais de sepse e irritação peritoneal, a presença de necrose é bastante provável e o tratamento cirúrgico não deve ser retardado. Uma radiografia do abdome pode auxiliar o diagnóstico e a retossigmoidoscopia pode fornecer informações, confirmando o volvo e detectando a presença de sinais de isquemia da mucosa, nos casos de necrose. Na ausência de sofrimento da alça, indica-se desfazer a rotação por endoscopia.

Outras complicações descritas são colite isquêmica e úlcera de estase com ou sem perfuração.[4,7] Existem relatos de associação do megacólon chagásico com o adenocarcinoma colorretal que, entretanto, diferentemente da associação entre megaesôfago e câncer, é bastante incomum, não sendo então indicada monitoração colonoscópica desses pacientes.[4,8]

EXAMES COMPLEMENTARES

Testes Sorológicos

A suspeita de doença de Chagas na fase crônica como etiologia de um megacólon adquirido pode ser confirmada por meio de teste sorológico (pesquisa de anticorpos). O primeiro exame desenvolvido foi a reação de Machado-Guerreiro (fixação de complemento).[2] Atualmente, recomenda-se a utilização de pelo menos dois dos exames sorológicos a seguir para certeza diagnóstica: imunofluorescência indireta, hemaglutinação indireta e ELISA (*enzyme-linked immunosorbent assay*).[3]

Radiografia Simples do Abdome

Exame muito importante na vigência das complicações descritas. No fecaloma, pode-se observar alça colônica de diâmetro muito aumentado preenchida por imagem de "miolo de pão", correspondente às fezes. No volvo, visualiza-se grande alça dilatada em forma de U invertido. Nos casos de perfuração, detecta-se pneumoperitônio.

Enema Opaco

É o exame de imagem de maior importância no diagnóstico do megacólon chagásico. Possibilita confirmar a existência do mega e auxiliar a decisão cirúrgica, uma vez que mostra quais segmentos encontram-se dilatados: apenas o cólon, apenas o reto, ou mais comumente ambos.[2,9] Na vigência do volvo, a introdução de contraste não baritado pelo reto mostrará uma imagem descrita como "chama de vela".

Endoscopia Digestiva Baixa (Colonoscopia e Retossigmoidoscopia)

Além de observarem sinais de sofrimento isquêmico no volvo e desfazerem a torção, estes exames podem demonstrar úlceras de estase e diagnosticar neoplasias concomitantes.

TRATAMENTO

Tratamento Clínico

Não é indicado o tratamento antiparasitário na fase crônica da doença de Chagas, quando o paciente já desenvolveu sintomatologia. O megacólon chagásico, portanto, é uma doença incurável, que merece tratamento paliativo para seu sintoma predominante, a constipação refratária, e que previna a morbimortalidade resultante de suas complicações, principalmente o volvo de sigmoide.

O tratamento conservador inclui dieta rica em fibras, laxativos, supositórios e enemas. Em geral, é indicado para pacientes pouco sintomáticos ou que não tenham condições de se submeter a cirurgia.[10]

Os casos de fecaloma podem ser tratados inicialmente por meio de fragmentação digital da superfície do fecaloma mediante toque retal, seguida por lavagens retais sucessivas. Quando não se obtém sucesso com essa medida, indica-se a remoção do fecaloma sob anestesia (bloqueio regional ou geral).

O volvo de sigmoide, como citado anteriormente, pode ser desfeito durante o exame endoscópico, por retossigmoidoscopia rígida ou colonoscopia. Nesses casos, após a observação de ausência de sinais de sofrimento da mucosa colônica, a progressão delicada do aparelho pode ser capaz de desfazer a torção. Em seguida, uma sonda retal de grosso calibre, como a sonda de Fouchet, é posicionada na luz intestinal para evitar nova torção precoce e favorecer o esvaziamento colônico por cerca de 12 horas.[4] Se não for possível tratar o volvo desse modo, ou se houver sinais de necrose intestinal, indica-se cirurgia de urgência. Tais medidas permitem que o procedimento cirúrgico seja realizado após melhor estabilização do paciente.

Tratamento Cirúrgico

Urgência

O procedimento de Hartmann, que consiste na ressecção do cólon sigmoide com confecção de colostomia e fechamento do coto retal, é a melhor opção cirúrgica, quando existe indicação de abordagem em caráter de urgência (Figura 28.2).

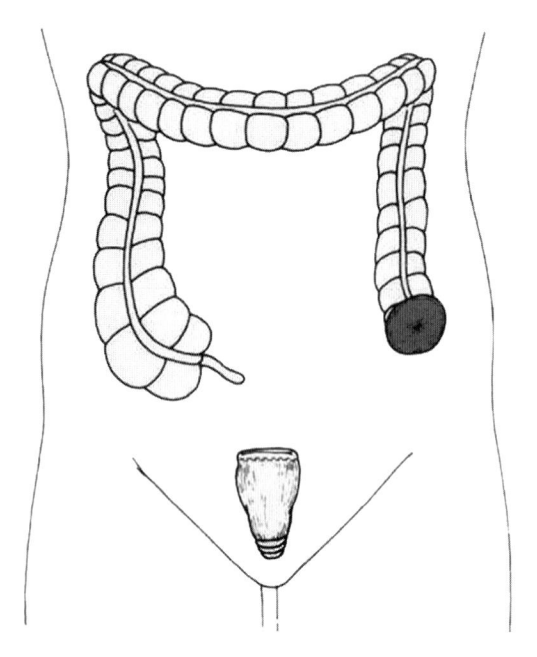

FIGURA 28.2 ▶ Procedimento de Hartmann.

Eletivo

Geralmente é necessário na fase avançada da doença, quando não se obtém alívio dos sintomas pelo manejo clínico.[11] O tratamento cirúrgico ideal deve oferecer alívio dos sintomas, restaurar a função, ter baixas morbidade e mortalidade, ser de fácil execução, não ser mutilador, não promover distúrbios nos tratos adjacentes (p. ex., geniturinário) e ter baixo índice de recidiva de sintomas. A ausência de um tratamento ideal faz com que até os dias atuais diversas técnicas cirúrgicas ainda sejam utilizadas. A incidência relativamente baixa da doença e a dificuldade de acesso da população, em geral de renda baixa, aos serviços de saúde impedem que estudos prospectivos e randomizados sejam realizados, comparando as diversas técnicas. Outro fator que retardou o desenvolvimento de técnicas cirúrgicas adequadas foi o desconhecimento durante muito tempo da fisiopatologia do megacólon, induzindo a analogia entre esta condição e a doença de Hirschsprung (megacólon congênito), fato atestado por inúmeros procedimentos que se destinavam ao tratamento da "acalasia retal", como esfincterotomias e simpatectomias.[11]

Atualmente sabe-se que, diferentemente do megacólon congênito, no qual ocorre aganglionose a partir do esfíncter anal interno até extensão proximal variável, que geralmente inclui o reto e o sigmoide, no megacólon chagásico a desnervação é um evento colônico universal. Além disso, estudos manométricos anorretais foram capazes de detectar respostas retais sensitivas de relaxamento do esfíncter anal após distensão retal (reflexo ini-

bitório retoanal positivo),[4] que estão ausentes na doença de Hirschsprung.[1] O conhecimento dessas diferenças fisiopatológicas contribuiu significativamente com as mudanças observadas no tratamento cirúrgico do megacólon chagásico nas últimas décadas.

As técnicas cirúrgicas descritas para o tratamento do megacólon chagásico são relatadas a seguir, divididas em técnicas com abaixamento colônico e técnicas abdominais.

Técnicas com Abaixamento Colônico

Cirurgia de Duhamel e Duhamel-Haddad

Entre os diversos procedimentos cirúrgicos inicialmente utilizados, a cirurgia de Duhamel, desenvolvida para o tratamento da doença de Hirschsprung, teve grande aceitação. Essa técnica consiste na ressecção do segmento colônico dilatado, manutenção de um coto retal, abaixamento do cólon até o períneo através de uma incisão posterior no reto inferior e confecção de uma anastomose ampla, incluindo a parede retal posterior e a parede colônica anterior via perineal. Porém, devido à alta taxa de complicação, a cirurgia de Duhamel sofreu modificação por Haddad em 1965, que incluiu uma colostomia perineal e um segundo tempo operatório para confecção da anastomose, tornando-se durante algumas décadas a principal escolha para o tratamento dessa afecção.[2,11]

Retossigmoidectomia Abdominal com Anastomose Colorretal Lateroterminal Grampeada ou Duhamel-Haddad Modificada

Em 1989, Habr-Gama e cols. descreveram a utilização de grampeador circular para execução de anastomose colorretal terminolateral primária, mantendo o princípio do abaixamento retrorretal do cólon, da cirurgia de Duhamel, excluindo a anastomose manual via perineal e reduzindo o tempo operatório para apenas um.[11] Outros autores identificaram taxas elevadas de complicações relacionadas com a anastomose realizada com grampeador circular, principalmente estenose, e sugeriram a realização de anastomose colorretal via transanal com grampeador linear, complementada com sutura manual, ressaltando melhores resultados e menores custos.[12]

Retossigmoidectomia Abdominoperineal com Abaixamento Colônico Endoanal e Anastomose Transanal

Essa técnica, que também apresentou grande aceitação, consiste no abaixamento endoanal do cólon após a ressecção retossigmóidea, com realização de anastomose transanal. Cutait modificou-a, estabelecendo uma colostomia perineal com anastomose retardada, visando à diminuição da taxa de deiscências anastomóticas.[2]

Todas as técnicas descritas representam o tratamento considerado mais radical para se evitarem recidivas de sintomas em longo prazo, pois seguem o princípio de se realizar uma anastomose a mais distal possível. No entanto, cursam com morbimortalidade mais elevada que as cirurgias que conservam maior extensão do reto. A tendência atual, quando se opta pela radicalidade, é pela técnica descrita por Habr-Gama e cols. A realização dessas cirurgias exige intimidade com a técnica; alguns cirurgiões de outros países, pouco habituados a realizá-la, têm optado por procedimentos muitas vezes mais extensos, como a proctocolectomia com bolsa ileal em J para os casos esporádicos de megacólon chagásico.[9,13]

Técnicas Abdominais

Sigmoidectomia

Alguns cirurgiões optam apenas pela realização de sigmoidectomia com anastomose primária, o que muitas vezes resulta em recidiva dos sintomas devido à persistência de um reto grande acinético, porém é uma cirurgia segura para pacientes idosos de alto risco.[10]

Ressecção Anterior do Reto com Anastomose Colorretal Baixa

Constitui outra opção entre os acessos exclusivamente abdominais. A realização da retossigmoidectomia visa manter o reto residual bastante curto, entre 4 e 6cm; em seguida, realiza-se anastomose colorretal, preferencialmente com o auxílio de grampeadores. É considerada uma boa opção, desde que o reto não se encontre excessivamente dilatado e com paredes espessadas, existindo menor chance de recidiva em função da ressecção de considerável extensão do reto.[10]

Nos dias atuais não é recomendada exclusivamente uma técnica, mas a que melhor se adapte ao paciente e à sua doença, considerando-se condições clínicas, segmentos dilatados e experiência do cirurgião com a técnica escolhida. Há uma tendência à realização de cirurgias que utilizam grampeadores. A videolaparoscopia vem sendo utilizada por vários cirurgiões brasileiros para o tratamento do megacólon chagásico, obedecen-

do aos mesmos princípios da cirurgia convencional e mantendo resultados similares.[12,14] Porém, observam-se escassez de publicações e ausência de uniformidade nas técnicas empregadas, como também ocorre com a cirurgia convencional.

REFERÊNCIAS

1. Feldman M, Friedman LS, Brandt LS. Sleisenger and Fordtran's gastrointestinal and liver disease. 9. ed. Philadelphia: Saunders, 2010.

2. Ferraz AAB, Mathias CAC, Ferraz EM. Condutas em cirurgia geral. 1. ed. Rio de Janeiro: Medsi, 2003.

3. WHO – World Health Organisation (2011). Chagas disease (American trypanosomiasis) Fact Sheet nº 340. Acesso em junho de 2010. Disponível em: http://www.who.int/mediacentre/factsheets/fs340/en/index.html.

4. Santos Júnior JCM. Megacólon – Parte II: Doença de Chagas. Rev Bras Coloproct 2002; 4:266-77.

5. Lázaro da Silva A, Giacomin RT, Quirino VA, Miranda ES. Proposta de classificação do megacólon chagásico através de enema opaco. Rev Col Bras Cir 2003; 30(1):4-10.

6. Zhang L, Tarleton RL. Parasite persistence correlates with disease severity and localization in chronic Chagas' disease. J Infect Dis. 1999; 180(2):480-6.

7. Diogo-Filho A, Rocha A, De Conti DO, Ferreira KV. Ulcerations in Chagas' megacolon operated at urgency and electively. Arq Gastroenterol 2006; 43(4):280-3.

8. Fagundes JJ, Góes JRN, Coy CSR et al. Associação entre megacólon chagásico e câncer do intestino grosso: apresentação de casos e revisão da literatura. Rev Bras Coloproct 2002; 22(4):252-6.

9. Araki T, Miki C, Yoshiyama S et al. Total proctocolectomy and ileal J-Pouch anal anastomosis for Chagasic megacolon with fecaloma: report of a case. Surg Today 2006; 36:277-793.

10. Cutait DE. Surgery of Chagasic megacolon. World J Surg 1991; 15:188-97.

11. Habr-Gama A, Nahas SC, Nahas CSR et al. Surgical treatment of chagasic megacolon by abdominal rectosigmoidectomy with immediate posterior end-to-side stapling (Habr-Gama technique). Dis Colon Rectum 2006; 49:1371-8.

12. Pedroso MA, Lupinacci RA, Beani Junior A et al. Tratamento laparoscópico do megacólon chagásico pela técnica de Duhamel modificada – Experiência de 30 casos. Rev Bras Videocir 2003; 1(2):55-9.

13. MacSweeney STR, Chir M, Shankar A, Theodorou NA. Restorative proctocolectomy for Chagasic megacolon. J R Soc Med 1995; 88:479.14.Nahas SC, Dias AR, Dainezi MA et al. A vídeo-cirurgia no tratamento do megacólon chagásico. Rev bras Coloproct 2006; 26(4):470-4.

Maurílio Toscano de Lucena
Anna Christina Cordeiro

CAPÍTULO **29**

Tratamento Cirúrgico da Doença Inflamatória Intestinal

INTRODUÇÃO

A doença inflamatória intestinal (DII) corresponde a qualquer processo inflamatório, agudo ou crônico, envolvendo o trato gastrintestinal. Tradicionalmente é classificada em DII com causa conhecida (infecções, parasitoses, enterocolite actínica, isquemia, entre outras) e DII com causa não totalmente esclarecida. Oitenta a 90% dos casos de DII com causa não totalmente esclarecida são diagnosticados como retocolite ulcerativa inespecífica (RCUI) (Figura 29.1) ou doença de Crohn (DC) (Figura 29.2). O restante, 10% a 20%, é representado principalmente pelas colites linfocítica e colagênica, pela bolsite ou *pouchitis* (inflamação da bolsa ileal pós-colectomia para RCUI), doença de Behçet e enterocolite eosinofílica.[1-4]

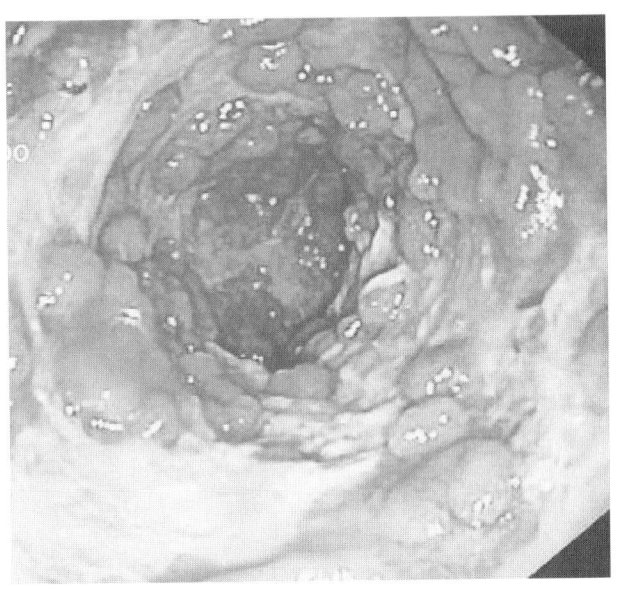

FIGURA 29.2 ▶ Aspecto endoscópico da DC. (Ver encarte colorido.)

Embora compartilhem alguns aspectos semelhantes, sobretudo do ponto de vista clínico, a RCUI e a DC são consideradas entidades nosológicas distintas, com respostas imunológicas peculiares.[1-3,5-9] Estima-se que a DII afete 1,4 e 2,2 milhões de pessoas nos EUA e na Europa, respectivamente.[10] No Brasil ainda desconhecemos a real incidência da DII, mas certamente é maior nas Regiões Sul e Sudeste do país.

A etiopatogenia da DII envolve basicamente quatro aspectos que interagem entre si e com o ambiente: fatores genéticos; fatores luminais, relacionados com a microbiota intestinal e seus antígenos, produtos metabólicos, e antígenos alimentares; fatores relacionados com a barreira intestinal, incluindo a imunidade inata e a permeabilidade intestinal; e por fim os fatores relacio-

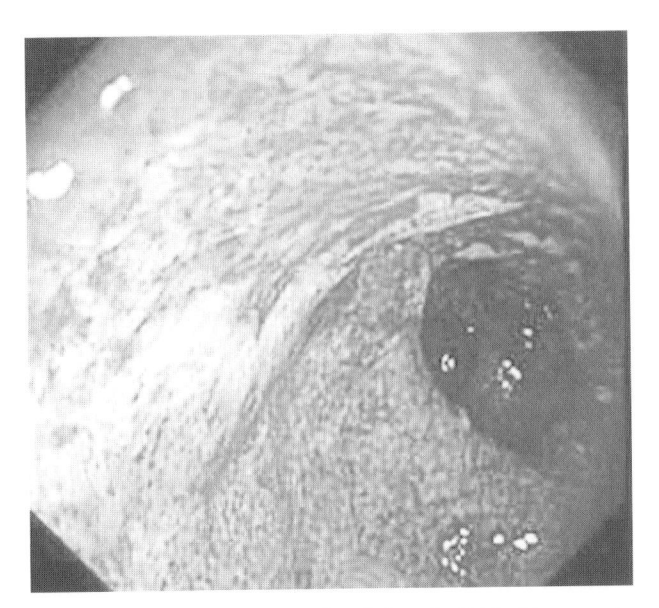

FIGURA 29.1 ▶ Aspecto endoscópico da RCUI. (Ver encarte colorido.)

nados com a imunorregulação, incluindo a imunidade adaptativa ou adquirida.[2,5,9,11,12]

TRATAMENTO CIRÚRGICO DA RCUI: INDICAÇÕES E TÉCNICAS CIRÚRGICAS

Cerca de 30% dos pacientes portadores de RCUI necessitarão de tratamento cirúrgico para as complicações da doença ou por inadequado controle dos sintomas.[13,14] Enquanto a maioria das cirurgias pode ser realizada eletivamente, alguns casos necessitam de tratamento de urgência ou emergência (Quadro 29.1). Diversas técnicas cirúrgicas estão disponíveis para o manejo da RCUI. Cada procedimento tem vantagens e desvantagens, além de indicações específicas (Quadro 29.2).[15]

O tratamento cirúrgico de uma exacerbação da retocolite é baseado na extensão e gravidade do processo inflamatório. A avaliação da agudização é feita por meio dos sinais, sintomas e métodos de diagnóstico por imagem (endoscópicos e radiológicos).[16]

Os pacientes com colite grave que, apesar do tratamento com corticosteroides por mais de 72 horas, continuam com mais de oito evacuações por dia ou apresentam PCR > 45mg/L e três a oito evacuações diárias, têm 85% de chance de necessitar de colectomia mesmo com o uso de ciclosporina.[16,17] Deve-se indicar cirurgia nos casos de colite grave ou fulminante quando ocorre perfuração livre ou bloqueada aos exames de imagem, quando há sinais de peritonite ou hemorragia grave, quando ocorre piora ou não melhora clínica durante 5 a 7 dias de tratamento medicamentoso e quando há dilatação tóxica do cólon (diâmetro > 6cm). Na maioria dos casos, uma colectomia subtotal com ileostomia terminal deverá ser realizada, já que esse procedimento remove a maior parte do órgão doente e permite a resolução do estado tóxico da doença, além de possibilitar a reconstrução do trânsito intestinal.[16]

Após 6 meses da resolução do quadro agudo, os pacientes portadores de RCUI, quando já se recuperaram e não estão usando corticosteroides ou substâncias imunossupressoras, podem ser submetidos a cirurgia definitiva e curativa (proctocolectomia total e bolsa ileal com ou sem ileostomia de proteção).[16]

As indicações de cirurgia eletiva na RCUI são intratabilidade clínica, doença extensa de longa data, doença ativa crônica, intolerância aos imunossupressores e presença de malignidade (5% dos casos).[16,17] A intratabilidade clínica é a indicação mais comum para a cirurgia, porém é de difícil definição, devendo a decisão ser tomada com bastante critério pelo médico e seu paciente.[18]

Os indivíduos que apresentam risco maior de desenvolver neoplasia são aqueles que têm pancolite, história familiar de câncer colorretal, portadores de colangite esclerosante primária e os que apresentam recidivas mais graves e frequentes.[19-23] O risco de malignização é relativamente baixo nos primeiros 10 anos de doença, mas após esse período aumenta a uma taxa de 1% a 2% ao ano.[24] A ocorrência de displasia de alto grau é indicação para proctocolectomia, pois o risco de desenvolvimento de neoplasia é de 40%. Alguns serviços consideram a indicação cirúrgica imediata da proctocolectomia para displasia de baixo grau com base em estudos que demonstram um risco de 20% de câncer na apresentação e de 50% durante a progressão da doença, em 5 anos.[25]

A colectomia eletiva pode ser indicada também em algumas situações decorrentes de manifestações extraintestinais da RCUI, tais como artrite monoarticular persistente ou recorrente, uveíte e irite.

Três estratégias cirúrgicas são comumente utilizadas para o tratamento operatório definitivo dos pacientes portadores de RCUI:

QUADRO 29.1 ▶ Indicações cirúrgicas na RCUI

Eletivas

Intratabilidade clínica

Retardo do crescimento

Displasias associadas a lesões não adenomatosas (DALM)

Displasias de alto grau

Displasias de baixo grau associadas a estenoses

Estenoses

Emergenciais

Colite fulminante

Megacólon tóxico

Hemorragia maciça

Perfuração

QUADRO 29.2 ▶ Cirurgias na RCUI

Eletivas

Proctocolectomia com ileostomia

Proctocolectomia com bolsa ileal

Colectomia subtotal com ileostomia

Proctocolectomia com ileostomia continente (bolsa de Kock)

Colectomia subtotal com ileorretoanastomose

Emergenciais

Colectomia subtotal com ileostomia

Proctocolectomia e Ileostomia Terminal (à Brooke ou Continente) (Figura 29.3)

Deve-se remover todo o tecido acometido e confeccionar um estoma definitivo. É indicada para pacientes com função esfincteriana comprometida e para aqueles que estão satisfeitos com a ileostomia após colectomia subtotal e não desejam se submeter a uma bolsa ileal. Pode ser realizada também nos indivíduos com câncer de reto distal.

A criação de uma ileostomia continente reduz alguns aspectos negativos de uma ileostomia à Brooke, como necessidade de bolsa coletora, podendo o estoma ser posicionado em uma região menos perceptível

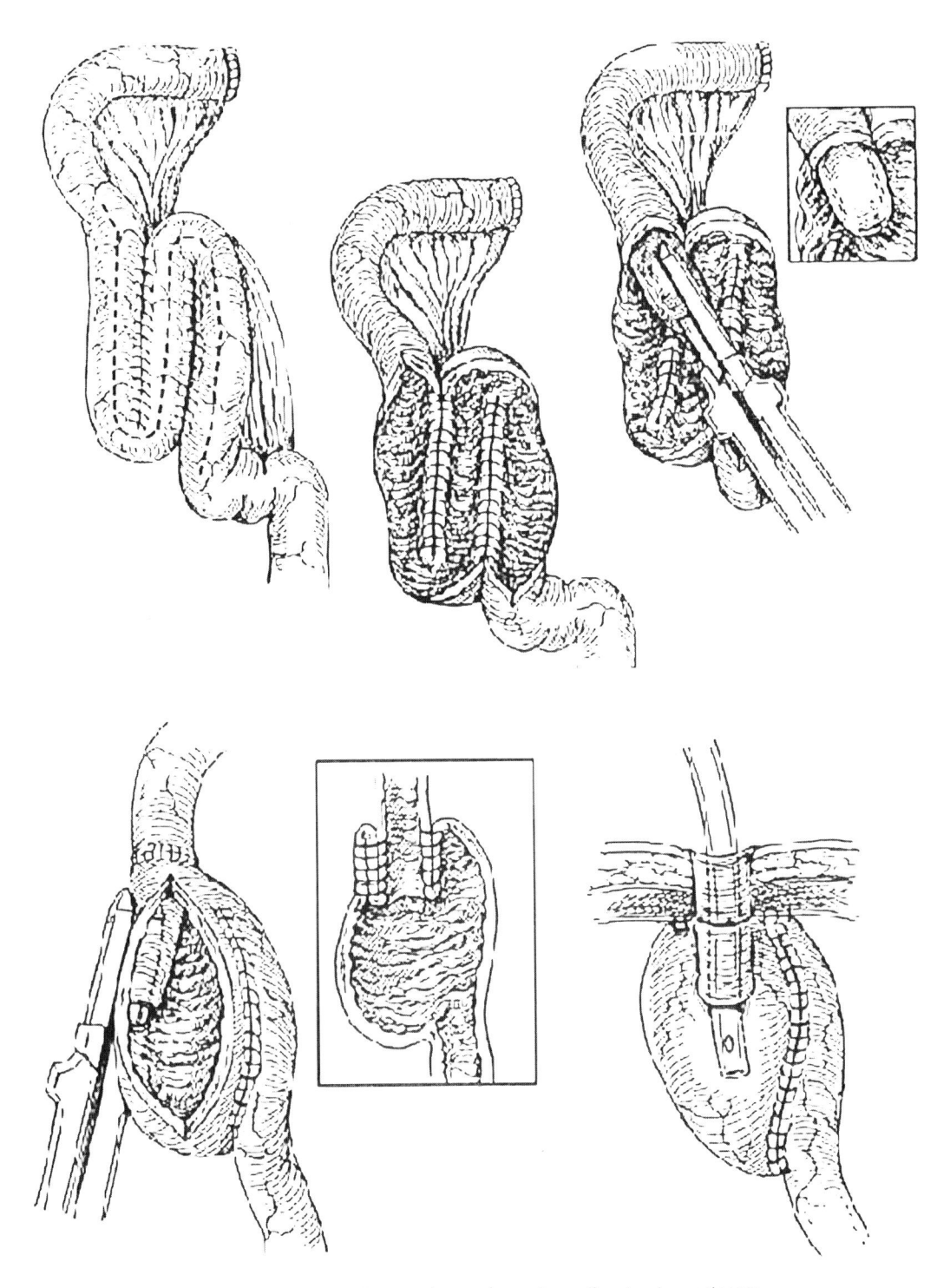

FIGURA 29.3 ▶ Proctocolectomia total com ileostomia continente.

da parede abdominal. A ileostomia continente pode ser realizada ainda a qualquer momento no paciente que foi submetido a proctocolectomia com ileostomia à Brooke, se não houve adaptação à mesma.

Com o aumento da experiência cirúrgica e a melhora nas técnicas operatórias, a morbidade em razão do uso de uma bolsa continente diminuiu desde sua descrição cirúrgica, embora complicações levando à incontinência continuem a ocorrer em um número substancial de pacientes.[26]

Colectomia Subtotal e Ileorretoanastomose
(Figura 29.4)

Indicada nos casos em que o reto é poupado ou minimamente comprometido, tem boa distensão e capacidade para atuar como reservatório e nos pacientes idosos com longa história de RCUI que desenvolvem neoplasia de cólon transverso, por exemplo. A cirurgia é contraindicada na presença de displasia ou câncer (em reto) e quando existe doença perianal.

Essa cirurgia evita as complicações perineais da proctocolectomia total, tem risco significativamente menor de disfunção sexual, é tecnicamente mais fácil de ser realizada, não interfere na continência para fezes e flatos e é bem aceita pela maioria dos pacientes. No entanto, ao contrário das outras técnicas cirúrgicas, como a ileorretoanastomose, não se obtém a excisão total da mucosa colorretal e muitos cirurgiões não realizam esta cirurgia, justificando que mais de 25% dos pacientes necessitarão posteriormente de uma excisão do reto para proctite persistente, e uma pequena porcentagem desenvolverá câncer no remanescente retal (6% dos casos, principalmente após 15 a 20 anos da cirurgia) e apenas 50% dos pacientes têm resultados funcionais satisfatórios no longo prazo.[27,28]

Proctocolectomia Total com Bolsa Ileal
(Figura 29.5)

Tem-se tornado o procedimento padrão nos pacientes portadores de RCUI que necessitam de colectomia,[17] uma vez que essa técnica apresenta a vantagem de o cirurgião realizar uma excisão completa da mucosa colorretal, evitando assim estoma intestinal permanente e promovendo continência pela via normal da evacuação, além de prevenir problemas na ferida perineal, como a não cicatrização. Embora a cirurgia esteja associada a mortalidade mínima, a morbidade desse procedimento complexo é relativamente alta, podendo ocorrer obstrução do intestino delgado e bolsite com certa frequência.[29]

Nas situações de urgência, deve-se optar por procedimentos menores, pois a proctocolectomia total com ileostomia terminal tem taxas de morbimortalidade mais altas. No entanto, é indicada apenas naqueles casos emergenciais com retite e perfuração ou hemorragia que necessitam de ressecção do reto.[16] Além disso, esses pacientes são malnutridos e utilizam altas doses de esteroides, o que contribui para a ocorrência de complicações.[29]

As complicações de longo prazo (após 10 anos) da proctocolectomia total com bolsa ileal incluem bolsite aguda (50%), obstrução do intestino delgado (22%) e perda da bolsa (9%).[30] Além disso, cerca de 40% das

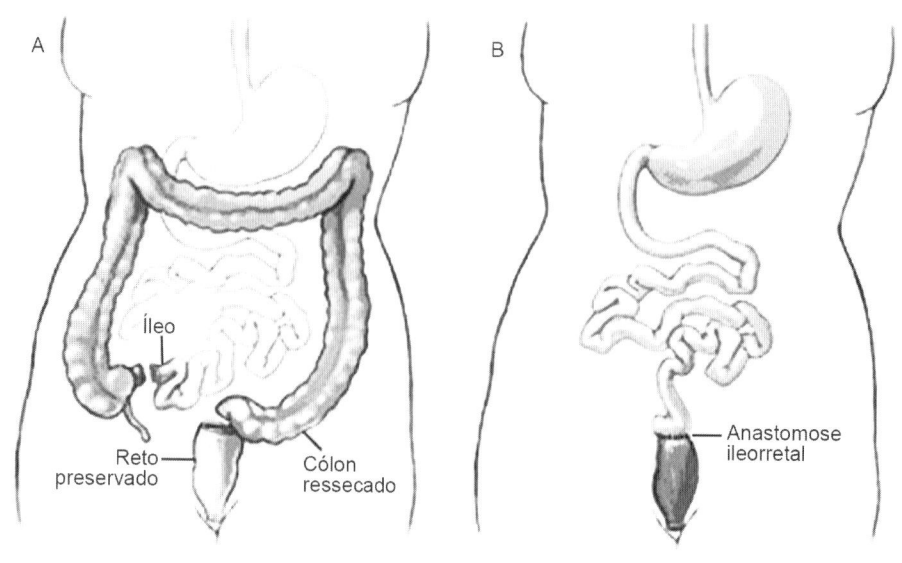

FIGURA 29.4 ▶ Colectomia subtotal com ileorretoanastomose.

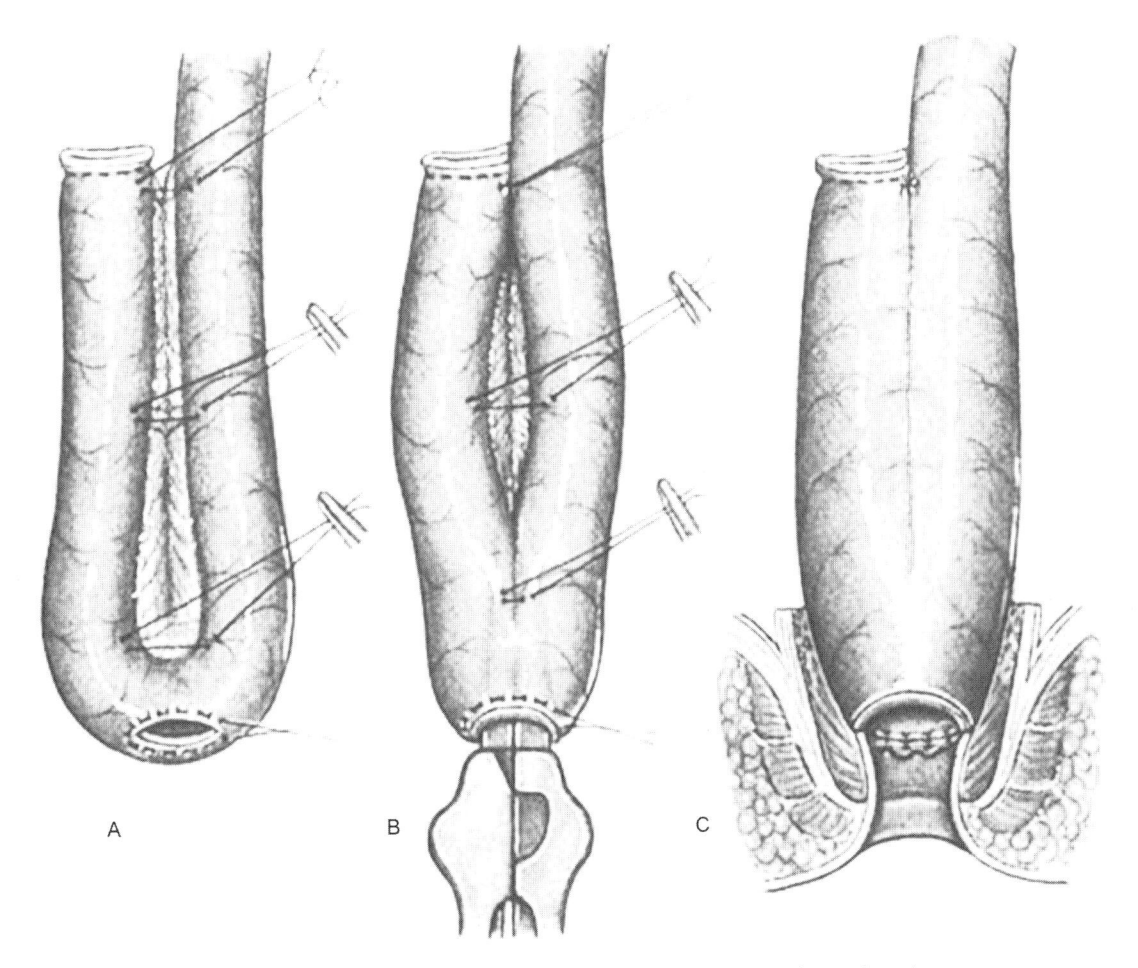

FIGURA 29.5 ▶ Proctocolectomia total com anastomose ileoanal em J.

mulheres apresentarão infertilidade após a cirurgia. A incidência de fístula retovaginal varia de 3% a 16%, podendo ocorrer antes ou após o fechamento da ileostomia protetora.[31-35]

Existe a opção de se confeccionar uma nova bolsa ileal após a falência da primeira; aproximadamente três quartos dos pacientes obtêm sucesso por longo prazo.[36]

TRATAMENTO CIRÚRGICO DA DOENÇA DE CROHN: INDICAÇÕES E TÉCNICAS CIRÚRGICAS

Indicações para o Tratamento Cirúrgico da Doença de Crohn

- Intratabilidade clínica (corticodependência).
- Fístula.
- Abscesso.
- Obstrução (estenose).
- Perfuração.
- Retardo no crescimento.
- Doença extraintestinal.
- Malignidade.
- Hemorragia maciça.
- Colite tóxica.

Opções Cirúrgicas

- Ressecções segmentares (do cólon e do intestino delgado).
- Colectomia abdominal total com ileorretoanastomose.
- Proctocolectomia total com ileostomia terminal.
- Proctectomia.
- Desbridamento e fechamento de orifícios fistulosos.
- Enteroplastias (técnicas de Heineke-Mikulicz e de Finney).
- Coloplastias.
- Dilatação de estenoses.

Embora o avanço na terapêutica medicamentosa da doença de Crohn tenha reduzido a necessidade de cirurgia, estima-se que entre 70% e 90% dos pacientes necessitarão de intervenção cirúrgica ao longo de suas vidas.[37]

A intervenção cirúrgica é necessária na doença de Crohn para tratar hemorragia grave, perfuração (Figura 29.6), obstrução recorrente ou persistente, abscesso (não acessível à drenagem percutânea), displasia ou câncer, doença fulminante não responsiva, doença refratária a despeito das medicações ou ocorrência de efeitos colaterais dos medicamentos.[38]

Os pacientes que apresentam doença de Crohn intraluminal ativa e não melhoram com o tratamento clínico em 7 a 10 dias devem ser considerados potenciais candidatos à cirurgia.[38]

Quando existem múltiplas estenoses em um curto segmento e o comprimento do intestino remanescente é suficiente para evitar a síndrome do intestino curto, deve-se optar pela ressecção (Figura 29.7).[38] Nos casos em que existe a concomitância de doença intraluminal ativa e abscesso intra-abdominal, deve-se prescrever antibioticoterapia e realizar a drenagem percutânea ou

cirúrgica, seguida pela ressecção intestinal retardada, se necessário.[38] Sempre que possível, deve-se dar preferência à drenagem percutânea, pois por meio dessa abordagem há diminuição do risco de fístula enterocutânea e da necessidade de posterior cirurgia.[39]

A incidência de lesões fibroestenosantes em pacientes com doença de Crohn aumenta com a duração da doença, sendo mais comumente observada quando há envolvimento do trato gastrintestinal superior.[40,41] Quando o paciente é sintomático e a estenose apresenta um componente fibrótico predominante com mínima inflamação, ou se ocorre falha no tratamento clínico, deve-se recorrer à cirurgia (Figura 29.8).[39] A plástica da estenose, ou estrituroplastia ou enteroplastia (Figura 29.9), deve ser indicada nos casos de múltiplas estenoses do jejuno, do íleo ou do ileocólon, nas estenoses fibróticas curtas, nos pacientes portadores de síndrome do intestino curto com estenose e nos pacientes com história prévia de múltiplas ressecções intestinais. Perfuração, fístula e fleimão no local da estenose constituem contraindicações à estrituroplastia.[15]

Os pacientes com doença sintomática do estômago ou duodeno devem ser submetidos a cirurgia de *bypass* da área afetada (gastrojejunostomia e duodenojejunostomia) ou estrituroplastia.[39] As estenoses sintomáticas e acessíveis do trato gastrintestinal (TGI) podem ser dilatadas por meio de procedimentos endoscópicos (Figura 29.10).

Na presença de estenose assintomática do cólon que não pode ser adequadamente avaliada por meio de biópsia e/ou citologia de escovação, deve-se indicar a ressecção cirúrgica, levando-se em consideração o risco de neoplasia (7% dos casos).[42]

Aproximadamente um quarto dos pacientes com doença de Crohn inicia o quadro antes dos 18 anos de idade, e quando apresentam um significativo retardo no crescimento, a despeito do tratamento medicamentoso

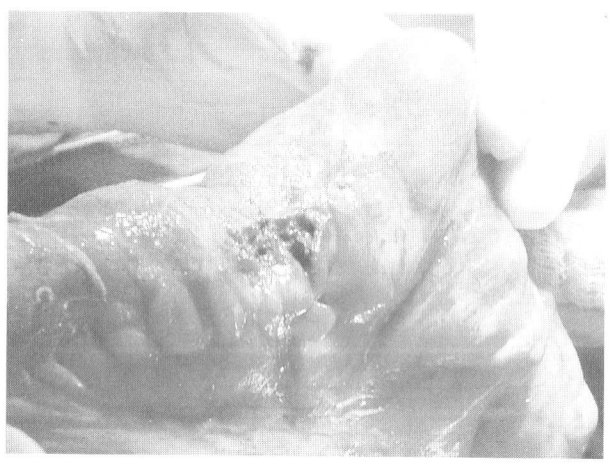

FIGURA 29.6 ▶ Perfuração de intestino delgado na DC. (Ver encarte colorido.)

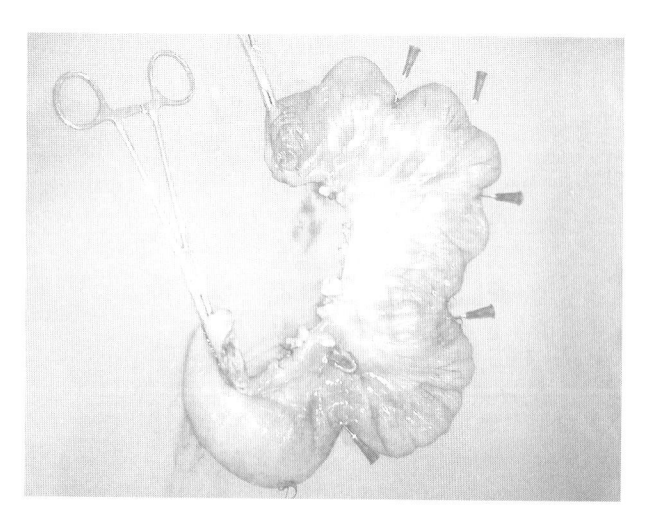

FIGURA 29.7 ▶ Lesões estenosantes do intestino delgado na DC. (Ver encarte colorido.)

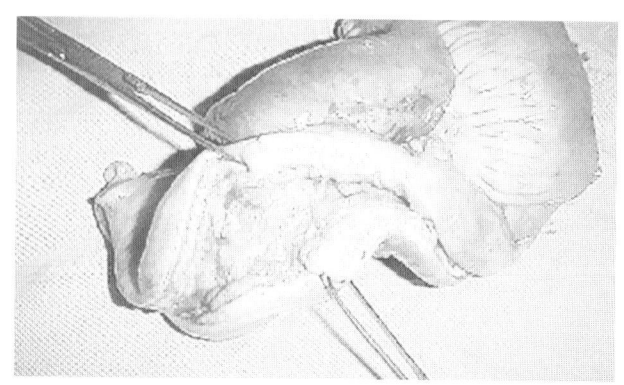

FIGURA 29.8 ▶ Estenose de delgado na DC com componente fibrótico importante. (Ver encarte colorido.)

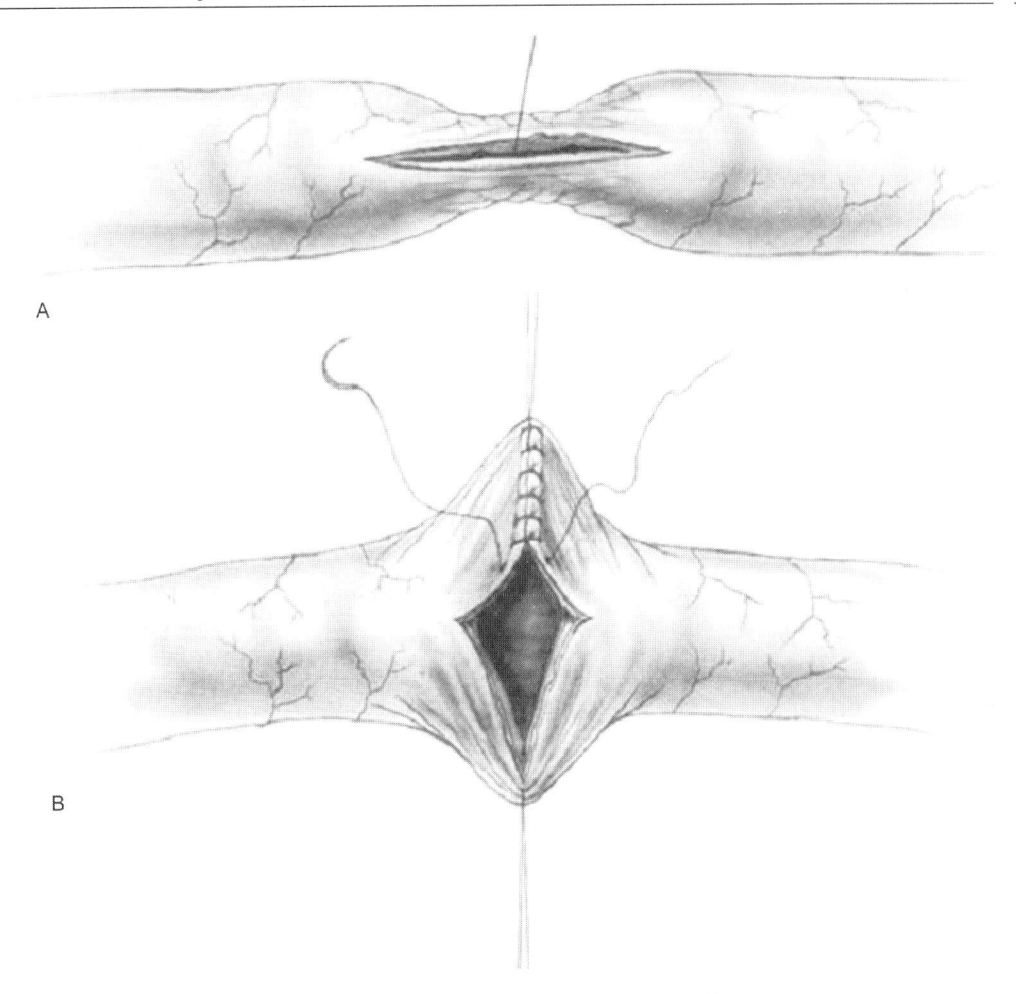

A

B

FIGURA 29.9 ▶ Enteroplastia ou estrituroplastia.

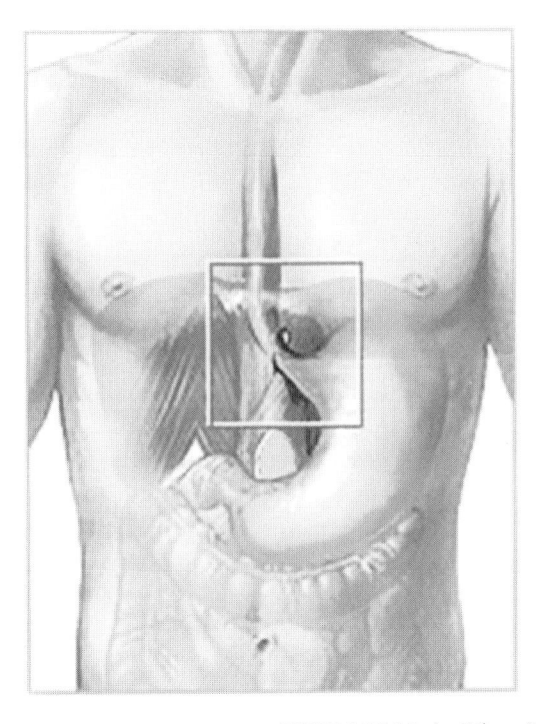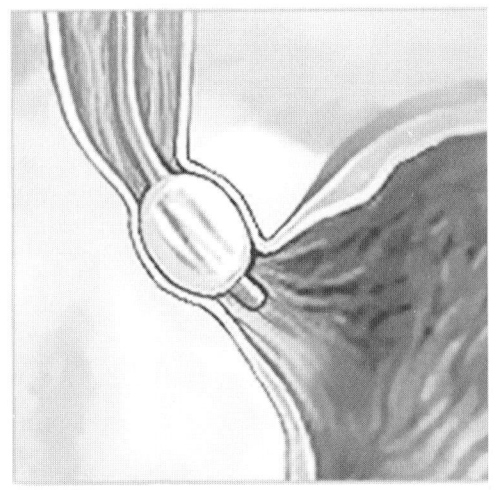

FIGURA 29.10 ▶ Dilatação endoscópica com balão.

adequado, podem ser considerados para o tratamento cirúrgico, que deve ser realizado antes do início da puberdade.[43]

Os casos de hemorragia maciça que se origina de qualquer local podem ser abordados por radiologia intervencionista ou endoscopia; no entanto, se o paciente encontra-se instável ou não se dispõe dos referidos métodos, ou quando eles falham, indica-se a abordagem cirúrgica. A hemorragia é uma complicação rara na doença de Crohn e, quando se manifesta, geralmente decorre de uma lesão ulcerada que acometeu um vaso da submucosa.[39]

Os casos de doença de Crohn submetidos a colectomia subtotal com ileostomia terminal (quando há dois ou mais segmentos colônicos afetados), que possuem boa complacência retal, são candidatos à ileorretoanastomose no futuro; a proctocolectomia total com bolsa ileal é contraindicada nesses casos, em virtude de maiores taxas de complicações e perda da bolsa,[16] geralmente devido a uma função inadequada ou à presença de fístulas complexas. Há, no entanto, algumas situações específicas em que esta técnica pode ser utilizada, como, por exemplo, aqueles pacientes que possuem ânus normal, que têm o intestino delgado normal e preferem passar por um risco maior de complicações e reoperação.[17]

O uso de imunomoduladores (análogos de purinas e metotrexato) ou agentes biológicos (infliximabe, adalimumabe) no pré-operatório não parece aumentar o risco de complicações sépticas.[44,45]

TRATAMENTO CIRÚRGICO DA DOENÇA DE CROHN ANORRETAL

Indicações

- Hemorroidas com sintomas não responsivos ao tratamento medicamentoso.
- Abscessos anorretais.
- Fístula anal.
- Fístula retovaginal e anovaginal.
- Fissura anal (doença anorretal com inflamação minimamente ativa que não respondeu ao tratamento conservador).
- Estenose anorretal.
- Neoplasia anorretal.

De 10% a 15% dos pacientes com doença de Crohn têm a doença limitada ao reto e ao ânus, embora 90% dos casos apresentem alguma manifestação anorretal (Figura 29.11).[46] Os abscessos anorretais e as fístulas são

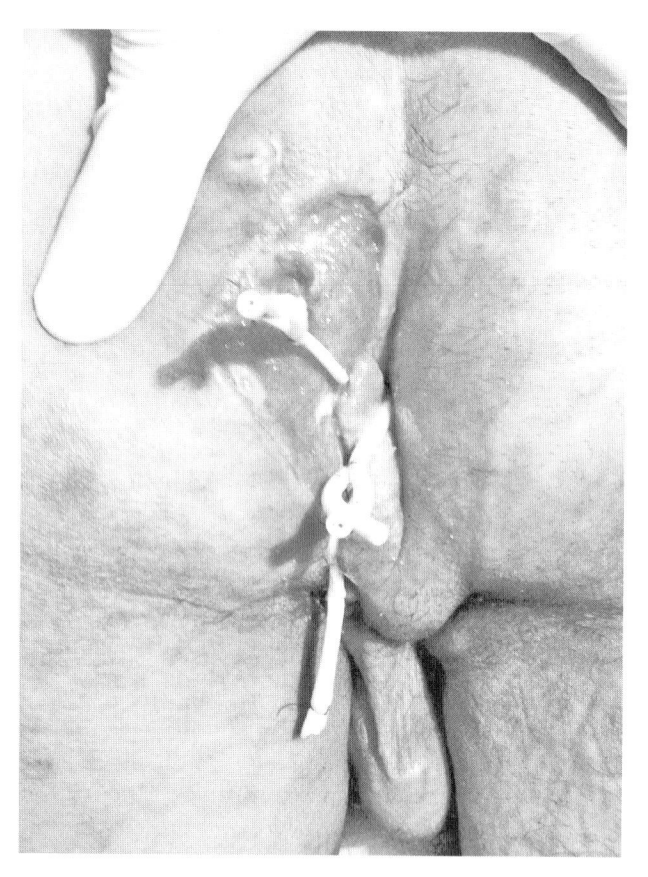

FIGURA 29.11 ▶ Fístula complexa. (Ver encarte colorido.)

problemas comuns. O tratamento dos abscessos simples envolve incisão e drenagem, devendo ser realizado o mais próximo possível da margem anal em razão do risco futuro de formação de fístulas.[15]

O tratamento das fístulas anorretais na doença de Crohn deve levar em consideração a anatomia do trajeto fistuloso, a quantidade de esfíncter envolvido e a continência para gases e fezes. As opções cirúrgicas incluem colocação de sedenhos (Figura 29.12), plugues para fístulas (Figura 29.13) e avanço de retalho de mucosa (Figura 29.14). Alguns cirurgiões preferem associar estomas de proteção a esses procedimentos com a intenção de aumentar as taxas de resolução.[47]

As fístulas retovaginais são mais difíceis de tratar que as anoperineais porque muitas vezes se originam de uma úlcera anal e percorrem uma curta distância através de uma musculatura adelgaçada. As fístulas que não se associam a uma úlcera de canal anal geralmente são tratadas com um avanço de mucosa retal, quando esta não se encontra inflamada, ou um retalho anocutâneo, caso o reto esteja moderadamente doente. Para as pacientes com fístula retovaginal e ulceração de canal anal ou proctite grave, a proctectomia é, na maioria das vezes, necessária.[29]

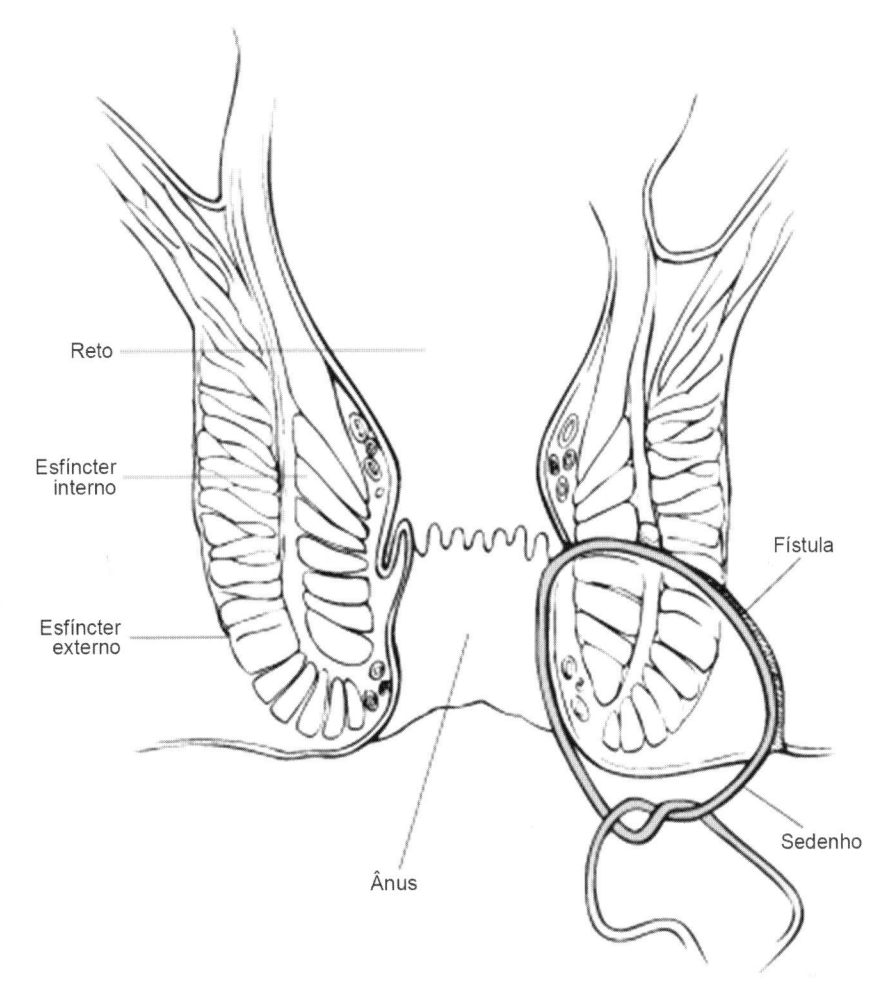

FIGURA 29.12 ▶ Aposição de sedenho no trajeto fistuloso.

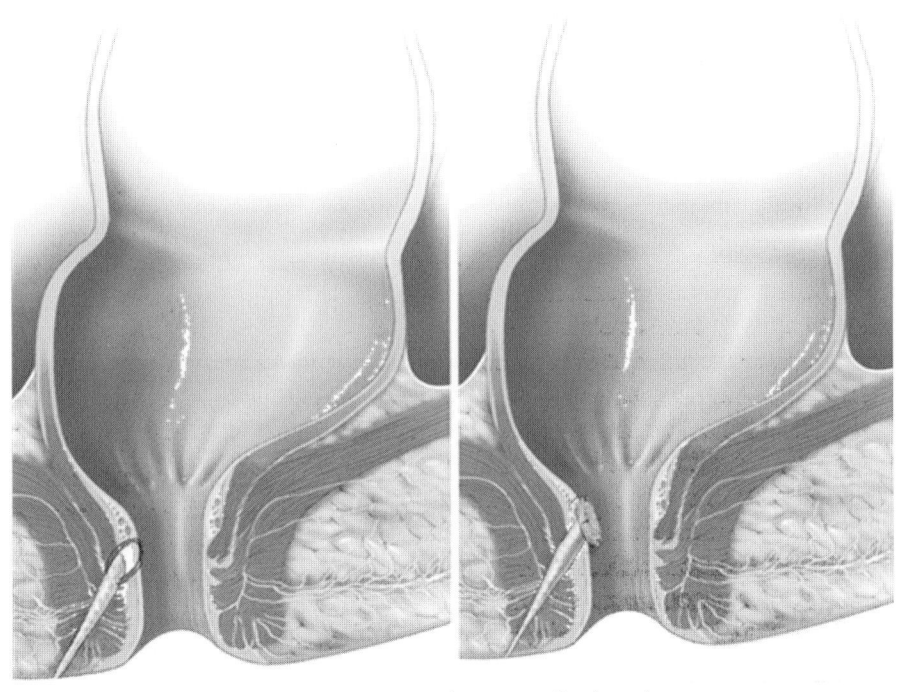

FIGURA 29.13 ▶ Plugue para fístula anal.

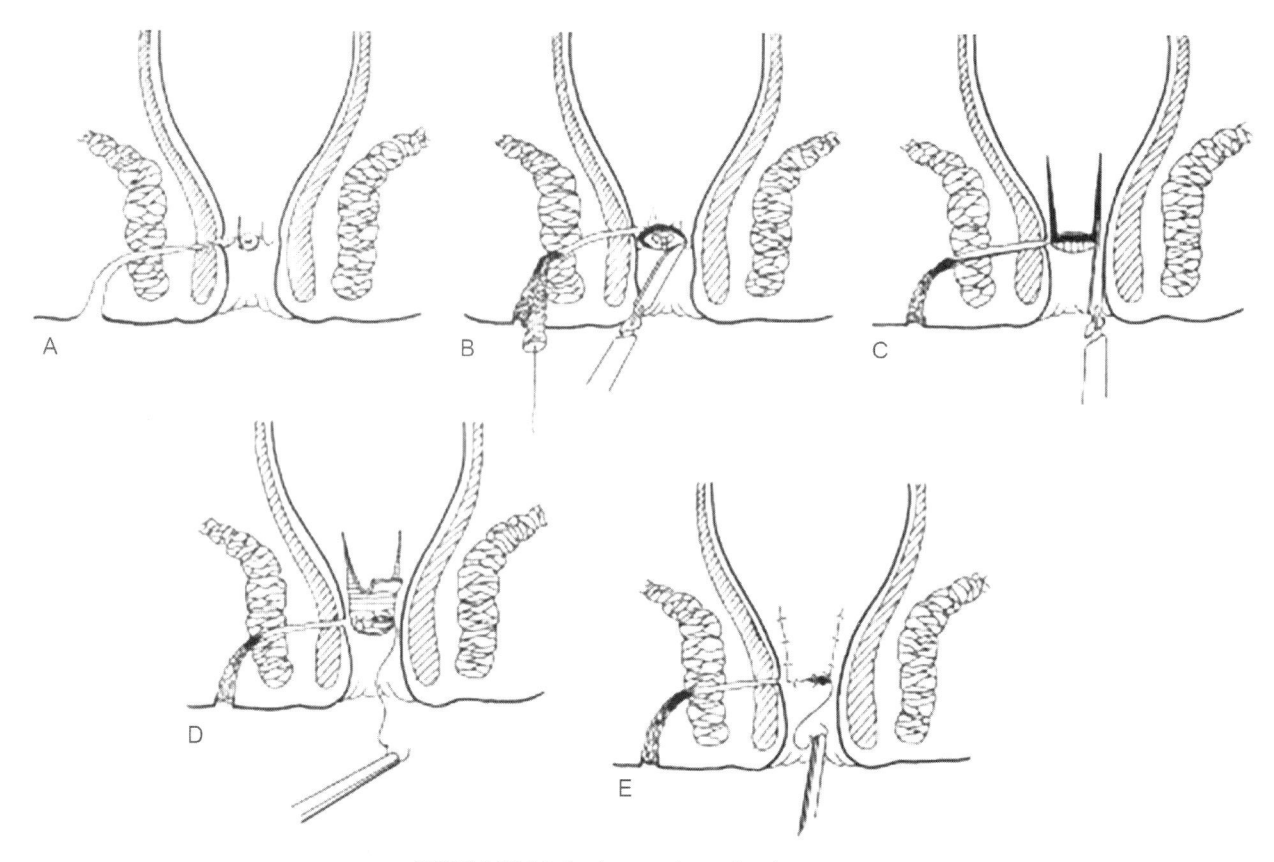

FIGURA 29.14 ▶ Avanço de retalho de mucosa.

REFERÊNCIAS

1. Damião AOMC, Sipahi AM. Doença inflamatória intestinal. In: Moraes-Filho JPP, Borges DR (eds.). Manual de gastroenterologia. São Paulo: Roca, 2000:234-6.

2. Damião AOMC, Sipahi AM. Doença inflamatória intestinal. In: Castro LP, Coelho LGV (eds.). Gastroenterologia. Rio de Janeiro: Medsi, 2004:1105-49.

3. Kirsner JB. Historical aspects of inflammatory bowel disease. J Clin Gastroenterol 1998; 10:286-97.

4. Yantiss RK, Odze RD. Diagnostic difficulties in inflammatory bowel disease pathology. Histopathology 2006; 48:116-32.

5. Damião AOMC, Habr-Gama A. Retocolite ulcerative idiopática. In: Dani R, Paula-Castro L (eds.). Gastroenterologia clínica. Rio de Janeiro: Guanabara Koogan, 1993:1037-76.

6. Damião AOMC, Sipahi AM. Retocolite ulcerativa inespecífica. In: Moraes-Filho JPP, Borges DR (eds.). Manual de gastroenterologia. São Paulo: Roca, 2000:237-51.

7. Damião AOMC, Sipahi AM. Doença de Crohn. In: Moraes-Filho JPP, Borges DR (eds.). Manual de gastroenterologia. São Paulo: Roca, 2000:252-60.

8. Fiocchi C. Inflammatory bowel disease: etiology and pathogenesis. Gastroenterology 1998; 115:182-205.

9. Sartor RB. Current concepts of the etiology and pathogenesis of ulcerative colitis and Crohn's disease. Gastroenterol Clin North Am 1995; 24:475-507.

10. Neuman MG. Immune dysfunction in inflammatory bowel disease. Transl Res 2007; 149:173-86.

11. Bamias G, Nyce MR, De La Rue SA et al. New concepts in the pathophysiology of inflammatory bowel disease. Ann Intern Med 2005; 143:895:904.

12. Sartor RB. Mechanisms of disease: pathogenesis of Crohn's disease and ulcerative colitis. Nat Clin Pract Gastroenterol Hepatol 2006; 3:390-407.

13. Wexner SD, Rosen L, Lowry A et al. Practice parameters for the treatment of mucosal ulcerative colitis–supporting documentation. The Standards Practice Task Force. The American Society of Colon and Rectal Surgeons. Dis Colon Rectum 1997; 40:1277-85.

14. Berg DF, Bahadursingh AM, Kaminski DL, Longo WE. Acute surgical emergencies in inflammatory bowel disease. Am J Surg 2002; 184: 45-51.

15. Hwang JM, Varma MG. Surgery for inflammatory bowel disease. World J Gastroenterol 2008; 14(17):2678-90.

16. Strong AS. Fulminant colitis: the case for operative treatment. Inflammatory Bowel Diseases 2002; 8(2):135-7.

17. Bach SP, Mortensen NJ. Ileal pouch surgery for ulcerative colitis. World J Gastroenterol 2007; 13(24):3288-300.

18. Fleshner PR, Schoetz Jr DJ. Surgical management of ulcerative colitis. In: Wolff BG et al. (eds.). The ASCRS Textbook of colon and rectal surgery, 2007:567-83.

19. Nuako KW, Ahlquist DA, Mahoney DW et al. Familial predisposition for colorectal cancer in chronic ulcerative colitis: a case-control study. Gastroenterology 1998; 115:1079-83.

20. Ekbom A, Helmick C, Zack M, Adami HO. Ulcerative colitis and colorectal cancer. A population-based study. N Engl J Med 1990; 323:1228-33.

21. Langholz E, Munkholm P, Davidsen M, Binder V. Colorectal cancer risk and mortality in patients with ulcerative colitis. Gastroenterology 1992; 103:1444-51.

22. Rutter M, Saunders B, Wilkinson K et al. Severity of inflammation is a risk factor for colorectal neoplasia in ulcerative colitis. Gastroenterology 2004; 126:451-9.

23. Soetikno RM, Lin OS, Heidenreich PA et al. Increased risk of colorectal neoplasia in patients with primary sclerosing cholangitis and ulcerative colitis: a meta-analysis. Gastrointest Endosc 2002; 56:48-54.

24. Ransohoff DF. Colon cancer in ulcerative colitis. Gastroenterology 1988; 91:1089-94.

25. Bernstein CN. Natural history and management of flat and polypoid dysplasia in inflammatory bowel disease. Gastroenterol Clin North Am 2006; 35:573-9.

26. Fazio VW, Church JM. Complications and function of the continent ileostomy at the Cleveland Clinic. World J Surg 1988; 12:148-54.

27. Leijonmarck CE, Lofberg R, Hellers G. Long-term results of ileorectal anastomosis in ulcerative colitis in Stockholm County. Dis Colon Rectum 1990; 33:195-200.

28. Baker WNW, Glass RE, Richie JK et al. Cancer of the rectum following colectomy and ileorectal anastomosis for ulcerative colitis. Br J Surg 1978; 65:862-8.

29. Wolff BG (ed.). The ASCRS textbook of colon and rectal surgery. New York: Springer Science/Business Media, LLC, 2007:567.

30. Meagher AP, Farouk R, Dozois RR et al. J ileal pouch-anal anastomosis for chronic ulcerative colitis: complications and long-term outcome in 1310 patients. Br J Surg 1998; 85:800-3.

31. Wexner SD, Rothenberger DA, Jensen L et al. Ileal pouch vaginal fistulas: incidence, etiology, and management. Dis Colon Rectum 1989; 32:936-0.

32. Groom JS, Nicholls RJ, Hawley PR et al. Pouch-vaginal fistula. Br J Surg 1993; 80:936-0.

33. Keighley MR, Grobler SP. Fistula complicating restorative proctocolectomy. Br J Surg 1993; 80:1065-7.

34. Ozuner G, Hull T, Lee P et al. What happens to a pelvic pouch when a fistula develops? Dis Colon Rectum 1997; 40:543-7.

35. Shah NS, Remzi F, Massmann A et al. Management and treatment outcome of pouch-vaginal fistulas following restorative proctocolectomy. Dis Colon Rectum 2003; 46:911-7.

36. MacLean AR, O'Connor B, Parkes R et al. Reconstructive surgery for failed ileal pouch-anal anastomosis: a viable surgical option with acceptable results. Dis Colon Rectum 2002; 45:880-6.

37. Gardiner KR, Dasari BV. Operative management of small bowel Crohn's disease. Surg Clin North Am 2007; 87:587-610.

38. Lichtenstein GR, Hanauer SB, Sandborn WJ. Management of Crohn's disease in adults. Am J Gastroenterol 2009; 104:465-83.

39. Strong SA, Koltun WA, Hyman NH, Buie WD. Practice parameters for the surgical management of Crohn's disease. Dis Colon Rectum 2007; 50:1735-46.

40. Louis E, Collard A, Oger AF et al. Behaviour of Crohn's disease according to the Vienna classification: changing pattern over the course of the disease. Gut 2001; 49:777-82.

41. Freeman HJ. Natural history and clinical behavior of Crohn's disease extending beyond two decades. J Clin Gastroenterol 2003; 37:216-9.

42. Yamazaki Y, Ribeiro MB, Sachar DB et al. Malignant colorectal strictures in Crohn's disease. Am J Gastroenterol 1991; 86:882-5.

43. Motil KJ, Grand RJ, Davis-Kraft L et al. Growth failure in children with inflammatory bowel disease: a prospective study. Gastroenterology 1993; 105:681-91.

44. Tay GS, Binion DG, Eastwood D, Otterson MF. Multivariate analysis suggests improved perioperative outcome in Crohn's disease patients receiving immunomodulator therapy after segmental resection and/or strictureplasty. Surgery 2003; 134:565-72.

45. Colombel JF, Loftus EV Jr, Tremaine WJ et al. Early postoperative complications are not increased in patients with Crohn's disease treated perioperatively with infliximab or immunosuppressive therapy. Am J Gastroenterol, 2004; 99:878-83.

46. Solomon MJ. Fistulae and abscesses in symptomatic perianal Crohn's disease. Int J Colorectal Dis 1996; 11:222-6.

47. JS, Weiss EG, Nogueras JJ, Wexner SD. Endorectal advancement flap in perianal Crohn's disease. Am Surg 1998; 64:147-50.

Anna Cristina Cordeiro
Orcina Fernandes Duarte

CAPÍTULO 30

Doenças Anorretais Benignas

INTRODUÇÃO

O presente capítulo aborda as doenças anorretais benignas de maior frequência no consultório de coloproctologia: hemorroidas, fístulas anorretais e fissura anal. Entretanto, em várias ocasiões, os médicos generalistas e especialistas em outras áreas são os primeiros a serem procurados por pacientes com sintomas e sinais relacionados com essas afecções, exigindo desses profissionais condutas iniciais adequadas.

DOENÇA HEMORROIDÁRIA

A doença hemorroidária, embora possa ocorrer em qualquer idade, é mais comum entre 45 e 65 anos e rara na infância, incidindo igualmente em ambos os sexos.[1,2] O tratamento depende principalmente da intensidade dos sintomas.

Anatomia

Hemorroidas são estruturas anatômicas que integram o canal anal desde o período embrionário. Em 1963, Stelzner[3] descreveu essas estruturas como *corpus cavernosum recti* ou coxins angiocavernosos. Esses coxins são constituídos de vasos glomerulares, tecido elástico, conectivo e músculo liso (músculo de Treitz). As fibras desse músculo são extensões do músculo longitudinal conjunto que atravessam o esfíncter anal interno, fixam-se na submucosa do epitélio colunar e promovem a suspensão do plexo hemorroidário interno, localizado acima da linha pectínea. O componente vascular é formado por arteríolas, vênulas e comunicações entre essas e não por ectasia venosa única (variz).

O plexo hemorroidário interno é revestido por epitélio colunar e se localiza acima da linha pectínea. O suprimento arterial desse plexo resulta das ramificações terminais da artéria retal superior, ramo direto da artéria mesentérica inferior. A drenagem venosa segue pelas veias retais superiores, desembocando no sistema portal via veia mesentérica inferior. As posições clássicas dos coxins principais (anterior direito, posterior direito e lateral esquerdo) não se correlacionam com essa distribuição arterial, como se acreditava no passado.[2] Entre eles podem desenvolver-se mamilos secundários ou acessórios.

O plexo hemorroidário externo é constituído de coxins localizados abaixo da linha pectínea, recobertos por epitélio escamoso modificado (anoderma), somaticamente inervado, sendo sensível ao toque, estiramento, dor e temperatura. São supridos por ramificações das artérias retais média e inferior. O retorno venoso é realizado para as veias pudendas e ilíacas internas, desembocando no sistema cava. Em alguns pacientes há fusão dos dois plexos, determinando a doença hemorroidária mista (Figura 30.1).

Os pacientes com hipertensão portal podem apresentar varizes retais, resultantes de *shunts* porto-cava. Nestes casos é importante se estabelecer o diagnóstico diferencial, uma vez que o sangramento nos pacientes hepatopatas costuma ser volumoso e não pode ser tratado como doença hemorroidária clássica. Não é comprovada maior incidência de doença hemorroidária neste grupo.[2,3]

Os coxins hemorroidários protegem a musculatura esfincteriana e exercem papel na continência e oclusão do canal anal quando há aumento da pressão intra-abdominal. São responsáveis por 15% a 20% da pressão anal de repouso.[1,2]

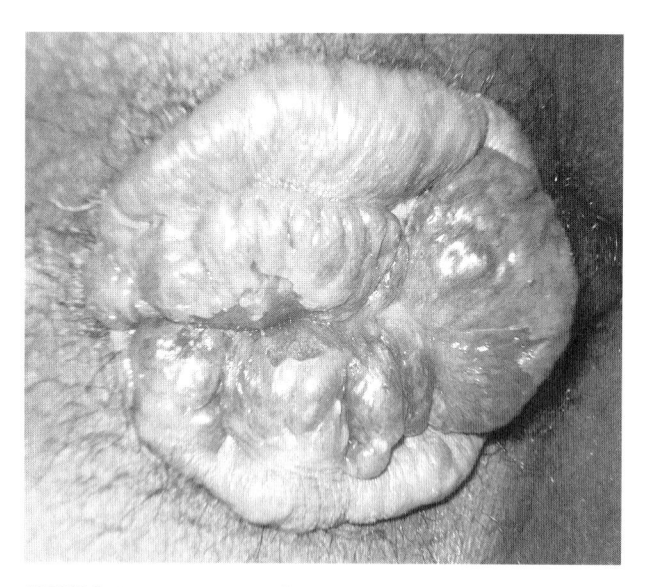

FIGURA 30.1 ▶ Doença hemorroidária mista – mamilos internos e externos identificados durante inspeção dinâmica. (Ver encarte colorido.)

Fisiopatologia

São fatores contributivos para a doença hemorroidária: constipação, diarreia, esforço evacuatório, gestação, hereditariedade, postura ereta, ausência de válvulas nos sinusoides, idade e outras situações de aumento da pressão intra-abdominal e idade. Existem algumas teorias que explicam o surgimento da doença hemorroidária. Thomson (1975) formulou a teoria mecânica ou do "coxim anal deslizante", em que processos degenerativos levam à fraqueza dos elementos de sustentação e suporte dos coxins anais, com deslizamento distal e subsequente prolapso hemorroidário.[3] Hancock,[4] em 1977, apresentou a teoria da disfunção do esfíncter anal interno (EAI) para justificar a ocorrência de prolapso e trombose hemorroidária. De acordo com essa teoria, o esforço excessivo ao evacuar e o hábito intestinal alterado levam a uma hiperatividade do EAI com indução ao ingurgitamento venoso continuado e estrangulamento do coxim.[4]

Classificação

A doença hemorroidária é classificada em interna, externa e mista, em relação à linha pectínea, como visto anteriormente. Por sua vez, a doença hemorroidária interna é classificada em graus de acordo com o prolapso do mamilo (Quadro 30.1).

Quadro Clínico

Os sintomas mais frequentes são sangramento, protrusão dos mamilos e dor. Podem também ser referidos

QUADRO 30.1 ▶ Classificação de Dennison e cols. para a doença hemorroidária[5]

Classificação	Características
1º grau	Sangramento indolor com mamilos dentro do canal anal
2º grau	Protrusão ao esforço evacuatório com retorno espontâneo
3º grau	Protrusão espontânea ou ao esforço que só retorna ao canal anal após manobra digital
4º grau	Mamilos exteriorizados apesar de manobras para redução

presença de muco nas fezes, prurido anal, sensação de massa, *soiling* (sujar a roupa íntima), deformidade cosmética e sensação de peso anal.

O sangramento, em geral, ocorre após a passagem das fezes, observado no papel higiênico ou no vaso sanitário, em "pingos" ou "esguichos", de coloração vermelho-clara. Mais raramente, a perda sanguínea pode ser oculta, levando à anemia crônica ou intensa e resultando em choque hemorrágico.

A queixa de dor, quando bem investigada, em geral traduz sensação de queimor, exceto quando há estrangulamento, trombose ou gangrena dos mamilos. Dor intensa na presença da doença hemorroidária sem complicação aguda geralmente se deve à presença de fissura anal associada.

Os sintomas das hemorroidas externas, quando não estéticos, estão relacionados com trombose. Nesses casos, há aumento de volume local, abaixo da linha pectínea, de tonalidade arroxeada e doloroso. Se houver erosão da pele sobre o trombo, surgirá sangramento. Após a resolução dos episódios de trombose hemorroidária podem resultar plicomas que dificultam a higiene local. O prurido anal associa-se a resíduos fecais e à presença constante de muco.

Diagnóstico Diferencial

Os sintomas anteriormente citados são comuns a várias doenças colônicas e anorretais. Muitos pacientes referem qualquer queixa na região anal como sendo "hemorroidas". O rigor na busca do diagnóstico preciso e de doenças associadas é mandatório. Perda de peso, febre, alterações do hábito intestinal e dor abdominal podem sugerir neoplasias ou doença inflamatória intestinal (DII). A forma de apresentação do sangramento não exclui, mas ajuda a diferenciar outras condições, como

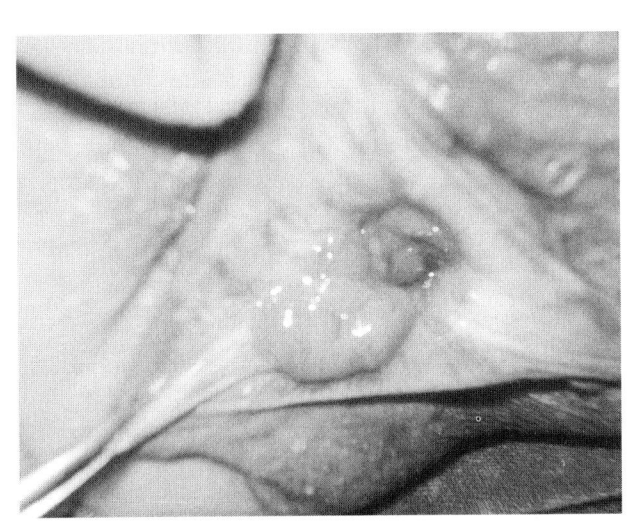

FIGURA 30.2 ▶ Adenoma viloso de reto inferior – diagnóstico diferencial de doença hemorroidária. (Ver encarte colorido.)

doença diverticular, neoplasias e retocolite ulcerativa (RU). Em até 9,8% dos pacientes com doenças benignas anorretais (hemorroidas, fissuras e fístulas) pode coexistir alguma neoplasia.[6] A protrusão do mamilo hemorroidário interno deve ser diferenciada do prolapso mucoso parcial, procidência de reto, pólipo e papila hipertrófica (Figura 30.2). Plicomas, condilomas anais, granulomas de trajetos fistulosos e até tumores podem ser erroneamente confundidos com hemorroidas externas. Na presença de dor anal aguda é importante fazer o diagnóstico diferencial com abscessos anorretais e fissura anal, como já mencionado.

Exame Físico

O diagnóstico da doença hemorroidária é exclusivamente clínico. A anamnese inclui avaliação geral, buscando a exclusão ou diagnóstico associado de neoplasia, doenças hematológicas, doença hepática com hipertensão portal e DII. A história clínica pode orientar a classificação da doença hemorroidária, o que deve ser confirmado no exame físico. Para melhor exposição do canal anal, o exame proctológico é realizado na posição de Sims (decúbito lateral esquerdo com as pernas fletidas sobre o abdome) ou na posição de *jack-knife* ou canivete (em mesa específica). O paciente deve ser esclarecido sobre todos os passos do exame: inspeção estática e dinâmica, toque retal, anuscopia e retoscopia. Os achados devem ser relatados de acordo com a posição anatômica em anterior, posterior, direita e esquerda, e não usando a referência das horas do relógio.

Na inspeção devem ser avaliadas as regiões perianal, perineal, genital e sacrococcígea. Observam-se mamilos externos (trombosados ou não), mamilos internos (prolapsados ou trombosados), plicomas e outras doenças associadas. Na inspeção dinâmica é solicitado ao paciente realizar a manobra de Valsalva com o objetivo de verificar a presença do prolapso dos mamilos internos.

A palpação esclarece pontos dolorosos e a consistência de tumores. O toque retal avalia a extensão e o tônus do canal anal e a presença de alterações mucosas, retocele, tumores, consistência das fezes e presença de sangue residual na luva.

A propedêutica instrumentalizada estuda o canal anal e o reto. A anuscopia permite verificar a distribuição dos coxins internos, sinais de sangramento recente e presença de outras alterações da mucosa. A retoscopia rígida ou, idealmente, a retossigmoidoscopia flexível deve ser realizada para análise de lesões associadas. A colonoscopia deve ser indicada sempre que existirem dados de anamnese ou exame físico que levantem a suspeita de DII ou neoplasia. O estudo de todo o cólon também é recomendado nos pacientes com mais de 50 anos, nas ocasiões em que não é possível atribuir a origem do sangramento à doença hemorroidária, na presença de anemia ou quando são identificados fatores de risco para pólipos colônicos e neoplasia colorretal.[2]

Tratamento

O tratamento da doença hemorroidária depende da intensidade e frequência dos sintomas, bem como de sua classificação clínica. Envolve desde a correção de hábitos alimentares e de higiene até procedimentos ambulatoriais ou sob internamento.

Como medidas gerais a mudança nos hábitos alimentares é um objetivo fundamental que visa evitar o esforço evacuatório, consequente tanto da constipação quanto da diarreia. Deve-se esclarecer a importância da ingestão de alimentos ricos em fibras (cereais integrais, frutas e verduras) e suficiente volume de líquidos ao longo do dia. Agentes formadores de bolo fecal à base de fibras, como *Plantago ovata* (Metamucil® e Plantaben®) e policarbofila cálcica (Muvinor®), podem ser adicionados para se obter a regularidade do trânsito intestinal. O paciente também deve ser orientado a não utilizar papel higiênico e a não permanecer longos períodos sentado no vaso sanitário. Apesar de pouca evidência científica, a prática de banhos de assento com água morna (40°C) por 10 a 15 minutos promove alívio significativo dos sintomas e auxilia a higiene. O uso de gelo pode reduzir a dor, mas não deve ser realizado por contato direto, nem prolongado, pelo risco de queimadura por frio.[1]

Tratamento Medicamentoso

Pomadas, cremes e supositórios contendo anestésicos, vasoconstritores, antissépticos e corticosteroides têm pouquíssimo valor no tratamento da doença hemorroidária, e nenhum estudo prospectivo e randomizado sugeriu que o seu uso reduz o prolapso ou o sangramento. Não devem ser utilizados por longos períodos em razão do risco de alergias, sensibilização e atrofia cutânea por corticoides. Vários flavanoides são frequentemente prescritos por seus efeitos flebotônicos, com melhora do fluxo linfático e normalização da permeabilidade vascular.[1,2]

Tratamento Ambulatorial (Doença Hemorroidária Interna)

Ligadura Elástica

Indicada para doença hemorroidária interna de 1º e 2º graus e casos selecionados do 3º grau. É uma técnica simples, rápida e efetiva, realizada sem anestesia e em ambulatório. Através da anuscopia, o mamilo é tracionado (por pinça ou sucção), aplicando-se uma liga de borracha em sua base acima da linha pectínea, evitando-se aprisionamento de tecido com inervação somática (Figura 30.3).

O tecido englobado sofre estrangulamento, destacando-se entre 3 e 7 dias. A úlcera residual ajuda a fixação da mucosa, prevenindo novo prolapso. A realização de ligadura elástica também é possível com equi-

pamento de videoendoscopia, mas não há estudos sobre custos ou diferenças nos resultados comparados com os métodos convencionais. É normal que o paciente sinta tenesmo e sensação de evacuação incompleta logo após a ligadura e apresente sangramento autolimitado quando há desprendimento tecidual. Deve-se reforçar as medidas gerais, prescrever analgésicos e esclarecer sobre as complicações possíveis, entre as quais a dor é a mais comum, podendo ocorrer também trombose de outros mamilos, sangramento importante, soltura da liga, priapismo, disfunção urinária, abscesso e até sepse pélvica grave.

A infecção grave é uma condição bastante rara, que deve ser suspeitada se houver dor crescente, febre ou retenção urinária, e impõe tratamento agressivo imediato. A ligadura elástica não é indicada em pacientes imunodeprimidos. Aproximadamente dois terços a três quartos dos indivíduos tratados por essa técnica apresentam boa resposta, entretanto podem necessitar repetir o procedimento no futuro.[1]

Fotocoagulação com Infravermelho

Uma radiação com infravermelho é aplicada no tecido hemorroidário por um guia de luz de quartzo sólido. A luz convertida em calor coagula as proteínas teciduais, fazendo evaporar a água, ocasionando inflamação, ulceração e formação de cicatriz que fixa o tecido hemorroidário. A ponta do aparelho é aplicada na base dos

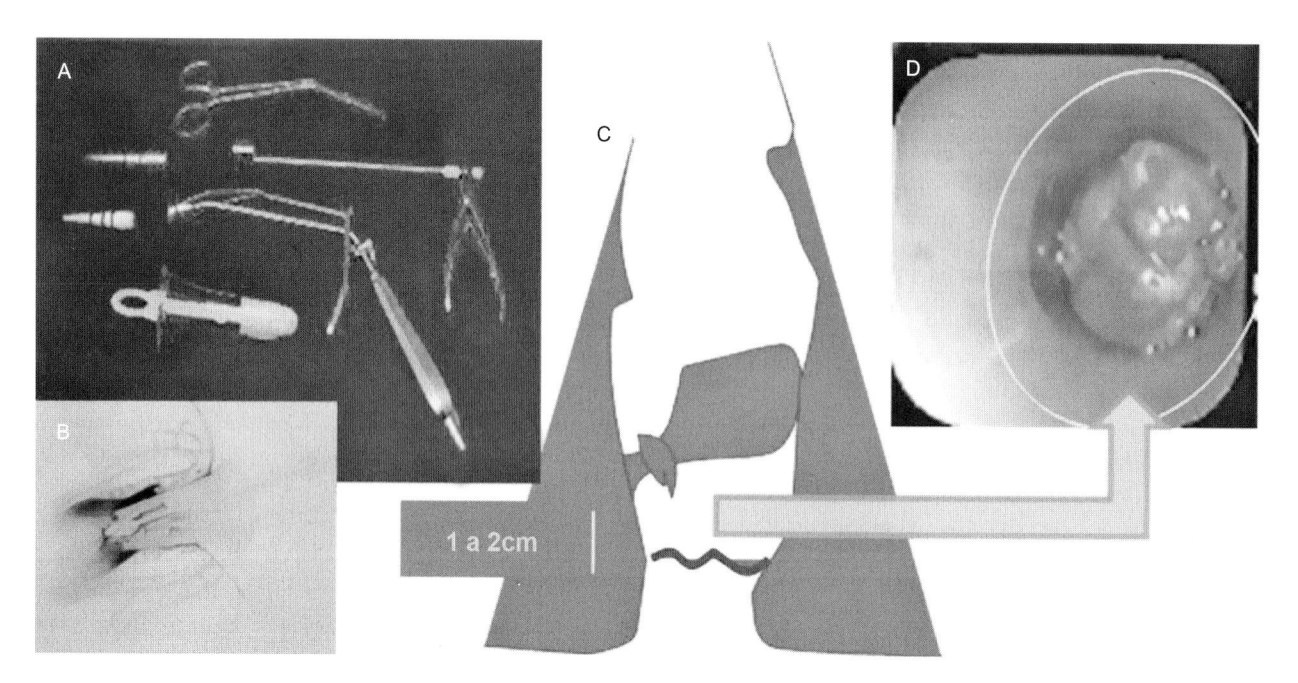

FIGURA 30.3 ▶ Ligadura elástica. **A.** Equipamento. **B** e **C.** Representação gráfica da técnica. **D.** Aspecto final do mamilo sob ligadura. (Ver encarte colorido.)

mamilos em três a quatro pontos, por 1 a 1,5 segundo, o que provoca uma área de coagulação de 3 a 4mm de diâmetro com 2,5mm de profundidade. As complicações possíveis são dor, fissura e sangramento. É indicada para mamilos pequenos de 1º e 2º graus. Em três estudos randomizados o sangramento cessou na maioria dos pacientes (Figuras 30.4 e 30.5).[1]

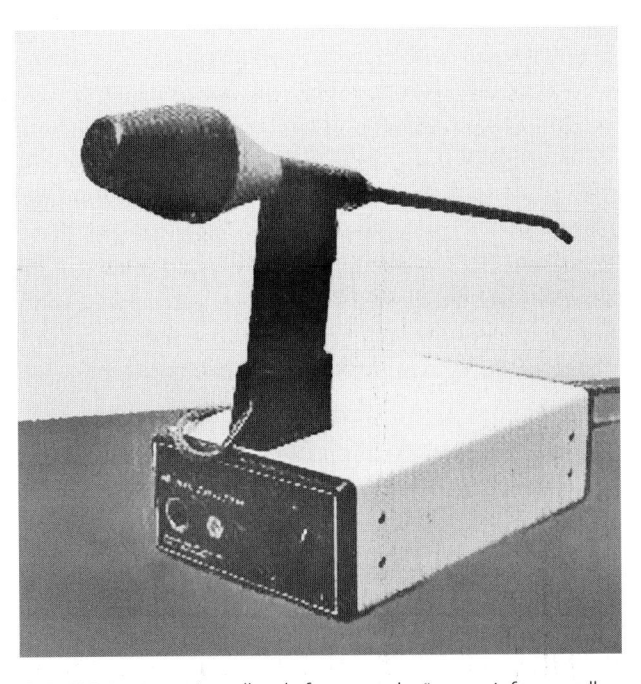

FIGURA 30.4 ▶ Aparelho de fotocoagulação com infravermelho.

Outras Técnicas menos Utilizadas

Escleroterapia, crioterapia, *laser*, diatermia bipolar e eletroterapia com corrente direta são procedimentos menos popularizados por apresentarem resultados inferiores ou custo mais elevado, quando comparados à ligadura elástica e à fotocoagulação com infravermelho.

Tratamento Cirúrgico

A hemorroidectomia é indicada nos casos de doença hemorroidária interna ou externa que falharam ou não foram candidatos ao tratamento ambulatorial, principalmente doença externa volumosa e coxins de 3º e 4º graus. É considerada o tratamento mais eficaz. O procedimento é realizado sob anestesia (local, regional ou geral), com o paciente em posição de *jack-knife* (canivete) ou Lloyd-Davis. O uso de antibióticos profiláticos é indicado para os pacientes de alto risco, conforme recomendação da American Heart Association.[7] Existem várias técnicas descritas, no entanto as mais comumente utilizadas são a técnica fechada (Ferguson) e a aberta (Milligan-Morgan). Essas técnicas incluem a ligadura transfixante da base do mamilo com fio absorvível, seguida por remoção dos coxins internos e externos mediante incisão elíptica. Recomenda-se realizar a exérese dos três mamilos principais, tomando-se o cuidado de deixar pontes cutaneomucosas entre as feridas para evitar estenose. Na técnica de Ferguson, descrita em 1952, a ferida é totalmente suturada utilizando-se fio absorví-

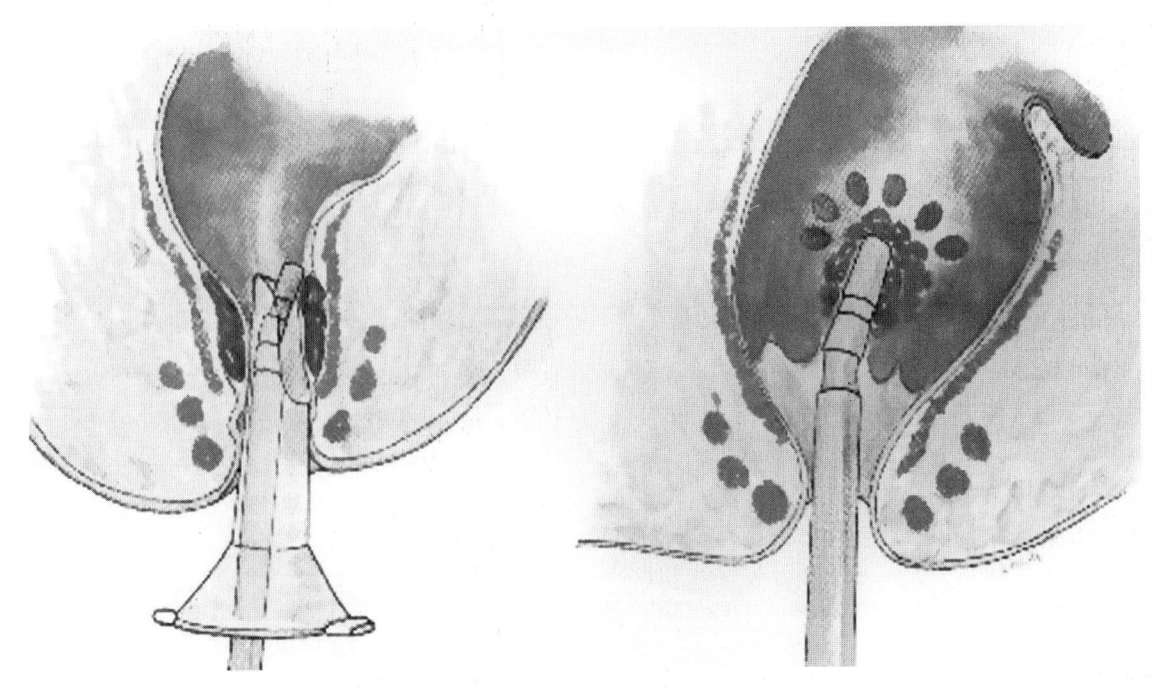

FIGURA 30.5 ▶ Aplicação da radiação com infravermelho.

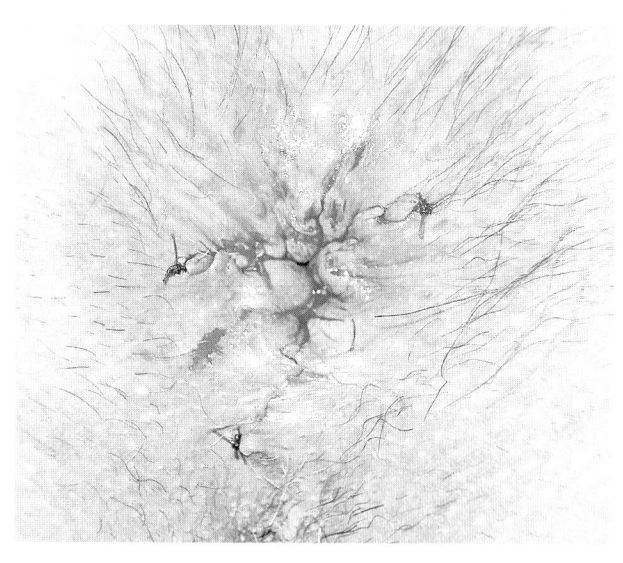

FIGURA 30.6 ▶ Aspecto final da hemorroidectomia à Fergusson. (Ver encarte colorido.)

vel (Figura 30.6). Na técnica de Milligan-Morgan, descrita em 1937 e popularizada na Europa, procede-se de forma semelhante à técnica de Ferguson, deixando-se a ferida aberta.

Nos estudos randomizados e prospectivos, comparando-se técnicas abertas e fechadas, não se observaram diferenças significativas em relação à dor, ao uso de analgésicos, ao tempo de permanência hospitalar e às complicações.[1] Alguns autores recomendam o envio da peça cirúrgica para estudo histopatológico.[8] O uso de seladores de tecidos (*Ligasure®* e *Harmonic Scapel®*) tem sido testado na hemorroidectomia cirúrgica, entretanto ainda não há evidências científicas para recomendar esse procedimento. Além disso, o seu custo é bastante elevado.[2]

Complicações associadas à hemorroidectomia incluem dor, retenção urinária, sangramento, constipação, fissura, abscesso, fístula, formação de plicomas, estenose anal e incontinência fecal.

Hemorroidectomia por Grampeamento

A técnica descrita por Longo,[6] em 1995, envolve o uso de um grampeador circular especialmente desenvolvido para esse fim, que realiza uma excisão de anel englobando mucosa e submucosa, acima da linha pectínea, seguida de grampeamento. Tem como principal vantagem a diminuição da dor pós-operatória, uma vez que não existe ferida externa. Essa técnica é denominada também hemorroidopexia grampeada, pois não remove nenhum mamilo inteiramente, restaurando a sua posição fisiológica, corrigindo o prolapso e interrompendo o fluxo sanguíneo da artéria hemorroidária superior

para o plexo hemorroidário.[2] A permanência dos coxins resulta em menores taxas de incontinência fecal. É indicada nos casos de doença de 2º e 3º graus que não respondem ao tratamento ambulatorial e mamilos do 4º grau redutíveis durante a cirurgia. Estudos randomizados comparando essa técnica com hemorroidectomia convencional evidenciaram que a hemorroidopexia é menos dolorosa e permite retorno mais rápido ao trabalho. Apesar dos resultados animadores, complicações graves podem ocorrer, como perfuração retal, fístula retovaginal, dor crônica e sepse retroperitoneal e pélvica. A complicação mais frequente é o sangramento da linha de sutura grampeada, o qual pode ser prevenido com revisão criteriosa da hemostasia no intraoperatório. Tem como desvantagem não permitir o tratamento de doença externa, de plicomas ou de fissuras associadas, além de custo elevado do equipamento.[1]

Desarterialização Hemorroidária Transanal

A técnica de desarterialização hemorroidária transanal, mais conhecida por THD (sigla em inglês e nome da empresa fabricante do equipamento), é uma técnica recente e minimamente invasiva que começa a integrar o arsenal terapêutico da doença hemorroidária. O sistema THD (THD S.p.A., Corregio, Italy) consiste de um proctoscópio equipado com um transdutor de Doppler e uma fonte de luz. A técnica consiste na realização de ligadura seletiva dos seis principais ramos das artérias hemorroidárias ao nível do terço distal do reto após minuciosa identificação destes com auxílio de Doppler, seguida por mucopexia para correção do componente de prolapso. O procedimento é realizado sob anestesia geral, peridural ou raquidiana. As principais vantagens do THD são a sua característica não excisional, porém com correção imediata da anatomia, a rápida recuperação pós-operatória com mínima dor e a baixa incidência de complicações.[9] Ainda não existem estudos que comprovem a permanência dos excelentes resultados em longo prazo, e estudos prospectivos que comparam a nova técnica com outras já consagradas ainda estão em andamento (Figura 30.7).

Cuidados Pós-operatórios

Têm como objetivo evitar dor e a impactação fecal. São prescritos analgésicos, agentes formadores de bolo fecal e banhos de assento. Podem acontecer sangramento e deiscência da ferida operatória. Em alguns casos de sangramento pode ser necessária revisão cirúrgica. Nos casos de soltura dos pontos, deve-se manter controle da dor e higiene local adequada para permitir cicatrização secundária. O primeiro retorno deve ocorrer nas pri-

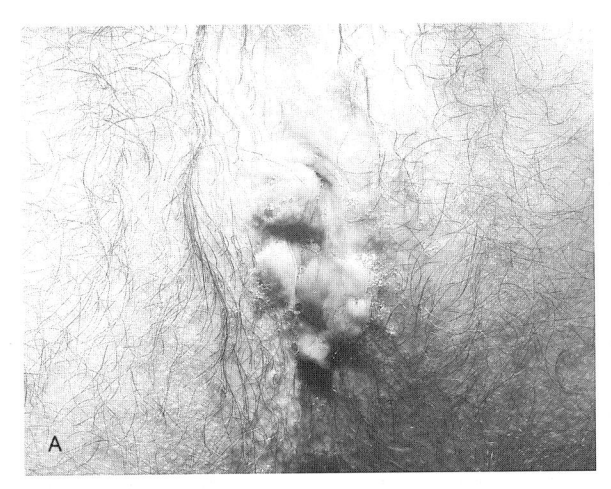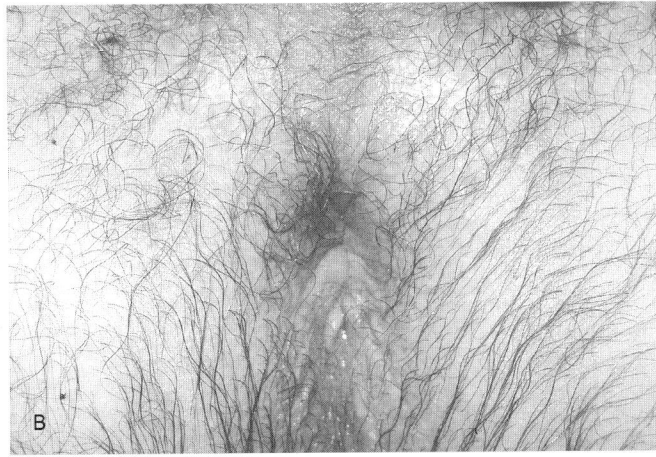

FIGURA 30.7 ▶ THD. **A.** Aspecto pré-operatório. **B.** Aspecto pós-operatório. (Ver encarte colorido.)

meiras 2 semanas de pós-operatório, sendo individualizado o acompanhamento. O paciente deve ser orientado a procurar o médico se apresentar febre, adenopatia inguinal dolorosa, sangramento importante ou persistente, retenção urinária e dor intensa ou progressiva.

Situações de Urgência

Trombose Hemorroidária Interna

Decorre do prolapso de mamilos internos que ficam encarcerados e irredutíveis devido ao intenso edema. A queixa de dor é intensa e pode ser acompanhada de retenção urinária. Ao exame, observam-se mamilos externos edemaciados de cor rósea e mamilos internos encarcerados arroxeados com edema. Pode evoluir para ulceração e necrose. Nos casos em que há necrose, hemorroidectomia de urgência pode ser realizada de forma segura tanto pela técnica aberta como pela fechada, desde que todo o tecido necrosado seja removido.

Trombose Hemorroidária Externa

Alguns autores preferem descrevê-la como trombose perianal.[10] Os pacientes se apresentam com queixa de massa dolorosa na região perianal de surgimento abrupto. A dor alcança seu pico nas primeiras 48 horas e cede gradativamente. A pele sobrejacente pode necrosar e ulcerar, causando sangramento, secreção ou infecção. O tratamento visa reduzir a dor. Caso o paciente seja atendido no auge da dor, pode ser indicada excisão do mamilo externo trombosado, devendo ser evitada a incisão com esvaziamento do coágulo pela possibilidade de formação de novo trombo e sangramento. Esse procedimento é ambulatorial e pode ser feito com anestesia local; a ferida pode ser deixada

aberta para cicatrização por segunda intenção ou suturada (Figura 30.8). As demais orientações clínicas e dietéticas são fornecidas.

ABSCESSOS E FÍSTULAS ANORRETAIS

A porção mais distal do reto, o canal anal e a região perianal podem ser acometidos por processos infecciosos de diversas naturezas. A infecção mais comum na população geral é representada por abscessos e fístulas anorretais de etiologia criptoglandular. Os abscessos representam a fase aguda e as fístulas anorretais a fase crônica de uma mesma doença.

Abscesso Anorretal

Anatomia

O tratamento dos abscessos e das fístulas anorretais exige boa compreensão da anatomia anorretal, destacando-se o conhecimento dos espaços anorretais e sua correlação com os esfíncteres anais. Os abscessos podem localizar-se nos seguintes espaços: *perianal*, compreende a região da margem anal e tem continuidade com o espaço isquioanal lateralmente e o espaço interesfincteriano cranialmente; *isquioanal*, delimitado pelo músculo obturador interno, esfíncter anal externo e músculo elevador do ânus; *interesfincteriano*, entre os esfíncteres interno e externo; *submucoso*; e *supraelevador*, abaixo do peritônio e acima dos músculos elevadores do ânus. Para fins práticos os abscessos interesfincteriano e submucoso serão considerados como um só subtipo, pois seu tratamento não difere. Há ainda o espaço pós-anal profundo, que se encontra entre a ponta do cóccix e o ânus, acima do ligamento anococcígeo (Figura 30.9).

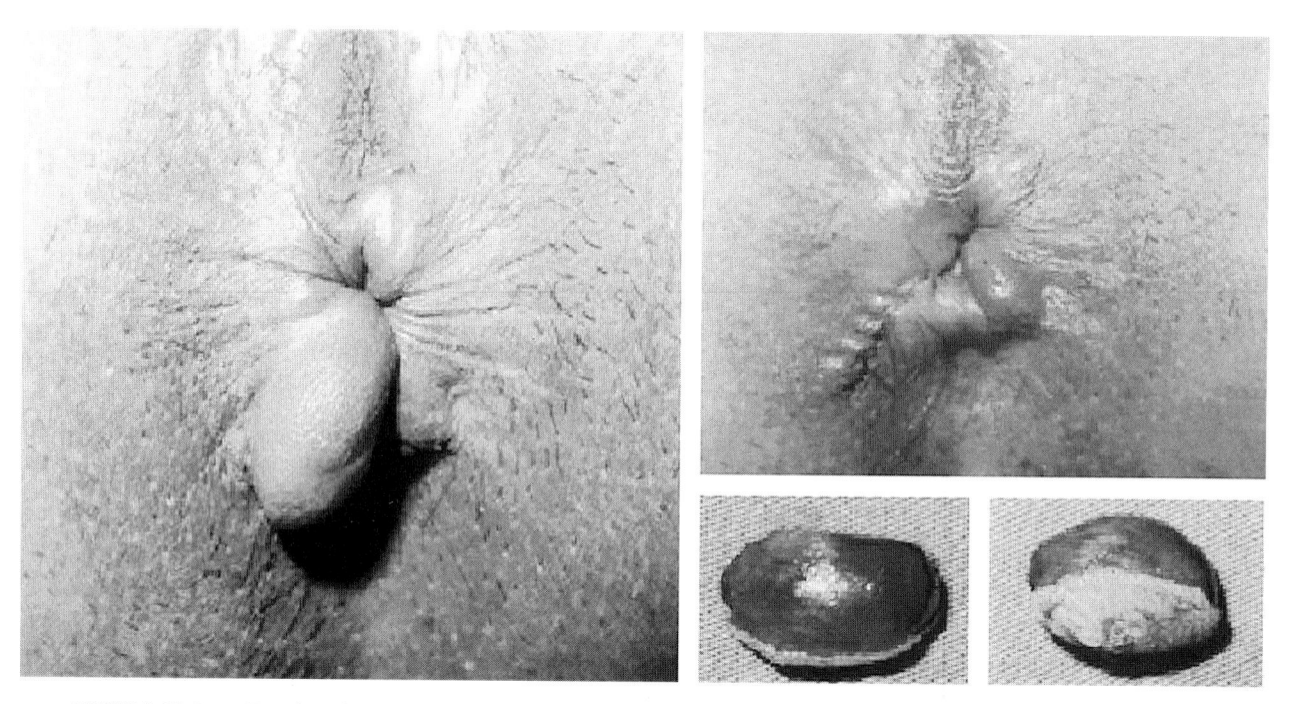

FIGURA 30.8 ▶ Trombose hemorroidária externa; *status* após excisão do mamilo; peça operatória. (Ver encarte colorido.)

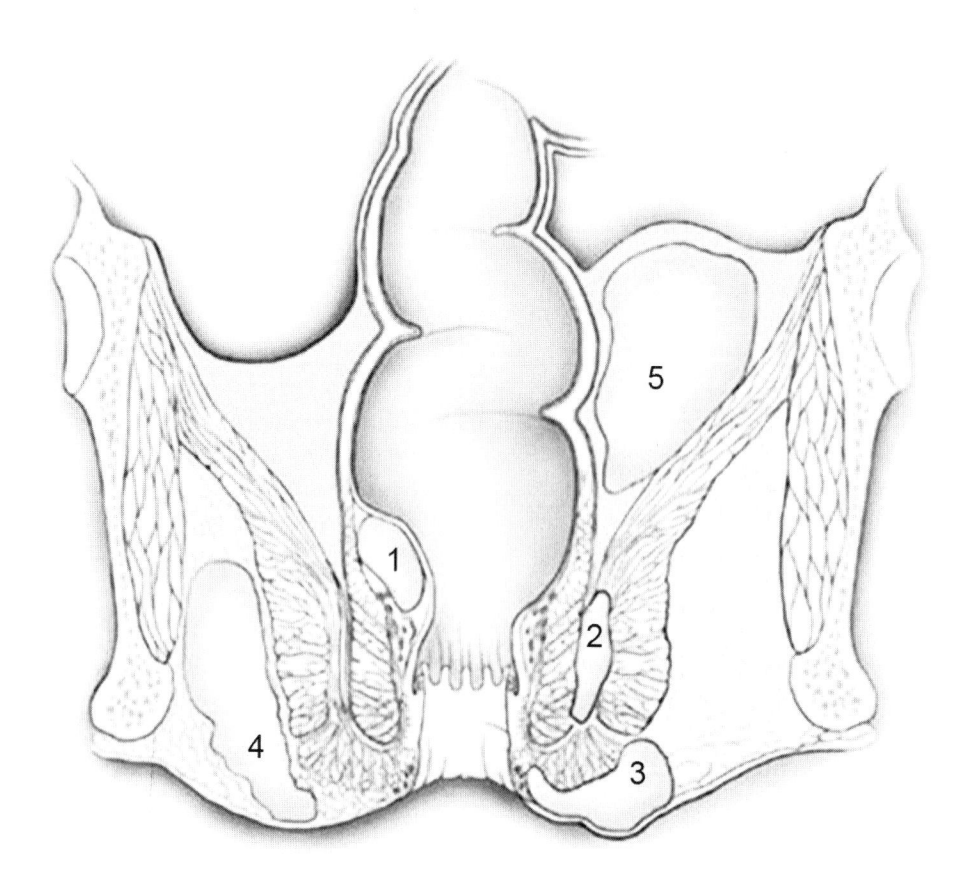

FIGURA 30.9 ▶ 1: abscesso submucoso; 2: abscesso interesfincteriano; 3: abscesso perianal; 4: abscesso isquioanal; e 5: abscesso supraelevador.

Na linha pectínea encontram-se as criptas anais, por onde desembocam as glândulas anais de Chiari. Cerca de 80% dessas glândulas são submucosas e o restante se estende ao esfíncter interno, músculo longitudinal conjunto e espaço interesfincteriano. Em geral, é a partir dessas criptas e glândulas que se inicia o processo infeccioso que irá resultar em abscessos e fístulas.

Etiopatogenia

É comprovado que 90% dos abscessos e fístulas resultam de uma infecção inespecífica criptoglandular.[1,11] De acordo com essa teoria, o abscesso se origina a partir da obstrução do ducto da glândula de Chiari, com consequentes estase e infecção. Fatores que podem predispor incluem trauma local por diarreia, fezes secas e corpo estranho deglutido (palito de dente, ossos de galinha, espinhas de peixe). A cronicidade na forma de fístula resulta da epitelização de parte do trajeto e não da persistência de bactérias no local.[11] Infecção anorretal também pode resultar de doenças associadas, como fissuras anais, hematomas infectados, doença de Crohn, tuberculose, DST, entre outras. Essas e outras causas são listadas no Quadro 30.2.

Classificação

Os abscessos são classificados de acordo com os espaços mencionados anteriormente: perianal, isquioanal, interesfincteriano e supraelevador. O tipo mais comum é o perianal, e o supraelevador é o mais raro. A infecção pode se espalhar circunferencialmente através dos espaços interesfincteriano, supraelevador e isquioanal, este último via espaço pós-anal, formando abscessos em ferradura (Figuras 30.9 e 30.10).

Diagnóstico
Sintomas

Dor anal aguda é o sintoma mais frequente e, diante dessa queixa, deve-se sempre estar alerta para a possibilidade de abscesso anorretal, mesmo que o exame físico inicial não revele a sua causa. O paciente deverá ser arguido sobre a ocorrência de febre, eliminação de pus, queixas urinárias e sangramento retal. No abscesso supraelevador a dor pode ser relatada em glúteo, e no abscesso interesfincteriano a dor pode ser o único sintoma presente.

QUADRO 30.2 ▶ Causas de infecção anorretal

Não específica
  Criptoglandular

Específica
  Doença inflamatória intestinal (doença de Crohn, retocolite ulcerativa)
  Infecção (tuberculose, actinomicose, linfogranuloma venéreo)
  Trauma (empalação, corpo estranho, cirurgia)
  Malignidade (carcinoma, leucemia, linfoma, actínica)

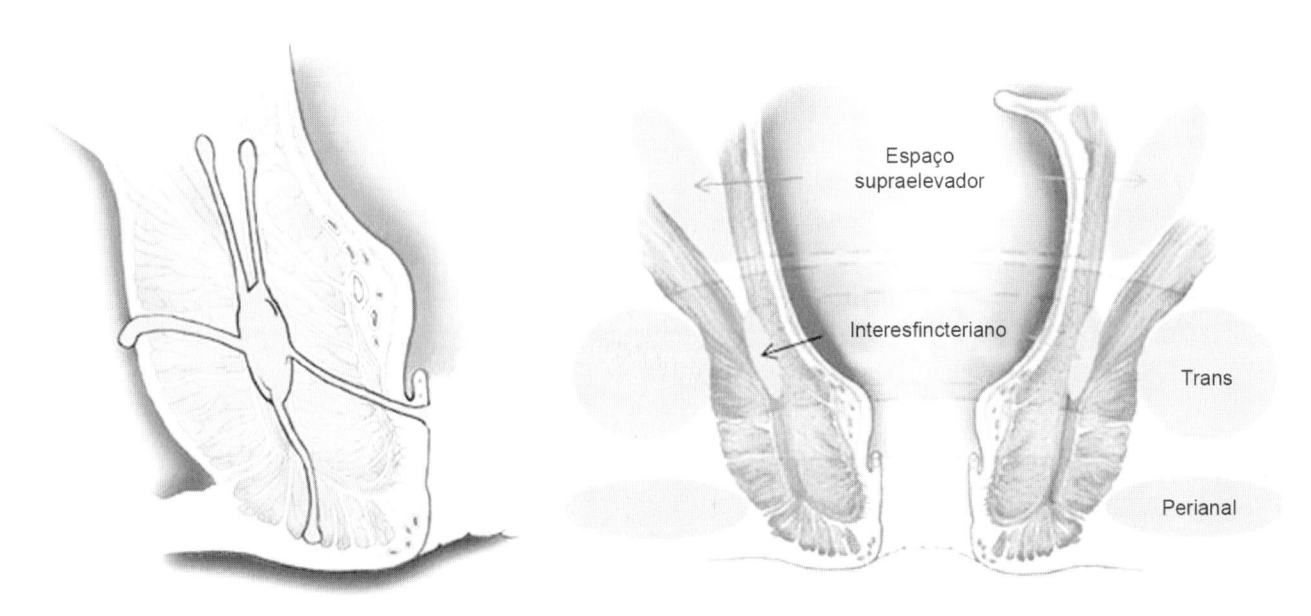

FIGURA 30.10 ▶ Representação da extensão em ferradura nos abscessos perianal, interesfincteriano, isquioanal (trans) e supraelevador.

Exame Físico

A inspeção pode revelar hiperemia e edema local. No abscesso perianal facilmente pode-se perceber flutuação ao toque na região perianal. Em abscessos mais profundos, como os supraelevadores e os interesfincterianos, nenhum sinal externo pode ser visto e o toque retal, quando possível (em geral limitado pela dor), pode revelar área dolorosa ou aumento de volume no canal anal ou reto. Os abscessos isquioanais podem ser vistos como áreas de hiperemia e endurecimento na pele da fossa isquioanal, mas dificilmente apresentam flutuação. Anuscopia ou retossigmoidoscopia, quando podem ser realizadas, podem adicionar informações sobre a presença de proctite associada (doença de Crohn ou retocolite ulcerativa) e localizar a cripta acometida.

Exames Complementares

Não substituem a história clínica e o exame físico, que pode ser realizado sob anestesia e seguido pelo tratamento imediato do abscesso. A ultrassonografia endorretal (UER) pode ser utilizada no diagnóstico de abscessos e fístulas anorretais, porém na grande maioria dos casos não há indicação de ultrassonografia para abscessos não complicados (Figura 30.11).[11]

A ressonância magnética (RM) da pelve é útil no diagnóstico dos abscessos supraelevadores, porque consegue distinguir bem a musculatura esfincteriana e do assoalho pélvico, diferenciando-os dos abscessos isquioanais.[11]

Tratamento

Consiste essencialmente em incisão e drenagem. Não se deve aguardar a presença de flutuação para indicar a abordagem cirúrgica, pelo risco de propagação para outros espaços anais, predispondo a extensão em ferradura e fístulas. A conduta expectante associada a antibióticos não deve ser realizada, porque pode resultar em infecção necrosante e morte.

Tratamento Cirúrgico

Os abscessos perianais podem ser incisados e drenados em ambulatório. Identifica-se o ponto de flutuação, faz-se uma pequena infiltração com anestésico local, seguida de incisão elíptica ou cruciforme, na qual se retiram os bordos de pele para evitar fechamento precoce da ferida e recidiva do abscesso. Para os abscessos isquioanais procede-se da mesma forma, porém esses necessitam mais frequentemente de anestesia regional ou geral. A incisão ampla deve ser próxima da margem anal, porém sem lesar a musculatura esfincteriana, com o objetivo de evitar trajetos residuais extensos. Após a incisão, deve-se realizar exploração digital da cavidade do abscesso para drenagem de coleções adjacentes. Os abscessos interesfincterianos, após confirmação durante o exame sob anestesia, são drenados para dentro do canal anal através de uma incisão no esfíncter interno sobre toda a extensão da cavidade, e as bordas da ferida podem ser marsupializadas com fio absorvível. Como os abscessos em ferradura

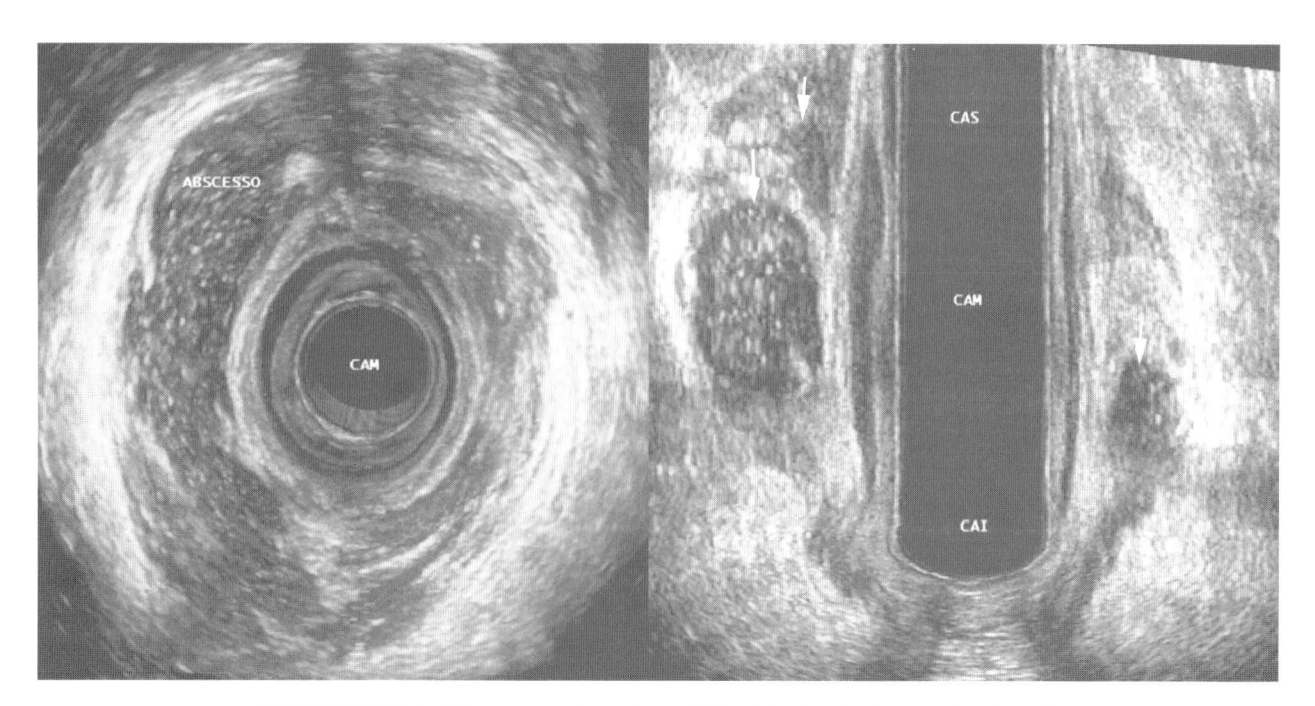

FIGURA 30.11 ▸ Ultrassonografia endorretal 3D evidenciando abscesso isquioanal.

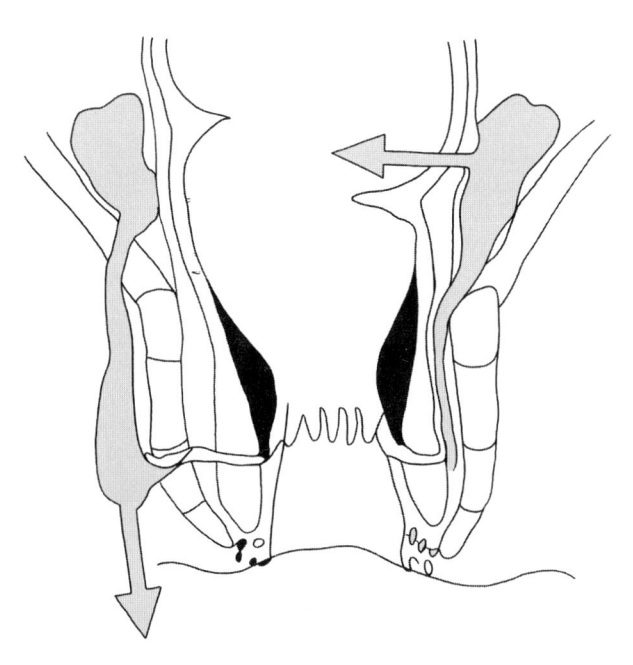

FIGURA 30.12 ▶ Drenagem dos abscessos supraelevadores.

podem ocorrer em três planos diferentes, o tratamento consiste na abordagem de todas as coleções de acordo com o plano em que se originou o abscesso. Antes do tratamento de um abscesso supraelevador é necessária a definição de sua origem, porque ele pode ser resultado de um abscesso interesfincteriano, isquioanal ou de causa intracavitária abdominal. Quando se origina de um abscesso interesfincteriano, deve ser drenado para dentro do reto, mas se teve início a partir de um abscesso isquioanal, deverá ser drenado para a pele. Assim, evita-se a formação de fístulas supraesfincterianas de difícil tratamento (Figura 30.12). Os abscessos pélvicos que surgem de infecções pélvicas podem ser drenados via abdominal, em geral por punção guiada por imagem, via retal ou isquioanal, dependendo da sua direção.[1]

Fistulotomia Primária

Grande controvérsia existe em relação à fistulotomia concomitante à drenagem do abscesso. A única questão unânime é que a execução da fistulotomia imediata deverá ser realizada por cirurgião experiente em tratamento de doenças anorretais, para que sejam evitados danos permanentes à continência fecal. Dos pacientes que tiveram abscesso anorretal, apenas 34% a 50% desenvolverão fístula, portanto a realização de fistulotomia no momento da drenagem não seria necessária para a maioria dos pacientes, submetendo-os aos riscos da secção esfincteriana.[1] Segundo Oliver e cols.,[10]

a realização da fistulotomia primária reduz a recorrência do abscesso e pode ser realizada com segurança em pacientes com fístulas interesfincterianas e transesfincterianas baixas. Recomenda-se evitar essa conduta em pacientes portadores de doença de Crohn e síndrome da imunodeficiência adquirida (SIDA), idosos e pacientes do gênero feminino com fístulas anteriores ou com cicatriz de episiotomia.[1]

Complicações

A recidiva do abscesso pode ocorrer por drenagem inadequada ou diagnóstico equivocado. Pode haver confusão diagnóstica com hidradenite supurativa, abscesso pilonidal fistulizado para a região perianal e doença de Crohn. Outra possível complicação é incontinência fecal por lesão muscular inadvertida ou por cicatrização defeituosa, causando deformidade anal.

Uso de Antibióticos

Não é recomendado de rotina. Em algumas circunstâncias é indicada antibioticoterapia para pacientes portadores de doenças valvulares cardíacas, com próteses artificiais, imunodeprimidos, diabéticos e quando há importante área de celulite e envolvimento de partes moles adjacentes.[11,12] A cobertura deve incluir gram-negativos e anaeróbios.

Considerações Especiais
Infecção Anorretal Necrosante

Raramente um abscesso anorretal pode resultar em infecção necrosante e morte. Alguns dos fatores possíveis incluem o retardo no diagnóstico e tratamento, virulência do agente infeccioso ou doenças de base, como diabetes, imunossupressão por quimioterapia e insuficiência renal crônica.[1] O tratamento inclui medidas de suporte, cuidados intensivos, antibioticoterapia de amplo espectro e principalmente desbridamento cirúrgico radical, abrangendo toda a extensão da necrose tecidual (este assunto é abordado no Capítulo 16). Alguns autores indicam a realização de colostomia para desvio de trânsito, principalmente quando há importante acometimento da musculatura esfincteriana, perfuração colônica ou retal, ferida anal muito extensa ou se o paciente é imunocomprometido. Mesmo com tratamento adequado a taxa de mortalidade varia de 8% a 67%, sendo duas a três vezes maior nos diabéticos e idosos e naqueles que tiveram o tratamento retardado.[1]

Fístula Anorretal

Fístula pode ser definida como uma comunicação anormal entre duas superfícies epiteliais. A fístula anorretal é um trajeto ou cavidade que comunica o reto ou canal anal a um orifício externo identificável na pele. Porém, algumas fístulas ou trajetos secundários podem não apresentar orifícios externos identificáveis, os quais são denominados trajetos de fundo cego. A maioria das fístulas anorretais tem origem em infecção criptoglandular, assim como os abscessos.

Classificação

A mais utilizada é a classificação de Parks (Figura 30.13).

A fístula interesfincteriana é o tipo mais comum, com incidência variando entre 55% e 70% de todas as fístulas.[3] O seu trajeto é restrito ao espaço interesfincteriano, sendo em geral simples. A fístula transesfincteriana é a segunda apresentação mais comum, variando entre 20% e 25% dos casos.[3] O trajeto iniciado a partir do orifício interno na linha pectínea atravessa o esfíncter interno e externo até a fossa isquioanal. Esse trajeto pode ter um percurso curto ou longo, definindo a existência de fístulas transesfincterianas altas ou baixas. Quando sua localização é anterior, pode resultar em fístula retovaginal.[1] A fístula supraesfincteriana resulta de um abscesso supraelevador e é bastante incomum (1% a 5%).[1,3] O trajeto começa acima do puborretal até alcançar a fossa isquioanal e a pele perianal. A fístula extraesfincteriana é o subtipo mais raro, representando apenas 2% de todas as fístulas. O trajeto parte do reto, não do canal anal, estende-se por cima do elevador e então alcança a pele através da fossa isquioanal. Pode resultar de perfuração retal por corpo estranho, de lesões penetrantes no períneo por arma de fogo, de complicação de doença de Crohn ou ser iatrogênica, durante o manuseio cirúrgico de fístulas anorretais.[1,3] As fístulas anorretais também podem ser denominadas fístulas complexas, quando o seu tratamento implica risco aumentado de dano à continência fecal, como é o caso de fístulas cujo trajeto cruze mais de 30% a 50% da mus-

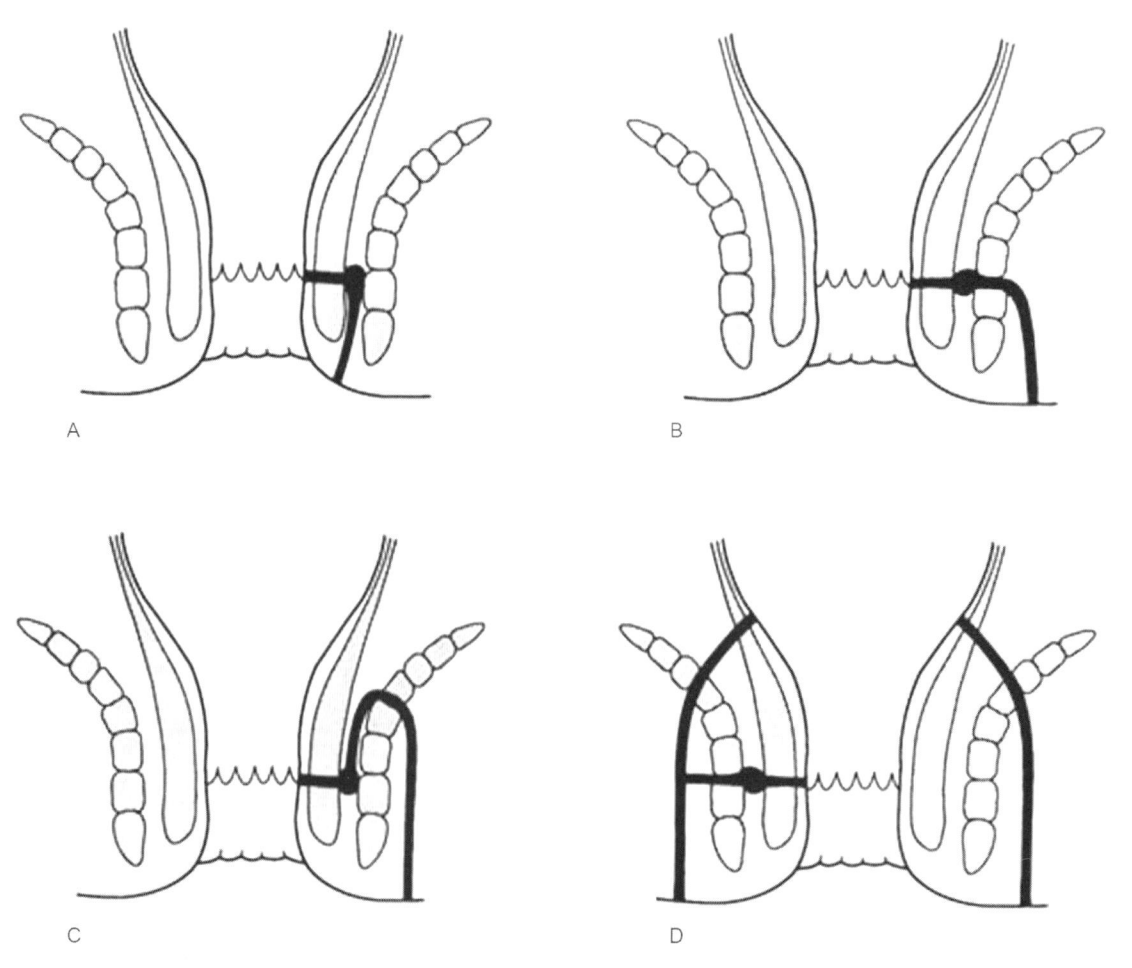

FIGURA 30.13 ▸ Classificação de Parks para as fístulas anorretais. **A.** Interesfincteriana. **B.** Transesfincteriana. **C.** Supraesfincteriana. **D.** Extraesfincteriana. Adaptado de Vasilevsky e Gordon.[1]

culatura esfincteriana externa (supraesfincteriana, extra-esfincteriana e transesfincteriana alta), recorrentes, com trajetos múltiplos, de localização anterior em mulheres, em pacientes portadores de doença de Crohn ou previamente incontinentes.[12]

Diagnóstico

O paciente pode relatar história de abscesso que drenou espontânea ou cirurgicamente, mas em alguns casos não é documentado abscesso prévio. Sintomas de dor à defecação, presença de pus, episódios de aumento de volume local com dor que alivia após a expulsão do material purulento são bastante comuns. É importante pesquisar sintomas sugestivos de outras doenças, como retocolite ulcerativa, doença de Crohn, carcinoma, HIV, linfoma, actinomicose etc.

Exame Físico

À inspeção pode-se observar o orifício externo (ou secundário) com tecido de granulação e saída de secreção, mas raramente é possível identificar o orifício interno à anuscopia. O número de orifícios externos e a sua localização podem ajudar na localização do orifício interno. De acordo com a regra de Goodsall, os orifícios localizados posteriormente a uma linha transversal imaginária que divide o ânus em anterior e posterior têm o seu orifício interno na linha média posterior, conferindo ao trajeto um percurso curvo. Os orifícios externos localizados anteriormente têm o seu trajeto radial, com o orifício interno correspondente localizado na cripta mais próxima (Figura 30.14).

No entanto, existem exceções a essa regra, principalmente quando o orifício externo se encontra mais distante da margem anal, podendo existir também trajetos secundários.

Exame Digital

A palpação atenta evidencia o trajeto endurecido, como um cordão fibrótico subcutâneo entre o orifício externo e a margem anal. O toque retal pode revelar área endurecida no ponto do orifício interno e fornecer informações sobre o tônus esfincteriano.

A anuscopia deve ser realizada para localização do orifício interno, porém nem sempre é possível identificá-lo. A retossigmoidoscopia rígida é recomendada para exclusão de proctites e neoplasias.

Exames Complementares

A colonoscopia deve ser realizada sempre que houver indicação específica.

A manometria anorretal para avaliação das pressões anais não é realizada de rotina, porém é muito importante para a decisão terapêutica em pacientes com história de trauma obstétrico, idosos, portadores de SIDA ou doença de Crohn e em casos de fístulas recorrentes, pelo risco aumentado de incontinência fecal nesses grupos. Nos casos em que se observam níveis pressóricos aquém do normal, o cirurgião pode optar por uma técnica cirúrgica que evite a secção muscular (fistulotomia), como avanço de retalho mucoso e uso de colas e plugues.

Outros exames de imagem, como ultrassonografia e ressonância magnética, têm papel importante no diagnóstico preciso e tratamento das fístulas anorretais, porém não são indicados rotineiramente.

A ultrassonografia bidimensional ou tridimensional anorretal nas infecções criptoglandulares anorretais permite a localização precisa das cavidades dos abscessos e a sua relação com os esfíncteres anais, permitindo a sua classificação. É particularmente importante no diagnóstico dos abscessos acima dos elevadores do ânus. O estudo de pacientes portadores de fístulas anorretais ajuda a esclarecer trajetos em fundo cego, ou seja, que não têm orifício externo identificável, e todo o complexo da fístula (orifício interno, trajetos primário e secundário, cavidades adjacentes). Com as informações fornecidas é possível planejar a abordagem cirúrgica mais adequada e prevenir recidivas, geralmente resultantes de trajetos secundários ou orifícios internos não identificados. Também é possível classificar as fístulas durante o pré-operatório, segundo Parks. Para aumentar a sensibilidade na identificação de trajetos secundários, pode-se injetar peróxido de hidrogênio

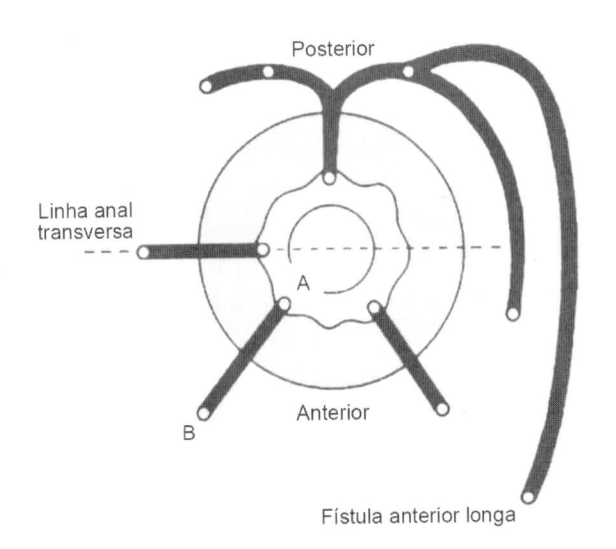

FIGURA 30.14 ▶ Regra de Goodsall.

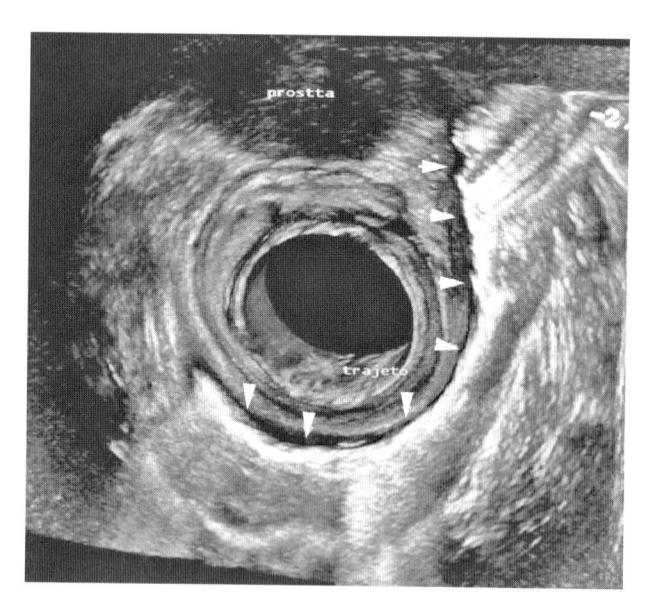

FIGURA 30.15 ▸ Endossonografia anorretal 3D – Fístula em ferradura.

(H_2O_2) no orifício externo durante a obtenção das imagens (Figura 30.15).[13]

A imagem por ressonância magnética é um exame de grande valor na avaliação de fístulas complexas e recorrentes, em que há distorção anatômica cicatricial.[13] Quando comparada com a ultrassonografia endorretal com peróxido de hidrogênio, a ressonância magnética apresentou boa correlação para a classificação do trajeto primário da fístula e a localização do orifício interno.[1] Esses estudos, com a US endorretal e a RM, apresentaram elevada correspondência de achados com a cirurgia, o que possibilita o uso desses exames de forma confiável na avaliação pré-operatória das fístulas anorretais.[1]

Tratamento

O tratamento das fístulas anorretais é cirúrgico e os seus principais objetivos são eliminar a doença, prevenir recidivas e preservar a função esfincteriana. O sucesso depende principalmente da identificação precisa do orifício interno e de todos os trajetos primários e secundários, além de mínima divisão esfincteriana.

A etapa de identificação do trajeto fistuloso é comum a todas as técnicas cirúrgicas. Durante o procedimento cirúrgico, com o paciente anestesiado e com boa exposição do campo operatório, o orifício interno pode ser identificado através da passagem de um estilete do orifício interno para o externo ou vice-versa, por meio da injeção de água oxigenada ou alguma substância corante (como azul de metileno) pelo orifício externo e a verificação de sua saída na cripta comprometida (orifício interno), ou observação da retração da cripta quando se apreende e traciona o orifício externo. Nas fístulas complexas essas técnicas podem falhar.

Técnicas Cirúrgicas
Fistulotomia

É a técnica mais utilizada, sendo indicada para tratamento das fístulas interesfincterianas ou transesfincterianas baixas. Após a identificação do trajeto, com o auxílio de um estilete, o tecido acima do trajeto é seccionado, o tecido de granulação que reveste internamente a fístula é curetado, e uma ferida externa é confeccionada. Toda a extensão da ferida permanece aberta, mas uma sutura com fio absorvível dos bordos (marsupialização) pode ser realizada para hemostasia, diminuição da área cruenta, cicatrização mais rápida e melhor preservação das pressões anais de contração (Figura 30.16).[12]

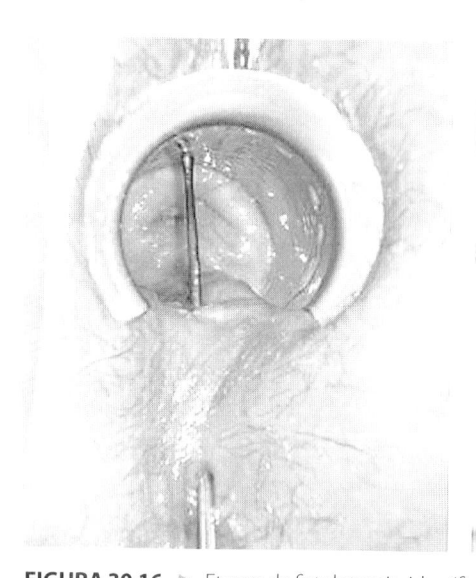
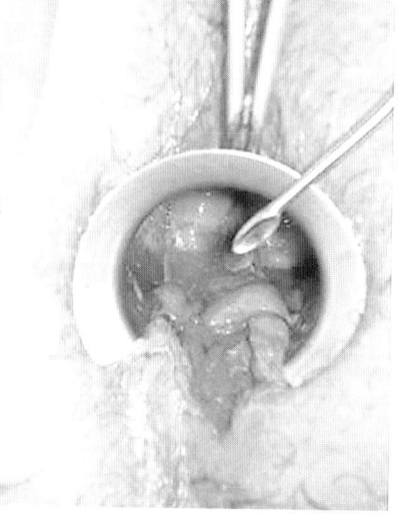
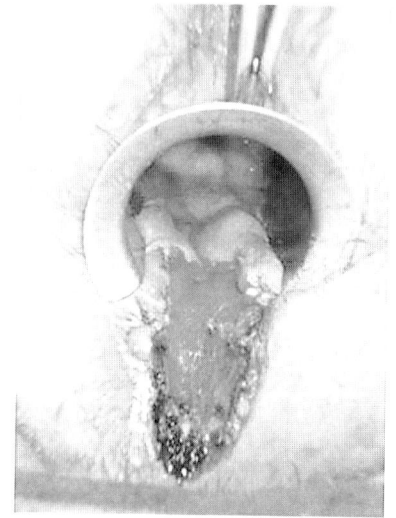

FIGURA 30.16 ▸ Etapas da fistulotomia: identificação do trajeto, curetagem após abertura e aspecto final da ferida. (Ver encarte colorido.)

Após fistulotomia, observa-se mínimo transtorno da continência em 18% a 52% dos pacientes e incontinência grave em 6,7%.[1] A taxa de recidiva varia de 0 a 18% e as possíveis causas são falha na identificação do orifício primário ou presença de trajetos secundários insuspeitados. Quando há cicatrização precoce da ferida externa pode existir recidiva, e por esse motivo a ferida externa deve ter o dobro do tamanho da ferida interna, permitindo que essa última cicatrize antes. Cuidados pós-operatórios podem evitar defeitos de cicatrização, como formação de pontes e bolsões.

Fistulectomia

Consiste na ressecção de todo o trajeto da fístula, sendo mais indicada do que a fistulectomia, pois esta cria ferida ampla, com período de cicatrização prolongado e com maior risco de incontinência fecal.[12]

Uso do Sedenho

É considerado uma boa opção para fístulas transesfincterianas altas, nas quais a preservação da continência é um aspecto desafiador. Quando se identifica um trajeto que cruza a musculatura em um nível alto, combina-se a técnica da ferida aberta com o sedenho. O sedenho pode ser feito de qualquer material não absorvível (dreno de Penrose, látex de luva, cateter de Silastic, fio de seda, entre outros). A pele, a mucosa e a porção mais distal do esfíncter interno entre os dois orifícios são seccionados e o sedenho é posicionado no trajeto da fístula, sendo amarrado com vários nós (Figura 30.17).

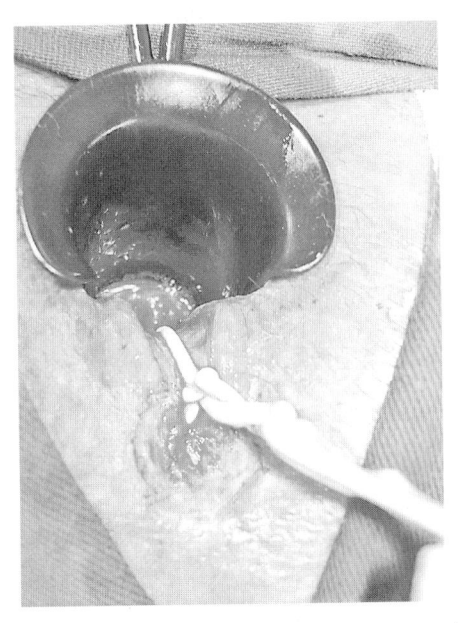

FIGURA 30.17 ▶ Sedenho posicionado em trajeto fistuloso. (Ver encarte colorido.)

O sedenho pode ser utilizado de duas maneiras, com finalidades distintas. O sedenho de corte é apertado em períodos regulares, no ambulatório, para seccionar a musculatura gradativamente. A fibrose cicatricial que vai se formando à medida que o músculo vai sendo seccionado garante que no segundo tempo cirúrgico (cerca de 8 semanas após) a secção final não resulte em afastamento importante dos cabos musculares, diminuindo a probabilidade de incontinência. O sedenho também pode ser de drenagem, deixado frouxo até a resolução da sepse, servindo também para sinalizar o trajeto já identificado e posterior tratamento definitivo, como, por exemplo, avanço de retalho mucoso ou plugue. Pacientes com doença de Crohn que evoluem ao longo da vida com fístulas recorrentes podem permanecer longos períodos com sedenhos de drenagem. Em ambas as formas de utilização do sedenho, as taxas de recidiva são baixas (0 a 29%), mas as taxas de incontinência fecal ainda são significativas.[1,13]

Avanço de Retalho Endorretal

Essa técnica é indicada nos casos em que a secção de porções da musculatura esfincteriana pode resultar em incontinência permanente, especialmente nas fístulas complexas. O cólon é preparado e o paciente recebe antibióticos profiláticos. Após a identificação do trajeto, como descrito anteriormente, o orifício interno é excisado, o orifício externo é ampliado para permitir drenagem, e o trajeto é curetado. A seguir, um retalho de espessura total, incluindo mucosa, submucosa e porção do esfíncter interno, é confeccionado. O orifício interno é suturado com fio absorvível e recoberto pelo retalho avançado, que é suturado na mucosa com fio absorvível. A base do retalho deve ter o dobro da extensão do ápice para garantir boa perfusão tecidual. Os resultados são satisfatórios em 55% a 98% dos casos.[1,13] Algum grau de incontinência é relatado, porém com incidência bem menor do que na técnica de fistulotomia.

Cola de Fibrina

O uso da cola de fibrina é uma opção para o tratamento de fístulas simples e complexas e tem ganho aceitação por ser um procedimento que não interfere no mecanismo de continência anal e que pode ser repetido em caso de falha. A técnica consiste na identificação do trajeto entre os orifícios interno e externo, curetagem (com curetas ou escovas flexíveis) e injeção da cola de fibrina no orifício externo, preenchendo todo o trajeto. A taxa de cicatrização para as fístulas simples é de 60%

a 70% e para as fístulas complexas, de 14% a 60%.[13] Os mecanismos aventados para falha da técnica incluem incapacidade de retirar todo o tecido de granulação, trajetos secundários associados, presença de cavitações e trajetos curtos que favorecem o deslocamento da cola.[1]

Plugue Bioprotético para Fístula

O plugue bioprotético fabricado a partir de submucosa de intestino de porco tem sido utilizado no tratamento de fístulas anais (é produzido pela Cook Surgical Inc. – Surgisis Anal Fistula Plug®). O trajeto da fístula é identificado, mas ela não é curetada. Em vez disso, faz-se limpeza com água oxigenada, o plugue é inserido no trajeto e fixado no orifício interno com ponto de sutura absorvível, e o orifício externo é deixado aberto. O paciente deve evitar qualquer atividade física mais vigorosa por 2 semanas para evitar o deslocamento do plugue. A técnica é simples e não causa dano esfincteriano. Apresenta melhores resultados em fístulas de trajeto longo e sem sepse ativa. A maior limitação é o elevado custo do material; além disso, faltam estudos prospectivos de longo prazo.[1]

Cuidados Pós-operatórios

Para os pacientes submetidos à fistulotomia são recomendados: dieta rica em fibras, agente formador de bolo fecal, analgésicos e banhos de assento. Os pacientes devem ser acompanhados regularmente no ambulatório para monitoração da cicatrização e intervenção caso haja excesso de tecido de granulação (que pode ser cauterizado com policresuleno ou nitrato de prata).

FISSURA ANAL

A fissura é uma afecção anal bastante dolorosa. É comum seus sintomas screm atribuídos à doença hemorroidária, mas a simples inspeção anal pode confirmar esse diagnóstico. Ocorre mais em jovens e adultos de meia-idade e é rara na infância. Incide igualmente em homens e mulheres.[1,11]

Epidemiologia

A fissura anal é uma ruptura em formato elíptico do epitélio do canal anal (anoderma), podendo se estender da margem anal até a linha pectínea. A fissura anal aguda caracteriza-se pela lesão descrita anteriormente, tornando-se crônica se persistir após 6 a 8 semanas (Figura 30.18).[2,3]

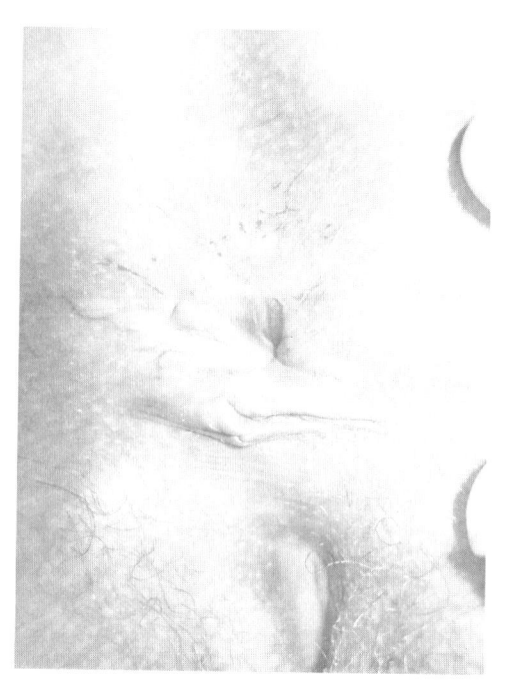

FIGURA 30.18 ▶ Fissura anal aguda em linha média superior. (Ver encarte colorido.)

A fissura anal crônica apresenta extensão à submucosa com exposição das fibras do esfíncter anal interno associada a espessamento da pele perianal (plicoma sentinela) e hipertrofia de papila anal, achados que definem a tríade fissurária.

A localização das fissuras é na linha média posterior (LMP) em 73% a 90% dos casos, embora em 12% a 25% das mulheres e em 1% a 8% dos homens ocorra na linha média anterior (LMA). Fissuras simultâneas são raras (3%), e a localização fora das linhas médias sugere outros diagnósticos e pode exigir exame proctológico sob anestesia com biópsia.[1,14]

Etiologia

Acredita-se que as fissuras têm início após algum trauma ao canal anal secundário à passagem de fezes grandes e ressecadas. Em alguns pacientes essas se iniciam após episódios diarreicos, e não está bem esclarecido por que algumas fissuras cicatrizam prontamente e outras não.

Patogênese

O fato de a maioria das fissuras se localizar na LMP pode ter justificativa anatômica: nesse ponto as fibras do esfíncter anal externo (EAE) têm conformação elíptica, oferecendo menor suporte ao canal anal quando da passagem de bolo fecal volumoso e endurecido. A persistência da fissura após o evento inicial é associada à elevação das pressões anais de repouso, dor à evacuação, agravamento da constipação e manutenção do trauma. Essa hipertonia esfincteriana é inversamente proporcional à perfusão do anoderma. Alguns estudos comprovaram pobreza de vasos sanguíneos e menor fluxo sanguíneo na linha média posterior.[11] Schouten e cols. demonstraram normalização da hipertonia esfincteriana e do fluxo sanguíneo do anoderma após esfincterotomia lateral esquerda em pacientes com fissura.[15]

Sintomas

O sintoma característico da fissura é dor anal intensa, por vezes referida como sensação de vidro ou lâmina cortando durante a passagem das fezes. A dor pode se prolongar por horas e uma sensação de ardor e queimação persistir ao longo do dia. Com frequência os pacientes relatam grande esforço para defecar e sensação de evacuação incompleta, explicados pela falta de sinergismo entre o reflexo evacuatório e o relaxamento dos esfíncteres. Além da dor, o paciente pode relatar sangramento retal vermelho-vivo em pequena quantidade, prurido anal e eventualmente sintomas decorrentes de complicação para abscesso e fístula anorretal. Fissura anal indolor ou pouco sintomática, que não cicatriza, indica investigação de doença inflamatória intestinal subjacente.

Diagnóstico

O diagnóstico é clínico, alcançado por meio de anamnese e exame físico. O tempo de evolução e os achados de cronicidade permitem definir as fissuras como agudas ou crônicas. Nos casos crônicos podem existir períodos de agravamento e de melhora dos sintomas.

Exame Proctológico

A maioria das fissuras pode ser detectada após simples afastamento das nádegas. Entretanto, a dor pode limitar essa manobra e a concomitância de plicomas ou hemorroidas encobrir a fissura. O exame proctológico completo deve ser postergado nos casos de dor intensa, mas o toque retal, quando possível, evidencia hipertonia esfincteriana, fibrose nos bordos da fissura e papila anal hipertrófica. A anuscopia e a retossigmoidoscopia são exames relevantes para o diagnóstico de doenças associadas e podem ser realizadas após melhora da dor intensa.

Exame Complementar

A manometria anorretal é o principal exame complementar indicado nos casos de fissura anal. A sua finalidade é comprovar a presença de hipertonia esfincteriana e assim auxiliar a conduta terapêutica. Esse exame permitiu observar que apenas o esfíncter anal interno tem participação no estado hipertônico.[16]

Diagnóstico Diferencial

O diagnóstico diferencial inclui outras causas de dor anal aguda, como abscesso perianal e trombose hemorroidária, facilmente identificáveis ao exame físico. Entretanto, existem outros diagnósticos mais difíceis de serem estabelecidos, como abscesso interesfincteriano, doenças sexualmente transmissíveis (DST), doença inflamatória intestinal, tuberculose, leucemia e carcinoma anal. Na maioria das vezes não se pode prescindir de exame anorretal sob anestesia e biópsia (Quadro 30.3).

Tratamento

Tratamento Conservador

A medida mais importante é a correção da constipação, visando quebrar o ciclo de passagem de fezes secas, dor e espasmo. Orientação dietética, agentes formadores de bolo fecal e banhos de assento com água morna (40°C por 5 a 10 minutos, três a quatro vezes ao dia) auxiliam a cicatrização, que ocorre em quase 50% dos pacientes. No entanto até 18% dos pacientes apresentarão recidiva.[14,17] Não há evidências de alívio da dor com uso de

QUADRO 30.3 ▶ Diagnósticos diferenciais da fissura anal aguda

Diagnóstico diferencial	Principais características da fissura
Carcinoma de canal anal	Fissura com fundo e bordos endurecidos, dolorosa e com secreção
Crohn perianal	Fissuras profundas, em geral ulcerações violáceas e exsudativas, múltiplas e laterais
Fissura da retocolite ulcerativa idiopática	Tem características semelhantes às da doença de Crohn, embora menos agressivas
Fissuras "residuais"	Ocorrem após cirurgias anorretais, principalmente hemorroidectomia
Fissuras traumáticas	Em geral são múltiplas
Fissuras actínicas	Ocorrem após ou durante radioterapia de órgãos pélvicos
Fissuras granulomatosas	Causadas por tuberculose ou secundárias a DST

analgésicos tópicos, e narcóticos devem ser evitados por agravarem a constipação.

Tratamento Medicamentoso

O relaxamento do esfíncter anal interno (EAI) é mediado pelo óxido nítrico, como ocorre com os demais músculos lisos. O aumento da espasticidade do EAI é atualmente relacionado com redução na óxido nítrico-sintetase.[18] Dessa forma, fármacos doadores de óxido nítrico apresentam propriedades terapêuticas para a fissura anal. O uso desses medicamentos teve grande aceitação mundial porque evita relaxamento esfincteriano cirúrgico permanente, com risco potencial de prejuízo à continência anal. Entre esses agentes farmacológicos estão os nitratos (nitroglicerina, trinitrato de gliceril, dinitrato de isossorbida) e os bloqueadores do canal de cálcio (nifedipina e diltiazem). Outros agentes, como os agonistas adrenérgicos, agonistas muscarínicos (betanecol), inibidores da fosfodiesterase a L-arginina, têm sido estudados.[1] A toxina botulínica também representa uma opção terapêutica farmacológica. Entre esses os mais utilizados na prática clínica são:

Trinitrato de Gliceril

O trinitrato de gliceril é um doador de óxido nítrico utilizado via tópica que, após ser absorvido, promove relaxamento do EAI e melhora o fluxo sanguíneo no anoderma por seu efeito vasodilatador. Uma proporção alta de pacientes experimenta efeitos adversos (29% a 72%), principalmente cefaleia. Vários estudos indicam cicatrização de 5% a 75%, porém com recidiva, em longo prazo, de 15% a 63%.[1]

Bloqueadores dos Canais de Cálcio

Os mais utilizados são a nifedipina a 0,2% ou 0,3%, duas vezes ao dia, e o diltiazem a 2%, três vezes ao dia, por um período de 6 a 8 semanas. Diversos estudos evidenciaram a superioridade da via tópica sobre a via oral. Os bloqueadores dos canais de cálcio atuam reduzindo as pressões anais de repouso e são comprovadamente tão efetivos quanto os nitratos, além de provocarem menos efeitos colaterais, incluindo cefaleia. As recidivas de longo prazo são semelhantes para as duas classes de fármacos. O mecanismo de ação ocorre ao impedir a entrada do cálcio nas células do músculo liso, diminuindo o cálcio intracelular e evitando a contração desse músculo.[17]

Agente Injetável

A toxina botulínica (TB), uma exotoxina produzida pelo *Clostridium botulinum*, quando injetada localmente, liga-se à terminação nervosa pré-sináptica, prevenindo a liberação da acetilcolina e resultando em paralisia temporária do músculo esquelético. Há evidências de que o efeito predominante no esfíncter interno (musculatura lisa) seja devido ao bloqueio simpático.[1] Habitualmente é indicada após falha dos medicamentos tópicos, como alternativa ao tratamento cirúrgico. A aplicação pode ser realizada em ambulatório, é bem tolerada, segura e pode ser repetida se houver recidiva dos sintomas. Ocorre cicatrização em 60% a 80% dos casos, com recidiva em até 42%. Incontinência temporária para flatos foi relatada em 18% dos pacientes e para fezes em 5%. Ainda não existe consenso para padronização da dose, número e local das injeções.[19]

Tratamento Cirúrgico

O objetivo principal do tratamento cirúrgico é a redução das pressões anais de repouso, anormalmente elevadas. As técnicas operatórias a seguir diminuem estas pressões de forma permanente.

Dilatação Anal

Foi idealizada em 1829 por Recamier, porém hoje é uma técnica proscrita devido à elevada incidência de incontinência fecal provocada por dano esfincteriano difuso.[20]

Esfincterotomia

A esfincterotomia foi introduzida por Eisenhammer na década de 1950. Sua abordagem direta no leito fissurário na LMP resultava em "deformidade em buraco de fechadura", que provocava incontinência para gases e fezes em alguns pacientes. Atualmente, a esfincterotomia lateral interna (ELI) é o tratamento cirúrgico de escolha para fissuras anais refratárias e consiste na secção lateral do esfíncter anal interno em sua porção mais caudal (abaixo da linha pectínea). Notaras em 1969 popularizou a esfincterotomia lateral subcutânea (ELS), também conhecida como técnica fechada. Ambas, ELI e ELS, apresentam resultados similares em termos de cicatrização e recidiva.[19]

A principal preocupação após a esfincterotomia cirúrgica é com a incontinência fecal. A ocorrência de incontinência depende do tipo e da extensão do músculo esfincteriano seccionado. Sultan observou que incontinência pós-esfincterotomia ocorre por secção completa do esfíncter interno em mulheres, porque elas apresentam canal anal mais curto e estão sujeitas a traumas obstétricos.[21] Um modo de prevenir essa complicação é pelo estudo pré-operatório dos esfíncteres por manometria anorretal e ultrassonografia endoanal. Estudos avaliando esfincterotomias sob medida, proporcionais à extensão da fissura ou proporcionais à hipertonia esfincteriana, diminuíram significativamente as taxas de incontinência, mantendo as taxas de cicatrização.[19,20] Durante a cirurgia deve-se evitar secção inadvertida do esfíncter externo. A excisão da papila hipertrófica e do plicoma sentinela é realizada no mesmo momento cirúrgico.[19]

Avanço de Retalhos

A técnica de avanço de retalho é bastante atrativa em pacientes que apresentam qualquer distúrbio prévio da continência ou que não apresentam hipertonia esfincteriana, pois pode oferecer cicatrização completa da fissura sem secção do EAI. A técnica consiste na remoção do tecido fibrótico da fissura e cobertura da ferida resultante com um retalho da pele perianal adjacente. Existem diferentes técnicas de retalho aplicadas ao tratamento das fissuras anais. Alguns estudos demonstram resultados promissores com essa técnica.[19]

REFERÊNCIAS

1. Cintron JR, Abcarian H. Bening anorectal: hemorrhoids. In: Wolff BG, Fleshman JW, Beck DE, Pemberton JH, Wexner SD (eds.). The ASCRS textbook of colon and rectal surgery. New York: Springer, 2007:156-77.

2. Kaidar-Person O, Person B, Wexner SD. Hemorrhoidal disease: a comprehensive review. J Am Coll Surg 2007; 204(1):102-17.

3. Corman ML, Allison SI, Kuehne JP. Hemorrhoids. Handbook of colon and rectal surgery. Philadelphia: Lippincot Williams & Wilkins, 2002:83-136.

4. Hancock BD. Internal sphincter and the nature of haemorrhoids. Gut 1977; 18:651-5.

5. Dennison AR, Whiston RJ, Rooney S, Morris DL. The management of hemorrhoids. Am J Gastroenterol 1989; 84:475-81.

6. Longo WE, Dean PA, Virgo KS, Vernava AM. Colonoscopy in patients with benign anorectal disease. Dis Colon Rectum 1993; 36:368-71.

7. Dajani AS, Taubert KA,Wilson W et al. Prevention of bacterial endocarditis: recommendations by the American Heart Association. Clin Infect Dis 1997; 25:1448-58.

8. Gomes da Cruz GM, Santana JL, Santana SKAA et al. Exame histopatológico em espécimes de doença hemorroidária operada – Revisão de 2.134 casos. Rev Bras Coloproct 2007; 27(3):269-77.

9. Ratto C, Donisi L, Parello A, Litta F, Doglietto GB. Evaluation of Transanal Hemorroidal Dearterialization as a Minimally Invasive Therapeutic Approach to Hemorrhoids. Dis. Colon Rectum 2010; 53 (5): 803-11.

10. Oliver I, Lacueva FJ, Pérez Vicente F et al. Randomized clinical trial comparing simple drainage of anorectal abscess with and without fistula track treatment. Int J Colorectal Dis 2003; 18(2):107-10.

11. Nivatvongs S. Hemorrhoids. In: Gordon PH, Nivatvongs S. Principle and practice of surgery for the colon, rectum and anus. New York: Informa, 2007:143-66.

12. Whiteford MH, Kilkenny III J, Hyman N et al. Practice parameters for the treatment of perianal abscess and fistula-in-ano (revised). Dis Colon Rectum 2005; 48:1337-42.

13. Regadas SMM, Regadas FSP. Two and three-dimensional ultrasonography in abscess and ana fistula. In: Pescatori M, Regadas FSP, Regadas SMM, Zbar A (eds.). Imaging Atlas of the pelvic floor and anorectal diseases. Rome: Springer, 2008:51-61.

14. Hananel N, Gordon PH. Reexamination of the clinical manifestations and responses to therapy of fissure-in-ano. Dis Colon Rectum 1997; 40:229-33.

15. Schouten WR, Briel JW, Auwerda JJA, De Graaf E Jr. Ischemic nature of anal fissure. Br J Surg 1996; 83:63-5.

16. Lund JN. Nitric oxide deficiency in the internal anal sphincter of patientswith chronic anal fissure. Int J Colorectal Dis 2005; 21(7):673-5.

17. Chong PS, Bartolo DCC. Hemorrhoids and fissure in ano. Gastroenterol Clin N Am 2008; 37:627-44.

18. Ezri T, Susmallian S. Topical nifedipina vs topical glyceryl trinitrate for treatment of chronic anal fissure. Dis Colon Rectum 2003; 46:805-8.

19. Perry WB, Dykes SL, Buie WD, Rafferty JF on behalf of the Standards Practice Task Force of the American Society of Colon and Rectal Surgeons. Practice Parameters for the Management of Anal Fissures (3. revision). Dis Colon Rectum 2010; 53:1110-5.

20. Steele SR, Madoff RD. Systematic review: the treatment of anal fissure. Aliment Pharmacol Ther 2006; 24:247-57.

21. Sultan AH, Kamm MA, Nicholls RJ, Bartram CI. Prospective study of the extent of anal sphincter during lateral sphincterotomy. Dis Colon Rectum 1994; 37:1031-3.

Euclides Dias Martins Filho
Flávio Kreimer
Geraldo Wanderley

CAPÍTULO

31

Tratamento Cirúrgico para Obesidade

INTRODUÇÃO

Obesidade é uma doença multifatorial, metabólica, de origem genética, agravada por fatores demográficos (gênero, idade e raça), endócrinos, psicológicos, ambientais, culturais, sociais, econômicos e por sedentarismo. O mecanismo básico seria o desequilíbrio entre ingestão calórica e gasto energético. O paciente obeso pode ser classificado de maneira quantitativa, pelo índice de massa corporal (IMC), ou de forma qualitativa, pela sua distribuição da gordura corporal. O IMC foi inicialmente proposto pelo bioestatístico Quetelet, em 1835. O cálculo é feito por meio da divisão do peso em quilogramas pelo quadrado da altura, em metros. O índice é universalmente aceito como indicador de obesidade. A OMS em 1997 e o NIH em 1998 escolheram o IMC como referência de medida para a obesidade (Quadro 31.1).[1]

A obesidade hoje é uma epidemia nos EUA: dois terços de sua população apresentam IMC acima de 25kg/altura^2(m), metade da população tem IMC acima de 30, 24 milhões de pessoas apresentam IMC acima de 35 e 8 milhões de pessoas apresentam IMC acima de 40. Verifica-se aumento da prevalência de obesos graves também entre crianças, com obesidade atingindo 25% dos menores de 17 anos, e surgimento de comorbidades como hipertensão, diabetes, hiperlipidemia e apneia do sono. Em 2000, nos EUA, foram gastos US$ 117 bilhões com obesidade e problemas relacionados e apenas US$ 30 bilhões nos tratamentos para perda de peso no mesmo período. Hoje a obesidade representa a segunda causa de morte prevenível, com 300 mil óbitos/ano.[2]

COMORBIDADES

O termo "obesidade mórbida", ou seja, índice de massa corporal (IMC) ≥ 40 kg/altura^2(m), foi criado em 1963 pelo cirurgião J. Howard Payne para caracterizar o potencial de complicações decorrentes da obesida-

QUADRO 31.1 ▶ Classificação da obesidade segundo o IMC e risco de doença

Classificação	IMC kg/altura^2(m)	Risco de doença
Magreza	< 18,5	Elevado
Normal	18,5 a 24,9	Normal
Sobrepeso	25 a 29,9	Elevado
Obesidade – Grau I (leve)	30 a 34,9	Muito elevado
Obesidade – Grau II (moderada)	35 a 39,9	Muito elevado
Obesidade – Grau III (grave ou mórbida)	≥ 40	Muitíssimo elevado
Superobeso	≥ 50	Muitíssimo elevado

Fontes: OMS/Consenso bariátrico.

de.[1] O termo mais aceito atualmente é o de obesidade grave ou extrema, preferível ao anterior "obesidade mórbida".

As comorbidades foram listadas no National Institute of Health (NIH) Consensus Conference em 1985 (Quadro 31.2).[3] Além dessas, outras comorbidades estão associadas ao excesso de peso: bronquite asmática, coronariopatia, insuficiência venosa, úlcera de estase, refluxo gastroesofágico (RGE), incontinência urinária, pseudotumor cerebral, infertilidade, trombose venosa, embolia pulmonar e fasciite necrosante.

O IMC representa uma boa estimativa da gordura corporal. IMC acima de 28 está associado a risco aumentado de morbidades, como acidente vascular encefálico (AVE), coronariopatia e diabetes, este três a quatro vezes maior que o da população em geral.[4]

O aumento do peso associa-se a aumento da incidência de diversas comorbidades, as quais elevam bastante os riscos e a mortalidade: hipertensão arterial sistêmica (HAS), doença arterial coronariana, cardiomegalia com comprometimento da função ventricular, diabetes melito (DM) tipo II, síndrome de hipoventilação, apneia obstrutiva do sono (AOS), estase venosa, úlceras crônicas de membros inferiores, hipercoagulabilidade/trombose venosa profunda (TVP), infecção necrosante de partes moles, osteoartrite degenerativa em joelho/quadril e coluna, pseudotumor cerebral com cefaleia intensa (aumento da pressão intracraniana), colelitíase, incontinência urinária, refluxo gastroesofágico (RGE), dismenorreia, hirsutismo, infertilidade, síndrome nefrótica, esteatose hepática e cirrose.[5]

Elevada incidência dessas comorbidades e morte prematura ocorrem mais comumente no grupo dos obesos graves.[6] A distribuição de gordura também apresenta associação com a mortalidade, sendo mais elevada no tipo central, quando comparado ao periférico.[7] A obesidade central vem associada a alterações metabólicas que incluem aumento da produção hepática de glicose, DM tipo II, hiperinsulinismo, aumento da produção de colesterol, levando a hipercolesterolemia, formação de cálculos na vesícula biliar e doença cardiovascular aterosclerótica (coronariana e vascular cerebral).[8,9]

A doença cardiovascular é a líder de mortalidade entre os obesos, enquanto as demais interferem na qualidade de vida. Essa é a principal causa de óbito em homens obesos, com risco 30% maior que nos homens em geral.[6] Estudos confirmam aumento da mortalidade nos indivíduos obesos graves, especialmente naqueles com mais de 40 anos, sendo o risco de morte súbita mais elevado nesse grupo também.[10]

A literatura mostra que a mortalidade é seis vezes maior no grupo de obesos mórbidos diabéticos não operados, quando comparado com o grupo semelhante operado de *bypass* gástrico em Y de Roux, além de redução da mortalidade em 80% no grupo operado com 16,5 anos de acompanhamento.[2]

INDICAÇÕES CIRÚRGICAS

Atualmente, o tratamento cirúrgico é indicado para pacientes obesos graves que, após falha no tratamento conservador, apresentem IMC > 40 ou IMC > 35 associado a comorbidades graves relacionadas com obesidade, como HAS, DM II, hiperlipidemia ou apneia do sono. Vale lembrar que alguns cuidados são fundamentais antes da indicação de cirurgia: afastar doença endócrina como causa da obesidade (p. ex., síndrome de Cushing); o paciente deve ter capacidade intelectual de compreender todos os aspectos do tratamento proposto, incluindo os riscos em curto e longo prazos, as expectativas reais de perda de peso e o controle de doenças associadas a longo prazo, enfatizando-se a importância do acompanhamento da equipe multidisciplinar no pós-operatório por toda a vida, com o objetivo de correção de possíveis distúrbios nutricionais e manutenção da motivação caso haja novo aumento de peso, devendo o paciente ser acompanhado por familiares durante as consultas; respeitar os limites de idade sugeridos pelo Conselho Federal de Medicina, de acordo com avaliação

QUADRO 31.2 ▶ Comorbidades que afetam as pessoas gravemente obesas

- Hipertensão arterial sistêmica (HAS)
- Diabetes melito (DM)
- Cardiomiopatia hipertrófica
- Hiperlipidemia
- Embolia pulmonar (EP)
- Algumas neoplasias
- Esteatose hepática
- Colelitíase
- Artropatia degenerativa
- Hipoventilação
- Apneia obstrutiva do sono (AOS)
- •Problemas psicossociais

Fonte: NIH, 1985.

da equipe, e ter liberação do psiquiatra em casos de distúrbios psicóticos, alcoolismo e dependência química.[2,11]

AVALIAÇÃO E CUIDADOS PERIOPERATÓRIOS

O paciente candidato ao tratamento cirúrgico bariátrico exige avaliação de uma equipe multidisciplinar composta de cirurgião do aparelho digestivo experiente em cirurgia para obesidade, endocrinologista, nutricionista, psicólogo, fisioterapeuta e enfermeira. Além do apoio do serviço social, cardiológico e pneumológico. Existe também a necessidade das seguintes unidades de apoio: laboratório, radiologia (imagem), endoscopia, centro cirúrgico e Unidade de Terapia Intensiva (UTI).

Cuidados Pré-operatórios

Uma história completa, registrando todas as comorbidades, deve ser coletada. A avaliação laboratorial deve incluir hemograma, coagulograma, glicemia, ureia, creatinina, ionograma, transaminase glutâmico-oxalacética (TGO), transaminase glutâmico-pirúvica (TGP), fosfatase alcalina, colesterol total/frações, triglicerídios, ácido úrico, albumina, proteína total e frações, T_4 livre, hormônio tireotrófico (TSH), sumário de urina, classificação sanguínea e reserva de sangue. A pesquisa de infecção pelos vírus das hepatites B e C e pelo HIV deve ser realizada para que haja completo conhecimento do estado de saúde do paciente e avaliação do risco/benefício da cirurgia nesses casos. Também devem ser realizadas endoscopia digestiva alta com pesquisa de *H. pylori*, a qual poderá inclusive determinar uma mudança da opção da técnica cirúrgica escolhida de acordo com os achados do exame (p. ex., nas condições de polipose gástrica adenomatosa), e US de abdome total como varredura da cavidade peritoneal, incluindo a identificação de grave hepatomegalia e esteatose, que dificultam o procedimento cirúrgico, bem como de colelitíase.

Opcionalmente pode-se pedir radiografia de tórax/ecocardiograma, espirometria/polissonografia, Doppler e venografia de membros inferiores. Em relação aos pareceres de especialistas, deve ser solicitada a opinião de profissionais das seguintes especialidades: endocrinologia, nutrição, psicologia, cardiologia, pneumologia, ortopedia (opcional), psiquiatria (opcional), angiologia (opcional) e fisioterapia respiratória (opcional). Todo

paciente fará uso de meias elásticas de média compressão e cinta abdominal, não utilizada na técnica laparoscópica. O internamento pré-operatório pode ser necessário em duas situações: para compensar uma comorbidade, ou, em caso de paciente superobeso, para perda ponderal.

Cuidados Transoperatórios

O momento da cirurgia exige uma série de cuidados que incluem a antibioticoprofilaxia na indução anestésica (cefazolina 2g ou ceftriaxona 2g IV, entre outros esquemas), profilaxia para trombose venosa profunda (enoxeparina 40mg/dia, entre outros) e utilização de botas de compressão intermitente nos membros inferiores até o início da deambulação, anestesia peridural para analgesia (opcional), punção venosa central em alguns casos, sondagem vesical, sondagem gástrica, instrumental e afastador adequados.

A cirurgia mais realizada, como já citado, é a gastroplastia em Y de Roux, com os seguintes passos técnicos: confecção de bolsa (reservatório) gástrica com capacidade de 30 a 50mL, utilizando grampeador linear cortante, e confecção de Y de Roux com o jejuno, criando uma alça alimentar que varia de 1 metro para o obeso grave e 1,5/2 metros para o superobeso. Drenagem cavitária com dreno a vácuo pode ser usada (opcional).

Cuidados Pós-operatórios

Os cuidados pós-operatórios incluem os seguintes passos: recuperação pós-anestésica prolongada por 6 horas com indicação de UTI seletiva, fisioterapia respiratória, início da dieta no 1º ou no 2º dia pós-operatório (DPO) de acordo com a evolução, retirar o dreno e venóclise no 3º DPO, e alta no 4º DPO com resumo de alta e orientações (sintomáticas e dieta). As consultas pós-operatórias devem ocorrer no 15º, 30º e 60º dias após a cirurgia e a seguir no 3º, 6º, 9º, 12º, 18º e 24º meses; posteriormente, tornam-se anuais. Recomenda-se avaliação laboratorial dos pacientes no pós-operatório conforme o Quadro 31.3. Realizar eletroneuromiografia no 2º e no 5º ano. Lembrar reposição vitamínica basal e complementação, se necessário. Em pacientes submetidos a *bypass* gástrico em Y de Roux, as necessidades basais de ferro, na forma preferencial de Fe quelato, vitamina B_{12}, ácido fólico, vitamina D e cálcio, são as prioridades de reposição, de acordo com as características da cirurgia. As apresentações de polivitamínicos disponíveis no mercado brasileiro não suprem isoladamente essas necessidades.[12]

QUADRO 31.3 ▸ Recomendação de avaliação laboratorial dos pacientes no pós-operatório

Avaliação laboratorial	Intervalo de tempo (em meses)						
	1 m	3 m	6 m	12 m	18 m	24 m	Anual
Bioquímica	X	X	X	X	X	X	X
Magnésio	X	X	X	X	X	X	X
Hemograma	X	X	X	X	X	X	X
Cinética do ferro	X	X	X	X	X	X	X
Cálcio	X	X	X	X	X	X	X
Vitamina B$_{12}$		X	X	X	X	X	X
Ácido fólico		X	X	X	X	X	X
Vitamina D (25-OH)				X	X	X	X
Hormônio paratireoidiano (PTH)				X	X	X	X
Densitometria				X		X	X

TRATAMENTO

Primeiras Cirurgias Bariátricas

Bypass Jejunoileal

O conceito de cirurgia para obesidade mórbida foi introduzido por Kremen e cols. em 1954 na forma de má absorção induzindo perda de peso. Os 30 a 35cm do jejuno com 10 a 15cm do íleo distal dominaram os anos 1960 e 1970, entretanto, em meados de 1970, ocorreram várias complicações tardias, como insuficiência hepática, cálculo urinário, artrite e deficiências nutricionais graves. Supercrescimento bacteriano no intestino distal após *bypass* justificou a síndrome de enterite do *bypass*, constituída por dor abdominal intermitente, distensão, diarreia, *rash* e artralgia.[2]

Cirurgias Gástricas Restritivas

Conceito introduzido por Mason em 1967 para tratamento da obesidade mórbida. Em 1977, Mason definiu os parâmetros técnicos de restrição no *bypass* gástrico: anastomose gastrojejunal de 1 a 2cm e reservatório gástrico de 50mL de capacidade. O grampeamento gástrico foi introduzido em 1979. Em 1982, Mason introduz a gastroplastia vertical com banda utilizando uma faixa de polipropileno com diâmetro de 1 a 1,2cm, com morbidade de 10% e mortalidade de 0,25%. Entretanto, a manutenção de peso era difícil, e havia recuperação de 20% do peso perdido após 3 a 5 anos, por ingestão de líquidos hipercalóricos.[2]

Operações Atuais

Bypass Gástrico em Y de Roux

Combina restrição com disabsorção, considerada padrão por induzir perda de peso duradoura com morbimortalidade aceitável: perda de 70% a 80% do excesso de peso em 2 anos, com manutenção de 50 a 60% de perda de excesso de peso após 5 anos. Não existe diferença na perda de peso adquirida mediante procedimento laparotômico ou laparoscópico. A primeira gastroplastia por vídeo foi feita por Wittgrove e Clark.[2]

A cirurgia proposta por Fobi difere fundamentalmente da cirurgia de Capella,[13] pois, na primeira, realizam-se gastrostomia e marcação radiopaca sobre o estômago excluso para permitir sua eventual punção percutânea e investigação diagnóstica. Na técnica laparoscópica proposta por Wittgrove, o reservatório gástrico é menor, sem uso de anel de silicone e com anastomose calibrada de diâmetro interno com cerca de 12mm.

Cirurgias Malabsortivas

Derivação Biliopancreática (Scopinaro)

Esta técnica inclui gastrectomia parcial (reservatório de 200 a 500mL), desvio importante (Y de Roux) com absorção em segmento de íleo distando 50 a 100cm da válvula ileocecal.[14]

Transposição Duodenal (*Duodenal Switch*)

Cirurgia que associa gastrectomia longitudinal (reservatório de aproximadamente 150mL) com preservação

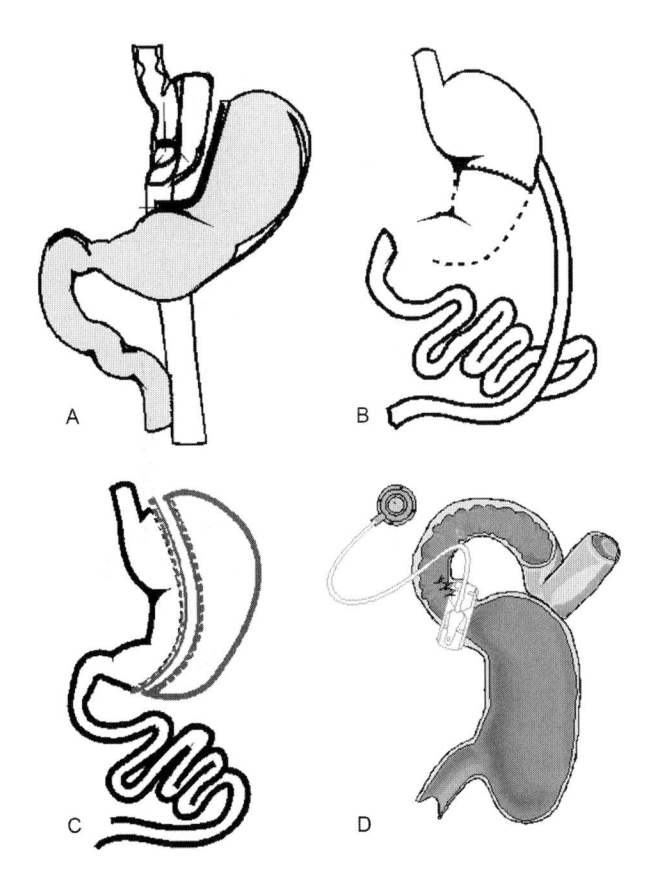

FIGURA 31.1 ▶ **A.** Cirurgia de *bypass* gástrico em Y de Roux. **B.** Derivação biliopancreática. **C.** Cirurgia de *sleeve gastrectomy.* **D.** Cirurgia de banda gástrica ajustável.

pilórica, anastomose duodenoentérica em Y de Roux e desvio com segmento absortivo de 50 a 100cm. Descrito por Hess (1998) e Marceau (1999), este procedimento teria como vantagem teórica a ausência de *dumping* e úlcera de boca anastomótica.[15,16]

Outras Técnicas

Cirurgias restritivas, como uso de banda gástrica ajustável (via laparoscópica) e gastrectomia em manga ou *sleeve gastrectomy*, têm sido realizadas em grupos selecionados.[17]

A *banda gástrica* consiste no envolvimento da região mais proximal do estômago, excluindo o fundo gástrico, por uma banda inflável de silicone que cria diminuta câmara gástrica acima do dispositivo, restringindo a ingestão de alimentos, sendo ainda hoje uma das técnicas mais utilizadas nos EUA. Apresenta menor mortalidade em relação às outras operações, sendo tecnicamente mais simples de ser executada, mas, devido aos resultados observados em relação à insuficiente perda de peso e à necessidade de remoção da banda em grande parte

dos pacientes, não consideramos a banda gástrica uma opção adequada para o tratamento cirúrgico de pacientes com obesidade mórbida.

A *gastrectomia em manga* foi inicialmente empregada com o objetivo de provocar menores trauma e complexidade cirúrgica em pacientes superobesos. Esse procedimento seria o tempo inicial de uma cirurgia de desvio duodenal (*duodenal switch*) ou *bypass* gástrico em Y de Roux, na qual se executa uma gastrectomia vertical que se inicia a alguns centímetros do piloro, ascendendo até o ângulo de His, calibrada por uma sonda de 50f inserida no estômago, que molda a pequena curvatura, determinando uma forma tubular ao órgão. Os resultados foram positivamente surpreendentes nos períodos iniciais e alguns pacientes que seriam submetidos ao segundo tempo da operação optaram por manter apenas a cirurgia inicial. Recentemente a gastrectomia vertical foi regulamentada como uma opção terapêutica pelo Conselho Federal de Medicina e referendada pela Sociedade Brasileira de Cirurgia Bariátrica e Metabólica para tratamento cirúrgico da obesidade.[12] Salientamos que a observação em longo prazo dos resultados dessa cirurgia se faz necessária para a definição do papel da gastrectomia em manga no tratamento da obesidade.

A utilização de eletrodos na parede gástrica (marca-passo gástrico), de cirurgias que incluem ressecções entéricas, de omentectomia, de diversos tipos de ressecções e de desvios do trânsito gástrico e intestinal permanece como objeto de estudos e experimentação.[18]

Após os estudos de Rubino,[19] cirurgias com objetivo específico de controle do DM2 têm sido propostas. O índice de massa corporal médio da população americana com DM2 situa-se em torno de 31, e os resultados das cirurgias bariátricas em relação ao controle glicêmico e lipídico, antes de perda de peso considerável e resultados aparentemente duradouros, têm estimulado os estudos americanos. A busca de trabalhos randomizados e controlados torna-se fundamental para definir melhor o papel da cirurgia no diabetes, comparada ao tratamento clínico, bem como o melhor momento da eventual indicação cirúrgica.[17]

RISCOS E COMPLICAÇÕES

A mortalidade atual é menor que 1%, com taxas de complicações perioperatórias entre 3% e 20%, sendo que as complicações mais graves ocorrem nos primeiros 30 dias.[18] A literatura revela que a mortalidade pós-operatória é diferente em homens e mulheres, sendo mais elevada entre os homens e nos pacientes com 65 anos ou mais.[20] A frequência de complicações graves, como vazamento de anastomose e peritonite, varia entre 0,5% e 3,9%, parecendo ser mais comum nos pacientes com mais idade e com distribuição androide da gordura.[13]

O diagnóstico de peritonite nesses pacientes pode ser difícil; sintomas e sinais clássicos podem não se manifestar. Frequentemente, a clínica de peritonite pode ser confundida com embolia pulmonar, com presença de taquipneia, taquicardia e hipotensão súbita. Importante que se mantenha um alto nível de suspeita em relação a complicações intra-abdominais, com indicação precoce de relaparotomia ou relaparoscopia nas evoluções desfavoráveis, especialmente nos pacientes que, devido ao peso, não podem ser avaliados por exames de tomografia computadorizada abdominal. As complicações infecciosas, principalmente a incidência de infecção de local cirúrgico, podem ser reduzidas com a utilização de antibiótico profilático adequado.

Outras complicações incluem úlcera de boca anastomótica, distensão gástrica aguda, obstrução da alça biliopancreática, trombose venosa profunda, embolia pulmonar e abscesso subfrênico. A incidência de úlcera de boca anastomótica foi reduzida de 6% para 0,4% com a utilização de fios de sutura absorvíveis. Por ser rara a obstrução de alça biliopancreática, não se justifica a colocação de gastrostomia de rotina em todos os pacientes. A perda de peso rápida no pós-operatório é fator de risco para colelitíase. A frequência de hérnia incisional aumenta nesse grupo de pacientes, chegando a 40% e tornando-se maior quando já existia hérnia antes da cirurgia bariátrica.[13]

REFERÊNCIAS

1. Kral JG. Morbidity of severe obesity. Surgical Clinics of North America 2001; 81(5):1039-61.

2. Brolin RE, Kowaslki C. In: Yeo CJ, Dempsey DT, Klein AS, Pemberton JH, Peters JH (orgs.). Shackelford's Surgery of the Alimentary Tract. Philadelphia: Saunders Elsevier, 2007.

3. NIH Consensus Development Conference. Health implications of obesity. Ann Intern Med 1985; 103(6):977-1077.

4. Rosenbaum M, Leibel RL, Hirsch J. Medical Progress: Obesity. New Engl J of Med 1997; 337(6):396-405.

5. Sjostrom LV. Morbidity of severily obese subjects. Am J Clin Nutr 1992; 55(2):508-15.

6. Drenick EJ, Bale GS, Seltzer F, Johnson DG. Excessive mortality and causes of death in morbidly obese men. JAMA 1980; 243(5):443-5.

7. Kellum JM, DeMaria EJ, Sugerman HJ. The Surgical Treatment of Morbid Obesity. Curr Probl Surg 1998; 35(9):791-858.

8. Kissebah AH, Vydelingum N, Murray R et al. Relation of body fat distribution to metabolic complications of obesity. Clin Endocrinol Metab, 1982; 54(2):254-60.

9. Herrera MF, Lozano-Salazar RR et al. Diseases and problems secondary to massive obesity. In: Deitel M, Cowan Jr GSM. Update: Surgery for the morbidly obese patient. Toronto: FD–Communications, 2000: 55-62.

10. Drenick EJ, Fisler JS. Sudden cardiac arrest in morbidly obese surgical pacients unexplained after autopsy. Am J Surg 1988; 155(6):720-6.

11. NIH Consensus Development Program. Gastrointestinal Surgery for Severe Obesity. NIH Consens Statement 1991; 9(1):1-20.

12. Brasil. CFM – Resoluções 1.766/2005 e 1.942/2010.

13. Capella JF, Capella RF. An assessment of vertical banded gastroplasty-Roux-en-Y gastric bypass for the treatment of morbid obesity. Am J Surg 2002; 183(2):117-23.

14. Scopinaro N et al. Biliopancreatic bypass for obesity: Initial experience in man. Brit J Surg 1979; 66:618-20.

15. Hess DS, Hess DW. Biliopancreatic diversion with a duodenal switch. Obes Surg 1998; 8:267-82.

16. Marceau P et al. Biliopancreatic diversion (duodenal switch procedure). Eur J Gastroenterol Hepatol 1999; 11(2):99-103.

17. Cohen R, Torres MC, Schiavon CA. Cirurgia metabólica: mudanças na anatomia gastrointestinal e remissão do diabetes mellitus tipo 2. ABCD Arq Bras Cir Dig 2010; 23(1):40-5.

18. Fisher BL, Schauer P. Medical and surgical options in the treatment of severe obesity. Am J Surg 2002; 184(6):9-16.

19. Rubino F, Kaplan L, Schauer P, Cummings D. The diabetes surgery Summit Consensus Conference Recommendations for the Evaluation and Use of gastrointestinal Surgery to treat Type 2 Diabetes mellitus. Ann Surg 2009 in press.

20. Flum DR, Salem L, Elrod JA et al. Early mortality among Medicare beneficiaries undergoing bariatric surgical procedures. JAMA 2005; 294(15):1960-3.

CAPÍTULO

32

Fábio Mesquita Moura
Cesar Henrique Alves Lira
Luís Augusto Carneiro D'Albuquerque

Transplante de Fígado

INTRODUÇÃO

Atualmente, o transplante de fígado é o tratamento definitivo para uma série de doenças hepáticas, especialmente as doenças hepáticas terminais, sendo a cirrose a sua principal indicação.

O primeiro transplante hepático foi realizado nos EUA em 1963 por Thomas Starzl,[1] numa atitude quase experimental. No Brasil, o primeiro transplante de fígado foi realizado em 1968[2] no Hospital das Clínicas da USP. Até meados da década de 1970 a cirurgia era realizada em situações de exceção, como última alternativa para doenças avançadas, geralmente para câncer. Um novo passo que permitiu grande evolução nos transplantes foi a descoberta, por Roy Calne,[3] da importância da imunossupressão e de novos imunossupressores, entre eles os inibidores de calcineurina, cujo principal elemento era a ciclosporina. Após este período houve aumento exponencial no número de transplantes pelo mundo, de maneira mais evidente nos EUA e na Europa.

O aprimoramento no conhecimento dos mecanismos de morte encefálica e a regulação da alocação de doadores também forneceram novo estímulo ao aumento do número de transplantes. Os estudos em hepatologia permitiram melhor conhecimento das patologias e ampliaram as indicações de transplante. Na década de 1990 a técnica encontrava-se madura, difundida em todo o mundo, e o grande desafio passou a ser a oferta de doadores, pois, diferentemente de outras tecnologias cujas limitações de recursos encontram-se em questões de ordem socioeconômica, religiosas, entre outras, e não no conhecimento e nos recursos científicos, no âmbito dos transplantes o grande limitador é o próprio recurso, no caso, o enxerto (fígado),[4] afinal o aumento do número de receptores não foi acompanhado pelo aumento do número de doadores. Nesta situa-

ção era preciso descobrir uma maneira mais justa de alocar os órgãos, que até então eram distribuídos por ordem cronológica. Na última década passou-se a adotar o Critério MELD,[5] que será discutido posteriormente.

INDICAÇÕES

A principal indicação para o transplante de fígado é a doença hepática terminal, caracterizada principalmente pela cirrose. A lesão hepática crônica ativa o mecanismo de degeneração celular hepatocitária, e a persistência desse fator de agressão acarreta alterações arquiteturais hepáticas, resultando no surgimento de septos fibrosos nas fases intermediárias e nas fases avançadas; a ativação das células estreladas provoca perpetuação e amplificação do mecanismo inflamatório, com progressão dos septos para traves fibróticas cicatriciais e alteração arquitetural hepática irreversível, o que histologicamente caracteriza a cirrose (fibrose grau IV).

Contudo, 40% dos pacientes cirróticos apresentam-se compensados, ou seja, com função hepática preservada. Uma vez instalada a cirrose, o processo de perda da função hepática torna-se irreversível mesmo com a retirada do fator causal, e a evolução leva ao surgimento de descompensação hepática na forma de hipertensão portal, ascite, icterícia, encefalopatia, entre outras condições. Neste ponto da doença, há comprovada redução da sobrevida, chegando a somente 50% em 5 anos. A esses pacientes com descompensação é oferecido o transplante hepático. A etiologia da cirrose pode ter várias causas, sendo as mais comuns as hepatites virais, o etilismo e as causas autoimunes.

Porém, doenças agudas podem gerar doença hepática com necessidade imediata de transplante, sendo caracterizadas como hepatites agudas graves ou hepati-

QUADRO 32.1 ▶ Principais indicações para transplante hepático no Brasil

Cirrose VHC
Cirrose alcoólica
Cirrose VHB
Hepatite fulminante
Cirrose criptogênica
Atresia de vias biliares
Hemocromatoses
Cirrose por doença gordurosa do fígado não alcoólica
Doença de Wilson
Doença de Caroli
Cirrose por hepatite autoimune
Cirrose biliar primária e secundária
Colangite esclerosante primária
Síndrome de Budd-Chiari
Polineuropatia amiloidótica familiar

tes fulminantes, quando alguma agressão hepática gera quadro inflamatório significativo, com necrose celular maciça, inviabilizando a vida do paciente. Este quadro é desafiador e exige diagnóstico rápido, pois sua evolução é extremamente agressiva, podendo levar a óbito em poucos dias.

As principais indicações para transplante hepático no Brasil estão no Quadro 32.1.

Cirrose pelo Vírus da Hepatite C (Cirrose VHC)

No Brasil a principal causa de cirrose é a hepatite crônica pelo vírus C. É causada por um RNA vírus da família dos flavivírus, cujo principal, porém não único, meio de contágio ocorre devido a infusões parenterais, sendo a transfusão de sangue a mais comum. Devido a seu conhecimento recente (só foi descoberto na década de 1970), não era testado sorologicamente até os anos 1980, o que causou grande disseminação até este período. No Brasil não sabemos exatamente a população atingida pelo VHC, pois não há política de rastreamento do vírus na população em geral.

O VHC tem resolução espontânea em aproximadamente 10% dos casos, cronificando em mais de 90%.[6] Seu mecanismo de ação ocorre por tropismo pelos hepatócitos, infectando-os, o que gera uma resposta imune a custa de lifócitos T CD4 (fase inicial) e CD8 (fase crônica). Esta resposta teria intenção de depurar as células infectadas, o que levaria à agressão crônica hepática. Está bem estabelecido que o grau de imunocompetência e o tempo de infecção são os principais fatores que levam à evolução da hepatite crônica até a cirrose. Porém,

este processo só ocorre em 20% a 30% dos pacientes. A indicação do transplante geralmente se dá com o surgimento das descompensações da cirrose ou de carcinoma hepatocelular.

O transplante de fígado realizado em pacientes com cirrose VHC ainda hoje é tema polêmico, pois, apesar de a sobrevida em curto prazo ser idêntica à de outros grupos, o surgimento de reinfecção no enxerto com surgimento de hepatite crônica em quase todos os receptores leva, sabidamente, a menor sobrevida do órgão, ao contrário das outras indicações em que o transplante praticamente elimina o elemento de lesão hepática. O tratamento do VHC após o transplante é objeto de estudo atualmente em todo o mundo e os estudos atuais mostram aumento da sobrevida após uso de interferon e antirretrovirais nos respondedores, porém a porcentagem ainda é pouco superior a 50%.[7]

Cirrose pelo Vírus da Hepatite B (Cirrose VHB)

O vírus da hepatite B é um DNA-vírus da classe dos hepadnavírus, que atua ligando-se ao DNA dos hepatócitos apresentando alteração do ciclo celular nas células infectadas, o que gera ativação do mecanismo imune similar à provocada pelo VHC, porém, quando associada, há lesão citopática direta do vírus, ou seja, neste caso tanto a agressão viral quanto a imune geram lise hepatocitária.[8]

A hepatite pelo vírus B ocorre geralmente em uma forma aguda que pode variar de oligossintomática, com quadro de mal-estar e leves alterações de enzimas hepáticas, até quadro de hepatite aguda fulminante. Geralmente os casos leves tendem à cronicidade, ao passo que as formas mais intensas tendem a um desaparecimento do vírus. Ao contrário do VHC, cerca de 85% dos pacientes que entram em contato com o VHB conseguem eliminar o vírus espontaneamente, e apenas 15% evoluem com cronicidade. Nos casos crônicos, ao longo dos anos a lesão hepática pode acarretar cirrose e falência hepática, surgindo a indicação de transplante hepático.

Nos dias atuais o tratamento do VHB já obtém sucesso no controle da infecção na grande maioria dos casos. O surgimento da imunoglobulina para o VHB e dos antirretrovirais, muitos dos quais apareceram em virtude da pesquisa conjunta contra o vírus HIV, tornou o transplante de fígado, nesses casos, extremamente seguro, com taxas de sobrevida global e de enxerto comparáveis às de outros grupos. É importante lembrar que para o paciente ser submetido a transplante de fígado por cirrose VHB é necessário o controle da replicação viral prévia, ou seja, títulos de VHB-DNA indetectáveis, geralmente atingidos com o uso dos medicamentos antivirais. Destes, o mais amplamente utilizado, por ser mais antigo e pelo menor custo, é a lamivudina. Contudo, existem medicamentos novos mais eficientes e com menos taxa de resistência, como tenofovir, adefovir e entecavir. Durante a fase anepática, é administrada dose de imunoglobulina para VHB, seguida de doses periódicas, procurando-se deixar os títulos de anti-HBS > 100UI/L.[9]

Com o advento da imunização sistemática da população para hepatite B, as próximas gerações terão o controle desta doença e sua indicação para transplante tenderá a ser mais rara.

Cirrose Alcoólica

Está associada diretamente à ingestão crônica de bebidas alcoólicas e à agressão hepática envolvida nesse processo. Porém, somente 20% a 30% dos indivíduos com ingestão crônica de álcool superior a 80 a 100g/dia (p. ex., quatro doses de uísque) por mais de 10 anos desenvolverão cirrose. Os mecanismos de suscetibilidade desse processo ainda não são conhecidos, mas nos pacientes suscetíveis a fisiopatologia de ativação das células estreladas é similar à de outras formas crônicas.

A indicação do transplante nessas situações, por lei vigente no Brasil, exige que o paciente esteja abstêmio há pelo menos 6 meses. Tal período é utilizado para comprovar tratamento do alcoolismo e evitar recidiva do vício após melhora clínica com o transplante. Porém, o índice de recidiva após o transplante pode chegar a 30% dos pacientes, apesar de todo o cuidado envolvido.[10]

A indicação de transplante envolve forte participação de assistentes sociais e psicólogos para a adequada triagem dos pacientes, assim como acompanhamento após o processo do transplante, pois sem esse cuidado a recidiva no álcool é quase certa, principalmente em nossa sociedade, que possui várias alusões à ingestão de bebidas alcoólicas.

Carcinoma Hepatocelular (CHC)

O CHC não é, por si só, uma indicação para transplante de fígado e, portanto, o CHC em fígado que não apresenta outras complicações não constitui indicação para transplante. Contudo, na maioria dos casos, o CHC é uma complicação de uma doença hepatica crônica subjacente. Assim, nesses pacientes, mesmo que o CHC seja removido, eles não apresentam boa sobrevida em longo prazo por várias razões: piora da função hepática, recidiva do tumor, tumor "de novo", visto que não foram retirados os fatores oncogênicos da doença de base. Desse modo, o melhor tratamento quando surge essa complicação na doença hepática crônica é o transplante de fígado. A incidência está diretamente relacionada com a cirrose, que, assim como a infecção pelo VHB, é um dos principais fatores de risco para o desenvolvimento de CHC.

As primeiras tentativas de transplante de fígado com intuito oncológico não foram frutíferas, com recorrência precoce do tumor geralmente no enxerto, atribuídas a micrometástases. Porém, em 1996, Mazzaferro e cols. publicaram trabalho em que pacientes transplantados em virtude de tumores precoces caracterizados por um nódulo de até 5cm ou três nódulos de até 3cm, sem sinais de invasão vascular ou linfonodal, tinham sobrevida similar à de doentes transplantados por causas não oncológicas.[11] Outros estudos comprovaram tais critérios, e assim surgiu o modelo hoje chamado de Critérios de Milão, em homenagem à cidade onde o projeto foi elaborado. Ainda hoje esses critérios são válidos ao alocar em lista doentes portadores de CHC.

O critério atualmente utilizado para alocação de fígado é um modelo matemático que utiliza a bilirrubina total (BT), o INR e a creatinina (Cr) (MELD). O CHC muitas vezes apresenta-se como uma complicação de cirrose, e que se acompanha de uma função mais preservada, ou seja, MELD baixo. Por este motivo, por não ser contemplado pelo MELD, a complicação pelo CHC ganha pontuações: inicialmente o MELD torna-se 20, em 3 meses 24 e após 6 meses 29, caso não tenha sido transplantado. Assim, coloca-se o paciente com CHC em situação especial para que seu transplante não seja muito postergado e o tumor não aumente muito de tamanho ou de número, perdendo o critério utilizado para sua indicação (Milão).

Outras modalidades terapêuticas (Figura 32.1) para CHC podem ser utilizadas com intenção paliativa ou para inibir o crescimento dos tumores enquanto o paciente espera na lista de transplantes. Entre estas modalidades destacamos a quimioembolização, a radioablação e a ablação com álcool. Este tema será mais bem discutido no Capítulo 40.

Hepatite Fulminante

Hepatite fulminante é definida como a presença de encefalopatia hepática como consequência de dano hepático importante em paciente sem histórico prévio de doença hepática crônica. As causas mais comuns diagnosticadas no Primeiro Mundo são as hepatites medicamentosas, sendo a intoxicação por acetoaminofeno a mais comum. Outra causa comum são as hepatites vi-

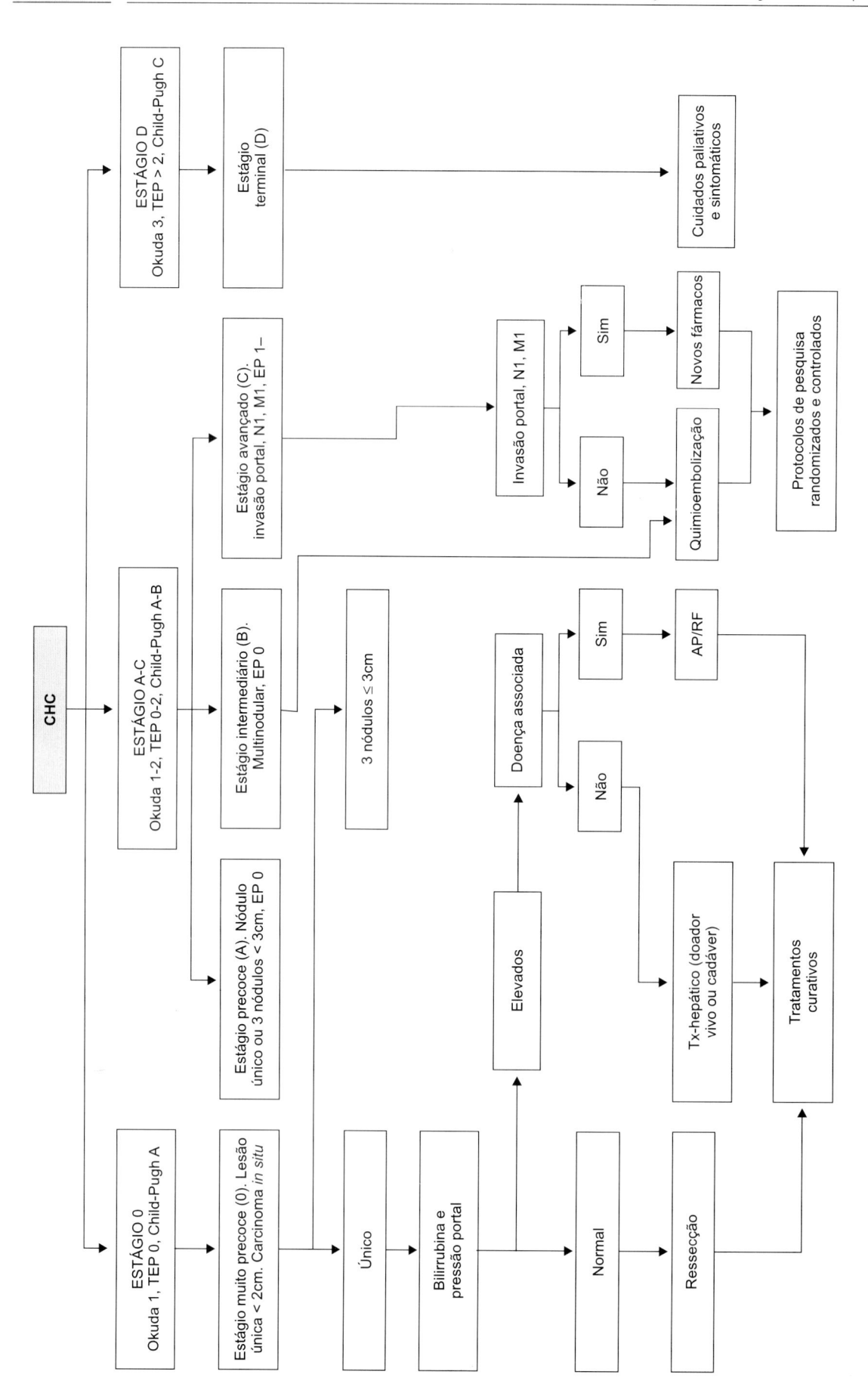

FIGURA 32.1 ▲ Sistema de estadiamento e estratégia de tratamento de acordo com os critérios do Barcelona Clinic Liver Cancer. Os pacientes são estratificados, de acordo com as características clínicas, do tumor e bioquímicas, em quatro grupos: precoce, intermediário, avançado e terminal. A definição do tratamento é feita de acordo com a estratificação do estágio. (TEP: teste de *status-performance*; AP: alcoolização percutânea; RF: radiofrequência.) Modificado de Llovert et al., Lancet, 2003.

rais, sendo a hepatite B a mais prevalente no mundo. No entanto, o diagnóstico etiológico é extremamente difícil e a doença é muitas vezes sendo classificada como de etiologia idiopática. Porém, independente da etiologia, o desenvolvimento desse quadro leva a índices de mortalidade muito altos se o transplante não for realizado.

A fisiopatologia da hepatite fulminante inclui resposta imune brutal ao processo inflamatório hepático, com morte celular maçica acarretando quadro de insuficiência hepática grave, caracterizado por síndrome de resposta inflamatória sistêmica (SRIS), insuficiência renal e, por último, quadro de edema cerebral que provoca a hipertensão craniana, que, se não tratada até o momento do transplante, fatalmente levará à morte encefálica. Esta é a principal causa de óbito nos doentes com hepatite fulminante não transplantados.[12]

Do ponto de vista laboratorial, encontram-se níveis de transaminases extremamente altos no primeiro momento, seguidos de queda e aumento das bilirrubinas, alargamento do tempo de protrombina, tempo de tromboplastina ativada (TTPA) e fator V. Nas fases avançadas encontram-se níveis de transaminases baixos, o que não indica melhora clínica e sim atrofia hepática maçica por necrose celular. Nesta fase instalam-se hipoglicemia e choque refratário devido a excesso de lactato, amônia e citocinas vasoativas, agravando a hipóxia tissular, num ciclo vicioso, agravando o edema cerebral.

Porém, em virtude da gravidade da indicação do tratamento, ou seja, trocar o fígado, com todas as suas implicações, de um paciente que há alguns dias encontrava-se hígido, passou-se ao estudo de critérios prognósticos de falência hepática, sendo o mais conhecido o desenvolvido por O'Grady no Kings College de Londres (Quadro 32.2). O fator preditivo positivo de mortalidade segundo tais critérios é de 84% para os casos de acetoaminofeno e de 98% para os casos não acetoaminofeno. Ou seja, uma vez atingidos tais critérios, o transplante torna-se mandatório em virtude do baixo prognóstico desses doentes.

ALOCAÇÃO

Como observado anteriormente, um dos fatores limitantes do transplante de fígado é a pouca quantidade de enxertos para a quantidade de receptores. Para que tal processo seja ético, inicialmente a distribuição era realizada em escala cronológica, ou seja, os fígados eram distribuídos de acordo com a data de inclusão dos doentes na lista de transplante. Porém tal modelo gerou alguns vieses, como a alta mortalidade em lista de doentes mais críticos, pois estes não resistiam à es-

QUADRO 32.2 ▶ Critérios para indicação de transplante hepático na hepatite fulminante (O'Grady)

Acetoaminofeno	pH < 7,30 independente do grau de encefalopatia *ou* Tempo de protrombina > 100 segundos Creatinina > 3,3mg/dL **Em pacientes com encefalopatia grau III ou IV**
Paracetamol	INR > 6,5 independente do grau de encefalopatia *ou* **Presença de três dos critérios abaixo:** Presença de hepatite não A, não B (criptogênica), hepatite por halotano ou outra toxicidade de fármacos Idade < 10 anos ou > 40 anos Intervalo icterícia-encefalopatia > 7 dias INR > 3,5 Bilirrubinas > 17,5mg/dL

pera, e, em último caso, a colocação precoce em lista de transplante.

O modelo de graduação de disfunção hepática criado por Child-Pugh-Turcotte em 1979 mostrava-se incompleto ao incluir fatores subjetivos, como grau de encefalopatia e grau de ascite. Outra crítica era que o modelo colocava doentes com diferentes tipos de disfunção em um mesmo grupo, e assim pacientes com bilirrubinas de 3,5mg/dL que não apresentavam o mesmo grau de disfunção que pacientes com bilirrubinas de 18mg/dL atingiam a mesma pontuação (Quadro 32.3). O modelo MELD, que consiste em um modelo matemático utilizando valores de bilirrubinas, creatinina e INR, mostrou-se, como modelo de sobrevida baseado na função hepática, bastante acurado, não sofrendo interferência com a etiologia da cirrose ou de fatores agravantes.

QUADRO 32.3 ▶ Classificação de Child-Pugh-Turcotte

Disfunção	Pontuação		
	1	**2**	**3**
Encefalopatia	Não	1-2	3-4
Ascite	Ausente	Leve	Moderada
Bilirrubina (mg/dL)	< 2	2 a 3	> 3
Albumina (g/dL)	> 3,5	2,8 a 3,5	< 2,8
TP/(INR)	< 1,7	1,7 a 2,3	> 2,3

Fórmula MELD: $\{0,957 \times \log_e(\text{creatinina mg/dL}) + 0,378 \times \log_e(\text{total bilirrubina mg/dL}) + 1,120 \times \log_e(\text{INR}) + 0,643\} \times 10$.

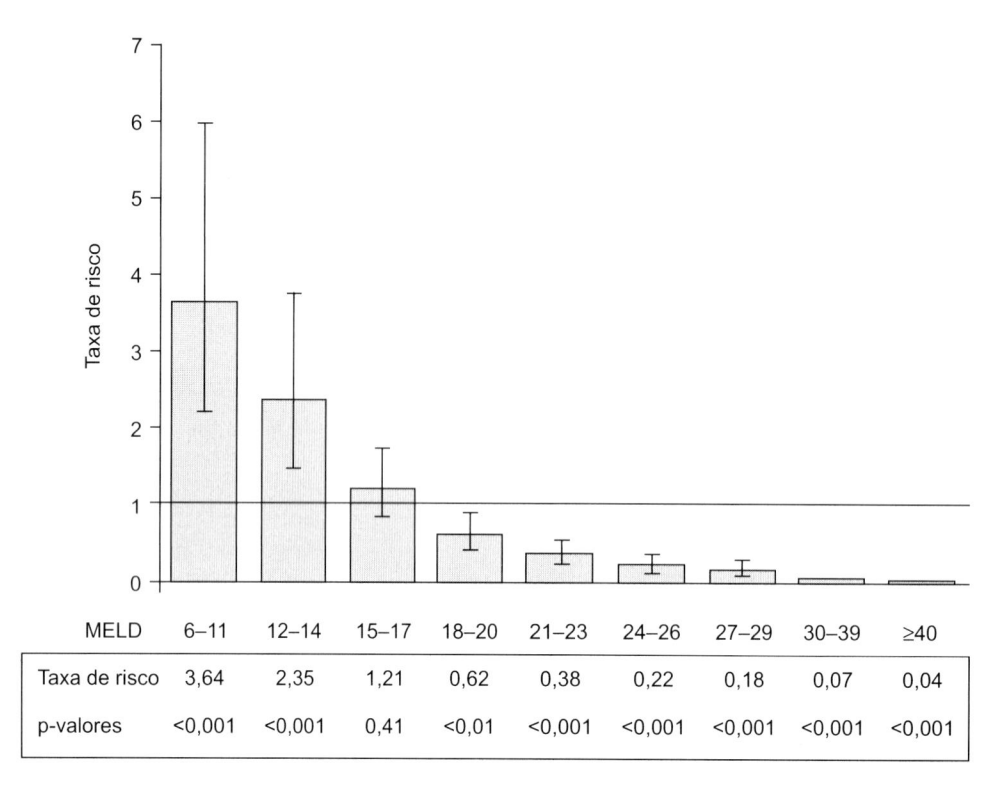

MELD	6–11	12–14	15–17	18–20	21–23	24–26	27–29	30–39	≥40
Taxa de risco	3,64	2,35	1,21	0,62	0,38	0,22	0,18	0,07	0,04
p-valores	<0,001	<0,001	0,41	<0,01	<0,001	<0,001	<0,001	<0,001	<0,001

FIGURA 32.2 ► Comparação de risco de mortalidade entre pacientes em lista de transplante e transplantados.[13]

Outra vantagem é que utiliza valores objetivos, numéricos, evitando os vieses da subjetividade. Os EUA, em 2002, e o Brasil, em 2006, passaram a utilizá-lo como fator de alocação de enxertos. Ou seja, a distribuição dos fígados se faz não mais para o doente que primeiro entrou na fila e sim para o mais grave, evitando distorções.

Contudo, nem todo cirrótico deve ser transplantado, e um valor de MELD arbitrário foi considerado mínimo para a indicação do transplante. Em trabalho publicado em 2005,[13] foram usados os dados dos registros americanos de transplantes e estratificada em modelo matemático a sobrevida dos pacientes em 1 ano, em lista de transplante e transplantados, divididos por MELD. Observou-se que a curva de benefício do transplante surgia a partir de MELD 15 a 17, ou seja, pacientes com MELD menor tinham maior morbimortalidade transplantando do que permanecendo em lista de transplante (Figura 32.2). No Brasil, de acordo com a Portaria 2.600/2009 do Ministério da Saúde, o MELD mínimo para inscrição é 11, salvo algumas exceções.[14]

CIRURGIA

Hepatectomia

A cirurgia do transplante de fígado é a maior e mais complexa cirurgia abdominal, gerando grande desafios para cirurgiões, anestesistas e todo o corpo clínico

envolvido. É necessário centro cirúrgico bem equipado, dispondo de monitoração hemodinâmica invasiva, equipes cirúrgica e anestésica experientes, terapia intensiva para retaguarda, entre outras condições.

A cirurgia inicia-se com incisão subcostal bilateral com ou sem extensão mediana epigástrica. São colocados afastadores subcostais para melhor exposição do campo cirúrgico.

É então realizada inspeção da cavidade com coleta de amostras de líquido ascítico, quando está presente, e investigação de possíveis fatores proibitivos para a cirurgia, como neoplasias extra-hepáticas não identificáveis na avaliação pré-operatória. Em seguida, soltam-se os ligamentos triangulares esquerdo e direito até a identificação da veia cava retro-hepática.

Neste momento, faz-se o isolamento das estruturas do hilo hepático com identificação e ligaduras proximais dos ramos da artéria hepática, do ducto hepático comum e, por fim, isolamento da veia porta. Pode-se então optar por duas abordagens:

- *Convencional:* a veia cava retro-hepática é isolada junto com o fígado que vai ser retirado. Neste caso, realizam-se o clampeamento e a secção da veia cava inferior (VCI) acima das veias renais e anastomosa-se a VCI do enxerto a este plano.
- *Piggy-Back:* nesta situação, o fígado é liberado da VCI retro-hepática com ligadura dos ramos diretos

para a veia cava e então isolam-se as veias hepáticas na sua inserção na VCI. A vantagem dessa técnica é que ela permite o livre fluxo sanguíneo da VCI para o coração, diminuindo alterações hemodinâmicas ao receptor, e tem uma anastomose a menos (cava infra-hepática) na parte quente da isquemia; por outro lado, torna a hepatectomia um pouco mais demorada.

Parte-se então para o clampeamento da veia porta e das veias hepáticas e a retirada do fígado doente, passando o doente para a fase anepática.

Fase Anepática

Esta é uma fase dramática em que as habilidades do anestesista são testadas. O doente encontra-se com seu fluxo portal obliterado e, se for realizada a técnica convencional, o fluxo de VCI também ficará obliterado. Deve-se atuar de maneira rápida e objetiva neste momento.

Os óstios das veias supra-hepáticas são preparados para anastomose com o enxerto que virá. É realizada minuciosa revisão hemostática da região retro-hepática e diafragmática.

Passa-se para fase de implante.

Implante do Enxerto

Coloca-se o fígado na cavidade. É realizada inicialmente a anastomose das veias supra-hepáticas com a VCI do receptor. Em seguida procede-se à anastomose da VCI infra-hepática com a técnica convencional e ao fechamento em fundo cego com a técnica de *Piggy-Back*.

Passa-se para a anastomose da veia porta do enxerto com a do receptor. Uma vez realizada, temos outro momento dramático: a reperfusão. Os clampes vasculares são liberados e o fígado é revascularizado. Há liberação do fluxo esplâncnico e de VCI (na técnica convencional) e então o organismo é inundado com vários fatores inflamatórios gerados no período de isquemia do enxerto e na estase sanguínea. Neste momento pode ocorrer a chamada síndrome de reperfusão, causada pelas alterações hemodinâmicas brutais e eletrolíticas dessa fase, podendo levar, em alguns casos, até à parada cardíaca. Novamente as habilidades anestésicas são testadas. Após essa fase, passamos para a anastomose arterial e da via biliar, esta última, preferencialmente, coledococoledociana.

Faz-se nova e minuciosa revisão hemostática e procede-se à colocação ou não de drenos de acordo com cada serviço e o caso específico.

COMPLICAÇÕES

Não Funcionamento Primário do Enxerto

Esse quadro dramático pode ocorrer em 2% a 5% dos transplantes. Os mecanismos envolvidos neste processo não estão bem determinados, porém estão relacionados com o processo de isquemia-reperfusão do enxerto. Os níveis circulantes de substâncias inflamatórias são determinantes neste quadro e podem ter efeito hepatotrófico ou de perpetuação da lesão celular. Os fatores envolvidos incluem tempo de isquemia prolongado do enxerto, preservação inadequada, grau de esteatose do enxerto e cuidados do doador. Sódio sérico alto e altos níveis de substâncias vasoativas para manter o doador provocam efeitos deletérios no enxerto.

O paciente evolui com quadro de necrose hepática maciça caracterizada por níveis extremamente elevados de transaminases, coagulopatia, acidose persistente e perda da função renal. Este quadro constitui emergência cirúrgica, e assim esses pacientes ganham privacidade na lista de transplantes, ou seja, devido ao caráter urgente da situação, tornam-se os primeiros da lista. A demora na troca do enxerto pode ter efeitos irreversíveis, com agravamento do quadro inflamatório, surgimento de quadros infecciosos e, em alguns casos, a situação do doente pode tornar-se tão crítica que inviabiliza a nova cirurgia de transplante.

No Brasil não existe regulamentação quanto ao diagnóstico de não funcionamento primário, o qual fica a cargo das equipes. Nos EUA, o sistema UNOS, que regula todo o sistema americano de transplantes, atribui os seguintes parâmetros para o diagnóstico:[15]

- Intervalo entre o transplante e a notificação ≤ 7 dias.
- AST ≥ 3.000mg/dL e um dos fatores abaixo:
  - INR ≥ 2,5.
  - Acidose metabólica, definida como pH arterial < 7,30 ou pH venoso < 7,25 ou lactato > 4mmol/L.

Disfunção Primária do Enxerto

Caracteriza-se por altos picos enzimáticos após reperfusão, indicando grande morte celular, porém sem grave comprometimento imediato da função do órgão.

Representa um desafio aos grupos transplantadores, pois, apesar de não haver perda significativa da função, a evolução pode ser desfavorável, com funcionamento precário do fígado, apresentando níveis elevados de bilirrubinas, insuficiência renal em graus variáveis e surgimento de quadros infecciosos. Neste caso, a indicação de retransplante não segue protocolos, partindo da experiência de cada grupo.

Contudo, o preço a se pagar por esses enxertos pode ser alto, pois apresentam maior índice de trombose tardia de artéria hepática, maior índice de infecções oportunistas e de estenoses biliares com sobrevida do enxerto comprovadamente menor, se comparados aos não disfuncionais.

Trombose de Artéria Hepática

Pode ser classificada como aguda (até 30 dias após o transplante) e tardia (depois de 30 dias). A trombose hepática aguda apresenta-se com quadro parecido com o de não funcionamento primário e entra no diagnóstico diferencial de alterações hepáticas do pós-operatório imediato.[16] Pode ocorrer em cerca de 7% dos casos e os fatores de risco incluem vasos de calibre diminuto e uso de condutos arteriais. Em nosso serviço realizamos US-Doppler do enxerto no primeiro dia pós-operatório e de demanda após, caso haja suspeita de trombose.

A US-Doppler de fígado tem sensibilidade de 90% para o diagnóstico de trombose de artéria hepática, porém não descarta a necessidade de angiotomografia ou angiorressonância para confirmação diagnóstica.

A trombose tardia de artéria hepática não aparece de maneira tão dramática quanto a aguda, apresentando-se com elevação de leve a moderada de enzimas hepáticas, ou com surgimento de estenoses biliares, fístulas ou bilomas, que são coleções necróticas intra-hepáticas. Contudo não exclui a indicação de retransplante. Está associada ao uso de conduto arterial, infecções por citomegalovírus (CMV) e quadros de rejeição aguda.

Complicações Biliares

Na fase aguda, o surgimento de fístulas ou estenoses está associado à falha da técnica cirúrgica, mais que a qualquer outro fator, porém sempre deve-se descartar a possibilidade de trombose arterial.

Na fase tardia, a presença de estenose biliar é a complicação mais comum do transplante, geralmente associada a alterações cicatriciais da anastomose coledocociana. O tratamento geralmente se faz através de colangiopancreatografia endoscópica retrógrada (CPER) ou por acesso percutâneo transparieto-hepático, reservando-se a cirurgia para casos de exceção.[17]

IMUNOSSUPRESSÃO

O advento de novos imunossupressores no fim da década de 1980 foi responsável pela disseminação dos transplantes em geral, pois permitiu controle dos mecanismos autoimunes de rejeição.

Os principais imunossupressores utilizados nos dias de hoje compõem três classes:

* *Corticosteroides:* são os imunossupressores mais antigos utilizados nos transplantes. São utilizados na indução, ou seja, durante a fase anepática, como primeiro indutor de imunossupressão, na manutenção da imunossupressão e no tratamento de rejeições agudas[18].
* *Inibidores de calcineurina:* têm na ciclosporina e no tacrolimus seus principais agentes. Atuam penetrando no citoplasma por difusão e inibem a enzima calcineurina, evitando a transcrição de enzimas associadas à ativação do linfócito T.
* *Análogos da mercaptopurina:* seus agentes mais comumente utilizados são a azatioprina e o micofenolato. Este atua diretamente nos linfócitos B e T após a apresentação dos antígenos a estas células, inibindo a síntese de RNA e, consequentemente, sua ativação e replicação.

Existem agentes imunossupressores, como inibidores de angiogênese (sirolimo) e anticorpos mono e policlonais, os quais, porém, fogem ao escopo deste texto.[19,20]

REFERÊNCIAS

1. Starzl TE, Groth CG, Brettschneider L et al. Extended survival in 3 cases of orthotopic homotransplantation of the human liver. Surgery 1968 Apr; 63(4):549-63.
2. Bacchella T, Machado MC. The first clinical liver transplantation of Brazil revisited. Transplant Proc 2004; 36(4):929-30.
3. Merion RM, White DJ, Thiru S et al. Cyclosporine: five years'experience in cadaveric renal transplantation. N Engl J Med 1984; 310(3):148-54.
4. Freeman Jr. RB. Selection and timing of liver transplantation. In: Schiff ER, Sorrell MF, Maddrey WC (eds.). Schiff's Diseases of the Liver. Philadelphia: Lippincott William & Wilkins, 2007:1454.
5. Malinchoc M, Kamath PS, Gordon FD et al. A model to predict poor survival in patients undergoing transjugular intrahepatic portosystemic shunts. Hepatology 2000; 31:864-71.
6. Di Bisceglie AM, Goodmam ZD, Ishak KG et al. Long-term clinical e histopathological follow-up of chronic post-transfusion hepatitis. Hepatology 1991; 14:969-74.
7. Gurusamy KS, Tsochatzis E, Xirouchakis E et al. Antiviral therapy for recurrent liver graft infection with hepatitis C virus. Cochrane Database Syst Rev 2010 Jan 20;(1).
8. Summers J, Mason WS. Replication of the genome of a hepatitis B–like virus by reverse transcription of an RNA intermediate. Cell 1982; 29(2):403-15.
9. Roche B, Samuel D. Transplantation for viral hepatitis A and B. In: Busuttil RW, Klintmalm GB (eds.). Transplantation of the Liver. Philadelphia: Elsevier, 2005:119.

10. Tome S, Lucey M, Timing of liver transplantation in alcoholic cirrhosis. J Hepatol 2003; 39:302-7.

11. Mazzaferro V, Regalia E, Doci R et al. Liver transplantation for the treatment of small hepatocellular carcinomas in patients with cirrhosis. N Engl J Med 1996; 334(11):693-9.

12. Rolando N, Wade J, Davalos M et al. The systemic inflammatory response syndrome in acute liver failure. Hepatology 2000; 32:734-9.

13. Merion RM, Schaubel DE, Dykstra DM et al. The survival benefit of liver transplantation. Am J Transplant 2005; 5(2):307-13.

14. Brasil. Ministério da Saúde. Portaria nº 2.600, de 21 de outubro de 2009. Aprova o regulamento técnico do Sistema Nacional de Transplantes. Brasília (DF), Ministério da Saúde, 2009.

15. Bekker J, Ploem S, de Jong KP. Early hepatic artery thrombosis after liver transplantation: a systematic review of the incidence, outcome and risk factors. Am J Transplant 2009; 9(4):746-57.

16. Pascher A, Neuhaus P. Biliary complications after deceased-donor orthotopic liver transplantation. J Hepatobiliary Pancreat Surg 2006; 13(6):487-96.

17. Starzl TE, Klintmalm GB, Porter KA et al. Liver transplantation with use of cyclosporin a and prednisone. N Engl J Med 1981; 305:266.

18. O'Grady JG, Burroughs A, Hardy P et al. Tacrolimus versus microemulsified ciclosporin in liver transplantation: the TMC randomised controlled trial. Lancet 2002; 360(9340): 1119-25.

19. Klupp J, Bechstein WO, Platz KP et al. Mycophenolate mofetil added to immunosuppression after liver transplantation – first results. Transpl Int 1997;10(3):223-8.

33

Transplante de Pâncreas

INTRODUÇÃO

O transplante de tecido pancreático endócrino é o único tratamento que estabelece normoglicemia e normaliza os níveis séricos de hemoglobina glicosilada em pacientes diabéticos tipo 1.[1] Atualmente, o transplante do enxerto pancreático vascularizado tem maior sucesso quando comparado ao transplante de ilhotas pancreáticas.[2] A evolução do transplante de pâncreas no tratamento do diabetes tipo 1 foi determinada pelo avanço da tecnologia dos transplantes quanto à técnica cirúrgica, preservação de órgãos e imunossupressão, possibilitando a obtenção dos bons resultados atualmente observados.[3]

HISTÓRICO

O primeiro transplante de pâncreas vascularizado foi realizado simultaneamente com um enxerto renal para tratar um paciente diabético tipo 1 com uremia, em 16/12/1966, por William Kelly e Richard Lillehei, no Hospital da Universidade de Minnesota, EUA.[4] No Brasil, Edison Teixeira e cols. realizaram o primeiro transplante de pâncreas segmentar isolado, em 1968, no Rio de Janeiro.[5]

Em 1974 foi realizado o primeiro transplante clínico de ilhotas de Langerhans, por David Sutherland, na Universidade de Minnesota.[6] Em 1979, para superar os problemas imunológicos e de imunossupressão, David Sutherland realizou o primeiro transplante de pâncreas segmentar utilizando doador vivo.[7]

Até a década de 1980, os transplantes de pâncreas ficaram restritos a poucos centros nos EUA e na Europa. A introdução dos imunossupressores tacrolimus e micofenolato de mofetila a partir de 1994, bem como a evolução da técnica cirúrgica e o uso rotineiro da solução de preservação da Universidade de Wisconsin, culminou com a melhora significativa dos resultados e a consequente realização de transplantes em escala crescente em vários países.[3]

No Brasil, as Portarias 935 e 936 do Ministério da Saúde, publicadas em 22/7/1999, estabeleceram as normas para a realização do transplante de pâncreas no país. Atualmente, o transplante de pâncreas é realizado nos estados de São Paulo, Rio de Janeiro, Minas Gerais, Paraná e Rio Grande do Sul, com bons resultados.

Como as principais complicações associadas ao transplante de pâncreas estão relacionadas com a atividade exócrina da glândula e com o tratamento do diabetes tipo 1, é necessária apenas a reposição de células beta. Assim, vem sendo desenvolvido e aplicado em alguns centros o transplante de ilhotas pancreáticas em nível clínico experimental.

OBJETIVOS

Os objetivos principais do transplante de pâncreas são:

- Melhorar a qualidade de vida do diabético tipo 1, promovendo independência de insulina exógena e normoglicemia (evita episódios de hipoglicemia e cetoacidose, bem como a necessidade de múltiplas aplicações diárias de insulina exógena, de monitoração intensiva dos níveis de glicemia capilar com inúmeras punções digitais e de regime alimentar).
- Prevenir/melhorar as complicações secundárias do diabetes tipo 1 (retinopatia, neuropatia, nefropatia, doença vascular), e proteger o rim transplantado do desenvolvimento da nefropatia diabética.

CATEGORIAS DE RECEPTORES DE TRANSPLANTE DE PÂNCREAS E INDICAÇÕES

As categorias de receptores de transplante de pâncreas são: pâncreas e rim simultâneos (SPK), pâncreas após rim (PAK) e pâncreas isolado (PTA).* A nomenclatura de pâncreas solitário compreende as categorias PAK e PTA. A categoria SPK constitui a mais realizada, seguida pelo PAK e, mais raramente, pelo PTA.

As indicações para transplante de pâncreas são:

- *Diabéticos tipo 1 em uremia:* candidatos a um novo rim também serão candidatos a um novo pâncreas (insuficiência renal crônica em fase pré-dialítica ou em diálise com *clearance* de creatinina < 20mL/min). Um SPK de doador cadáver é o tratamento de escolha.
- *Diabéticos tipo 1 com transplante renal prévio funcionante:* uma vez que a imunossupressão já é mandatória, o único risco acrescentado é apenas o do ato operatório.
- *Diabéticos tipo 1, não urêmicos:* dificuldade grave em controlar o diabetes (minoria dos pacientes diabéticos tipo 1). Conforme recomendação da Associação Americana de Diabetes (ADA), as indicações para o transplante isolado de pâncreas consistem em: história frequente de complicações metabólicas agudas e graves (hipoglicemia, hiperglicemia, cetoacidose) que necessitam de cuidados médicos; problemas emocionais com insulinoterapia exógena que são tão graves a ponto de serem incapacitantes; falha consistente em prevenir complicações agudas com tratamento baseado em insulina. Além disso, protocolos para assegurar uma avaliação multidisciplinar objetiva das condições clínicas e elegibilidade para o transplante devem ser estabelecidos e acompanhados.[8]

O transplante de pâncreas também pode ser realizado com a utilização de doador vivo e, nesse caso, utiliza-se um enxerto de pâncreas segmentar corpo-caudal.[9] O transplante de pâncreas intervivos, realizado em pequeno número de casos, é indicado em condições muito especiais, como em pacientes altamente sensibilizados com baixa probabilidade de receberem um enxerto de doador cadáver, pacientes com irmão(ã) gêmeo(a) não diabético(a) e pacientes que não podem receber altas doses de imunossupressão.

Pode-se utilizar enxerto renal de um doador vivo, acompanhado de um enxerto pancreático de doador cadáver.[10]

Finalmente, o transplante de ilhotas pancreáticas tem um potencial de vantagens sobre o transplante vascularizado de pâncreas. Entretanto, no presente momento, o transplante de ilhotas pancreáticas é um procedimento experimental, que também necessita de imunossupressão e deve ser realizado no âmbito de estudos clínicos controlados.

SELEÇÃO DOS RECEPTORES

No Brasil, não existe seleção econômica para a realização de transplantes, inclusive o de pâncreas, pois o Sistema Único de Saúde (SUS) financia todas as etapas: o diagnóstico de morte encefálica do doador, a cirurgia do doador, a preservação do órgão, a cirurgia do receptor e o acompanhamento ambulatorial tardio, fornecendo as substâncias imunossupressoras necessárias, os medicamentos necessários para o tratamento de eventuais complicações e as eventuais reinternações dos receptores.

Os critérios para a seleção dos receptores são:

1. Diabético tipo 1 (ausência de produção de peptídio C).
2. Faixa etária entre 18 e 55 anos.
3. Ausência de complicações generalizadas secundárias ao diabetes.
4. Insuficiência orgânica não renal.
5. Ausência de doença maligna ou critério de cura.
6. Ausência de contraindicação à imunossupressão.
7. Estabilidade emocional e social (para entender os riscos e os benefícios da cirurgia, a necessidade da imunossupressão e seus efeitos colaterais).

Os critérios de exclusão dos receptores são:

1. Comprometimento da função cardíaca (infarto agudo do miocárdio recente, angina com obstrução coronariana intratável e ecocardiograma com fração de ejeção < 50%).
2. Instabilidade emocional e social (distúrbio psiquiátrico, dependência de álcool ou de drogas ilícitas e falta de motivação).
3. Presença de infecção ativa ou sepse (infecção de parede/peritonite).
4. Presença de tumor maligno.
5. Obesidade com índice de massa corporal > 30mg/m².

---

*As abreviações SPK (*simultaneous pancreas-kidney transplant*), PKA (*pancreas after kidney transplant*) e PTA (*pancreas transplant alone*) representam a nomenclatura internacional adotada para as categorias de receptores de transplante de pâncreas pelo International Pancreas Transplant Registry com sede na Universidade de Minnesota (iptr.umn.edu).

Constituem critérios de exclusão relativos os receptores com achados de:

1. Retinopatia proliferativa ou hemorragia retiniana recente.
2. Doença vascular periférica com obstrução das artérias ilíacas ou com cirurgia de amputação prévia.
3. Doença irreversível ou grave (coração, pulmão e fígado).
4. Neuropatia autonômica com manifestações clínicas.
5. HIV positivo.
6. Prova cruzada positiva (*T-cell*).

SELEÇÃO DE DOADORES

A seleção de doadores em morte encefálica com coração batendo para transplante de pâncreas deve ser a mais próxima possível do chamado doador ideal a fim de se conseguirem os melhores resultados para o receptor, com menor possibilidade de complicações do enxerto, como desenvolvimento de pancreatite aguda, tromboses vasculares, processos infecciosos, fístulas e disfunção do enxerto, caracterizada pelo não funcionamento das células beta.

Assim, a manutenção adequada do potencial doador em morte encefálica, evitando-se instabilidade hemodinâmica e alterações importantes da glicemia, é um ponto que deve ser cuidadosamente observado.

Além da existência de compatibilidade sanguínea no sistema ABO entre doador e receptor e prova cruzada negativa entre o soro do receptor e linfócitos do doador para afastar a existência de anticorpos pré-formados no receptor, a Portaria 935 do Ministério da Saúde, publicada em 22/7/1999, estabelece os seguintes critérios mínimos para a doação de pâncreas:

1. Idade entre 10 e 45 anos.
2. Peso entre 30 e 90kg.
3. Ausência de antecedentes pessoais ou parentes em primeiro grau com diabetes melito.

Atualmente, a faixa etária para a doação de pâncreas tem sido considerada entre 5 e 50 anos de idade e o peso do doador deve ser > 30kg se houver retirada de pâncreas e não de fígado e > 50kg se houver retirada de pâncreas e fígado.[11]

A avaliação macroscópica do pâncreas deve ser realizada cuidadosamente durante a retirada do enxerto, pois a existência de sinais de pancreatite aguda com áreas de esteatonecrose, edema glandular excessivo, hematoma, infiltração gordurosa, glândula fibrótica com consistência endurecida e presença de lesões nodulares císticas ou sólidas constitui fator de risco para complicações pós-transplante e, nessas condições, os enxertos devem ser descartados.

Outras condições que podem determinar a exclusão de doadores para transplante de pâncreas são diabetes melito (tipo 1 ou 2); doença pancreática; cirurgia prévia duodenal, pancreática ou esplenectomia; tumor maligno; sorologia positiva para doenças infecciosas (SIDA, hepatites B e C e HTLV), doença hepática crônica; obesidade mórbida com índice de massa corporal > 40kg/m²; e antecedente de etilismo crônico.

BASES DA TÉCNICA CIRÚRGICA

Doador

A retirada do enxerto pancreático em geral constitui uma parte da remoção de múltiplos órgãos intra-abdominais. A retirada simultânea de enxerto hepático e pancreático exige uma técnica adequada.[12] O principal aspecto técnico da retirada combinada de fígado e pâncreas é a preservação da vascularização arterial e adequada extensão da veia porta para estes órgãos. Como o pâncreas e o fígado compartilham de um mesmo suprimento arterial, e as variações anatômicas são comuns, cuidadosa dissecção e bom entendimento entre as equipes de retirada do pâncreas e do fígado são necessários.

A cauda e grande parte do corpo pancreático são irrigadas pela artéria esplênica, que é ramo do tronco celíaco. A cabeça do pâncreas e o duodeno têm irrigação arterial dupla: a arcada pancreatoduodenal superior (ramo da artéria gastroduodenal) e a inferior (ramo da artéria mesentérica superior). Assim, a preservação das artérias esplênica e mesentérica superior é essencial para o enxerto pancreático. A artéria gastroduodenal é ligada e seccionada para manter todo o eixo celíaco íntegro para o enxerto hepático. Com isso, o suprimento sanguíneo da arcada pancreatoduodenal superior é mantido pela arcada pancreatoduodenal inferior. A drenagem pancreática ocorre pelas veias esplênica e mesentérica superior, que formam a veia porta.

A preservação do enxerto pancreatoduodenal é feita pela infusão aórtica de 1 litro de solução de Belzer ou solução da Universidade de Wisconsin (UW) a 4ºC. Ao término da infusão, procede-se à oclusão da artéria esplênica e da mesentérica superior (previamente isoladas) e o enxerto pode ser preservado por até 20 horas.[13] Antes do pinçamento da aorta, realiza-se a lavagem duodenal com solução de povidine seguida de solução com antibióticos e antifúngico através de sonda nasogástrica com o intuito de limpar o arco duodenal de resíduos alimentares e diminuir a contaminação microbiana.

Após a retirada do enxerto hepático, o enxerto pancreático é retirado em bloco juntamente com o duodeno e o baço, preservando-se os cotos vasculares das artérias mesentérica superior e esplênica e da veia porta (deve ser seccionada ao nível da entrada da veia gástrica esquerda ou no mínimo 2cm acima da borda superior do pâncreas).

Resumidamente, o omento maior é seccionado em toda sua extensão. O ângulo hepático transverso e o ângulo esplênico do cólon são totalmente rebatidos caudalmente para expor a face anterior do pâncreas em toda sua extensão. A cabeça pancreática é amplamente exposta, utilizando-se a manobra de Kocher. O duodeno e o jejuno são seccionados na primeira porção utilizando-se grampeadores lineares. O estômago é rebatido cranialmente e as possíveis aderências com o pâncreas são seccionadas, bem como os vasos gástricos curtos. O corpo e a cauda pancreáticos, juntamente com o baço, são liberados posteriormente, utilizando-se a técnica de não tocar o tecido pancreático, sendo o enxerto pancreático, manipulado pelo baço. Na raiz do mesentério, junto ao tecido pancreático, identificam-se individualmente os ramos da artéria e veia mesentéricas superiores, ligando-os e seccionado-os. Finalmente, a artéria mesentérica superior é seccionada junto à artéria aorta, liberando totalmente o enxerto pancreático. A retirada é completada pela remoção dos vasos ilíacos do doador. O enxerto pancreático e os vasculares devem ser imersos em 1 litro da solução de Belzer.

Na cirurgia de mesa, o enxerto pancreatoduodenal é preparado conforme descrito a seguir:

1. Remoção do baço.
2. Encurtamento do segmento duodenal (cerca de 10cm).
3. Sutura e invaginação das bordas duodenais.
4. Sutura da raiz do mesentério, do colédoco e da artéria gastroduodenal e veia mesentérica inferior.
5. Mobilização da veia porta.
6. Realização de enxerto vascular em Y (artérias ilíacas do doador com os pedículos vasculares das artérias mesentérica superior e esplênica do enxerto pancreático).

Receptor

Embora a maioria dos transplantes seja realizada em combinação com o rim, descrevemos apenas a técnica do transplante de pâncreas. O rim, em geral, é implantado primeiro, evitando-se comprimir o enxerto pancreático revascularizado pelo afastador ortostático. A via de acesso preferencial é a laparotomia mediana. O implante do pâncreas é preferencialmente realizado na fossa ilíaca direita do receptor, uma vez que os vasos ilíacos direitos são mais acessíveis. O implante do pâncreas pode ser realizado pela drenagem sanguínea venosa sistêmica ou portal.

As principais etapas do implante pancreático são:

1. Incisão mediana, iniciando de 2 a 5cm acima da cicatriz umbilical e estendendo-se até o púbis.
2. Exposição da bexiga (se utilizar derivação vesical).
3. Mobilização do ceco e íleo terminal cranialmente.
4. Exposição e mobilização dos vasos ilíacos (técnica semelhante ao transplante renal; alguns cirurgiões ligam as veias ilíacas internas para melhorar a exposição e facilitar as anastomoses vasculares ou realizam uma extensão vascular na veia porta).
5. Anastomose terminolateral da veia porta do enxerto com a veia ilíaca comum do receptor (drenagem venosa sistêmica da secreção pancreática endócrina).
6. Anastomose terminolateral da artéria ilíaca comum do enxerto vascular em Y com a artéria ilíaca comum do receptor.
7. Revascularização do enxerto (hemostasia).
8. Drenagem da secreção exócrina pancreática do enxerto:
   a. Vesical (anastomose laterolateral duodenovesical).
   b. Entérica (anastomose laterolateral duodenojejunal ou em Y de Roux).
9. Revisão da hemostasia e lavagem da cavidade com solução de antibiótico e antifúngico.
10. Fechamento da cavidade abdominal.

A drenagem venosa sanguínea sistêmica, tecnicamente mais simples, faz com que a insulina secretada pelo enxerto passe diretamente para a circulação geral, determinando um estado de hiperinsulinemia, pois não ocorre a passagem fisiológica inicial da insulina pelo fígado, onde cerca de 70% da mesma é utilizada. A técnica de drenagem venosa portal, mais difícil porque a anastomose deve ser realizada com um ramo da veia mesentérica superior, é mais fisiológica, pois mantém a passagem inicial da insulina pelo fígado antes de atingir a circulação sistêmica. Até o presente, não se conseguiu determinar maiores vantagens da drenagem venosa portal e a realização da drenagem venosa sistêmica continua sendo a mais frequentemente utilizada.[3]

Imunossupressão

Atualmente, os esquemas de imunossupressão mais utilizados incluem o uso de indução e manutenção. Os medicamentos utilizados para indução são soros antilinfocitários, com anticorpos policlonais (ATG) ou com anticorpos monoclonais Alemtuzumab® (Campath®) ou bloqueadores antirreceptores de IL-2 (Basiliximab® e Daclizumab®). A manutenção baseia-se na utilização de inibidor de calcineurina (tacrolimus) associado a um antimetabólito (micofenolato mofetil) e corticoide (prednisona).

Deve-se ter atenção com efeitos colaterais de alguns imunossupressores utilizados no transplante de pâncreas. O corticoide induz a resistência periférica de insulina e o inibidor de calcineurina prejudica a transcrição do RNAm preproinsulina, podendo levar à degranulação das células beta e à hiperglicemia.

Sobrevida

Segundo o Registro Internacional de Transplante de Pâncreas (IPTR), foram realizados, até 31 de dezembro de 2004, mais de 23 mil transplantes de pâncreas, sendo mais de 17 mil nos EUA e quase 6.000 nos demais países.[3] A modalidade de transplante de pâncreas mais frequentemente realizada foi o transplante combinado de pâncreas e rim, seguido do transplante de pâncreas após rim e, por fim, o transplante de pâncreas isolado. A sobrevida de 1 ano dos pacientes com enxertos pancreáticos e dos transplantados de pâncreas com doador cadáver, nos EUA, no período de 2002 a 2003, foi, respectivamente, de > 95% e 85% para o transplante combinado de pâncreas e rim, > 95% e 78% para o transplante de pâncreas após rim e de 98% a 76% para o transplante de pâncreas isolado. Para os doentes submetidos a transplante combinado de pâncreas e rim com doador cadáver nos outros países, nesse mesmo período, a sobrevida de 1 ano foi de 94% e do enxerto, de 87%. [14]

COMPLICAÇÕES

De maneira geral, a principal complicação relacionada com a perda de enxerto pancreático é falha técnica, seguida de rejeição aguda ou crônica. Entende-se por falha técnica a perda do enxerto nos primeiros 3 meses de transplante devido a trombose vascular (50%), pancreatite (20%), infecção (18%), fístulas (6,5%) e hemorragia (2,4%). Entretanto, receptores de PAK e PTA apresentam rejeição como a principal complicação relacionada com a perda do enxerto pancreático. Outras complicações são infecção e deiscência de parede abdominal.[15]

Cirúrgicas

O transplante de pâncreas apresenta 10% a 20% de complicações cirúrgicas que necessitam de relaparotomia. Os fatores de risco para complicações cirúrgicas incluem tempo prolongado em diálise peritoneal, doador ou receptor com índice de massa corporal > 28kg/m², doador ou receptor com idade acima de 45 anos, doença cerebrovascular com causa de óbito do doador, tempo de preservação prolongada (> 20 horas) retransplante e cirurgia abdominal prévia.[1,3,16-20]

Drenagem Vesical

O transplante de pâncreas com drenagem vesical implica frequentes e graves complicações urológicas e metabólicas. Cerca de 10% a 25% dos doentes submetidos ao transplante de pâncreas com drenagem duodenovesical necessitam ser submetidos à conversão intestinal da drenagem exócrina do enxerto.[21]

As complicações urológicas mais frequentes são:

1. Hematúria (cistite hemorrágica, duodenite hemorrágica).
2. Infecções urinárias (ocorrem em aproximadamente 50% dos casos).
3. Uretrite (acompanhada de intensa dor tipo queimação, podendo complicar-se com estenoses e fístulas).
4. Formação de cálculos vesicais (podem formar-se na linha de sutura e causar hematúria).
5. Fístulas vesicais (incidência de 9% a 14%). Quando precoces, indicam complicação técnica e devem ser corrigidas apropriadamente. As tardias ocorrem geralmente na linha de sutura e são secundárias ao aumento de pressão intraduodenal durante a micção.[22]
6. Alterações metabólicas (acidose metabólica e desidratação por perda importante de água e bicarbonato de sódio na urina; os pacientes devem receber reposição de bicarbonato e ter reposição hídrica adequada no seguimento do transplante de pâncreas).

Drenagem Entérica

A fístula entérica é uma das complicações mais temidas, pois coloca em risco a sobrevivência do paciente. A incidência de fístula entérica varia de 5% a 8% e a maioria ocorre durante o pós-operatório imediato. A fístula precoce relaciona-se com problemas técnicos, como o comprometimento da irrigação sanguínea e a isquemia. Os fatores de risco potenciais para a ocorrência de fístula entérica precoce são tempo prolongado de isquemia fria, trauma duodenal, pancreatite pós-reperfusão e infecção intra-abdominal. Em geral, o seu tratamento acarreta a retirada do enxerto pancreático.[22-25]

A fístula tardia, menos comum, relaciona-se principalmente com episódio prévio de rejeição aguda, infecção por citomegalovírus (CMV), biópsia do enxerto e rejeição crônica.[22-25]

Clínicas

Rejeição

No início da experiência com transplante de pâncreas, observou-se que cerca de 80% dos doentes submetidos a transplante simultâneo de pâncreas e rim apresentavam quadro de rejeição aguda no primeiro ano após o transplante. Destes, 27% apresentavam rejeição isolada do enxerto pancreático. A perda do enxerto pancreático por rejeição chegava a 20% dos casos.

Os critérios utilizados para o diagnóstico de rejeição do enxerto pancreático são:

1. Elevação dos níveis de creatinina sérica: transplante simultâneo de pâncreas e rim.
2. Diminuição da amilasúria: a drenagem exócrina do enxerto por meio de anastomose duodenovesical possibilita a determinação dos níveis de amilase urinária (amilasúria), que é utilizada para o controle de eventual rejeição do enxerto. A observação de queda persistente de 25% da concentração da amilase urinária está associada à rejeição celular aguda, sendo importante nos casos de transplante de pâncreas isolado ou após rim.
3. Elevação dos níveis de lipase.
4. Biópsia pancreática: realizada pela punção guiada por ultrassom, tomografia computadorizada, transduodenal por cistoscopia ou a céu aberto. Embora o critério histológico seja considerado padrão para o diagnóstico de rejeição, a biópsia do enxerto pancreático deve ser indicada com cuidado em virtude do risco de hemorragia, fístula pancreática e até perda do enxerto.

Atualmente, com o uso dos novos imunossupressores, as complicações imunológicas, representadas pela ocorrência de rejeição, acontecem em cerca de 30% dos casos de transplantes de pâncreas e rim simultâneos. A rejeição começa no tecido exócrino, daí seu reflexo no nível de amilasúria e da lipase sérica. A rejeição é a causa de perda do enxerto pancreático em cerca de 10% dos casos de transplante de pâncreas.

Infecções

Apesar da melhora dos resultados do transplante de pâncreas, as complicações infecciosas permanecem como as principais causas de morbidade e mortalidade. Obviamente, a utilização de imunossupressores, especialmente terapia de indução, propicia o aparecimento de infecções. A etiologia mais frequente é do tipo bacteriano, sendo a infecção de parede e a infecção urinária as mais comuns.

Os pacientes submetidos ao transplante de pâncreas apresentam alto risco de desenvolver infecção por CMV, mesmo com a utilização de profilaxia. A incidência é em média de 25%. A utilização de soros antilinfocitários, frequente no transplante de pâncreas, está relacionada com o aumento do risco de infecção por CMV.

As infecções por fungos são de difícil tratamento, e geralmente graves. As infecções por *Aspergillus* e *Cryptococcus* têm altas taxas de morbidade e mortalidade.

O diagnóstico precoce do tipo de infecção, principalmente as infecções por fungo, é fundamental para o sucesso do tratamento. A administração de antibióticos, antifúngicos e agentes antivirais é recomendada.[26-29]

Neoplasias

A doença linfoproliferativa é uma complicação rara e mais grave no transplante de pâncreas, quando comparado a outros tipos de transplante. A sua incidência varia de 1% a 2,5% e possivelmente está relacionada com o regime de imunossupressão e a presença de CMV.[30]

Tardias

Tardiamente, as principais complicações estão relacionadas com quadro de rejeição crônica e complicações infecciosas, sendo causas importantes de mortalidade o infarto do miocárdio e a morte súbita.

EFEITOS ENDÓCRINOS E METABÓLICOS

O transplante de pâncreas regulariza o metabolismo da glicose, determinando normalização dos níveis de glicose no sangue e da hemoglobina glicosilada, livrando o paciente do uso de insulina exógena. Observa-se resposta da insulina à estimulação por glicose, administrada por via oral ou intravenosa, por arginina intravenosa e por secretina intravenosa; normalização sérica do peptídio C;[31] e recuperação da resposta à hipoglicemia com resposta do glucagon[32] e da adrenalina com recuperação dos sintomas de alerta.[33]

Nos doentes com transplante de pâncreas com drenagem venosa sistêmica observa-se um estado de hiperinsulinemia,[34] caracterizado por aumento da concentração sérica basal de insulina, em razão da não passagem inicial do sangue venoso proveniente do enxerto pancreático pelo fígado, e pela existência de um estado de resistência à insulina pelo uso de corticoide no esquema de imunossupressão. Entretanto, estudos do metabolismo da glicose tanto em jejum como pós-prandial permanecem normais.[35]

Com relação às complicações crônicas do diabetes tipo 1, o transplante de pâncreas pode resulta em regressão parcial da neuropatia,[36] estabilização da retinopatia presente,[37] melhora e até reversão da estrutura renal do rim nativo nos casos de transplante de pâncreas isolado[38] e prevenção de nefropatia diabética do rim transplantado nos casos dos transplantes simultâneos de pâncreas e rim.[39]

O transplante de pâncreas determina melhora significativa da qualidade de vida dos doentes diabéticos,[1] possibilitando o retorno às atividades profissionais.

CONSIDERAÇÕES FINAIS

O transplante vascularizado de pâncreas continua sendo o tratamento mais efetivo do diabetes tipo 1. Há complicações cirúrgicas e a imunossupressão é obrigatória. Entretanto, há melhora na qualidade de vida e maior sobrevida dos pacientes diabéticos urêmicos com transplante de pâncreas. O transplante de pâncreas isolado é tratamento apropriado para os pacientes com diabetes lábil e deve ser indicado segundo as recomendações da ADA. O desenvolvimento do transplante de ilhotas irá diminuir as complicações cirúrgicas e o sucesso na obtenção de tolerância poderá eliminar a imunossupressão. Entretanto, nenhum desses tratamentos será necessário se induzirmos regeneração das células beta e controlarmos a doença autoimune. Certamente, o transplante de pâncreas ou de ilhotas permanecerá como tratamento de escolha no futuro imediato.

REFERÊNCIAS

1. Sutherland DE, Gruessner RW, Dunn DL et al. Lessons learned from more than 1,000 pancreas transplants at a single institution. Ann Surg 2001; 233:463-501.

2. Ryan EA, Paty BW, Senior PA et al. Five-year follow-up after clinical islet transplantation. Diabetes 2005; 54:2060-9.

3. Gruessner AC, Sutherland DE. Pancreas transplant outcomes for United States (US) and non-US cases as reported to the United Network for Organ Sharing (UNOS) and the International Pancreas Transplant Registry (IPTR) as of June 2004. Clin Transplant 2005; 19:433-55.

4. Kelly WD, Lillehei RC, Merkel FK et al. Allotransplantation of the pancreas and duodenum along with the kidney in diabetic nephropathy. Surgery 1967; 61:827-37.

5. Teixeira E, Monteiro G, De Cenzo M et al. Transplantation of the isolated pancreas: report on the first human case. Bull Soc Int Chir 1970; 29:337-44.

6. Sutherland DE, Matas AJ, Najarian JS. Pancreatic islet cell transplantation. Surg Clin North Am 1978; 58:365-82.

7. Sutherland DE, Goetz FC, Najarian JS. Living-related donor segmental pancreatectomy for transplantation. Transplant Proc 1980; 12:19-25.

8. Robertson P, Davis C, Larsen J et al. Pancreas transplantation in type 1 diabetes. Diabetes Care 2004; 27(Suppl 1):S105.

9. Humar A, Gruessner RW, Sutherland DE. Living related donor pancreas and pancreas-kidney transplantation. Br Med Bull 1997; 53:879-91.

10. Farney AC, Cho E, Schweitzer EJ et al. Simultaneous cadaver pancreas living-donor kidney transplantation: a new approach for the type 1 diabetic uremic patient. Ann Surg 2000; 232:696-703.

11. Krieger NR, Odorico JS, Heisey DM et al. Underutilization of pancreas donors. Transplantation 2003; 75:1271-6.

12. Marsh CL, Perkins JD, Sutherland DE et al. Combined hepatic and pancreaticoduodenal procurement for transplantation. Surg Gynecol Obstet 1989; 168:254-8.

13. Dunn DL, Morel P, Schlumpf R et al. Evidence that combined procurement of pancreas and liver grafts does not affect transplant outcome. Transplantation 1991; 51:150-7.

14. Tyden G, Bolinder J, Solders G et al. Improved survival in patients with insulin-dependent diabetes mellitus and end-stage diabetic nephropathy 10 years after combined pancreas and kidney transplantation. Transplantation 1999; 67:645-8.

15. Humar A, Ramcharan T, Kandaswamy R et al. Technical failures after pancreas transplants: why grafts fail and the risk factors – a multivariate analysis. Transplantation 2004; 78:1188-92.

16. Stratta RJ, Taylor RJ, Gill IS. Pancreas transplantation: a managed cure approach to diabetes. Curr Probl Surg 1996; 33:709-808.

17. Humar A, Kandaswamy R, Granger D et al. Decreased surgical risks of pancreas transplantation in the modern era. Ann Surg 2000; 231:269-75.

18. Troppmann C, Gruessner AC, Dunn DL et al. Surgical complications requiring early relaparotomy after pancreas transplantation: a multivariate risk factor and economic impact analysis of the cyclosporine era. Ann Surg 1998; 227:255-68.

19. Humar A, Kandaswamy R, Drangstveit MB et al. Prolonged preservation increases surgical complications after pancreas transplants. Surgery 2000; 127:545-51.

20. Humar A, Ramcharan T, Kandaswamy R et al. The impact of donor obesity on outcomes after cadaver pancreas transplants. Am J Transplant 2004; 4:605-10.

21. Stratta RJ. Surgical nuances in pancreas transplantation. Transplant Proc 2005; 37:1291-3.

22. Nath DS, Gruessner A, Kandaswamy R et al. Late anastomotic leaks in pancreas transplant recipients – clinical characteristics and predisposing factors. Clin Transplant 2005; 19:220-4.

23. Sansalone CV, Maione G, Aseni P et al. Surgical complications are the main cause of pancreatic allograft loss in pancreas-kidney transplant recipients. Transplant Proc 2005; 37:2651-3.

24. Hanish SI, Petersen RP, Collins BH et al. Obesity predicts increased overall complications following pancreas transplantation. Transplant Proc 2005; 37:3564-6.

25. Corry RJ, Chakrabarti P, Shapiro R et al. Comparison of enteric versus bladder drainage in pancreas transplantation. Transplant Proc 2001; 33:1647-51.

26. Michalak G, Kwiatkowski A, Bieniasz M et al. Infectious complications after simultaneous pancreas-kidney transplantation. Transplant Proc 2005; 37:3560-3.

27. Michalak G, Czerwinski J, Kwiatkowski A et al. Surgical complications observed in simultaneous pancreas-kidney transplantation: thirteen years of experience of one center. Transplant Proc 2002; 34:661-2.

28. Stratta RJ, Thacker LR, Sundberg AK. Multivariate analysis of the influence of donor and recipient cytomegalovirus seropairing on outcomes in simultaneous kidney-pancreas transplantation: the South-Eastern Organ Procurement Foundation Experience. Transplant Proc 2005; 37:1271-3.

29. Stratta RJ. Ganciclovir/acyclovir and fluconazole prophylaxis after simultaneous kidney-pancreas transplantation. Transplant Proc 1998; 30:262.

30. Paraskevas S, Coad JE, Gruessner A et al. Posttransplant lymphoproliferative disorder in pancreas transplantation: a single-center experience. Transplantation 2005; 80:613-22.

31. Robertson RP, Sutherland DE, Lanz KJ. Normoglycemia and preserved insulin secretory reserve in diabetic patients 10-18 years after pancreas transplantation. Diabetes 1999; 48:1737-40.

32. Diem P, Redmon JB, Abid M et al. Glucagon, catecholamine and pancreatic polypeptide secretion in type I diabetic recipients of pancreas allografts. J Clin Invest 1990; 86:2008-13.

33. Kendall DM, Rooney DP, Smets YF et al. Pancreas transplantation restores epinephrine response and symptom recognition during hypoglycemia in patients with long-standing type I diabetes and autonomic neuropathy. Diabetes 1997; 46:249-57.

34. Diem P, Abid M, Redmon JB et al. Systemic venous drainage of pancreas allografts as independent cause of hyperinsulinemia in type I diabetic recipients. Diabetes 1990; 39:534-40.

35. Katz H, Homan M, Velosa J et al. Effects of pancreas transplantation on postprandial glucose metabolism. N Engl J Med 1991; 325:1278-83.

36. Kennedy WR, Navarro X, Goetz FC et al. Effects of pancreatic transplantation on diabetic neuropathy. N Engl J Med 1990; 322:1031-7.

37. Ramsay RC, Goetz FC, Sutherland DE et al. Progression of diabetic retinopathy after pancreas transplantation for insulin-dependent diabetes mellitus. N Engl J Med 1988; 318:208-14.

38. Fioretto P, Steffes MW, Sutherland DE et al. Reversal of lesions of diabetic nephropathy after pancreas transplantation. N Engl J Med 1998; 339:69-75.

39. Morel P, Sutherland DE, Almond PS et al. Assessment of renal function in type I diabetic patients after kidney, pancreas, or combined kidney-pancreas transplantation. Transplantation 1991; 51:1184-9.

Josemberg Marins Campos
Luis Fernando L. Evangelista
Flávio Kreimer

Terapêutica Endoscópica na Cirurgia Digestiva

INTRODUÇÃO

Inicialmente, a endoscopia digestiva era uma ferramenta importante na investigação de sintomas abdominais. A evolução tecnológica do aparelho de endoscopia e de seus acessórios possibilitou que em curto tempo essa técnica, inicialmente de caráter exclusivamente diagnóstico, assumisse crescente função terapêutica. Assim, atualmente a endoscopia digestiva está bastante envolvida no tratamento de várias condições da cirurgia digestiva, no pré, trans e pós-operatório.

MOMENTO DA TERAPÊUTICA ENDOSCÓPICA

Pré-operatório

Nesta fase, além do já conhecido papel diagnóstico, a endoscopia pode ser utilizada no preparo do paciente para o procedimento cirúrgico ou substituir a terapêutica cirúrgica.

Preparo do Paciente

Lesões neoplásicas de pequenas dimensões nos diversos segmentos do tubo digestivo, principalmente no cólon, podem ser de difícil identificação durante a cirurgia de ressecção. O método endoscópico pode ser empregado para marcação prévia da lesão, o que ajuda o cirurgião a remover com segurança o segmento apropriado.[1,2]

Em outro extremo, as lesões obstrutivas podem ser tratadas temporariamente pelo método endoscópico, melhorando o quadro clínico para realizar a cirurgia definitiva. Exemplo desta situação é o emprego de próteses para tumores obstrutivos do cólon e/ou do reto. A prótese autoex-pansível pode aliviar a obstrução e proporcionar adequado preparo do cólon, possibilitando a ressecção tumoral.[3] Da mesma maneira, próteses biliares podem ser empregadas para tratar colangite provocada por tumor obstrutivo antes de o paciente ser operado definitivamente.[4]

Substituição da Cirurgia

O tratamento endoscópico pode substituir temporária ou definitivamente a cirurgia. A colangiopancreatografia endoscópica retrógrada (CPER) é um exemplo clássico, que alcança bons resultados na resolução de coledocolitíase, substituindo a exploração cirúrgica da via biliar.[5] Outro exemplo é a ressecção endoscópica de neoplasia precoce do tubo digestivo por meio de mucosectomia ou dissecção submucosa, que pode evitar esofagectomia, gastrectomia ou colectomia em casos específicos (Figura 34.1).[6]

Ainda nesta categoria, a acalasia é tratada por dilatação pneumática da cárdia,[7] a obesidade é controlada por meio de balão intragástrico[8] e o abscesso abdominal é drenado por via endoscópica (Figura 34.2).[9]

Transoperatório

Neste momento, a terapêutica endoscópica pode eventualmente trazer benefícios.

Algumas técnicas cirúrgicas que envolvem a utilização de grampeadores circulares podem necessitar da colocação transoral da ogiva do grampeador, o que pode ser executado por endoscopia. A patência e o teste de vazamento da anastomose também podem ser feitos com o uso de endoscópios.[10]

Em cirurgias revisionais, ou seja, uma segunda intervenção sobre um mesmo segmento do tubo digestivo, a endoscopia pode ajudar na localização de trajetos fistulosos e esclarecer a anatomia alterada.[11]

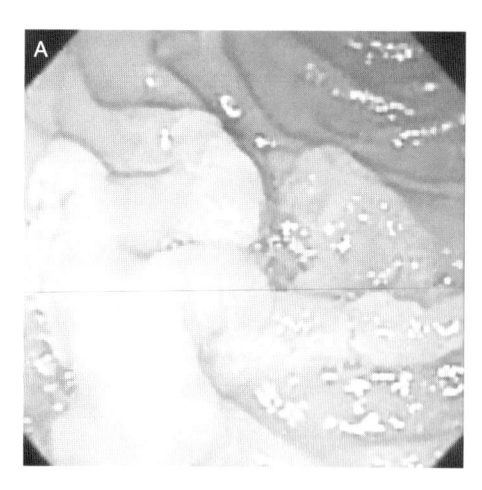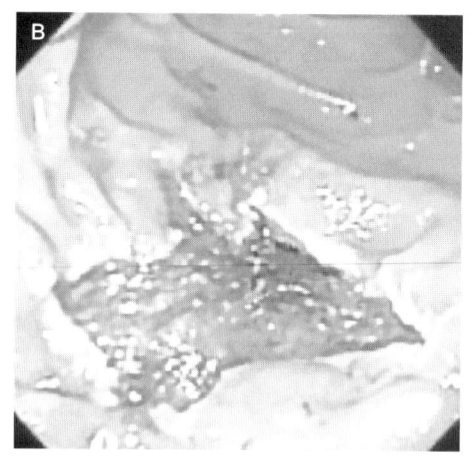

FIGURA 34.1 ▶ **A.** Imagem endoscópica de adenoma de cólon. **B.** Imagem endoscópica após mucosectomia endoscópica. (Ver encarte colorido.)

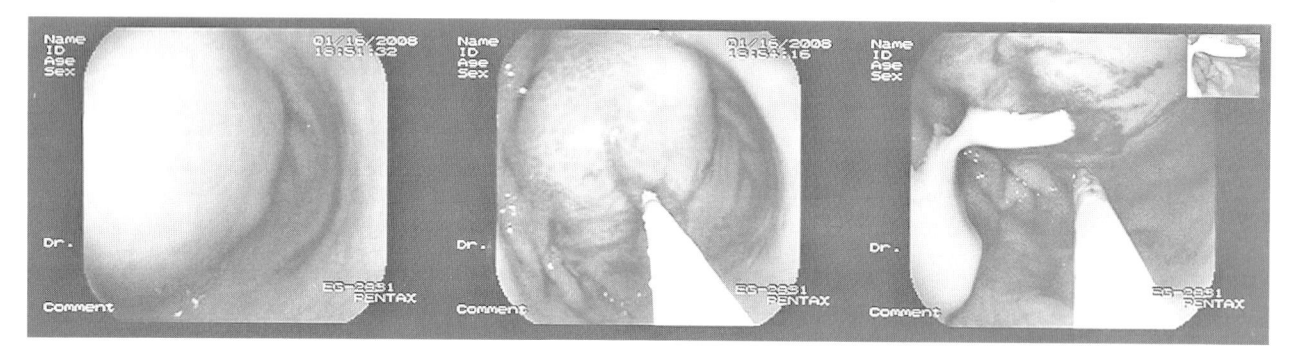

FIGURA 34.2 ▶ Imagem endoscópica de abscesso abdominal comprimindo a parede gástrica e sendo drenado para a luz do estômago por meio de método endoscópico. (Ver encarte colorido.)

Pós-operatório – Tratamento de Complicações

Após a realização de cirurgias do tubo digestivo, sempre existe a possibilidade do surgimento de complicações, porém atualmente a endoscopia oferece várias possibilidades de tratamento para esses casos:

- *Sangramento oculto ou manifesto em linha de sutura, úlcera ou em anastomose:* a endoscopia pode diagnosticar e tratar esta condição, fazendo uso de injeção de agentes esclerosantes, clipes e métodos térmicos.[12]
- *Impactação alimentar:* após cirurgia gástrica, particularmente com emprego de técnicas bariátricas, pode ocorrer impactação de alimentos e vômitos; a impactação é removida mediante a retirada endoscópica do corpo estranho com o uso de pinças específicas (Figura 34.3).[13]
- *Estenose de anastomose:* após cirurgia gástrica e/ou de cólon, as anastomoses podem apresentar algum grau de dificuldade de esvaziamento. A dilatação endoscópica com balão é o tratamento de escolha.[14]

- *Fístula:* a deiscência de anastomose ou de linhas de grampeamento pode gerar quadro infeccioso grave e mesmo comunicação da luz intestinal com a pele. Estas situações habitualmente são de difícil tratamento, com uso de nutrição parenteral e internamentos prolongados. Nos últimos anos a endoscopia terapêutica tem avançado bastante nesse campo e, assim, várias técnicas endoscópicas podem ser empregadas hoje para promover a cicatrização das fístulas.[15,16]
- *Deslizamento, erosão e estenose de anel restritivo:* o *bypass* gástrico, técnica empregada para tratamento de obesidade grave, pode utilizar um anel restritivo para aumento de sua eficácia. Este anel pode apresentar algumas complicações, como as já citadas. Por meio de endoscopia é possível resolver essas complicações sem reoperação.[17]
- *Erosão de banda gástrica ajustável:* banda gástrica ajustável é outra técnica empregada para o tratamento de obesidade grave. Eventualmente a banda pode erodir a parede gástrica, necessitando ser retirada. A fim de evitar reoperação, o método endoscópico pode ser utilizado para a retirada da banda.[18]

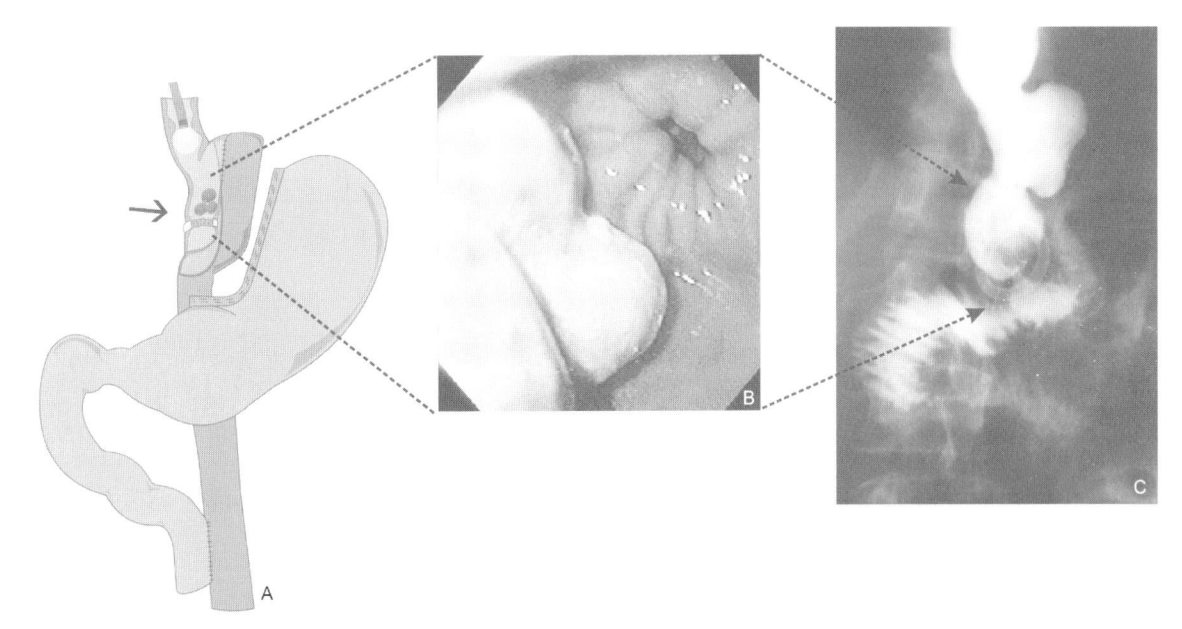

FIGURA 34.3 ▶ Desenho esquemático (**A**) e imagens endoscópica (**B**) e radiológica (**C**) de impactação alimentar após cirurgia bariátrica, situação facilmente tratada por endoscopia terapêutica. (Ver encarte colorido.)

CONSIDERAÇÕES FINAIS

A endoscopia é uma ferramenta de uso crescente na cirurgia digestiva.

A terapêutica endoscópica pode complementar ou substituir a cirurgia convencional.

A endoscopia digestiva é importante arma no tratamento de complicações pós-operatórias.

REFERÊNCIAS

1. Conaghan P, Maxwell-Armstrong C, Garrioch M et al. Leaving a mark: the frequency and accuracy of tattooing prior to laparoscopic colorectal surgery. Colorectal Dis 2010; sep 22.

2. Newman NA, Lennon AM, Edil BH et al. Preoperative endoscopic tattooing of pancreatic body and tail lesions decreases operative time for laparoscopic distal pancreatectomy. Surgery 2010; 148(2):371-7.

3. Katsanos K, Sabharwal T, Adam A. Stenting of the lower gastrointestinal tract: current status. Cardiovasc Intervent Radiol 2010.

4. Rerknimitr R, Kullavanijaya P. Operable malignant jaundice: To stent or not to stent before the operation? World J Gastrointest Endosc 2010; 2(1):10-4.

5. Arvanitakis M, Deviere J. Endoscopic retrograde cholangiopancreatography (ERCP). Endoscopy 2009; 41(10):890-4.

6. Marc G, Lopes CV. Endoscopic resection of superficial gastrointestinal tumors. World J Gastroenterol 2008; 14(29): 4600-6.

7. Moawad FJ, Wong RK. Modern management of achalasia. Curr Opin Gastroenterol 2010; 26(4):384-8.

8. Tsesmeli N, Coumaros D. Review of endoscopic devices for weight reduction: old and new balloons and implantable prostheses. Endoscopy 2009; 41(12):1082-9.

9. Campos JM, Evangelista LF, Neto MP et al. Translumenal endoscopic drainage of abdominal abscess due to early migration of adjustable gastric band. Obes Surg 2010; 20(2):247-50.

10. Wittgrove AC, Clark GW. Combined laparoscopic/endoscopic anvil placement for the performance of the gastroenterostomy. Obes Surg 2001; 11(5):565-9.

11. Gumbs AA, Duffy AJ, Bell RL. Management of gastrogastric fistula after laparoscopic Roux-en-Y gastric bypass. Surg Obes Relat Dis 2006; 2(2):117-21.

12. Yang CS, Lee WJ, Wang HH et al. Spectrum of endoscopic findings and therapy in patients with upper gastrointestinal symptoms after laparoscopic bariatric surgery. Obes Surg 2006; 16(9):1232-7.

13. Campos JM, Evangelista LFL, Siqueira LT, Galvão Neto MP. Endoscopia em cirurgia bariátrica – Diretriz SOBED. Sociedade Brasileira de Endoscopia Digestiva, 2008.

14. Go MR, Muscarella P, Needleman BJ et al. Endoscopic management of stomal stenosis after Roux-en-Y gastric bypass. Surg Endosc 2004; 18(1):56-9.

15. Eisendrath P, Cremer M, Himpens J et al. Endotherapy including temporary stenting of fistulas of the upper gastrointestinal tract after laparoscopic bariatric surgery. Endoscopy 2007; 39(7):625-30.

16. Campos JM, Galvão Neto MP, Moura EGH. Endoscopia em cirurgia da obesidade. São Paulo: Santos, 2008.

17. Evangelista LF, Campos JM, Ferraz AAB et al. Uso de anillo en bypass gastrico: Ventajas y desventajas. Revista Chilena de Cirugía 2009; 61:571-7.

18. Neto MP, Ramos AC, Campos JM et al. Endoscopic removal of eroded adjustable gastric band: lessons learned after 5 years and 78 cases. Surg Obes Relat Dis, 2009.

Josemberg Marins Campos
Flávio Kreimer
Luis Fernando L. Evangelista
Manoel Galvão Neto

CAPÍTULO 35

Cirurgia Minimamente Invasiva: NOTES e *Single Port*

INTRODUÇÃO

Para a realização de cirurgia do aparelho digestivo, o cirurgião deve alcançar o órgão/estrutura a ser tratado, o que habitualmente envolve o acesso à cavidade peritoneal. Este acesso tem sido obtido por meio de incisão na parede abdominal, geralmente grande o suficiente para que seja visibilizada a estrutura a ser operada, além de abrir espaço para a utilização de instrumentos. Assim, dependendo da complexidade da patologia, a incisão na parede abdominal tem extensão variável.

Ao longo da história da cirurgia, as laboriosas laparotomias eram o padrão para o citado acesso. Na década de 1980 teve início uma nova era na cirurgia, com o despontar da laparoscopia terapêutica, substituindo uma incisão extensa por cinco ou seis pequenas incisões.[1] O desenvolvimento dessa abordagem promoveu a redução da agressão à parede abdominal, da dor pós-operatória, da infecção de local cirúrgico e da incidência de hérnia de parede abdominal (Figura 35.1).[2-4]

Na busca de um acesso cirúrgico o menos invasivo possível, tem sido proposta a diminuição do número de incisões da laparoscopia ou mesmo a sua supressão, que corresponde respectivamente às cirurgias *single port* e NOTES (*natural orifice transluminal endoscopic surgery*).

NOTES

Representa um dos mais recentes avanços da endoscopia terapêutica; utiliza principalmente a vagina ou o estômago como via de acesso peritoneal, visando à realização de cirurgia na cavidade abdominal (Figuras 35.2 e 35.3).[5] No estágio atual do seu desenvolvimento, tem ocorrido o predomínio de procedimentos experi-

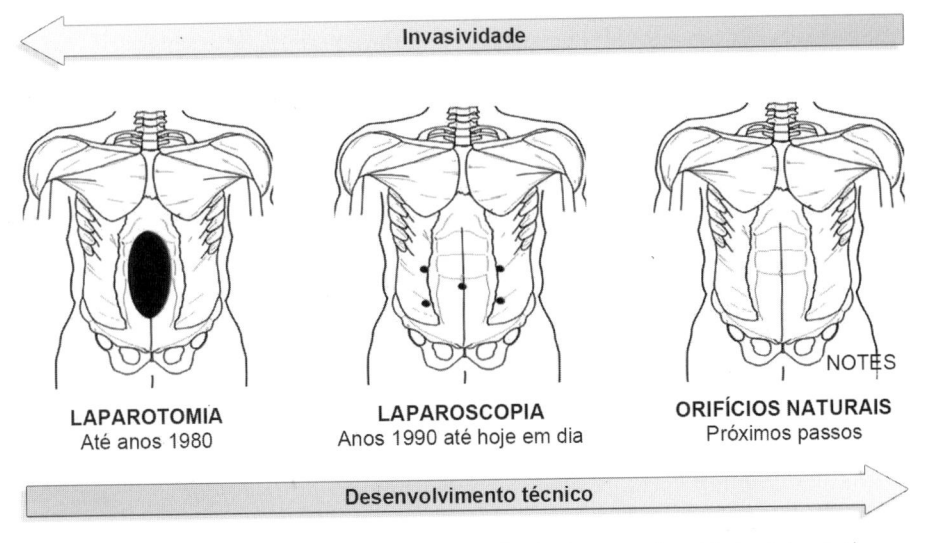

FIGURA 35.1 ▶ Esquema mostrando a evolução do acesso à cavidade abdominal.

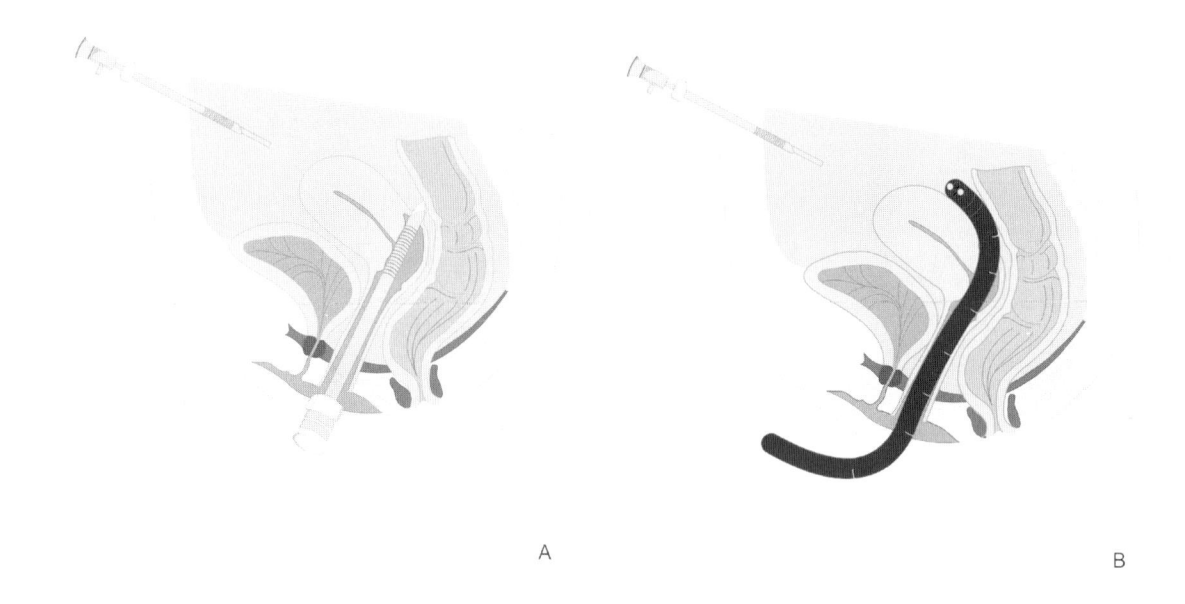

A   B

FIGURA 35.2 ▶ Esquema mostrando a introdução de um endoscópio através do fundo de saco vaginal. **A.** Inicialmente é realizada a confecção de pneumoperitônio com agulha de Veress pelo umbigo. **B.** Posteriormente, faz-se a passagem do trocarte e, finalmente, do endoscópio.

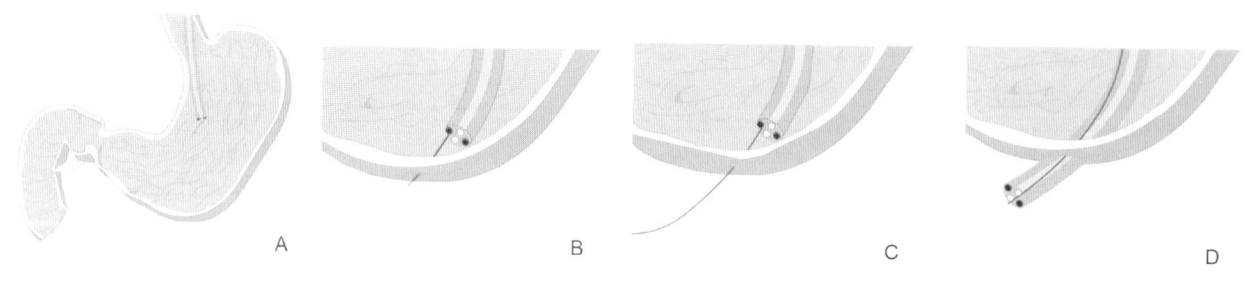

A   B   C   D

FIGURA 35.3 ▶ Desenho mostrando o acesso à cavidade abdominal através da introdução de um endoscópio pela parede gástrica. Inicialmente é realizada uma perfuração com *needle-knife* e passagem de balão dilatador para introdução do endoscópio.

mentais; as cirurgias em seres humanos foram iniciadas recentemente. O papel da abordagem cirúrgica endoscópica começa a ser definido com grande interesse da comunidade médica, especialmente dos endoscopistas e cirurgiões, que buscam a identificação dos possíveis avanços provenientes desse novo método.[6]

Uma das principais vantagens é a possibilidade de haver menos dor pós-operatória, pois a via de entrada não se encontra na parede abdominal; no acesso transvaginal, há pequeno orifício no fundo de saco posterior que é facilmente fechado com sutura manual. Também há evidente benefício cosmético (Figura 35.4).

Recordando o início da cirurgia laparoscópica, espera-se a ocorrência de alta hospitalar precoce com retorno rápido às atividades do cotidiano. No futuro, essa prática poderá ser uma realidade. Entretanto, esta nova abordagem ainda deve ser restrita às instituições de ensino e pesquisa, em protocolo de estudo e sob avaliação de comitê de ética.

A repercussão sistêmica do menor trauma cirúrgico ainda necessita de avaliação mais adequada, porém imagina-se que essa também seja uma área de avanço do NOTES. Em virtude de não ocorrer agressão à parede abdominal, espera-se menor taxa de infecção e de hérnia incisional, ou mesmo ausência dessas complicações quando não for usado nenhum trocarte na parede abdominal.

Em longo prazo, pode-se imaginar a realização de cirurgia de médio porte, como a colecistectomia, em consultório de endoscopia, o que poderia diminuir a necessidade de internação e simplificar a logística da cirurgia, reduzindo custos direta e indiretamente.

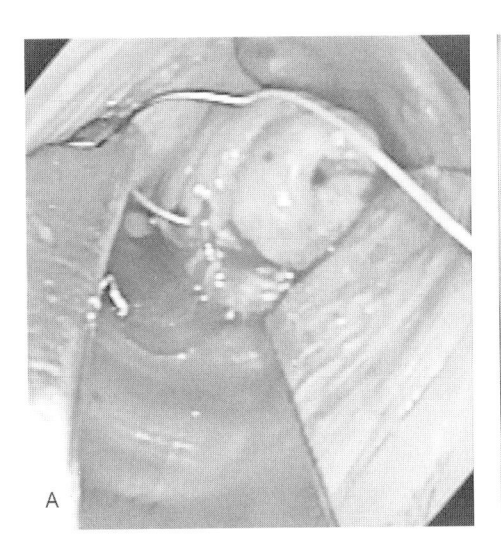 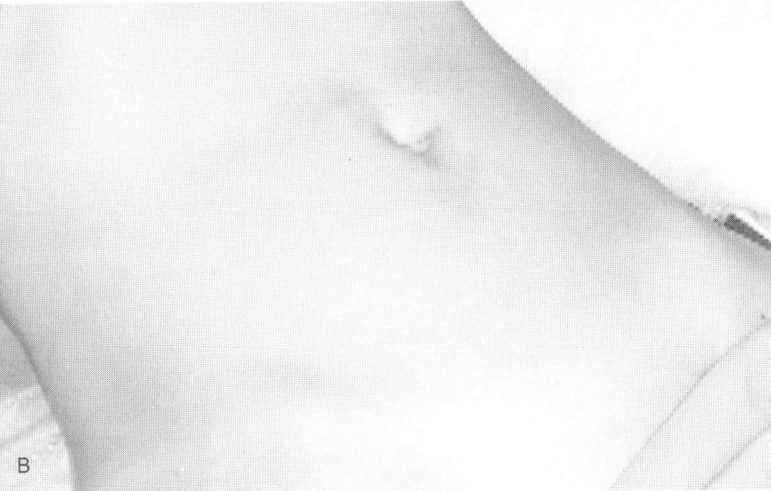

FIGURA 35.4 ▷ **A.** Imagem do interior da vagina evidenciando uma agulha com fio fechando a colpotomia. **B.** Imagem da parede abdominal da paciente, sem cicatrizes. (Ver encarte colorido.)

SINGLE PORT

Embora promissor, o NOTES ainda não tem aplicação clínica na prática do cirurgião, sendo restrito a centros de pesquisa. Entretanto, o *single port*, uma inovação ou variação da laparoscopia, está cada vez mais presente na prática médica. O *single port*, também chamado de *single site, single trocar, single incision,* entre outras denominações, baseia-se no acesso à cavidade abdominal por meio de uma única incisão, geralmente na cicatriz umbilical.

Este acesso único está associado à possibilidade de menor agressão à parede abdominal, trazendo benefício cosmético evidente e menor dor pós-operatória em potencial.[7]

De maneira semelhante aos primórdios da laparoscopia, a colecistectomia é um dos procedimentos mais estudados com esse novo acesso.[8] Todavia, outras técnicas de cirurgia digestiva também estão sendo alvo de vários estudos para possibilitar o uso da incisão única; já foram descritas a cirurgia bariátrica e a colorretal, entre outras (Figura 35.5).[9-11]

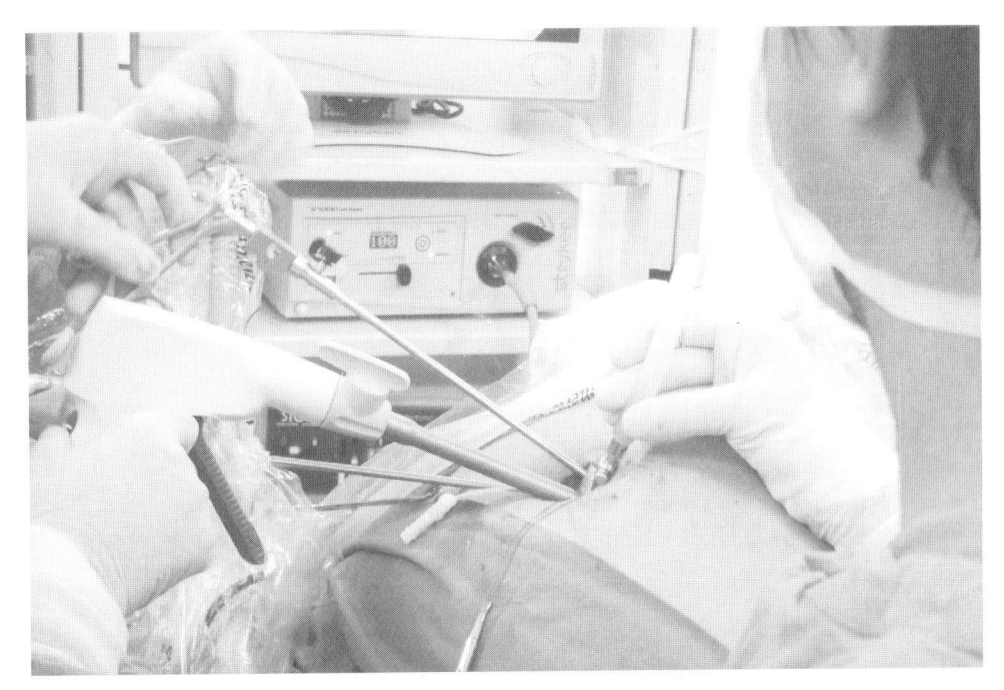

FIGURA 35.5 ▷ Com o uso de trocartes especiais, é possível introduzir ao mesmo tempo ótica, instrumentais de 5mm e mesmo um grampeador de 12mm para a realização de cirurgias laparoscópicas.

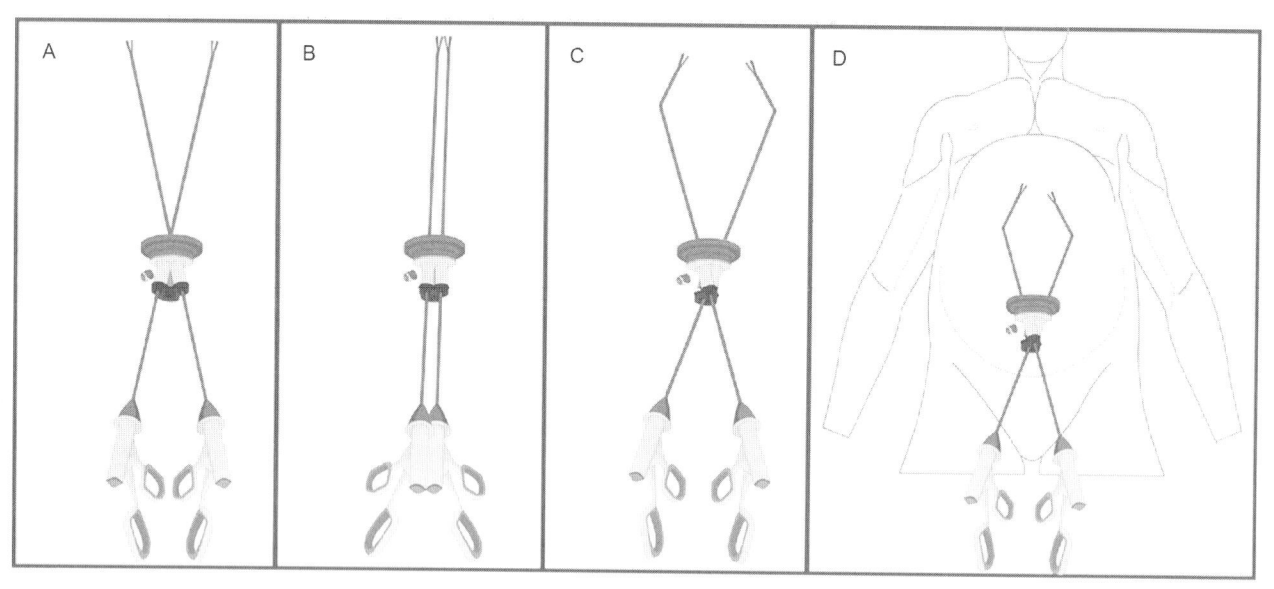

FIGURA 35.6 ▶ A laparoscopia através de incisão única traz a dificuldade de manipular instrumentais convencionais (**A** e **B**), fato que pode ser superado com uso de pinças articuladas (**C** e **D**).

A técnica laparoscópica com múltiplos trocartes se baseia nas forças de tração e contração das estruturas, realizadas por meio de triangulação dos instrumentais. A principal dificuldade da laparoscopia com trocarte único reside no fato de que, ao se inserir o instrumental em uma mesma região, a possibilidade de se realizar a citada triangulação se perde ou se torna muito limitada (Figura 35.6 A e B). Seja como for, a indústria está contornando esse fato com a criação de instrumentos articuláveis em suas extremidades, que recuperam a mobilidade necessária à realização dos movimentos cirúrgicos (Figura 35.6 C e D).

Outra dificuldade da incisão única é a retração de vísceras, como o fígado, para exposição do campo operatório. Isto pode ser superado por meio da passagem de fios através da parede abdominal.[12]

CONSIDERAÇÕES FINAIS

Ao longo dos anos, há uma tendência de a cirurgia digestiva ser realizada por meio de vias de acesso que agridam menos a parede abdominal. Nessa evolução, a laparoscopia substituiu a laparotomia como padrão em alguns procedimentos. Novas técnicas, como o *single port* e o NOTES, estão atualmente sendo implantadas/estudadas com o intuito de diminuir ainda mais a agressão provocada pelo acesso cirúrgico.

REFERÊNCIAS

1. Testas P, Dewatteville JC. Laparoscopic cholecystectomy. Ann Gastroenterol Hepatol (Paris) 1993; 29(6):300-3.

2. Sauerland S, Jaschinski T, Neugebauer EA. Laparoscopic versus open surgery for suspected appendicitis. Cochrane Database Syst Rev 2010; (10):CD001546.

3. Nguyen NT, Hinojosa M, Fayad C et al. Use and outcomes of laparoscopic versus open gastric bypass at academic medical centers. J Am Coll Surg 2007; 205(2):248-55.

4. Varela JE, Wilson SE, Nguyen NT. Laparoscopic surgery significantly reduces surgical-site infections compared with open surgery. Surg Endosc 2010; 24(2):270-6.

5. Kalloo AN, Singh VK, Jagannath SB et al. Flexible transgastric peritoneoscopy: a novel approach to diagnostic and therapeutic interventions in the peritoneal cavity. Gastrointest Endosc 2004; 60(1):114-7.

6. Hochberger J, Lamade W. Transgastric surgery in the abdomen: the dawn of a new era? Gastrointest Endosc 2005; 62(2):293-6.

7. Romanelli JR, Earle DB. Single-port laparoscopic surgery: an overview. Surg Endosc 2009; 23(7):1419-27.

8. Rivas H, Varela E, Scott D. Single-incision laparoscopic cholecystectomy: initial evaluation of a large series of patients. Surg Endosc 2010 jun; 24(6):1403-12.

9. Saber AA, El-Ghazaly TH, Elian A. Single-incision transumbilical laparoscopic sleeve gastrectomy. J Laparoendosc Adv Surg Tech A 2009; 19(6):755-8.

10. Escobar PF, Kaouk JH, Geisler D et al. Single port laparoscopy, NOTES, and endoluminal surgery. Diagn Ther Endosc 2010; 2010:710130.

11. Cahill RA, Lindsey I, Jones O et al. Single-port laparoscopic total colectomy for medically uncontrolled colitis. Dis Colon Rectum 2010; 53(8):1143-7.

12. Huang CK, Houng JY, Chiang CJ et al. Single incision transumbilical laparoscopic Roux-en-Y gastric bypass: a first case report. Obes Surg 2009; 19(12):1711-5.

SEÇÃO III

CIRURGIA ONCOLÓGICA

CAPÍTULO

36

Petrus Moura de Andrade Lima
Felipe Lopes

Câncer de Esôfago

INTRODUÇÃO

Os tumores de esôfago continuam sendo um desafio para o cirurgião, pois ainda hoje se apresentam na maioria das vezes em estágio avançado, o que implica mau prognóstico dessa doença.

O presente capítulo discute os tumores de esôfago mais comuns: o carcinoma epidermoide e o adenocarcinoma. Entretanto, outros tipos de neoplasias, mais raros, podem acometer o esôfago, como mucoepitelioide, o adenoescamoso, neoplasias de pequenas células, carcinoma sarcomatoide, linfomas, melanoma e tumores estromais.

EPIDEMIOLOGIA E FATORES DE RISCO

O tumor de esôfago é mais comum em homens entre a sexta e a sétima década de vida. Evidências mostram que a baixa condição socioeconômica está relacionada com o aumento da incidência de câncer de esôfago.[1]

A epidemiologia dos tumores de esôfago sofreu grande mudança, uma vez que os adenocarcinomas apresentaram, nas últimas décadas, crescimento maior do que qualquer outra neoplasia sólida, passando a frente dos carcinomas epidermoides, que se mantiveram estáveis no mesmo período.[1] No mundo eles ocupam o oitavo lugar em frequência, sendo um dos tumores que apresentam grande variação de incidência conforme a região.

O etilismo e o tabagismo são fatores de risco para o carcinoma epidermoide, assim como o passado de câncer de cabeça e pescoço e pulmão. Já a doença do refluxo gastroesofágico e o esôfago de Barrett são os principais fatores de risco para o adenocarcinoma (Quadro 36.1).

QUADRO 36.1 ▶ Fatores de risco relacionados com o câncer de esôfago

Fator de risco	Carcinoma epidermoide	Adenocarcinoma
Tabagismo	+++	++
Etilismo	+++	?
Esôfago de Barrett	?	++++
Doença de refluxo	?	+++
Obesidade	?	++
Pobreza	++	?
Acalasia	+++	?
Lesão cáustica	++++	?
Tilose palmoplantar	++++	?
Síndrome de Plummer-Vinson	++++	?
História de câncer de cabeça e pescoço	++++	?
Radioterapia prévia para carcinoma de mama	+++	+++
Consumo de bebidas quentes	+	?

Fonte: Enzinger C, Mayer J. Esophageal cancer. N Engl J Med 2003; 349:2241.
? = Resultados conflitantes na literatura.

LOCALIZAÇÃO

O esôfago tem 24cm de comprimento. Os dentes incisivos são considerados o marco das distâncias do esôfago, assim o esôfago termina a 40cm da arcada dentária superior (ADS). O esôfago possui ainda, em toda a sua extensão, três estreitamentos anatômicos: o músculo cri-

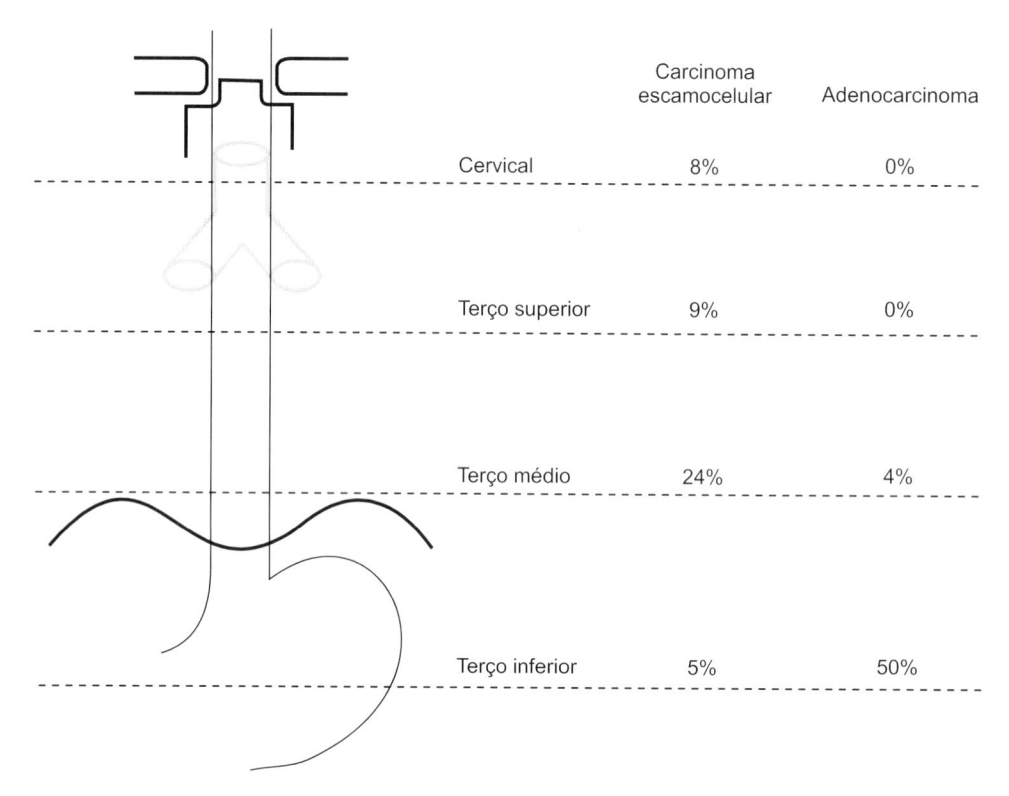

	Carcinoma escamocelular	Adenocarcinoma
Cervical	8%	0%
Terço superior	9%	0%
Terço médio	24%	4%
Terço inferior	5%	50%

FIGURA 36.1 ▶ Distribuição do câncer de esôfago de acordo com a localização anatômica. *Fonte:* baseado em Zuidema: Shackelford's Surgery of the Alimentary Tract, 5th ed., 2002.

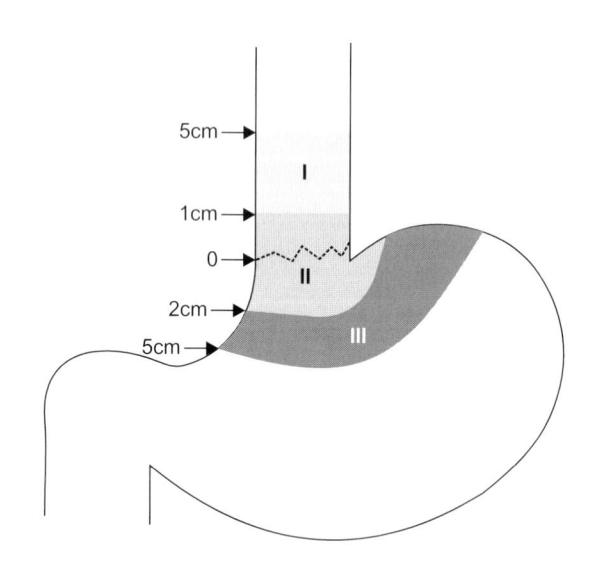

FIGURA 36.2 ▶ Classificação de Siewert para tumores de cárdia.

cofaríngeo, o arco aórtico (a 24cm da ADS) e o esfíncter esofagiano inferior (a 40cm da ADS). As neoplasias incidem com frequência distinta nas diferentes partes do esôfago (Figura 36.1).

Siewert e cols. propuseram uma classificação para os tumores de cárdia,[2] de acordo com a localização do tumor em relação à linha de transição gastroesofágica, em tipo I (esofágico), tipo II (cárdico) e tipo III (subcárdico) (Figura 36.2).

APRESENTAÇÃO CLÍNICA

A maioria dos pacientes se apresenta com disfagia, inicialmente para sólidos, com progressão para pastosos e posteriormente líquidos. Em geral a disfagia tem início vários meses antes da consulta médica inicial.

Mais de 50% dos pacientes apresentam grande perda ponderal secundária à obstrução esofágica associada ao catabolismo neoplásico. A desnutrição está associada com frequência e deve ser diagnosticada e tratada precocemente.

Odinofagia também pode ocorrer.[3] Hematêmese não é muito frequente. Tosse, dispneia e infecção respiratória podem ser secundárias à invasão do trato respiratório ou à broncoaspiração. A rouquidão indica invasão do nervo laríngeo recorrente e irressecabilidade, assim como estridor laríngeo.

No exame físico, o paciente não revela anormalidades, entretanto pode apresentar emagrecimento, massa abdominal, adenomegalia cervical e ascite, que indicam doença avançada, assim como rouquidão, estridor laríngeo e pneumonia por aspiração.[4]

INVESTIGAÇÃO DIAGNÓSTICA

A endoscopia digestiva alta é o primeiro exame a ser realizado em paciente com suspeita de câncer de esôfago, pois tem a capacidade de localizar a lesão e avaliar sua extensão e a existência de obstrução. Realiza ainda coleta de material para análise (biópsia), possibilitando a passagem de uma sonda nasoenteral quando existe indicação de suporte nutricional.

A radiografia simples de tórax pode mostrar nível hidroaéreo paravertebral. Na doença avançada podem ser visibilizadas tumoração e linfoadenopatia mediastinal, além de alterações na sombra traqueal.

O esofagograma é uma radiografia contrastada que, atualmente, pode ser realizada quando a endoscopia não ultrapassa a lesão, a fim de avaliar sua extensão. Pode evidenciar ainda a presença de fístulas broncoesofágicas; nessa situação, o esofagograma deve ser realizado com contraste baritado, pois o contraste iodado pode induzir edema de mucosa e insuficiência respiratória. Nos casos em que se suspeita de perfuração do esôfago, o exame deve ser realizado com contraste iodado, pois o bário induz serosite química.

A tomografia é utilizada para o estadiamento. Quanto ao tumor primário, avalia com boa acurácia sua ressecabilidade em relação às estruturas adjacentes. Entretanto, não tem boa acurácia para a disseminação linfonodal, assim como também não diagnostica carcinomatose discreta.[5]

A broncoscopia serve para avaliar a invasão da árvore traqueobrônquica ou a presença de um segundo tumor primário. Laparoscopia e toracoscopia são exames de estadiamento refinado que podem levar à mudança de tratamento.

A ecoendoscopia é o melhor exame para avaliar o grau de invasão tumoral na parede esofágica, bem como a doença linfonodal, lembrando que se pode lançar mão de biópsia com agulha grossa. Em até 30% dos casos pode haver dificuldade de progressão do aparelho por obstrução tumoral, limitando o exame,[6] porém a ecobroncoscopia pode fornecer informações valiosas.

Ultimamente o PET-CT tem se mostrado um exame importante nos casos de câncer de esôfago, já que pode apontar doença metastática não diagnosticada por outros métodos, avaliar resposta ao tratamento neoadjuvante e inclusive predizer os pacientes que vão responder.[5]

ESTADIAMENTO

Atualmente o estadiamento tem como base a sexta edição do American Joint Committee on Cancer (AJCC),

QUADRO 36.2 ▶ Estadiamento do câncer de esôfago

T – Tumor primário

Tis: (displasia de alto grau, carcinoma *in situ*)
T1: lâmina própria ou submucosa
T2: muscular própria
T3: adventícia
T4: estruturas adjacentes

N – linfonodos regionais

N0: linfonodos não acometidos
N1: linfonodos acometidos

M – Metástases a distância

M0: sem metástases
M1a: linfonodos celíacos e cervicais
M1b: metástases em outros órgãos

Estágio		
Estágio 0		T0 N0 Tis N0 M0
Estágio I		T1 N0 M0
Estágio II	IIA	T2 N0 M0 T3 N0 M0
	IIB	T1 N1 M0 T2 N1 M0
Estágio III		T3 N1 M0 Qualquer T4 N M0
Estágio IV		Qualquer T, qualquer N M1

que avalia a extensão da invasão tumoral e o comprometimento linfonodal e de órgão a distância (Quadro 36.2).

TRATAMENTO CIRÚRGICO

O tratamento do tumor de esôfago deve ser a cirurgia para aqueles pacientes com tumor ressecável, não metastático e sem disseminação linfonodal extensa e com boa *performance*. Entretanto, a baixa eficácia da esofagectomia em termos curativos é explicada principalmente pela disseminação sistêmica precoce do câncer de esôfago, devido à característica histológica do órgão. A sua rica drenagem linfática na camada submucosa faz com que tumores iniciais já se apresentem com metástases ocultas no momento do diagnóstico. Outro motivo é a relação anatômica intrínseca do esôfago, que está próximo a estruturas vitais como a veia cava superior, a artéria aorta, os vasos da base e a traqueia (estruturas que não podem ser completamente ressecadas).[7]

QUADRO 36.3 ▶ Tipos de ressecção esofágica

Esofagectomia transtorácica – Ivor-Lewis	
Laparotomia	Preparação do conduto gástrico Ressecção linfonodal
Toracotomia direita	Mobilização e ressecção esofágica Anastomose intratorácica
Esofagectomia radical em bloco	
Laparotomia	Preparação do conduto colônico
Toracofrenolaparotomia	Ressecção em bloco do esôfago, linfonodos mediastinais, estômago, baço e linfonodos celíacos e torácicos
Esofagectomia torácica total	
Laparotomia	Preparação do conduto gástrico Ressecção linfonodal
Cervicotomia	Ressecção linfonodal Mobilização do esôfago cervical Anastomose cervical
Toracotomia direita	Mobilização e ressecção esofágica Passagem do conduto retroesternal Anastomose intratorácica
Esofagectomia trans-hiatal	
Laparotomia	Preparação do conduto gástrico Abertura do hiato esofágico Ressecção esofágica Ressecção linfonodal abdominal e mediastinal Passagem do conduto transmediastinal
Cervicotomia	Ressecção linfonodal Mobilização do esôfago cervical Anastomose cervical

Fonte: modificado de Abbruzzese JL. Gastrointestinal Oncology, 2004.

Existem várias abordagens para a cirurgia que diferem quanto à localização do tumor, às vias de acesso, ao tipo de anastomose, aos órgãos utilizados como substituto esofágico e ao local de transposição do conduto (Quadro 36.3).

A anastomose cervical, apesar de ter uma incidência maior de fístula, apresenta índice de morbidade aceitável. A anastomose torácica apresenta menor risco de fístula e estenose, mas quando esta surge o risco de mortalidade é muito alto devido à mediastinite.[8,9]

O estômago é considerado o substituto de escolha pela maioria dos autores; o cólon deve ser reservado para pacientes com cirurgia prévia de estômago ou para os casos de esofagogastrectomia total.

A técnica de Ivor-Lewis emprega laparotomia e toracotomia direita com anastomose torácica no nível da veia ázigos. McKeown modificou a técnica de Ivor-Lewis associando a cervicotomia à anastomose fora do tórax (Figura 36.3).

A técnica trans-hiatal difundida por Orringer usa laparotomia e cervicotomia, sem necessidade de toracotomia.

As técnicas em três campos (cervical, torácico e abdominal) são reservadas para neoplasias do terço superior do esôfago ou do esôfago cervical. As técnicas de Ivor-Lewis ou em três campos são utilizadas em pacientes com neoplasia do terço médio do esôfago; aqueles com neoplasias do terço inferior do esôfago e da cárdia podem ser submetidos a cirurgias em dois campos (cervical e abdominal), realizadas por meio de hiatotomia.

A videocirurgia tem sido realizada tanto no tempo abdominal (laparoscopia) quanto no tempo torácico

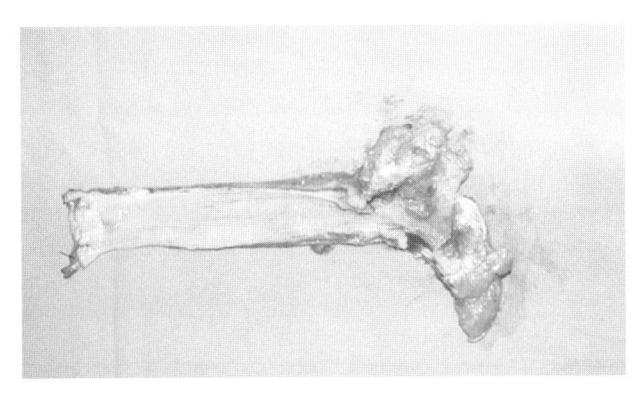

FIGURA 36.3 ▶ Produto de esofagectomia subtotal e gastrectomia proximal pela técnica de McKeown. (Ver encarte colorido.)

(toracoscopia) das esofagectomias e apresenta resultados promissores, com baixas mortalidade e taxa de conversão. Luketich publicou uma série com 222 pacientes operados por laparoscopia com mortalidade de 1,4% e conversão de 7,2%.

Existe controvérsia quanto à extensão da ressecção e da linfadenectomia. Na década de 1980, vários autores preconizaram ressecção em bloco do esôfago com estruturas adjacentes como a veia ázigos e o ducto torácico. A morbimortalidade aumentava, mas a sobrevida parecia aumentar em alguns subgrupos. A mesma situação ocorria com a linfadenectomia em três campos (cervical, torácico e abdominal), e vários artigos indicavam metástases linfonodais cervicais tanto para adenocarcinoma como para carcinoma epidermoide. A morbidade pulmonar aumentava expressivamente, assim como a lesão de nervo laríngeo recorrente. Doentes com mais de cinco linfonodos, linfonodos nos três compartimentos e lesão distal com doença cervical devem ser poupados desse procedimento.

A complicação mais comum é a lesão do nervo laríngeo recorrente, que acontece por tração medial da traqueia e da tireoide na dissecção cervical; nas dissecções do tórax, o nervo também pode ser lesado. Na cirurgia trans-hiatal a lesão pode chegar a 24%.[10] Esta lesão favorece o risco de aspiração por diminuir o reflexo da tosse. Lesão da traqueia ocorre principalmente nas dissecções trans-hiatais; na porção membranácea, pode causar empiema e exige tratamento com reparo cirúrgico ou prótese. As complicações graves com risco de óbito são as do trato respiratório, como derrame pleural, atelectasia e empiema relacionados com fístula da anastomose intratorácica. Essa última tem frequência de até 50%[8] e mortalidade histórica de 60% a 90%.[9,11]

O vazamento precoce (2 a 3 dias) é causado por falhas técnicas e o mais tardio está relacionado com alterações isquêmicas do conduto. Quase 50% dessas fístulas são subclínicas e podem ser diagnosticadas num exame contrastado no 7º dia pós-operatório. O tratamento inclui antibioticoterapia, jejum por via oral e dieta por sondas.

Fístulas graves com repercussão sistêmica devem ser tratadas com reoperação. Doentes que desenvolvem fístulas têm risco maior de estenose da anastomose e, sendo assim, devem ser submetidos à dilatação endoscópica precocemente.[12,13]

Quilotórax por lesão do ducto torácico pode ocorrer em todos os tipos de esofagectomias, sendo que 50% desses doentes podem ser manejados clinicamente com restrição alimentar e nutrição parenteral, ao passo que alguns necessitam de reoperação para ligadura do ducto. O uso da piloroplastia quando se utiliza o tubo gástrico ainda é controverso, apesar de ser adotado pela maioria dos serviços.

O paciente deve permanecer em jejum por via oral durante 5 dias, período no qual a alimentação será enteral, pela via de escolha do serviço. Durante muito tempo, jejunostomia alimentar foi adicionada à esofagectomia com o intuito de nutrição precoce; hoje sabe-se que a sonda nasoentérica é tão segura e eficiente quanto a jejunostomia e apresenta menos complicações.

Inicia-se a dieta oral a partir do 5º ao 7º dia de pós-operatório, depois de constatada ausência de fístula mediante sinais clínicos ou fístulas por meio de exame contrastado com contraste hidrossolúvel (iodo). A dieta deve progredir lentamente, pois o edema da anastomose pode ser causa de disfagia e regurgitação.

A mortalidade cirúrgica chegava a 12% na década de 1970 e atualmente gira em torno de 3,3%.[14]

TRATAMENTO ADJUVANTE E NEOADJUVANTE

O trabalho MAGIC recrutou doentes com câncer de estômago e da cárdia para receber quimioterapia neoadjuvante e quimioterapia adjuvante (três ciclos de ECF – epirrubicina, cisplatina e 5-fluoruracil [5-FU]). Apenas 60% dos pacientes receberam o tratamento completo. O trabalho apresentou resultado positivo, com aumento de 13% na sobrevida em 5 anos, mas não houve resposta completa patológica. Existem vários estudos fase III com radioterapia e quimioterapia neoadjuvantes para câncer de esôfago.

Isoladamente, apenas o trabalho de Walsh teve resultado positivo com aumento da sobrevida em 3 anos; entretanto, recebeu muitas críticas porque apresenta grande mortalidade no grupo tratado apenas com cirurgia.[15] A partir daí várias metanálises foram publicadas com resultado favorável para o tratamento trimodal.[16]

Ajani, do MD Anderson, publicou um estudo fase II com quimioterapia de indução seguida de quimioterapia e radioterapia concorrentes com sobrevida em 5 anos de 39% e resposta patológica completa de 23%.[17] O estudo RTOG 85-01 (Radiation Therapy Oncology Group) comparou a radioterapia exclusiva (64Gy) com radioterapia (50Gy) e quimioterapia (5-FU e cisplatina). No grupo de radioterapia exclusiva não houve sobrevida em 5 anos e no grupo bimodal a sobrevida foi de 27% em 5 anos.[18]

Em relação ao tratamento adjuvante, o estudo de MacDonald,[19] que incluiu pacientes com tumor de estômago e de cárdia, mostrou aumento da sobrevida de 27 para 36 meses no grupo que recebeu radioterapia e quimioterapia adjuvantes com dose de 45Gy com 5-FU e leucovorina. A grande crítica a esse estudo é quanto à qualidade da cirurgia, já que apenas 10% dos pacientes tiveram linfadenectomia D2. Outro estudo japonês com pacientes operados com linfadenectomia D2 mostrou aumento da sobrevida em 3 anos de 70% para 80% com o uso de S1, um análogo do 5-FU de uso oral.[20]

TRATAMENTO PALIATIVO

Pacientes com tumores avançados e sem *performance* para cirurgia ou com fístulas traqueoesofágicas podem se beneficiar de tratamento paliativo. Há várias formas de paliação, como tunelização a *laser* por meio de terapia fotodinâmica ou com braquiterapia.

A paliação mais utilizada, entretanto, tem sido o uso de *stents* metálicos, pois eles são relativamente fáceis de serem instalados e aliviam de imediato a disfagia, porém podem apresentar complicações em 26% a 52%[21] dos casos, como perfuração, sangramento ou migração.[22] A mortalidade relacionada com este tratamento é de 2% a 3%.[6]

PROGNÓSTICO

A sobrevida em 5 anos de todos os pacientes ressecados varia de 5% a 35% e as recidivas variam de 34% a 79% após cirurgia curativa.[5,23,24]

REFERÊNCIAS

1. Devesa SS, Blot WJ, Fraumeni JF Jr. Changing patterns in the incidence of esophageal and gastric carcinoma in the United States. Cancer 1998; 83:2049-53.

2. Siewert JR, Stein HJ. Classification of adenocarcinoma of the oesophagogastric junction. BR J Surg 1998; 85:1457-9.

3. Enzinger PC, Mayer RJ. Esophageal cancer. N Engl J Med 2003; 349(23):2241-52.

4. Swisher SG, Hunt KK, Holmes EC et al. Changes in the surgical management of esophageal cancer from 1970 to 1993. AM J Surg 1995; 169:609-14.

5. Kilinger WA, Rice TW, Adelstein DJ et al. Stage II esophageal carcinoma:the significance of T and N. J Thorac Cardiovasc Surg 1996; 11:935-40.

6. Ross WA, Alkassab F, Lynch PM et al. Envolving role of self-expanding metal stents in the treatment of malignant dysphagia and fistulas. Gastrointest Endoscop 2007; 65:70-6.

7. Pinto CE, Dias JÁ, Sá EAM et al. Tratamento cirúrgico do câncer de esôfago. Revista Brasileira de Cancerologia 2007; 53(4):425-30.

8. Bruce J, Krukowski ZH, Al-Khairy G et al. Systematic review of the definition and measuremente of anastomotic leak after gastrointestinal surgery. Br J Surg 2001; 88:1157-68.

9. Liu K, Zhang GC, Cai ZJ. Avoiding anastomotic leakage following esophagogastrostomy. J Thorac Cardiovasc Surg 1983; 86:142-5.

10. Katariya K, Harvey JC, Pina E, Beattie EJ. Compications of transhiatal esophagectomy. J Surg Oncol 1994; 57:157-63.

11. Urschel JD. Esophagogastrostomy anastomotic leaks complicating esophagectomy: a review. Am J Surg 1995; 169:634-40.

12. Bains MS. Complications of abdominal right-thoracic (Ivor Lewis) esophagectomy. Chest Surg Clin N Am 1997; 7:587-98.

13. Paul S, Bueno R. Section VI: complications following esophagectomy – early detection, treatment and prevention. Semin Thorac Cardiovasc Surg 2003; 15:210-5.

14. Martin LW, Swisher SG, Hofstetter W et al. Intrathoracic leaks following esophagectomy are no longer associated with increased mortality. Ann Surg 2005; 242:392-9.

15. Walsh TN, Noonan N, Hollywood D et al. A comparison of mutimodal therapy ad surgery for esophageal adenocarcinoma. N Engl J Med 1996; 335:462-7.

16. Gebski V, Burmeister B, Smithers BM et al. Survival benefits from neoadjuvant chemoradiotherapy or chemotherapy in oesophagea carcinoma: a meta-analysis. Lancet Oncol 2007; 8:226-34.

17. Ajani JA, Komaki R, Putnam JB et al. A three-step strategy of induction chemotherapy then chemorariation followed by surgery in patients with potentially respectable carcinoma of the esophagus or gastroesophageal junction. Cancer 2001; 92:279-86.

18. Cooper JS, Guo MD, Herskovic A et al. Chemoradiotherapy of locally advanced esophageal cancer: long-term follow-up of a prospective randomized trial (RTOG 85-01). Radiation Therapy Oncolgy Group, JAMA 1999; 281:1623-7.

19. MacDonald JS, Smalley SR, Benedetti J et al. Chemoradiotherapy after surgery compared with surgery alone for adenocarcinoma of the stomach or gastroesophageal junction. N Engl J Med 2001; 345:725-30.

20. Sakuramoto S, Sasako M, Yamaguchi T et al. Adjuvant chemotherapy for gastric cancer with S-1, an oral fluoropyrimidine. N Engl J Med 2007; 357:1810-20.

21. Cwikiel W, Tranberg KG, Cwikiel M, Lillo-Gil R. Malignant dysphagia: palliation with esophageal stents – long-term results in 100 patients. Radiology 1998; 207:513-8.

22. Dua KS. Stents for palliating malignant dysphagia and fistula: is the paradigm shifting? Gastrointest Endosc 2007; 65:77-81.

23. Sanz L, Gonzalez JJ, Miyar A et al. Pattern of recurrence after esophageal resection for cancer. Hepatogastroenterology 1999; 46:2393-7.

24. Dresner SM, Griffin SM. Pattern of recurrence following radical oesophagectomy with two-field lymphadenectomy. Br J Surg 2000; 87:1426-33.

CAPÍTULO

37

Petrus Moura de Andrade Lima
Felipe Lopes

Câncer de Estômago

INTRODUÇÃO

Os tumores gástricos são responsáveis por grande parte das mortes por câncer no mundo. Vários tipos de tumores podem acometer o estômago, entretanto o adenocarcinoma gástrico é o mais comum, sendo responsável por cerca de 95% das neoplasias gástricas. São muito menos comuns os linfomas gástricos, os tumores estromais gastrintestinais, os neuroendócrinos e os metastáticos. Assim, o presente capítulo aborda os aspectos epidemiológicos e clínicos do adenocarcinoma gástrico.

EPIDEMIOLOGIA E FATORES DE RISCO

Os tumores de estômago têm diminuído de incidência no Ocidente nos últimos 60 anos. No Japão, onde apresenta elevada prevalência, é o tumor mais comum entre os homens; a China é o país que apresenta o maior número de novos casos.[1] Atualmente, lesões de estômago proximais têm tido maior participação entre os tumores gástricos.

No Brasil, o diagnóstico dessa neoplasia geralmente é tardio, sendo a maioria dos casos localmente avançados ou metastáticos. Os homens têm incidência 2,5 vezes maior que as mulheres, e 75% dos pacientes apresentam idade superior a 65 anos.

Vários fatores de risco já foram associados à carcinogênese gástrica, sendo os mais importantes a infecção pelo *Helicobacter pylori* e a dieta. O *H. pylori* coloniza a mucosa gástrica, na qual induz reação inflamatória imune, responsável pela lesão à mucosa. Essa lesão inicia-se com a atrofia gástrica, seguida pela metaplasia intestinal da mucosa, que é sede de displasia. Assim, o risco de câncer gástrico está diretamente relacionado com o grau e a extensão da atrofia gástrica, metaplasia e displasia.[2]

Dieta rica em sal, defumados, peixes e carnes desidratadas e carboidratos refinados aumenta o risco de câncer. Entretanto, dieta rica em fibras e vegetais frescos (frutas e verduras) é fator que reduz o risco de câncer gástrico (Quadro 37.1).[2]

A história familiar de neoplasia gástrica também é fator de risco em virtude da existência do câncer gástrico hereditário difuso – HDGC. Os pacientes com suspeita de câncer gástrico familiar devem realizar a pesquisa da mutação CDH1, que tem penetrância de 70%, e a síndrome é autossômica dominante.[3] Tanto a polipose

QUADRO 37.1 ▶ Fatores de risco para o câncer gástrico

NUTRICIONAIS
Baixo consumo de proteínas e gorduras
Carnes e peixes salgados
Alto consumo de nitratos
Alto consumo de carboidratos complexos

AMBIENTAIS
Alimentos salgados e defumados
Falta de refrigeração de alimentos
Consumo de água de má qualidade (água de poço)
Tabagismo

SOCIAL
Classe econômica

CLÍNICOS
Cirurgia gástrica prévia
Infecção pelo *Helicobacter pylori*
Atrofia gástrica e gastrite
Pólipos adenomatosos
Sexo masculino

Fonte: Townsend: Sabiston Textbook of Surgery, 18. ed.

adenomatosa familiar como a HNPCC (*hereditary non polipose colon cancer*) podem favorecer o risco de câncer gástrico, como também a mutação BRCA 2, comum em câncer de mama. Para esses casos, em serviços com alto volume e baixa morbidade pode ser considerada a gastrectomia profilática; o acompanhamento com cromoendoscopia não se mostra eficaz.

CLASSIFICAÇÃO

Existem várias classificações para os tumores gástricos. Tais classificações podem ter bases patológicas ou se basearem em aspectos macroscópicos da lesão.

Duas classificações patológicas são mais utilizadas: a classificação de Lauren e a da OMS (Organização Mundial da Saúde). A classificação de Lauren divide os tumores em intestinal e difuso, entretanto há alguns autores que também incluem o padrão misto,[4] já que algumas lesões possuem características de ambos os padrões.

O câncer gástrico padrão intestinal mantém a estrutura glandular normal da mucosa. Está associado a gastrite crônica, atrofia gástrica e metaplasia. Assim, a infecção pelo *H. pylori* e fatores ambientais são os fatores de risco mais envolvidos em sua patogênese. O câncer gástrico padrão difuso é caracterizado por blocos de células neoplásicas, com pouca estrutura glandular e frequente formação de mucina.

A classificação da OMS divide o padrão intestinal de Lauren em grupos papilar e tubular, assim como divide o padrão difuso de Lauren em grupos mucinoso e anel de sinete.

Quanto à classificação macroscópica do câncer gástrico, utilizam-se comumente a classificação endoscópica japonesa para câncer gástrico precoce e a classificação de Bormann para câncer gástrico avançado. A classificação do câncer gástrico precoce baseia-se na elevação da lesão e divide-se em três tipos, mas pode existir a combinação entre eles (Figura 37.1).

APRESENTAÇÃO CLÍNICA

Os sintomas são insidiosos. A dispepsia, sintoma comum e inespecífico, pode ser o único sintoma presente, o que explica a dificuldade do diagnóstico. Com o avanço da doença surgem a anorexia, perda ponderal, vômitos e anemia. Os tumores de localização proximal podem cursar com disfagia.

Complicações como hematêmese volumosa, síndrome pilórica, perfuração gástrica e icterícia obstrutiva podem surgir com o avançar da doença ou serem a primeira manifestação clínica. A hematêmese volumosa com sinais de choque hipovolêmico está presente em até 10% dos pacientes. A síndrome pilórica ocorre em casos avançados de lesões distais, cursando com vômitos e

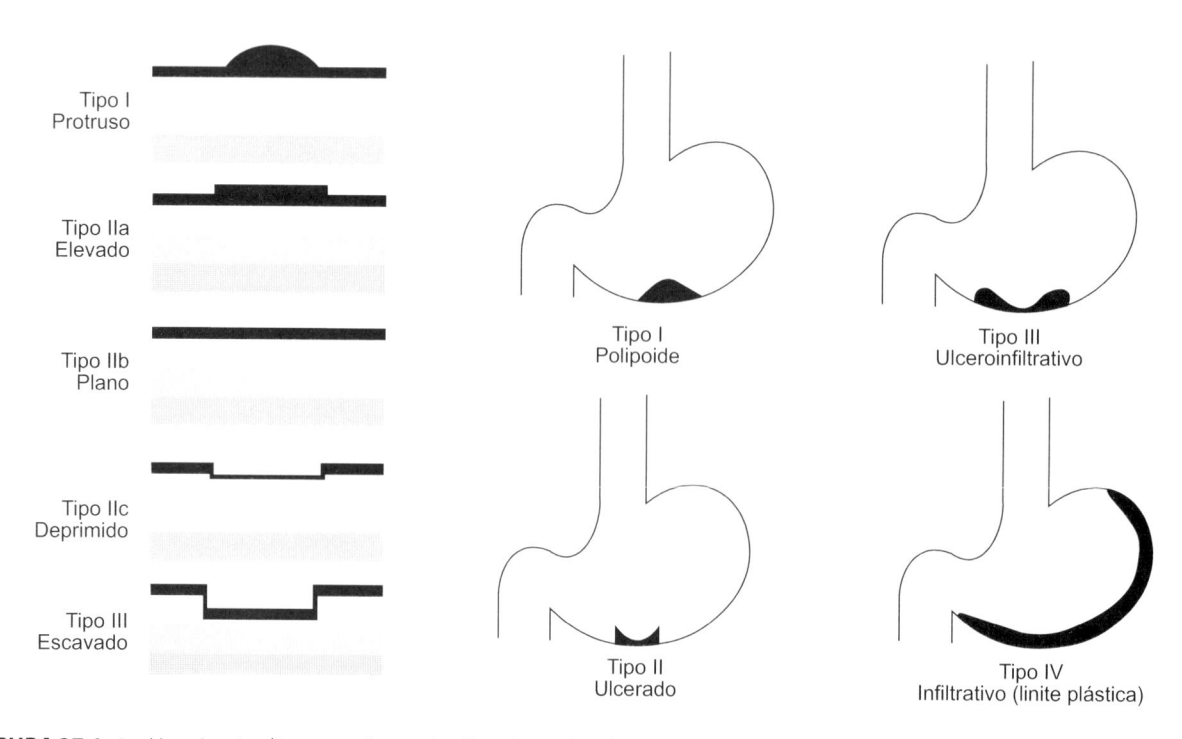

FIGURA 37.1 ▶ No primeiro diagrama vê-se a classificação endoscópica japonesa para câncer gástrico precoce; no diagrama ao lado, a classificação de Bormann para câncer gástrico avançado.

desnutrição grave. A perfuração do tumor em peritônio livre é uma emergência de difícil manejo. Nos doentes metastáticos a icterícia pode ocorrer por invasão linfonodal do hilo hepático que obstrui a via biliar comum ou por metástases hepáticas disseminadas.

No exame físico pode-se identificar anemia e tumoração epigástrica, entretanto a maior parte dos achados anormais diz respeito à disseminação a distância da doença e deve ser pesquisada em todos os casos de câncer gástrico. Os achados anormais mais comumente descritos são sinal da irmã Maria José (implante umbilical), prateleira de Bloomer (implante em fundo de saco), sinal de Trousseau (nódulo de Virchow, adenomegalia cervical esquerda), nódulo de Irish (adenomegalia axilar) e tumor de Krukenberg (metástase para o ovário). Algumas síndromes paraneoplásicas podem ocorrer, como a acantose *nigricans*.

INVESTIGAÇÃO DIAGNÓSTICA

A endoscopia digestiva alta é o primeiro exame a ser realizado em um paciente com suspeita de câncer de estômago, sendo útil para localizar a lesão, avaliar sua extensão e detectar a existência de obstrução, permitindo ainda a coleta de material por meio da biópsia. Quando existe indicação de suporte nutricional, deve ser passada uma sonda nasoenteral. A classificação endoscópica de Bormann é bastante utilizada e tem valor prognóstico.

O estudo contrastado (EED: seriografia do esôfago-estômago-duodeno) é um exame que ainda pode ser realizado e tem baixa sensibilidade para lesões precoces, mas alta especificidade para lesões avançadas.

A tomografia computadorizada é utilizada para o estadiamento do câncer gástrico. Tem capacidade de avaliar o tumor primário, o comprometimento linfonodal e as metástases a distância com diferente acurácia.

Quanto ao tumor primário, tem baixa acurácia (64%), e o mesmo ocorre em relação à doença linfonodal (sensibilidade 24% a 43%). Entretanto, em relação à detecção de metástase a distância, pode determinar até 80% das lesões hepáticas. Contudo, apresenta dificuldade em diagnosticar carcinomatose discreta.

A ecoendoscopia é o melhor exame para avaliar o grau de invasão tumoral na parede (acurácia de 82%), bem como a doença linfonodal, lembrando que se pode lançar mão de biópsia com agulha.

A laparoscopia pode mudar a conduta em até 29% dos casos, segundo trabalho clássico de 1985, sendo mandatória nos casos de tratamento neoadjuvante.[5] A sensibilidade e a especificidade para doença peritoneal de baixo volume são de 96% e 100%, respectivamente.[6]

O PET-CT tem sensibilidade de 71% e especificidade de 74% para metástases. Os marcadores tumorais são de pouca valia tanto no diagnóstico como no seguimento do câncer gástrico.

ESTADIAMENTO

O estadiamento do câncer gástrico pode ser auxiliado pela tomografia, ressonância magnética, laparoscopia ou ultrassonografia endoscópica, conforme discutido previamente. Contudo, o real estadiamento do tumor gástrico só é possível após a cirurgia.

O sistema de estadiamento mais utilizado no mundo ocidental é a classificação da American Joint Committee on Cancer (AJCC). Esse sistema designa a profundidade de comprometimento do tumor primário, o envolvimento de linfonodos e a presença de metástases envolvendo outros locais que não os linfonodos (Quadro 37.2).

QUADRO 37.2 ▶ Estadiamento de acordo com a 6ª edição da AJCC

T – Tumor primário

Tis: displasia de alto grau; carcinoma *in situ*
T1: lâmina própria ou submucosa
T2: muscular própria
T3: serosa
T4: estruturas adjacentes, perfuração

N – Linfonodos regionais

N0: ausência de linfonodos
N1: 1-6 linfonodos
N2: 7-15 linfonodos
N3: >15 linfonodos

M – Metástases a distância

M0: sem metástases
M1: metástase distantes

Estágio		
Estágio 0		Tis N0 M0
Estágio I	IA	T1 N0 M0
	IB	T1N1 M0 T2 N0 M0
Estágio II		T1 N2 M0 T2 N1 M0 T3 N0 M0
Estágio III	IIIA	T2 N2 M0 T3 N1 M0 T4 N0 M0
	IIIB	T3 N2 M0 T4 N1 M0
Estágio IV		T4 N2 M0 Qualquer T, qualquer N M1

TRATAMENTO CIRÚRGICO

A primeira gastrectomia foi realizada por Billroth em 1881.[1] O tratamento do tumor de estômago ressecável e não metastático com boa *performance* deve ser a cirurgia. A gastrectomia pode ser precedida por quimioterapia neoadjuvante.[7] O objetivo da cirurgia é a realização de ressecção completa do tumor visível e com margens livres de neoplasia mesmo ao microscópio, ou seja, uma ressecção R0. Quando a ressecção do tumor é completa macroscopicamente, entretanto o estudo histopatológico revela comprometimento microscópico de margens, define-se a ressecção R1. E se as margens da peça operatória estão macroscopicamente comprometidas, uma vez que não foi retirado todo o tumor visível, tem-se ressecção R2.

Persiste até hoje grande discussão sobre a cirurgia ideal do câncer gástrico. Essa discussão envolve a extensão da gastrectomia, a extensão da linfadenectomia e a necessidade de ressecção de órgãos adjacentes.

É de conhecimento comum que portadores de tumores distais podem ser submetidos a gastrectomias subtotais sem prejuízo aos resultados oncológicos. Bozzetti e cols. randomizaram 618 pacientes com tumores distais, encontrando sobrevida de 65% e 62% para gastrectomia subtotal e total, respectivamente.[8,9] Para os tumores proximais a gastrectomia total é a mais adequada, pois permite margem oncológica satisfatória.

A reconstrução após gastrectomias subtotais pode ser realizada à Billroth II ou em Y de Roux (Figura 37.2). Várias outras formas já foram descritas, entretanto essas duas reconstruções são as mais comuns. A gastrojejunoanastomose, ou reconstrução à Billroth II, tem como vantagem apresentar menos anastomoses e garantir esvaziamento mais rápido do coto gástrico. A reconstrução em Y de Roux tem como vantagem impedir o refluxo de bile ao remanescente gástrico e assim evitar a gastrite alcalina. A reconstrução após a gastrectomia total é, em geral, realizada por meio de anastomose esofagojejunal em Y de Roux.

A extensão da linfadenectomia continua sendo o tema de discussão mais controverso. A Sociedade Japonesa de Pesquisa do Câncer Gástrico dividiu a drenagem linfática do estômago em 16 estações, incluindo seis perigástricas e 10 estações localizadas ao longo de grandes vasos, atrás do pâncreas e ao longo da aorta. A dissecção D1 inclui os linfonodos perigástricos. A dissecção D2 inclui também os linfonodos ao longo das artérias hepática, gástrica esquerda, celíaca e esplênica, além do hilo esplênico. Dissecções que incluem linfonodos ao longo da veia porta e de regiões periaórticas são classificadas como D3.

Publicações japonesas mostraram aumento da sobrevida e intervalo livre de doença na ressecção linfonodal D2.[10] Entretanto, vários estudos ocidentais foram realizados e falharam em evidenciar a superioridade da linfadenectomia D2,[11,12] ao passo que outros conseguiram reproduzir os resultados japoneses.[13] É importante lembrar que a cirurgia D2 apresenta maior morbimortalidade, relacionada, talvez, com a pancreatoesplenectomia, motivo pelo qual a necessidade de ressecção de outros órgãos tem sido amplamente questionada (Figura 37.3).

A esplenectomia é indicada quando houver invasão direta do baço ou bloco linfonodal no hilo esplênico. O papel da colecistectomia não está estabelecido, entretanto a colecistectomia facilita a linfadenectomia

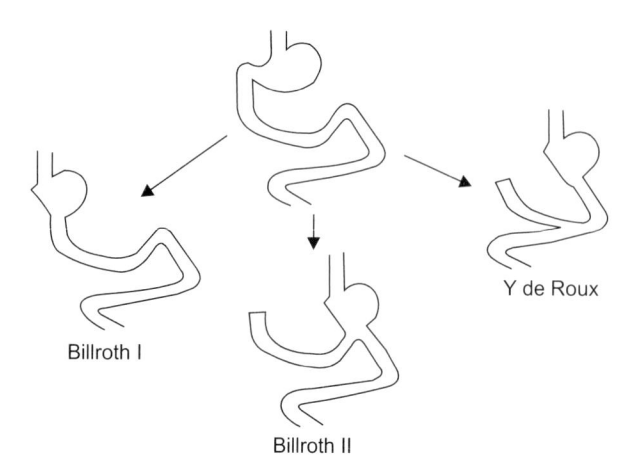

FIGURA 37.2 ▶ Formas de reconstrução após gastrectomias subtotais.

Billroth I

Billroth II

Y de Roux

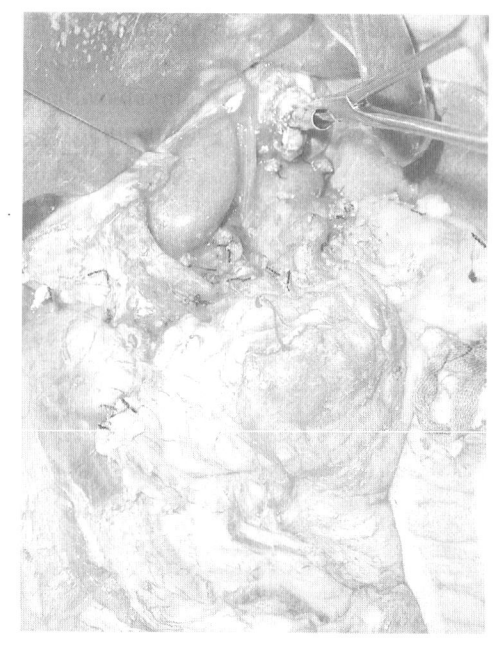

FIGURA 37.3 ▶ Leito cirúrgico após linfadenectomia D2, coto duodenal pronto e ogiva do grampeador no esôfago distal. (Ver encarte colorido.)

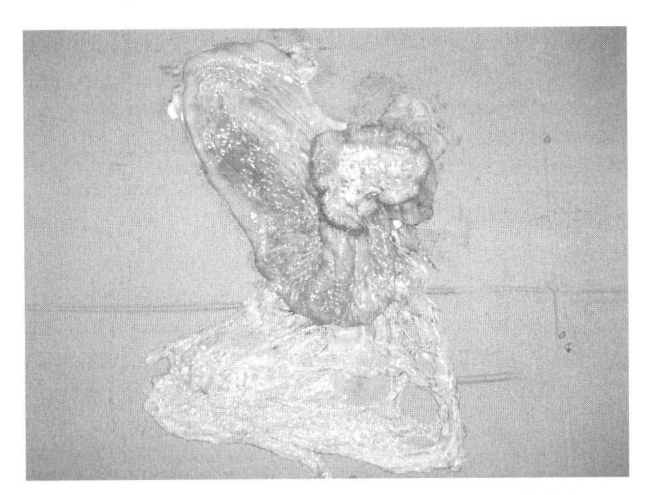

FIGURA 37.4 ▶ Produto de gastrectomia total e linfadenectomia D2 com preservação esplenopancreática (Maruyama). (Ver encarte colorido.)

e existe risco aumentado de formação de cálculos após gastrectomias. Sabe-se ainda que a realização de colecistectomia laparoscópica após gastrectomia tem alta taxa de conversão.

Os doentes com tumores T4 sem metástase a distância, quando forem passíveis de ressecção R0, devem ser operados com o intuito curativo, valendo destacar que algumas séries mostram sobrevida em 5 anos de 37%.[14,15]

COMPLICAÇÕES PÓS-GASTRECTOMIAS

As síndromes pós-gastrectomia podem ocorrer em 5% a 50% dos casos e, por motivos desconhecidos, são mais frequentes em mulheres.[16] *Dumping* é bastante comum, podendo ser precoce ou tardio. O *dumping* precoce se manifesta após 10 a 30 minutos e tem sintomas gastrintestinais e vasomotores (náuseas, vômitos e diarreia explosiva; fraqueza, diaforese e palpitação). O diagnóstico é clínico, mas pode ser confirmado com exames para avaliar a função do estômago. O tratamento inicial utiliza dieta fracionada e evitando alto teor de carboidratos. Em alguns casos, o octreotídeo pode ser benéfico.[17] Apenas 1% dos pacientes precisam de revisão cirúrgica para tratamento do *dumping* precoce. A forma tardia se manifesta em 2 a 4 horas e tem como fisiopatologia uma hipoglicemia reativa. O seu tratamento com dieta rica em carboidratos é muito eficaz e a cirurgia muito raramente é indicada.

A diarreia pós-vagotomia ocorre em até 25% dos casos, mas em apenas 2% dos pacientes há sintomas incapacitantes. O tratamento é feito com dieta e uso de alguns medicamentos, como colestiramina e loperamida. A cirurgia de interposição de uma alça de delgado raramente é utilizada.

A síndrome de alça aferente ocorre após reconstrução à Billroth II e está relacionada com uma alça longa que pode obstruir de forma aguda ou crônica. Os sintomas são dores no hipocôndrio direito ou no epigástrio, de forma intermitente, que apresentam alívio após vômitos biliosos de grande monta. A forma aguda pode favorecer a deiscência do coto duodenal, provocando catástrofe abdominal, devendo ser prontamente revisada cirurgicamente. A forma crônica tem de ser diferenciada da gastrite alcalina de refluxo, e seu diagnóstico pode ser por endoscopia ou estudo contrastado. A conversão para um Y de Roux resolve o problema.

A síndrome da alça eferente tem como causa obstrução mecânica por bridas ou acotovelamento distal à gastrojejunostomia e deve ser tratada com revisão cirúrgica.

Os pacientes submetidos a gastrectomias podem apresentar importante disabsorção de minerais e vitaminas e, por esse motivo, devem receber reposição parenteral de vitamina B_{12} e, eventualmente, ferro. Existe alguma evidência a favor da reposição de cálcio e vitamina D, bem como de alendronatos para prevenção da doença óssea.[18,19]

TRATAMENTO ADJUVANTE E NEOADJUVANTE

Os pobres resultados associados ao tratamento cirúrgico com intenções curativas originou investigação intensa da combinação de tratamentos, incluindo a quimioterapia sistêmica e a radioterapia, com a finalidade de reduzir a recorrência e aumentar a sobrevivência.

A associação de quimioterapia neoadjuvante e adjuvante tem mostrado benefícios quanto à sobrevivência.[20,21] Há aumento de 13% na sobrevida em 5 anos, entretanto não houve resposta completa patológica.[22]

A terapia adjuvante com radioterapia e quimioterapia também tem mostrado benefícios: aumento da sobrevida de 27 para 36 meses.[23]

Os melhores resultados dos últimos anos foram conseguidos com a introdução de fluorpirimidinas orais,[20,21] e com substâncias como o docetaxel, o irinotecano e o trastuzamabe.[21]

TRATAMENTO PALIATIVO

A principal situação que exige paliação cirúrgica é a obstrução pilórica, que pode ser tratada tanto com ressecção como com gastrojejunostomia cirúrgica. Nos pacientes com *performance* muito baixa, as próteses têm seu papel.[24]

O sangramento deve, se possível, ser tratado com a ressecção; na impossibilidade de cirurgia, a radioterapia hemostática pode ser tentada.

A perfuração tumoral é sempre catastrófica com risco iminente de vida, existindo duas opções: gastrectomia paliativa ou sutura da lesão. A primeira opção cursa com alta morbimortalidade, principalmente quando realizada gastrectomia total, já a segunda opção está associada a elevado risco alto de complicação.

Gastrostomia e jejunostomia têm pouco papel na paliação. A gastrostomia pode ser utilizada em pacientes obstruídos para evitar o uso de sonda nasogástrica e a jejunostomia para evitar a necessidade de nutrição parenteral.

PROGNÓSTICO E ACOMPANHAMENTO

A sobrevida em 5 anos para pacientes com lesão T1 é de 95%, T2 – 60 a 80% e T3 – 50%.[22] Nos pacientes com linfonodos comprometidos a sobrevida é de 44% para N1, 30% para N2 e 11% para N3.[23]

O acompanhamento é realizado com endoscopia a cada 6 meses durante os primeiros 2 anos e depois anualmente. A tomografia de abdome segue os mesmos intervalos. Os exames de sangue são importantes para diagnosticar e tratar tanto as deficiências de ferro e vitamina B_{12} como os distúrbios do metabolismo ósseo.

REFERÊNCIAS

1. Brennan MF, Karpeh MS Jr. Surgery for gastric cancer: The American view. Seminars in Oncology 1996; 23(3):352-9.

2. Compare D, Rocco A, Nardone G. Risk factors in gastric cancer. Eur Rev Med Pharmacol Sci 2010; 14(4):302-8.

3. Guilford P, Hopkins J, Harraway J et al. E-cadherin germline mutations in familial gastric cancer. Nature 1998; 392:402-5.

4. Lauren T. The two histologic main types of gastric carcinoma. Acta Pathol Microbiol Scand 1965; 64:34.

5. Burke EC, Karpeh MS, Conlon KC, Brennan MF. Laparoscopy in the management of gastric adenocarcinomar. Ann Surg 1997; 225:262-7.

6. Ozmen MM, Zulfikaroglu B, Ozalp N et al. Staging laparoscopy for gastric cancer. Surg Laparoscop Endosc Percutan Tech 2003; 13:241-4.

7. D'Ugo D, Persiani R, Zoccali M et al. Surgical issues after neoadjuvant treatment for gastric câncer. Eur Rev Med Pharmacol Sci 2010; 14(4):315-9.

8. Bozzetti F, Marubini E, Bonfanti G et al. Total versus subtotal gastrectomy:surgical morbidity and mortality rates in a multicenter Italian randomized trial. The Italian Gastrointestinal Tumor Study Group. Ann Surg 1997; 226:613-20.

9. Bozzetti F, Marubini E, Bonfanti G et al. Subtotal versus total gastrectomy for gastric cancer: five-year survival rates in a multicenter randomized Italian trial. Italian Gastrointestianl tumor Study Group. Ann Surg 1999; 230:170-8.

10. Inada T, Ogata Y, Kubota T et al. D2-lymphadenectomy improves the survival of patents with peritoneal cytology-positive gastric cancer. Anticancer Res 2002; 22:291-4.

11. Bonenkamp JJ, Hermans J, Sasako M et al. Extended lymphnode dissection for gastric cancer. N Engl J Med 1999; 340:908-14.

12. Cuschieri A, Weeden S, Fielding J et al. Patient survival after D1 and D2 resections for gastric cancer: long-term results of the MRC randomized surgical trial. Surgical Co-operative Group. Br J Cancer 1999; 79(9-10):1522-30.

13. Harrison LE, Karpeh MS, Brennan MF. Extended lymphadenectomy is associated with a survival benefit for node-negative gastric cancer. J Gastrointest Surg 1998; 2:126-31.

14. Martin RC, Jaques DP, Brennan MF, Karpeh M. Extended local resection for advanced gastric cancer: increased survival versus increased morbidity. Ann Surg 2002; 236:159-65.

15. Shchepotin IB, Chorny VA, Nauta RJ et al. Extended surgical resection in T4 gastric cancer. Am J Surg 1998; 175:123-6.

16. Thompson JC, Weiner T. Evaluation of surgical treatment of duodenal ulcer: Short and long-term effects. Clin Gastroenterol 1984; 13:569-600.

17. Primrose JN, Johnston D. Somatostatin analogue SMS 201-995 (octreotide) as a possible solution to the dumping syndrome after gastrectomy or vagotomy. Br J Surg 1989; 76:140-4.

18. Meyer JH. Nutritional outcomes of gastric operations. In: Thirlby RC (ed.). Gastroenterology clinics of North America. Philadelphia: WB Saunders, 1994:227-60.

19. Tovey FI, Hall ML, Ell PJ, Hobsley M. Postgastrectomy osteoporosis. Br J Surg 1991; 78:1335-7.

20. Sakuramoto S, Sasako M, Yamaguchi T. et al. Adjuvant chemotherapy for gastric cancer with S-1, an oral fluoropyrimidine. N Engl J Med 2007; 357:1810-20.

21. Bittoni A, Maccaroni E, Scartozzi M et al. Chemotherapy for locally advanced and metastatic gastric cancer: state of the art and future perspectives. Eur Rev Med Pharmacol Sci 2010; 14(4):309-14.

22. Cunningham D, Allum WH, Stenning SP et al. Perioperative chemotherapy versus surgery alone for respectable gastro-esophageal cancer. N Engl J Med 2006; 355:11-20.

23. Macdonald JS, Smalley SR, Benedetti J et al. Chemoradiotherapy after surgery compared with surgery alone for adenocarcinoma of the stomach or gastroesophageal junction. N Engl J Med 2001; 345:725-30.

24. Dormann AJ. Endocopic palliation and nutritional support in advanced gastric cancer. Dig Dis 2004; 22:351-9.

25. Yoshikawa K, Maruyama K. Characteristics of gastric cancer invading to the proper muscle layer – with special reference to mortality and cause of death. Jpn J Clin Oncol 1985; 15:499-503.

26. Roder JD, Bottcher K, Busch R et al. Classification of regional lymph node metastasis from gastric carcinoma. German Gastric Cancer Study Group. Cancer 1998; 82:621-31.

Euclides Dias Martins Filho
Felipe Lopes

CAPÍTULO

38

Câncer de Pâncreas e Periampular

INTRODUÇÃO

Os tumores periampulares são adenocarcinoma de pâncreas, adenocarcinoma de duodeno, tumor de papila duodenal e colangiocarcinoma distal. Sua incidência em ordem crescente é: duodeno, colângio distal, papila e pâncreas. A mortalidade em ordem crescente é: duodeno, papila, colângio e pâncreas.

EPIDEMIOLOGIA E FATORES DE RISCO

O tumor de pâncreas é uma neoplasia extremamente agressiva, uma vez que sua incidência é praticamente igual à sua mortalidade. A sobrevida global em 5 anos de todos os estágios gira em torno de 5%.[1] A incidência é maior em negros, em países industrializados, em tabagistas (risco duas a três vezes maior) e em indivíduos com pancreatite crônica; existe também uma associação não bem estabelecida com diabetes.[2]

Em relação à história natural, boa parte dos pacientes não manifesta sintomas devido à sua localização retroperitoneal, e quando os sintomas aparecem são inespecíficos. Sendo assim, quando o diagnóstico é estabelecido, um percentual significativo dos pacientes apresenta doença avançada, e dos que são encaminhados para a tentativa de ressecção uma parte já apresenta metástases no intraoperatório.

A grande maioria dessas lesões são cefálicas (60%) e o diagnóstico histológico pré-operatório não é fundamental, a não ser que seja planejado algum tratamento neoadjuvante. O diagnóstico histológico representa um verdadeiro desafio, pois esta lesão se mostra bastante desmoplásica. Existem vários subtipos histológicos: adenoescamoso, medular, coloide e células em anel de sinete. Uma grande variedade de oncogenes está envolvida nesta doença.

Várias síndromes genéticas estão relacionadas com essa doença, entre as quais: HNPCC (câncer colorretal hereditário sem polipose), Peutz-Jeghers, FAMMM (melanoma múltiplo atípico familiar) e pancreatite hereditária.[3] Assim como em outras doenças neoplásicas, existem lesões precursoras, como a PanIN (neoplasia intraductal pancreática), com graduação de 1 a 3, sendo esta última graduação considerada carcinoma *in situ*.

APRESENTAÇÃO CLÍNICA

A maioria dos pacientes se apresenta com quadro de icterícia progressiva. Dor abdominal localizada em região periumbilical ou no hipocôndrio direito também pode estar presente; a dor lombar pode representar um sinal de mau prognóstico por invasão dos plexos nervosos peripancreáticos.[4] A síndrome de Courvoisier-Terrier está presente em 25% dos casos e representa vesícula biliar palpável e não dolorosa em paciente ictérico.

A depressão é uma manifestação bastante relacionada com o tumor de pâncreas; os vômitos, quando persistentes, devem levar à suspeita de obstrução duodenal; febre e colangite são raras se o paciente não tiver manipulação da via biliar; prurido também é bastante comum; algumas vezes o paciente pode manifestar hemorragia digestiva alta por invasão duodenal. Ao exame físico, o paciente pode apresentar caquexia importante, sinal de Virchow (adenomegalia cervical), prateleira de Blumer (implante na parede do reto), sinal de irmã Maria José (implante umbilical), além de síndrome de Trousseau (trombose migratória).

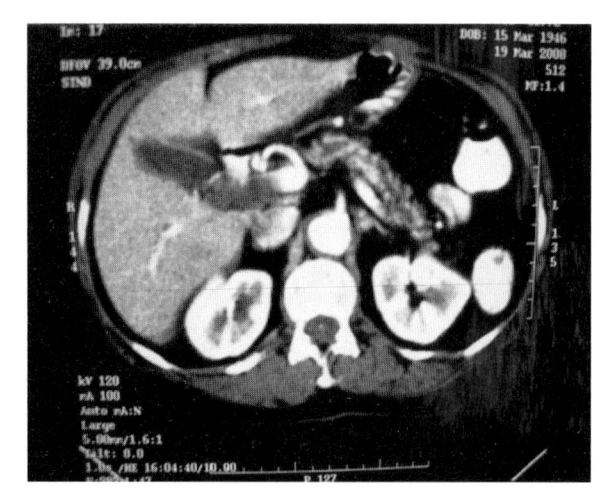

FIGURA 38.1 ▶ Tomografia computadorizada de lesão ressecável de pâncreas mostrando dilatação do ducto de Wirsung.

INVESTIGAÇÃO DIAGNÓSTICA

A ultrassonografia normalmente é o primeiro exame realizado em paciente com icterícia obstrutiva. Achados esperados incluem dilatação das vias biliares intra e extra-hepáticas, dilatação do ducto de Wirsung, podendo-se identificar nódulos hepáticos, adenomegalias peripancreáticas e ascite. A tomografia (Figura 38.1) é o exame mais importante para estadiamento, existindo hoje grande avanço tanto no diagnóstico como na avaliação da ressecabilidade; existem critérios objetivos e várias classificações tomográficas quanto à ressecabilidade que avaliam a relação entre a lesão e as estruturas vasculares adjacentes. Pacientes com alergia ao contraste podem ser submetidos a ressonância magnética com acurácia semelhante à da tomografia.[5]

A ecoendoscopia ajuda a avaliar a invasão vascular e tem como principal vantagem a possibilidade de biópsia guiada. Pacientes com alto grau de suspeita de doença metastática podem se beneficiar do PET-CT (tomografia por emissão de pósitrons); alguns estudos mostram até 33% de mudança na conduta, ou seja, doentes que seriam operados desnecessariamente por já apresentar metástases não diagnosticadas por outros exames. A CPER (colangio-pancreatografia endoscópica retrógrada) constitui exame invasivo que deve ter indicações precisas, terapêuticas ou paliativas, não devendo ser utilizada para diagnóstico, já que está associada a complicações infecciosas. A laparoscopia deve ser indicada em casos de tumores com mais de 4cm, marcador CA 19.9 muito alto, ascite e lesões de corpo e cauda. Em relação ao CA 19.9, sabe-se que apresenta valor limitado para diagnóstico; quando muito elevado, pode sugerir doença irressecável ou metastática e ser utilizado para avaliar resposta à quimioterapia.

ESTADIAMENTO (Quadro 38.1)

QUADRO 38.1 ▶ Estadiamento TNM do American Joint Committee on Cancer (AJCC), 6. ed.

T – Tumor

Tis: displasia de alto grau; carcinoma *in situ*
T1: < 2cm limitado ao pâncreas
T2: > 2cm limitado ao pâncreas
T3: além do pâncreas, sem invasão da artéria mesentérica superior ou do tronco celíaco
T4: invasão do cólon, artéria mesentérica superior ou tronco celíaco

N – linfonodos

N0: ausência de linfonodos
N1: linfonodos presentes

M – Metástases

M0: sem metástases
M1: doença metastática

Fonte: Annals of Oncology, 2007.

TRATAMENTO

O tratamento curativo do tumor de pâncreas é feito mediante cirurgia; entretanto 80% dos pacientes são irressecáveis já na admissão. O resultado do tratamento cirúrgico depende da estrutura do serviço e da experiência do próprio cirurgião. A duodenopancreatectomia (GPD) foi realizada primeiramente por Codivilla em 1899, mas ficou famosa por intermédio de Whipple, que publicou uma série de casos na década de 1930.[6] Como a mortalidade cirúrgica era muita elevada, este procedimento foi quase abandonado até a década de 1980. A partir daí serviços de referência com grande demanda de casos começaram a publicar inúmeros trabalhos com redução da mortalidade, apesar de a morbidade permanecer alta.

Atualmente a mortalidade nesses centros atinge 2% a 5% e a morbidade, 40% a 50%. Existem séries com mais de 1.000 pacientes operados.[7] A preservação do piloro foi proposta por Longmire e Traverso em 1978; no entanto, não há dados que comprovem sua superioridade sobre a GPD clássica, mas permanece como alternativa válida.[8]

A ressecção da confluência mesentérico-portal foi bastante estudada na década de 1990, e os artigos mostravam que a morbidade era aceitável e que existia aumento do número de transfusões, mas esses tumores não

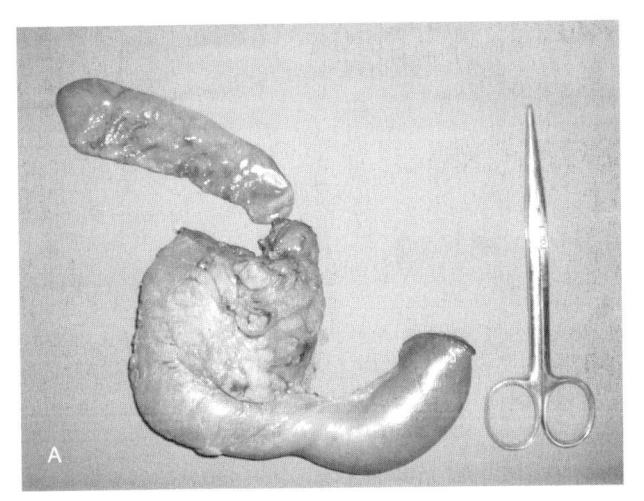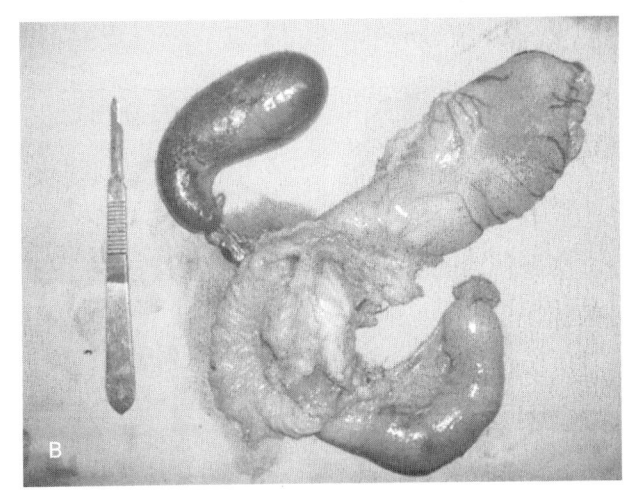

FIGURA 38.2 ▶ Produto de duodenopancreatectomia cefálica. **A.** Com preservação do piloro. **B.** Sem preservação do piloro. (Ver encarte colorido.)

tinham prognóstico ruim, ou seja, a invasão vascular representa mais uma questão de proximidade anatômica do que de agressividade do tumor.[9,10] Atualmente vários autores publicam séries com ressecções arteriais com resultados difíceis de serem interpretados; na maioria dos serviços, permanece como critério de irressecabilidade a invasão da artéria mesentérica e da artéria hepática para tumores de cabeça de pâncreas.

Em relação à reconstrução, existem controvérsias como, por exemplo, no que se refere à anastomose com o pâncreas: apesar de existir um trabalho randomizado que mostra resultados idênticos entre a anastomose com o estômago e o delgado, a maioria dos serviços utiliza o delgado.[11] Existem inúmeras técnicas de anastomose entre o pâncreas e o delgado, que se dividem em dois grupos principais, as de telescopagem e as ditas ductomucosas, porém não existe trabalho que comprove a superioridade de uma sobre a outra. Já em relação ao uso de *stents* na anastomose ductomucosa, não existe evidência conclusiva sobre seu uso.

Outra polêmica em relação ao tipo de reconstrução diz respeito ao fato de que a maioria dos serviços utiliza a alça única, ao passo que outros preconizam o uso de alça exclusa para a anastomose pancreática, sem redução na incidência de fístula pancreática ou na mortalidade; entretanto, caso aconteça a fístula, a mesma teria evolução autolimitada por não ter as secreções pancreáticas ativadas pela bile.[12,13] Estudos sugerem que o uso de drenos não previne a formação de coleções, bem como o número de drenagens percutâneas e reoperações. Apesar disso, a maioria dos serviços utiliza a drenagem de rotina.[14]

O papel da linfadenectomia estendida para o tumor de pâncreas ainda não foi estabelecido; estas cirurgias têm morbidade aumentada e ganho de sobrevida dis-

creto em grupos bem selecionados. Na década de 1970 houve entusiasmo com a possibilidade de melhorar o prognóstico desses pacientes com a pancreatectomia total, pois até 30% dos casos podem ter doença multifocal. A morbidade desse tipo de cirurgia é muito alta e muitas vezes o problema da margem ocorre no retroperitônio.[15]

Em virtude desses resultados desanimadores, muitos estudos de tratamento adjuvante foram desenvolvidos. O primeiro foi realizado na década de 1970, o GITSG (Gastrointestinal Tumor Study Group), um estudo randomizado que comparou a cirurgia com cirurgia mais radioterapia (40Gy) e quimioterapia com 5-FU. A sobrevida em 2 anos foi de 15% no grupo da cirurgia exclusiva e de 42% no grupo multimodal.[16] O estudo ESPAC 1 (Europen Study Group Pancreatic Cancer 1), realizado na década de 1990, consistiu em randomização entre quatro grupos, assim distribuídos: quimioterapia com 5-FU e radioterapia 40Gy; quimioterapia exclusiva por 6 meses com 5-FU e leucovorina; quimioterapia e radioterapia seguidas por quimioterapia; e cirurgia exclusiva. Foi um trabalho multicêntrico europeu que recrutou 591 pacientes, e os resultados gerais não mostraram benefício quando comparados os grupos 1 e 4 (sobrevida média de 15,5 e 16,2 meses, respectivamente). Houve aumento de sobrevida média quando comparados os grupos de quimioterapia e de cirurgia exclusiva (19,7 e 14 meses, respectivamente).[17]

O grupo do MD Anderson realizou uma série retrospectiva com 132 pacientes que foram submetidos a tratamento neoadjuvante com quimioterapia e radioterapia; houve aumento de sobrevida e a morbidade relacionada com a cirurgia não aumentou; esta estratégia continua em investigação em vários centros com resultados promissores, pois um percentual maior de

QUADRO 38.2 ▶ Morbimortalidade em duodenopancreatectomia

Complicações	Porcentagem (%)
Mortalidade	1%
Gastroparesia	18%
Fístula pancreática	12%
Infecção da ferida	7%
Abscesso cavitário	6%
Pancreatite	2%
Fístula biliar	2%
Relaparotomia	2,7%
Morbidade	41%

Fonte: Cameron et al., 2006.

pacientes é submetido a todas as formas de tratamento; os doentes que progridem durante a neoadjuvância são poupados do tratamento mais mórbido, a cirurgia.[18]

As complicações pós-operatórias mais comuns incluem gastroparesia, fístula pancreática, infecção do local operatório e abscesso cavitário (Quadro 38.2). Um trabalho randomizado do Johns Hopkins, na década de 1990, mostrou o benefício do uso da eritromicina intravenosa na prevenção da gastroparesia.[19] A fístula pancreática continua sendo o grande problema para o cirurgião pancreático, existindo atualmente inúmeras definições e classificações. O ISGPF (International Study Group of Pancreatic Fistula) classifica as fístulas em A, B e C, de acordo com parâmetros clínicos e a necessidade de tratamento. Mais importante do que a quantidade de fístulas de um serviço é a gravidade que elas apresentam. Outro trabalho randomizado do grupo do Cameron mostrou que o uso profilático de octreotídeo não diminuiu o número nem a gravidade das fístulas pancreáticas.

O seguimento do tumor de pâncreas deve ser inicialmente trimestral nos primeiros 2 anos, posteriormente semestral por 3 anos e por fim anual. O marcador CA 19.9 só deve ser solicitado se estiver alterado no pré-operatório. Radiografia de tórax e tomografia de abdome são utilizadas como métodos de imagem; a endoscopia digestiva também faz parte do acompanhamento. O uso de enzimas pancreáticas deve ser liberal para implementar a condição nutricional do paciente.[20]

Os doentes não ressecados na cirurgia e sem metástase devem ser tratados com alcoolização do plexo celíaco, biópsia da lesão para posterior quimioterapia e possível radioterapia, clipagem do leito para planejamento radioterápico e derivações biliodigestiva e gastrojejunal.[21]

PROGNÓSTICO

A sobrevida média com a doença ressecada é de 15 a 19 meses; para a doença localmente avançada é de 6 a 10 meses e para a doença metastática é de apenas 3 a 6 meses. Não há dúvida de que a melhora dos resultados nesse tipo de doença só aparecerá com o advento de novos estudos que favoreçam um diagnóstico mais precoce.

REFERÊNCIAS

1. American Cancer Society. What are the key statistics for pancreatic cancer. Disponível em: http://www.cancer.org/docroot/CRI/content/CRI_2_4_1X_What_are_the_key_statistics_for_pancreatic_cancer_34.asp?sitearea=. Acesso em: 17 de junho de 2008.

2. Parkin DM, Bray FI, Devessa SS. Cancer burden in the year 2000. The global picture. Eur J Cancer 2001; 37(Suppl 8):4-66.

3. Petersen GM, de Andrade M, Goggins M et al. Pancreatic cancer genetic epidemiology consortium. Cancer Epidemiol Biomarkers Prev 2006; 15:704-10.

4. Ridder GJ, Klempnauer J. Back pain in patients with ductal pancreatic cancer: its impact on resectability and prognosis after resection. Scand J Gastoenterol 1995; 30:1216-20.

5. Ichikawa T, Haradome H, Hachiya J et al. Pancreatic ductal adenocarcinoma: preoperative assessment with helical CT versus dynamic MR imaging. Radiology 1997; 202:655-62.

6. Whipple AO, Parsons WB, Mullins CR. Tratment of carcinoma of the ampulla of Vater. Ann Surg 1935; 102:763-79.

7. Cameron JL, Riall TS, Coleman J, Belcher KA. One thousand consecutive pancreaticoduodenectomies. Ann Surg 2006; 244:10-5.

8. Longmire WP Jr., Traverso LW. Preservation of the pylorus in pancreaticoduodenectomy. Surg Gynecol Obstet 1978; 146:959-62.

9. Fuhrman GM, Leach SD, Staley CA et al. Rationale for en bloc vein resection in the treatment of pancreatic adenocarcinoma adherent to the superior mesenteric portal vein confluence. Pancreatic tumor study group. Ann Surg 1996; 223(2):154-62.

10. Harisson LE, Klimstra DS, Brennan MF. Isolated portal vein involvement in pancreatic carcinoma. A contraindication for resection? Ann Surg 1996; 224:342-9.

11. Yeo CJ, Cameron JL, Maher MM et al. A prospective randomized trial of pancreaticogastrostomy and pancreaticojejunostomy after pancreaticoduodenectomy. Ann Surg 1995; 222:580-8.

12. Kingsnorth AN. Safety and function of isolated Roux loop pancreaticojejunostomy after Whipple's pancreaticoduodenectomy. Ann R Coll Surg Engl 1994; 76:175-9.

13. Machado MC, da Cunha JE, Bacchella T, Bove P. A modified technique for the reconstruction of the alimentary tract after pancreatoduodenectomy. Surg Gynecol Obstet 1976; 143(2):271-2.

14. Conlon KC, Labow D, Leung D et al. Prospective randomized clinical trial of the value of intraperitoneal drainage after pancreatic resection. Ann Surg 2001; 234:487-94.

15. Pedrazzoli S, DiCarlo VI, Dionigi R et al. Standard versus extended lymphadenectomy associated with pancreaticoduodenectomy in the surgical treatment of adenocarcinoma of the head of the pancreas: a multicenter, prospective, randomized study. Lymphadenectomy Study Group. Ann Surg 1998; 228:508-17.

16. Kalser MM, Ellenberg SS. Pancreatic cancer. Adjuvant combined radiation and chemotherapy following curative resection. Arch Surg 1985; 120:899-903.

17. Neoptolemos JP, Stocken DD, Friess H et al. A randomized trial of chemoradiotherapy and chemotherapy after resection of pancreatic cancer. N Engl J Med 2004; 350:1200-10.

18. Evans DB, Rich TA, Byrd DR et al. Preoperative chemoradiation and pancreaticoduodenectomy for adenocarcinoma of the pancreas. Arch Surg 1992; 127:1335-9.

19. Yeo CJ, Barry K, Sauter PK et al. Erythromycin accelerates gastric emptying after pancreatoduodenectomy. Ann Surg 1993; 218:229-38.

20. Bruno MJ, Haverkort EB, Tijssen GP et al. Placebo controlled trial of enteric coated pancreatic microsphere treatment in patients with unresectable cancer of the pancreatic head region. Gut 1998; 42:92-6.

21. Lillemose KD, Cameron JL, Hardacre JM et al. Is prophylactic gastrojejunostomy indicated for unresectable periampullary cancer? A prospective randomized trial. Ann Surg 1999; 230:322-30.

CAPÍTULO 39

Fábio Mesquita Moura
André Cosme de Oliveira

Tumores Hepáticos Benignos

INTRODUÇÃO

O avanço dos estudos de imagem, que possibilitam avaliações preventivas mais frequentes, vem levando à descoberta incidental de lesões hepáticas. Assim, o desafio constante do médico assistente consiste em identificar essas lesões, sem que sejam necessárias abordagens agressivas em lesões de pouco risco ou, o contrário, que se postergue a descoberta de lesões que têm impacto na sobrevida do paciente.

Essas lesões têm origem principalmente em duas regiões: epitélio e mesênquima. Entre as lesões epiteliais, temos as de origem hepatocelular (hiperplasia nodular focal) e as de origem colangiocelular (adenomas). O tumor mais comum de origem mesenquimal é o hemangioma, derivado de células de vasos sanguíneos.

Neste capítulo, discutiremos sucintamente os tumores benignos hepáticos mais comuns e suas principais características e também os cistos hepáticos.

HEMANGIOMA HEPÁTICO

É o tumor hepático mais comum, apresentando prevalência de 1% a 20%, com grande predominância em mulheres (5:1), com idade média ao diagnóstico de 50 anos, geralmente assintomático, surgindo como achado de exames de imagem. Não há predominância de segmento hepático e a maioria tem menos de 5cm.[1]

Não existe fisiopatologia bem definida com relação ao surgimento dessas lesões, porém a relação com hormônios femininos é aventada, especialmente o estrógeno.

Não apresentam sintomas clínicos, exceto quando em grande tamanho. Nesse caso podem acarretar dor ou sensação de plenitude. Tais lesões grandes (geralmente > 10cm) são chamadas de hemangiomas gigantes (Figura 39.1). Não mostram alterações laboratoriais.

Nos exames de imagem apresentam-se como lesão ecogênica, de densidade uniforme, geralmente com menos de 3cm, com realce acústico e imagem bem delimitada. Na TC apresentam-se hipodensas na fase sem contraste, realce isogênico na fase arterial e persistência de realce na fase portal. A RM tem grande sensibilidade diagnóstica, revelando a presença de lesão hipointensa em T1 e lesão hiperintensa em T2.[2] A RM é mais indicada em casos em que o diagnóstico por US ou TC é mais difícil, como em pacientes portadores de esteatose ou fibrose.

Com raras exceções, o tratamento do hemangioma é sempre conservador. Por não apresentar crescimento ou este ser muito lento, ter baixo risco de sangramento ou não se acompanhar de outras complicações, os riscos inerentes a abordagens agressivas é maior quando comparados com os do tratamento expectante.[3]

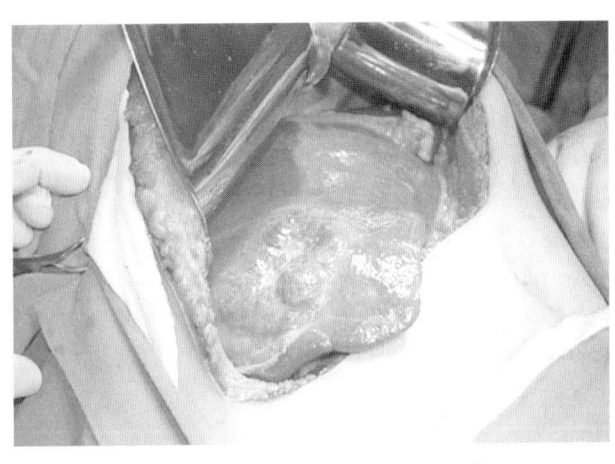

FIGURA 39.1 ▶ Hemangioma gigante sintomático nos segmentos 6 e 7. (Ver encarte colorido.)

HIPERPLASIA NODULAR FOCAL (HNF)

É a segunda lesão benigna hepática mais frequente, geralmente diagnosticada em mulheres de 30 a 50 anos de idade. Em geral é única e não sofre influência hormonal. Quanto à fisiopatologia, resulta de reação hiperplásica em virtude de malformação arterial que causa hiperfluxo sanguíneo em certa porção do parênquima hepático, com hiperplasia hepatocelular secundária.

Quanto ao aspecto macroscópico, as lesões são bem delimitadas, não encapsuladas, apresentando-se como massa solitária com cicatriz central. À microscopia, apresentam-se como hepatócitos em arranjo de nódulos delineados por septos fibrosos originados da cicatriz central.

Não apresentam sintomatologia clínica, sendo também detectadas mediante exames de imagem. Lesões muito grandes, que são exceções, podem causar dor e desconforto, geralmente nos casos em que são subcapsulares. Não mostram alterações nos exames laboratoriais na grande maioria dos casos.

Nos exames de imagem podem ter as seguintes características:

- *US:* apresentam-se iso ou hipoecoicas. Quando visível, a cicatriz central mostra-se levemente hiperecogênica. Ao Doppler, evidencia-se a presença de artéria central nutridora de forma estrelada.
- *TC:* na fase sem contraste apresentam-se como lesão focal, iso ou hipodensa. Exibem rápido realce na fase arterial com identificação da cicatriz central na maioria dos casos; diminuição do realce na face portal; e aspecto isodenso em relação ao parênquima na fase de equilíbrio.
- *RM:* é mais sensível e específica. Apresentam-se iso ou hipodensas em T1 e iso ou hiperdensas em T2. Na fase contrastada apresentam-se com imagem similar à da TC, com realce precoce; entretanto, nas fases tardias evidencia-se bem a cicatriz central realçada pelo contraste.

O tratamento da HNF é conservador, principalmente quando não há dúvida diagnóstica. Apresenta baixo risco de complicações ou malignização. Porém, nos casos em que há dúvida diagnóstica, como formas telangiectásicas, pode-se indicar ressecção cirúrgica.

ADENOMA HEPATOCELULAR

É uma lesão hepática benigna e rara, associada ao uso de anticoncepcionais e hormônios esteroides, estando diretamente relacionada com o tipo de hormônio utilizado e o tempo de utilização. Pode também ocorrer associado a algumas doenças metabólicas, como diabetes melito ou talassemia β. São geralmente únicos.[1]

À macroscopia apresenta-se bem delimitado, encapsulado, geralmente exibindo áreas de necrose ou hemorragia. Na histologia observa-se proliferação benigna de hepatócitos em padrão trabecular, sem arquitetura definida, podendo os hepatócitos estar preenchidos por gordura ou glicogênio.

Em geral, este tipo de lesão também é achado mediante exame de imagens, apresentado-se assintomático e sem alterações significativas nos exames laboratoriais. Quando grandes, podem apresentar desconforto em quadrante superior direito do abdome. Porém, ao contrário das lesões descritas, os adenomas têm alto poder de complicações, geralmente caracterizadas por sangramentos devido a ruptura ou a infartos. A incidência de sangramento varia de 20% a 40%, índices que podem aumentar em razão de estímulo hormonal, seja por uso de contraceptivos ou por gravidez. Outro fator que aumenta o risco de complicações são as lesões grandes, geralmente com mais de 5cm.

Quando há ruptura, o paciente exibe quadro de dor abdominal, desconforto, anorexia e vômitos, desencadeados pelo hemoperitônio. Outra complicação é o risco de malignização, que pode chegar a 10%, sendo maior em homens e em pacientes com lesões grandes (Figura 39.2).

O diagnóstico, geralmente radiológico, caracteriza-se por:

- *US:* presença de massa hepática heterogênea, bem delimitada e hiperecogênica. Se houver áreas anecoicas ou hipoecoicas, podem ser sinais de complicações como hemorragia ou necrose.

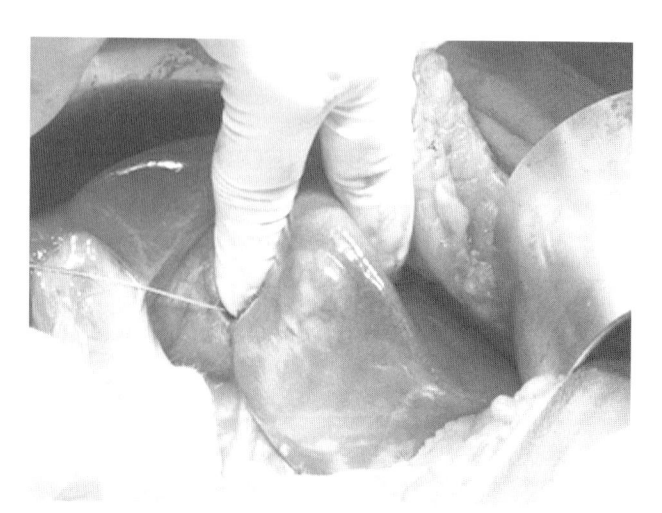

FIGURA 39.2 ▶ Adenoma hepático de 3,5cm no segmento 3 delimitado por isquemia após ligadura de pedículo glissoniano. (Ver encarte colorido.)

- *TC:* geralmente se apresenta isodenso na fase sem contraste, porém hipervascular na fase contrastada arterial e iso ou hipodenso na fase portal.
- *RM:* é o melhor método diagnóstico, mostrando lesao iso ou hiperintensa em T1 e com hiperintensidade leve em T2. O diagnóstico diferencial em relação ao HNF, que exibe características similares, faz-se pela presença de heterogeneidade na área tumoral, identificação de cápsula tumoral e hiperintensidade em T1.

O tratamento varia de acordo com o tamanho das lesões:

- *Tumores < 3cm:* conduta expectante. Orientações: suspender o uso de contraceptivos e evitar gravidez.
- *Tumores > 3cm:* é indicada a ressecção cirúrgica.
- *Complicações:* em casos de ruptura da lesão, indicam-se a embolização arterial da lesão e a compensação clínica do paciente com subsequente ressecção.

CISTOS HEPÁTICOS SIMPLES

São lesões hepáticas císticas, contendo secreção serosa, não comunicante com a via biliar. São frequentes na população, com prevalência de 3% a 18%. Sua incidência varia com o gênero e a idade da população, sendo mais comum em mulheres (1,5:1) e em pessoas com mais de 50 anos de idade.

Macroscopicamente têm formato ovoide ou esférico com diâmetro que varia de alguns milímetros a centímetros, podendo ocupar todo um lobo hepático, com atrofia deste e hipertrofia do lobo contralateral. Os cistos são uniloculares, de paredes regulares e sem invasão das estruturas adjacentes, porém podendo afastá-las. São formados por tecido epitelial, acredita-se com origem no epitélio biliar, porém sem comunicação com os ductos biliares. Esse epitélio produz um líquido rico em água e eletrólitos, mas sem sais biliares ou bilirrubina, e por isso não é lesivo à cavidade peritoneal em caso de ruptura.

Os cistos simples não produzem sintomatologia clínica, exceto nos raros casos em que atingem tamanhos exagerados, quando então podem causar queixas de desconforto abdominal. Não provocam alterações nos exames laboratoriais e, portanto, não se devem atribuir queixas abdominais a cistos simples.

O diagnóstico em geral surge como achado de exame de imagem, sendo o melhor exame diagnóstico a US. As características típicas ao exame incluem presença de imagem cística de conteúdo anecoico, sem septações, com paredes regulares e hiper-refringência posterior. O diagnóstico diferencial deve ser realizado com outras lesões císticas hepáticas, como cistos hidáticos, cistos biliares intra-hepáticos e cistoadenomas hepáticos (estes últimos mais raros).

O cisto simples hepático tem baixa possibilidade de malignização ou de complicações, portanto o tratamento de lesões pequenas é conservador, devendo-se pensar em abordagem cirúrgica somente em lesões com mais de 8cm e que resultem em alguma queixa do paciente. O tratamento pode consistir em abordagem minimamente invasiva com esclerose da lesão com álcool absoluto injetado em seu interior. Nos casos em que a janela para esclerose percutânea não for viável ou houver dúvida diagnóstica em relação à lesão, indica-se a abordagem cirúrgica, que pode ser laparoscópica ou aberta.[4]

REFERÊNCIAS

1. Paradis V. Benign liver tumors: an update. Clin Liver Dis 2010; 14(4):719-29.

2. Stark DD, Felder RC, Wittenberg J et al. Magnetic resonance imaging of cavernous hemangioma of the liver: tissue-specific characterization. AJR Am J Roentgenol 1985; 145(2):213-22.

3. Herman P, Costa MLV, Machado MAC et al. Management of hepatic hemangiomas: a 14-year experience. J Gastrointest Surg 2005; 9:853-9.

4. Reid-Lombardo KM, Khan S, Sclabas G. Hepatic cysts and liver abscess. Surg Clin North Am 2010; 90(4):679-97.

André Cosme de Oliveira
Fábio Mesquita Moura

CAPÍTULO 40

Carcinoma Hepatocelular

INTRODUÇÃO

O câncer de fígado se origina nas células hepáticas, os hepatócitos, sendo denominado carcinoma hepatocelular (CHC). É o câncer primário mais comum, e em sua grande maioria o CHC acontece em um grupo de pacientes bem definidos – aqueles com cirrose hepática.

A cirrose hepática é o evento final de várias doenças que agridem o fígado cronicamente, levando à destruição progressiva dos hepatócitos e à formação de fibrose, como as hepatites virais (vírus B e C), a hepatite pelo álcool, a esteato-hepatite não alcoólica, a hemocromatose, entre outras. De modo geral, considera-se que o portador de cirrose tenha risco de 5% ao ano de desenvolver carcinoma hepatocelular.

A primeira descrição científica foi feita por Eggel, em 1901, e atualmente ocupa o sexto lugar entre os cânceres mais comuns no mundo.

Há uma grande variação geográfica no que diz respeito aos fatores de risco e à incidência da cirrose, a qual frequentemente ocorre em virtude da hepatite viral, o fator de risco dominante para o CHC. As diferenças geográficas devem-se comumente às variações epidemiológicas de infecção pelos vírus das hepatites B e C.

Nos EUA a taxa de incidência, que é de aproximadamente 3:100 mil habitantes, está crescendo, principalmente associada ao aumento das taxas de infecção por hepatite C, com casos adicionais relacionados com a cirrose por álcool e hemocromatose, assim como as cirroses idiopáticas e esteato-hepatite não alcoólica (NASH). A incidência de hepatite C no Norte e no Oeste da Europa, também atribuída ao vírus da hepatite C (VHC), é menor que 5:100 mil habitantes, enquanto no Sul e Leste europeus a incidência é de aproximadamente 10:100 mil habitantes (Figura 40.1).

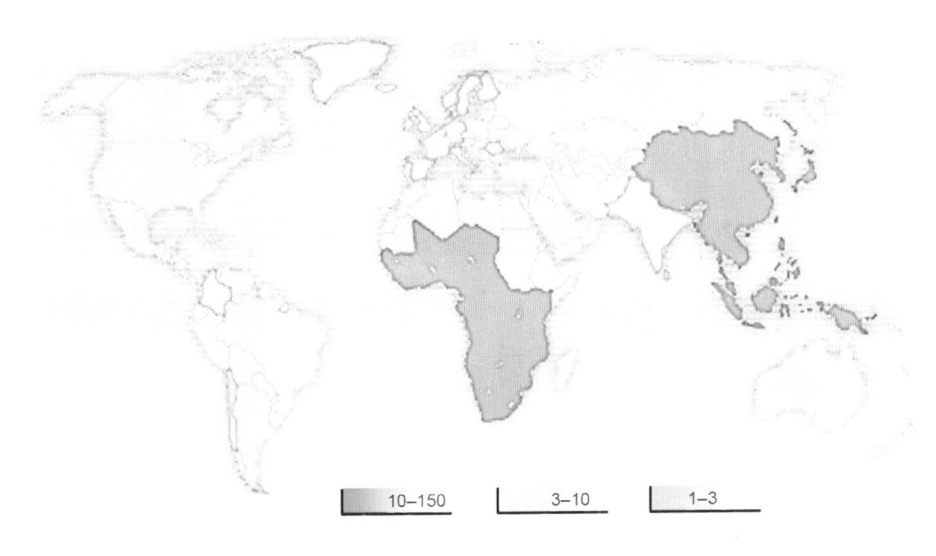

10–150   3–10   1–3

FIGURA 40.1 ▶ Incidência mundial anual de carcinoma hepatocelular para cada 100 mil habitantes.

Na América Latina a incidência de CHC é de aproximadamente 0,7 a 9,9 casos por 100 mil habitantes por ano. De acordo com dados sobre mortalidade por câncer no Brasil de 1999, o CHC ocupava a sétima posição, sendo responsável por 4.682 óbitos.

No Japão, embora a prevalência de infecção por VHC seja similar à dos EUA, a incidência de CHC é 8 a 10 vezes maior, o que pode ser devido à disseminação anterior de VHC no Japão, que aconteceu 20 a 30 anos antes de nos EUA. Estes dados fornecem evidência adicional para sustentar a previsão de que a incidência de CHC continuará crescendo nos EUA e na Europa nos próximos anos.

No Leste Asiático e na África Subsaariana, onde a hepatite B é endêmica, a taxa de incidência de CHC é de 20 a 28 casos por 100 mil habitantes. Nessas regiões, aproximadamente 10% a 20% dos casos de CHC acontecem em pacientes com infecção por hepatite B crônica na ausência de cirrose, provavelmente devido à infecção por vírus da hepatite B (VHB) em estados iniciais da vida e à exposição concomitante a outros fatores de risco, como as aflatoxinas.

É um tumor altamente maligno que dobra de tamanho a cada 180 dias, em média, sendo fundamental que os pacientes cirróticos sejam acompanhados rotineiramente por especialista habituado ao diagnóstico deste tipo de câncer ainda em suas fases iniciais (Figura 40.2).

A maioria dos pacientes com CHC não apresenta sintomas e, quando estão presentes, em geral são representados por icterícia, ascite e/ou edema, emagrecimento, dor em quadrante superior direito do abdome e encefalopatia hepática.

O CHC surge aproximadamente aos 49,3 anos, numa proporção de 4,1:1 homens/mulheres.

O rastreamento do CHC nos pacientes com doença hepática crônica, principalmente na população de alto risco – *cirróticos* –, deve ser uma preocupação constante, visto que a instituição de tratamento precoce aumenta o potencial de cura.

A American Association for the Study of Liver Disease (AASLD) recomenda o rastreamento do CHC a cada 3 a 6 meses nos pacientes de alto risco e anualmente naqueles de baixo risco.

Diversas formas de rastreamento têm sido propostas; atualmente, a mais utilizada, na Ásia e na Europa, é a associação da dosagem sanguínea da alfafetoproteína e a realização de ultrassonografia abdominal.

A alfafetoproteína é uma α-1-globulina sintetizada normalmente pelo organismo no período fetal; com o crescimento, seus níveis sanguíneos decrescem acentuadamente. Nos pacientes com CHC os níveis sanguíneos tendem a se elevar, o que contribui para o diagnóstico do CHC. Apresenta baixa sensibilidade para o diagnóstico do CHC (45% a 64%), porém tem ainda grande papel diagnóstico nos pacientes cirróticos com nódulo hepático e níveis superiores a 200ng/mL.

A combinação da alfafetoproteína com a ultrassonografia abdominal aumenta as taxas de diagnóstico de CHC, contudo eleva também os custos e as taxas de falso-positivos. A AASLD sugere a utilização da ultrassonografia abdominal para o rastreamento do CHC (Figura 40.3).

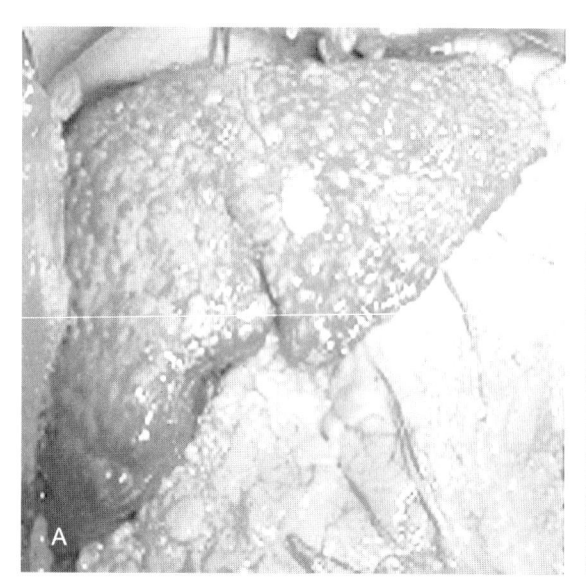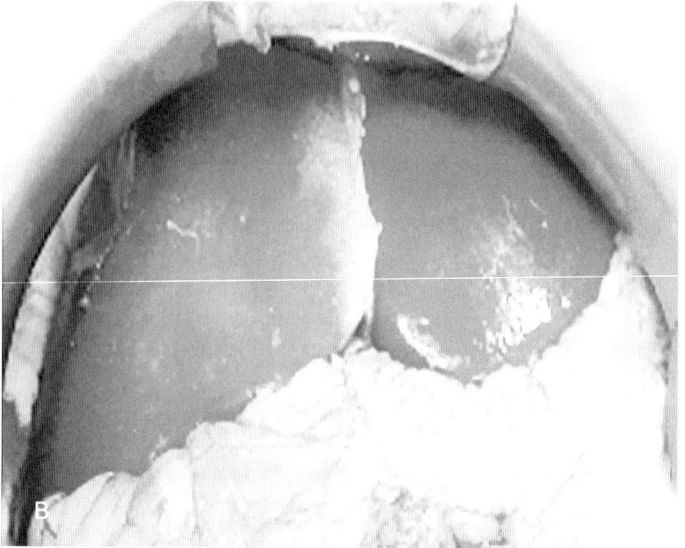

FIGURA 40.2 ▸ Fígado cirrótico (**A**) e fígado normal (**B**). (Ver encarte colorido.)

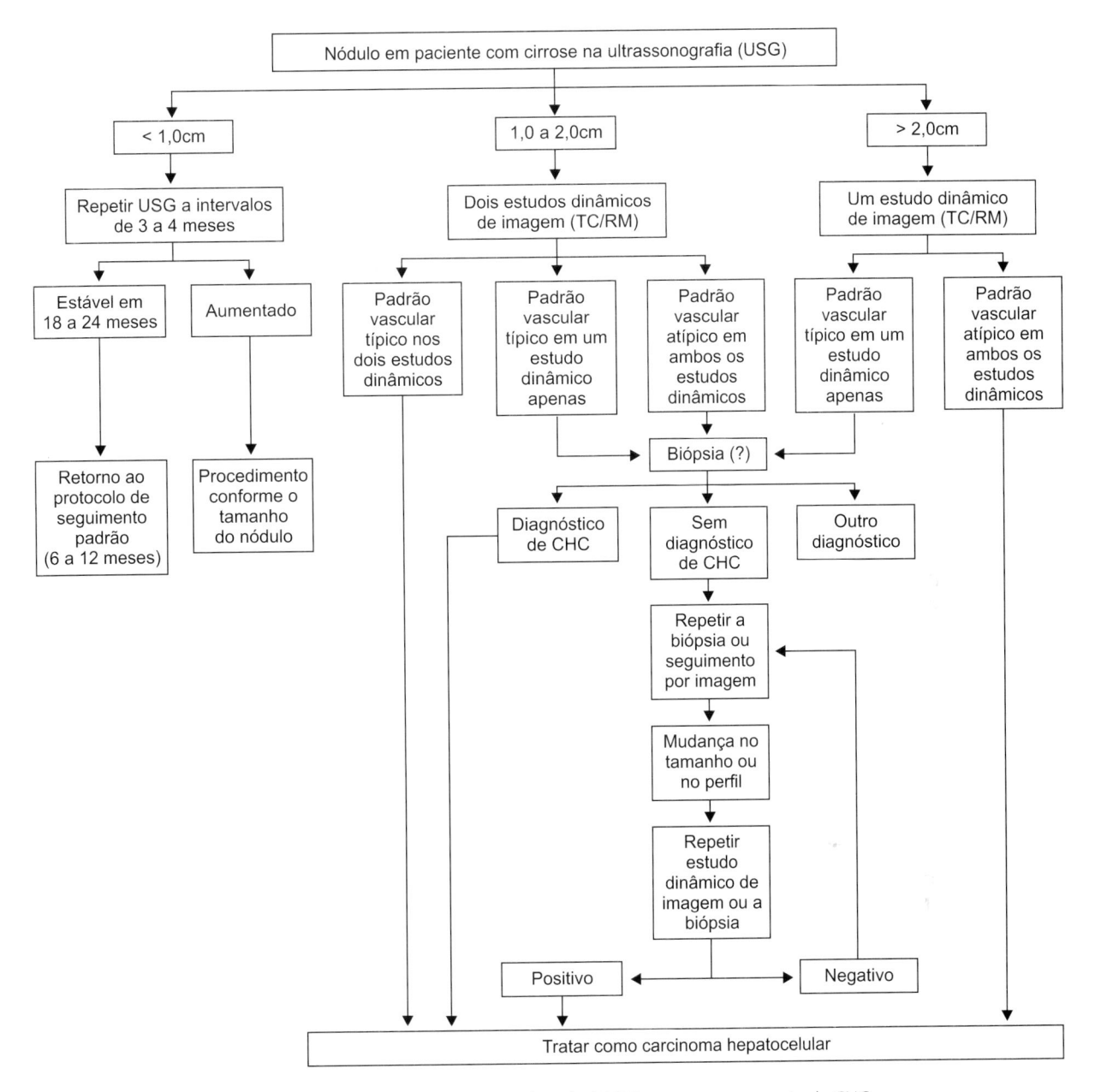

FIGURA 40.3 ▶ Algoritmo sugerido pela AASLD para o rastreamento do CHC.

DIAGNÓSTICO RADIOLÓGICO

Ultrassonografia Abdominal

A ultrassonografia abdominal é um método acessível, de baixo custo e não invasivo. A ultrassonografia abdominal apresenta sensibilidade entre 65% e 80% e especificidade acima de 90% quando usada para o rastreamento do CHC.

O aspecto do carcinoma hepatocelular é variável, sendo que os pequenos em geral apresentam-se como lesões sólidas hipoecogênicas, circunscritas, com diâmetros entre 0,6 e 3cm. À medida que o tumor cres-

ce, torna-se mais vascularizado, com áreas de necrose, fibrose e transformação gordurosa, adquirindo aspecto heterogêneo (Figura 40.4).

Tomografia Computadorizada

A tomografia computadorizada, com sensibilidade de 86,6%, permite avaliar algumas características do CHC, como o realce arterial pelo meio de contraste, a presença de cápsula peritumoral, o realce em mosaico, a infiltração de gordura e a presença de invasão vascular (principalmente da veia porta) e de fístulas arteriovenosas (Figura 40.5).

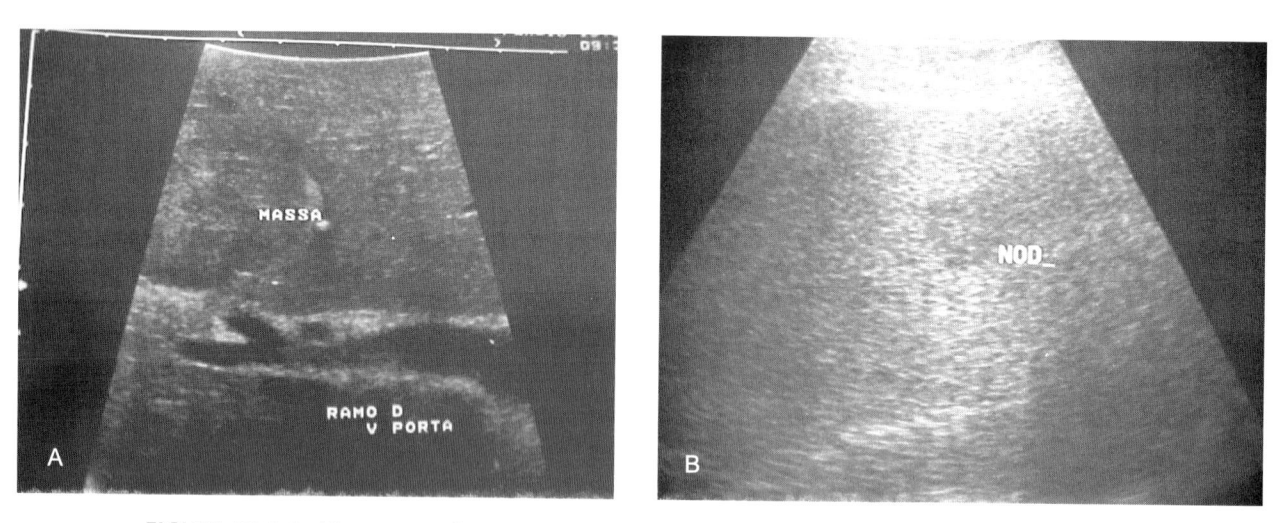

FIGURA 40.4 ▶ Ultrassonografia mostrando uma lesão heterogênea (**A**) e uma lesão hipoecogênica (**B**).

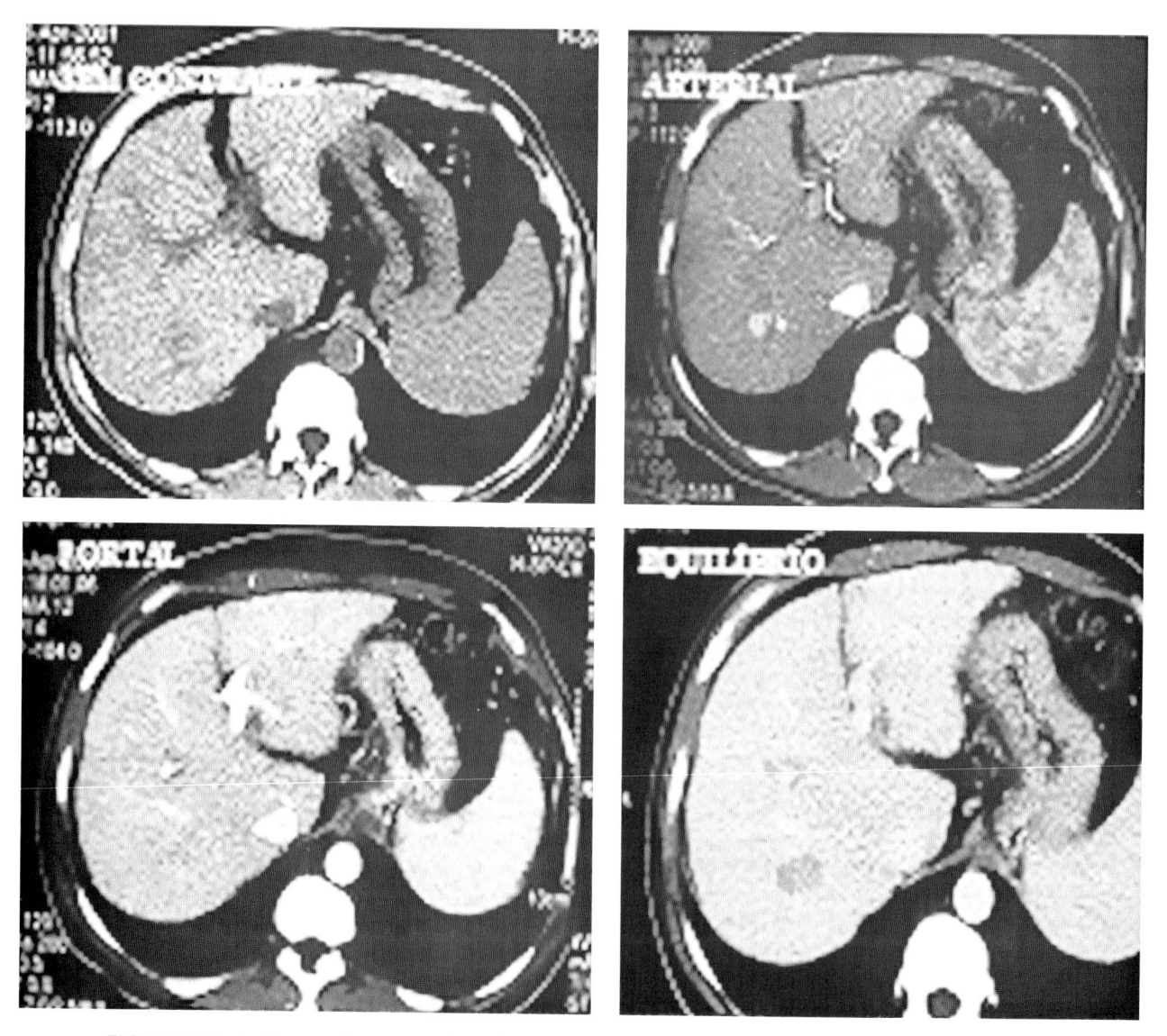

FIGURA 40.5 ▶ Tomografia computadorizada mostrando as fases sem contraste, arterial, portal e de equilíbrio.

Ressonância Magnética

O CHC na ressonância magnética em geral apresenta hipersinal em T2, sinal variável em T1, com padrão de realce semelhante à tomografia computadorizada, apresentando sensibilidade de 90% para o seu diagnóstico. Difere dos nódulos regenerativos, que normalmente mostram hipossinal em T2 e ausência de realce arterial pós-contraste (Figura 40.6).

Cada próton tem seu próprio campo magnético, que começa a se desorganizar e a afetar núcleos vizinhos em uma reação simultânea, após cada pulso de RF, transferindo energia entre si e, consequentemente, saindo de fase. Essa relação próton-próton (ou *spin-spin*) é também chamada de tempo 2 de relaxamento, ou simplesmente T2.

A aplicação de pulsos de RF adiciona energia ao sistema e faz com que os prótons mudem para um estado de maior excitação ou de maior energia. O processo de dissipação dessa energia, no ambiente magnético desses prótons, e seu retorno ao estado de mais baixa energia é chamado de tempo 1 de relaxamento ou T1.

TRATAMENTO DO CHC

Com o diagnóstico inicial, a remoção cirúrgica é considerada uma modalidade potencialmente curativa para o CHC, porém somente cerca de 15% dos pacientes apresentam condições de passar por esse procedimento. A taxa de sobrevida de 5 anos em pacientes que sofreram remoção varia de 60% a 80%. Carcinomas hepatocelulares localizados podem ser irremovíveis devido à localização do tumor ou à cirrose concomitante; estes pacientes podem ser candidatos ao transplante de fígado.

A função hepática é um parâmetro importante na seleção da terapia para CHC. A pontuação de Child-Pugh é amplamente usada para avaliar pacientes cirróticos para cirurgia e outras terapias. A pontuação

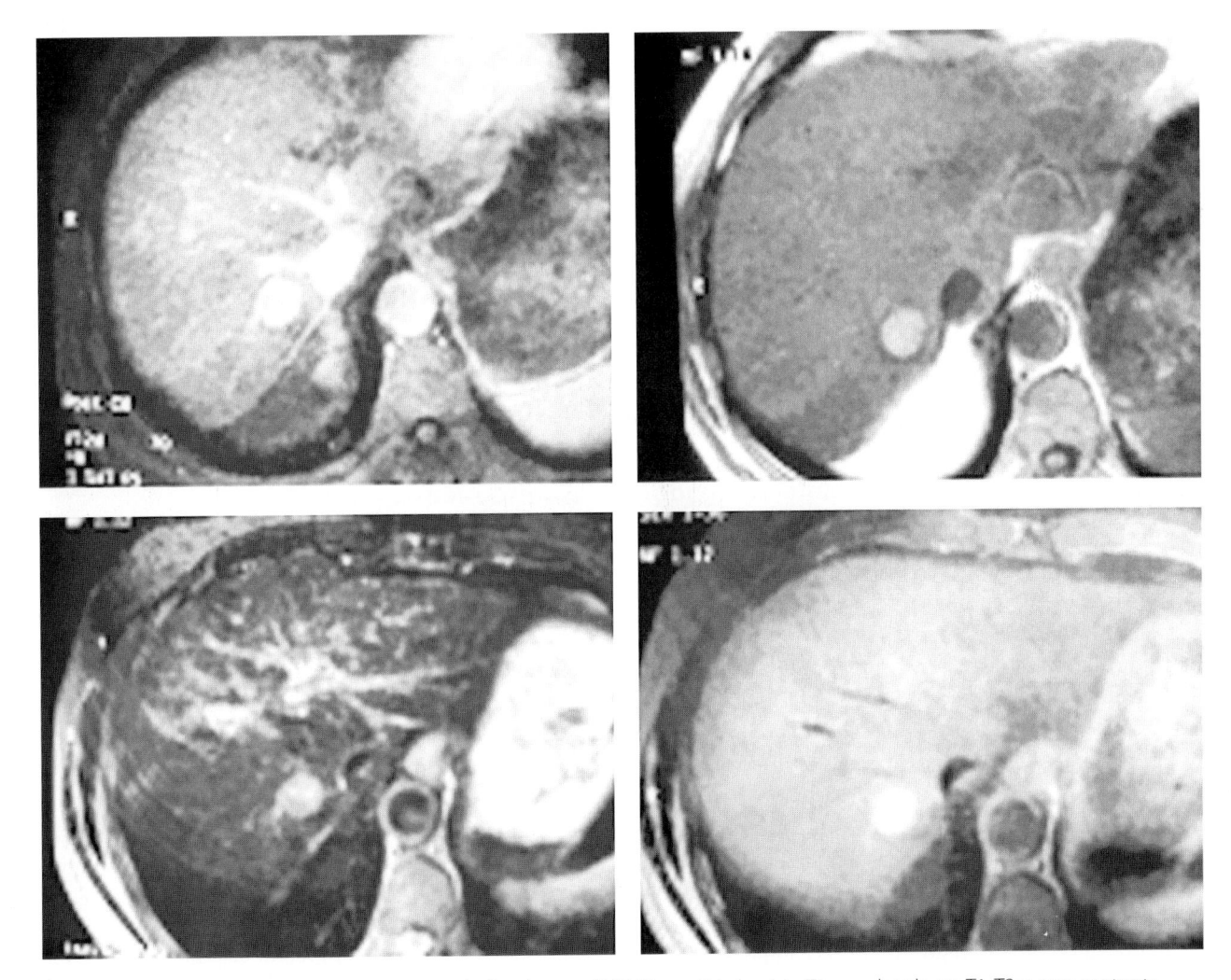

FIGURA 40.6 ▶ Ressonância magnética de fígado com CHC. No sentido horário: T1, ponderada em T1, T2 e com contraste.

Child	1	2	3
Ascite	Sem	Tratável	Refratária
Encefalopatia	Sem	G I e II	G III e IV
Albumina	>3,5	3,4 a 2,8	<2,8
INR	<1,7	1,7 a 2,3	>2,3
BT	1 a 2	2 a 3	>3

Chid A = 5 a 6 pontos
Chid B = 7 a 9 pontos
Chid C = 10 e 15 pontos

FIGURA 40.7 ▶ Classificação de Child-Pugh.

inclui manifestações clínicas da cirrose – encefalopatia e ascite – e também parâmetros laboratoriais que refletem a função sintética do fígado (albumina, tempo de protrombina [PT] ou INR e bilirrubina) (Figura 40.7).

A AASLD sugere que a escolha da terapia deve estar sempre baseada no estadiamento do tumor no momento do diagnóstico (Figura 40.8) e no grau de disfunção hepática, determinado pela classificação de Child-Pugh.

Aproximadamente 15% a 20% dos pacientes são candidatos a condutas terapêuticas radicais e o restante receberá terapêuticas paliativas ou sintomáticas. A biópsia do nódulo raramente é necessária, e a disseminação pela punção pode ocorrer em 1% a 3% dos casos, devendo ser evitada quando a lesão é potencialmente operável.

Pacientes com doença localizada irremovível são geralmente tratados com alguma forma de terapia localizada.

TERAPIA LOCALIZADA

Ressecção Cirúrgica e Transplante de Fígado

A ressecção cirúrgica é o tratamento mais eficaz para o CHC e a primeira opção para aqueles pacientes não cirróticos. Nos pacientes cirróticos apresenta alta morbidade e mortalidade operatória em torno de 10%, também com alto risco de recidiva e aparecimento de outros focos no fígado remanescente, que passam de 50% em 5 anos.

O paciente ideal para a ressecção cirúrgica é aquele com menos de 70 anos, em bom estado nutricional, com tumor pequeno, periférico, bilirrubina normal, sem invasão vascular, plaquetas acima de 100 mil e sem hipertensão portal. Somente pacientes cirróticos Child-Pugh A são candidatos à ressecção cirúrgica, e ainda assim mais de 50% evoluirão com descompensação no pós-operatório, principalmente com ascite.

O transplante de fígado é a única terapia curativa tanto para o CHC como para a cirrose hepática subjacente, evitando a aparição de novos focos de CHC. Está indicado naqueles casos em que há nódulo único de até 5cm de diâmetro ou naqueles com até três nódulos, cada um com até 3cm de diâmetro, sem invasão vascular ou doença extra-hepática.

Injeção Percutânea de Etanol (Alcoolização)

A alcoolização do nódulo de CHC provoca necrose coagulativa e trombose vascular, transformando o nódulo tumoral em uma área necrótica avascular. Tem sido amplamente utilizada em virtude de boa tolerância, baixo custo e facilidade de acesso em qualquer centro hospitalar.

Pode ser realizada em nódulos de 3 a 5cm, na presença de até três nódulos, ausência de ascite, ausência de coagulopatia grave (Tempo Protombina Atividade Enzimática [TPAE] acima de 40%, plaquetas acima de 40 mil), presença de "janela" ultrassonográfica segura para abordagem do nódulo e ausência de doença extra-hepática (Figura 40.9).

A eficácia dessa técnica varia com o tamanho do nódulo. Em nódulos com diâmetro igual ou inferior a 3cm a resposta completa se obtém em até 80% dos casos. Em nódulos entre 3 e 5cm a resposta cai para 50%, e é menor ainda em nódulos maiores. Pacientes cirróticos compensados com CHC com menos de 5cm apresentam taxa de sobrevida de 70% a 80% em 3 anos e de 49% a 54% em 5 anos.

A recorrência de CHC com a alcoolização é tão alta quanto com a ressecção cirúrgica, sendo estimada em mais de 50% em 3 anos.

Radiofrequência

Utiliza-se uma agulha especial, em forma de guarda-chuva, acoplada a um equipamento, para promover a morte das células tumorais por meio de lesão térmica. A energia emitida produz agitação iônica, que se converte em calor e, quando se alcança temperatura acima de 50°C, induz-se necrose coagulativa mais homogênea; a lesão do tecido cirrótico ao redor é menor quando comparada com a alcoolização.

Pode ser realizada por via percutânea guiada por ultrassom, por via laparoscópica e também durante cirurgia. Até quatro lesões com 5cm de diâmetro no máximo, rodeadas por parênquima hepático, situadas a mais de 1cm da cápsula de Glisson e a mais de 2cm das veias hepáticas ou da veia porta podem ser tratadas com radiofrequência (Figura 40.10).

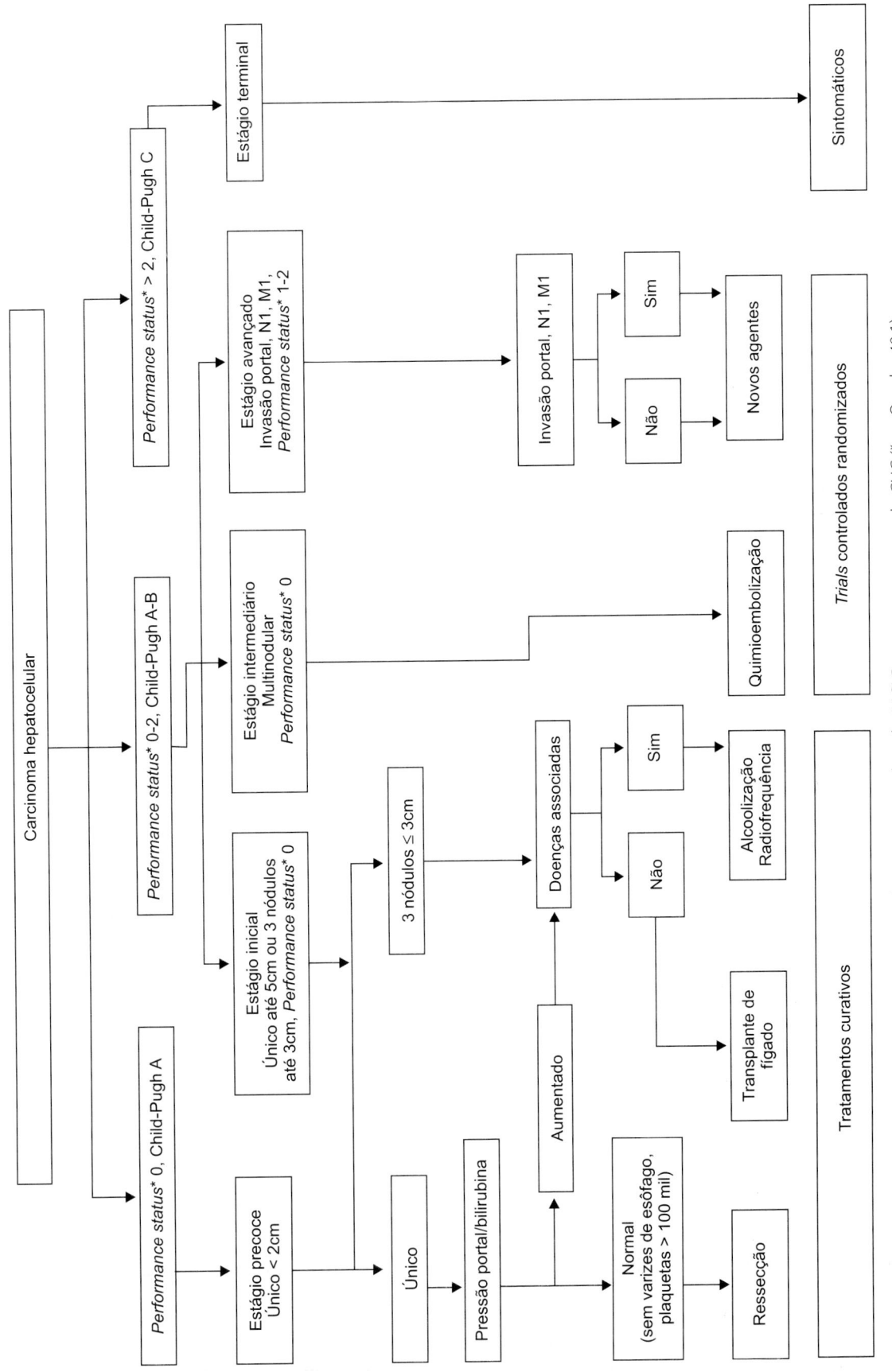

FIGURA 40.8 ▲ Algoritmo sugerido pela AASLD para o tratamento do CHC (*ver Quadro 40.1).

QUADRO 40.1 ▶ Escore de *performance status* da OMS

Organização Mundial da Saúde

0 – Atividade normal, capacidade de exercer todas as atividades pré-doença sem restrição

1 – Restrição a atividades mais vigorosas, porém permanece em acompanhamento ambulatorial, sendo capaz de trabalhos leves e de natureza sedentária

2 – Capaz de cuidar de si próprio, mas incapaz de trabalhar. Ambulatorial e acamado em menos de 50% do tempo

3 – Capacidade limitada de se cuidar. Confinado à cama ou cadeira em mais de 50% das horas diurnas. Ambulatorial 50% do tempo ou menos. Cuidados constantes

4 – Acamado; totalmente incapaz. Não consegue cuidar de si próprio. Pode necessitar de hospitalização

5 – Morte

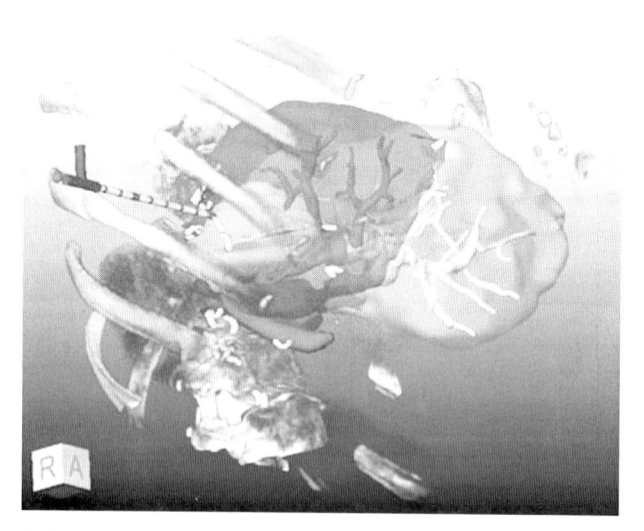

FIGURA 40.9 ▶ Esquema mostrando uma punção de nódulo para a realização da alcoolização.

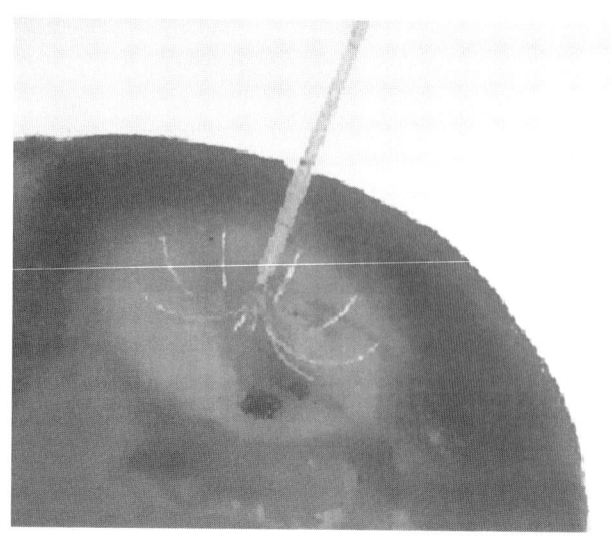

FIGURA 40.10 ▶ Agulha de radiofrequência.

Em tumores com menos de 3cm ocorre resposta completa superior a 90%, ainda com a vantagem de necessitar de um número menor de sessões do que na alcoolização.

Quimioembolização

Com base no fato de que o CHC apresenta rica vascularização arterial, a quimioembolização intra-arterial hepática é uma opção terapêutica não radical quando os demais tratamentos não podem ser empregados.

A cateterização da artéria hepática por meio de punção da artéria femoral permite a identificação da artéria nutridora do nódulo e a administração de quimioterápicos, combinados ou não com lipiodol (Figura 40.11). O lipiodol é captado seletivamente pelo tecido tumoral, não sendo captado pelo parênquima hepático. A oclusão subsequente da artéria tumoral pode ser realizada com micropartículas ou gelfoam.

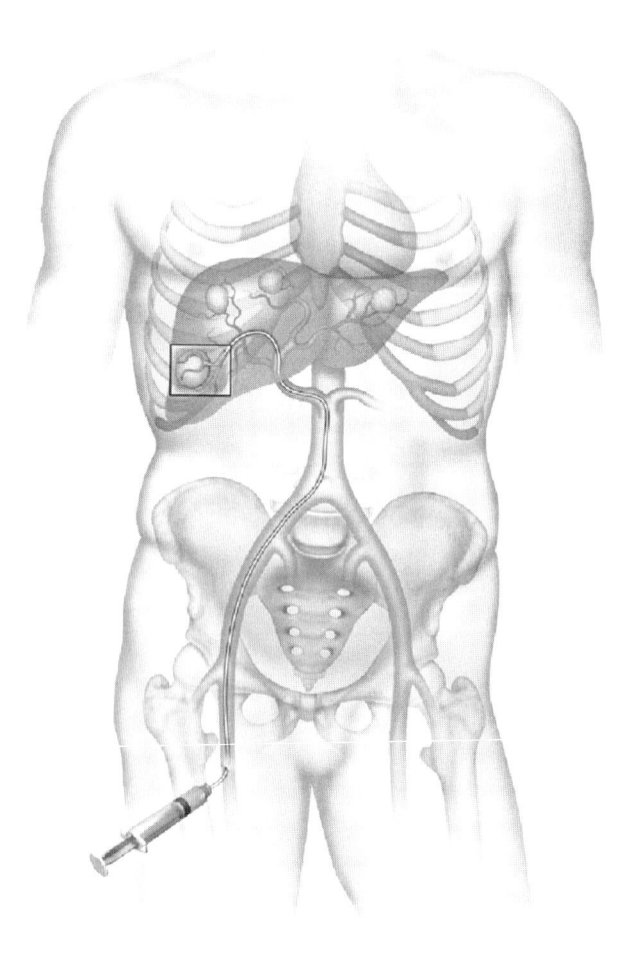

FIGURA 40.11 ▶ Esquema mostrando a punção da artéria femoral e a cateterização da artéria tumoral para a realização da quimioembolização.

As contraindicações à quimioembolização são invasão vascular, disseminação extra-hepática, trombose de veia porta, insuficiência renal, ateromatose avançada, trombose de artéria hepática ou tronco celíaco e massa tumoral superior a 50% do volume hepático.

Atualmente se utiliza a quimioembolização em pacientes em lista de espera de transplante de fígado com o objetivo de evitar o crescimento do CHC, o que poderia impedir a realização do transplante.

TERAPÊUTICAS MEDICAMENTOSAS

Devido à baixa tolerabilidade aos medicamentos convencionais e ao fato de que na maioria das vezes a cirurgia não é possível, os pacientes com CHC têm poucas opções de tratamento. Apenas 20% a 30% dos pacientes são candidatos à cirurgia ou ao transplante de fígado, considerados procedimentos mais eficazes para a cura da doença. Os outros 70% são considerados avançados e precisam recorrer a tratamentos que até hoje não se mostraram muito eficazes.

Diante desse cenário, um novo estudo clínico internacional traz esperança aos pacientes, podendo mudar a conduta médica no tratamento do CHC.

Nos últimos 30 anos, mais de 100 estudos clínicos com outras substâncias foram realizados na tentativa de se encontrar um novo tratamento para o CHC, mas todos, até então, sem sucesso nos casos de pacientes com CHC avançado.

O SHARP (Sorafenib HCC Assessment Randomized Protocol), estudo clínico fase III comparativo, foi apresentado pela primeira vez em sessão plenária no ASCO 2007 (American Society of Clinical Oncology), nos EUA, e em 24 de julho de 2008 foram publicados seus resultados finais no *The New England Journal of Medicine*, demonstrando a sua eficácia no tratamento do CHC avançado.

O SHARP foi criado para analisar cientificamente a eficácia do *tosilato de sorafenibe* em pacientes com CHC avançado.

O trabalho avaliou 602 pacientes portadores de CHC em todo o mundo (Figura 40.12), e inclusive 13 pacientes brasileiros no Hospital das Clínicas de São Paulo, no Serviço de Transplante de Fígado do Departamento de Gastroenterologia.

Os pacientes tratados com sorafenibe apresentaram aumento da taxa de sobrevida global em 44%, quase 3 meses a mais do que aqueles que receberam placebo (média de 10,7 meses *versus* 7,9 meses do grupo placebo) (Figura 40.13).

Além do aumento da sobrevida, o estudo mostrou diminuição do risco de vida dos pacientes pelo CHC e aumento no tempo de sobrevida livre de progressão da doença (Figura 40.14).

O estudo foi planejado para um período de 6 meses de tratamento, mas foi concluído antes, pois, além do aumento da sobrevida, a taxa de controle da doença foi maior com o medicamento (43% *versus* 32%), o que fez com que todos os pacientes passassem a receber a medicação, interrompendo-se o grupo placebo (Figura 40.15).

O sorafenibe apresentou efeitos colaterais de baixa intensidade e de fácil manejo, mostrando ser um medicamento com bom perfil de segurança no tratamento dos pacientes com CHC avançado, com incidência de 5% de efeitos adversos em relação ao placebo.

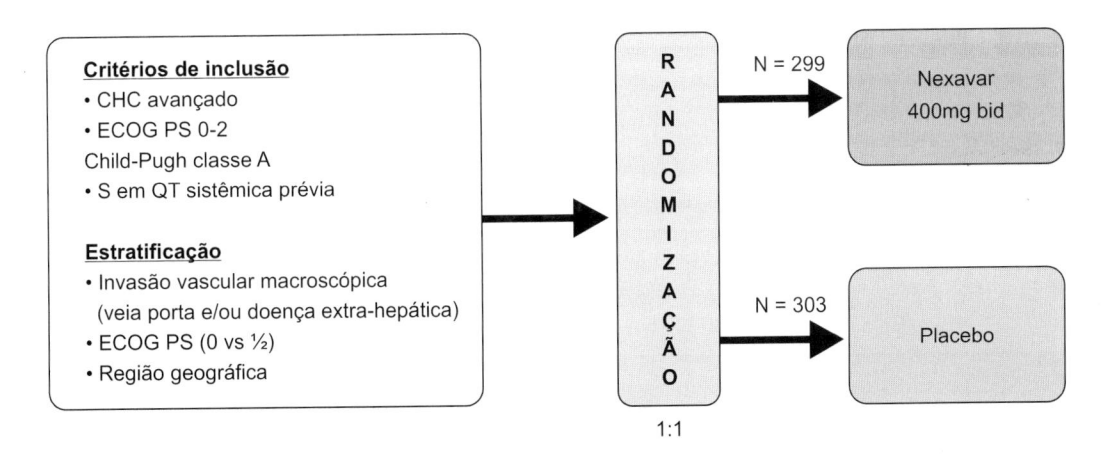

FIGURA 40.12 ▶ Estudo SHARP: critérios de inclusão, estratificação para análises interinas e grupos de pacientes.

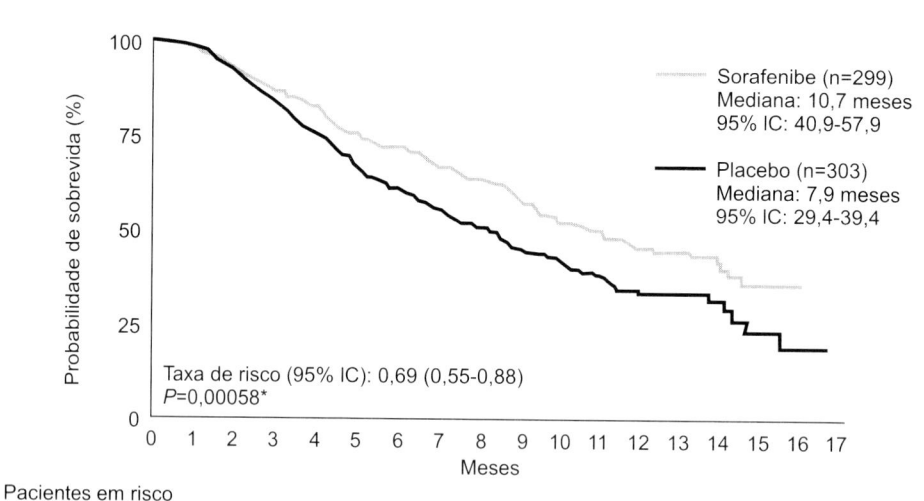

FIGURA 40.13 ▶ Curvas de sobrevida do estudo SHARP.

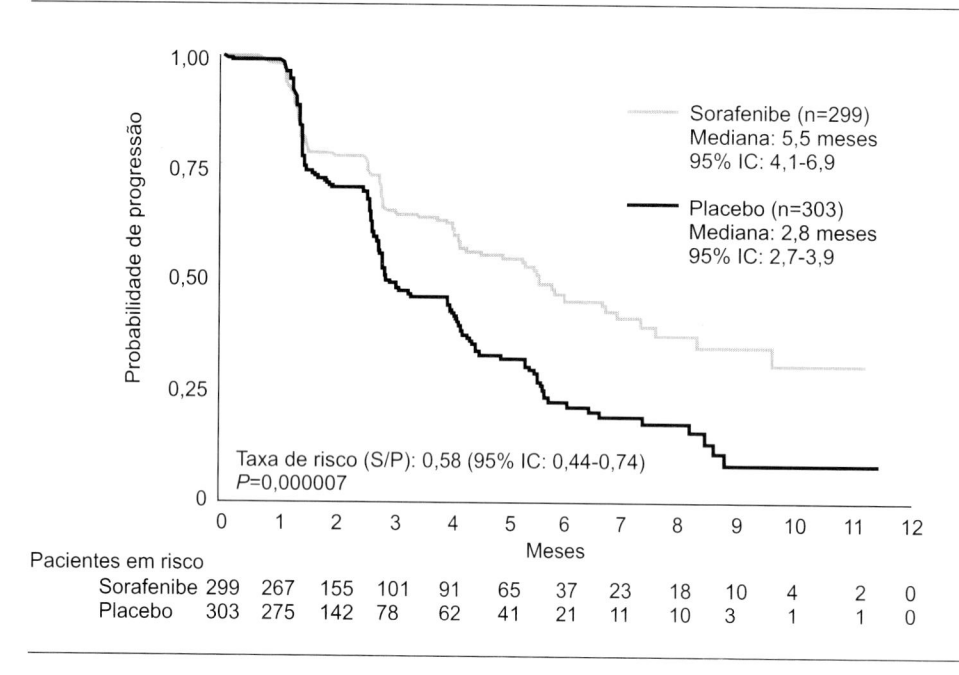

FIGURA 40.14 ▶ Curvas de sobrevida livre de progressão de doença.

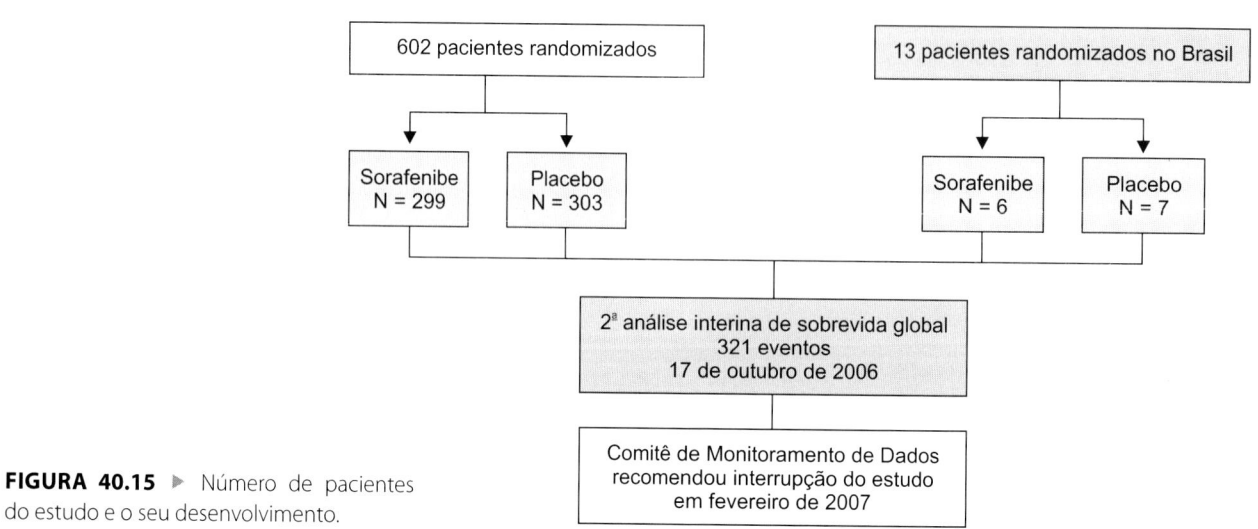

FIGURA 40.15 ▶ Número de pacientes do estudo e o seu desenvolvimento.

BIBLIOGRAFIA

Antonana AV, Polo IO, Serrano AL, Moreno-Osset E. Tratamiento del carcinoma hepatocelular. An Med Int 2002; 19(10).

Beasley RP. Hepatitis B vírus as the etiologic agent in hepatocellular carcinoma. Hepatology 1982; 2(Suppl.):21S-26S.

Beasley RP, Hwang LY, Lin CC, Chien CS. Hepatocellular carcinoma and hepatitis B vírus. A prospective study of 22.707 men in Taiwan. Lancet 1981; 2:1129-33.

Bolondi L, Sofia S, Siringo S et al. Surveilance programme of cirrhotic patients for early diagnoses and treatment of hepatocellular carcinoma: a cost-effectiveness analysis. Gut 2001; 48:251-9.

Bruix J, Sherman M. Mangement of hepatocellular carcinoma. Hepatology 2005; 42:1208-2005.

Chen CJ, Yang HI, Su J et al. Risk of hepatocellular carcinoma across a biological gradient of serum hepatitis B virus DNA level. JAMA 2006; 295:65-73.

El-Serag HB, Mason AC. Rising Incidence of hepatocellular carcinoma in the United States. N Engl J Med 1999; 340:745-50.

Goldstein ST, Alter MJ, Williams IT et al. Incidence and risk factors for acute hepatitis B in the United States, 1982-1998: implications for vaccination programs. J Infect Dis 2002; 185:713-9.

Jeng JE, Tsai JF. Hepatitis B vírus antibody in hepatocellular carcinoma in Taiwan. J Med Virol 1991; 34:74-7.

Lin KW, Kirchner JT. Hepatitis B. American Family Physician 2004; 69.

Llovet JM, Ricci S, Mazzaferro V et al. Sorafenib in advanced hepatocellular carcinoma (SHARP). N Engl J Med 2008; 359:378-90.

Lynch HT, Srivatanskul P, Phornthutkul K, Lynch JF. Familial hepatocellular carcinoma in na endemic area of Thailand. Cancer Genet Cytogenet 1984; 11:11-8.

Ryder SD. Guidelines for the diagnosis and treatment of hepatocellular carcinoma (HCC) in adults. Gut 2003; 52:1-8.

Sakuma K, Saitoh N, Kasai M et al. Relative risks of death due to liver disease among Japanese male adults having various statuses for hepatitis B and e antigen/antibody in serum: a prospective study. Hepatology 1988; 8:1642-6.

Zuckerman JN, Zuckerman AJ. The epidemiology of hepatitis B. Clin Liver Dis 1999; 3:179-87.

Fábio Mesquita Moura
André Cosme de Oliveira

CAPÍTULO 41

Câncer de Vesícula Biliar

INTRODUÇÃO

O câncer de vesícula biliar é uma entidade incomum, em geral insidiosa e, quando apresenta sintomatologia, já se encontra em estágio avançado. Contudo, desde o artigo referente ao tema, de 1924, que afirmava que: "Em se tratando de câncer de vesícula, quando o diagnóstico é dado sem exploração, nenhuma cirurgia deverá ser realizada, pois diminuirá a vida do paciente",[1] até os dias atuais, poucos avanços ocorreram e tal máxima somente nos últimos 20 anos vem sendo questionada.

Apesar dos avanços no tratamento adjuvante e neoadjuvante dos cânceres nos últimos anos, o câncer de vesícula permanece com baixa resposta à quimio e à radioterapia, sendo a ressecção cirúrgica em fase precoce o principal fator prognóstico de longo prazo.

EPIDEMIOLOGIA

O câncer de vesícula apresenta grande variação geográfica e incidência de até 25 vezes, de acordo com o grupo populacional. As populações mais acometidas são os povos dos Andes, do Nordeste europeu e de Israel. A incidência anual nos EUA é de 1,2:100 mil pessoas, com 2.800 mortes/ano. Nos EUA é o câncer mais comum do trato biliar e o quinto mais comum do trato digestivo. Infelizmente, no Brasil não dispomos de estatística, ficando as informações de prevalência restritas aos serviços. Mulheres têm três vezes mais risco de desenvolver câncer de vesícula biliar, assim como há aumento da incidência com a idade, com crescimento exponencial após os 60 anos.[2] O componente familiar não é importante, embora existam alguns relatos de casos de hereditariedade.

O principal fator de risco é a presença de cálculos biliares, especialmente os de colesterol e cálculos únicos. Porém somente 0,3% a 3% dos casos de colelitíase apresentam câncer de vesícula biliar. Acredita-se que fatores de inflamação crônica da mucosa levariam à degeneração para atipia e câncer. Fatores que corroboram tal quadro incluem maior incidência em pacientes com fístulas colecistoentéricas, infestações pelo bacilo da febre tifoide e vesícula em porcelana, a qual se caracteriza por calcificação da parede da vesícula biliar em função do quadro inflamatório crônico. A incidência de câncer nesse caso chega a 5%.[3] Contudo, a presença de colonização bacteriana não foi identificada como fator de risco.[4]

PATOLOGIA

Estudo das margens dos cânceres de vesícula biliar em peças cirúrgicas apresentavam atipias e carcinoma *in situ* em 90% dos casos, corroborando a hipótese da evolução do quadro de inflamação crônica para displasia, carcinoma *in situ* e invasivo.

Outro fator envolvido é a degeneração de pólipos da mucosa colecística, com a progressão adenoma-adenocarcinoma. A incidência desta progressão pode variar, de acordo com as séries, entre 7% e 17% dos casos. Os riscos maiores envolvidos na malignização dos pólipos são tamanho maior que 1cm, idade maior que 50 anos, presença de pólipo único, pólipos sésseis e identificáveis no estudo de imagem sem contraste.[5]

À macroscopia, nos estágios iniciais, é difícil a identificação das alterações comparativamente às ocorridas na colecistite crônica, porém nas formas avançadas torna-se mais fácil, com alterações morfológicas na parede da vesícula biliar. Aproximadamente 60% dos tumores se originam no fundo, 30% no corpo e 10% no infundíbulo, esses últimos geralmente infiltrando a *porta hepatis*, gerando quadros de invasão vascular ou obstrução biliar e podendo ser confundidos com colangiocarcinoma hilar.

À microscopia, podemos observar vários tipos histológicos (ver Quadro 41.1, adiante), porém o tipo mais comum é o adenocarcinoma, respondendo por 89% dos casos. Contudo, o único subtipo com significado prognóstico é o papilífero, sendo o de melhor prognóstico[6] devido à menor invasividade. Quanto ao grau de diferenciação, pode ser dividido em quatro categorias, indo do bem ao mal diferenciado. Porém, tal classificação não apresenta efeito prognóstico, sendo o estágio da lesão o fator preponderante.

É de extrema importância determinar o padrão de disseminação do câncer de vesícula biliar, pois as condutas baseiam-se nesses estudos. A disseminação pode ocorrer por via hematogênica, linfática, contiguidade ou implantes. Essa neoplasia tem alta capacidade de produzir metástases, em virtude de sua parede ser extremamente fina, com camada muscular única e mínima lâmina basal. Após a invasão dessa camada, há rica camada de linfáticos e drenagem venosa, permitindo a disseminação para os linfáticos da *porta hepatis*, inicialmente, seguindo para as arcadas mesentérica superior, pancreaticoduodenal posterossuperior, retroportal e celíaca e, por último, para os linfonodos interaorticocavais. Neste último caso, já é considerada metástase a distância. A drenagem venosa leva para o sistema portal, preferencialmente para os vasos que drenam diretamente para os segmentos IV e V, ou para os vasos que drenam diretamente para a corrente do sistema portal, atingindo o pedículo dos segmentos V a VIII.[7] Metástases para órgãos a distância são raras, sendo os pulmões os órgãos mais atingidos, porém, quando isso ocorre, já há disseminação intra-abdominal.

QUADRO CLÍNICO

Na grande maioria dos casos, o câncer de vesícula biliar é um achado incidental, que pode aparecer no resultado do exame histopatológico ou durante uma investigação de imagem por outros motivos, não apresentando manifestações clínicas nas suas fases iniciais.

A presença de queixas clínicas já evidencia doença avançada. Em geral, nesses casos, os achados são de dor em quadrante superior direito, anorexia, perda de peso e icterícia. A presença de icterícia já prenuncia doença avançada. Um estudo analisou as queixas clínicas de 240 pacientes com câncer de vesícula. Destes, 82 apresentavam-se com icterícia, e neste grupo apenas seis apresentavam doença ressecável.[8]

Não existem achados laboratoriais específicos. Nos casos avançados encontramos sinais de doença consuptiva, como hipoalbuminemia, anemia, leucocitose e elevação das bilirrubinas. O CA 19-9 é um marcador mais específico para o câncer de vesícula biliar, com valores > 20U/mL apresentando especificidade de 75%.

DIAGNÓSTICO RADIOLÓGICO

É de extrema importância para a confirmação diagnóstica do câncer de vesícula biliar, uma vez que o risco de disseminação nos locais de punção neste tipo de câncer é extremamente alto, devendo-se reservar a biópsia para casos de exceção.

A ultrassonografia (US) pode ser uma excelente modalidade diagnóstica para investigação da vesícula biliar. Os achados nesses casos incluem descontinuidade da mucosa, aumento da ecogenicidade da mucosa e visualização da submucosa.

A US-Doppler pode evidenciar presença de fluxo sanguíneo nas áreas de anormalidades da mucosa, assim como a US com contraste também evidencia realce após injeção de contraste nas áreas de alteração da mucosa. O grande desafio diagnóstico é a diferenciação dos pólipos pequenos de vesícula biliar. Nesse caso, a ultrassonografia endoscópica (EUS) apresenta-se como arma extremamente valiosa no diagnóstico, definindo aspectos da lesão, como tamanho e identificação da base (se pediculado ou séssil), assim como infiltração da parede. No entanto, o surgimento de novos aparelhos vem permitindo maior acurácia diagnóstica com menor invasividade, como novos aparelhos de US de alta resolução, que apresentam sensibilidade e especificidade similares às da EUS.[9]

A tomografia computadorizada (TC) apresenta papel mais importante no estadiamento do que no diagnóstico. Atualmente, a TC não apresenta grande diferença de acurácia diagnóstica quando comparada à US e suas diferentes modalidades, porém, uma vez suspeitado ou confirmado o diagnóstico de câncer de vesícula biliar, TC deve ser solicitada para estadiamento. Na vesícula, os achados mais comuns são massa preenchendo a luz da vesícula, massa polipoide e espessamento da parede da vesícula biliar, respectivamente. Quanto ao estadiamento, é extremamente importante definir ressecabilidade, assim como invasão a distância. Quando se usa o critério de positividade para linfonodos com mais de 1cm e heterogeneidade com realce periférico em forma de anel, a acurácia é de 80% para invasão linfonodal.

A ressonância magnética também apresenta melhor uso em relação ao estadiamento. A realização de angiorressonância permite visualizar invasão vascular, assim como a colangiorressonância pode identificar obstrução de ductos biliares, ajudando na estratégia a ser adotada.

A realização de colangiografia invasiva, por meio de colangiopancreatografia endoscópica retrógrada (CPER) ou transparieto-hepática não se apresenta mais como opção diagnóstica, sendo utilizada apenas nos casos paliativos para descompressão da via biliar.

O uso da tomografia por emissão de pósitrons com fluorodesoxiglicose (PET-CT) ainda está em estudo, sendo sua aplicação mais importante na reabordagem dos pacientes após diagnóstico incidental de câncer de vesícula, na intenção de investigar invasão a distância e/ou recidiva, assim como no pré-operatório, evidenciando lesões não identificáveis por outros métodos, o que possibilita evitar cirurgias extensas e mórbidas que apresentariam mau prognóstico.

ESTADIAMENTO

Existem seis modelos de estadiamento de câncer de vesícula, porém o mais preconizado e mais recente é o da American Joint Committee on Cancer (AJCC), baseado no sistema TNM, como mostra o Quadro 41.1.

QUADRO 41.1 ▶ Estadiamento TNM, AJCC

T1a	Invasão da lâmina própria
T1b	Invasão da muscular da mucosa
T2	Invasão do tecido conectivo perimuscular, porém sem ultrapassar a parede da vesícula
T3	Invasão do fígado adjacente ou da serosa ou estruturas adjacentes como cólon, estômago, duodeno, entre outras
T4	Invasão da veia porta comum, artéria hepática ou múltiplos órgãos extra-hepáticos
N0	Sem invasão linfonodal
N1	Qualquer invasão linfonodal
M0	Sem metástases a distância
M1	Metástases a distância

Estágio Ia	T1N0M0
Estágio Ib	T2N0M0
Estágio IIa	T3N0M0
Estágio IIb	T1-3N1M0
Estágio III	T4N0-1M0
Estágio IV	qTqNM1

O estadiamento tumoral é de extrema importância nesses casos, pois é a base para a definição das condutas a serem adotadas. É importante lembrar que nódulos positivos no espaço interaortocaval ou na área celíaca indicam metástases a distância, não compondo linfonodos regionais.

TRATAMENTO

O tratamento do câncer de vesícula envolve primordialmente a abordagem cirúrgica, e os casos em que a cirurgia não é possível, por serem considerados avançados, com sobrevida média de 2 a 4 meses e sobrevida em 1 ano, chegam a menos de 5%. No entanto, existem diversas abordagens de acordo com o estágio da doença.

Pólipos de Vesícula Biliar

É extremamente importante definir a característica do pólipo, pois em sua grande maioria são pólipos de colesterol que não oferecem risco ao paciente. Como dito, esta diferenciação pode ser realizada pelos diversos exames de imagem, sendo indicada ressecção nos seguintes casos:

- Pólipos > 1cm.
- Presença de realce ao exame com contraste.
- Idade acima de 50 anos.
- Pólipo séssil.

Pólipos com menos de 1cm devem ser acompanhados com US semestral para observação do seu comportamento. Porém a possibilidade da abordagem cirúrgica pode ser oferecida ao paciente, pesando-se sempre os riscos da cirurgia para cada paciente.

A abordagem laparoscópica pode ser utilizada desde que os pólipos tenham baixo risco de malignidade e que a abordagem não envolva risco de perfuração da vesícula biliar. Nessa situação, assim como em casos com processo inflamatório extenso, como a síndrome de Mirizzi, não se deve hesitar na conversão para a técnica aberta. Para pólipos > 2cm, no entanto, o risco de neoplasia é alto, recomendando-se abordagem aberta e biópsia de congelação, devendo ser realizada abordagem oncológica, uma vez confirmada a existência de malignidade.

Tumores em Estágio T1

Para tumores T1a, a realização da colecistectomia simples tem efeito curativo, não necessitando de novas abordagens.

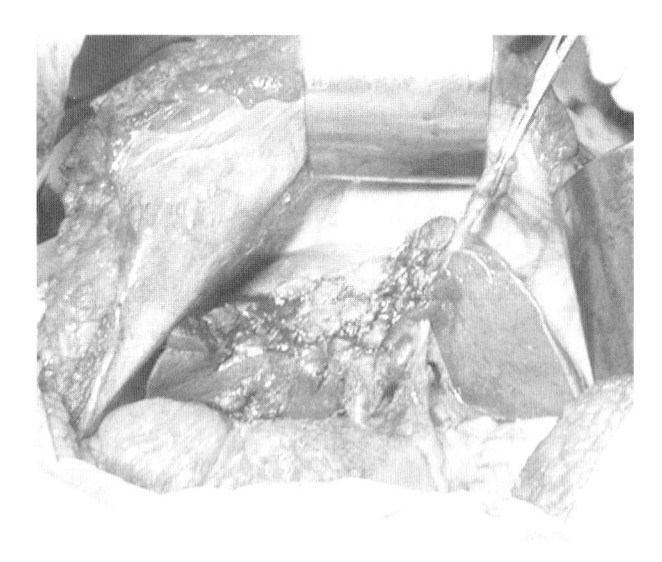

Lesões T1b, apesar de grande sobrevida, apresentam resultados melhores com a abordagem ampliada, consistindo em hepatectomia dos segmentos IVb e V, colecistectomia e linfadenectomia do ligamento hepatoduodenal. É de extrema importância determinar a margem em relação à junção cístico-colédoco; as margens exíguas devem ser abordadas com ressecção do ducto colédoco e derivação biliodigestiva.

A taxa de cura é de 85% a 100% nos casos T1a e a sobrevida em 10 anos, de 87% em casos T1b. No global, a sobrevida em 5 anos para tumores no estágio T1 varia de 71% a 100% (Figura 41.1).

Tumores em Estágios T2 e T3

A definição da conduta a ser tomada depende mais do componente de invasão linfonodal do que da invasão local. Para pacientes com presença de linfonodos positivos em região interaorticocaval ou na região celíaca, assim como lesões a distância ou metástases peritoneais, a ressecção ampla não aumenta a sobrevida.

Contudo, na ausência das características citadas, a ressecção ampla é indicada, inclusive, caso haja presença de infiltração de ramos da veia porta e acometimento do ducto hepático ou da artéria hepática; indica-se também realização de hepatectomia direita e, se necessário, trissegmentectomia direita.

A avaliação do correto estadiamento desses doentes é de crucial importância, pois sabemos que tais procedimentos apresentam alta morbidade (50%), como sangramento e fístula biliar, e mortalidade de 5%; assim, tal

risco só deve ser considerado em pacientes sem invasão linfonodal importante.

A sobrevida em 5 anos em portadores de tumores T2 varia de 19% a 65% nas séries em que foi realizada colecistectomia simples, saltando para 38% a 100% nos casos em que foi realizada ressecção ampliada, mostrando o grande impacto dessa conduta nos casos selecionados.

A sobrevida de doentes com doença em estágio T3 é menor, porém a utilização de técnicas ampliadas de ressecção tem aumentado a sobrevida em 5 anos de 0%, nos casos em que não se optou por ressecção, para 8% a 63%, nos casos com cirurgias ampliadas.[3]

Tumores em Estágio T4

Não se indica ressecções maiores, visto que em geral já há invasão linfonodal. Porém, nos casos restritos, em que há doença localmente avançada, sem acometimento linfonodal, a ressecção ampla deve ser considerada.

Para outros casos, deve-se adotar manejo paliativo com controle dos sintomas. Os principais são icterícia, obstrução intestinal e dor.

O controle da icterícia pode ser realizado com a colocação de *stents* em via biliar ou, em último caso, com drenagens biliares externas percutâneas. O controle da dor deve ser realizado com esquemas analgésicos fortes. O controle de quadro de obstrução intestinal deve ser avaliado caso a caso, pois pode ser o corolário final da doença, com o paciente não resistindo sequer à cirurgia para desobstrução. O uso de próteses endoscópicas deve ser avaliado nesses casos.

Terapia Adjuvante

A utilização de terapia quimioterápica ainda não apresentou impacto no aumento da sobrevida dos doentes portadores de câncer de vesícula biliar, tendo o pequeno número de doentes dificultado o estudo de novos esquemas. Atualmente os esquemas envolvem gemcitabina, oxaliplatina, 5-fluoruracil, apresentando pouco ganho na sobrevida.[11] Estudo recente com uso de sorafenibe em fase II mostrou resultados promissores.[12]

RESUMO

O câncer de vesícula biliar, apesar de entidade rara, é extremamente traiçoeiro, pois apresenta-se de forma oligossintomática e com grande capacidade de disseminação, tornando as condutas necessárias extremamente agressivas em casos selecionados, o que pode levar, em serviços não especializados, a condutas equivocadas, com perda do tempo adequado de abordagem dos doentes.

A reabordagem cirúrgica, muito comum nestes casos, deve ser feita de forma criteriosa, e a "laparotomia exploradora" sem adequada investigação prévia pode levar a condutas errôneas, com prejuízo para o doente, seja por excesso na ressecção, seja por atitudes conservadoras em doentes que mereceriam ressecções amplas.

Contudo, ainda existe vasto caminho a ser explorado nesta patologia, principalmente no que se refere a tratamentos adjuvantes.

REFERÊNCIAS

1. Blalock AA. A statistical study of 888 cases of biliary tract disease. Johns Hopkins Hosp Bull 1924. 35:391-409.

2. Konstantinidis IT, Deshpande V, Genevay M et al. Trends in presentation and survival for gallbladder cancer during a period of more than 4 decades: a single-institution experience. Arch Surg 2009; 144(5):441-7.

3. D'Angélica M, Jarnagin WR. Tumors of the Gallbllader. In: Surgery of the liver, biliary tract and pancreas. Philadelphia: Saunders, 2007:764-81.

4. Martel C, Plummer M, Parsonnet J et al. Helicobacter species in cancers of the gallbladder and extrahepatic biliary tract. Br J Cancer 2009; 100(1):194-9.

5. Park KW, Kim SH, Choi SH, Lee WJ. Differentiation of nonneoplastic and neoplastic gallbladder polyps 1 cm or bigger with multi-detector row computed tomography. J Comput Assist Tomogr 2010; 34(1):135-9.

6. Carriaga MT, Henson DE. Liver, gallbladder, extrahepatic bile ducts, and pancreas. Cancer 1995; 75(1 Suppl.):171-90.

7. Wakai T, Shirai Y, Sakata J et al. Mode of hepatic spread from gallbladder carcinoma: an immunohistochemical analysis of 42 hepatectomized specimens. Am J Surg Pathol 2010; 34(1):65-74.

8. Hawkins WG, DeMatteo RP, Jarnagin WR et al. Jaundice predicts advanced disease and early mortality in patients with gallbladder cancer. Ann Surg Oncol 2004; 11(3):310-5.

9. Jang JY, Kim SW, Lee SE et al. Differential diagnostic and staging accuracies of high resolution ultrasonography, endoscopic ultrasonography, and multidetector computed tomography for gallbladder polypoid lesions and gallbladder cancer. Ann Surg 2009; 250(6):943-9.

10. Petrowsky H, Wildbrett P, Husarik DB et al. Impact of integrated positron emission tomography and computed tomography on staging and management of gallbladder cancer and cholangiocarcinoma. J Hepatol 2006; 45(1):43-50.

11. Wagner AD, Buechner-Steudel P, Moehler M et al. Gemcitabine, oxaliplatin and 5-FU in advanced bile duct and gallbladder carcinoma: two parallel, multicentre phase-II trials. Br J Cancer 2009; 101(11):1846-52.

12. Louvet C, Tournigand C. Time to move to targeted drugs in biliary tract cancer? Onkologie 2010; 33(1-2):10-1.

Câncer de Vias Biliares

EPIDEMIOLOGIA

O câncer de vias biliares deve fazer parte do diagnóstico diferencial de quadro de icterícia, assim como de nódulos hepáticos, apesar de ser pouco comum.

Tem prevalência maior no Oriente, principalmente no Sudeste da Ásia. Apresenta relação homem/mulher similar, com ligeira tendência ao gênero masculino (52% a 54%). No Ocidente, ocorre em pessoas com idade avançada, em geral após os 65 anos. Curiosamente vem apresentando aumento de incidência, principalmente na forma intra-hepática, sendo relatado aumento de 185% nos últimos 25 anos nos EUA. Contudo é pouco comum, sendo responsável por menos de 2% de todos os cânceres. Tem incidência global média de 0,85:100 mil.[1]

Apesar desses números, é o segundo câncer hepático mais comum: apenas o carcinoma hepatocelular é mais prevalente.

Os fatores de risco envolvidos no surgimento do colangiocarcinoma, assim como em todos os cânceres do epitélio biliar, incluem o processo de inflamação crônica, traduzido nos seguintes aspectos:

- Coledocolitíase e hepatolitíase.
- Infestação da via biliar por parasitas.
- Colangite esclerosante primária (CEP).
- Cistos de colédoco e doença de Caroli.

Pacientes com hepatolitíase desenvolvem colangiocarcinoma em até 10% dos casos, assim como pacientes com CEP, a qual apresenta a mesma prevalência. A infestação das vias biliares por vermes é comum no Oriente em virtude do hábito de consumo de peixes crus infectados. Os agentes mais comuns são *Opisthorchis viverrini* e *Clonorchis sinensis*.

PATOLOGIA E CLASSIFICAÇÃO

Como dito, o processo de inflamação crônica com liberação de fatores inflamatórios, como interleucina 6 (IL-6) e óxido nítrico (NO), já foi determinado. Tais agentes inflamatórios levariam a alterações da regulação do processo de replicação celular com degeneração genética e inibição do processo de apoptose. Outro fator que comprova tal processo é a presença de mutações no oncogene K-*ras* no códon 12 em 100% dos casos estudados. Tais efeitos são sentidos no epitélio biliar, sendo o tipo histológico mais comum o adenocarcinoma.

Quanto à macroscopia, os colangiocarcinomas podem ser divididos em três tipos:

- Esclerosante.
- Nodular.
- Papilífero.

O tipo esclerosante é o mais comum, em geral ocorrendo nos tumores hilares e distais. São endurecidos, fibrosados, preenchendo toda a luz da via biliar, e promovendo aspecto de espessamento circunferencial da via biliar, assim como aspecto infiltrativo nos tecidos vizinhos.

O tipo nodular apresenta-se como nódulo irregular, firme, que projeta-se para a luz da via biliar. O tipo papilífero é mais comum nos tumores de colédoco distal e surge como massa polipoide que expande o ducto, porém não o preenchendo totalmente

A presença de disseminação longitudinal nos colangiocarcinomas é regra e deve sempre ser lembrada quando da ressecção, na avaliação das margens acometidas.

O colangiocarcinoma é classificado de acordo com sua topografia em relação às vias biliares, sendo dividido nos seguintes subtipos:

- Hilar ou central (tumor de Klatskin).
- Intra-hepático ou periférico (IHC).
- Distal.

O colangiocarcinoma hilar, primeiramente descrito por Klatskin em 1965, é considerado uma entidade à parte devido à dificuldade de sua abordagem. Acomete a região da confluência das vias biliares e seu limite anatômico é o surgimento de ramos biliares de primeira ordem.

O tumor intra-hepático geralmente surge como massa intra-hepática, de ramos de segunda ordem ou menores. Pode ser confundido com outros tumores hepáticos, principalmente com metástases.

Os tumores distais são descritos anatomicamente como os que surgem após a confluência até o colédoco distal; porém, nesses casos, a maior incidência é de tumores na porção intrapancreática do colédoco, sendo extremamente raros na região entre a confluência dos hepáticos e a borda superior do duodeno. Em geral, são tratados como tumores periampulares, sendo mais bem descritos neste tópico.

Como há grande variação no quadro clínico e na abordagem terapêutica entre os tipos topográficos, eles serão classificados em hilares e intra-hepáticos para discussão.

COLANGIOCARCINOMA HILAR (TUMOR DE KLATSKIN)

Quadro Clínico

O paciente com colangiocarcinoma hilar em geral apresenta-se na investigação de icterícia ou de alteração de enzimas hepáticas. Quando apresenta clínica, esta é inespecífica, com dor abdominal leve, anorexia, perda de peso ou prurido. No entanto, a presença de icterícia não é regra, pois o acometimento de um ducto principal pode acarretar sua atrofia com hipertrofia compensatória contralateral e o paciente evolui somente com aumento de enzimas.

Porém, casos de icterícia elevada com bilirrubina > 10mg/dL devem levar o cirurgião sempre a pensar na possibilidade de neoplasia. Nesses casos, a ausência de quadro sugestivo de cólicas biliares, associada a vesícula não palpável e ausência de sinal de Murphy, cria as possibilidades diagnósticas para colangiocarcinoma hilar.

Nos casos avançados, podem ser palpadas massas no hipocôndrio direito e o fígado pode estar congesto em virtude da obstrução biliar. Em outros casos, ocorre invasão da veia porta, provocando quadros de hipertensão portal.

A presença de quadros de colangite é incomum, exceto quando houve manipulação de via biliar com colocação de próteses descompressivas ou papilotomia.

Diagnóstico

O paciente com colangiocarcinoma hilar em geral apresenta-se na investigação de quadro de icterícia. Os exames laboratoriais não mostram diferenças em relação ao quadro de doença colestática com aumento de gama-GT e fosfatase alcalina. Porém, a dosagem de marcadores tumorais pode levantar a hipótese de câncer de vias biliares. Entre os marcadores incluem-se o antígeno carcinoembrionário (CEA) e o antígeno carboidrato 19.9 (CA19.9). Os exames de imagens são fundamentais nesta investigação.

Ultrassonografia (US)

Em geral é o primeiro exame solicitado na investigação, ainda como triagem. Normalmente não é suficiente para confirmar o diagnóstico definitivo, porém apresenta sinais que acarretam melhor investigação. Entre estes sinais observam-se dilatação de vias biliares intra-hepáticas sem dilatação das vias biliares extra-hepáticas, afilamento ou preenchimento da via biliar proximal com material ecogênico, vesícula biliar pouco preenchida e, nos casos avançados, atrofia segmentar hepática.

A utilização da US-Doppler pode fornecer mais elementos, como identificação de invasão vascular e nível da lesão. Novas técnicas, como US com contraste, em que é utilizada injeção intravenosa de microbolhas com gás radiolucente ao ultrassom, permitem definir, com acurácia similar à da TC em contraste, características como limites à lesão, padrão de invasão vascular e de estruturas adjacentes, com as vantagens de não utilizarem contraste iodado, causando menos lesão renal, não utilizarem radiação e serem dinâmicas.[3] A desvantagem é que elas não produzem imagens que possam ajudar o cirurgião no planejamento da abordagem terapêutica.

Tomografia Computadorizada

É de extremo valor na investigação do colangiocarcinoma e em geral é o segundo exame pedido. Uma tomografia benfeita, apresentando as fases arterial, venosa e de equilíbrio, com cortes finos, permite grande acurácia tanto no diagnóstico do colangiocarcinoma quanto no estadiamento, permitindo identificar o nível da lesão, o grau de invasão das estruturas adjacentes, se há atrofia hepática e os melhores locais de punção, caso seja indicada descompressão percutânea da via biliar.[4]

Ressonância Magnética

A evolução dos *softwares* de reconstruções anatômicas permite hoje grande poder diagnóstico às ressonâncias magnéticas. A realização de ressonância das vias biliares associada à ressonância hepática com contraste permite, por meio de reconstruções computadorizadas, identificar o nível da lesão, quais ductos foram envolvidos, patência das estruturas hilares, assim como identificação de atrofia, de acometimento linfonodal e de metástases a distância.

A diferenciação das lesões hilares se faz pela presença de áreas levemente hiperintensas em T2, porém menos intensas que ductos obstruídos, contrastando com imagem de cálculos hipointensos em T2. A possibilidade de identificação de todas essas características torna a RM o exame de escolha no estadiamento do colangiocarcinoma (Figura 42.1).

Tratamento

Avaliação do Tratamento

O principal tratamento para o colangiocarcinoma é a ressecção cirúrgica. Porém, por ser uma patologia que acomete principalmente pacientes idosos, a avaliação de condição clínica global do paciente para cirurgia desse porte é fundamental, principalmente por envolver grandes ressecções hepáticas. Comorbidades importantes, doenças hepáticas crônicas ou hipertensão portal praticamente restringem o tratamento cirúrgico, partindo-se para a paliação.

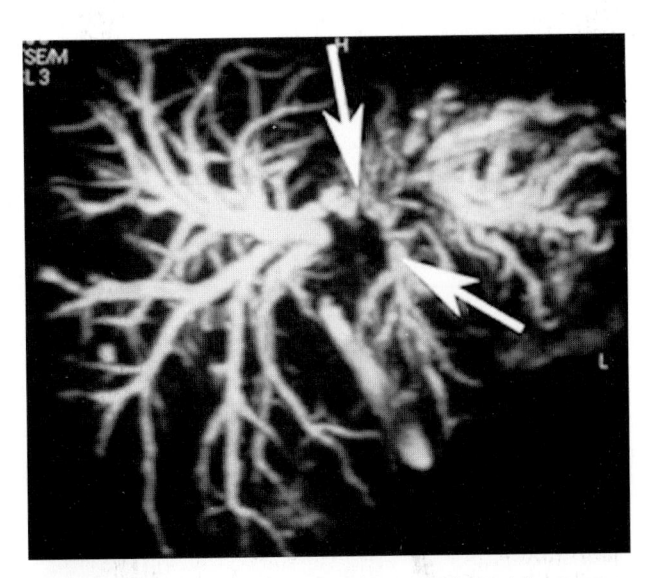

FIGURA 42.1 ▸ Colangiorressonância de lesão hilar acometendo principalmente o ducto hepático esquerdo.

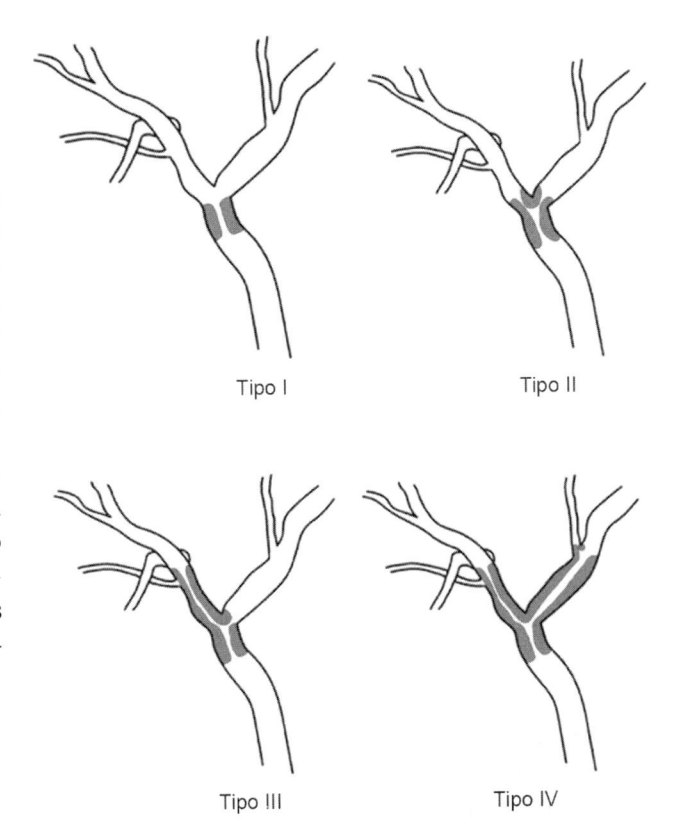

Tipo I   Tipo II

Tipo III   Tipo IV

FIGURA 42.2 ▸ Classificação de Bismuth-Corlette.

Uma vez que a avaliação clínica permite o tratamento cirúrgico, passa-se à definição da estratégia cirúrgica de cada caso, que é feita mediante a classificação do estadiamento tumoral e padrão de ressecabilidade.

Estadiamento Tumoral e Padrão de Ressecabilidade

A primeira classificação de estadiamento tumoral desenvolvida para o colangiocarcinoma hilar foi a de Bismuth-Corlette, que se baseia no padrão de envolvimento biliar pelo tumor (Figura 42.2).

Porém, alguns grupos criticam esta classificação por não acrescentar valor quanto ao padrão de ressecabilidade tumoral, definindo mais o prognóstico. Paralelamente a essa escala, o Memorial Sloan-Kettering Cancer Center desenvolveu uma escala baseada na extensão da invasão biliar, no envolvimento vascular e na atrofia lobar, que possibilita melhor previsão do grau de ressecabilidade[6] (Quadro 42.1).

Opções de Tratamento
Curativo

Os principais objetivos do tratamento do colangiocarcinoma são ressecção completa do tumor com margens livres e restauração da continuidade bilioentérica. Porém,

QUADRO 42.1 ▶ Critérios de não ressecabilidade em pacientes com colangiocarcinoma hilar

Fatores do paciente
- Hipertensão portal/cirrose
- Comorbidades proibitivas

Fatores locais
- Envolvimento de ramos de segunda ordem bilateralmente
- Envolvimento ou oclusão de toda a veia porta próximo a sua bifurcação
- Atrofia lobar com invasão da veia porta contralateral
- Atrofia lobar com invasão de ramos biliares secundários contralaterais

Doença avançada
- Doença metastática a linfonodos além do ligamento hepatoduodenal
- Metástases a distância

como dito, nem sempre esses objetivos são possíveis. Assim, deve-se tentar derivar a via biliar obstruída para melhorar a qualidade de vida e avaliar as vantagens de realizar tratamento quimioterápico.

Os critérios de não ressecabilidade são definidos no Quadro 42.1.

Transplante Hepático

Outra opção em análise, porém ainda em caráter experimental, é o transplante hepático. Alguns trabalhos já evidenciam bons resultados com uso de radioterapia e quimioterapia prévia associadas ao transplante hepático.[7] Porém, a escassez de doadores de órgãos no Brasil torna inviável o surgimento desse protocolo.

Paliativo

Uma vez que a possibilidade de cirurgia com intenções curativas não seja possível, devemos avaliar a possibilidade de terapêutica paliativa. A intenção inicial é desobstruir a via biliar e a secundária e restabelecer o ciclo êntero-hepático. Para tal, podemos utilizar abordagens cirúrgicas ou minimamente invasivas como tratamentos percutâneos.

Abordagem Percutânea

Deve sempre ser a opção inicial nos casos sabidamente avançados. Evita abordagens cirúrgicas extensas e suas complicações associadas. Porém, no colangiocarcinoma hilar, tal abordagem exigirá a colocação de dois ou mais *stents*, o que torna o procedimento difícil ou até mesmo impossível em alguns casos.

A presença de atrofia lobar deve ser avaliada; se constatada, a drenagem biliar do lobo acometido é con-

traindicada, pois não oferece benefícios a um parênquima atrófico.

Abordagem Cirúrgica

É a opção nos casos em que houve falha da abordagem percutânea ou nos pacientes nos quais o diagnóstico de irressecabilidade ou doença avançada foi obtido durante ato operatório. A cirurgia de eleição é a derivação biliodigestiva com utilização do ducto biliar do segmento III (cirurgia de Hepp-Couinaud). Não há necessidade de continuidade com o lobo direito, uma vez que a drenagem de aproximadamente 30% da massa hepática é suficiente para a melhora do prurido, que é a principal indicação cirúrgica.

Quimioterapia

O uso de quimioterapia como adjuvante não aumentou a sobrevida, embora existam poucos trabalhos comparando essa modalidade terapêutica. Contudo, a quimioterapia paliativa tem seu papel para a melhora na sobrevida dos pacientes, quando comparada ao suporte clínico. Os melhores esquemas até o momento envolvem o uso de 5-FU associado a outras substâncias, geralmente gencitabina.

Radioterapia

Não existe consenso a favor de seu uso. Até o momento a radioterapia não mostrou ter aumentado a sobrevida dos pacientes, mesmo quando associada à descompressão biliar.

COLANGIOCARCINOMA PERIFÉRICO

É o segundo tumor primário de fígado mais frequente, porém, ao contrário desse, não costuma estar associado a doenças crônicas hepáticas.

Quadro Clínico

Normalmente surge como achado incidental de exame de imagem abdominal, não apresentando sintomas. Quando presente, o sintoma mais frequente é a dor abdominal. A presença de icterícia denota doença avançada.

Diagnóstico

A investigação diagnóstica da doença coincide com o estadiamento e baseia-se principalmente em exames de imagem.

Um exame clínico completo tem como parâmetro analisar também a presença de comorbidades e a reserva funcional do paciente com o objetivo de planejar o procedimento cirúrgico, se viável.

Ultrassonografia (US)

A ultrassonografia é, em geral, o primeiro exame de imagem, no qual pode ser evidenciada lesão nodular no parênquima hepático, o que pode suscitar dúvidas diagnósticas com relação a tumores metastáticos.

Tomografia Computadorizada

Pode ser considerado o exame mais elucidativo, evidenciando lesão hipovascular, com possível necrose central. Esta lesão em paciente sem doença hepática crônica suscita investigação para diagnóstico diferencial com neoplasia de origem secundária. Investigação completa deve ser realizada e a indicação de ressecção cirúrgica, mesmo sem a confirmação diagnóstica, apresenta mais benefícios que a protelação investigativa. Afinal, uma biópsia da lesão pode evidenciar somente o diagnóstico de adenocarcinoma, o que manteria a dúvida em relação aos tumores secundários.

Tratamento

O tratamento baseia-se em ressecção cirúrgica da lesão. Em geral, consiste em hepatectomia com ressecção dos segmentos acometidos. Uma contraindicação à ressecção é a disseminação na cavidade peritoneal, assim como linfonodos periceliacos e retroperitoneais acometidos. Nesses casos a cirurgia não traz benefícios para a sobrevida.

A taxa de recidiva é alta mesmo em pacientes com ressecções adequadas e com margens livres. O tempo médio de recorrência varia de 12 a 20 meses, sendo o fígado o principal local (38% a 70% dos casos).

Os principais fatores preditores de recidiva são lesões múltiplas, invasão vascular e tamanho do tumor.

A sobrevida média varia de 8 a 50 meses, de acordo com as séries estudadas.

REFERÊNCIAS

1. Shaib Y, El Serag HB. The epidemiology of cholangiocarcinoma. Semin Liver Dis 2004; 24:115-25.

2. Blechacz BR, Gores GJ. Cholangiocarcinoma. Clin Liver Dis 2008; 12(1):131-50.

3. Xu HX, Chen LD, Xie XY et al. Enhancement pattern of hilar cholangiocarcinoma: Contrast-enhanced ultrasound versus contrast-enhanced computed tomography. Eur J Radiol 2009.

4. Zandrino F, Benzi L, Ferretti ML et al. CT cholangiography without biliary contrast agent: technique and initial clinical results in the assessment of patients with biliary obstruction. Eur Radiol 2002; 12(5):1155-61.

5. Schwartz LH, Lefkowitz RA, Panicek DM et al. Breath-hold magnetic resonance cholangiopancreatography in the evaluation of malignant pancreaticobiliary obstruction. J Comput Assist Tomogr. 2003; 27(3):307-14.

6. Jarnagin WR, Fong Y, DeMatteo RP et al. Staging, resectability, and outcome in 225 patients with hilar cholangiocarcinoma. Ann Surg. 2001; 234(4):507-17.

7. Rea DJ, Heimbach JK, Rosen CB et al. Liver transplantation with neoadjuvant chemoradiation is more effective than resection for hilar cholangiocarcinoma. Ann Surg 2005.

Marcello Silveira
Raquel Kelner da Silveira

CAPÍTULO 43

Câncer Colorretal

INTRODUÇÃO

Nos últimos anos os estudos sobre o câncer da região colorretal avançaram significativamente. Os conhecimentos adquiridos sobre as bases moleculares da doença se somaram ao desenvolvimento de novas práticas terapêuticas, resultando no aprimoramento do tratamento da doença. As novas estratégias objetivando a vigilância dos pacientes tornaram possível detectar mais precocemente a doença reincidente, contribuindo, diretamente, para o plano terapêutico e o seguimento dos pacientes portadores de câncer colorretal.

O câncer colorretal (CCR) é uma das doenças neoplásicas malignas mais frequentes no mundo e, geralmente, resulta de uma série de erros genéticos que se manifestam ao longo da vida, promovendo o aparecimento de lesões pré-cancerosas que terminam, na maioria das vezes, evoluindo para o câncer. Como esse processo evolutivo é lento, os meios diagnósticos existentes possibilitam a detecção e o tratamento precoce dessas lesões antes que a doença se instale ou se dissemine. Esse fato evidencia a importância do rastreamento populacional e/ou individual na busca da identificação e cura do câncer colorretal.

EPIDEMIOLOGIA

Dados epidemiológicos revelam que cerca de 15% dos cânceres colorretais aparecem em indivíduos com predisposição hereditária para a doença.[1] Menos de 5% podem desenvolver a lesão pela ação de genes mutantes. A incidência global de câncer colorretal aproxima-se de 10% de todos os casos de câncer incidental diagnosticados, o que corresponde a cerca de 800 mil novos casos por ano no mundo.[2,3] A mortalidade anual atinge pouco mais de 50% desses pacientes. Estudos sobre a prevalência estimada do câncer colorretal revelam que a população com mais de 50 anos tem probabilidade de desenvolver a doença invasiva em cerca de 0,5% a 2%; carcinoma *in situ,* entre 1% e 1,6%; lesões com mais de 1cm, entre 7% e 10%, e adenomas de qualquer tamanho, entre 25% e 40%.[1-3]

Na população em geral, o risco de câncer colorretal, ao longo da vida, corresponde a 5% a 6%. No entanto, pacientes com antecedentes familiares de câncer colorretal presentes em dois ou mais parentes do primeiro ou segundo grau têm risco elevado de CCR em cerca de 20%, considerando todos os pacientes portadores da referida doença maligna.

A idade é o principal fator demográfico atuante na ocorrência do câncer colorretal, uma vez que se observa a nítida elevação da taxa de incidência nos indivíduos com mais de 50 anos, exceto nas formas hereditárias de câncer colorretal, em que o aparecimento da doença tende a ocorrer aos 40 anos.

Em quase todos os países a incidência do CCR é maior nos homens do que nas mulheres, embora nos EUA esses valores não apresentem diferenças significativas nos dias atuais.[2] Apesar desses valores elevados, tem sido observada, desde 1985, tendência de queda da incidência de CCR nos países desenvolvidos. A mortalidade esperada por câncer colorretal, ao longo da vida, é discretamente superior nas mulheres do que nos homens.[2]

A variação geográfica do câncer colorretal é evidente, apresentando diferenças que vão de 2 até 10 casos por 100 mil indivíduos em populações de regiões como Gâmbia e Argélia, alcançando cifras de 70:100 mil habitantes no Alasca.[4] Contudo, é possível afirmar que a incidência de câncer colorretal e a taxa de mortalidade são maiores nos países ocidentais desenvolvidos.[5]

A migração de grupos populacionais de áreas de baixa incidência de câncer colorretal para áreas de alta incidência tem demonstrado modificação do padrão registrado no país de origem, configurando valores semelhantes aos observados na nova região habitada.[1] Esses dados salientam a importância de fatores ambientais, como a dieta e o estilo de vida. Apesar desses achados, parece haver particularidades relacionadas com linhagens racial e étnica, sendo relatadas mutações de genes específicos em determinadas populações, conferindo mudanças na incidência do risco de CCR.[6,7]

Embora classicamente o câncer do cólon seja uma doença que atinge preferencialmente o lado esquerdo, existem trabalhos demonstrando uma mudança desse comportamento em populações dos EUA, da Europa e, em menor escala, da Ásia. Entre os fatores citados para justificar o aumento da incidência de tumores no cólon direito, temos: aumento da longevidade, resposta diversa aos procarcinógenos e carcinógenos luminares nos vários segmentos do cólon e fatores genéticos envolvendo falha de genes responsáveis pela reparação de erros observados em regiões específicas dos cromossomos, chamadas áreas de "instabilidade de microssatélites" (MSI).[1] Essas alterações genéticas levam a transformações estruturais no cólon, merecendo atenção especial dos procedimentos de vigilância, o que vai impactar diretamente nas respostas à quimioprevenção e à quimioterapia, ou seja, a história natural específica da doença, notadamente, de caráter hereditário.

ETIOLOGIA: FATORES DE RISCO AMBIENTAIS E GENÉTICOS

A etiologia do câncer colorretal é complexa e implica intercâmbio entre os fatores ambientais e genéticos. Essas condições, em conjunto, contribuem para a promoção de alterações da mucosa intestinal normal que, ao longo do tempo, se transforma, dando origem às lesões pré-malignas (pólipos), que podem evoluir para o câncer.

A predisposição hereditária é uma condição que confere aos portadores de história familiar de câncer colorretal risco aumentado de contrair a doença durante a vida. Esse risco, no entanto, depende tanto do grau de parentesco entre os indivíduos quanto da idade em que o câncer se manifesta. Infelizmente, pouca importância tem sido destinada aos estudos sobre o papel das mutações genéticas nos familiares de pacientes portadores de doença maligna colorretal. Neste sentido, é descrito que o risco de câncer é duas vezes maior entre os parentes de primeiro grau, tornando-se mais evidente quando a instalação da doença ocorre em pacientes com menos

QUADRO 43.1 ▶ Fatores ambientais associados ao câncer do cólon

Aumentam a incidência	Reduzem a incidência
• Dieta hipercalórica • Consumo de carne vermelha • Consumo de carne vermelha hipercozida • Consumo de gordura hipersaturada • Consumo excessivo de álcool • Fumo • Sedentarismo • Obesidade	• Consumo de vitaminas antioxidantes • Consumo de frutas, vegetais frescos e fibra • Uso de anti-inflamatórios não esteroides • Dieta rica em cálcio

Adaptado de Gordon PH. Principles and practice of surgery for the colon, rectum, and anus. Santhat Nivatvongs. 3. ed.

de 60 anos. Essa relação entre o grau de parentesco e a idade é observada também nas lesões pré-malignas.[3,8]

O risco aumentado de CCR atribuído à história familiar está ligado a duas vertentes de alterações genéticas: a) maior suscetibilidade de genes específicos (APC, p53 e K-*ras*), que podem sofrer mutações, determinando o aparecimento de lesões do epitélio colônico; b) instabilidade de microssatélites (MSI), em setores do cromossomo, que provocam erros de cópia durante a replicação do DNA na sequência de proteínas ou de nucleotídios. Se essas mutações não são adequadamente corrigidas pelas proteínas reparadoras (MMR) o defeito persiste, podendo ocasionar o aparecimento das lesões do epitélio.[8,9]

É importante considerar que a maioria dos casos de CCR não é atribuída a defeitos genéticos, mesmo quando associados à história de antecedentes familiares.[10] Nessa situação a história familiar está ligada a outros fatores genéticos, como gene recessivo, gene dominante autossômico de baixa penetrância ou interações individuais entre fatores genéticos e ambientais.

Os fatores ambientais são reconhecidamente importantes na patogênese do câncer colorretal.

O Quadro 43.1 descreve os fatores ambientais relacionados com a etiologia do câncer do cólon.

Considerações sobre a Dieta

O cólon está constantemente exposto às substâncias ingeridas e aos metabólitos decorrentes da degradação do processo de digestão. Assim, o papel da dieta na patogênese do CCR deve ser considerado. Contudo, a relação entre dieta e risco de câncer colorretal ainda necessita de esclarecimentos, uma vez que esses estudos são complexos e apresentam inúmeros fatores que dificultam as conclusões.

Embora a ingestão elevada de calorias e a obesidade sejam consideradas fatores de risco independentes, o aumento da massa corporal parece estar associado ao crescimento do risco de câncer colorretal na população em geral.

Existem evidências de que as desordens metabólicas, como o diabetes e a obesidade, estão relacionadas com a maioria dos casos de câncer colorretal esporádico. As dietas ricas em lipídios, particularmente aquelas que contêm gordura animal saturada, são implicadas classicamente na carcinogênese da região colorretal.[1,11] Países que utilizam dietas ricas em gordura apresentam incidência de CCR maior do que aqueles com baixo consumo de gordura. No entanto, os resultados dos vários estudos realizados não fornecem dados fidedignos para se definir uma relação de causa e efeito.

O consumo elevado de carne vermelha, diferentemente do uso da carne branca, parece ser um potente fator de risco, contribuindo para aumentar a incidência de câncer do cólon.[11-13] Essa relação se torna mais evidente quando a carne ingerida é processada. Os componentes lipídicos da carne vermelha podem ser metabolizados pelas bactérias intraluminares do cólon, transformando-os em substâncias carcinogênicas, as quais podem provocar alterações na proliferação da mucosa epitelial colônica, no sentido de induzir a formação de tumores.[1,13] Entretanto, sabe-se que as dietas com grande quantidade de carne vermelha têm, geralmente, poucos componentes dietéticos considerados como antioxidantes, de efeito protetor.[14] Isso cria uma variável potencial de confusão que tem dificultado a interpretação da referida associação. Outro dado importante é a inexistência de provas de que a abstinência de carne vermelha venha a contribuir para a redução da incidência de câncer colorretal.

Historicamente, as dietas ricas em fibra parecem funcionar como um agente protetor, contribuindo para a baixa incidência de CCR.[14] Inicialmente, pensou-se que a ação protetora dessas dietas estava subordinada ao processo de diluição de substâncias carcinogênicas presentes no conteúdo intestinal, fruto da maior osmolaridade conferida pela presença da fibra. Esse processo atrairia água, determinando aumento do volume do conteúdo intestinal, provocando a aceleração do trânsito colônico e, consequentemente, promovendo a diminuição da exposição do epitélio colorretal aos agentes carcinógenos intraluminares. Trabalhos controlados seguindo mulheres, entre 34 e 59 anos, durante 16 anos, mostraram que as dietas ricas em fibra não apresentam papel importante na proteção do câncer colorretal como se supunha. Entretanto, em recente estudo multicêntrico com controle rigoroso dos fatores de confusão confirmou-se o papel protetor da dieta rica em fibra.[15]

O consumo de frutas e vegetais crus ou verdes, em geral, tem sido reconhecido como agente protetor, evitando o desenvolvimento de câncer colorretal.[16,17]

Vitaminas antioxidantes (A, C e E), folatos e tioésteres, usados em esquemas quimiopreventivos, necessitam de novas investigações para serem, definitivamente, considerados protetores. Por fim, o efeito do cálcio, aceito classicamente como protetor do epitélio colônico, parece atuar na remoção de ácidos biliares lesivos, mas também apresenta controvérsias quanto à sua ação.

Considerações sobre o Estilo de Vida

A inatividade tem sido associada principalmente ao câncer de cólon, mais do que do reto, embora o mecanismo seja ainda desconhecido. No contexto sobre o estilo de vida, o uso abusivo do álcool parece contribuir para o aumento do risco de câncer, notadamente no reto, assim como o uso prolongado de cigarros, numa quantidade superior a 35 pacotes por ano. Por fim, não existe associação reprodutível entre o uso crônico de chá e café e o aumento da incidência de câncer colorretal.[1,13]

Considerações sobre Substâncias Anti-inflamatórias não Hormonais e Ácido Acetilsalicílico

Historicamente, os estudos não promovem informação conclusiva sobre a prevenção de câncer colorretal e a utilização de substâncias anti-inflamatórias não hormonais, notadamente com relação à duração, à dose e ao tipo específico do fármaco.[18] Com esse objetivo, foram realizados estudos retrospectivos em indivíduos com mais de 65 anos e uso por 5 anos de pelo menos uma das substâncias, sendo demonstrado que o uso continuado de drogas anti-inflamatórias não esteroides parece reduzir o risco de câncer de cólon. Esse resultado é consistente com os achados de outros estudos, os quais sugerem ser o tempo de uso do medicamento mais importante do que a dose empregada.[18] O resultado dessas pesquisas tem encorajado o uso de anti-inflamatórios não hormonais na quimioprevenção, notadamente com referência ao cólon direito.

BIOLOGIA DO CÂNCER COLORRETAL: FATORES DE RISCO DA CLÍNICA E DA GENÉTICA MOLECULAR

O epitélio colônico e a mucosa normal constituem um sistema dinâmico. Habitualmente, ocorre migração de células oriundas do compartimento proliferativo das criptas que se diferenciam nos colonócitos superficiais. Essas células descamam e promovem a renovação do epitélio intestinal a cada 5 dias.[19] Embora o entendimento dos mecanismos que orquestram o processo celular tenha avançado no sentido de se esclarecerem as desordens genéticas envolvidas, a discussão sobre os mecanismos da progressão de uma mucosa normal para a lesão epitelial (intermediária) e daí para o câncer instalado necessita ser mais consistente. Contudo, os caminhos genéticos para o carcinoma colorretal podem ser resumidos nas etapas de iniciação, promoção e progressão. O estágio de iniciação envolve um complexo inter-relacionamento entre os fatores ambientais e a suscetibilidade hereditária do hospedeiro. Nos pacientes com CCR hereditário, os fatores ambientais são menos importantes do que a força das mutações genéticas. O Quadro 43.2 mostra esquematicamente as etapas de dois diferentes caminhos para o câncer colorretal.

As mutações iniciais observadas nos carcinomas colônicos parecem ter origem no *locus* 5q21, que contém o gene APC, suscetível de se alterar em cerca de 70% das lesões neoplásicas.[8,9] A inativação do gene APC leva ao que se conhece como perda da heterozigosidade, dando origem ao processo neoplásico nos pacientes com polipose familiar adenomatosa. O aparecimento de um epitélio hiperproliferativo é seguido do crescimento de um pequeno adenoma, cujo genoma é hipometilado. Nos eventos seguintes surge a ativação da oncogênese K-*ras* para formar o adenoma intermediário.[8]

Diferentemente da oncogênese, os tumores oriundos de genes supressores são expressos de forma recessiva. Nesses casos, as cópias alélicas são perdidas ou inativadas, geralmente nos genes DCC do cromossomo 18q, desenvolvendo o adenoma numa etapa posterior.

SÍNDROMES HEREDITÁRIAS E PREDISPOSIÇÃO PARA CÂNCER COLORRETAL

Polipose Adenomatosa Familiar

A polipose adenomatosa familiar constitui cerca de 1% dos cânceres colorretais e caracteriza-se pelo desenvolvimento de inúmeros pequenos pólipos (100 a 1.000) distribuídos por inteiro no cólon de indivíduos com idade entre 13 e 30 anos. A esse registro se associam 100% de probabilidade para que as lesões polipoides se transformem em câncer, caso o cólon não tenha sido removido cirurgicamente. Essas lesões podem se manifestar sistemicamente de forma benigna ou maligna.

Aspectos Clínicos da Polipose Adenomatosa Familiar

As manifestações clínicas benignas são hipertrofia congênita do epitélio pigmentar da retina, osteoma mandi-

QUADRO 43.2 ▶ Caminhos para gênese para o câncer colorretal

Perda da heterozigosidade	Erro de replicação
Mutação do gene APC ou perda 5q (síndrome polipoide adenomatosa) ⇩	Mutação ou perda de genes de reparação de defeitos genéticos (câncer colorretal hereditário sem polipose) ⇩
Hiperproliferação das células das criptas + proliferação colonal das *stem cels* resultando em adenomas pequenos ⇩	Acúmulo de mutações somáticas dentro dos microssatélites ⇩
Ativação da oncogênea K-*ras* dentro dos pequenos adenomas e proliferação dupla dos clones mutantes Adenoma intermediário ⇩	Alteração da função dos microssatélites ⇩
Perda de DCC, resultando em proliferação de clones com múltiplas alterações genéticas ⇩	Alteração da função de genes que contêm ou são regulados pelos microssatélites (tipo II – receptor TGF-β de genes) ⇩
Adenoma tardio com displasia ⇩	Acúmulo sequencial de alterações genéticas nos genes relacionados com o carcinoma ⇩
Perda ou mutação do p53, resultando na proliferação de clones malignos ⇩	Adenoma – carcinoma (sem envolver: APC, MCC, K-*ras*, DCC e p53)
Carcinoma invasivo	

Adaptado de Gordon PH. Principles and practice of surgery for the colon, rectum, and anus. Santhat Nivatvongs. 3. ed.

bular, dentes extranumerários, cistos epidérmicos, adenomas da córtex adrenal e tumores desmoides.

As malignas se caracterizam pelos tumores da tireoide, pólipos gástricos e do intestino delgado com risco de evoluírem em 5% a 10% para adenocarcinoma duodenal e/ou ampolar e tumores do cérebro – glioblastoma multiforme ou meduloblastoma–, este último, quando associado à polipose adenomatosa familiar, é chamado de síndrome de Turcot.[1,19,20]

A presença dessas manifestações clínicas diferencia as síndromes. Existe ainda a variante atenuada da polipose adenomatose familiar (HFAS/AAPC), na qual o número de pólipos é inferior a 100 e a predisposição para evoluir para câncer ocorre mais tardiamente, aos 50 ou 60 anos.[1]

Considerações Genéticas

A polipose adenomatosa familiar é uma desordem autossômica dominante com 100% de penetrância. Na análise do cariótipo do cromossomo pode-se identificar o gene polipose adenomatoso coli (APC gene), localizado no cromossomo 5q21, cuja mutação é reconhecida como sendo o primeiro evento na formação das lesões da polipose familiar adenomatosa e da maioria dos adenomas esporádicos do cólon.[8] Os pacientes com esse tipo de polipose herdam o gene APC mutante e ficam predispostos ao aparecimento precoce dos pólipos colônicos. Estudos podem identificar mutações do gene APC nas famílias de portadores de polipose adenomatosa familiar, nas quais alterações da proteína APC são detectadas por meio de métodos diagnósticos moleculares.[9]

Conduta na Polipose Adenomatosa Familiar

O primeiro caso diagnosticado de polipose adenomatosa familiar deve ser acompanhado de consistente avaliação dos familiares de primeiro e segundo graus, incluindo aqueles em idade escolar, fazendo-se notificação dos familiares comprometidos.[12] Testes genéticos estimativos da existência de mutações ou análise do comprometimento genético devem, obrigatoriamente, ser estendidos a toda a família. Concluído o diagnóstico de polipose adenomatosa familiar há que se realizar, anualmente, colonoscopia com o propósito de detectar o aparecimento de pólipos colônicos e rastrear as manifestações clínicas extracolônicas.

O diagnóstico de pólipos implica discussão e planejamento de uma ressecção cirúrgica, embora a decisão de indicação do procedimento, como meio profilático para evitar a doença maligna, envolva diferentes especialistas, buscando o melhor momento para indicação cirúrgica.[13]

O procedimento de escolha, nesses casos, é a proctocolectomia total e anastomose ileoanal com bolsa. No caso de se optar pela colectomia total e preservação do reto, esse indivíduo deve ser rastreado por toda a vida, devido ao risco de câncer no reto. Naqueles pacientes com diagnóstico de câncer de reto distal avançado, é preferível a amputação abdominoperineal com ileostomia definitiva devido ao risco de recorrência local.

Câncer Colorretal Hereditário (CCH) sem Polipose (Síndrome de Lynch)

Aspectos Genéticos

O câncer colorretal (CCR) hereditário sem polipose é uma desordem autossômica dominante com, aproximadamente, 80% de penetrância. Estudos genéticos e bioquímicos demonstraram haver consistente relação entre o gene reparador de erros (MMR) durante a replicação do DNA e o aparecimento do CCR hereditário sem polipose.[21] A presença de mutação em um desses genes, responsável pela correção dos erros genéticos, durante a replicação do DNA, resulta na "instabilidade de microssatélites" (MSI), provocando um grande número de mutações no gene-alvo.[1,19] Cerca de 60% dos casos de CCR hereditário sem polipose apresentam mutações germinativas do tipo gene hMLH1 ou gene hMSH2.

Testes genéticos podem ser realizados com o objetivo de predizer o aparecimento do câncer colorretal hereditário (Quadro 43.3).

Aspectos Clínicos

O câncer colorretal hereditário sem polipose corresponde a 3% dos cânceres colorretais, acometendo pacientes com idade média de 43 anos.[22] Os pólipos podem ocorrer, preferencialmente, no cólon direito e, em geral,

QUADRO 43.3 ▶ Teste genético de rastreamento no câncer colorretal hereditário

---

Polipose familiar hereditária
- Teste para proteína APC truncada
- Mutação da proteína APC positiva: rastrear mutação na família
- Menos alternativas desejadas: sequenciar genes, teste de ligação

Câncer colorretal hereditário sem polipose
- Teste de instabilidade de microssatélite (MSI) no tumor
- MSI presente: sequenciar os genes hMLH1 e hMLH2
- Mutação positiva: rastrear mutação na família

Síndrome de pólipos hamartomatosos: Peutz-Jeghers – polipose juvenil – doença de Cowden
- Análise de mutação genética

Adaptado de Gordon PH. Principles and practice of surgery for the colon, rectum, and anus. Santhat Nivatvongs. 3. ed.

em número inferior a dez. O câncer colorretal é frequentemente mal diferenciado e de aspecto mucinoso, mostrando células em anel de sinete e intenso infiltrado linfocitário.[1]

A existência de lesões extracolônicas (estômago, delgado, ducto biliar, pelve renal, ureter, bexiga, útero, ovário e pele) distingue o CCR hereditário sem polipose do tipo II do CCR hereditário sem polipose do tipo I.

A variedade CCR hereditário sem polipose do tipo II associada à presença de tumor de pele é chamada de síndrome de Muir-Torre.

O Quadro 43.4 descreve os critérios clínicos para o diagnóstico de CCR hereditários sem polipose.

QUADRO 43.4 ▶ Critérios para o diagnóstico do câncer colorretal hereditário sem polipose com base nos critérios de Amsterdam e Bethesda

Critério de Amsterdam I
• Câncer colorretal em pelo menos três parentes
• Um dos familiares deve ter parentesco de primeiro grau com os outros dois
• Duas gerações sucessivas devem ser afetadas
• Ter um caso de câncer colorretal com idade inferior a 50 anos
• Excluir polipose adenomatosa familiar
• Verificar tumor histopatologicamente
Critérios de Amsterdam II
• Três familiares com o diagnóstico de CCH sem polipose associado a câncer extracolônico (endometrial, intestino delgado, ureter, pelve renal)
• Duas gerações sucessivas devem ser afetadas (CCR)
• Pelo menos um caso com idade inferior a 50 anos
• Excluir polipose adenomatosa familiar
• Verificar tumor histopatologicamente
Critérios de Bethesda (diagnóstico de tumor colorretal que deve ser submetido a teste de instabilidade de microssatélite)
• Câncer em famílias que satisfaz os critérios de Amsterdam
• CCH sem polipose em dois parentes, incluindo lesões colorretais e extracolônicas
• Câncer colorretal e um parente de primeiro grau com câncer colorretal e/ou CCH sem polipose relatado
• Câncer extracolônico e/ou adenoma colorretal: câncer antes de 45 anos e adenoma antes de 40 anos
• Câncer colorretal ou câncer endometrial antes de 45 anos
• Câncer do cólon direito antes de 45 anos e padrão indiferenciado na análise histológica
• Câncer colorretal com células em anel de sinete antes de 45 anos
• Adenoma antes de 40 anos

Conduta no Câncer Colorretal Hereditário sem Polipose

Os pacientes portadores de câncer colorretal hereditário sem polipose devem ser selecionados, de acordo com os critérios de Amsterdam I e II (Grupo Colaborador Internacional – ICG), para serem submetidos aos testes de avaliação das mutações dos genes MMR. As famílias definidas como portadoras de CCR hereditário sem polipose devem ser registradas num serviço clínico de genética, o qual será responsável pelas informações sobre os riscos, os testes genéticos e o rastreamento de câncer colorretal ou de outras localizações. Nesses casos, está indicada a colonoscopia bianual, a partir dos 25 anos de idade, objetivando identificar lesões pré-malignas. A colectomia com anastomose ileorretal está indicada, mesmo em pacientes com câncer localizado nos segmentos proximais, uma vez que cerca de 45% desenvolvem lesões metacrônicas.[23,24] As lesões extracolônicas não devem ser esquecidas e fazem parte do programa de rastreamento.

Síndrome de Pólipos Hamartomatosos

A síndrome de pólipos hamartomatosos é rara e ocorre em menos de 1% dos cânceres colorretais, atingindo, principalmente, crianças e adolescentes.[1]

Síndrome de Peutz-Jeghers

Na síndrome de Peutz-Jeghers os pólipos são histologicamente definidos como uma malformação focal caracterizada pela hipertrofia ou hiperplasia dos músculos lisos da parede do intestino grosso e do delgado. A doença pode provocar manifestações gastrintestinais, como sangramento e obstrução, além do risco aumentado de câncer colorretal.[1]

É comum se observarem manchas escuras nas mãos, na mucosa bucal, nos lábios e na região periorbital nos portadores da doença. Menos frequentemente, são encontrados pólipos bronquiais na bexiga e nos seios da face. Em cerca de 5% a 10% dos casos os pacientes podem desenvolver adenocarcinoma no pulmão ou no pâncreas.

Geneticamente, a doença está caracterizada como uma síndrome hereditária, autossômica dominante, cujo gene responsável é conhecido como LKB1.

Polipose Juvenil

A polipose juvenil tem manifestação clínica semelhante à da síndrome de Peutz-Jeghers, porém os pólipos tendem a ficar restritos ao cólon. Têm sido descritos pólipos no estômago e no delgado, associados ao aumento

QUADRO 43.5 ▶ Classificação dos cânceres colorretais de origem familiar e não familiar

Perda da heterozigosidade	
Padrão genético	**Aspectos clínicos**
Esporádico CCR (35%)	Distal (70%), DNA aneuploide, sem história familiar de pólipos ou CCR, idade > 60 anos
Familiar CCR (25%)	Distal, DNA aneuploide, história familiar de pólipos ou CCR em mais de dois parentes, idade entre 50 e 60 anos
Síndrome de pólipos hereditários (1% a 3%)	Mais de 100 pólipos, início dos pólipos entre 10 e 25 anos, início do CCR entre 30 e 40 anos
FAP	Pólipos gastrintestinais, carcinoma e alterações na retina
Síndrome de Gardner	Neoplasia desmoide e anormalidades ósseas
Síndrome de Turcot	Meduloblastomas
HFAS/AAPC	Adenomas pequenos e planos no cólon proximal (< 10 unidades), início > 50 anos, pólipo de fundo gástrico
Erros de replicação	
CCR – esporádico (20%)	
Proximal (70%), DNA diploide, idade > 60 anos com melhor prognóstico	
CCR – familiar (6%)	
Proximal, DNA diploide, história familiar de carcinoma e pólipos colorretais, idade de início entre 50 e 60 anos	
CCR – hereditário sem polipose (10%)	
Síndrome de Lynch I	Carcinoma localizado apenas no cólon proximal (70%), DNA diploide, CCR sincrônico ou metacrônico (40%), idade entre 40 e 45 anos
Síndrome de Lynch II	Síndrome de Lynch I associada a tumores de endométrio, ovário, pâncreas, estômago, laringe, sistema urinário, delgado, ductos biliares
Muir-Torre	Síndrome de Lynch associada a lesões de pele
Síndrome de Turcot	Glioblastoma

Adaptado de Gordon PH. Principles and practice of surgery for the colon, rectum, and anus. Santhat Nivatvongs. 3. ed.

do risco de câncer colorretal. É uma doença poligênica envolvendo mutações germinativas do tipo PTEN, SMAD4 e BMPR1.[1]

Doença de Cowden

A doença de Cowden é muito rara e se caracteriza por apresentar pólipos nos diferentes sítios do trato gastrintestinal. Não apresenta risco aumentado de câncer colorretal, mas cerca de 10% dos pacientes podem desenvolver câncer de tireoide e 50%, tumores de mama. A mutação germinativa presente é PTEN.[1]

Câncer Colorretal Familiar

O câncer colorretal familiar coexiste com predisposição hereditária que assegura aumento da incidência de pólipos adenomatosos nesses pacientes.[1] No entanto, não se pode afirmar que a doença seja uma síndrome mendeliana específica. Habitualmente, é descrita como doença caracterizada pela presença de uma variante genética mal definida, que não pode ser detectada pelos testes genéticos conhecidos. A história familiar e a idade avançada conferem aos dependentes não afetados risco aumentado de câncer colorretal. A incidência entre os cânceres colorretais é de cerca de 20% (Quadro 43.5).

Doença Intestinal Inflamatória e Predisposição para o Câncer Colorretal

Classicamente, os pacientes portadores de doença inflamatória do cólon de longa evolução (20 anos) apresentam risco aumentado de CCR, numa incidência que varia

QUADRO 43.6 ▶ Avaliação do risco de câncer colorretal

Risco médio	Risco aumentado – História familiar positiva
• Idade superior a 50 anos • Sem história de adenomas ou câncer colorretal • Sem história de doença inflamatória intestinal • Sem história familiar	• Câncer colorretal em um parente de primeiro grau • Câncer colorretal em dois parentes de segundo grau • Grupo familiar com história de câncer colorretal • Pertencente a família com história de CCR hereditário sem polipose
Risco aumentado – História individual	**Alto risco hereditário**
• Adenoma/pólipo séssil serrilhado • Câncer colorretal • Câncer ovariano/endométrio antes de 60 anos • Doença inflamatória intestinal (colite ulcerativa, doença de Crohn)	• CCR hereditário SM polipose • Polipose adenomatosa familiar (FAP-1) • Polipose adenomatosa familiar atenuada (AFAP-1) • Polipose associada a MYH • Síndrome de Peutz-Jeghers • Síndrome da polipose juvenil • Síndrome da polipose hiperplásica

Adaptado de: The ASCRS textbook of colon and rectal surgery.

QUADRO 43.7 ▶ Diretrizes para o paciente com risco médio de câncer colorretal

Diretrizes			
Colonoscopia	Pólipos ausentes	Colonoscopia (10 anos)	
	Pólipos presentes	Adenoma/pólipo serrilhado séssil*	
		Hiperplásico	Colonoscopia (5 anos)
Pesquisa de sangue oculto nas fazes ou teste de imuno-histoquímica fecal (anual) Sigmoidoscopia flexível (5 anos)	Positivo (colonoscopia)	Adenoma/pólipo serrilhado séssil*	
		Hiperplásico	Colonoscopia (5 anos)
Sigmoidoscopia flexível	Pólipos presentes	Adenoma/pólipo serrilhado séssil*	Colonoscopia
		Hiperplásico	Colonoscopia (5 anos)
	Pólipos negativos	Repetir sigmoidoscopia flexível a cada 5 anos	

*Tratar adenomas e pólipos serrilhados de forma semelhante, por meio da exérese das lesões.
Adaptado de: The ASCRS textbook of colon and rectal surgery.

QUADRO 43.8 ▶ Diretrizes para o paciente com risco aumentado de câncer colorretal

História individual de adenoma ou adenoma diagnosticado pela colonoscopia			
Adenoma de baixo risco			
< 2 pólipos < 1cm Tubular	Polipectomia e repetir colonoscopia a cada 5 anos	Normal	Repetir a colonoscopia entre 5 e 10 anos
		Lesão*	
Adenomas múltiplos ou avançados			
Displasia de alto grau	Polipectomia e repetir a colonoscopia a cada 3 anos	Lesão*	
Mais de 1cm			
Viloso (25%)		Normal	Repetir a colonoscopia a cada 5 anos
Entre 3 e 10 pólipos			
Mais de 10 adenomas ou 15 cumulativos em 10 anos	Considerar síndrome da polipose**		
Polipectomia incompleta	Repetir a colonoscopia dentro de 2 a 6 meses		
Pólipo maligno***			

*Retornar ao início do programa.
**Seguir a conduta proposta para a síndrome da polipose.
***Seguir as diretrizes para tratamento de câncer colorretal.
Adaptado de: The ASCRS textbook of colon and rectal surgery.

entre 5,5% e 21% dos casos.[1,25] Outros fatores de risco considerados são história familiar de câncer colorretal, extensão do envolvimento colônico, idade de início dos sintomas e presença de colangite esclerosante primária. A estimativa da magnitude desse risco apresenta grandes variações em função dos resultados obtidos com o rastreamento e os tratamentos propostos para controle clínico da doença, o que tem influenciado a evolução dos casos.

CONSIDERAÇÕES SOBRE O RASTREAMENTO DO CÂNCER COLORRETAL

Na avaliação do câncer colorretal, devem ser considerados os seguintes parâmetros para definir os níveis de risco:[25] idade, história individual ou familiar de polipose, câncer colorretal ou câncer ovariano/endometrial (< 60 anos), doença inflamatória intestinal, inclusão de indivíduos em grupos portadores de câncer colorretal hereditário, inclusão de indivíduos em grupo de portadores de câncer colorretal hereditário sem polipose (ver Quadros 43.6 a 43.8).

CONSIDERAÇÕES SOBRE A PATOLOGIA DO CÂNCER COLORRETAL

As doenças malignas colorretais podem ser classificadas, de acordo com a histologia, nos seis tipos resumidos no Quadro 43.9.

Os adenocarcinomas, que correspondem a cerca de 97% dos casos, podem se apresentar, macroscopicamen-te, com uma das quatro formas: ulcerativa, polipoide, anular e infiltrante.[1,26]

O carcinoma ulcerativo é o mais frequente e, geralmente, surge no cólon ascendente. Apresenta-se como uma massa circular, mal definida, de bordas irregulares e fundo friável. Geralmente cresce ocupando uma parte da parede intestinal, mas pode, nas formas avançadas, invadir quase toda a circunferência.

A forma polipoide, também conhecida como couve--flor, é uma massa fungoide que se projeta para dentro da luz intestinal, caracterizando-se por apresentar baixo grau de malignidade e ser rica em mucina, o que lhe confere aspecto gelatinoso. O local de predileção é o cólon direito.

O tumor anular ou estenosante ocupa toda a circunferência da alça intestinal, comprometendo o lúmen, o que determina dilatação do segmento intestinal acima da zona de obstrução. Os locais mais frequentes são o transverso e o cólon descendente.

O carcinoma difusamente infiltrante produz espessamento da parede do intestino, tornando-a rígida. A mucosa da área comprometida pode estar aparentemente normal, assim como as outras camadas da parede do cólon. Embora os locais preferenciais sejam o sigmoide e o reto, a lesão pode ser vista em qualquer segmento do cólon. Alguns autores fazem referência à associação entre o tipo de tumor e a colite ulcerativa. A forma infiltrante, também conhecida como linite plástica do colorreto, caracteriza-se por apresentar-se de forma insidiosa, mas com grande agressividade e em pacientes mais jovens.[25,26]

A aparência microscópica varia consideravelmente e está relacionada com o prognóstico. A lesão bem diferenciada ocorre em cerca de 20% dos casos e está associada a baixo grau de malignidade, influenciando a sobrevida de 77%, para 5 anos. A forma moderadamente diferenciada (60%) tem grau de malignidade médio, com sobrevida estimada de 61% para 5 anos. Por fim, a forma mal diferenciada (20%) tem pior prognóstico, com sobrevida estimada em 29% para 5 anos.[1,25,26]

As metástases para gânglios linfáticos ocorrem também diferentemente, 25%, 50% e 80%, respectivamente, para as formas bem diferenciadas e moderadamente e mal diferenciadas.

Em 1925, Broders[27] difundiu o método de classificação dos adenocarcinomas em quatro graus histológicos, de acordo com o percentual de células diferenciadas, enfatizando o princípio biológico que estabelece que as células com alto grau de diferenciação tendem a ter velocidade de reprodução mais lenta (Quadro 43.10).

Diferentemente da classificação histológica de Broders, Dukes,[28] em 1932, também com o mesmo objetivo

QUADRO 43.9 ▶ Tipos histológicos dos tumores da região colorretal

Classificação por tipo histológico	
Adenocarcinoma (97%)	
Cólon	66%
Reto	34%
Diferente de adenocarcinoma (3%)	
Carcinoma de células escamosas*	34%
Carcinoide	33%
Células transicionais*	17%
Linfomas	11%
Sarcomas	4%
Melanomas	0,9%

*Possivelmente de canal anal.

QUADRO 43.10 ▶ Classificação dos adenocarcinomas colorretais segundo Broders

Grau 1	75% a 100% das células são diferenciadas
Grau 2	50% a 75% das células são diferenciadas
Grau 3	25% a 50% das células são diferenciadas
Grau 4	0% a 25% das células são diferenciadas

QUADRO 43.11 ▶ Classificação de Dukes modificada por Astler-Coller para tumores colorretais

Dukes A	A lesão está limitada à parede intestinal
Dukes B	A lesão inclui áreas de disseminação direta, como a serosa e a gordura adjacentes
Dukes C$_1$*	A lesão envolve gânglios linfáticos regionais
Dukes C$_2$*	A lesão envolve gânglios linfáticos a distância dentro dos limites de ressecção cirúrgica
Dukes D*	A lesão avança além da área de ressecção cirúrgica

*Acrescentado à classificação original.

de agrupar os casos favoráveis e não favoráveis, procurou medir os limites do crescimento das lesões, definindo os tipos Dukes A, B e C. O Quadro 43.11 mostra a classificação de Dukes modificada por Astler-Coller.

Estadiamento dos Tumores Colorretais

É muito importante o conhecimento do grau de disseminação dos tumores. Como regra, as lesões podem penetrar através da muscular da mucosa e, a partir daí, serem consideradas invasivas. A presença de células malignas apenas na camada superficial da mucosa define o carcinoma *in situ*. Embora a classificação de Dukes continue a ser utilizada, em função da grande praticidade que apresenta, a classificação TNM foi proposta para incorporar achados intraoperatórios, visando à precisão do prognóstico de subgrupos de tumores (Quadro 43.12).

Com o auxílio da classificação TNM foi possível separar os tumores em subgrupos, visando à orientação do esquema terapêutico a ser empregado. Contudo, não se deve esquecer da importância de variáveis patológicas clássicas, como a gradação histológica, a profundidade da penetração tumoral, o tipo de célula, o envolvimento de gânglios linfáticos, a invasão dos linfáticos, das veias, das artérias e do sistema nervoso, além da definição da margem distal de ressecção e da resposta inflamatória adjacente ao tumor (Quadro 43.13).

QUADRO 43.12 ▶ Classificação TNM para câncer colorretal

Tumor primário (T)	
(TX)	Tumor primário inacessível
(T0)	Sem evidência de tumor primário
(Tis)	Carcinoma *in situ*: intraepitelial ou invadindo a lâmina própria
(T1)	Tumor invade a submucosa
(T2)	Tumor invade a camada muscular da parede do colorreto
(T2)	Tumor invade serosa e/ou as zonas não peritonizadas pericólicas e tecidos perirretais
(T4)	Tumor invade outros órgãos ou estruturas adjacentes
Gânglios linfáticos regionais (N)	
(NX)	Gânglios regionais inacessíveis
(N0)	Sem evidência de gânglios regionais
(N1)	Metástase para 1 a 3 gânglios regionais
(N2)	Metástase para 4 ou mais gânglios regionais
Metástase a distância (M)	
(MX)	Metástase a distância inacessível
(M0)	Sem metástase a distância
(M1)	Metástase a distância

Mais recentemente foi introduzido o procedimento do mapeamento do gânglio linfático sentinela, que tem promovido grande impacto no processo de estadiamento, levando a implicações terapêuticas significativas na conduta com pacientes portadores de câncer colorretal. O objetivo principal do mapeamento do gânglio linfático sentinela é identificar o gânglio com potencial para crescimento de metástase.[25] Embora a incidência de falso-negativo seja de 10%, o método está sendo considerado muito promissor, justificando a utilização sistemática do procedimento, visando diagnosticar micrometástases no carcinoma colorretal.[25]

A produção de metástases de células malignas é um processo que se segue à invasão e à embolização dos sistemas linfático, venoso e arterial, chegando à rede capilar vascular distal e extravasando para os diferentes órgãos parenquimatosos, onde se multiplica.

O tumor localizado pode produzir metástases de diferentes maneiras, dependendo da interação entre as células metastáticas e múltiplos fatores relacionados com o hospedeiro. Assim, é possível a metástase ocorrer por contiguidade, disseminação transperitoneal, disseminação linfática, hematogênica e implante (Figura 43.1).

QUADRO 43.13 ▶ Estadiamento em grupos para o câncer colorretal

Estágio	Tumor (T)	Nódulo (N)	Metástase (M)	Dukes
0	Tis	N0	M0	–
I	T1	N0	M0	A
	T2	N0	M0	A
IIA	T3	N0	M0	B
IIB	T4	N0	M0	B
IIIA	T1-T2	N1	M0	C
IIIB	T3-T4	N1	M0	C
IIIC	Qualquer T	N2	M0	C
IV	Qualquer T	Qualquer N	M1	–

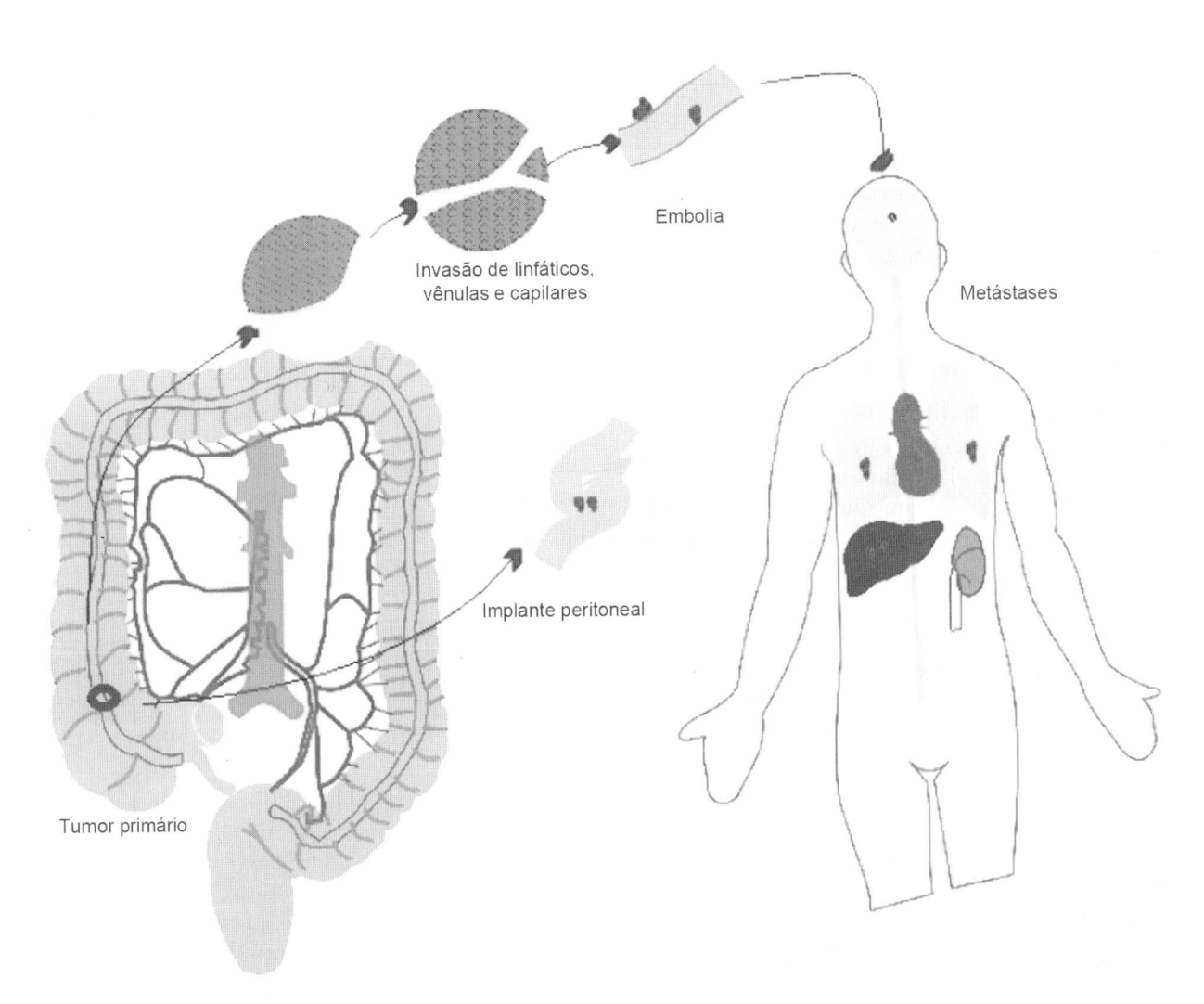

Embolia

Invasão de linfáticos, vênulas e capilares

Metástases

Implante peritoneal

Tumor primário

FIGURA 43.1 ▶ Vias de disseminação dos cânceres colorretais.

Considerações sobre as Manifestações Clínicas

A grande maioria dos cânceres colorretais resulta das transformações malignas dos pólipos que crescem no intestino. No entanto, sabe-se que apenas 10% dos adenomas com mais de 1cm de tamanho evoluem para câncer em 10 anos.[25,29] Esse longo período necessário para que o pólipo sofra a transformação maligna, somado ao fato de que cerca de 90% dos cânceres colorretais ocorrem após 60 anos, sugere que o início de rastreamento deva ser a partir dos 50 anos.

O rastreamento deve ser simples, factível e aplicável na população em geral. O método mais simples e de menor custo é a aplicação de questionários a respeito dos sintomas, mas a experiência tem demonstrado que os resultados só são significativos quando os tumores já se encontram avançados. Os exames do toque retal e a sigmoidoscopia rígida cobrem cerca de 30% dos casos de câncer colorretal, mas sofrem limitações relacionadas com o constrangimento provocado pelos exames e, principalmente, pelo caráter invasivo, desagradável, relatado pelos pacientes submetidos a sigmoidoscopia rígida. O sigmoidoscópio flexível eleva essa capacidade diagnóstica para 70%, uma vez que alcança todo o cólon esquerdo. Além disso, tem a vantagem de ser menos agressivo do que o rígido, sendo por isso mais aceito pelos pacientes. Nos EUA, alguns entusiastas advogam a utilização da colonoscopia como meio ideal de rastreamento de câncer colorretal.[25] No entanto, há que se considerar o elevado custo do exame, a necessidade de preparação prévia do cólon, sedação do paciente, além do pequeno risco de complicações, como a perfuração, inaceitável num programa de rastreamento.

Embora o enema baritado seja mais barato e menos suscetível a complicações, quando comparado à colonoscopia, registram-se o risco da exposição dos pacientes à radiação e o menor acurácia diagnóstica para lesões planas. À semelhança da colonoscopia, exige preparação prévia ao exame, mas está em desvantagem por não permitir procedimentos terapêuticos ou biópsia de áreas suspeitas.

A colonoscopia virtual realizada pela tomografia computadorizada é um método recente, ainda em aperfeiçoamento, sem aplicação nos programas de rastreamento.

A pesquisa de sangue oculto nas fezes é o método mais empregado para o rastreamento de câncer colorretal. No entanto, a sensibilidade do teste é de cerca de 50% a 60%, com especificidade elevada, na faixa de 95%. É importante relatar que os cânceres detectados com o auxílio do teste de sangue oculto nas fezes estavam num estágio mais precoce do que aqueles diagnosticados quando sintomáticos. A introdução da imunoquímica no teste de sangue oculto nas fezes aumentou a sensibilidade para 90%, além de dispensar a restrição dietética para a realização do exame.

Outra modalidade de rastreamento que vem sendo desenvolvida é a detecção da mutação do DNA nas fezes. Esse teste é baseado no princípio de que as mutações ocorridas nas células da parede intestinal nos portadores de adenomas ou carcinomas podem ser identificadas nas fezes por meio de testes genéticos. Embora a sensibilidade desse teste seja apenas de 52%, sua especificidade atinge 94%, colocando-o como alternativa promissora no futuro próximo. O custo desse teste ainda é alto, porém tem a vantagem de não ser invasivo e não necessitar de lavagem colônica ou internamento para sua realização.

Sintomas

Os pacientes com carcinoma colorretal podem apresentar uma das seguintes alternativas de evolução clínica:[29] sintomas crônicos de início insidioso (77%), obstrução intestinal aguda (16%) e perfuração e peritonite (7%).

De acordo com a localização, pode haver predominância de uma ou outra manifestação clínica. O sangramento é, provavelmente, o sintoma mais comumente encontrado nos cânceres colorretais e, por isso, merece atenção especial no sentido de identificar sua origem, notadamente nos indivíduos portadores de doença hemorroidária com idade avançada. Em geral, indica-se a exploração de lesão maligna sempre que o sangramento colorretal ocorrer em indivíduos com mais de 50 anos.[25] No entanto, existem autores que já consideram essa possibilidade em pacientes a partir dos 40 anos.

O Quadro 43.14 define os critérios que indicam quais os pacientes portadores de sangramento colorretal que devem ser eleitos para se submeter à investigação

QUADRO 43.14 ▶ Critérios determinantes da estratégia de conduta

Sintomas de alto risco

- Sangramento retal associado a alteração persistente dos hábitos intestinais e/ou aumento de frequência da defecação por pelo menos 6 semanas
- Sangramento retal persistente sem sintomas anais em pacientes com mais de 60 anos

Sintomas de baixo risco

- Sangramento retal com sintoma anal sem alteração dos hábitos intestinais e sem a presença de massa anal
- Sangramento retal persistente com alteração transitória dos hábitos intestinais, particularmente redução da frequência da defecação, fezes endurecidas e esforço durante a defecação

para exploração do sintoma. Nesse contexto, o perfil do sangramento deve ser pesquisado, buscando definir: a) cor do sangue eliminado (vermelho claro ou escuro); b) o início do sintoma (recente, misturado com fezes, pequeno ou grande volume); c) presença de massa palpável na região anorretal; d) sangramento retal associado a alterações dos hábitos intestinais; e) sangramento retal sem sintomas perianais. Sem dúvida, a correlação entre a idade e a presença de sangramento tem valor preditivo na indicação de pacientes a serem estudados.

A conduta proposta para os diferentes graus de risco dos pacientes com sangramento retal está resumida a três alternativas, como mostra a Figura 43.2.

O segundo sintoma mais frequente é o aparecimento de alterações dos hábitos intestinais, representadas pela constipação ou diarreia. A presença de tumor colônico deve ser lembrada sempre que houver desvio do padrão intestinal próprio do indivíduo para uma nova situação. Infelizmente, algumas lesões, como as localizadas no cólon direito, só se manifestam quando já atingiram grandes proporções. O processo obstrutivo incide preferencialmente no cólon esquerdo e pode ser evidenciado precocemente. Um terceiro sintoma, tão frequente quanto os anteriores, é a dor abdominal, de características variadas e, muitas vezes, não bem definida quanto a sua localização. Na fase tardia da doença, a dor se apresenta sob a forma de cólicas, como resultado do processo de suboclusão intestinal, determinado pelo comprometimento da luz do intestino, provocado pelo tumor. O processo de suboclusão pode estar associa-

do ao desconforto provocado pela distensão dos gases, náuseas e até vômitos. A dor retal está, geralmente, relacionada com o comprometimento dos ramos dos nervos sacrais ou do ciático.

Outros sintomas menos frequentes incluem tenesmo, presente no carcinoma retal, e a descarga de muco, envolvendo as fezes ou misturada a elas. Perda de peso é rara, mas, quando presente, está associada ao carcinoma colorretal e indica caso avançado e de mau prognóstico. Alguns sintomas inespecíficos podem ocorrer, como fadiga, anemia e febre. Em situações especiais, pode haver queixas urinárias indicando o envolvimento do sistema urinário pelo processo neoplásico.

Anemia crônica, com deficiência de ferro, é observada nos tumores do cólon direito, justificando uma exploração da doença mesmo na ausência de outras manifestações clínicas.

Exame Físico

O exame físico está orientado para a verificação do estado geral e nutricional do paciente. A presença de emagrecimento significativo indica doença avançada. Em geral, exame do abdome não revela alterações importantes e a presença de massa pode sugerir, além da doença primária, a existência de metástases. O fígado deve ser avaliado com relação ao tamanho e à consistência, juntamente com a observação de presença de ascite. A distensão do abdome pode sugerir processo obstrutivo intestinal parcial devido à presença de lesões constri-

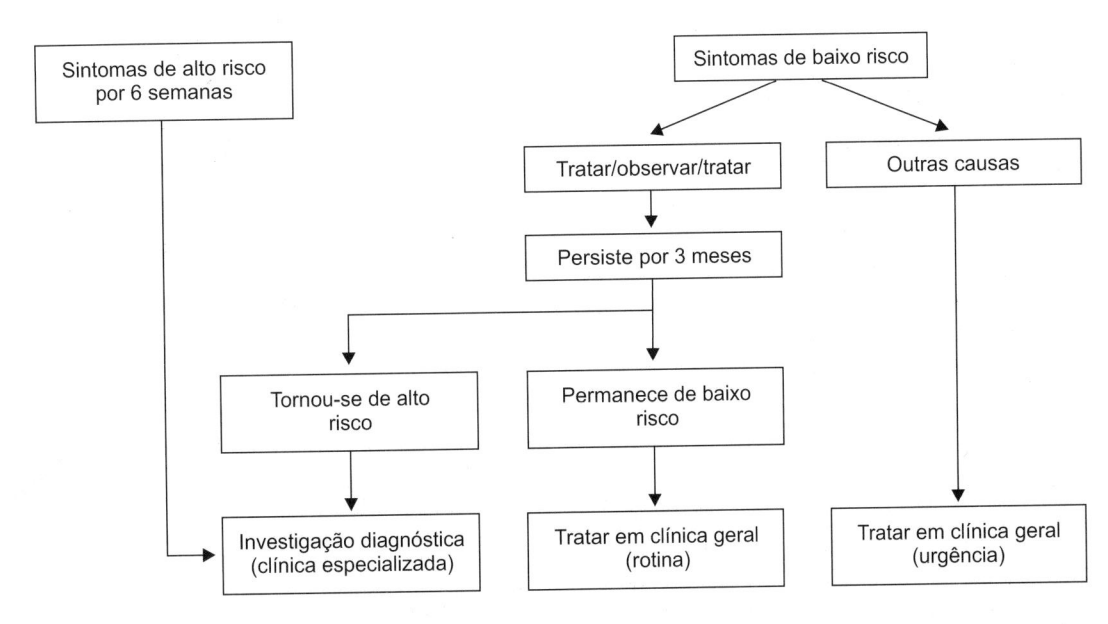

FIGURA 43.2 ▶ Métodos alternativos relacionados com o risco de pacientes com sangramento retal. Adaptado de Gordon PH. Principles and practice of surgery for the colon, rectum, and anus. Santhat Nivatvongs. 3. ed.

tivas. Embora não muito frequentes, gânglios inguinais e supraclaviculares podem estar presentes, indicando disseminação da doença.

O exame anorretal, pelo toque digital, é da maior importância e deve ser sempre seguido da retossigmoidoscopia rígida ou flexível.

Os carcinomas sincrônicos do cólon são descritos numa incidência que varia de 2% a 8%, sugerindo que a avaliação do cólon por inteiro não pode ser negligenciada no período pré-tratamento. A colonoscopia será também útil para excluir a existência de pólipos adenomatosos colônicos que poderão ser ressecados por ocasião do exame endoscópico, evitando eventual crescimento de uma lesão maligna metacrônica.

Complicações

Obstrução

A obstrução do cólon depende da característica e da localização da lesão existente. A incidência dessa complicação representa em torno de 15% de todos os casos de câncer colorretal. O lado esquerdo do cólon, notadamente o sigmoide e o reto, é a área mais comprometida pelo processo obstrutivo, graças ao menor calibre do intestino, à consistência do conteúdo fecal, tendendo a sólido, e à característica infiltrativa dos tumores dessa região. Associadas ao processo obstrutivo estão presentes outras manifestações clínicas decorrentes da redução do fluxo do conteúdo intestinal, provocando distensão, cólicas, ruídos intestinais hiperativos, náuseas e vômitos. O aparecimento de obstrução da luz intestinal no lado direito é muito raro e geralmente está relacionado com lesões oriundas da colite ulcerativa de longa duração.

Perfuração

A incidência dessa complicação varia entre 6% e 12% dos casos de carcinoma colorretal. A sequência de eventos decorrentes da perfuração é de grande significância, podendo levar o paciente ao óbito, caso não se tomem medidas urgentes para controlar a peritonite, formação de abscessos, fístulas e aderências intestinais. O procedimento de urgência indicado é a laparotomia exploradora, depois da correção dos distúrbios hidroeletrolíticos e metabólicos presentes, com o propósito de remover o segmento doente associado ou não à derivação do trânsito intestinal.

Outros Sintomas mais Raros

O sangramento intenso no câncer colorretal é raro e deve ser diferenciado de outras causas de sangramento frequentes nessa faixa etária.

Igualmente rara é a existência de infecção associada ao câncer colorretal, muitas vezes surgindo como a única manifestação clínica presente.

Métodos de Investigação

Pesquisa de Sangue Oculto

A determinação da presença de sangue oculto nas fezes é utilizada nos programas de rastreamento da doença maligna colônica. Quando já existem sintomas presentes, a pesquisa não é indicada.

Endoscopia

Anoscopia está indicada em todos os casos de doença benigna orificial. No entanto, se existe suspeita diagnóstica de carcinoma, o exame preferencial é a sigmoidoscopia rígida ou flexível. A flexível tem melhor aceitação dos pacientes e pode alcançar todo o segmento esquerdo, aumentando a margem de acerto diagnóstico.

A colonoscopia é o exame de escolha, uma vez que visualiza todo o cólon, a válvula ileocecal e a porção terminal do íleo. Durante o exame podem ser realizadas biópsias de áreas suspeitas e até tratamento de lesões bem definidas, como os pólipos colônicos (Figura 43.3).

Radiologia

O enema opaco é o exame mais tradicional nas pesquisas diagnósticas de câncer colorretal. A introdução da colonoscopia reduziu o número de indicações, embora esse método seja útil para demonstrar a extensão dos segmentos infiltrados pelo tumor. O uso de duplo contraste com insuflação de ar ajuda na identificação de lesões pequenas, como os pólipos.

A indicação sistemática da pielografia intravenosa tem sido muito discutida na avaliação pré-tratamento para orientação anatômica da localização dos ureteres ou do seu envolvimento no processo neoplásico. Contudo, a pielografia intravenosa tem sido indicada nos casos suspeitos de fístulas entre os sistemas urinário e intestinal, embora a tomografia computadorizada possa promover uma riqueza de informações superior.

A ultrassonografia é muito útil na identificação de metástases hepáticas, presença de ascite e adenopatias intra-abdominais, além da constatação de comprometimento do omento. A modalidade intracorporal, realizada pelas vias endoluminar, intraoperatória ou laparoscópica, tem ajudado a refinar o diagnóstico do processo invasivo tumoral.

A tomografia computadorizada (TC) é muito útil na determinação da extensão da doença na cavidade

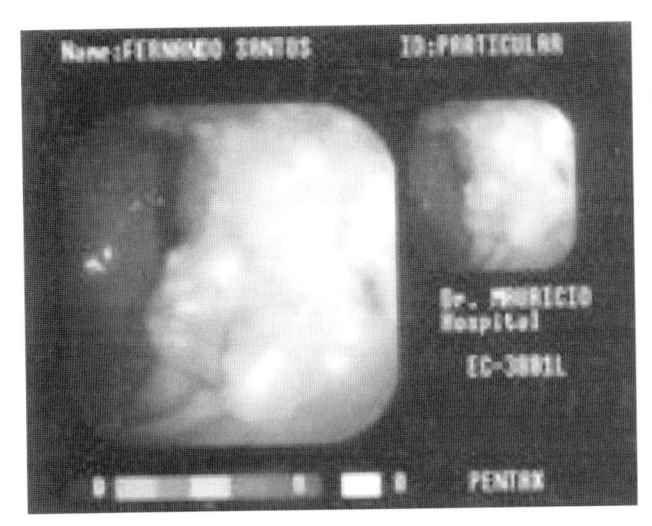
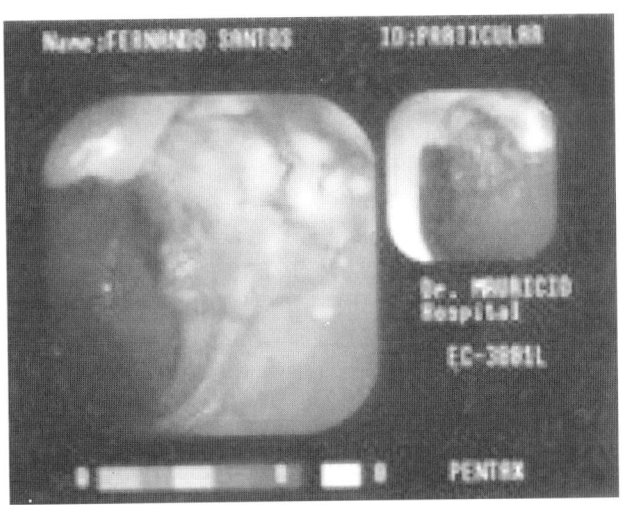

FIGURA 43.3 ▶ Lesão colônica visualizada pela endoscopia. Arquivo pessoal. (Ver encarte colorido.)

abdominal. Está indicada sempre que exista suspeita de metástase, mesmo nos casos já revelados pela ultrassonografia.

A ressonância magnética (RM) é uma técnica que forma a imagem a partir da absorção ou emissão de energia eletromagnética na presença de um campo magnético estável. É um método de fundamental importância no estadiamento locorregional dos tumores de reto médio e inferior, associado à ultrassonografia endorretal 3D. Esses dois métodos são utilizados para selecionar pacientes portadores de câncer de reto para terapia neoadjuvante (Figuras 43.4 e 43.5).

A tomografia com emissão de pósitrons (PET) é outro método de diagnóstico que demarca a imagem a partir de pósitrons emitidos de compostos químicos fixados a um isótopo radioativo. Esses compostos reagem bioquimicamente nos tecidos ou órgãos, sendo incorpo-

rados. Diferentemente da TC e da RM, as características anatômicas e morfológicas dos órgãos estudados pela PET não são bem delimitadas, mas as imagens produzidas por esse método refletem informações relevantes acerca da natureza e da fisiologia da função celular dos tecidos, uma vez que os tecidos infiltrados por células malignas parecem ter maior avidez pela glicose, componente utilizado no material injetado.

Diagnóstico com Material Radiomarcado

A detecção de tumores colorretais por meio de material radiomarcado, emissor de radiação gama, é obtida pelo processo de mapeamento realizado pela gamacâmara de corpo inteiro. O radionucleotídio injetado por via intravenosa nos pacientes em estudo deve se fixar nos tecidos, emitindo radiações gama que serão detectadas pelo equipamento, mapeando as áreas suspeitas. As le-

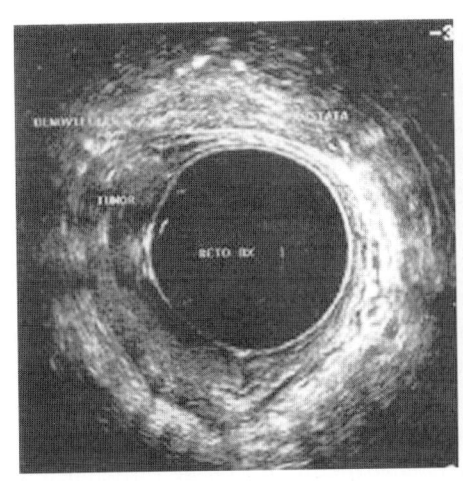
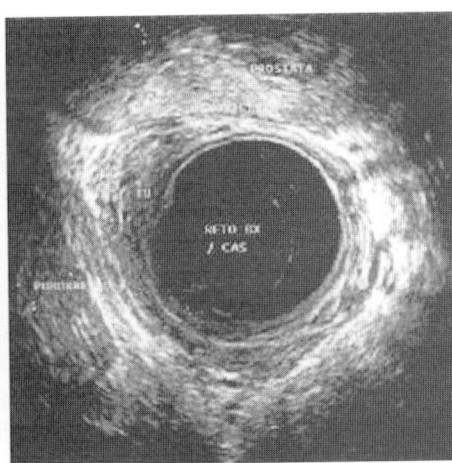
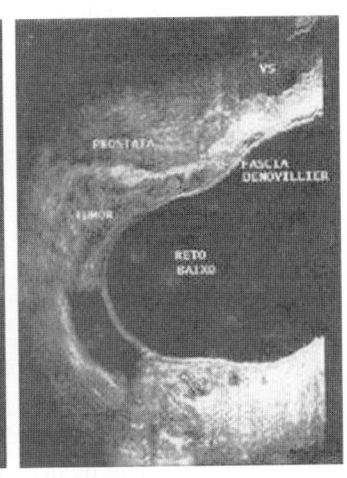

FIGURA 43.4 ▶ Imagem de tumor retal visualizada pela endossonografia anorretal 3D. Arquivo pessoal.

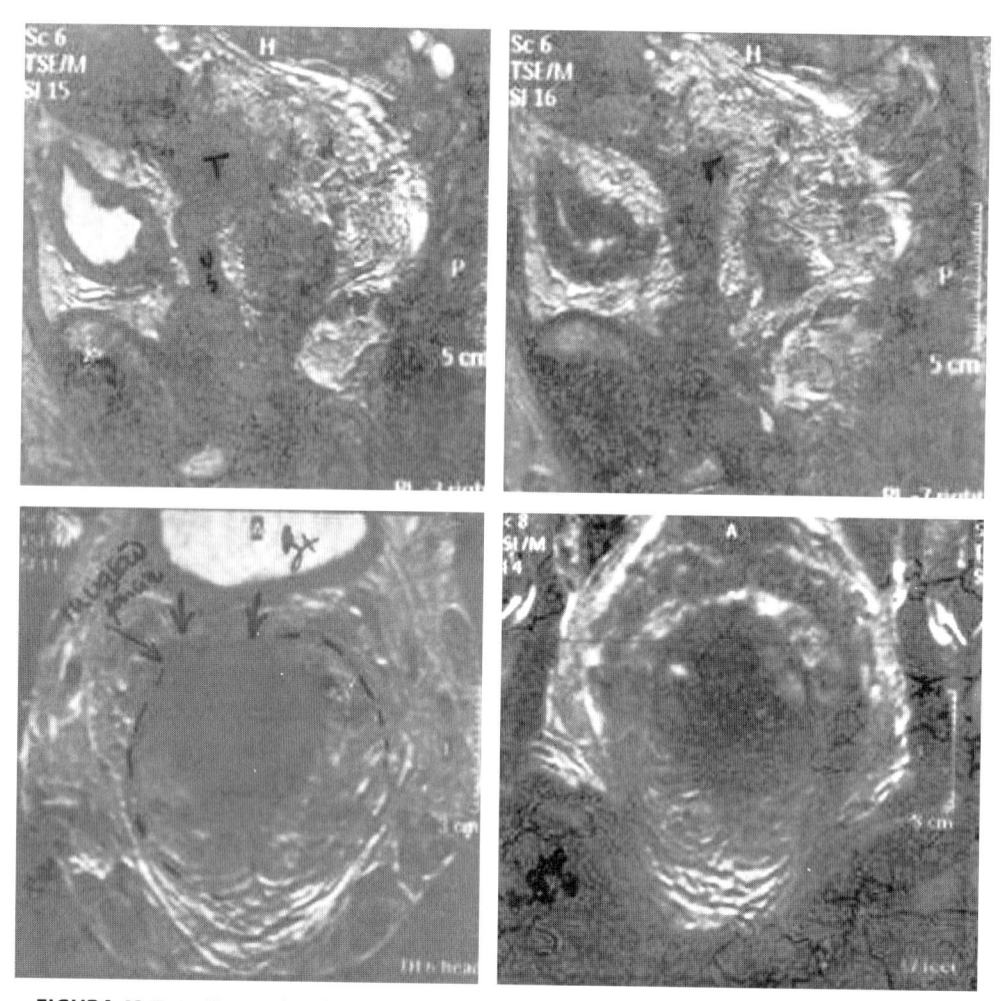

FIGURA 43.5 ▶ Tumor de cólon visualizado pela ressonância nuclear magnética. Arquivo pessoal.

sões hepáticas e ósseas são bem visualizadas com esse procedimento diagnóstico, sugerindo metástases dos tumores colorretais.

Citologia

O uso da citologia no estabelecimento do diagnóstico do câncer colorretal é limitado, sendo relevante apenas quando a redução da luz intestinal impede a progressão do colonoscópio, dificultando a obtenção de fragmento de tecido para estudo.

Marcadores Sanguíneos

O antígeno carcinoembrionário (CEA) é uma glicoproteína presente no endoderma primitivo. Está ausente na mucosa normal, mas pode reaparecer se a mucosa for invadida pelas células malignas, passando assim a ser um marcador da presença de tumores.[30] Os níveis sanguíneos do CEA não estão relacionados com o grau da invasão tumoral. No entanto, pode-se observar queda significativa dos níveis se a lesão for completamente removida. A recidiva do câncer vem acompanhada de aumento dos níveis do CEA, sugerindo que esse marcador seja considerado útil na avaliação prognóstica dos tumores colorretais.

Considerações sobre o Tratamento

Atualmente, as estratégias utilizadas para o tratamento do câncer de cólon e reto são diferentes em muitos aspectos e serão discutidas separadamente. Outro aspecto importante a ser discutido refere-se à conduta terapêutica diante dos pólipos colônicos.

Tratamento dos Pólipos Malignos de Cólon e Reto

A polipectomia colonoscópica representa importante ferramenta na prevenção dos cânceres colorretais. Estudo randomizado controlado, comparando sigmoidoscopia flexível e colonoscopia com polipectomia para qualquer pólipo *versus* nenhum tipo de rastreamento, demonstrou redução de 80% na incidência de CCR no grupo sob vigilância.[31] É verdade, entretanto, que a colonoscopia também falha na detecção de pólipos. A remoção inadequada pode ser responsável por cerca de 30% dos cânceres colorretais, mesmo após a realização de colonoscopias previamente.[32]

Todos os pólipos adenomatosos devem ser removidos durante a colonoscopia, assim como todos os pólipos hiperplásicos localizados em cólon direito, particularmente os pólipos grandes,[33] com mais de 2cm. Os pólipos grandes da polipose juvenil e da síndrome de Peutz-Jeghers também devem ser removidos devido ao risco de transfomação em pólipos adenomatosos.

Os pólipos hiperplásicos pequenos são os tipos mais frequentemente encontrados no cólon distal e sua remoção é desnecessária. Outros pólipos inflamatórios, ou as hiperplasias linfoides, encontrados nos pacientes com doença inflamatória intestinal também não precisam ser retirados.

O pólipo maligno, definido como aquele em que ocorre invasão de células neoplásicas através da muscular da mucosa, atingindo a submucosa (pT1), é encontrado em 2% a 12% das polipectomias realizadas. O pólipo com carcinoma *in situ* é aquele no qual o câncer não penetrou a submucosa e, portanto, não atingiu a rede linfática, sendo pouco provável a possibilidade de metástase linfonodal. A classificação de Haggitt para pólipos malignos é baseada no nível da invasão. Todos os pólipos sésseis são considerados Haggitt 4. Kudo criou uma estratificação para os pólipos sésseis, levando em consideração o grau de penetração na submucosa (Quadro 43.15 e Figura 43.6).

O risco de metástase linfonodal é menor do que 1% para os pólipos pediculados Haggitt 1, 2 e 3. Contudo, o risco aumenta para 12% a 25% nos pólipos pediculados ou sésseis Haggitt 4. O pólipo Sm3 da classificação de Kudo também está associado a maior risco de metástase linfonodal e pode ser considerado um fator de risco independente.[34]

Recomenda-se a marcação do local de retirada de pólipo em caso de suspeita de malignidade durante a colonoscopia com objetivo de se identificar corretamente a região após estudo histopatológico.

A polipectomia é considerada adequada para pólipos malignos quando a margem de ressecção tem mais de 2mm e as características histológicas são favoráveis (bem ou moderadamente diferenciados, sem invasão angiolinfática).

Pacientes com pólipos com margem de ressecção inadequada, ou pólipos Haggitt 4 com características histológicas desfavoráveis (mal diferenciados, invasão angiolinfática) ou com lesões sésseis Sm3 devem ser encaminhados para ressecção do segmento do cólon juntamente com remoção dos linfonodos em bloco por via laparoscópica, preferencialmente.[35]

Tratamento do Câncer de Cólon Invasivo não Metastático

Os pacientes portadores de câncer de cólon invasivo devem ser estadiados conforme protocolo discutido anteriormente. As lesões ressecáveis devem ser tratadas por meio de colectomia associada à remoção dos linfonodos em bloco. A extensão da colectomia varia de acordo com a localização do tumor, e o objetivo deve

QUADRO 43.15 ▶ Estratégias para o tratamento do câncer do cólon: pólipos malignos

Pólipo pediculado com lesão maligna: adenoma (tubular, tubuloviloso ou viloso)		
Conduta	**Achado**	**Cirurgia**
Revisão da patologia Colonoscopia Marcar o local do pólipo maligno	Remoção completa com histologia favorável	Observar
	Margem não visualizada ou histologia duvidosa	Colectomia com remoção em bloco dos gânglios linfáticos

Pólipo séssil com lesão maligna: adenoma (tubular, tubuloviloso ou viloso)		
Conduta	**Achado**	**Cirurgia**
Revisão da patologia Colonoscopia Marcar o local do pólipo maligno	Remoção completa com histologia favorável	Considerar a observação (risco 10% a 15%)
		Colectomia com remoção em bloco dos gânglios linfáticos
	Margem não visualizada ou histologia duvidosa	Colectomia com remoção em bloco dos gânglios linfáticos

Adaptado de National Cancer Conference Network – NCCN, 2010.

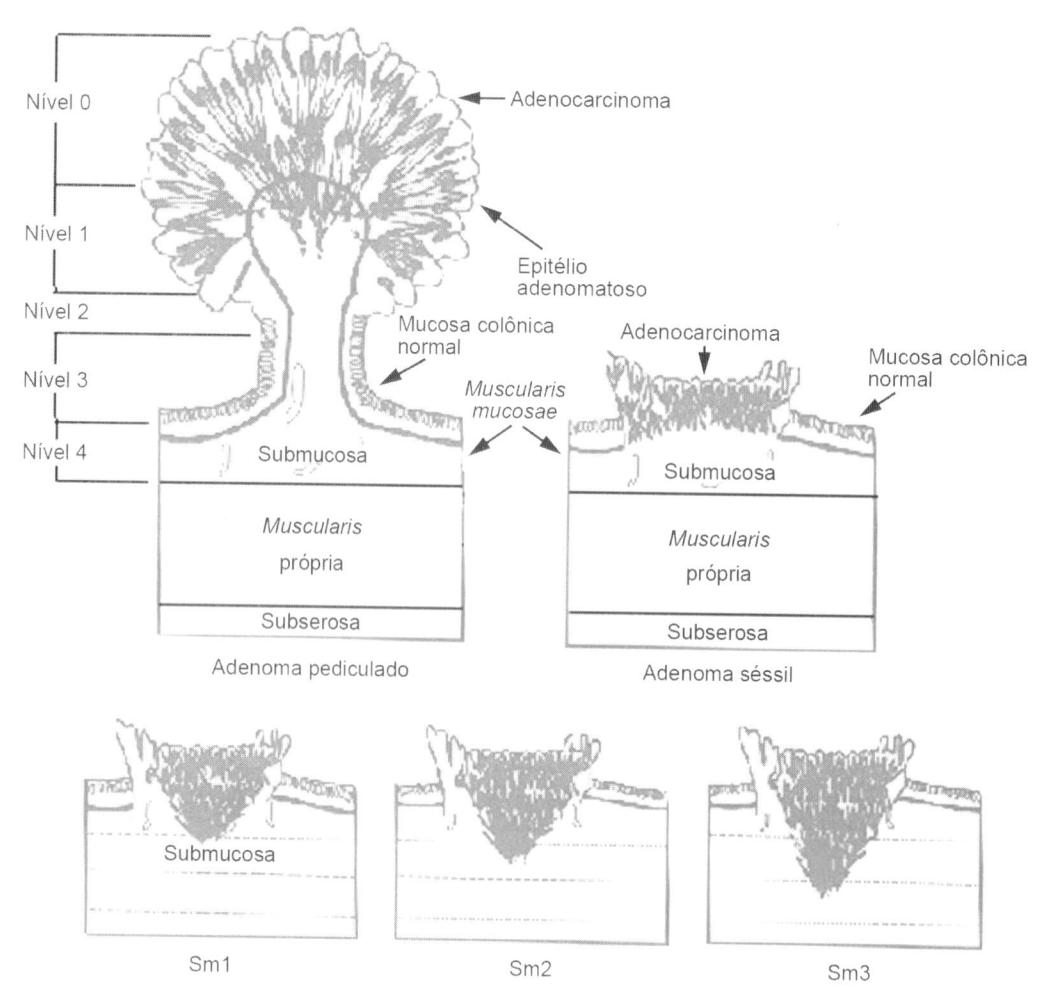

FIGURA 43.6 ▶ Classificação de Kudo para pólipos malignos sésseis, considerando o grau de invasão da submucosa no câncer colorretal.

ser a remoção de toda a área comprometida, incluindo a arcada arterial contendo a rede de linfonodos regionais (Figura 43.7 A a G).

É preciso um número mínimo de 12 linfonodos examinados pelo patologista na peça cirúrgica para considerar o paciente como no estágio II. Caso sejam removidos menos de 12 linfonodos, o paciente deve ser tratado como estágio III (doença com linfonodo positivo). Aqueles linfonodos com aparência macroscópica suspeita devem ser removidos, mesmo que estejam fora da extensão da colectomia programada. O número de linfonodos com ou sem metástase é um fator prognóstico tanto para recorrência quanto para sobrevida, contudo isso só pode ser aplicado se a peça cirúrgica examinada tiver pelo menos 12 linfonodos.

A abordagem cirúrgica por via laparoscópica vem se popularizando e firmando-se como a principal opção para o tratamento de câncer de cólon. Metanálises recentes demonstram que não há diferença da cirurgia convencional, quando comparada ao acesso laparoscópico, no que diz respeito à sobrevida e à recorrência local em pacientes com câncer do cólon.[35] É importante registrar que esses resultados foram obtidos naqueles serviços onde o volume cirúrgico é grande e realizado por especialistas, devendo a técnica laparoscópica para tratamento de câncer de cólon ser considerada apenas quando houver cirurgiões devidamente treinados ou sob supervisão de profissionais mais experientes com esse método. Recomenda-se a marcação na colonoscopia das lesões de cólon menores a fim de evitar dificuldades durante a cirurgia para a localização da lesão. O acesso laparoscópico não é recomendado em pacientes obstruídos, com perfuração ou com tumores localmente avançados que invadem estruturas adjacentes. Pacientes com obstrução podem ser submetidos a ressecção e colostomia ou, quando possível, colocação de *stent* por colonoscopia e ressecção eletiva posteriormente (Quadros 43.16 e 43.17).

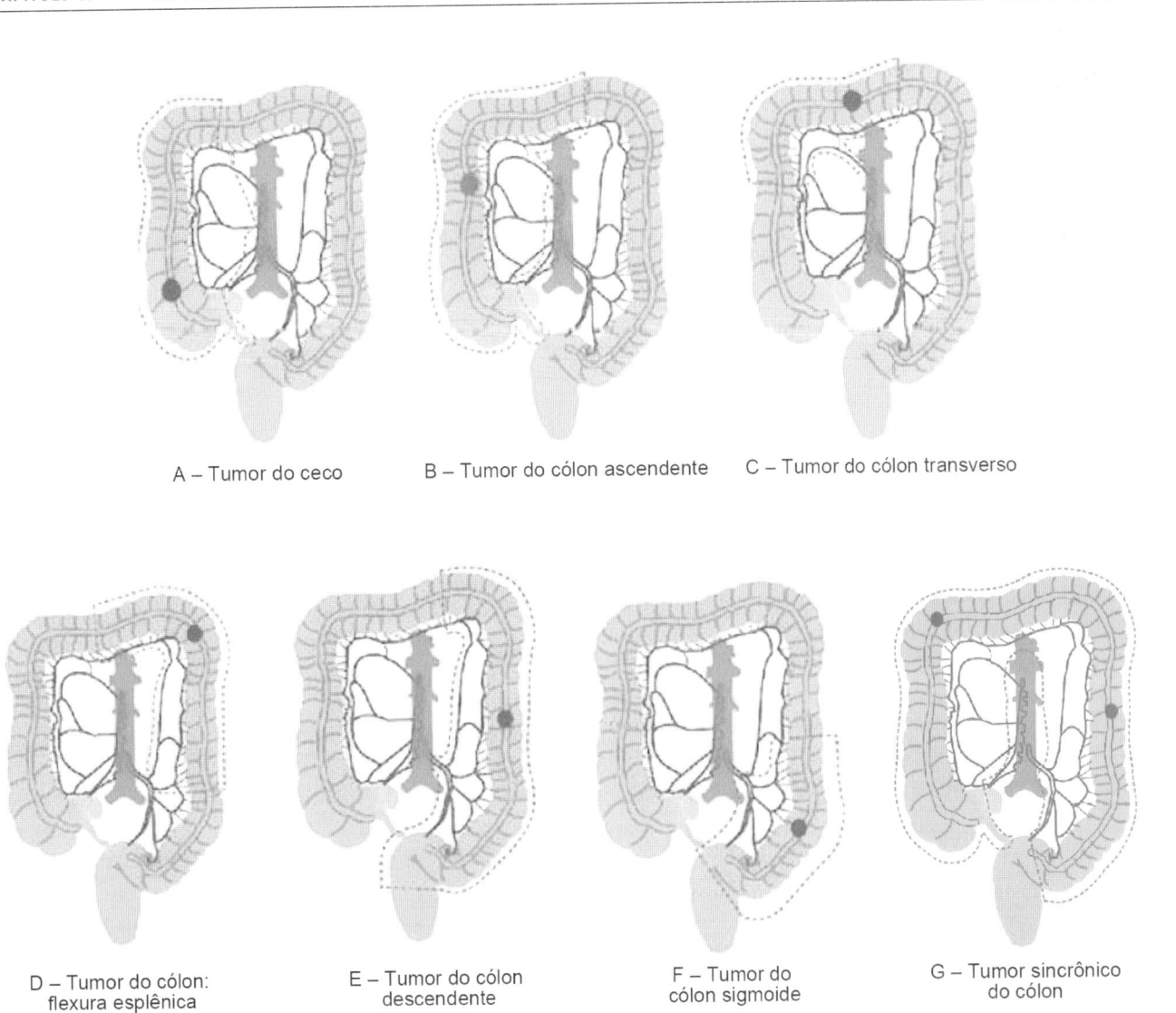

A – Tumor do ceco   B – Tumor do cólon ascendente   C – Tumor do cólon transverso

D – Tumor do cólon: E – Tumor do cólon   F – Tumor do   G – Tumor sincrônico
flexura esplênica   descendente   cólon sigmoide   do cólon

FIGURA 43.7 ▶ **A** a **F.** Extensão da ressecção do cólon de acordo com a localização da lesão maligna. **G.** Extensão da ressecção do cólon nos tumores colorretais sincrônicos.

QUADRO 43.16 ▶ Estratégias para o tratamento do câncer do cólon: tumor presente sem metástase

Conduta	Achado	Cirurgia**
Revisão da patologia Colonoscopia Avaliação laboratorial CEA TC (tórax, abdome e pelve) PET-CT (considerar)	Ressecável, sem obstrução	Colectomia com remoção em bloco dos gânglios linfáticos
	Ressecável, com obstrução	Colectomia com remoção em bloco dos gânglios linfáticos (um estágio)
		Ressecção com desvio
		Stent/desvio*
	Irressecável	Terapia paliativa

*Posterior colectomia com remoção em bloco dos gânglios linfáticos.
**De acordo com o estágio patológico, considerar terapia adjuvante.
Adaptado de National Cancer Conference Network – NCCN, 2010.

QUADRO 43.17 ▶ Estratégias para o tratamento do câncer do cólon: tumor presente com metástase suspeita ou comprovada

Conduta	Achado	Cirurgia
Colonoscopia Avaliação laboratorial CEA Determinação do estado do gene K-*ras* Biópsia com agulha PET-CT (considerar) Avaliação multidisciplinar	Metástase sincrônica ou não do fígado e pulmão	Ressecável → Considerar terapia adjuvante
		Irressecável → Terapia adjuvante
	Metástase abdominal e peritoneal	Terapia adjuvante

Adaptado de National Cancer Conference Network – NCCN, 2010.

Aqueles pacientes com tumores irressecáveis devem ser encaminhados para tratamento paliativo com quimioterapia ou radioterapia e terapia de suporte.

Os pacientes submetidos à ressecção curativa para câncer de cólon com estágio III/IV ou estágio II com menos de 12 linfonodos deverão ser encaminhados para quimioterapia adjuvante. Vários esquemas de tratamento têm sido preconizados. Os quatro principais esquemas são 5-FU e leucovorina (FOLFOX), capecitabina, 5-FU, leucovorina e oxaliplatina (FLOX4) e oxaliplatina, leucovorina e 5-FU (mFOLFOX 6) (Quadro 43.18).

Tratamento do Câncer de Reto Invasivo não Metastático

Para evitar controvérsias a respeito dos limites superiores do reto, convencionou-se que os tumores localizados até 12cm da margem anal, utilizando-se um proctoscópio rígido, devem ser tratados como tumores de reto.[36]

A estratégia terapêutica no câncer retal deve buscar quatro objetivos principais: (1) controle local da doença; (2) aumento de sobrevida; (3) preservação esfincteriana, sexual e urinária; e (4) manutenção e melhora da qualidade de vida. Para a obtenção de bons resultados,

QUADRO 43.18 ▶ Estratégias para o tratamento do câncer do cólon: terapia adjuvante

Estado patológico	Conduta	Vigilância
Tis T1, N0, M0 T2, N0, M0	Nada	Avaliação clínica: 3 a 6 meses por 2 anos → cada 6 meses por 5 anos
T3, N0, M0 (sem risco alto)	Considerar: Capecitabina ou 5-FU/leucovorina	CEA: 3 a 6 meses por 2 anos → cada 6 meses por 5 anos (T2 ou lesões maiores)
	Grupo de estudo	CT (tórax, abdome, pelve): anualmente por 3 anos, nos pacientes com alto risco de recidiva
	Observação	
T3, N0, M0: (alto risco de recidiva) Grau 3-4, invasão linfática/vascular, obstrução intestinal, < 12 gânglios examinados T4, N0, M0: T3: com perfuração localizada ou tamponada ou indeterminada e margens positivas	5-FU/leucovorina e oxaliplatina	Colonoscopia: cada ano, exceto se no pré-operatório o tumor era obstrutivo → 3 a 6 meses Se adenoma avançado → repetir com 1 ano
	Grupo de estudo	
	Observação	Se adenoma não avançado → repetir com 3 a 5 anos
T1, N1, M0; T4, N1-2, M0	5-FU/leucovorina e oxaliplatina	
	Capecitabina	
	5-FU/leucovorina	

Adaptado de National Cancer Conference Network – NCCN, 2010.

o tratamento deve ser realizado por uma equipe multidisciplinar composta de cirurgião colorretal oncológico, oncologista clínico, radiologista, patologista, estomaterapeuta, radioterapeuta, nutricionista e psicólogo, integrando as diferentes modalidades terapêuticas.[37]

O estadiamento pré-operatório dos tumores de reto é fundamental, uma vez que norteará a seleção dos pacientes para a radioterapia e quimioterapia neoadjuvantes. A terapia neoadjuvante (pré-operatória) tem como finalidades o bloqueio da replicação celular, a redução volumétrica da massa tumoral (*downstaging*), a redução dos efeitos colaterais nos órgãos vizinhos, a limitação dos campos para irradiação, o aumento da preservação esfincteriana e a redução do risco de depósitos tumorais microscópicos, diminuindo a recidiva local.[38] A radioterapia e a quimioterapia neoadjuvantes, quando comparadas à adjuvante, demonstraram menor incidência de toxicidade e melhor controle local da doença sem, entretanto, melhorar a sobrevida dos pacientes.[39] Alguns centros já publicaram ensaios clínicos acompanhando cuidadosamente pacientes submetidos à radioterapia e à quimioterapia neoadjuvantes com resposta patológica completa do tumor sem a cirurgia. Contudo, essa modalidade terapêutica encontra-se em fase experimental e necessita de acompanhamento e seleção criteriosa, assim como aprovação de um Comitê de Ética.[40,41]

Os exames mais importantes para o estadiamento pré-operatório, já citados anteriormente, incluem a ultrassonografia endorretal 3D, a ressonância magnética, a tomografia computadorizada e, mais recentemente, o PET-*scan*. Os dois primeiros são mais utilizados para o estadiamento locorregional, avaliando-se a penetração tumoral na parede, envolvimento do mesorreto (T) e o acometimento dos linfonodos regionais (N). A tomografia computadorizada de abdome total e tórax é mais empregada para estadiar lesões metastáticas distantes do tumor primário intra-abdominais e na cavidade torácica. O PET-*scan* tem como indicação atual o estadiamento de pacientes já submetidos a tratamento cirúrgico com suspeita de recidiva, CEA elevado, mas com tomografia e ressonância magnética normais.

Concluído o estadiamento, os pacientes poderão ser submetidos a diferentes tipos de procedimentos. Os tumores de reto limitados à submucosa (T1, N1, M0) com características histológicas de baixo risco (tumores bem diferenciados, sem invasão linfovascular e neural) podem ser tratados com ressecção local. Embora alguns trabalhos ainda relatem um percentual de recidiva maior nas ressecções locais do que nas cirurgias radicais, essa modalidade terapêutica vem se popularizando, particularmente com a introdução da microcirurgia

transanal endoscópica. Esse procedimento permite acessar lesões em todo o reto para ressecção local utilizando um aparelho especial composto de um proctoscópio cirúrgico acoplado a um insuflador e uma imagem de magnificação, permitindo melhor visibilização das lesões. Por meio do proctoscópio é possível introduzir pinças de trabalho para realizar ressecção de lesões envolvendo todas as camadas da parede retal e, posteriormente, a confecção da sutura. A microcirurgia endoscópica transanal não acessa os linfonodos e, portanto, não é indicada em pacientes com acometimento linfonodal. A indicação dessa técnica para os pacientes com tumores T2, N0, M0 ainda é muito controversa e deve ser considerada, preferencialmente, naqueles pacientes com limitações para cirurgia radical e com complementação com radioterapia e quimioterapia adjuvantes. O risco de metástase linfonodal varia de 0% a 12% em tumores T1, de 12% a 28% em tumores T2 e de 36% a 79% em tumores T3. Características associadas a maior risco de disseminação linfonodal incluem tumores mal diferenciados, com invasão linfovascular e neural, e tumores com mais de 3cm. Dessa forma, a seleção adequada dos pacientes é importante para obtenção de resultados satisfatórios.

Os pacientes com tumores mais avançados (invasão transmural ou com acometimento linfonodal) sem metástases a distância devem ser submetidos à radioquimioterapia neoadjuvante seguida de cirurgia radical. O tipo de cirurgia realizada dependerá da distância do tumor em relação ao aparelho esfincteriano, do estadiamento pré-operatório, das características histológicas do tumor e, principalmente, do *status* clínico do paciente para suportar ou não um procedimento mais agressivo. Para os tumores de reto superior e médio, a abordagem cirúrgica recomendada é a ressecção anterior de reto. Já nos tumores de reto inferior, quando não houver envolvimento dos esfíncteres anais, pode-se optar pela ressecção anterior de reto, caso contrário a realização de amputação abdominoperineal com colostomia definitiva é mandatória.

As opções de anastomoses na ressecção anterior de reto incluem a anastomose colorretal, a anastomose coloanal, a anastomose colorretal com coloplastia e a anastomose com confecção de bolsa em J colônica. Estas duas últimas opções foram idealizadas para aumentar a função de reservatório colônico, diminuindo a frequência das evacuações e melhorando a qualidade de vida desses pacientes. Entretanto, os pacientes com coloplastia tiveram maior incidência de vazamentos de anastomose no pós-operatório, quando comparados com os indivíduos com bolsa em J, com resultados funcionais semelhantes no primeiro ano de acompanhamento.

No planejamento cirúrgico dos pacientes com câncer de reto avançado, devem ser considerados alguns aspectos importantes, como excisão total do mesorreto, preservação da inervação autonômica, margem de ressecção circunferencial, margem de ressecção distal e preservação esfincteriana.

A dissecção precisa do plano areolar entre a fáscia parietal e a visceral do mesorreto contendo os linfonodos e gordura perirretais é fundamental para um resultado oncológico satisfatório. A excisão total do mesorreto reduz a recidiva local para menos de 3% e promove sobrevida maior que 80%, em 5 anos.[37] Outras vantagens da excisão total do mesorreto são a facilitação da preservação da inervação autonômica, que evita a lesão do plexo hipogástrico e dos nervos eringentes, prejudicando as funções urinária e sexual e interferindo na qualidade de vida, e a ressecção adequada da margem circunferencial do tumor. A margem circunferencial também está associada a sobrevida e recidiva local. Margem circunferencial com mais de 1mm tem taxa de recidiva local menor que 5%, ao passo que uma margem circunferencial menor do que 1mm está associada a recidiva local maior que 20%. A margem distal do tumor igualmente influencia o resultado oncológico. Margem distal comprometida por mais de 1cm é encontrada em apenas 10% dos pacientes com tumores mal diferencia-dos e com linfonodos positivos. A maioria dos autores advoga uma margem distal de 2cm como suficiente para resultados oncológicos adequados.

A preservação dos esfíncteres anais é outro aspecto importante a ser considerado no planejamento cirúrgico. A seleção dos pacientes dependerá da altura do tumor, como já relatado anteriormente, assim como da avaliação funcional do aparelho esfincteriano. Pacientes com lesões localizadas a 1cm do anel anorretal podem ser submetidos a cirurgia de preservação esfincteriana desde que tenham boa musculatura anorretal e boa continência fecal. Naqueles com hipotonia esfincteriana importante e outros fatores, como pelve muito estreita e obesidade, há dificuldade para realização desse tipo de cirurgia, ficando reservada a amputação abdominoperineal com colostomia definitiva.

A utilização do acesso laparoscópico para tratamento dos tumores de reto vem conquistando espaço cada vez maior. Essa modalidade terapêutica proporciona menor agressão cirúrgica, recuperação pós-operatória mais rápida e resultados oncológicos semelhantes em curto prazo.[42] Contudo, é necessária a realização de ensaios randomizados com seguimento mais longo para melhor avaliação dos desfechos e resultados oncológicos. É importante ressaltar que o treinamento em laparoscopia colorretal e a supervisão de cirurgiões mais ex-

QUADRO 43.19 ▶ Estratégias para o tratamento do câncer do reto: pólipos malignos

Pólipo pediculado com lesão maligna: adenoma (tubular, tubuloviloso ou viloso)

Conduta	Achado	Cirurgia
Revisão da patologia Colonoscopia Marcar o local do pólipo maligno	Achado isolado: remover completamente; se a histologia for favorável e as margens livres	Observar
	Espécime fragmentado ou margem não visualizada: se a histologia for duvidosa	Ressecção transabdominal e/ou tratamento adjuvante
		Excisão transanal e tratamento adjuvante

Pólipo séssil com lesão maligna: adenoma (tubular, tubuloviloso ou viloso)

Conduta	Achado	Cirurgia
Revisão da patologia Colonoscopia Marcar o local do pólipo maligno	Achado isolado: remover completamente; se a histologia for favorável e as margens livres	Considerar a observação (avaliar risco)
		Ressecção transabdominal e/ou tratamento adjuvante
		Excisão transanal e tratamento adjuvante
	Espécime fragmentado ou margem não visualizada: se a histologia for duvidosa	Ressecção transabdominal e/ou tratamento adjuvante
		Excisão transanal e tratamento adjuvante

Adaptado de National Cancer Conference Network – NCCN, 2010.

QUADRO 43.20 ▶ Estratégias para o tratamento do câncer do reto: tumor ressecável

Conduta	Achado	Cirurgia**
Biópsia Revisão da patologia Colonoscopia Proctoscopia rígida CEA TC (tórax, abdome e pelve) Ultrassonografia endorretal RNM endorretal ou pélvica PET-CT: considerar	T1-2, N0	Ressecar via transabdominal e/ou tratamento adjuvante
		Excisão transanal e tratamento adjuvante
	T3, N0 T (qualquer), N1-2	Quimioterapia pré-operatória → ressecar via transabdominal
	T1 e/ou lesão não ressecável	Quimioterapia pré-operatória → ressecar se possível
	T (qualquer), N (qualquer), M1, metástases, ressecável	Quimioterapia pré-operatória → estadiar → ressecar a lesão primária e as metástases
		Estadiar → ressecar a lesão primária e as metástases
	T (qualquer), N (qualquer), M1, metástases, não ressecável	Quimioterapia

Adaptado do National Conference Network – NCCN, 2010.

perientes com o método são imprecindíveis para evitar complicações pós-operatórias e a realização de cirurgias oncologicamente inadequadas.

CONSIDERAÇÕES FINAIS

A evolução no tratamento do câncer colorretal nos últimos 50 anos foi extraordinária.[43] Hoje, dispomos de um arsenal de ferramentas para diagnóstico que incluem imagens geradas pela RM, tomografia computadorizada de última geração, PET-*scan*, endoscopia de alta resolução, equipamentos para realização de cirurgias minimamente invasivas, fármacos para quimioterapia e antiangiogênicos e a radioterapia conformacional, proporcionando melhora significativa da sobrevida desses pacientes e diminuindo os efeitos indesejáveis desses tratamentos. A biologia molecular avança rapidamente, identificando o perfil e o comportamento biológico de cada tumor. O rastreamento do câncer colorretal caminha para a realização de exames de DNA fecal adequados para triagem populacional com custo aceitável e diagnóstico mais precoce.

No futuro próximo, o tratamento do câncer colorretal deverá ser mais individualizado e planejado com base na anatomia, no perfil biológico do tumor e na genética do paciente, assim como em seu *status* clínico. A cirurgia robótica aumentará a eficiência e segurança das técnicas cirúrgicas minimamente invasivas. Novos métodos de imagem surgirão, como ressonância magnética difusional, diferenciando a fibrose pós-radioterapia de tumor residual, aumentando a acurácia do estadiamento. Agentes biológicos direcionados especificamente para a biologia do tumor serão utilizados nos pacientes

com resposta insatisfatória à quimioterapia de primeira linha. Muito provavelmente, a cirurgia radical ficará reservada a um número mais reduzido de pacientes.

REFERÊNCIAS

1. Gordon PH. Malignant neoplasms of the colon. In: Principles and practice of surgery for the colon, rectum, end anus. 3. ed. 2006:489-643.

2. Parkin DM, Pisani P, Ferlay J. Global cancer statistics. CA Cancer J Clin 1999; 49:33.

3. Landis SH, Murray T, Bolden S, Wingo PA. Cancer statistics 1998. CA Cancer J Clin 1998; 48:6.

4. Armstrong B, Doll R. Environmental factors and cancer incidence and mortality in different countries, with special reference to dietary practices. Int J Cancer 1975; 15:617.

5. Henderson MM. International differences in diet and cancer incidence. J Natl Cancer Inst Monogr 1992:599.

6. Nelson RL, Persky V, Turyk M. Determination of factors responsible for the declining incidence of colorectal cancer. Dis Colon Rectum 1999; 42:741.

7. McMichael AJ, Giles GG. Cancer in migrants to Australia: extending the descriptive epidemiological data. Cancer Res 1988; 48:751.

8. Rozen P, Shomrat R, Strul H et al. Prevalence of the I1307K APC gene variant in Israeli Jews of differing ethnic origin and risk for colorectal cancer. Gastroenterology 1999; 116:54.

9. Weber TK, Chin HM, Rodriguez-Bigas M et al. Novel hMLH1 and hMSH2 germline mutations in African Americans with colorectal cancer. JAMA 1999; 281:2316.

10. Wilmink AB. Overview of the epidemiology of colorectal cancer. Dis Colon Rectum 1997; 40:483.

11. Chen J, Stampfer MJ, Hough HL et al. A prospective study of N-acetyltransferase genotype, red meat intake, and risk of colorectal cancer. Cancer Res 1998; 58:3307.

12. Potter JD. Colorectal cancer: molecules and populations. J Natl Cancer Inst 1999; 91:916.

13. Burnstein MJ. Dietary factors related to colorectal neoplasms. Surg Clin North Am 1993; 73:13.

14. Fuchs CS, Giovannucci EL, Colditz GA et al. Dietary fiber and the risk of colorectal cancer and adenoma in women. N Engl J Med 1999; 340:169.

15. Dahm CC, Keogh RH, Spencer EA et al. Dietary fiber and colorectal cancer risk: a nested case-control study using food diaries. J Natl Cancer Inst 2010; 102(9):614-26.

16. Schatzkin A, Lanza E, Corle D et al. Lack of effect of a low-fat, high-fiber diet on the recurrence of colorectal adenomas. Polyp Prevention Trial Study Group. N Engl J Med 2000; 342:1149.

17. Alberts DS, Martinez ME, Roe DJ et al. Lack of effect of a high-fiber cereal supplement on the recurrence of colorectal adenomas. Phoenix Colon Cancer Prevention Physicians' Network. N Engl J Med 2000; 342:1156.

18. Smalley W, Ray WA, Daugherty J, Griffin MR. Use of nonsteroidal anti-inflammatory drugs and incidence of colorectal cancer: a population-based stud43. Arch Intern Med 1999; 159:161.

19. Powell SM, Petersen GM, Krush AJ et al. Molecular diagnosis of familial adenomatous polyposis. N Engl J Med 1993; 329:1982.

20. Brown MO, Lanier AP, Becker TM. Colorectal cancer incidence and survival among Alaska Natives, 1969-1993. Int J Epidemiol 1998; 27:388.

21. Marra G, Boland CR. Hereditary nonpolyposis colorectal cancer: the syndrome, the genes, and historical perspectives. J Natl Cancer Inst 1995; 87:1114.

22. Burt RW. Familial risk and colorectal cancer. Gastroenterol Clin North Am 1996; 25:793.

23. Winawer SJ, Zauber AG, Gerdes H et al. Risk of colorectal cancer in the families of patients with adenomatous polyps. National Polyp Study Workgroup. N Engl J Med 1996; 334:82.

24. Ahsan H, Neugut AI, Garbowski GC et al. Family history of colorectal adenomatous polyps and increased risk for colorectal cancer. Ann Intern Med 1998; 128:900.

25. Chang GJ, Feig BW. Cancer of the colon, rectum, and anus. In: MD Anderson Surgical Oncology Handbook. 4. ed. 2010.

26. Stein W, Farina A, Gaffney K et al. Characteristics of colon cancer at time of presentation. Fam Pract Res J 1993; 13:355.

27. Broders AC. Grading of carcinoma. Minn Med 1925:726-30.

28. Dukes C.E. The classification of cancer of the rectum. J Pathol Bacteriol 1932; 35:323-32.

29. Majumdar SR, Fletcher RH, Evans AT. How does colorectal cancer present? Symptoms, duration, and clues to location. Am J Gastroenterol 1999; 94:3039.

30. Rocklin MS, Senagore AJ, Talbott TM. Role of carcinoembryonic antigen and liver function tests in the detection of recurrent colorectal carcinoma. Dis Colon Rectum 1991; 34:794.

31. Thiis-Evensen E, Hoff GS, Sauar J et al. Population-based surveillance by colonoscopy: effect on the incidence of colorectal cancer. Telemark Polyp Study I. Scand J Gastroenterol 1999; 34:414-20.

32. Farrar WD, Sawhney MS, Nelson DB et al. Colorectal cancers found after a complete colonoscopy. Clin Gastroenterol Hepatol 2006; 4:1259-64.

33. Kelvin AT, Douglas KR. Colonoscopic polipectomy. In: Gastroenterology Clinics of North America 2008; 37:229-51.

34. Kikuchi R, Takano M, Takagi K et al. Management of early invasive colorectal cancer: risk of recurrence and clinical guidelines. Dis Colon Rectum 1995; 38:I286-95.

35. NCCN Clinical Practice Guidelines in Oncology. Colorectal Cancer Screening VI, 2010.

36. Hoffe SE, Shibata D, Meredith KL. The Multidisciplinary Management of Rectal Cancer Surg Clin N Am 2009; 89:177-215.

37. Balch GC, De Meo A. Guillem JG. Modern management of rectal cancer: A 2006 update. World J Gastroenterol 2006; 12(20):3186-95.

38. Tonelli F, Asteria CR, Marcucci T. The rational principles of neo-adjuvant therapy for rectal cancer Acta Bio Medica 2003; 74(Suppl. 2):96-102.

39. Sauer R, Becker H, Hohenberger W, Rödel C et al. Preoperative versus postoperative chemoradiotherapy for rectal cancer. N Engl J Med 2004; 351:1731-40.

40. O'Neill BDP, Brown G, Heald RJ et al. Lancet Oncol 2007; 8:625-33.

41. Habr-Gama A, Perez RO, Nadalin W et al. Operative versus nonoperative treatment for stage 0 distal rectal cancer following chemoradiation therapy: long-term results. Ann Surg 2004; 240:711-8.

42. Aziz O, Constantinides V, Tekkis PT et al. Laparoscopic versus open surgery for rectal cancer: a meta-analysis. Annals of Surgical Oncology 13(3):413-24.

43. Aguilar G. The future of surgical management of colorectal cancer. Dis Colon Rectum 2008; 51:1455-8.

Câncer de Margem Anal e de Canal Anal

INTRODUÇÃO

O câncer de canal anal e o de margem anal representam 1,9% dos casos de neoplasias malignas do aparelho digestivo nos EUA.[1] Embora ainda considerado um tipo raro de câncer, sua incidência aumentou, desde a década de 1970, em cerca de 96% nos homens e 39% nas mulheres, provavelmente em consequência de maior exposição da população aos fatores de risco, como o aumento da proporção de homens que praticam sexo com homens e a prevalência de portadores de HIV.[2] No Brasil, o câncer anal representa de 2% a 4% de todos os tipos de câncer que acometem o intestino grosso.[3]

Esses tumores exibem diferentes tipos histológicos e o mais encontrado, em cerca de 85% dos casos, é o carcinoma de células escamosas.[2] Existem ainda formas raras de câncer de canal anal, como o adenocarcinoma e o melanoma. O adenocarcinoma do reto pode invadir secundariamente o canal anal.

CONSIDERAÇÕES ANATÔMICAS

A determinação do local anatômico das lesões da região perianal e do canal anal é fundamental, uma vez que a evolução clínica e o tratamento dependem especificamente dessa localização. Na perspectiva cirúrgica, o canal anal é a porção terminal do tubo digestivo delimitada pelo plano que corta transversalmente o intestino no nível do anel anorretal (limite proximal), estendendo-se através do assoalho até a borda anal (limite distal). A margem anal começa a partir da epiderme situada no limite distal do canal anal com extensão radial até 5cm da borda anal,[4] embora outros autores definam a área acima da linha pectínea até a borda superior do anel anorretal como canal anal e abaixo da linha pectínea como margem anal (Figura 44.1).

Uma classificação simplificada para localizar as lesões de canal anal e margem anal permite que todos os profissionais de saúde possam facilmente usar o sistema sem a necessidade do conhecimento detalhado da anatomia do ânus. A região foi dividida didaticamente em três áreas: intra-anal, perianal e pele (Figura 44.2).[5] As lesões intra-anais não podem ser visibilizadas ou podem ser somente parcialmente visibilizadas à inspeção estática (afastamento dos glúteos); as lesões perianais podem ser totalmente visibilizadas na inspeção e estão limitadas ao raio de 5cm da borda anal. Finalmente, as lesões de pele localizam-se fora do raio de 5cm da borda anal.

Outro aspecto anatômico e histológico de relevância é o conceito da zona de transição, localizada imediatamente acima da linha pectínea com extensão de até 12mm no sentido proximal. Essa região caracteriza-se pela presença de metaplasia escamosa sobre a mucosa colunar normal do reto inferior, situação semelhante àquela encontrada no cólon de útero. Essa zona de transição pode se estender, em alguns casos, até 10cm acima da linha pectínea; e esse tipo de tecido é suscetível à infecção pelo papilomavírus (HPV), particularmente os subtipos 16 e 18.[5]

A drenagem linfática também pode ser diferente, dependendo da localização das lesões de canal anal e de margem anal. No canal anal, essa drenagem é realizada pelos linfonodos das artérias retal superior e mesentérica inferior. Pode haver drenagem lateralmente, via linfonodos das artérias retais inferior e média, permeando a fossa isquiorretal para atingir os linfonodos da cadeia da artéria ilíaca interna. A drenagem linfática abaixo da linha pectínea ocorre por meio dos linfonodos inguinais. Pode haver ainda uma drenagem secundária, via

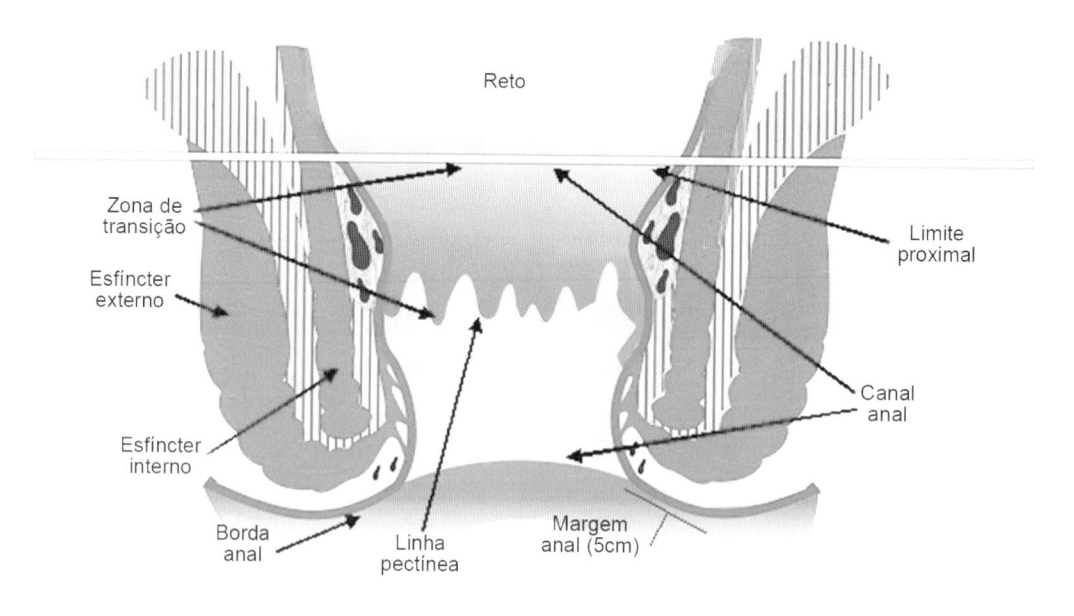

FIGURA 44.1 ▶ Anatomia da região anal.

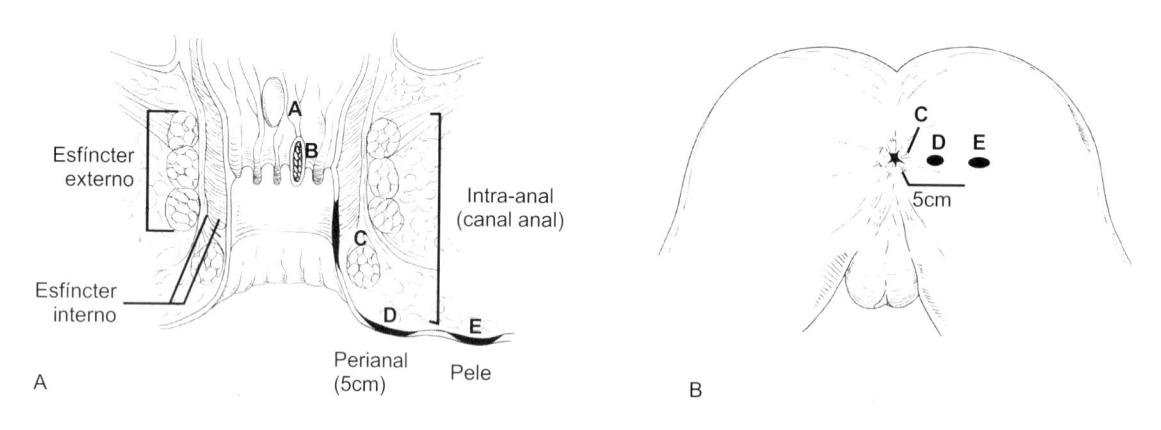

FIGURA 44.2 ▶ Sistema de classificação do câncer de ânus. **A.** Corte coronal. **B.** Visão perineal. (*A-B-C:* lesões intra-anais [canal anal]; *D:* lesões perianais [margem de ânus]. *E:* lesões de pele.)

linfonodos das artérias retal inferior e ilíaca interna. Finalmente, a drenagem das lesões de pele, fora do raio de 5cm da borda anal, é feita integralmente pelos linfonodos inguinais.[4]

CLASSIFICAÇÃO DAS LESÕES DE CANAL ANAL E DE MARGEM ANAL

As lesões de margem anal ou da pele perianal são classificadas em quatro tipos principais: carcinoma de células escamosas de margem anal, forma mais frequente; carcinoma verrucoso ou condiloma acuminado gigante (tumor de Buschke-Löwenstein);[4] displasia escamosa da pele perianal, também chamada doença de Bowen, considerada, atualmente, neoplasia intraepitelial de canal anal (NIA) de alto grau na pele perianal; doença perianal de Paget, descrita como uma neoplasia intraepitelial da pele perianal, associada a adenocarcinomas sincrônicos ou metacrônicos do cólon.

As lesões de canal anal são divididas em neoplasia intraepitelial de canal anal (NIA) e carcinoma escamoso de canal anal, com vários subtipos histológicos, incluindo tumores de células grandes queratinizadas, não queratinizadas (transicionais) e basaloides. O termo cloacogênico tem sido empregado para descrever os tumores basaloides e de células grandes não queratinizadas (transicionais).[4,5] Existem ainda tipos mais raros, como o adenocarcinoma, o carcinoma indiferenciado, o carcinoma de células pequenas e o melanoma.

Em relação à definição histológica dos tumores de canal anal, a Organização Mundial da Saúde (OMS) e a American Joint Committee on Cancer (AJCC) recomendam a utilização do termo carcinoma de células escamosas para todos os subtipos de células escamosas (basaloides,[1] cloacogênicos de células gigantes queratinizadas e não queratinizadas), pois todos eles têm a mesma história natural e prognóstico.

FATORES DE RISCO E PATOGENIA

Os fatores de risco relacionados com o câncer de canal anal e de margem anal são infecção por HPV, história de relação anal receptiva ou doença sexualmente transmissível, antecedentes pessoais de câncer vulvar ou vaginal, imunossupressão pós-transplante de órgãos sólidos e imunossupressão por HIV. Alguns estudos também demonstram que o tabagismo aumenta a incidência de carcinoma de células escamosas de canal anal.[1,2,4,5]

Há fortes evidências da associação entre a infecção persistente por determinados subtipos de HPV e o carcinoma anal de células escamosas. Estudos têm demonstrado que em 40% e 95% dos cânceres anais se detecta o HPV DNA. No entanto, a simples presença do HPV não é causa suficiente para o desenvolvimento do carcinoma escamoso do ânus. Sabe-se que apenas 1% dos portadores do vírus desenvolve doenças genitais com baixo potencial oncogênico (HPV sorotipo 6), enquanto 10% a 46% (HPV sorotipos 16, 18, 31, 33, 35) podem desenvolver infecções subclínicas com real potencial de malignidade.[6-8] Por ser um tecido imaturo, a zona de transição é particularmente suscetível à infecção do HPV, sem a necessidade de traumatismo tecidual para a penetração do vírus. Quando subtipos de DNA viral de alto risco penetram no núcleo das células do epitélio de transição (células em processo de replicação), a infecção se estabelece e se difunde, podendo persistir por anos, o que aumenta o risco de desenvolver o câncer. Fora da zona de transição, é necessária a quebra da barreira mucosa normal provocada por relação sexual anal, doenças sexualmente transmissíveis (úlceras sifilíticas, gonorreia) ou prolapso de tecido hemorroidário friável, facilitando a entrada do vírus nas células basais e parabasais.[6,7]

A imunidade celular parece ser importante para impedir a permanência prolongada do vírus nas células de replicação. Essa hipótese está embasada no fato de que pacientes portadoras de displasia cervical de alto grau têm menor atividade do linfócito T *helper* quando comparadas com as pacientes com lesões de baixo grau.

Outra observação relevante é o aumento da incidência de câncer anal em pacientes transplantados de rim e portadores de HIV, ambos os grupos com resposta imunológica celular comprometida.[9]

Outras viroses oncogênicas podem estimular a proliferação celular, interferindo no mecanismo de controle do ciclo celular. A persistência da infecção favorece a formação de displasia de baixo grau, que então progride para alto grau e para câncer.[2] A progressão da doença está associada a aumento da proliferação celular, angiogênese e diminuição da apoptose.

A incidência da NIA é desconhecida, embora haja consenso de que esteja aumentando, notadamente nos pacientes com comportamento de risco. Essa lesão está associada à infecção pelo HPV e condilomas situados, tanto internamente, no canal anal, como externamente, na pele perianal.[1,2,4-6] A carcinogenicidade do HPV parece estar vinculada à produção de dois tipos de oncoproteínas, E6 e E7, que inibiriam duas outras proteínas, p53 e Rb1, importantes no processo de supressão de proteínas tumorais durante o ciclo funcional celular.[10-12]

A displasia observada na NIA caracteriza-se por apresentar alterações celulares de intensidade variada, classificadas como de baixo grau e de alto grau. A neoplasia intraepitelial do canal anal ocorre mais frequentemente no segmento superior do canal anal e na zona de transição do que no segmento distal do canal, abaixo da linha pectínea.[13-15]

A histologia e a citologia são os principais meios de diagnóstico. Até bem pouco tempo não havia biomarcadores disponíveis para ajuda no diagnóstico. Recentemente, tem sido descrita a combinação das expressões Ki-67 e p16 como marcadores sensíveis e viáveis na identificação da NIA de alto grau.[16] A diferenciação entre NIA de alto grau e neoplasia de células escamosas invasiva pode ser difícil, embora clinicamente muito importante, uma vez que não existe um critério preciso como ocorre nas lesões cervical e vulvar.[10]

Em relação ao câncer cervical, o colposcopista deve ser treinado para identificar padrões vasculares tipicamente associados às lesões de baixo grau e alto grau do cólon uterino, permitindo assim a prevenção do câncer cervical.

A identificação das lesões do canal anal, da margem anal e do reto distal também é possível pela mesma metodologia, utilizando-se solução de Lugol° e ácido acético por meio de anoscopia de magnificação.

Em estudo de corte transversal realizado no IMIP, em mulheres com neoplasia cervical, procedeu-se ao rastreamento de neoplasia anal e observou-se que 31,5% das citologias anais eram anormais. A lesão intraepitelial anal de baixo grau foi encontrada em 19,1% dos casos;

a de alto grau, em 3,1%, e a atipia de células escamosas, em 9,3% das pacientes. Nesse mesmo grupo de pacientes foi realizada PCR para HPV com positividade em 84,2% dos casos.[17]

Acredita-se que a etiologia do câncer anal é multifatorial e resulta da interação de fatores ambientais, infecção por HPV, *status* imunológico e a presença de genes supressores. Nessa última referência, a existência de anomalias citogênicas, caracterizadas pela remoção dos cromossomos 11q e 3p, tem sido associada aos cânceres das regiões anal e cervical, sugerindo íntima relação entre as neoplasias do ânus e as da região genital feminina.[18,19]

HISTÓRIA NATURAL DO CÂNCER DO ÂNUS

Os cânceres anais podem estar localizados dentro do canal anal (cerca de 85%), três a quatro vezes mais frequentes em mulheres, ou na região perianal (margem do ânus), mais comuns nos homens. Alguns autores classificam como lesões de pele aquelas situadas além de 5cm da borda anal.[4]

Os cânceres escamosos do canal anal parecem ser precedidos pela NIA de alto grau. Acredita-se que a evolução desse processo para câncer ocorra em cerca de 1% dos pacientes,[2] num período de 1 ano. Observações realizadas ao longo de 2 anos em um grupo de homossexuais do sexo masculino evidenciaram a progressão da NIA de baixo grau para NIA de alto grau, particularmente nos portadores de HIV. Apesar desse registro, não foi possível evidenciar, durante o período do estudo, a real progressão da NIA para câncer invasivo.[20]

O pico de incidência do carcinoma de células escamosas de canal anal ocorre entre 58 e 64 anos. Entretanto, nos últimos anos tem se observado uma mudança desse perfil com aparecimento da doença em indivíduos mais jovens, notadamente em homens que fazem sexo com homens (HSH) e naqueles com comportamento bissexual. Trabalhos evidenciam risco aumentado de carcinoma de células escamosas de canal anal em homens solteiros, entre 20 e 59 anos, com história de múltiplos parceiros (HSH) e prática de relação anal receptiva.[2] Alguns relatos sugerem que homens que fazem sexo com homens portadores de HIV têm probabilidade 60 vezes maior de morrer de câncer anal do que os HSH não portadores de HIV.[2,4,6] Nas mulheres portadoras de HIV, a incidência de câncer anal invasivo é sete vezes maior. Muito se tem discutido sobre o tempo de latência entre o início da NIA e o aparecimento do câncer invasivo do ânus. Como esse período é longo e o uso de substâncias para controle da atividade viral dos pacientes portadores de HIV tem sido promissor, espera-se aumento das taxas de incidência de câncer, num futuro próximo, nesses indivíduos.[2,4,5]

Essas mudanças ocorridas no padrão epidemiológico da doença provocaram queda da razão de casos feminino/masculino de 5:1 para 1:1, nessa população mais jovem. Acima dos 45 anos, a magnitude dessa razão retorna aos valores historicamente observados.

Em uma série de 137 casos observados por Boman,[21] constatou-se que, no momento do diagnóstico, apenas 12% dos cânceres de células escamosas do canal anal estão limitados à mucosa e cerca de 34% invadem os músculos esfincterianos, sem comprometimento ganglionar. O câncer se estende para além do canal anal no sentido do reto ou da pele perianal em cerca de 50% dos casos e invade o septo anovaginal em 10%. Nos homens, raramente infiltra a próstata e a disseminação é prioritariamente linfática.[21]

Os cânceres de células escamosas perianais tendem a crescer localmente, com disseminação linfática para gânglios inguinais do mesmo lado, e raramente produzem metástases extrapélvicas. Existem trabalhos que sugerem que a NIA de canal anal apresenta um comportamento mais agressivo do que a NIA perianal.[2,4]

DIAGNÓSTICO

Os sintomas iniciais do câncer de ânus são similares aos de outras doenças benignas do ânus e incluem, em mais de 50% dos casos, sangramento anal vivo, prurido, dor e sensação de peso local. Nos casos de tumores mais avançados é frequente a presença de secreção fétida associada a incontinência esfincteriana e fístulas perianais.

A avaliação clínica deve ser precedida por minuciosa exploração dos hábitos sexuais e da existência de doenças prévias na região anal. O objetivo do exame físico é identificar a lesão e definir precisamente seu tamanho e localização anatômica, buscando alguma associação com cicatrizes ou condilomas. Recomenda-se que esses indivíduos sejam submetidos a citologia, anuscopia de magnificação e, se necessário, biópsia.

A dosagem sérica de marcadores tumorais deve ser considerada, embora não tenha finalidade diagnóstica. É utilizada apenas como referência inicial para avaliação da resposta terapêutica, embora, na literatura, o uso com esse propósito seja controverso.

No exame digital, deve ser avaliada a tonicidade esfincteriana, assim como a extensão da invasão tumoral para os tecidos adjacentes. É essencial realizar a retoscopia, delimitando a extensão proximal da doença e procedendo à retirada de tecido para biópsia. Algumas vezes é necessá-

QUADRO 44.1 ▶ Avaliação clínica do câncer do canal anal

Apresentação clínica		Conduta
Lesão de margem anal	Biópsia positiva: carcinoma de células escamosas	• Exame retal digital • Avaliação de gânglios inguinais → suspeito: biópsia ou aspiração com agulha fina • RX ou TC de tórax • Anuscopia • TC ou RMI da pelve e do abdome superior • Considerar teste para HIV e nível de CD4 → se indicado • Exame ginecológico para mulher, incluindo rastreamento de câncer cervical

QUADRO 44.2 ▶ Avaliação clínica do câncer de margem do ânus

Apresentação clínica		Conduta
Lesão de margem anal	Biópsia positiva: carcinoma de células escamosas	• Exame retal digital • Avaliação de gânglios inguinais → suspeito: biópsia ou aspiração com agulha fina • RX ou TC de tórax • Anuscopia • TC ou RMI da pelve e do abdome superior • Considerar teste para HIV e nível de CD4 → se indicado • Exame ginecológico para mulher, incluindo rastreamento de câncer cervical

ria anestesia regional para se complementar o exame com segurança. Nas mulheres, é obrigatório o exame ginecológico, incluindo rastreamento para câncer cervical. Em todos os pacientes, deve-se considerar o teste para detecção do HIV e, se for necessário, a contagem de CD4+.[2,4]

A avaliação da extensão da lesão deve ser realizada pela palpação dos gânglios da região inguinal, biópsia excisional ou por aspiração com agulha fina, nos casos suspeitos. A complementação do estadiamento deve ser realizada com tomografia computadorizada da pelve, abdome superior e tórax. A ressonância magnética da pelve pode substituir a tomografia computadorizada de pelve. A ultrassonografia endorretal tridimensional (3D) é de grande utilidade para avaliação do estadiamento locorregional. O Quadro 44.1 descreve os passos para avaliação clínica do câncer anal e o Quadro 44.2, os passos para a avaliação clínica do câncer de margem do ânus.

ESTADIAMENTO

O estadiamento dos cânceres de canal anal e de margem de ânus segue a orientação da American Joint Committee on Cancer (AJCC), que definiu o sistema

de classificação nas categorias "Tumor (T), Nódulo (N), Metástase (M)"; e a distribuição em estágios está exposta nos Quadros 44.3 a 44.6. É importante observar que a categoria T (tumor primário) é determinada pela medida do maior diâmetro da lesão (cm) e a infiltração para estruturas adjacentes.[1]

O prognóstico para determinação da sobrevida varia com a localização, o grau de infiltração tumoral na parede do órgão (categoria T) e a disseminação da lesão para outros sítios (gânglios – categoria N; órgãos e tecidos a distância – categoria M). Nos cânceres de margem de ânus, o prognóstico é mais favorável. A recidiva local é frequente, mas as metástases a distância são raras e, quando ocorrem, localizam-se, preferencialmente, nos gânglios linfáticos inguinais superficiais. Nos cânceres do canal anal observa-se, além do crescimento local agressivo, invasão para a mucosa e submucosa retais, tecido perineal subcutâneo, pele perineal, gordura isquiorretal, musculatura esquelética local, genitália perineal, sistema urinário inferior e peritônio pélvico.[2,4-6] As metástases a distância ocorrem para gânglios linfáticos em cerca de 30% a 50% dos casos, mas podem atingir também fígado, pulmão e cavidade peritoneal.

QUADRO 44.3 ▶ Estadiamento do câncer do canal anal segundo a AJCC

Tumor primário (T)	
(TX)	Tumor primário inacessível
(T0)	Sem evidência de tumor primário
(Tis)	Carcinomas *in situ*
(T1)	Tumor < 2cm na maior dimensão
(T2)	Tumor entre 2 e 5cm na maior dimensão
(T3)	Tumor > 5cm na maior dimensão
(T4)	Tumor de qualquer tamanho invadindo órgãos adjacentes

Gânglios linfáticos regionais (N)	
(NX)	Gânglios regionais inacessíveis
(N0)	Sem evidência de gânglios regionais
(N1)	Metástase em gânglios perirretais
(N2)	Metástase para gânglio de uma das ilíacas internas e/ou gânglio inguinal: metástases para gânglio perirretal e inguinal e/ou para gânglios das duas ilíacas internas e inguinal

Metástase a distância (M)	
(MX)	Metástase a distância inacessível
(M0)	Sem metástase a distância
(M1)	Metástase a distância

QUADRO 44.4 ▶ Estágios por grupos para câncer de canal anal segundo a AJCC

0	Tis	N0	M0
I	T1	N0	M0
II	T2	N0	M0
	T3	N0	M0
IIIA	T1	N1	M0
	T2	N1	M0
	T3	N1	M0
	T4	N1	M0
IIIB	T4	N1	M0
	Qualquer T	N2	M0
	Qualquer T	N3	M0
IV	Qualquer T	Qualquer N	M1

QUADRO 44.5 ▶ Estadiamento do câncer de margem do ânus segundo a AJCC

Tumor primário (T)	
(TX)	Tumor primário inacessível
(T0)	Sem evidência de tumor primário
(Tis)	Carcinomas *in situ*
(T1)	Tumor < 2cm na maior dimensão
(T2)	Tumor entre 2 e 5cm na maior dimensão
(T3)	Tumor > 5cm na maior dimensão
(T4)	Tumor de qualquer tamanho invadindo estrutura extradermal profunda

Gânglios linfáticos regionais (N)	
(NX)	Gânglios regionais inacessíveis
(N0)	Sem evidência de gânglios regionais
(N1)	Metástase em gânglios regionais

Metástase a distância (M)	
(MX)	Metástase a distância inacessível
(M0)	Sem metástase a distância
(M1)	Metástase a distância

QUADRO 44.6 ▶ Estágios por grupos para câncer de margem de ânus segundo a AJCC

0	Tis	N0	M0
I	T1	N0	M0
II	T2	N0	M0
	T3	N0	M0
III	T4	N0	M0
	Qualquer T	N1	M0
IV	Qualquer T	Qualquer N	M1

FATORES PROGNÓSTICOS

A invasão de estruturas anatômicas pelo tumor primário do ânus é o achado de maior valor preditivo positivo na avaliação do prognóstico e, nesse sentido, metásta- ses extrapélvicas determinam mau prognóstico. Na ausência de lesões a distância, a avaliação da extensão do tumor primário permite melhor estimativa do controle de recidivas locais da lesão, da preservação da função anorretal e da sobrevida. A disseminação linfática deve ser considerada como fator adverso, assim como a idade e o estado clínico do paciente. As mulheres parecem ter melhor prognóstico que os homens.[2,4] Os marcadores séricos, antígeno carcinoembriogênico (CEA) e antígeno carcinoma de células escamosas (SCCA), não têm demonstrado eficiência no diagnóstico ou controle da resposta terapêutica.[4] Pacientes com HIV e carga viral alta e contagem de linfócitos CD4+ baixa apresentam prognóstico sombrio quanto ao controle do tumor primário e à sobrevida.

TRATAMENTO

Neoplasia Intraepitelial de Ânus (NIA)

A conduta diante da NIA não está bem definida, uma vez que o entendimento da história natural da doença é ainda pouco conhecido. A importância dos programas de rastreamento clínico visando definir o risco de NIA também não está bem estabelecida.[1,2,4-6] A avaliação realizada em homossexuais masculinos, particularmente os portadores de HIV, merece ser considerada, em função da efetividade já demonstrada por esses programas de vigilância.[22] O rastreamento deve ser aplicado também em todas as mulheres com HIV e que apresentem alto grau de displasia cervical ou lesão vulvar. A avaliação da lesão consiste na realização de anuscopia, citologia anal, colposcopia e anuscopia de magnificação.

A maioria dos autores recomenda a ressecção local da lesão; no entanto, os resultados vão depender das condições dos pacientes, uma vez que as recidivas são frequentes nos casos de portadores de HIV (80%), diferentemente do que ocorre com os sem

HIV (25%).[23,24] A Figura 44.3 ilustra a regressão da lesão com o tratamento por radioterapia. Essas alterações histológicas podem ser encontradas nos espécimes das pequenas cirurgias, como nas hemorroidectomias. A conduta na NIA está resumida no Quadro 44.7.

Câncer de Células Escamosas de Canal Anal

Câncer Precoce (Estágio I)

A ressecção local deve ser considerada nas lesões superficiais, bem ou moderadamente diferenciadas, de câncer de células escamosas com menos de 2cm de extensão.[2,4-6] Nesses casos, a disseminação linfática é rara e a invasão dos músculos esfincterianos ocorre em menos de 5%. Quando se detecta metástase linfática, a tendência atual é combinar a radioterapia e a quimioterapia.

Câncer no Estágio Intermediário (Estágios I, II e III)

As ressecções abdominoperineais associadas a colostomias definitivas deixaram de ser consideradas desde 1980. A principal razão dessa conduta se deve à persistência de baixa sobrevida, acompanhada de má qualidade de vida.

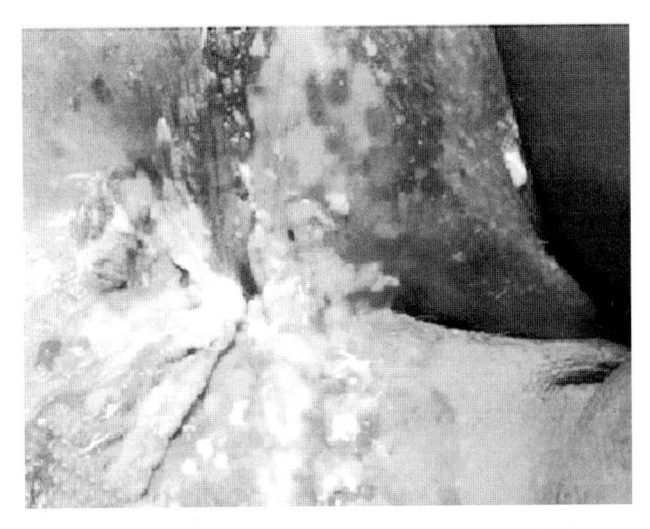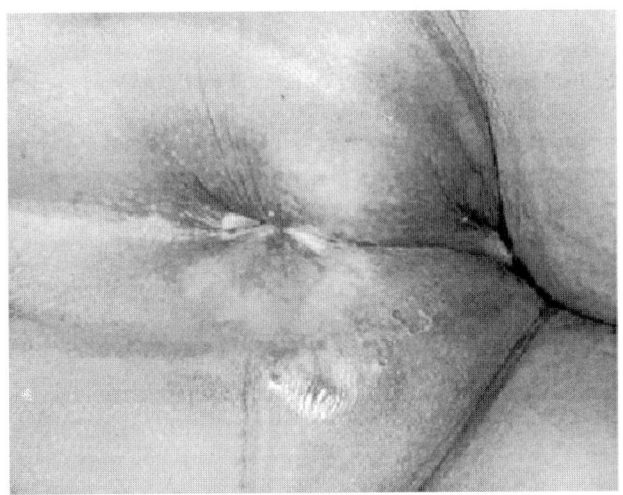

FIGURA 44.3 ▶ Neoplasia intraepitelial anal localizada na margem do ânus e tratada com radioterapia. (Ver encarte colorido.)

QUADRO 44.7 ▶ Conduta na neoplasia intraepitelial anal (NIA)

	HIV negativo	Rastrear de 12 em 12 meses	Sem alteração	Observação
NIA baixo grau			Lesão suspeita	Biópsia ou excisão
	HIV positivo ou imunossuprimido	Rastrear de 4 a 6 meses	Sem alteração	Observação
			Lesão suspeita	Biópsia ou excisão
NIA alto grau	Todos os pacientes	Rastrear de 4 a 6 meses	Sem alteração	Observação
			Lesão suspeita	Biópsia ou excisão

A combinação do tratamento cirúrgico com a radioterapia pré-operatória, seguida de quimioterapia (5-fluoruracil + mitomicina), introduzida por Nigro,[25] reduziu o risco de recidiva local, comum naqueles procedimentos cirúrgicos isolados. Com base nesses conhecimentos, em 1983 passou-se a tratar o tumor do canal anal apenas com radioterapia e quimioterapia, reservando a ressecção cirúrgica para o manejo de lesões residuais.

Câncer Avançado (Metastático – Estágio IV)

Nas metástases extrapélvicas, relatadas em cerca de 20% dos casos, o prognóstico não é bom e a sobrevida média varia entre 8 e 12 meses. O câncer de células escamosas do canal anal é um dos tumores do trato digestivo mais sensíveis aos agentes quimioterápicos disponíveis; no entanto, na presença de metástases, a incidência da recidiva local e a evolução das lesões regionais são variáveis. O esquema terapêutico é semelhante ao utilizado para os tumores intermediários, reservando-se a cirurgia para o manejo das lesões residuais (Quadro 44.8).[1]

O esquema geral para tratamento dos tumores de canal anal, de acordo com o estadiamento, está resumido no Quadro 44.9.

Câncer de Células Escamosas da Margem do Ânus

O câncer de células escamosas da margem do ânus é definido como uma lesão originalmente situada na área adjacente à margem do ânus, tendo como limite proximal a margem anal, centro de um círculo delimitado por raio de 5cm. Tumores de tamanho inferior a 2cm, situados nessa área, raramente dão metástase para gânglios linfáticos. No entanto, quando atingem 2 a 5cm ou mais de 5cm apresentam grande possibilidade de disseminação linfática. As lesões com menos de 5cm, superficiais (T1 e T2), sem invasão dos esfíncteres, podem ser tratadas pela ressecção local ampla, promovendo sobrevida de 5 anos em mais de 80% dos casos. Lesões maiores (T2, T3 e T4) ou T1N1 são mais bem tratadas pela terapia múltipla, à semelhança das lesões do canal anal.[1-6] O esquema terapêutico proposto está resumido no Quadro 44.10.

QUADRO 44.8 ▶ Esquema de radioterapia e quimioterapia para câncer de células escamosas do canal anal

Atual
Radioterapia externa – 5 dias/semana (dose total de 45 a 55Gy)
5-FU – 250mg/m²/dia (durante o período da radioterapia)
Cisplatina – 4g/m²/dia (durante o período da radioterapia)

Clássico	
Dias 1-4	5-FU – 750 a 1.000mg/m² (durante 24 horas – infusão IV contínua)
Dia 1	Mitomicina C – 10 a 15mg/m² (IV *bolus*)
Dias 1-35	Radioterapia – 5 dias/semana (dose total de 45 a 55Gy)
Dias 29-32	5-FU – 750 a 1.000mg/m² (durante 24 horas – infusão IV contínua)

QUADRO 44.9 ▶ Conduta no câncer do canal anal

Apresentação clínica		Estadiamento	Tratamento primário
Câncer do canal anal	Biópsia positiva: carcinoma de células escamosas	T1, N0	Considerar a ressecção local
		T1-T2, N0	Mitomicina + 5FU + RT (45 a 55Gy)
		T3-T4, N0 ou qualquer T, N+	Mitomicina + 5FU + RT (55 a 59Gy)
		Doença metastática	Cisplatina

QUADRO 44.10 ▶ Conduta no câncer de margem de ânus

Apresentação clínica		Estadiamento	Tratamento primário
Câncer de margem anal	Biópsia positiva: carcinoma de células escamosas	T1, N0 Bem diferenciado	Excisão local
		T2-T4, N0 ou qualquer T, N+	Mitomicina + 5FU + RT (55 a 59Gy)
		Doença metastática	Cisplatina

No Nordeste do Brasil, geralmente as lesões malignas da margem do ânus e do canal anal são diagnosticadas na fase avançada (Figuras 44.4 a 44.6).

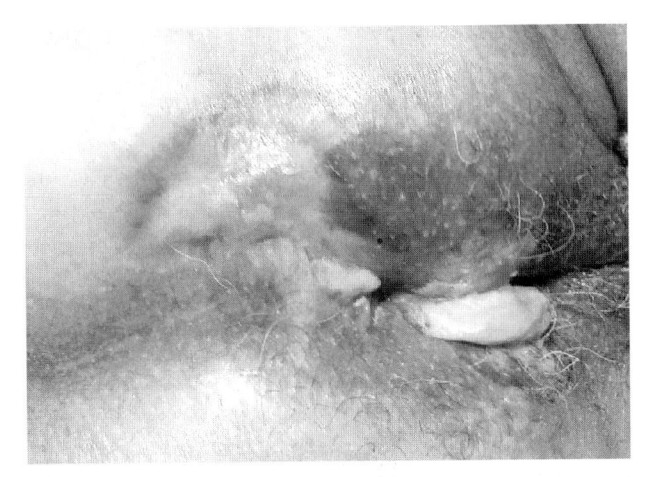

FIGURA 44.4 ▶ Carcinoma de células escamosas do canal anal com invasão para a margem do ânus. (Ver encarte colorido.)

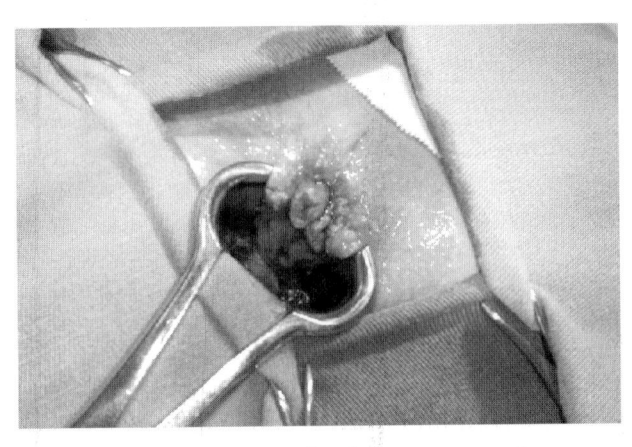

FIGURA 44.5 ▶ Carcinoma de células escamosas de margem de ânus. (Ver encarte colorido.)

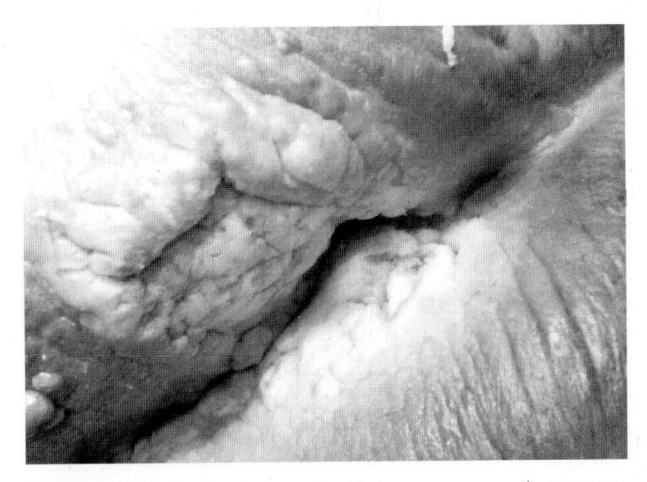

FIGURA 44.6 ▶ Carcinoma de células escamosas da margem do ânus. (Ver encarte colorido.)

OUTRAS LESÕES MALIGNAS DE ÂNUS E DE MARGEM ANAL

Adenocarcinoma

Os adenocarcinomas de ânus são raros, representando 5% a 19% de todos os carcinomas anais. Têm comportamento mais agressivo do que os carcinomas de células escamosas.[2] A OMS classifica esses tumores em três categorias: tipo retal, tumores oriundos das glândulas anais e tumores mucinosos de trajetos fistulosos. O tipo retal é o mais comum e origina-se a partir da zona superior do canal anal no epitélio glandular. Seu diagnóstico diferencial com adenocarcinoma de reto inferior é praticamente impossível. O carcinoma de glândulas anais desenvolve-se a partir do epitélio colunar existente no interior das glândulas. Pode ser dividido em adenocarcinoma e carcinoma mucoepidermoide. Os carcinomas mucinosos, que surgem ao longo dos trajetos fistulosos, em geral são bem diferenciados e identificados em paciente com história longa de doença perianal. O tratamento desses tumores deve ser a excisão local nos casos de tumores bem diferenciados sem invasão da muscular do anorreto; nos tumores mais avançados, a estratégia terapêutica é a quimiorradioterapia neoadjuvante com amputação abdominoperineal.

Melanoma Anal

A região anorretal é o local primário mais comum do melanoma primário do trato gastrintestinal e o terceiro mais comum em todo o corpo, após o melanoma na pele e o do globo ocular. Entretanto, esse tumor é pouco frequente e representa apenas 0,5% a 5% dos tumores da região anorretal. Sua prevalência é maior entre as mulheres de etnia branca, a partir da sexta década de vida. O sintoma mais comum é o sangramento, mas o achado de exame físico mais frequente é a presença de massa em canal anal acompanhada, na maioria das vezes, por linfonodos inguinais comprometidos e palpáveis. Perda de peso e astenia são sintomas indicativos de doença avançada. A maioria das lesões é pigmentada e, muitas vezes, pode ser confundida com trombo hemorroidário em sua fase inicial. O tratamento cirúrgico é o único capaz de proporcionar a cura da doença. Contudo, o prognóstico desse tipo de lesão é ruim. Cerca de 35% dos pacientes já têm metástases no momento do diagnóstico. Lesões com espessura de mais de 10mm não são curáveis. Em tumores com espessura com mais de 4mm, a excisão local é inadequada para controle locorregional da doença e a amputação abdominoperineal é indicada por alguns autores. Entretanto, independente de qualquer modalidade terapêutica, o melanoma é um tumor extremamente agressivo, com sobrevida variando entre 0% e 22% em 5 anos. O tratamento adjuvante com radioterapia e quimioterapia não apresenta resultados satisfatórios.

Tumores Estromais do Trato Gastrintestinal (GIST) de Canal Anal

Os GIST são tumores raros de origem mesenquimal que não são derivados de células da musculatura lisa ou das células de Schwann. Podem ser identificados por imuno-histoquímica pela presença dos antígenos CD34 e CD117. Esses tumores são mais frequentes no sexo masculino a partir da quinta década de vida. A maioria dos pacientes é assintomática, mas podem ocorrer sangramento anal, dor anal e alteração de hábito intestinal. O potencial metastático desses tumores está vinculado às características patológicas, como tamanho da lesão (> 5cm), número de mitoses, pleiomorfismo e infiltração da muscular própria. O tratamento é a excisão local para lesões com menos de 2cm e a amputação de reto para os tumores maiores ou com características mais agressivas.

Doença de Paget

A doença de Paget representa a manifestação clínica da proliferação neoplásica das células glandulares da pele. É mais frequente no mamilo, porém doença extramamária de Paget pode ser encontrada nas axilas e na região anogenital (grandes lábios, bolsa escrotal, pênis, virilha, períneo, região perianal, região glútea e coxas). Diferente da doença de Paget do mamilo, que está comumente associada a doença invasiva, a perianal começa como uma neoplasia benigna que pode evoluir para o adenocarcinoma. Estudos de imuno-histoquímica demonstram uma coloração positiva das células de Paget nas glândulas apócrinas. A prevalência da doença é semelhante em ambos os sexos e a idade média de maior incidência é 66 anos. Pode estar associada a tumores sincrônicos ou metacrônicos de reto e de cólon. Uma vez diagnosticada doença de Paget, os pacientes devem ser rastreados com colonoscopia. As lesões são avermelhadas e com elevações localizadas em região perianal e canal anal e podem ser confundidas com as lesões causadas pelo HPV.

O tratamento consiste na excisão ampla da lesão acompanhada de biópsia de congelação para garantir a retirada adequada da peça. Esse procedimento é necessário pelo caráter multifocal da doença e por conta da infiltração precoce da epiderme, difícil de diagnosticar clinicamente. Outras modalidades terapêuticas citadas na literatura são ablação por *laser* e terapia fotodinâmica. O uso do imiquimode a 5% também tem sido recomendado para o tratamento dessas lesões.

Carcinoma Verrucoso

O carcinoma verrucoso é o termo utilizado para descrever o condiloma acuminado gigante caracterizado por crescimento lento e pela associação com os subtipos 6 e 11 do HPV. Estas lesões são grandes, têm aspecto de couve-flor, são dolorosas e crescem na pele perianal, no canal anal ou no reto distal (Figura 44.7). Apesar de histologicamente benignas, seu comportamento clínico é maligno com penetração nas estruturas adjacentes, erosão, necrose e formação de trajetos fistulosos, provocando inflamação, infecção e hemorragia. Nunca foram registradas metástases causadas por esses tumores. O

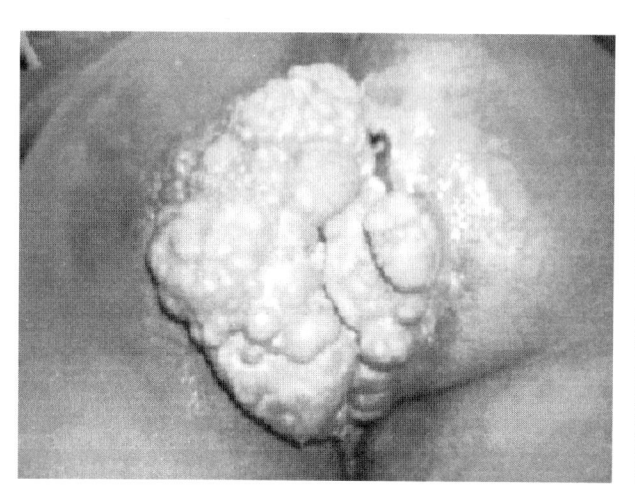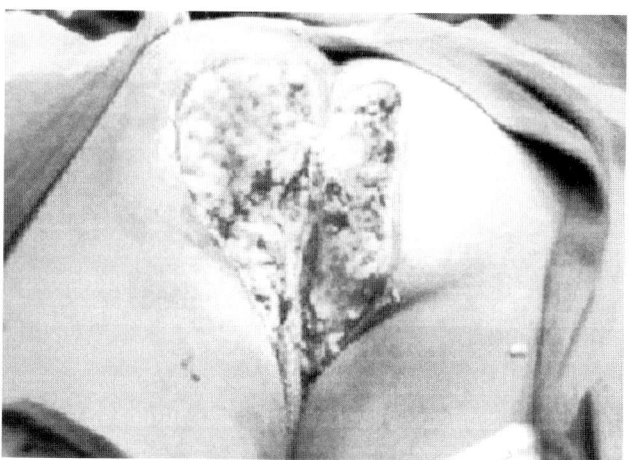

FIGURA 44.7 ▶ Carcinoma verrucoso de margem de ânus. (Ver encarte colorido.)

tratamento consiste na excisão local ampla. Caso haja comprometimento da musculatura esfincteriana, a amputação de reto está indicada. Existem alguns trabalhos que advogam o uso de imiquimode a 5% por 6 semanas, seguido de ablação por *laser* em caso de lesão residual.

REFERÊNCIAS

1. NCCN Clinical Practice Guidelines in Oncology. Anal Carcinoma V.I. 2010.

2. Chang GJ, Felg BW. Cancer of colon, rectum, and anus. In: MD Anderson surgical oncology handbook. 4. ed., Elsevier Houston 2006: 1-34.

3. Estimativa 2010: Incidência de câncer no Brasil. INCA, Rio de Janeiro 2009. 98p.

4. Nivatvongs, S. Perineal and anal canal neoplasms. In: Gordon, PH; Nivatvongs S. Principles and practice of surgery for the colon, rectum, and anus. 3. ed. New York-London: Informa Healthcare, 2006:369-90.

5. Welton ML, Varna MG. Anal cancer. In: The Ascrs Textebook of colon and rectal surgery. New York: Springer Science 2007:482-500.

6. Cummings B, Ajani JA, Swallow CJ. Section 10: Cancer of the anal region. In: Cancer: principles & practice of oncology. 7. ed. Lippincott: Williams & Wilkins, 2005. 29:1125-37.

7. Frisch M, Fenger C, van den Brule AJ et al. Variants of squamous cell carcinoma of the anal canal and perianal skin and their relation to human papilloma virus. Cancer Res 1999; 59:753-7.

8. Bjorge T, Engeland A, Luostarinen T et al. Human papilloma virus infection as a risk factor for anal and perianal skin cancer in a prospective study. Br J Cancer 2002; 87:61-4.

9. Frisch M, Biggar RJ, Engels EA, Goedert JJ. Association of cancer with AIDS – related immunosupression in adults. JAMA 2001; 285(13):1736-45.

10. Shepherd NA. Anal intraepithelial neoplasia and other neoplastic precursor lesions of the anal canal and perinanal region. Gastroenterology Clinics of North America 2007; 36:969-87.

11. Dyson H, Howley PM, Munger K et al. The human papillomavirus-16 E7 oncoprotein is able to bind to the retinoblastoma gene product. Science 1989; 243:934-7.

12. Steenbergen RD, de Wilde J, Wilting SM et al. HPV-mediated transformation of the anogenital tract. J Clin Virol 2005; 32:S25-33.

13. Fenger C, Nielsen VT. Precancerous changes in the anal canal epithelium in resection specimens. Acta Pathol Microbiol Immunol Scand 1986; 94:63-9.

14. Fenger C, Nielsen VT. Dysplastic changes in the anal canal epithelium in minor surgical specimens. Acta Pathol Microbiol Immunol Scand 1981; 89:463-5.

15. Foust RL, Dean PJ, Stoler MH et al. Intraepithelial neoplasia of the anal canal in haemorrhoidal tissue: a study of 19 cases. Hum Pathol 1991; 22:528-34.

16. Bean SM, Eltoum I, Horton DK et al. Immunohistochemical expression of p16 and Ki-67 correlated with a degree of anal intraepithelial neoplasia. Am J Surg Pathol 2007; 31:555-61.

17. Heráclio S, Amorim M, Rolland A et al. Concordância entre métodos diagnósticos de lesão anal HPV induzida em mulheres com neoplasia cervical

18. Muleris M, Salmon RJ, Girodet J et al. Recurrent deletions of chromosomes 11q and 3p in anal canal carcinoma. Int J Cancer 1987; 39:595-8.

19. Haga T, Kim SH, Jensen RH et al. Detection of genetic changes in anal intraepithelial neoplasia of HIV-positive and HIV-negative men. J Acquir Immune Defic Syndr 2001; 26:256-62.

20. Palefsky JM, Holly EA, Hogeboom CJ et al. Virologic, immunologic, and clinical parameters in the incidence and progression of anal squamous intraepithelial lesions in HIV-positive and HIV-negative homosexual men. J Acquir Immuno Def Synd Hum Retrovirol 1998; 17(4):314-9.

21. Boman BM, Moertel CG, O'Connell M et al. Carcinoma of the anal canal: a clinical and pathological study of 188 cases. Cancer 1984; 54(1):114-25.

22. Scholefield JH, Castle MT, Watson NFS. Malignant transformation of high-grade anal intraepithelial neoplasia. Br J Surg 2005; 92:1133-6.

23. Zbar AP, Fenger C, Efron J et al. The pathology and molecular biology of anal intraepithelial neoplasia: comparisons with cervical and vulvar intraepithelial carcinoma. Int J Colorectal Dis 2002; 17(4):203-15.

24. Chang GJ, Berry JM, Jay N, Palefsky JM, Welton ML. Surgical treatment of high-grade anal squamous intraepithelial lesions: a prospective study. Dis Colon Rectum 2002; 45(4):453-8.

25. Nigro ND, Seydel HG, Considine B et al. Combined preoperative radiation and chemotherapy for squamous cel carcinoma of the anal canal. Cancer 1983; 51(10):1826-9.

Tratamento Cirúrgico das Metástases Hepáticas

INTRODUÇÃO

O câncer colorretal (CCR) é um importante problema de saúde pública: há cerca de 1 milhão de casos novos diagnosticados no mundo a cada ano e meio milhão de mortes. Relatórios recentes mostram que o CCR é o terceiro câncer mais frequente no mundo ocidental, e que nos EUA é a forma mais frequente de câncer entre pessoas com mais de 75 anos. Aproximadamente 25% desses pacientes têm metástases hepáticas no momento do diagnóstico e outros 25% irão desenvolvê-las durante o curso da doença.

Na última década ocorreram progressos importantes em três campos diferentes do tratamento das metástases colorretais (MHC): 1 – novos e mais eficazes agentes quimioterápicos administrados isoladamente ou em combinação; 2 – radiologia intervencionista realizando a embolização da veia porta e a ablação por radiofrequência; 3 – ressecção hepática. A combinação dessas melhorias nos levou a uma abordagem multidisciplinar do paciente com MHC que tem gradualmente melhorado a taxa de ressecabilidade das metástases para 20% a 30% dos casos e a sobrevida em 5 anos (35% a 50%).

Na década de 1970, Adson e cols. foram os primeiros a demonstrar que pacientes poderiam ser curados com a ressecção de metástases hepáticas colônicas e, a partir daí, a ressecção se tornou a base para o tratamento das MHC.

METÁSTASES RESSECÁVEIS

Para os pacientes operáveis, a ressecção hepática é o tratamento de escolha. A sobrevida em 5 anos após a retirada, com intenções curativas, de uma metástase isolada varia de 25% a 50%. Entretanto, essas metástases só são inicialmente ressecáveis em 20% dos pacientes com MHC. Para os 80% restantes, a ressecção é contraindicada pela presença de metástases difusas, doença extra-hepática não ressecável e função hepática diminuída, ressaltando que o acometimento das três veias hepáticas também impossibilita a ressecção (Figura 45.1).

Atualmente, em geral, aceita-se que as contraindicações definidas na década de 1980 não são mais aplicáveis. Naquela época, a presença de quatro ou mais nódulos (Figura 45.2), lesões com mais de 5cm (Figura 44.3), doença extra-hepática e a expectativa de margem cirúrgica com menos de 1cm (Figura 45.4) contraindicavam a ressecção. Muitos estudos subsequentes mostraram que esses fatores prognósticos são importantes na sobrevida após a ressecção das MHC e que a sobrevida em longo prazo pode ser atingida mesmo na presença dessas supostas contraindicações.

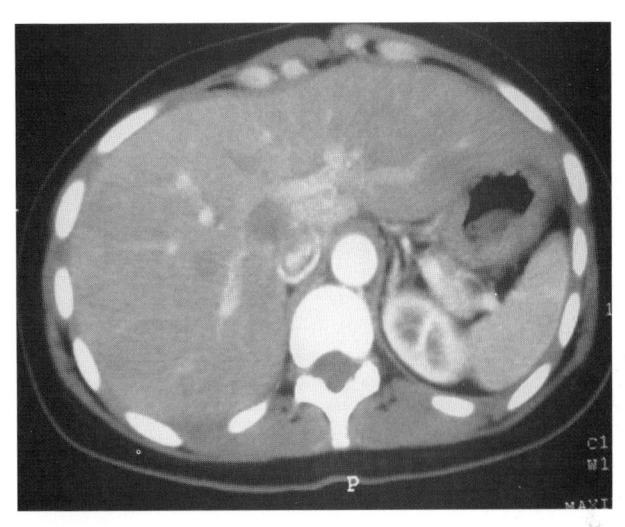

FIGURA 45.1 ▶ TC de paciente de 34 anos com metástase envolvendo as três veias hepáticas com invasão caval.

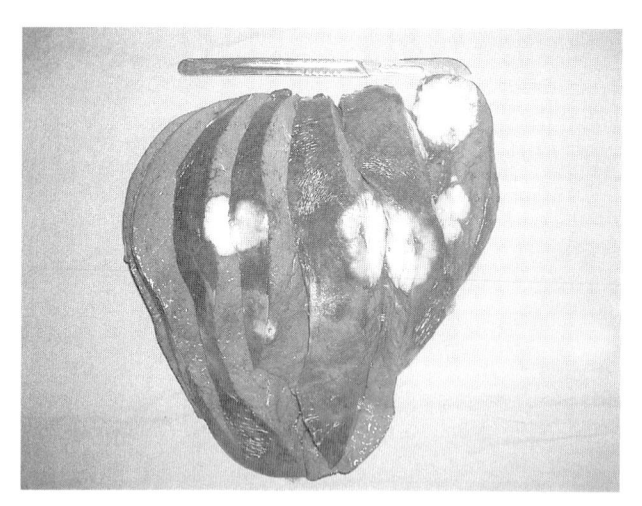

FIGURA 45.2 ▸ Peça cirúrgica de hepatectomia direita mostrando a retirada de mais de cinco lesões metastáticas de cólon. (Ver encarte colorido.)

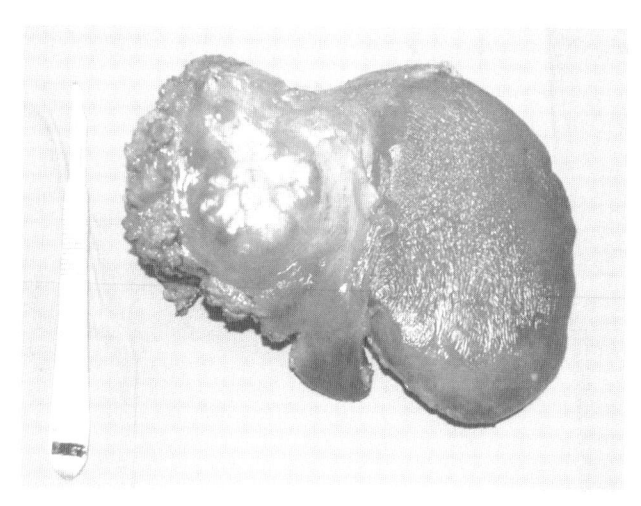

FIGURA 45.4 ▸ Peça cirúrgica de hepatectomia esquerda com margem cirúrgica com menos de 1cm (0,4cm). (Ver encarte colorido.)

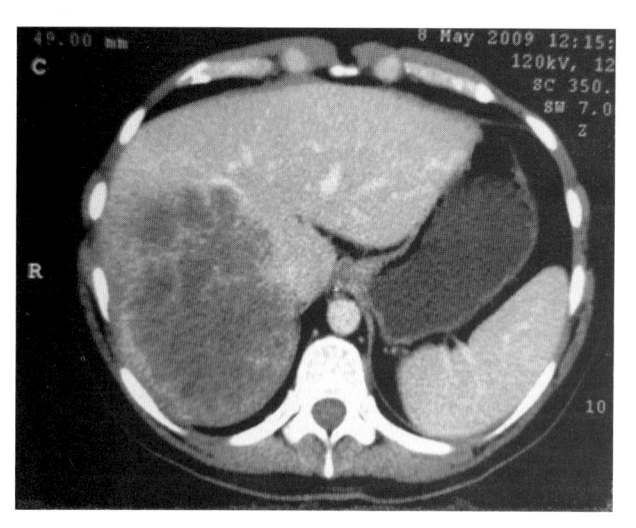

Melhorias técnicas também ocorreram, influenciando o aumento da ressecabilidade e da sobrevida cirúrgica. A utilização de máquinas modernas de TC e RM, associadas recentemente ao PET-CT (Figura 45.5), influenciou marcadamente a avaliação pré-operatória. Novas técnicas e tecnologias utilizadas na ressecção hepática em conjunto com novos protocolos de quimioterapia (QT) resultaram em marcante melhoria nas taxas de sobrevida em 5 anos.

Ressecções hepáticas podem ser realizadas atualmente de maneira segura e efetiva. Na década de 1990, a mortalidade oscilava em torno de 5% nos grandes centros. Artigos mais recentes já relatam mortalidade entre 1% e 2%. Lembrar que a redução da mortalidade aconteceu num período de aumento da complexidade dos casos cirúrgicos. No Serviço de Cirurgia Geral do IMIP, analisando 80 hepatectomias, a mortalidade foi de 4%.

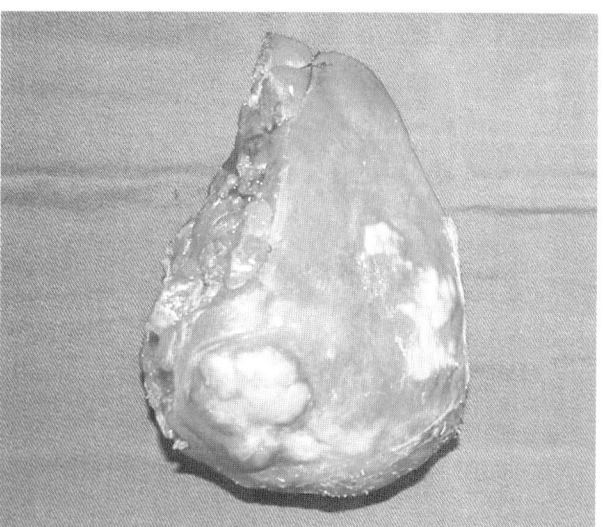

FIGURA 45.3 ▸ TC e peça cirúrgica de metástase hepática gigante, com mais de 10cm, ressecada com auxílio da embolização portal. (Ver encarte colorido.)

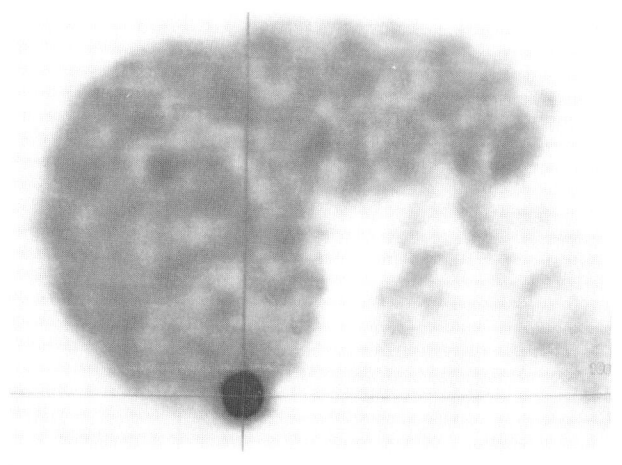

FIGURA 45.5 ▸ PET-CT evidenciando lesão no segmento 7 com *Standard Uptake Valve* (SUV) = 9,5 complicações perioperatórias. (Ver encarte colorido.)

RESULTADOS EM LONGO PRAZO APÓS A HEPATECTOMIA

Mais de 40% dos pacientes bem selecionados irão sobreviver por pelo menos 5 anos após a ressecção. Aproximandamente dois terços desses pacientes desenvolverão recorrência tumoral e em 50% deles essa recidiva será no fígado. Num dos maiores estudos realizados até o momento (1.001 pacientes), Fong e cols. mostraram que o benefício da cirurgia foi além dos pacientes com ressecção (R0) (37% em 5 anos) e contribuiu para uma sobrevida de 20% nos pacientes com margem positiva (R1).

FATORES PROGNÓSTICOS

Vários critérios de pontuação foram criados para predizer o risco de recorrência e as chances de sobrevida em longo prazo com base nos parâmetros pré-operatórios. Os escores mais utilizados são os de Nordlinger, Fong e Iwatsuki. Apesar de trabalharem com fatores diferentes, a presença de poucos fatores de risco se relaciona (em todos os escores) com baixo risco de recidiva. Entretanto, a chance de sobrevida longa é menor que 10% quando todos os fatores de risco estão presentes. Nenhuma tabela de parâmetros pré-operatórios pode identificar com certeza os pacientes que não irão se beneficiar com o tratamento cirúrgico. De acordo com todos os estudos, o fator prognóstico mais importante é uma margem de ressecção livre de doença (Quadro 45.1).

RERRESSECÇÃO HEPÁTICA NA RECIDIVA TUMORAL

Na maioria dos casos, sempre que houver chance de ressecção curativa, ela deve ser considerada também nas recidivas tumorais. A morbimortalidade operatória nessas situações, em centros especializados, não é maior quando comparada com a ressecção primária. Num estudo feito por Thelen e cols., em 2007, 94 pacientes que foram submetidos a rerressecção hepática obtiveram sobrevida de 38% em 5 anos após a cirurgia. Então, sempre que a ressecção for possível, a cirurgia está indicada, mesmo em pacientes com recidiva de metástases hepáticas.

ESTRATÉGIAS PARA AUMENTAR A RESSECABILIDADE

No momento, apenas 10% a 20% dos pacientes com MHC são candidatos à cirurgia. As oportunidades para ressecção são frequentemente limitadas em virtude da localização anatômica desfavorável das metástases, função hepática limítrofe e condição geral do paciente. Muitas estratégias foram desenvolvidas para aumentar o percentual de ressecabilidade.

QUIMIOTERAPIA PRÉ-OPERATÓRIA

Quando as metástases forem irressecáveis, a QT estará indicada. Em torno de 20% das metástases respondem ao tratamento com 5-fluoracil e ácido fólico. Quando esses agentes são associados a novas substâncias, como

QUADRO 45.1 ▶ Fatores prognósticos para a sobrevida em longo prazo após ressecção de MHC

Autor	Nº	Tamanho tumor	Nº de lesões	Sincrônico/metacrônico	Intervalo livre de doença	Estágio do tumor primário	CEA Pré-operatório	R0XR1
Minagawa	235	–	+	–	–	+	–	–
Cady	244	–	+	–	–	–	+	
Iwatsuki	305	+	+	+	+	+		+
Scheele	469	+	–	+		+	+	+
Jonas	660	–	+		–	+		+
Jaeck	747	–	–		–	+	–	–
Fong	1.001	+	+		+	+	+	+
Nordlinger	1.568	+	+	+	+	+	+	

oxaliplatina e irinotecam, a resposta pode atingir 60%. Na maioria dos estudos de *down-staging*, as taxas de ressecção se correlacionaram diretamente com as taxas de resposta à QT. O mais importante estudo sobre o assunto foi inicialmente publicado por Bismuth e cols. em 1996 e posteriormente atualizado. A sobrevida em 5 anos atingiu 40% e foi comparável à dos pacientes portadores de metástases inicialmente ressecáveis.

A toxicidade das substâncias comumente usadas influencia desfavoravelmente a utilização da terapia neoadjuvante para pacientes primariamente ressecáveis. A oxaliplatina pode causar obstrução sinusoidal (*blue liver*), ao passo que o irinotecam pode induzir esteato-hepatite. Essas alterações estão associadas ao aumento das complicações perioperatórias.

EMBOLIZAÇÃO DA VEIA PORTA

Em muitas situações, apesar de a ressecção das metástases ser factível, o fígado remanescente seria muito pequeno para suportar as necessidades fisiológicas do paciente no pós-operatório. Para minimizar o risco de insuficiência hepática pós-operatória, a embolização portal seletiva causa atrofia do lobo ipsilateral com hipertrofia compensatória do lobo contralateral. Isso também pode ser realizado no transoperatório com a ligadura da veia porta do lobo que contém as metástases. A embolização portal deve ser sempre lembrada quando o remanescente hepático for menor que 30% do fígado e quando pelo menos dois segmentos contíguos estiverem livres de doença. Caso o fígado não seja cirrótico, a embolização pode resultar numa hipertrofia de 40% a 60% do lobo contralateral. Os dados de morbimortalidade e sobrevida por longo prazo são comparáveis aos de uma ressecção hepática normal (Figura 45.6).

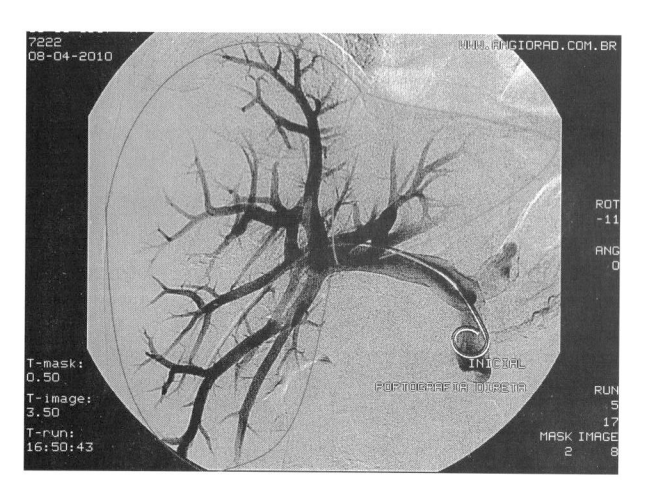

FIGURA 45.6 ▶ Portografia direta determinando os limites dos ramos portais dos lobos hepáticos em paciente que realizará uma embolização portal direita. (Ver encarte colorido.)

HEPATECTOMIA EM DOIS TEMPOS

Outro método para obter uma ressecção curativa em pacientes com doença bilobar extensa é a chamada hepatectomia em dois tempos. Essa técnica se adapta bem a pacientes que não podem se submeter à ressecção completa do tumor (mesmo que combinada com procedimentos ablativos), pelo risco de insuficiência hepática. Neste procedimento, quase toda a massa tumoral é ressecada na primeira cirurgia, deixando o restante do tumor para ser retirado após a regeneração do tecido hepático. A decisão de operar em um ou dois estágios depende da quantidade e qualidade do tecido hepático extratumoral. A segunda cirurgia é normalmente realizada 3 a 4 semanas após a primeira para permitir a hipertrofia do fígado residual.

CIRURGIA COMBINADA (CÓLON/RETO E METÁSTASES)

As maiores séries sobre esse assunto não mostraram aumento da morbidade e da mortalidade quando o tumor primário foi ressecado em conjunto com as metástases hepáticas. Porém, na maioria dos trabalhos, evitou-se realizar cirurgias colorretais complexas associadas a ressecções hepáticas extensas em doença bilobar.

ABLAÇÃO POR RADIOFREQUÊNCIA

Nos últimos anos, vários métodos ablativos, como a crioterapia e as ablações com radiofrequência (RFA) e micro-ondas, vêm sendo utilizados. A RFA é o método mais utilizado e mais estudado até o momento. O procedimento pode ser realizado pelas vias percutâneas, laparoscópicas ou durante a cirurgia aberta. É utilizada principalmente em tumores de até 5cm.

Recentemente, Lencioni e cols. publicaram um estudo multicêntrico com 423 pacientes em que se realizou a ablação de 615 metástases. Em 25% dos casos, houve progressão local do tumor e a sobrevida em 1, 3 e 5 anos foi de 86%, 47% e 24%, respectivamente. A RFA está associada a baixa morbimortalidade e, até o presente momento, a técnica não pode ser comparada à ressecção curativa e deverá ser utilizada como método complementar para pacientes que não podem ser submetidos a cirurgia R0.

NOVOS CRITÉRIOS PARA A RESSECABILIDADE

Esses critérios têm como base a possibilidade de ressecção completa da doença intra e extra-hepática. Metástases ressecáveis R0 em pacientes sem doença extra-hepática devem ser ressecadas. Os pacientes devem ser encaminhados a um cirurgião hepatobiliar experiente, pois a determinação de ressecabilidade é cada vez mais complexa (uso de QT, embolização portal, RFA etc.). As metástases são consideradas ressecáveis quando os seguintes critérios são utilizados:

- Exclusão de doença extra-hepática não ressecável.
- Envolvimento do parênquima < 75%.
- Envolvimento de menos de três veias hepáticas e menos de sete segmentos.
- Ausência de insuficiência hepática e cirróticos Child B ou C.
- Ausência de doenças clínicas graves.

METÁSTASES HEPÁTICAS DE TUMOR NEUROENDÓCRINO (MNE)

Esses tumores constituem um grupo heterogêneo de neoplasias que apresentam grande variação na sua biologia e forma clínica. Eles podem ser definidos como não fucionantes (produzem efeito de massa) e funcionantes (malignos) que secretam hormônios e peptídios, induzindo síndromes clínicas específicas. Os locais primários mais comuns são o trato gatrintestinal e o sistema broncopulmonar. Essas lesões podem aparecer de modo esporádico ou como componente das síndromes de neoplasia endócrina múltipla, von Hippel-Lindau e neurofibromatose tipo 1.

Historicamente são consideradas lesões raras, tendo, entre as lesões malignas, incidência de 0,5%. Nas últimas quatro décadas observaram-se aumento na incidência e mudanças no espectro das manifestações clínicas. Pacientes com tumores neuroendócrinos têm chance de 22,4% de apresentarem outro tumor não neuroendócrino, mais frequentemente adenocarcinoma do intestino delgado.

O prognóstico é pior para os tumores pancreáticos e mais favorável para os tumores do trato respiratório, apêndice e retais localizados. Entre os fatores prognósticos podemos citar tamanho do tumor, índice mitótico, metástases a distância, invasão transmural, vascular e linfática, níveis de cromogramina A e atipia celular.

IMPACTO DAS METÁSTASES HEPÁTICAS NO PROGNÓSTICO DOS TUMORES NEUROENDÓCRINOS (TNE)

Depois do sítio primário, a presença de metástase é o mais poderoso fator prognóstico de TNE. Sobrevida em 5 anos de 13% a 54% (metástases não tratadas), comparada a 75% a 99% quando não há lesões hepáticas, exemplifica a importância desse fator. Não só a presença de metástases, mas o padrão de distribuição também influencia fortemente o prognóstico (melhor nas lesões únicas e unilombares).

MANIFESTAÇÕES CLÍNICAS

Dependendo do tamanho do tumor e de sua atividade neuroendócrina, os pacientes podem permanecer assintomáticos por longos períodos ou apresentar sintomas incapacitantes da síndrome carcinoide. Mesmo em pacientes com grande acometimento hepático, disfunção e insuficiência hepática raramente são vistas.

De acordo com a morfologia, podemos classificar as metástases em relação ao seu padrão de crescimento: I – metástase única de qualquer tamanho (Figura 45.7); II – metátastase isolada, acompanhada de pequenos depósitos tumorais, podendo envolver os dois lobos; e III – uma grande lesão sem parênquima viável identificável (Figura 45.8).

Esses três padrões de crescimento refletem a agressividade da doença e se relacionam com o estadiamento.

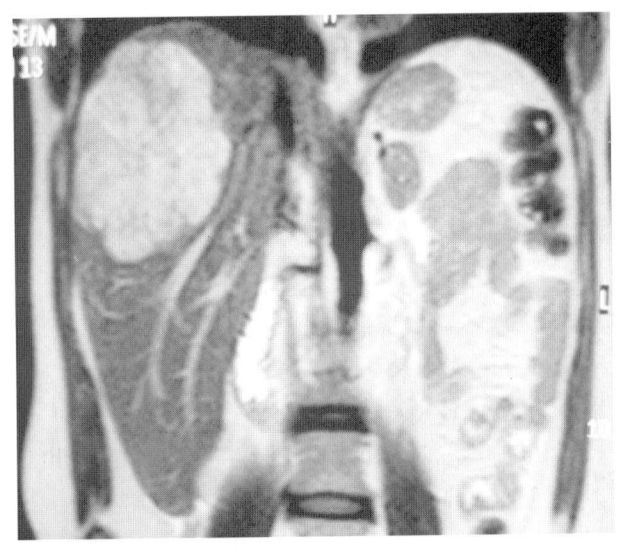

FIGURA 45.7 ▶ Grande metástase única (tipo I) em lobo direito originada de tumor primário ileal.

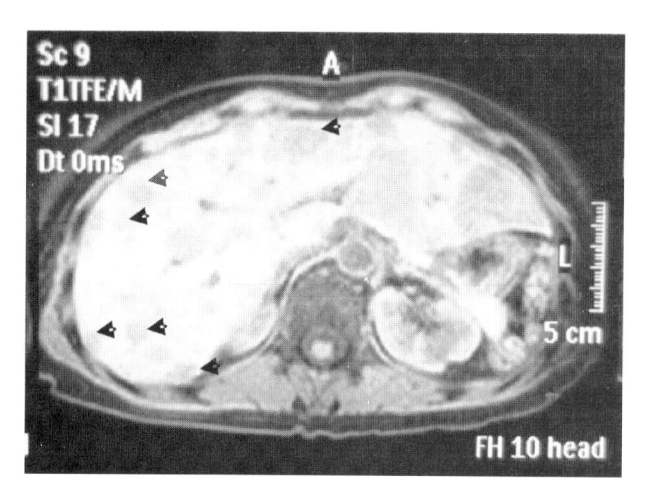

FIGURA 45.8 ▶ Múltiplas lesões bilobares metastáticas de carcinoide pancreático. Paciente com clínica de síndrome neuroendócrina e cromogramina A bastante elevada.

DIAGNÓSTICO

O diagnóstico bioquímico dos TNE é baseado na avaliação de marcadores tumorais específicos. A cromogramina A (CgA) plasmática, uma proteína ácida presente nos grânulos de secreção das células neuroendócrinas, é amplamente aceita como marcador tumoral bem relacionado com o diagnóstico, prognóstico, seguimento e monitoração de tratamento. Outro marcador que pode ser utilizado é o ácido hidroxi-indolacético urinário.

A TC multifásica é o exame inicial básico para avaliar as metástases e a anatomia hepática, obtendo sensibilidade de 94% a 100%. Uma alternativa à TC seria a RM com gadolínio em T2. Cintilografia utilizando análogos da somatostatina (*octreoscan*) é o exame padrão para diagnóstico de TNE.

TRATAMENTO

Duas revisões Cochrane recentes concluíram que não existe evidência para a estratégia ideal no tratamento das MNE. Não existem estudos prospectivos comparando as diferentes modalidades terapêuticas.

SELEÇÃO DE PACIENTES PARA O TRATAMENTO CIRÚRGICO

Seleção meticulosa é o segredo para o tratamento cirúrgico potencialmente curativo. Para indicar a ressecção, alguns pré-requisitos precisam ser avaliados: tumores bem diferenciados, boa *performance* e poucas comorbidades, exclusão de doença extra-hepática não ressecá-

vel, possibilidade de ressecção R0 com manutenção de mais de 30% de fígado viável, ausência de "coração carcinoide" com PVC elevada (↑ sangramento pelas veias hepáticas) e baixas morbidade (< 15%) e mortalidade operatórias (1% a 5%).

MANEJO DO TUMOR PRIMÁRIO NA PRESENÇA DE METÁSTASES

A ressecção da lesão primária antes da abordagem hepática é a conduta ideal e ajudará na seleção dos pacientes cirúrgicos por meio de gradação histológica, avaliação de doença extra-hepática e ressecabilidade hepática. Uma vez que o tumor influencia desfavoravelmente a sobrevida do paciente com MNE, a ressecção do tumor primário está indicada mesmo que as lesões sejam irressecáveis.

RESSECÇÃO HEPÁTICA

Existe consenso de que a cirurgia radical (tumor mais metástases) pode prolongar a sobrevida e promover o controle dos sintomas. A cirurgia não deve ser indicada se a ressecção completa não for possível. A única exceção seriam pacientes com sintomas incapacitantes de metástases hepáticas hormônio-funcionantes. A sobrevida tem variado de 46% a 86% em 5 anos e de 35% a 79% em 10 anos. Vários autores também relatam tratamentos que incluem cirurgia incompleta associada a ablação com radiofrequência e/ou quimioembolização e terapia com análogos da somatostatina (octreotide) com resultados variados em relação à sobrevida. A redução dos níveis de cromogramina A em 80% parece ser um indicador seguro para o alívio dos sintomas e estabilização da doença após a cirurgia citorredutiva. Para aumento prolongado do alívio dos sintomas, indica-se o uso de octreotídeo de longa duração.

TRANSPLANTE HEPÁTICO

Devido ao comportamento menos agressivo dos TNE, quando comparados a outras neoplasias secundárias, o transplante tem sido indicado em pacientes com lesões hepáticas irressecáveis.

METÁSTASES NÃO COLORRETAIS NÃO NEUROENDÓCRINAS (NCRNNE)

Com base na fisiopatologia das metástases NCRNNE, pode-se dizer que as células atingem o fígado por via

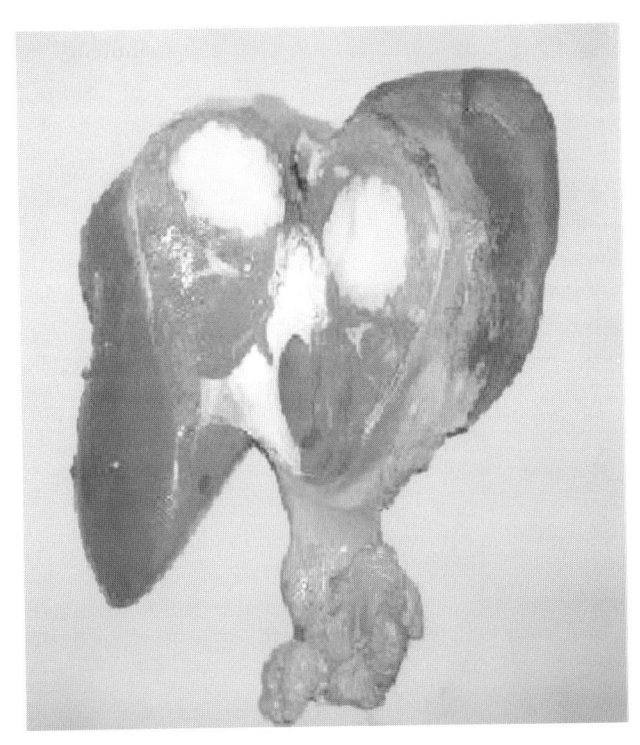

FIGURA 45.9 ▶ Peça cirúrgica de uma hepatectomia esquerda por metástase de tumor renal maligno. (Ver encarte colorido.)

hematogênica. A indicação de ressecção cirúrgica é feita com bastante critério, devido à disseminação da doença. Nas metástases por via porta, a doença estaria confinada à cavidade abdominal. Em uma análise de 1.452 pacientes publicada em 2006, os locais primários mais encontrados foram mama (32%) e sistemas gastrintestinal (16%) e urológico (14%) (Figura 45.9). Os resultados histológicos comumente encontrados foram adenocarcinoma (60%), GIST/sarcoma (13,5%) e melanoma (13%). A sobrevida e a sobrevida livre de doença em 5 anos foram de 36% e 21%, respectivamente; já em 10 anos foram de 23% e 15%. Os fatores associados a um prognóstico ruim foram idade acima de 60 anos, melanoma ou histologia com epitélio escamoso, intervalo livre de doença inferior a 12 meses, metástases extra-hepáticas, ressecções R2 e hepatectomias maiores (todas com P < 0,02).

BIBLIOGRAFIA

Abdalla EK, Vauthey JN. Colorectal metastases: resect or ablate? Ann Surg Oncol 2006; 13:602-3.

Adam R, Aloia T, Levi F et al. Hepatic resection after rescue cetuximab treatment for colorectal liver metastases previously refractory to conventional systemic therapy. J Clin Oncol 2007; 25:4593-602.

Adam R, Chiche L, Aloia et al. Hepatic resection for noncolorectal nonendocrine liver metastases: analysis of 1,452 patients and development of a prognostic model. Ann Surg 2006; 244(4):524-35.

Adam R, Laurent A, Azoulay D et al. Two-stage hepatectomy: A planned strategy to treat irresectable liver tumors. Ann Surg 2000; 232:777-85.

Ahmed A, Turner G, King B et al. Midgut neuroendocrine tumours with liver metastases: results of the UKINETS study. Endocr Relat Cancer 2009; 16:885-94.

Azoulay D, Castaing D, Smail A et al. Resection of nonresectable liver metastases from colorectal cancer after percutaneous portal vein embolization. Ann Surg 2000; 231:480-6.

Bismuth H, Adam R, Levi F et al. Resection of nonresectable liver metastases from colorectal cancer after neoadjuvant chemotherapy. Ann Surg 1996; 224:509-20; discussion 520-2.

Buchanan KD, Johnston CF, O'Hare MM et al. Neuroendocrine tumors. A european view. Am J Med 1986; 81:14-22.

Caplin ME, Buscombe JR, Hilson AJ et al. Carcinoid tumour. Lancet 1998; 352:799-805.

Chamberlain RS, Canes D, Brown KT et al. Hepatic neuroendocrine metastases: does intervention alter outcomes? J Am Coll Surg 2000; 190:432-45.

Chambers AJ, Pasieka JL, Dixon E, Rorstad O. The palliative benefit of aggressive surgical intervention for both hepatic and mesenteric metastases from neuroendocrine tumors. Surgery 2008; 144:645-51, discussion 651-3.

Choti MA, Sitzmann JV, Tiburi MF et al. Trends in long-term survival following liver resection for hepatic colorectal metastases. Ann Surg 2002; 235:759-66.

Cooper WA, Thourani VH, Gal AA et al. The surgical spectrum of pulmonary neuroendocrine neoplasms. Chest 2001; 119:14-8.

Dousset B, Saint-Marc O, Pitre J et al. Metastatic endocrine tumors: medical treatment, surgical resection, or liver transplantation. World J Surg 1996; 20:908-14, discussion 914-5.

Elias D, Cavalcanti A, Sabourin JC et al. Results of 136 curative hepatectomies with a safety margin of less than 10 mm for colorectal metastases. J Surg Oncol 1998; 69:88-93.

Elias D, Lasser P, Ducreux M et al. Liver resection (and associated extrahepatic resections) for metastatic well-differentiated endocrine tumors: a 15-year single center prospective study. Surgery 2003; 133:375-82.

Eriksson J, Stalberg P, Nilsson A et al. Surgery and radiofrequency ablation for treatment of liver metastases from midgut and foregut carcinoids and endocrine pancreatic tumors. World J Surg 2008; 32:930-8.

Fernandez FG, Drebin JA, Linehan DC et al. Five-year survival after resection of hepatic metastases from colorectal cancer in patients screened by positron emission tomography with F-18 fluorodeoxyglucose (FDG-PET). Ann Surg 2004; 240:438-47; discussion 447-50.

Folprecht G, Grothey A, Alberts S et al. Neoadjuvant treatment of unresectable colorectal liver metastases: correlation between tumour response and resection rates. Ann Oncol 2005; 16:1311-9.

Fong Y, Fortner J, Sun RL et al. Clinical score for predicting recurrence after hepatic resection for metastatic colorectal cancer:

analysis of 1001 consecutive cases. Ann Surg 1999; 230:309-18; discussion 318-21.

Frilling A, Li J, Malamutmann E et al. Treatment of liver metastases from neuroendocrine tumours in relation to the extent of hepatic disease. Br J Surg 2009; 96:175-84.

Godwin JD. Carcinoid tumors. An analysis of 2837 cases. Cancer 1975; 36:560-9.

Granberg D, Wilander E, Stridsberg M et al. Clinical symptoms, hormone profiles, treatment, and prognosis in patients with gastric carcinoids. Gut 1998; 43:223-8.

Gustafsson BI, Kidd M, Chan A et al. Bronchopulmonary neuroendocrine tumors. Cancer 2008; 113:5-21.

Hemminki K, Li X. Incidence trends and risk factors of carcinoid tumors: a nationwide epidemiologic study from Sweden. Cancer 2001; 92:2204-10.

Hung JS, Chang MC, Lee PH, Tien YW. Is surgery indicated for patients with symptomatic nonfunctioning pancreatic neuroendocrine tumor and unresectable hepatic metastases? World J Surg 2007; 31:2392-7.

Iwatsuki S, Esquivel CO, Gordon RD, Starzl TE. Liver resection for metastatic colorectal cancer. Surgery 1986; 100:804-10.

Jonas S, Thelen A, Benckert C et al. Extended resections of liver metastases from colorectal cancer. World J Surg 2007; 31:511-21.

Kemeny NE, Gonen M. Hepatic arterial infusion after liver resection. N Engl J Med 2005; 352:734-5.

Kulke MH, Mayer RJ. (1999) Carcinoid tumors. N Engl J Med 1999; 340:858-68.

Lencioni R, Crocetti L, Cioni D et al. Percutaneous radiofrequency ablation of hepatic colorectal metastases: technique, indications, results, and new promises. Invest Radiol 2004; 39:689-97.

Lorenz M, Muller HH, Schramm H et al. Randomized trial of surgery versus surgery followed by adjuvant hepatic arterial infusion with 5-fluorouracil and folinic acid for liver metastases of colorectal cancer. German Cooperative on Liver Metastases (Arbeitsgruppe Lebermetastasen). Ann Surg 1998; 228:756-62.

Maggard MA, O'Connell JB, Ko CY. Updated population-based review of carcinoid tumors. Ann Surg 2004; 240:117-22.

Modlin IM, Lye KD, Kidd M. A 5-decade analysis of 13 715 carcinoid tumors. Cancer 2003; 97:934-59.

Modlin IM, Sandor A. An analysis of 8305 cases of carcinoid tumors. Cancer 1997; 79:813-29.

Moertel CG. Karnofsky memorial lecture. An odyssey in the land of small tumors. J Clin Oncol 1987; 5:1502-22.

Moran CA, Suster S. Neuroendocrine carcinomas (carcinoid tumor) of the thymus. A clinicopathologic analysis of 80 cases. Am J Clin Pathol 2000; 114:100-10.

Nordlinger B, Guiguet M, Vaillant JC et al. Surgical resection of colorectal carcinoma metastases to the liver. A prognostic scoring system to improve case selection, based on 1568 patients. Association Francaise de Chirurgie. Cancer 1996; 77:1254-62.

O'Rourke TR, Tekkis P, Yeung S et al. Long-term results of liver resection for non-colorectal, non-neuroendocrine metastases. Ann Surg Oncol. 2008; 15(1):207-18.

Pawlik TM, Scoggins CR, Zorzi D et al. Effect of surgical margin status on survival and site of recurrence after hepatic resection for colorectal metastases. Ann Surg 2005; 241:715-22, discussion 722-4.

Perez EA, Koniaris LG, Snell SE et al. 7201 carcinoids: increasing incidence overall and disproportionate mortality in the elderly. World J Surg 2007; 31:1022-30.

Portier G, Elias D, Bouche O et al. Multicenter randomized trial of adjuvant fluorouracil and folinic acid compared with surgery alone after resection of colorectal liver metastases: FFCD ACHBTH AURC 9002 trial. J Clin Oncol 2006; 24: 4976-82.

Ringe B, Lorf T, Dopkens K, Canelo R. Treatment of hepatic metastases from gastroenteropancreatic neuroendocrine tumors: role of liver transplantation. World J Surg 2001; 25:697-9.

Scheele J, Stangl R, Altendorf-Hofmann A. Hepatic metastases from colorectal carcinoma: impact of surgical resection on the natural history. Br J Surg 1990; 77:1241-6.

Soga J, Yakuwa Y. Bronchopulmonary carcinoids: an analysis of 1875 reported cases with special reference to a comparison between typical carcinoids and atypical varieties. Ann Thorac Cardiovasc Surg 1999; 5:211-9.

Soga J. Carcinoids of the rectum: an evaluation of 1271 reported cases. Surg Today 1997; 27:112-9.

Starker LF, Carling T. Molecular genetics of gastroenteropancreatic neuroendocrine tumors. Curr Opin Oncol 2009; 21:29-33.

Steinmuller T, Kianmanesh R, Falconi M et al. Consensus guidelines for the management of patients with liver metastases from digestive (neuro)endocrine tumors: foregut, midgut, hindgut, and unknown primary. Neuroendocrinology 2008; 87:47 62.

Thelen A, Jonas S, Benckert C et al. Repeat liver resection for recurrent liver metastases from colorectal cancer. Eur J Surg Oncol 2007; 33:324-8.

Tomlinson JS, Jarnagin WR, DeMatteo RP et al. Actual 10-year survival after resection of colorectal liver metastases defines cure. J Clin Oncol 2007; 25:4575-80.

Toumpanakis CG, Caplin ME. Molecular genetics of gastroenteropancreatic neuroendocrine tumors. Am J Gastroenterol 2008; 103:729-32.

Vauthey JN, Pawlik TM, Ribero D et al. Chemotherapy regimen predicts steatohepatitis and an increase in 90-day mortality after surgery for hepatic colorectal metastases. J Clin Oncol 2006; 24:2065-72.

Williams ED, Sandler M. The classification of carcinoid tumours. Lancet 1963; 1:238-9.

Yao JC, Vauthey JN. Primary and metastatic hepatic carcinoid: is there an algorithm? Ann Surg Oncol 2003; 10:1133-5.

Márcio R. C. Carvalho
Tarcísio José Reis
Flávio Kreimer

CAPÍTULO

46

Neoplasias Císticas do Pâncreas

INTRODUÇÃO

As neoplasias císticas do pâncreas (NCP) são uma entidade clínica incomum, mas de crescente identificação na prática médica. Entretanto, diagnóstico, tratamento e prognóstico carecem ainda de definições claras. A diferenciação dos vários subtipos e, consequentemente, melhor proposta terapêutica, é um objetivo nem sempre alcançado pelos métodos atuais de investigação disponíveis.

Correspondem a 1% das neoplasias pancreáticas e representam 10% das neoplasias de aspecto cístico desse órgão, sendo o pseudocisto pancreático a forma mais comum (90% dos casos). Dos vários subtipos de neoplasia cística verdadeira do pâncreas, 90% dos casos são constituídos por cistoadenoma seroso, neoplasia cística mucinosa e tumor mucinoso papilar intraductal.

O comportamento biológico desses tumores é bastante variável. Diferentes padrões histológicos coexistem frequentemente no mesmo tumor. Histologicamente, os tumores podem ser completamente compostos por células benignas, como os cistoadenomas mucinosos e serosos, apresentar displasia celular (*borderlines*), ou mostrar atipias celulares características (forma maligna). As formas malignas das NCP podem ser subdivididas em tipos não invasivos e invasivos.[1]

Outros tumores císticos do pâncreas incluem tumor cístico papilar, tumor cístico das ilhotas, cistoadenocarcinoma acinar e linfangioma. O diagnóstico diferencial dos subtipos de NCP é importante, em virtude das variações de progressão natural das lesões e, consequentemente, da indicação cirúrgica precoce nos casos necessários.

EPIDEMIOLOGIA

Os tumores pancreáticos císticos são relativamente incomuns, correspondendo a 10% das lesões císticas do pâncreas e a 1% de todas as neoplasias pancreáticas. Os cistoadenomas serosos e mucinosos associados ao tumor mucinoso papilar intraductal (TMPI) correspondem a mais de 90% das neoplasias císticas do pâncreas, mas outras entidades não serosas e não mucinosas, com aparência cística, são conhecidas também, como, por exemplo, linfangioma, hemangioma e neoplasia neuroendócrina. Os cistos parasitários, como os hidáticos, amebianos e cisticercos, são extremamente raros. As neoplasias císticas pancreáticas são uma entidade de crescente identificação.

As mulheres são predominantemente afetadas pelas NCP, sendo acometidas em 65% a 85% dos casos. A exceção a esta regra deve-se ao TMPI, mais comum nos homens.

A faixa etária mais acometida encontra-se entre 50 e 65 anos, nas mais várias formas de NCP, com exceção do tumor de Frantz, que incide nas mulheres de 25 a 30 anos.

TIPOS HISTOLÓGICOS

A *neoplasia cística serosa (NCS)* corresponde a 25% das lesões císticas verdadeiras do pâncreas. Em geral, é benigna e bem circunscrita, acomete principalmente mulheres na sexta década e consiste em únicos ou múltiplos pequenos cistos agrupados (adenomas microcísticos), localizados preferencialmente no corpo e na cauda do pâncreas. Podem estar relacionados com a síndrome de von Hippel-Lindau em 10% dos casos. Histologicamente, esses tumores apresentam paredes recobertas por células cuboidais ricas em glicogênio PAS+ e estroma fibroso; são hipervascularizados e, eventualmente, calcificados.

A *neoplasia cística mucinosa (NCM)* é a forma mais comum de tumores pancreáticos císticos, contabilizando 45% a 50% desses tumores. Caracteristicamente apresentam aspecto multiloculado, podendo ser compostos por vários grandes cistos agrupados (adenoma macrocístico). Assim como as NCS, são mais frequentes em mulheres, entre a quinta e sexta décadas, e de localização preferencial no corpo e cauda pancreáticos. Histologicamente, caracterizam-se pela superfície lisa recoberta por células cilíndricas produtoras de mucina. Esses tumores podem ser benignos, *borderlines* ou malignos, notando-se maior correlação de malignidade com os tumores de maior tamanho (> 5cm).

Em geral, os cistos mucinosos são lesões pré-malignas. Esses tumores podem demonstrar características histológicas do epitélio mucinoso maligno ou benigno; são considerados malignos ou potencialmente malignos em parte por causa da experiência clinicopatológica limitada com esses tumores. O grau de atipia epitelial e a dilatação dos ductos podem ajudar a determinar a natureza maligna do cisto. Em alguns casos, somente alguns focos de transformação ocorrem dentro de um cisto mucinoso. Isto, aliado à sua natureza indolente, torna difícil o diagnóstico e a diferenciação exata do cistoadenoma seroso.

O *tumor mucinoso papilar intraductal* é uma neoplasia papilar que surge dentro do ducto pancreático ou em seus ramos. A mucina hipersecretada dos tumores conduz frequentemente à dilatação do ducto e/ou à pancreatite obstrutiva crônica. O TMPI é considerado lesão pré-maligna e pode histologicamente demonstrar as áreas que variam da hiperplasia ao carcinoma dentro de um único tumor. Os tumores em geral apresentam crescimento intraluminal longitudinal, mas são lentos ao invadirem radialmente os tecidos periductais e gerarem metástases. Localizam-se geralmente na cabeça do pâncreas, mas podem ocorrer ao longo de todo o sistema ductal pancreático.

Macroscopicamente, esse tumores podem ser classificados em três tipos: *a)* a forma que acomete principalmente o ducto principal, mais frequente (75%) e mais relacionada com evolução maligna (67% a 100%), com localização em geral na cabeça pancreática e caracterizada pela expressiva dilatação do Wirsung; *b)* a forma que acomete ramos secundários, que ocorre em pacientes mais jovens e com menor potencial maligno (0 a 47%); *c)* e a forma mista.

Microscopicamente, Nakamura e cols. propuseram recentemente uma classificação para os TMPI com base na expressão da mucina tipo MUC2, sendo os tumores MUC2 de menor potencial maligno e com consequente melhor prognóstico.

QUADRO CLÍNICO

Em 50% dos casos, as NCP podem ocorrer como achado incidental em pacientes assintomáticos. Os pacientes também podem apresentar sintomas vagos, como dor ou desconforto abdominal inespecíficos, massa palpável e possivelmente sinais decorrentes de compressão extrínseca local, como icterícia, empachamento pósprandial, entre outros. Em situações com alterações malignas, podemos encontrar, com mais frequência, o relato de perda de peso e icterícia.

INVESTIGAÇÃO DIAGNÓSTICA

Atualmente, verifica-se aumento do número de pacientes portadores de neoplasia cística do pâncreas, principalmente em virtude da realização mais frequente de exames de imagem (ultrassonografias e tomografias) pelos mais variados motivos e maior acesso aos mesmos, os quais passaram a identificar de forma incidental muitas dessas lesões.

Diante dessas lesões, podemos lançar mão de vários métodos diagnósticos (de imagem ou laboratoriais) a fim de tentar caracterizar melhor o subtipo envolvido e consequentemente propor a terapêutica mais adequada.

O grande desafio no diagnóstico diferencial dessas lesões consiste em excluir pseudocisto pancreático e permitir a diferenciação entre as formas mucinosas de neoplasia cística, de conhecida tendência pré-maligna e com consequente necessidade de ressecção cirúrgica, e as lesões císticas serosas, que, em casos assintomáticos, merecem apenas observação inicial.

A seguir, são descritos os exames que podem ser utilizados na avaliação do paciente portador de cisto pancreático.

Ultrassonografia Abdominal

Em muitos casos deve-se à ultrassonografia a identificação de uma neoplasia cística pancreática, embora seja conhecida a limitação do método para avaliação de estruturas retroperitoneais, não servindo portanto como único método de imagem na investigação desse tipo de lesão.

Tomografia Computadorizada

Representa, pelo seu custo-benefício, o método de imagem mais utilizado a fim de caracterizar melhor as neo-

QUADRO 46.1 ▶ Características clínicas e tomográficas das principais lesões císticas pancreáticas[2]

Subtipo	NCS	NCM	TMPI
Sexo	80% em mulheres	> 80% em mulheres	> 50% em homens
Tamanho	NCS tende a ser bem delimitada Uni ou multilocular Vários (> 6) pequenos Cistos (< 2cm) aglomerados	Lesões císticas lobuladas Múltiplos cistos Cistos (> 2cm) aglomerados Possível nodularidade de septos	Bem delimitado Com dilatação do ducto pancreático distal à lesão
Localização	Corpo e cauda	Corpo e cauda	Cabeça
Calcificação	Central estrelar (20%)	Periférica ("casca de ovo")	Ausente
Sintomas	Assintomático (+++)	Assintomático (+)	Pancreatite aguda/crônica
Malignização	Não	Sim	Sim
Conduta	Observação (se assintomático)	Ressecção	Ressecção

plasias císticas do pâncreas, embora sua capacidade de definição entre lesões benignas e potencialmente malignas seja bastante limitada.

Apresenta acurácia de 20% a 90% na determinação do diagnóstico diferencial nos vários subtipos de lesão cística e fornece boa definição local e da correlação da lesão cística com estruturas adjacentes, bem como a presença de implantes secundários nos casos de neoplasia maligna avançada.[2,3]

Várias características identificadas na tomografia computadorizada podem ajudar na caracterização da lesão e, consequentemente, auxiliar o diagnóstico diferencial: localidade (uni, oligo [< seis lóculos] e multilocular [> seis lóculos]); comunicação com ducto principal; tamanho interno dos cistos (microcisto [< 2cm] ou macrocisto [> 2cm]); presença de nódulos murais e presença/disposição de calcificação (central ou periférica) (Quadro 46.1).

Caracteristicamente, o cistoadenoma seroso apresenta-se como lesão de predileção pela cauda e pelo corpo do pâncreas, tem aspecto multilocular, apresenta vários microcísticos (> seis cistos com < 2cm cada) e assemelha-se a uma *esponja* ou a um *favo de mel*. Em 20% a 30% dos casos pode apresentar calcificação central estrelar, o que é patognomônico dessa entidade.[2,3]

As neoplasias císticas mucinosas são mais frequentes no corpo e na cauda do pâncreas, entretanto caracterizam-se pelos poucos cistos agrupados (< 6 cistos) e de maiores tamanhos individuais (> 2cm), podendo também apresentar calcificação localizada em sua periferia, conferindo, quando presente, o aspecto de *casca de ovo*.

O TMPI de ducto principal tem como características a dilatação e a tortuosidade do Wirsung a montante da lesão e localiza-se na maioria das vezes na cabeça pancreática. O subtipo de ramos secundários em geral é unilocular, localiza-se no processo uncinado e é de difícil diferenciação dos demais subtipos.

O tumor papilar sólido-cístico do pâncreas, descrito em 1959 por Frantz, acomete principalmente mulheres na segunda e terceira décadas (média de 23 anos) com grande lesão em cabeça do pâncreas, bem encapsulada, com associação de áreas císticas e sólidas e possibilidade de calcificação periférica.[2,3]

Mesmo limitada em sua definição pré-operatória das lesões benignas com e sem potencial de malignização, a tomografia computadorizada tem papel fundamental no estudo dessas lesões, gerando subsídios para a definição de conduta com base nos mais variados aspectos encontrados. Alguns achados da tomografia podem predizer a presença ou a potencialidade de progressão para neoplasia cística maligna do pâncreas, por exemplo: nodularidade na parede do cisto, cistos verdadeiros com mais de 3 a 4cm, espessamento dos septos e trabeculações internas, componente sólido associado e imagens sugestivas de metástases.

Ressonância Magnética (RM) e Colangiorressonância Magnética (CRM)

A RM não apresentou grandes vantagens frente à tomografia computadorizada no diagnóstico diferencial das lesões císticas do pâncreas; além disso, apresenta como fatores limitantes para sua utilização em nosso meio o maior custo e a baixa disponibilidade em serviços da rede pública. A grande contribuição desse método de imagem, principalmente da CRM, parece estar associada aos casos de TMPI e à melhor visibilização do

Wirsung, com dilatação e tortuosidade distais à lesão, patognomônicas. As demais lesões apresentam as mesmas características já relatadas pela tomografia.

Ultrassom Endoscópico

Diferentemente da US transabdominal, que apresenta como fatores limitantes para adequada visibilização do pâncreas a obesidade e a presença de alças com gás em seu interior, o desenvolvimento do ultrassom endoscópico surgiu como um novo método de imagem que pode trazer dados adicionais ao raciocínio clínico desses casos.

Os achados de imagens das lesões, como a presença de uni ou múltiplos cistos agrupados, bem como o tamanho desses cistos ou a presença de componente sólido associado, não diferem das informações já fornecidas pela tomografia ou ressonância.[4]

Em alguns casos particulares de lesões multicísticas com grande quantidade de tecido estromal e cistos agrupados de tamanho bastante reduzido (< 3mm), podendo simular uma lesão sólida do pâncreas, podemos dispor do US endoscópico para melhor caracterização da lesão.

Outra contribuição do método é a possibilidade de associar outra propedêutica na investigação diagnóstica, como a punção guiada dessas lesões císticas e o estudo de seu conteúdo e das células de suas paredes, bem como a possibilidade de avaliar a papila duodenal com utilização de equipamento de visão lateral para evidenciar a saída abundante de muco nos casos de TMPI.[2,5,6]

Tomografia com Emissão de Pósitrons (PET-CT)

Embora a tomografia com emissão de pósitrons seja um exame de altas sensibilidade (94%) e especificidade (97%) para adenocarcinoma ductal pancreático, sua utilização em casos de lesões císticas do pâncreas é bastante limitada, uma vez que é incapaz de distinguir lesões sólidas e císticas pancreáticas e não consegue diferenciar lesões potencialmente malignas ou *borderlines* de lesões de evolução benigna.[5]

Marcadores Tumorais Séricos

Embora a dosagem sérica de alguns marcadores tumorais, como CEA e CA 19-9, possa ser utilizada no diagnóstico do adenocarcinoma de pâncreas, ela não se mostrou útil com relação às NCP. Recentemente, alguns investigadores conseguiram demonstrar aumento dos níveis séricos de CEA e CA 19-9 (valor preditivo positivo > 90%) na

correlação de evolução maligna e NCP; entretanto, de maneira geral, na maioria dessas lesões não ocorre alteração dos níveis séricos desses marcadores.

Citologia e Marcadores no Fluido Cístico

Embora os métodos de imagem possam definir a localização das NCP, eles se mostram totalmente incapazes de determinar a natureza definitiva da lesão cística.

No intuito de caracterizar melhor essas lesões foram propostos a punção e o estudo do seu conteúdo (celularidade e marcadores) na tentativa, muitas vezes frustrada, de definir o subtipo de NCP.

Recentemente, o desenvolvimento do ultrassom endoscópico tornou mais segura a possibilidade de estudo do conteúdo dessas lesões, diminuindo os riscos associados ao procedimento da punção transabdominal.

Na avaliação do material aspirado, a dosagem de amilase pode excluir a natureza pseudocística da lesão (amilase < 250U/L) e a dosagem de CEA mostrou ser o marcador tumoral de maior utilidade para definição das neoplasias císticas mucinosas e sua correlação com evolução maligna, a despeito de outros marcadores (CA 19-9, CA 72-4 e CA 125). Vale ressaltar que, assim como os pseudocistos de pâncreas, os TMPI também apresentam valores altos de amilase no aspirado, uma vez que apresentam comunicação com o sistema ductal.

Com níveis de CEA > 400ng/mL, no líquido aspirado do cisto, a possibilidade diagnóstica de cistoadenocarcinoma ou da forma *borderline* dos cistoadenomas mucinosos deve ser levada em consideração. Usando ponto de corte de CEA > 192ng/mL, o Cooperative Pancreatic Cyst Study Group demonstrou acurácia de 79% de diferenciação entre as formas mucinosas e não mucinosas das NCP.

Van der Waiij e cols., analisando 12 estudos referentes ao tema, mostraram que a dosagem, no fluido cístico, de CEA < 5 ng/mL prediz uma lesão benigna em 94% dos casos.[3]

A citologia do líquido aspirado apresenta suas limitações, principalmente em virtude da quantidade muitas vezes insuficiente de material aspirado, mas as pesquisas mostram acurácia variando de 54% a 97% na capacidade de diagnóstico diferencial entre as várias formas de NCP.[3]

Alguns achados à punção são informações importantes, como a presença de mucina e nível alto de CEA (neoplasias mucinosas pancreáticas), células cuboides ricas em glicogênio, além de nível baixo de CEA (cistoadenoma seroso), células neuroendócrinas (tumores císticos neuroendócrinos do pâncreas) ou a presença de atipias celulares (cistoadenocarcinoma).

TRATAMENTO

A conduta diante das neoplasias císticas verdadeiras (não pseudocísticas) do pâncreas varia desde a observação clínica e controle semestral ou anual por métodos de imagem (TAC ou RM) do tamanho das lesões, como no caso dos cistoadenomas serosos, quando com menos de 3 a 4cm e assintomáticos, até a indicação de ressecções pancreáticas (pancreatectomia distal, corpo-caudal ou procedimento de Whipple) nos casos sintomáticos (independente da etiologia) e nas neoplasias mucinosas em virtude de seu potencial de malignização.

Nos pacientes que desenvolvem sintomas em grande parte relacionados com o efeito de massa da lesão, como desconforto abdominal vago ou mesmo dor abdominal de repetição (TMPI pode relacionar-se com quadros repetitivos de pancreatite aguda não alcoólica e não biliar), perda de peso ou icterícia por compressão extrínseca coledocociana, a indicação de ressecção cirúrgica curativa se impõe, exceto nos casos de estágio avançado com metástases documentadas (conduta cirúrgica ou não cirúrgica paliativa) ou em pacientes com risco proibitivo de procedimento cirúrgico em virtude do *status performance*.

O grande desafio consiste, portanto, na adequada diferenciação entre os vários subtipos de NCP, quando estamos diante de lesões de tamanhos *borderlines* (3 a 4cm) em pacientes assintomáticos e com *status performance* adequado.

Nos TMPI, na variante de ducto secundário < 3cm em pacientes assintomáticos e sem outros estigmas de potencial maligno à TC ou à RM (material sólido associado ao cisto etc.), alguns autores orientam conduta expectante semelhante à dos cistoadenomas serosos de mesma característica. Entretanto, alguns estudos mostram potencial maligno de 0% a 47% em sua evolução, e como a sua diferenciação pré-operatória das outras neoplasias mucinosas muitas vezes é impossível, a ressecção cirúrgica nos pacientes com adequado *status performance* se mostra a conduta mais racional. Na variante de ducto principal (67% a 100% de malignização), em 21% dos casos, pode haver multicentricidade de acometimento do ducto pancreático, condição que justifica a ultrassonografia transoperatória e a biópsia de congelação (transoperatório) na margem ductal pancreática ressecada, com possibilidade de realização de pancreatectomia total nesses casos, embora a ressecção total profilática do pâncreas nessa entidade não tenha se mostrado vantajosa, além da morbidade associada.

O tumor papilar sólido cístico (tumor de Frantz), mesmo com grandes dimensões ao diagnóstico, apresenta bom resultado à ressecção pancreática.[7]

Nos casos de malignidade já estabelecida (cistoadenocarcinoma), o prognóstico, mesmo sendo pior do que nas demais NCP sem atipias celulares, ainda apresenta sobrevida melhor (até 72% em 5 anos nos casos não invasivos) do que nos portadores de adenocarcinoma ductal do pâncreas, justificando, se possível, a indicação de ressecção local.

Em relação às neoplasias císticas endócrinas do pâncreas, a conduta cirúrgica (ressecção pancreática) é considerada indicação absoluta nos tumores produtores de hormônios com quadro clínico associado (insulinoma, gastrinoma e outros), bem como pelo seu potencial maligno.[1,3,4]

PROGNÓSTICO

A sobrevida, por longo prazo, dos pacientes com tumores císticos do pâncreas é, em geral, melhor do que aquela encontrada nos pacientes com adenocarcinoma, e a ressecção cirúrgica é necessária na maioria dos pacientes. O prognóstico é bom após a ressecção curativa desse tipo de lesão. A sobrevida em 5 anos para pacientes submetidos à ressecção cirúrgica das NCP com histologia benigna ou *borderline* apresenta taxas excelentes (> 95%). Nos pacientes submetidos à ressecção oncológica completa das NCP de histologia maligna, a sobrevida a longo prazo pode alcançar 50% a 75% dos casos. Já o prognóstico para os tumores malignos irressecáveis é tão ruim quanto o do adenocarcinoma ductal irressecável.

REFERÊNCIAS

1. Fernández, JA. Tumores quísticos del páncreas: revision de la literatura. Cir Esp 2003; 73(5):297-308.

2. Oh HC, Kim MH, Hwang CY et al. Cystic lesions of the pancreas: challenging issues in clinical practice. Am J Gastroenterol 2007; 102:1-11.

3. Dennis ZW, Brian KP Goh, Elizabeth HW Tham et al. Cystic Neoplasms of the pancreas:current diagnostic modalities and management. Ann Acad Med Singapore 2009; 38:251-9. 4. Sahani DV, Kadavigere R, Saokar A et al. Cystic pancreatic lesions: a simple imaging-based classification system for guiding management. Radiographics 2005; 25:1471-84.

5. Sperti C, Pasquali C, Chierichetti F et al. Value of 18-fluorodeoxyglucose positron emission tomography in the management of patients with cystic tumors of the pancreas. Ann Surg 2001; 234;675-80.

6. Gasslander T, Amelo U, Albin N, Permert J. Cystic tumours of the pâncreas. Dig Dis 2001; 19:57-62.

7. Aithal GP, Chen RY, Cunningham JT et al. Accuracy of EUS for detection of intraductal papillary mucinous tumor of the pancreas. Gastrointest Endosc 2002; 56:701-7.

Marcio R. C. Carvalho
Sérvio F. B. M Correia
Flávio Kreimer

CAPÍTULO

47

Tumores Neuroendócrinos do Pâncreas

INTRODUÇÃO

O pâncreas é um órgão do sistema digestivo que apresenta ação exócrina, por meio da secreção de enzimas digestivas, e endócrina, representada pelas ilhotas de Langerhans. Sabe-se que na composição desse órgão predominam as células acinares, embora sejam as células ductais as mais propensas ao desenvolvimento de processo neoplásico. Até o momento, já foram descritos aproximadamente 40 hormônios peptídios produzidos por um total de 19 células endócrinas, espalhadas em todo o sistema digestivo, capazes de captar precursores aminados, descarboxilar e produzir aminas bioativas – são as células do sistema APUD (*amine precursor uptake and decarboxilation*).

Os apudomas (tumores de células do sistema APUD), ou melhor, as neoplasias neuroendócrinas do pâncreas (NNP), podem ser divididas conforme a produção, liberação e ação hormonal em tumores funcionais e não funcionais, os quais representam 60% dos casos.[1] Em virtude da característica peculiar de cada um deles, o foco deste capítulo será direcionado aos principais tumores funcionais. O primeiro tumor pancreático produtor de hormônio foi descrito em 1927 por Wilder, quando identificou um insulinoma por meio da observação da indução de hipoglicemia com a utilização de extrato de um tumor de ilhota pancreática metastizado.[2]

Após a primeira descrição do quadro clínico associado ao tumor, que posteriormente seria denominado insulinoma, seguiram-se a identificação e a descrição de outros quatro tumores clássicos neuroendócrinos do pâncreas, que serão abordados em maior profundidade no decorrer deste capítulo.

Em 1955, Zollinger e Ellison identificaram o tumor pancreático produtor de gastrina; era um gastrinoma, cedendo inclusive seus nomes à síndrome clínica dessa afecção.[3] Posteriormente, Verner e Morrison, em 1958, descreveram a síndrome caracterizada por diarreia aquosa, hipopotassemia e acloridria associada a tumores de ilhotas do pâncreas produtores do peptídio intestinal vasoativo (VIP); era um vipoma. Em seguida foi a vez da identificação do glucagonoma, em 1974, por Mallinson e cols., e do somatostinoma, em 1977, por Ganda e Larsson.[4] Recentemente, outras síndromes raras foram propostas, como o calcitoninoma e o neurotensinoma, as quais necessitam de estudos e melhor definição.

Conforme sua apresentação, as NNP dividem-se em dois grandes grupos: as de aparecimento esporádico e as associadas a outras neoplasias, de caráter familiar. Os tumores de apresentação esporádica em geral aparecem entre 30 e 50 anos, possuem incidência semelhante ao de distribuição familiar que, por sua vez, ocorre em pacientes mais jovens, entre 10 e 30 anos, e estão relacionados com a síndrome de Werner ou neoplasia endócrina múltipla (NEM) 1.[5] A NEM 1 é uma síndrome autossômica dominante caracterizada por hiperparatireoidismo, adenomas da hipófise e neoplasias do pâncreas endócrino. Recentemente identificou-se que até 80% dos pacientes com NEM 1 desenvolvem algum tumor endócrino pancreático, sendo os principais o insulinoma e o gastrinoma.[5]

O reconhecimento e o diagnóstico preciso das NNP são raros, as quais apresentam, em estudos americanos, estatística anual de 10 a 30 casos por 1 milhão de habitantes, embora em estudo de necrópsia a prevalência possa chegar a 0,5% a 1,5% do espécimes, o que reflete, em muitos casos, a natureza indolente desses tumores.[6] Recentemente, observações no campo da genética e da biologia molecular possibilitaram maior compreensão do desenvolvimento das NNP. Verificou-se a presença de anormalidades cromossômicas clonais em mais de 50% dos pacientes com tumores endócrinos pancreáticos malignos. Zeiger e cols., em 1993, observaram a amplificação dos proto-oncogenes HER-2/neu em gastrinomas e o aumento da expressão de RNAm para a subunidade alfa da proteína Gs do ciclo celular nos insulinomas.[5,7] Não parece existir nenhum fator ambiental bem estabelecido como causa das neoplasias neuroendócrinas do pâncreas.

CLÍNICA

O quadro clínico das NNP está relacionado com a ação dos hormônios produzidos. Nos casos dos pacientes portadores de tumores não funcionantes, a apresentação clínica é mais tardia e se expressa pelo reconhecimento, no paciente, de massa palpável, perda de peso ou outros sintomas relacionados com o efeito compressivo tumoral.

INSULINOMA (CÉLULAS BETA)

Os insulinomas são tumores neuroendócrinos raros com incidência estimada em um a quatro novos casos por 1 milhão de pessoas por ano; representa um dos tipos mais comuns de tumores que surgem nas células das ilhotas de Langerhans.[8] Malignidade está presente em 5% a 10% dos casos, a maioria se apresenta como massa de até 2cm em seu maior diâmetro.[8] As primeiras casuísticas mostraram maior incidência no corpo e na cauda do pâncreas; hoje essa distribuição é uniforme, entre a cabeça, o corpo e a cauda do órgão.[9] A localização extrapancreática dos insulinomas oscila entre 1% e 2%.[9]

Clinicamente, caracteriza-se por sintomas induzidos pela liberação e ação excessivas da insulina. O paciente geralmente apresenta a tríade de Whipple, caracterizada por glicemia < 50mg% em jejum prolongado, sintomas neuroglicopênicos (cefaleia, tonturas, turvação visual, desorientação e outras) e reversão dos sintomas após administração de glicose.[8,10] Em virtude dos sintomas neuroglicopênicos e como tentativa de homeostase, ocorre um estado de compensação com liberação aumentada de catecolaminas e, consequentemente, desenvolvimento de sinais e sintomas relacionados, como palpitação, tremores, taquicardia e irritabilidade.

A investigação diagnóstica geralmente inicia-se após períodos de hipoglicemia que podem piorar com o teste de jejum prolongado. O índice insulinemia/glicemia (I/G) sugere o diagnóstico de insulinoma quando seus valores atingem níveis superiores a 0,3.[10] Entre os métodos de imagem não invasivos utilizados no diagnóstico dos insulinomas, destacam-se a ultrassonografia, a tomografia computadorizada e a ressonância magnética. A ultrassonografia abdominal, considerada método atraente e de simples execução, encontra na posição retroperitoneal do pâncreas seu principal obstáculo, além de ser um exame que depende do operador. Como consequência, têm sido reportados resultados muito variáveis, chegando sua positividade a 63% nas melhores casuísticas.[9] A tomografia computadorizada é um método frequentemente citado como de valor no diagnóstico das neoplasias do pâncreas, com resultados variáveis, dependendo da técnica empregada. Técnicas convencionais mostram sensibilidade próxima de 30%, atingindo 64% com a tomografia helicoidal (Figura 47.1).[9,11]

Após a descrição inicial da arteriografia seletiva por cateterização do tronco celíaco para o diagnóstico de insulinoma, a localização pré-operatória dessa neoplasia melhorou consideravelmente, mostrando resultados positivos em cerca de 80%; apesar dos riscos inerentes ao procedimento em virtude de sua invasibilidade, representa no momento o melhor recurso propedêutico para localizar insulinoma.[9]

Mesmo com a utilização dos métodos de diagnóstico anteriormente mencionados, aproximadamente 20% dos insulinomas podem não ser localizados na fase pré-operatória.[9] Para esses casos reserva-se a ultrassonografia intraoperatória, que permite a localização das lesões com índices superiores a 95%.[9] Este recurso, associado à palpação intraoperatória, permite a identificação de até 100% dos insulinomas. A exposição ampla do pân-

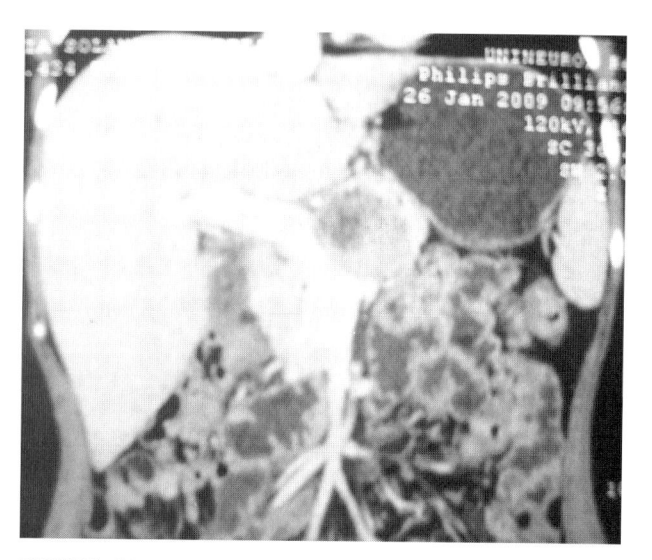

FIGURA 47.1 ▶ Tomografia com contraste venoso de insulinoma de corpo pancreático.

creas mediante a abertura do ligamento gastrocólico e a manobra de Kocher são procedimentos indispensáveis durante a cirurgia. Graças a este recurso, têm-se abandonado as ressecções pancreáticas às cegas, sendo essa associação o melhor método de localização dos insulinomas. Recentes avanços na investigação pré-operatória dos insulinomas têm sido referidos nos últimos anos. Destaca-se a ecoendoscopia, com resultados positivos de mais de 90%.[12]

A indicação cirúrgica em doentes com hipoglicemia orgânica baseia-se nas hipoglicemias graves e repetidas, que provocariam deterioração corticocerebral irreversível, chegando mesmo a estados demenciais ou sequelas neurológicas que exigem internações repetidas ou definitivas, mesmo após a cura cirúrgica da hipoglicemia. A enucleação é o procedimento mais citado em grandes casuísticas, com maior indicação nos casos de lesões únicas, superficiais e, principalmente, localizadas na cabeça do pâncreas. Este método deve ser abandonado em se tratando de insulinoma maligno. Como outra opção cirúrgica no tratamento dos insulinomas, temos as ressecções pancreáticas (Figuras 47.2 e 47.3), procedimento de escolha para lesões de localização caudal, profundas, na microadenomatose do pâncreas e nas lesões malignas.

Em grandes séries observou-se maior incidência de complicações pós-operatórias, notadamente fístulas e pseudocistos, nos pacientes submetidos a enucleação. A fístula pancreática é, sem dúvida, a mais frequente dessas complicações, geralmente de evolução favorável. A hiperglicemia observada no pós-operatório imediato pode ser fisiológica e transitória ou persistir, caracterizando o quadro de diabetes melito. O estudo imuno-histoquímico dos insulinomas permite caracterizar melhor essas neoplasias, evidenciando que a maioria dos tumores endócrinos do pâncreas produz mais de um hormônio.

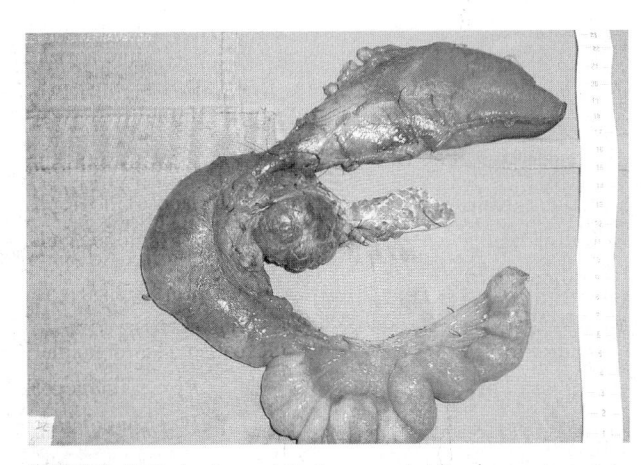

FIGURA 47.2 ▸ Peça cirúrgica – gastroduodenopancreatectomia total (insulinoma difuso – nesidioblastoma). (Ver encarte colorido.)

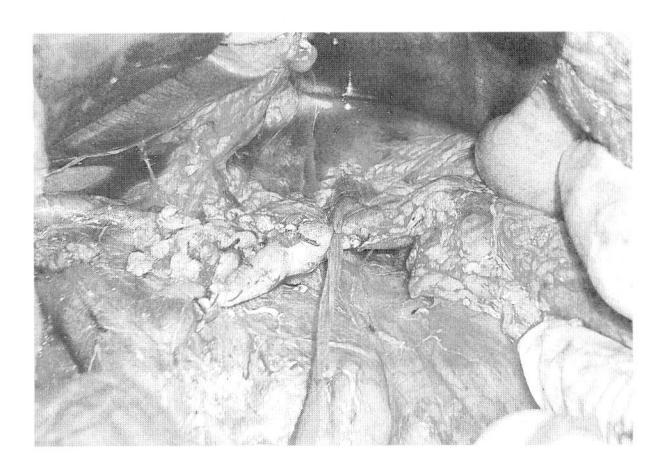

FIGURA 47.3 ▸ Sítio pós-ressecção. (Ver encarte colorido.)

GASTRINOMA (CÉLULAS G)

É um tumor pancreático que produz quantidades excessivas do hormônio gastrina, que estimula o estômago a secretar ácido e enzimas, provocando úlceras pépticas. A maioria das pessoas com essa afecção têm vários tumores agrupados próximo à cabeça do pâncreas e em 50% dos casos apresentam características de malignidade ao diagnóstico.[13]

Clinicamente, o excesso de gastrina secretada pelo gastrinoma provoca diversos sintomas que constituem a chamada síndrome de Zollinger-Ellison (SZE), que se caracteriza por doença ulcerosa péptica, tumores não beta do pâncreas e aumento do nível de gastrina. A principal expressão dessa síndrome é a dor abdominal moderada ou intensa, provocada por úlceras pépticas no estômago, duodeno ou em qualquer zona do intestino, podendo complicar com perfuração e hemorragia. No entanto, em mais de 50% das pessoas com gastrinoma, os sintomas não são piores que os provocados por uma úlcera péptica de origem diferente. A diarreia é o primeiro sintoma em 35% a 40% dos casos e pode ser o único sinal observado em paciente portador da síndrome, em virtude do efeito da gastrina na absorção e na secreção do intestino delgado.[13]

Deve-se sempre suspeitar de gastrinoma em pacientes que apresentam úlceras pépticas frequentes ou múltiplas, de localização pós-bulbar, que não respondem aos tratamentos habituais. Valores anormalmente elevados de gastrina, superiores a 1.000pg/mL (475pmol/L), são considerados no diagnóstico da SZE. Contudo, a maioria dos pacientes apresenta concentrações séricas entre 150 e 1.000pg/mL, dificultando assim o diagnóstico.[13] Nesses casos, o único teste capaz de estabelecer o diagnóstico é o teste de estimulação com secretina, que em indivíduos normais inibe a secreção de gastrina pelas células G, mas em pacientes com SZE o resultado é oposto e o estímulo com secretina provoca aumento drástico na gastrinemia. Também as amostras de suco gástrico, obtidas por meio de sonda nasogástrica, indicam quantidades muito elevadas de ácido clorídrico.

Entre os exames de imagem, podemos destacar a radiografia com contraste de bário, na qual podemos identificar pregas proeminentes que são similares às pregas da doença de Ménétrier. A tomografia computadorizada é útil no diagnóstico do gastrinoma pancreático e das metástases hepáticas, porém gastrinomas com menos de 1cm dificilmente são visibilizados. Quanto à arteriografia visceral seletiva, pode detectar focos de metástases hepáticas e alguns tumores primários. Outro método bastante útil é a cintilografia marcada com somatostatina e octreotídeo, a qual é apontada como um método efetivo na triagem do diagnóstico, principalmente em pacientes com metástases ósseas e hepáticas. Alguns autores propõem o uso da ecografia endoscópica para avaliação de tumores com mais de 3cm.[14]

Antes de 1970, a gastrectomia total era o tratamento de escolha para esses pacientes, porém a cura pela ressecção do tumor raramente era descrita. Hoje, o tratamento é feito com altas doses de bloqueadores da bomba de prótons, que conseguem diminuir significativamente a hipersecreção de ácido. O tratamento cirúrgico é indicado em três situações: cura de gastrinoma ressecável, redução paliativa de massa tumoral e tratamento de hipersecreção gástrica, em caso de falha do tratamento medicamentoso. É importante ressaltar a indicação de laparotomia como procedimento inicial em paciente com gastrinoma único, pois assim poderemos identificar metástases que não foram observadas nos métodos complementares e realizar a ressecção curativa do tumor.

O tratamento cirúrgico é indicado quando o tumor pode ser visibilizado na tomografia computadorizada (TC) ou na ressonância magnética (RM), porém o índice de cura é muito baixo, visto que, além de os tumores serem de pequeno tamanho, com média de 0,5 a 1cm, muitas vezes são múltiplos ou estão em localização de difícil acesso. O tratamento cirúrgico é contraindicado nos pacientes portadores de NEM 1 e com metástases a distância. Uma das opções no tratamento de pacientes com metástase, ou naqueles em que a ressecção cirúrgica não é possível, é a quimioterapia. Este procedimento reduz o tamanho do tumor e melhora os sintomas que são secundários às metástases, utilizando mais comumente a combinação de estreptozocina, 5-fluoruracil e doxorrubicina.[14]

GLUCAGONOMA (CÉLULAS ALFA-2)

Trata-se de tumor raro originário das células alfa-2 das ilhotas pancreáticas, caracterizado pela hipersecreção de glucagon, e responsável por 1% dos tumores pancreáticos. Essa NNP geralmente apresenta crescimento lento, podendo apresentar sintomatologia por efeito de massa local ou decorrente da síndrome do glucagonoma. Muito raramente encontra-se associada à síndrome de NEM tipo 1 e, quando isso ocorre, ela se apresenta como única lesão biologicamente inativa. Sua topografia mais frequente é na cauda do pâncreas (46%), porém pode ser encontrada em outras topografias (24% no corpo do pâncreas, 10% na cabeça pancreática e 20% em todo o pâncreas com múltiplos focos). A localização gástrica ou duodenal é bastante rara.[15]

Entre 1942 e o início do século XXI, foram descritos na literatura apenas 250 casos de glucagonoma e, em decorrência dessa baixa incidência, não se pôde determinar a taxa de sobrevida em 5 anos. Não se observa prevalência entre raças ou sexos, apenas maior incidência na sexta década de vida. Setenta e cinco por cento dos pacientes apresentam comportamento maligno e, desses, 50% apresentam metástase hepática no momento do diagnóstico.

O glucagonoma se apresenta com superprodução de glucagon, expressa através de diabetes melito, perda de peso, caquexia, eritema migratório necrolítico, anemia normocítica e normocrônica, além de distúrbios ópticos e psíquicos, como depressão, desorientação, insônia e letargia. As complicações tromboembólicas também podem acontecer com maior frequência. O eritema migratório necrolítico é o principal sinal clínico dessa patologia, presente em 80% dos casos e caracterizado por área eritematosa e edemaciada de pele, permitindo assim um diagnóstico precoce do glucagonoma.[15] Os glucagonomas que não se apresentam com esses sintomas podem ser diagnosticados pelo crescimento local, surgimento de metástases ou associação com outros tumores pancreáticos, como o insulinoma ou o gastrinoma.

O glucagon é um hormônio peptídico produzido principalmente a partir de células alfa-2 do pâncreas e, em quantidades menores, pelas células da mucosa gástrica e duodenal; é secretado sob influência de vários fatores, sendo o principal deles a hipoglicemia sanguínea. A acetilcolina e a catecolamina elevam seus níveis séricos, enquanto a serotonina e a somatostatina os reduzem. Seus principais efeitos incluem a glicogenólise e ativação da gliconeogênese, lipólise e secreção de catecolaminas, e a redução da motilidade do trato gastrintestinal com inibição da secreção gástrica e pancreática.

Entre os métodos diagnósticos laboratoriais, a determinação dos níveis de glucagon por meio de radioimunoensaio (RIE) é mandatória, sendo consideradas positivas dosagens superiores a 1.000pg/mL. O diagnóstico de diabetes com dosagens de glicemia sanguínea em jejum com testes de tolerância à glicose também é encontrado nos portadores do tumor. O hemograma pode revelar anemia; dosagens de transaminases, bilirrubinas e fosfatase alcalina podem auxiliar o diagnóstico de metástases hepáticas.

Exames de imagem podem ajudar na localização da lesão e de metástases e definir a possibilidade de ressecção. A tomografia computadorizada e a ressonância magnética com uso de gadolínio fornecem avaliação pré-operatória aceitável. O estudo angiográfico possui alta especificidade na localização do centro do tumor e na caracterização de metástases. A tomografia por emissão de pósitrons (PET) e a ecoendoscopia vêm sendo cada vez mais empregadas.

A ressecção cirúrgica é o tratamento ideal, sendo a única modalidade curativa, porém bons resultados também foram obtidos com doxorrubicina e estreptozotocina, devido aos danos seletivos às ilhotas. O octreotídeo causa regressão de sintomas do eritema migratório necrolítico na maioria dos pacientes.

VIPOMA (CÉLULAS DELTA-2)

Descrito inicialmente em 1958 por Verner e Morrison, representa a neoplasia neuroendócrina das células delta-2 do pâncreas, produtoras do peptídio intestinal vasoativo (VIP); clinicamente, caracteriza-se pela síndrome conhecida como WDHA *(watery diarrhea, hypokalemia and achlorhydria)* ou cólera pancreática, em virtude da potente ação do peptídio em estimular a produção de AMPc, que acarretaria secreção maciça de água e eletrólitos (principalmente potássio) pelo intestino delgado, além de estimular a secreção alcalina do suco pancreático e inibir a secreção ácida gástrica induzida pela histamina e pela gastrina. Na maioria dos casos os vipomas apresentam lesões solitárias (95%) com tamanho de até 3cm, localizadas principalmente no corpo e na cauda do pâncreas (75%).[16]

Acometem homens e mulheres na mesma proporção, sendo mais frequentes na quinta década de vida. Metástases caracterizando malignidade estão presentes em 60% a 80% dos casos no momento do diagnóstico. Aproximadamente 5% dos vipomas associam-se à NEM 1 e sua incidência, segundo estatística americana, é de 0,05 a 0,5 casos por 1 milhão de pessoas por ano.[16]

Clinicamente, os pacientes acometidos pelo tumor funcionante produtor de VIP apresentam diarreia aquosa volumosa, podendo perder até 5L/dia, acarretando desidratação grave e todos os sinais e sintomas associados a essa desidratação, como fraqueza muscular, letargia, taquicardia, extremidades frias, ressecamento de mucosas etc. Além da diarreia, que em muitas situações é o motivo da avaliação médica inicial, esses pacientes também apresentam distúrbios hidroeletrolíticos (principalmente hipopotassemia) e ácido-básicos (acidose). Desconforto abdominal é um achado frequente e, em alguns casos, foi reportada a presença de *rush* cutâneo facial.

As dosagens de VIP em jejum maiores que 200pg/mL confirmam o diagnóstico. Também encontramos acidose com ânion-gap negativo e hipopotassemia. A função renal pode apresentar alterações, dependendo do grau de desidratação (IRA pré-renal). A dosagem do pH gástrico mostrará hipo ou acloridria em 75% dos casos.[16]

Os exames de imagem têm como objetivo localizar o tumor no pâncreas (90%), mesmo sabendo-se da possibilidade de vipomas extrapancreáticos (gânglios peripancreáticos, fígado, adrenal e pulmão). A tomografia computadorizada com contraste oral e venoso consegue localizar com sucesso a maioria dos casos localizados no corpo e na cauda e em 71% dos tumores de cabeça pancreática, além de informar sobre a presença de metástases. A ressonância magnética apresenta sensibilidade próxima à TC de abdome e mostra-se vantajosa em pacientes que apresentam contraindicação ao uso de contraste iodado. A cintilografia para receptor de somatostatina apresenta sensibilidade de 80% a 90% para localização de tumores não identificáveis pela TC ou RM e o uso de tecnécio 99m-sestamibe mostrou-se valioso na identificação de alguns casos de vipoma.[17] O tratamento inicial para vipoma visa corrigir qualquer distúrbio hidroeletrolítico e ácido-básico, em muitos casos necessitando de internação hospitalar. Somatostatina ou seu análogo (octreotídeo) é altamente eficaz na redução sérica do polipeptídio intestinal vasoativo e controla a diarreia em mais de 90% dos pacientes. No pré-operatório, pode ser necessário o uso de inibidor de bomba de prótons, a fim de evitar rebote da hipersecreção de ácido gástrico após a remoção cirúrgica do tumor.

A quimioterapia sistêmica pode ser necessária em casos de doença irressecável, tendo mostrado provável benefício com o uso de esquema formado por estreptozocina, doxorrubicina ou fluoruracil. Em pacientes com doença aparentemente ressecável, a exploração abdominal com o estadiamento cuidadoso é sempre indicada. Ultrassonografia intraoperatória do pâncreas pode auxiliar a localização de um tumor não identificado. Para os pacientes sem metástase nodal ou distante, a ressecção cirúrgica completa oferece a única chance de cura. Na maioria dos casos, há evidência de metástases no momento do diagnóstico; assim, a citorredução pode ser indicada para redução dos sintomas, associando-se terapia adjuvante com octreotídeo.[16,17]

SOMATOSTINOMA (CÉLULAS DELTA)

São os tumores funcionais mais raros bem reconhecidos atualmente, sendo encontrados com frequência quase igual no pâncreas e no duodeno. Ocorrem com incidência anual de um caso por 40 milhões de habitantes e apresentam-se esporadicamente em 93% dos casos (7% dos casos associam-se à NEM 1). Não há predileção étnica e por gênero (homens e mulheres são igualmente afetados), e a maioria dos pacientes encontram-se entre a quarta e sexta décadas.[18]

História

A maioria dos pacientes com somatostinomas é assintomática, mas duas diferentes apresentações sintomáticas podem ser distinguidas.

A síndrome pela ação inibitória dos somatostinomas é vista mais frequentemente nos tumores pancreáticos, ao passo que os tumores duodenais são mais propensos a manifestar-se em associação com sintomas obstrutivos intestinais, biliares e hemorragia digestiva. A síndrome clássica dos somatostinomas caracteriza-se por diabetes melito, colelitíase, perda de peso, diarreia (esteatorreia) e hipo ou acloridria.[18]

O intervalo de referência dos níveis séricos de somatostatina é inferior a 100pg/mL, mas os pacientes com somatostinomas podem ter níveis aumentados em até 1.000 vezes o valor normal.

Estudos de Imagem

A tomografia computadorizada helicoidal (TC) de alta resolução com uso de contraste oral e venoso é a técnica de imagem inicial usada para localizar os somatostinomas. A ressonância magnética com uso de gadolínio representa método não invasivo útil na localização de somatostinomas, principalmente nos pacientes com contraindicação à tomografia contrastada. Cintilografia com marcador para identificação de receptores de somatostatina representa um bom método de identificação anatômica dos tumores não visibilizados nos métodos de imagem e de pequenas metástases.

A ultrassonografia endoscópica através do duodeno pode ser muito útil na localização de tumores endócrinos pancreáticos e na avaliação de metástases linfonodais. Esta técnica é particularmente útil na identificação de pequenos tumores de submucosa duodenal e da cabeça pancreática. A dosagem seletiva de somatostatina no sangue da drenagem portal (angiografia) pode ajudar a definir melhor a localização tumoral, embora seja um método de alto custo, pouco disponível em nosso meio e que depende da experiência do profissional.

O tratamento quimioterápico de somatostinoma metastático geralmente consiste em tratamento combinado com infusão intravenosa de 5-fluoruracil (5-FU) e estreptozotocina, com resposta clínica em 50% dos pacientes. Os pacientes com doença metastática ou irressecável também necessitam de tratamento sintomático específico, como controle do diabetes e suplementação com enzimas pancreáticas para redução da diarreia (esteatorreia). A ressecção cirúrgica é a única opção que oferece a esperança de cura. Os objetivos do tratamento cirúrgico são os mesmos para qualquer tumor pancreático endócrino: controlar os sintomas de excesso de hormônio, ressecção da massa tumoral com margens de segurança e preservar ao máximo o parênquima pancreático.[19]

Durante a exploração cirúrgica, a palpação bimanual do pâncreas, duodeno e fígado, após manobra de Kocher ou auxílio da ultrassonografia abdominal transoperatória, ajuda na identificação de tumores menores e metástases.

Pequenos tumores benignos (menos de 2cm), que se encontram afastados do ducto pancreático principal, podem ser enucleados. Tumores com mais de 2cm localizados em posição não periférica (perto do ducto principal) e/ou com cápsula mal definida necessitam de ressecção oncológica (pancreatectomia distal ou gastroduodenopancreatectomia cefálica – cirurgia de Whipple). Nos casos de tumores extensos ou na presença de disseminação hepática limitada, a cirurgia de citorredução (debulking) associada a terapia adjuvante com quimioterápicos pode melhorar a qualidade de vida desses pacientes devido ao melhor controle dos sintomas.

O índice de sobrevivência no pós-operatório de 5 anos em pacientes com somatostinoma metastático é de 30% a 60%, mas os pacientes sem metástases apresentam taxa de sobrevida em 5 anos próxima de 100%.[19]

REFERÊNCIAS

1. Costa OL, Zago MP, Santos MCS et al. Apudomas pancreáticos: um desafio para clínicos e cirurgiões. Rev Col Bras Cir 2002; 29(1):19-24.

2. Mathur A, Gorden P, Libutti SK. Insulinoma. Surg Clin North Am 2009; 89(5):1105-21.

3. Zollinger RM, Ellison EH. Primary peptic ulcerations of the jejunum associated with islet cell tumors of the pancreas. Ann Surg 1955; 142:709.

4. Ganda OP, Weir GC, Soeldner JS et al. Somatostatinoma: a somatostatin-containing tumor of the endocrine pancreas. N Engl J Med 1977; 296(17):963-7.

5. Helmrath MA. Miscellaneous endocrine disorders. In: Berry SM, Bass RC, Heaton KM (eds.). The Mont Reid Surgical Handbook. 4. ed. St. Louis, Mo:. Mosby, 1997:355-67.

6. Jensen RT, Norton JA. Endocrine tumors of the pancreas. In: Feldman M, Scharschmidt BF, Sleisenger M (eds.). Sleisenger and Fordtran's gastrointestinal and liver disease. 6. ed. Philadelphia, Pa: WB Saunders, 1998:871-94.

7. Zeiger MA, Norton JA. Gs alpha – identification of a gene highly expressed by insulinoma and other endocrine tumors. Surgery. 1993; 114(2):458-62; discussion 462-3.

8. Mathur A, Gorden P, Libutti SK. Insulinoma. Surg Clin North Am 2009; 89(5):1105-21.

9. Boukhman MP, Karam JM, Shaver J et al. Localization of insulinomas. Arch Surg 1999; 134(8):818-22; discussion 822-3.

10. Dizon AM, Kowalyk S, Hoogwerf BJ. Neuroglycopenic and other symptoms in patients with insulinomas. Am J Med 1999; 106(3):307-10.

11. Liu Y, Song Q, Jin HT et al. The value of multidetector-row CT in the preoperative detection of pancreatic insulinomas. Radiol Med 2009.

12. McLean A. Endoscopic ultrasound in the detection of pancreatic islet cell tumours. Cancer Imaging 2004; 4(2):84-91.

13. Hirschowitz BI. Zollinger-Ellison syndrome: pathogenesis, diagnosis, and management. Am J Gastroenterol 1997; 92(4 Suppl):44S-48S; discussion 49S-50S.

14. Norton JA. Gastrinoma: advances in localization and treatment. Surg Oncol Clin N Am 1998; 7(4):845-61.

15. Kindmark H, Sundin A, Granberg D et al. Endocrine pancreatic tumors with glucagon hypersecretion: a retrospective study of 23 cases during 20 years. Med Oncol 2007; 24(3):330-7.

16. Ghaferi AA, Chojnacki KA, Long WD et al. Pancreatic VIPomas: subject review and one institutional experience. J Gastrointest Surg 2008; 12(2):382-93.

17. Nikou GC, Toubanakis C, Nikolaou P et al. VIPomas: an update in diagnosis and management in a series of 11 patients. Hepatogastroenterology 2005; 52(64):1259-65.

18. House MG, Yeo CJ, Schulick RD. Periampullary pancreatic somatostatinoma. Ann Surg Oncol 2002; 9(9):869-74.

19. Konomi K, Chijiiwa K, Katsuta T, Yamaguchi K. Pancreatic somatostatinoma: a case report and review of the literature. J Surg Oncol 1990; 43(4):259-65.

Mario Rino Martins
Felipe Lopes

CAPÍTULO 48

Sarcomas de Retroperitônio

INTRODUÇÃO

Os sarcomas de partes moles são tumores raros que representam 1% a 2% de todos os tumores sólidos malignos. Somente 10% a 20% destes tumores estão localizados no retroperitônio.[1,2] Os sarcomas de retroperitônio têm pico de incidência na quinta e sexta décadas de vida, apesar de ocorrerem em qualquer idade.[2] Não há dados específicos sobre sarcomas primários do retroperitônio no Brasil, ao passo que nos EUA 1.000 casos novos são diagnosticados anualmente.[2]

O retroperitônio representa a região anatômica coberta anteriormente pelo peritônio, posteriormente pela parede abdominal posterior, superiormente pela 12ª vértebra e costela, inferiormente pelo osso sacro e asas do ilíaco, e lateralmente pelo músculo quadrado lombar. Estruturas presentes no retroperitônio incluem pâncreas, duodeno, rins, ureteres, glândula adrenal, aorta e seus ramos, veia cava inferior e suas tributárias, linfonodos, nervos e tecido conectivo.[3]

Coletivamente, os tumores malignos do retroperitônio são quatro vezes mais frequentes que as lesões benignas, contrastando com o que ocorre nas demais regiões do corpo.[3] Em adultos, as variedades histológicas mais frequentes são lipossarcoma e leiomiossarcoma, seguidas de fibrossarcoma, schwanoma e histiocitoma fibroso maligno. Atualmente, as maiores séries de sarcomas de retroperitônio têm mostrado maior incidência de lipossarcomas.[4]

APRESENTAÇÃO CLÍNICA E DIAGNÓSTICO

Em adultos, a maioria das neoplasias retroperitoneais são doenças linfoproliferativas, tumores epiteliais parenquimatosos (rins, pâncreas, adrenal) ou doença metastática de sítio primário desconhecido. Os tumores de partes moles (mesenquimais) do retroperitônio são menos comuns. Entretanto, cerca de 15% de todos os sarcomas primários surgem nesta área. Portanto, o retroperitônio é o segundo local anatômico mais comum de origem de tumores mesenquimais, depois de membro inferior.[5] Especialmente nos jovens, é importante excluir o tumor germinativo de testículo. Mesmo lesões pequenas no testículo podem originar grandes blocos linfonodais no retroperitônio. Em crianças, as neoplasias mais comuns do retroperitônio são o tumor de Wilms, o neuroblastoma e os tumores germinativos.

Em virtude da localização e consequente escassez dos sintomas, os tumores do retroperitônio normalmente se apresentam como grandes massas (Figura 48.1).

A relativa falta de estruturas vitais e a abundância de tecido conectivo nesta área justificam a apresentação clí-

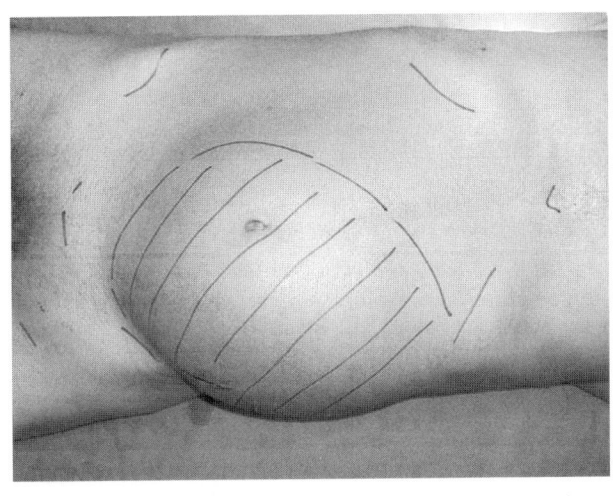

FIGURA 48.1 ▶ Volumosa massa abdominal ao exame físico (lipossarcoma). *Fonte:* Serviço de Cirurgia Geral do IMIP-PE.

QUADRO 48.1 ▶ Sinais e sintomas em pacientes com sarcoma de retroperitônio[6]

Sinal/sintoma	Frequência
Tumor abdominal	40% a 70%
Aumento de volume abdominal	40%
Desconforto abdominal	40%
Alteração neurológica	30%
Ascite	15%
Alteração gastrintestinal	10%

Fonte: Johnson LF, Lopes A. Sarcomas de retroperitônio. In: Lopes A. Sarcomas de partes moles. Rio de Janeiro. Medsi, 1999:345-52.

nica por lesões que ocupam grandes espaços. As queixas geralmente são relacionadas com o comprometimento de órgãos urinários, gastrintestinais ou estruturas vasculares. Os sintomas mais frequente são dor abdominal, desconforto ou massa palpável indolor (Quadro 48.1). Sinais neurológicos e ascite são pouco comuns. Em alguns pacientes, febre moderada e leucocitose ocorrem devido à necrose central de grandes tumores.[4,5]

A maior parte dos sarcomas de retroperitônio é descoberta no exame físico. Com aumento da disponibilidade e difusão dos exames de imagem, os sarcomas de retroperitônio estão sendo descobertos como achados incidentais na tomografia computadorizada (TC), ressonância magnética (RM) ou na ultrassonografia (US). A maioria dos pacientes que apresentam massa retroperitoneal tem diagnóstico diferencial relativamente limitado. Neoplasias de outros órgãos retroperitoneais (duodeno, adrenal ou rim) são normalmente fáceis de distinguir de massas de partes moles extraviscerais aos exames de imagem. Ocasionalmente, o grande tamanho das lesões retroperitoneais desloca os órgãos de suas localizações anatômicas, dificultando a identificação de sua origem.

As TC de abdome e de pelve normalmente fornecem imagens satisfatórias do tumor (Figura 48.2) e do seu principal local de metástase, que é o fígado. A RM com reconstrução vascular fornece avaliação mais precisa se há invasão de vasos e ajuda o planejamento cirúrgico. Observa-se atualmente interesse no uso do PET (*positron emission tomography*) para acompanhamento de pacientes com sarcomas de retroperitônio, particularmente para recorrência local e doença metastática. Embora estudos preliminares tenham encorajado seu uso, o custo elevado e a disponibilidade limitada do PET restringem sua utilização.[7]

O papel do diagnóstico histológico antes do tratamento é controverso. A biópsia deve ser realizada nos casos de tumores irressecáveis, lesões metastáticas, em

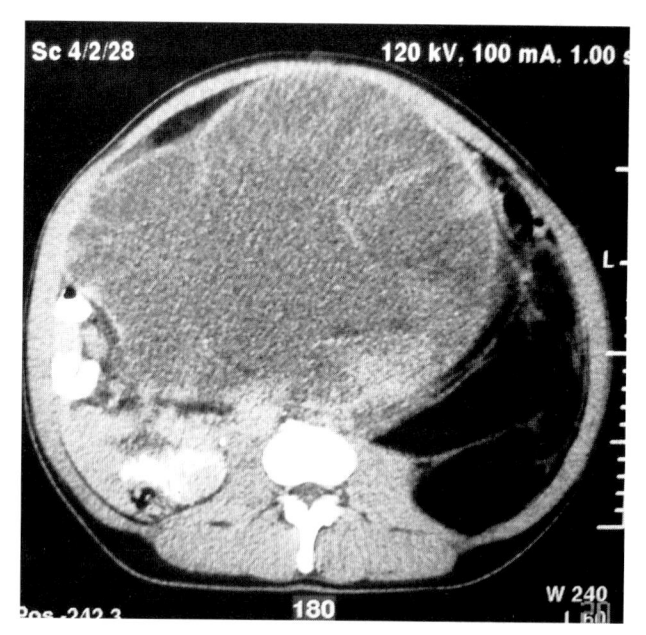

FIGURA 48.2 ▶ TC de abdome evidenciando volumoso tumor retroperitoneal. *Fonte:* TAC realizada no IMIP-PE.

casos de dúvida diagnóstica e se for proposto algum protocolo de neoadjuvância. A acurácia da biópsia com agulha grossa é semelhante à da biópsia aberta. A abordagem cirúrgica é diagnóstica e terapêutica. A ressecabilidade deve ser avaliada por meio de exames de imagem.

Em grandes séries de pacientes com neoplasia de retroperitônio, mais de 50% mostraram ser de origem mesenquimal (Quadro 48.2). A biologia desses tumores é semelhante à de outros sarcomas, mas com grande diferença quando comparada com a de cânceres do trato digestivo.

QUADRO 48.2 ▶ Neoplasias de partes moles do retroperitônio[3]

Malignas	Benignas
Lipomatoso: lipossarcoma bem diferenciado, lipossarcoma mal diferenciado	Miolipoma, lipoma, hibernoma
Miogênico: leiomiossarcoma	Leiomioma
Neurogênico: tumor da bainha do nervo periférico	Schwanoma
Miscelânea: tumor de células desmoplásicas, sarcoma pleomórfico, hemangioendotelioma, tumor miofibroblástico	Neurofibroma

Fonte: Van Roggen, JF, Hogendoorn PC. Soft tissue tumours of the retroperitoneum. Sarcoma 2000; 4(1-2):17-26.

QUADRO 48.3 ▶ Estadiamento TNM de sarcomas de partes moles (2010)[8]

TNM – CLASSIFICAÇÃO CLÍNICA	
T – Tumor primário	
TX	O tumor primário não pode ser avaliado
T0	Não há evidência de tumor primário
	Tumor de 5cm ou menos em sua maior dimensão
T1	T1a Tumor superficial*
	T1b Tumor profundo*
	Tumor com mais de 5cm em sua maior dimensão
T2	T2a Tumor superficial*
	T2b Tumor profundo*
N – Linfonodos regionais	
NX	Os linfonodos regionais não podem ser avaliados
N0	Ausência de metástase em linfonodos regionais
N1	Metástase em linfonodos regionais
M – Metástase a distância	
MX	A presença de metástase a distância não pode ser avaliada
M0	Ausência de metástase a distância
M1	Metástase a distância

Grupamento por estágios			
Estágio IA	T1a	N0, NX	M0 Baixo grau
	T1b	N0, NX	M0 Baixo grau
Estágio IB	T2a	N0, NX	M0 Baixo grau
	T2b	N0, NX	M0 Baixo grau
Estágio IIA	T1a	N0, NX	M0 Alto grau
	T1b	N0, NX	M0 Alto grau
Estágio IIB	T2a	N0, NX	M0 Alto grau
Estágio III	T2b	N0, NX	M0 Alto grau
Estágio IV	Qualquer T	N1	M0 Qualquer grau
	Qualquer T	Qualquer N	M1 Qualquer grau

Nota: * O tumor superficial é localizado exclusivamente acima da fáscia superficial, sem invasão desta; o tumor profundo é localizado exclusivamente sob a fáscia superficial ou superficialmente à fascia, com invasão ou penetração total desta. Os sarcomas retroperitoneal, mediastinal e pélvico são classificados como tumores profundos.

O AJCC/TNM (The American Joint Committee on Cancer) tem valor limitado na avaliação prognóstica em pacientes com sarcomas retroperitoneais, pois, excluindo o grau de diferenciação tumoral e as metástases, todos os outros fatores nesta classificação demonstram um papel menos importante em predizer a sobrevida (Quadro 48.3). Isto ocorre, em grande parte, devido ao fato de que a maioria dos sarcomas de retroperitônio, no momento do diagnóstico, apresenta-se com grande volume e situa-se em localização profunda.[8]

TRATAMENTO

A completa ressecção cirúrgica é a única forma de tratamento potencialmente curativo para sarcomas de retroperitônio (Figuras 48.3 e 48.4). Ressecções cirúrgicas

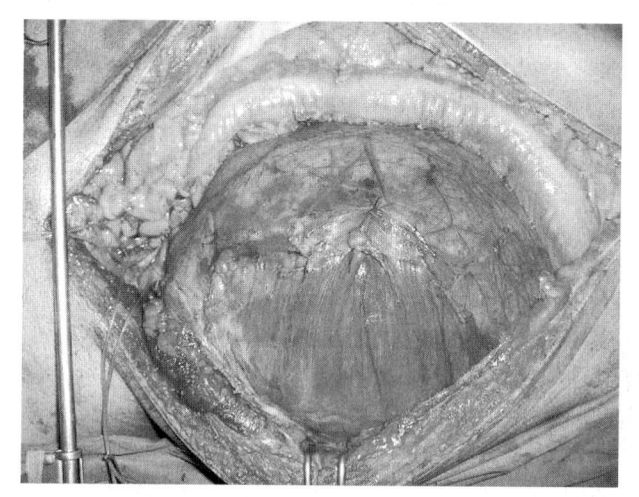

FIGURA 48.3 ▶ Incisão para abordagem da tumoração retroperitoneal. *Fonte:* Serviço de Cirurgia Geral do IMIP. (Ver encarte colorido.)

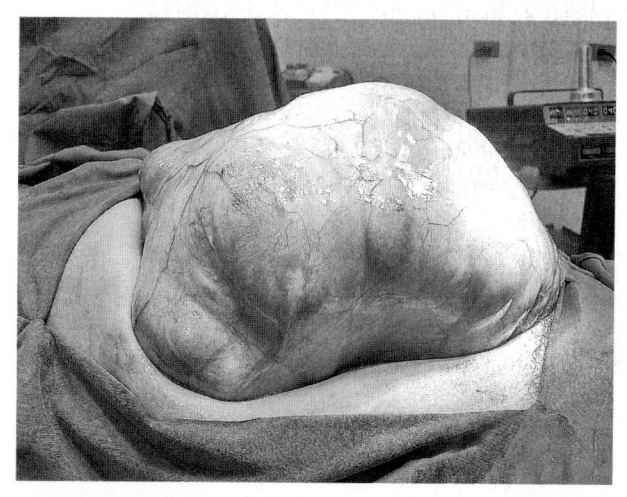

FIGURA 48.4 ▶ Volumosa tumoração ocupando todos os quadrantes do abdome. *Fonte:* Serviço de Cirurgia Geral do Hospital Barão de Lucena – PE. (Ver encarte colorido.)

com margens negativas no momento da apresentação inicial são o fator prognóstico mais importante para sobrevida.[9] Instituições com grande experiência no tratamento dessa patologia relatam taxa de ressecabilidade entre 65% e 80%.[10] Os motivos para irressecabilidade em geral são a presença de comprometimento vascular importante, implantes peritoneais, invasão do mesentério, necessitando de enterectomia muito extensa, ou invasão do hilo hepático. A invasão vascular limitada e com possibilidade de reconstrução não deve ser considerada critério de irressecabilidade. Em virtude da frequente necessidade da ressecção de órgãos adjacentes, como intestino delgado, cólon ou rins, deve ser feita uma análise minuciosa do *performance status,* função renal e cardiológica antes da indicação do procedimento cirúrgico.

Em uma série de 63 pacientes submetidos à ressecção primária de sarcomas retroperitoneais, em 75% houve retirada de outros órgãos adjacentes e em 34% dos tumores havia envolvimento de estruturas vasculares.[11] Em outro trabalho retrospectivo com 371 pacientes, em 20% dos casos houve necessidade de nefrectomia para se conseguir ressecção com margens negativas.[12] Apesar da frequente necessidade de nefrectomia, a invasão parenquimatosa do rim é bastante incomum. Doentes com função renal alterada no pré-operatório e candidatos à nefrectomia devem ser submetidos a uma cintilografia renal. A ressecção em monobloco de órgãos adjacentes permite a um subgrupo de pacientes atingir margens cirúrgicas negativas (Figura 48.5) e isto resulta em melhor controle locorregional. Entretanto, não está claro se ressecções adicionais aumentam a sobrevida específica da doença.[13-15]

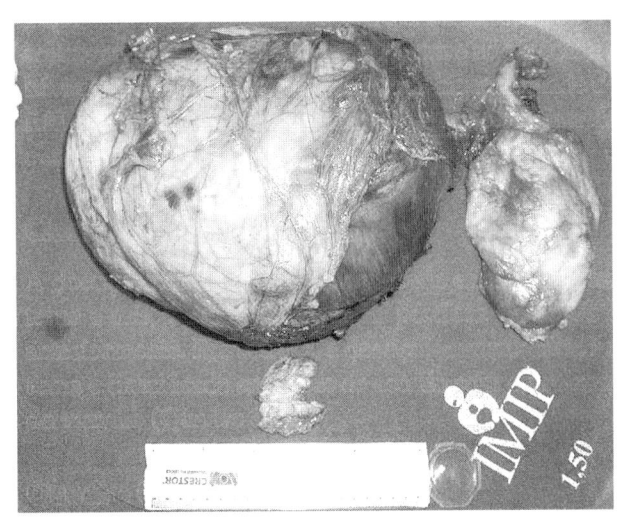

FIGURA 48.5 ▶ Produto da ressecção de tumor retroperitoneal, rim esquerdo, cólon e baço. (Ver encarte colorido.)

RADIOTERAPIA ADJUVANTE

Não existem trabalhos randomizados de cirurgia com ou sem radioterapia externa adjuvante (RT). Em estudos retrospectivos, a adição de RT pós-operatória reduziu o risco de recorrência local e aumentou o intervalo livre de doença, mas não há dados conclusivos sobre o benefício em aumentar a sobrevida. A limitação da radioterapia se deve à dose a ser utilizada sobre os tecidos que irão ocupar o espaço relativo ao tumor, como o trato gastrintestinal e os rins.[4]

O maior trabalho retrospectivo incluiu 145 pacientes franceses que apresentavam sarcomas retroperitoneais não metastáticos. A média de tamanho tumoral foi de 15cm (variando de 2 a 70cm), 6% dos pacientes tinham tumor com menos de 5cm, 31% apresentavam envolvimento neurovascular ou ósseo e 57 (39%) tinham lesão grau III. A excisão completa foi possível em 94 (65%), e 60 destes pacientes receberam radioterapia pós-operatória (dose média de 50Gy).[4] A sobrevida livre de recorrência local foi significativamente superior nos pacientes irradiados *versus* não irradiados (55% *versus* 23%). Em análise multivariada, alto grau de diferenciação e não receber radioterapia pós-operatória foram independentemente associados com alto risco de recidiva. A toxicidade da RT pós-operatória não foi relatada. Estudos prospectivos e randomizados são necessários para definir o benefício da radioterapia adjuvante após ressecções completas.[16,17]

Existe também grande interesse no uso da IORT (radioterapia intraoperatória). Em trabalho do grupo da Mayo Clinic com 87 pacientes submetidos à IORT (80 receberam radioterapia externa) foi observada sobrevida em 5 anos de 50%.[17-19] Um ensaio fase III do National Cancer Institute – EUA comparou pacientes que receberam IORT (20Gy) e radioterapia externa (35 a 40Gy) *versus* RT (50 a 55Gy). O grupo IORT teve melhor controle local, mas sem melhora da sobrevida. Houve mais neurotoxicidade no grupo IORT e mais enterite actínica no grupo RT.[17]

RADIOTERAPIA NEOADJUVANTE

O racional é utilizar um campo menor, com a menor dose possível. Clinicamente, deve-se otimizar os níveis de hemoglobina, para que se obtenha melhor oxigenação dos tecidos. Usando a técnica de IMRT (radioterapia com intensidade modulada) é possível oferecer no pré-operatório uma dose de 50,4Gy com diminuição da toxicidade das estruturas adjacentes. Uma série da Universidade do Alabama com 14 pacientes usou uma dose de 45Gy para o volume total e um *boost* nas áreas críticas com dose de 57,5Gy. Onze pacientes tiveram cirurgia com margens negativas. Não houve toxicidade tardia num seguimento de 12 meses. Trabalhos prospectivos randomizados são necessários para melhor definição do papel da radioterapia neoadjuvante.[18-20]

QUIMIOTERAPIA

O papel da quimioterapia adjuvante permanece controverso. Os trabalhos publicados sobre o tema incluem pacientes portadores de sarcomas de extremidades, o que não nos permite extrapolar os dados para pacientes portadores de sarcomas retroperitoneais. Seu emprego deve ser restrito a sarcomas de alto grau em centros de referência como forma de protocolo de pesquisa.

A utilização de quimioterapia neoadjuvante permite avaliar a possibilidade de resposta tumoral aos esquemas medicamentosos. Pacientes com lesões de alto grau com ressecabilidade limítrofe podem se beneficiar dessa estratégia terapêutica. Não existem estudos randomizados sobre este tema.[16]

PROGNÓSTICO

O prognóstico dos sarcomas retroperitoneais é pior do que o dos tumores de extremidades e, para isto, algumas justificativas são oferecidas.[16] Sarcomas retroperitoneais são usualmente grandes por ocasião do diagnóstico, dificultando a possibilidade de ressecções com margens negativas. Mesmo com ressecções completas, lipossarcomas retroperitoneais tendem a apresentar pior prognóstico, quando comparados aos sarcomas de extremidades, independentemente de tamanho, grau ou margem cirúrgica. Por fim, os tecidos normais adjacentes (fígado, rim e trato gastrintestinal) têm baixa tolerância à radioterapia. Como resultado, as doses aplicadas são inferiores às doses utilizadas em tumores de extremidades.

Todos estes fatores contribuem para a pior sobrevida e os altos índices de recorrência local e de metástases a distância. Como exemplo, em estudo que avaliou 134 pacientes com sarcomas retroperitoneais que foram total ou parcialmente ressecados entre 1982 e 1990, sobrevida livre de doença em 5 anos foi observada em 29% dos pacientes.

O fator preditivo mais importante para sobrevida em longo prazo é a ressecabilidade. Em duas séries cirúrgicas em que a taxa de ressecabilidade foi de 50% ou menos, a sobrevida em 5 anos ficou entre 20% e 36%. Em outra série, com 104 pacientes (43% completamente ressecados), a taxa de recorrência local foi de 72%.[18-20] A recorrência ocorre tanto nos sarcomas de baixo grau

como nos de alto grau; a diferença é o intervalo livre de doença, que é, em média, de 42 meses e 15 meses, respectivamente. O tratamento da recorrência local constitui uma nova abordagem cirúrgica.

O segundo fator prognóstico mais importante é o grau de diferenciação histológica. Em uma série de 183 pacientes com sarcomas de tronco ou retroperitoneais, grau histológico alto ou intermediário foi associado a um risco cinco a seis vezes superior de óbito.[20]

REFERÊNCIAS

1. Lawrence W Jr, Donegan WL, Natarajan N et al. Adult soft tissue sarcomas. A pattern of care survey of the American College of Surgeons. Ann Surg 1987; 205:349.

2. Porter GA, Baxter NN, Pisters PW. Retroperitoneal sarcoma: a population-based analysis of epidemiology, surgery, and radiotherapy. Cancer 2006; 106:1610.

3. Van Roggen JF, Hogendoorn PC. Soft tissue tumours of the retroperitoneum. Sarcoma 2000; 4(1-2):17-26.

4. Stoeckle E, Coindre JM, Bonvalot S et al. Prognostic factors in retroperitoneal sarcoma: a multivariate analysis of a series of 165 patients of the French Cancer Center Federation Sarcoma Group. Cancer 2001; 92:359.

5. Lahat G, Madewell JE, Anaya DA et al. Computed tomography scan-driven selection of treatment for retroperitoneal liposarcoma histologic subtypes. Cancer 2009; 115:1081.

6. Johnson LF, Lopes A. Sarcomas de retroperitônio em: Lopes A. Sarcomas de partes moles. Rio de Janeiro. Medsi Editora Médica e Científica, 1999:345-52.

7. Benz MR, Czernin J, Tap WD et al. FDG-PET/CT Imaging Predicts Histopathologic Treatment Responses after Neoadjuvant Therapy in Adult Primary Bone Sarcomas. Sarcoma 2010; 2010:143540.

8. AJCC (American Joint Committee on Cancer) – Cancer Staging Manual. 7. ed. Edge SB, Byrd DR, Compton CC et al (eds.). New York: Springer, 2010:291.

9. van Dalen T, Hennipman A, Van Coevorden F et al. Evaluation of a clinically applicable post-surgical classification system for primary retroperitoneal soft-tissue sarcoma. Ann Surg Oncol 2004; 11:483.

10. Lewis JJ, Leung D, Woodruff JM, Brennan MF. Retroperitoneal soft-tissue sarcoma: Analysis of 500 patients treated and followed at a single institution. Ann Surg 1998; 228:355.

11. Hassan I, Park SZ, Donohue JH et al. Operative management of primary retroperitoneal sarcomas: a reappraisal of an institutional experience. Ann Surg 2004; 239:244.

12. Russo P, Kim Y, Ravindran S et al. Nephrectomy during operative management of retroperitoneal sarcoma. Ann Surg Oncol 1997; 4:421.

13. Gronchi A, Lo Vullo S, Fiore M et al. Aggressive surgical policies in a retrospectively reviewed single-institution case series of retroperitoneal soft tissue sarcoma patients. J Clin Oncol 2009; 27:24.

14. Bonvalot S, Rivoire M, Castaing M et al. Primary retroperitoneal sarcomas: a multivariate analysis of surgical factors associated with local control. J Clin Oncol 2009; 27:31.

15. Karakousis CP, Velez AF, Gerstenbluth R, Driscoll DL. Resectability and survival in retroperitoneal sarcomas. Ann Surg Oncol 1996; 3:150.

16. Mendenhall WM, Zlotecki RA, Hochwald SN et al. Retroperitoneal soft tissue sarcoma. Cancer 2005; 104:669.

17. Nielsen OS, O'Sullivan B. Retroperitoneal soft tissue sarcomas: a treatment challenge and a call for randomized trials. Radiother Oncol 2002; 65:133.

18. Sindelar WF, Kinsella TJ, Chen PW et al. Intraoperative radiotherapy in retroperitoneal sarcomas. Final results of a prospective, randomized, clinical trial. Arch Surg 1993; 128(4):402-10.

19. Gieschen HL, Spiro IJ, Suit HD et al. Long-term results of intraoperative electron beam radiotherapy for primary and recurrent retroperitoneal soft tissue sarcoma. Int J Radiat Oncol Biol Phys 2001; 50(1):127-31.

20. Pawlik TM, Pisters PW, Mikula L et al. Long-term results of two prospective trials of preoperative external beam radiotherapy for localized intermediate- or high-grade retroperitoneal soft tissue sarcoma. Ann Surg Oncol 2006; 13(4):508-17.

Índice Remissivo